U0916933

MASTERING
Endovascular Techniques

血管内介入治疗技术

主编 〔德〕Peter Lanzer
主译 王 谨 张 梅 杨 涛
主审 李玉明 张 赛 姜铁民
焦德让 于洪泉

天津科技翻译出版公司

著作权合同登记号:图字:02-2008-108

图书在版编目(CIP)数据

血管内介入治疗技术/(德)兰泽(Lanzer, P.)主编;王谨等译.—天津:天津科技翻译出版公司,2010.1

书名原文:Mastering Endovascular Techniques

ISBN 978 - 7 - 5433 - 2542 - 5

Ⅰ.血… Ⅱ.①兰…②王… Ⅲ.血管疾病 - 导管治疗 Ⅳ.R543.05

中国版本图书馆 CIP 数据核字(2009)第 177818 号

授权单位: Lippincott Williams & Wilkins Inc.

出 版 人:蔡 颢

出　　版:天津科技翻译出版公司

地　　址:天津市南开区白堤路 244 号

邮政编码:300192

电　　话:(022)87894896

传　　真:(022)87895650

网　　址:www.tsttpc.com

印　　刷:山东新华印刷厂临沂厂

发　　行:全国新华书店

版本记录:889 × 1194　16 开本　27.75 印张　450 千字　彩图 8 页

2010 年 1 月第 1 版　2010 年 1 月第 1 次印刷

定价:158.00 元

(如发现印装问题,可与出版社调换)

译者名单

主　译

王　谨　张　梅　杨　涛

主　审

李玉明　张　赛　姜铁民　焦德让　于洪泉

副主译

董军亚　张建起　孙　婧　蔡　伟　孙海东　周瑞娟
吴　双

翻　译

刘艳红　刘军翔　赵　鹏　梁　晋　陈少伯　赵季红
毕晶玉　宋冬林　石　蕊　曾　山　袁　飞　陈　镭
王景明　周长钰　张建萍　刘玲梅　刘迎午　哈玲梅
储毓舜　李东霞　张郡苗　赵玉娟　崔明亮　董　彦
田　军　侯伊玲　吴彬彬　王维亚　徐　芳　王丽红
周文浩　代二庆　刘舜英　岳继华　张丽红　刘小伟
杨　宁　马铁柱　吕福云　朱　勇　邓丽丽　刘振香
喻丽华

编者名单

Wilbert Aarnoudse, MD
Fellow in Interventional Cardiology
Department of Cardiology
Catharina Hospital
Eindhoven, The Netherlands

Dietrich Baumgart, MD
Head/Professor of Cardiology
Preventicum-Klinik für Diagnostik
Essen, Germany

Cees-joost Botman, MD
Interventional Cardiologist
Department of Cardiology
Catharina Hospital
Eindhoven, The Netherlands

Ivo Buschmann, MD
Head/Professor of Physiology
Division of Arteriogenesis Research
Charité CC15 Centre for Cardiology and
Centre for Cardiovascular Research (CCR)
Free University Berlin
Berlin, Germany

Stephen C. Davies, M.Sc.
Manager, Transducer Engineering
Research and Development
VOLCANO Corporation
Rancho Cordova, California

Thomas Egelhof, MD
Chief Radiologist
Preventicum–Klinik für Diagnostik
Essen, Germany

Aloke V. Finn, MD
Fellow in Internal Medicine and Cardiology
Harvard Medical School
Massachusetts General Hospital
Boston, Massachusetts

Herman K. Gold, MD
Associate Professor of Internal Medicine
and Cardiology
Harvard Medical School
Massachusetts General Hospital
Boston, Massachusetts

Helmut Hebazettl, MD, PhD
Professor of Physiology
Charité CC2 Centre for Basic Medical Sciences
Free University Berlin
Berlin, Germany

Hans Henkes, MD
Professor of Interventional Neuroradiology
Department of Radiology and Neuroradiology
Alfried Krupp Hospitals and Clinics
Essen, Germany
Department of Neuroradiology and Radiology

Robert Janker Hospital
Bonn, Germany

Hüseyin Ince, MD
Consultant Physician
Cardiology/Internal Medicine
Rostock University Hospital
Rostock, Germany

Zubin Irani, MD
Clinical Instructor
Interventional Radiologist
Dotter Interventional Institute
Oregon Health & Science University
Portland, Oregon

Michael Joner, MD
Research Fellow in Cardiology
CVPath
Gaithersburg, Maryland
Consultant Physician
Interventional Cardiology
German Heart Center
University of Munich
Munich, Germany

John A. Kaufman, MD
Professor of Interventional Radiology and Surgery
Chief of Vascular and Interventional Radiology
Dotter Interventional Institute
Oregon Health & Science University
Portland, Oregon

Stephan Kische, MD
Fellow in Cardiology and Internal Medicine
Rostock University Hospital
Rostock, Germany

Martin Köcher, MD, PhD
Chief of Interventional Radiology
Associate Professor of Radiology
University Hospital
Palacky University
Olomouc, Czech Republic

Frank Kolodgie, PhD
CVPath
Gaithersburg, Maryland

Dietmar Kühne, MD
Head/Professor of Interventional Neuroradiology
Alfried Krupp Hospitals and Clinics
Essen, Germany

Robert J. Kutys, MS, PA (ASCP)
Pathologist Assistant
Cardiovascular Pathology
CVPath
Gaithersburg, Maryland

Elena Ladich, MD
Staff Pathologist
CVPath
Gaithersburg, Maryland

Peter Lanzer, MD
Chief of Medical Services
European Centre for Endovascular Therapy and
Department of Internal Medicine
Hospitals and Clinics Bitterfeld-Wolfen
Bitterfeld, Germany

Steven Lowens, MD
Staff Radiologist
Department of Neuroradiology
Robert Janker Hospital
Bonn, Germany

M. Pauliina Margolis, MD, PhD
Medical Director
VOLCANO Corporation
Rancho Cordova, California

Haresh G. Mehta, MD, DNB
Consultant Cardiologist
Department of Cardiology
P.D. Hinduja National Hospital and Medical
Research Center
Mahim Mumbai, India

Bernhard Meier, MD
Chairman/Professor of Cardiology
University Hospital Bern
Bern, Switzerland

Elina Miloslavski, MD
Resident in Radiology
Department of Neuroradiology
and Radiology
Robert Janker Hospital
Bonn, Germany

Anuja Nair, PhD
Adjunct Staff
Biomedical Engineering
Cleveland Clinic
Senior Scientist
Research and Development

VOLCANO Corporation
Cleveland, Ohio

Christoph A. Nienaber, MD
Professor of Medicine and Cardiology
Director
Cardiology/Internal Medicine
Rostock University Hospital
Rostock, Germany

Nico H.J. Pijls, MD, PhD
Professor of Interventional Cardiology
Catharina Hospital
Eindhoven, The Netherlands

Lutz Prechelt, PhD
Professor of Informatics
Institute of Informatics
Free University Berlin
Berlin, Germany

Axel R. Pries, MD, FESC
Professor of Physiology
Charité CC 2 Centrum für Grundlagenmedizin
Berlin, Germany

Tim C. Rehders, MD
Consultant Physician
Cardiology/Internal Medicine
Rostock University Hospital
Rostock, Germany

Jörg Reinartz, MD
Consultant Physician
Department of Neuroradiology and Radiology
Robert Janker Hospital
Bonn, Germany

Wolfram Schmidt, PhD
Senior Researcher
Sensors and Biomedical Devices
Institute for Biomedical Engineering
University of Rostock
Rostock, Germany

Klaus-Peter Schmitz, PhD
Director/Professor of Biomedical Sciences
Institute for Biomedical Engineering
University of Rostock
Rostock, Germany

L.D. Timmie Topoleski, PhD
Professor of Mechanical Engineering
University of Maryland, Baltimore County
Professor of Orthopaedic Surgery
University of Maryland Medical Center
Baltimore, Maryland

Petr Utíkal, MD, PhD
Associate Professor of Surgery
University Hospital
Palacky University
Olomouc, Czech Republic

D. Geoffrey Vince, PhD
Adjunct Staff
Biomedical Engineering
Cleveland Clinic
Director
Research and Development
VOLCANO Corporation
Cleveland, Ohio

Renu Virmani, MD
Medical Director/Professor of Pathology
CVPath
Gaithersburg, Maryland

Dierk Vorwerk, MD
Chairman/Professor of Interventional Radiology
Institute for Diagnostic and Interventional Radiology
Hospitals and Clinics
Ingolstadt, Germany
University of Technology Aachen
Aachen, Germany

Ralf Weser, MD
Chief of Interventional Services
Department of Cardiology and Angiology
Heart Centre Coswig
Coswig/Anhalt, Germany

Stephan Windecker, MD
Professor of Cardiology
Head of Invasive Cardiology
University Hospital Bern
Bern, Switzerland

前 言

自从20世纪六七十年代Dotter和Grüntzig首次尝试血管内介入治疗，通过观摩权威介入治疗专家的操作，已经培养出了几代介入治疗专家。其中一些专家凭借自己的临床经验，在技术上甚至超越了他们的前辈。这种技术的传承在很大程度上依赖于经验的积累，其已被数以千计的专家所认可，因此多年来几乎无任何改变。

近年来，血管内支架和小外径仪器的广泛应用给人们留下这样一种印象：介入治疗医生的专业和相关技术技巧似乎越来越不重要。在某种程度上，循证方法似乎也已经将介入治疗的基本原理排斥在外，而且使这些理论更加简化。不过由于许多原因，传统的以观察为主的教授和培训血管内介入治疗的方法以及其近期的发展趋势都面临着质疑。实际上，介入治疗的复杂性以及对介入专家的经验及技能的要求近年来都有了显著提高。

首先，知识的传承在很大程度上依赖于血管成形术教授个人传授技术的能力，这显然是靠不住的。目前这些教授已有许多人完全退出了该领域，他们所积累的独特经验也随之失传，从而使血管内介入治疗原则和策略陷入了模糊和不确定的状态。这不仅大大削弱了介入治疗的科学基础而且为支架治疗的滥用打开了方便之门。

其次，更加先进的设备使介入术者能对以前认为不适合介入治疗的复杂病例进行操作。技术上可行的血管内介入治疗范围，目前已接近于开放式冠状动脉和非冠状动脉血管的外科手术。复杂血管疾病的血管内治疗对介入术者要求更高，术者必须具有详细的手术计划和熟练的手术技能，否则只能不加选择地依赖于放置支架。

第三，血管内介入治疗正越来越多地应用于那些患有晚期血管病以及合并有多种相关疾病的老年患者。对这个弱势群体进行血管内治疗很快就会突破目前确定的患者受益底线，而且还能避免潜在的医源性并发症。

第四，越来越多的介入手术是在诊断性评估之后立即在急诊室或专门手术室进行的。这需要在通常没有技术指南支持的条件下快速而正确地做出临床判断，完美地完成手术。

第五，介入手术的大量增加使各种相关并发症的数量相应的增多。乐观的结果报道、市场的需求及媒体的宣传使公众的期望值逐渐提高到接近不现实的成功率及零并发症的程度，这就使介入术者处于对治疗失败病例承担个人责任的风险中。此外，整个介入过程的数字化文件不但可以通过电子高速公路即刻进行资料传递，而且可为诉讼提供完整的法医学证据。

最后，治疗决策间的竞争和越来越多的经济制约条件要求专家在标准环境下按步骤进行操作。

一方面是介入技能的潜在滑坡，另一方面是手术需要量的不断增加，二者对血管内介入的未来应用构成了极大的威胁。大概只有深入分析血管内介入治疗的策略和原则才能改善介入治疗的临床应用。此外，还需要进行全身血管内介入治疗的广泛培训，以便全面探索并充分利用单通道多靶点导管治疗的优势。

血管内介入治疗的质量可以通过科学技术发展及介入术者实践素质的提高而得到改进。科学技术引发的进步通常是缓慢而渐近的,而应用知识的优化设计所带来的进步则是快速而跳跃的。因此,虽然先进的科学技术及优化设计的应用知识都可以改进介入术者的技术水平及其手术质量,但后者似乎可提供通向成功的便捷之路。

血管内介入治疗的成功取决于以下四个因素:

1. 患者的状态,包括患者的全身状态和血管状态。

2. 介入术者可用的器械设备,包括与介入过程相关的所有器械设备。

3. 介入术者的判断能力,包括介入术者对前两个因素的了解以及快速可靠地做出手术决策的能力。这些决策取决于接下来可行的介入手术步骤的总体方案以及介入术者通过权衡预期受益与可预期风险做出最佳选择的能力。

4. 介入术者操作的灵巧性,包括全部操作技能(或者缺陷),这能使术者将治疗策略转化为对患者的精准治疗。

前两个因素可视为既定的,不受术者影响的因素,而术者的可判断能力及手术技能则依赖于手术的优化设计。收集和传授血管内介入治疗知识需要为血管内介入治疗制定一个正确实体论体系,并确定各种治疗方法的组成部分(包括相关的血管生物学、血管功能学及血管影像学)。血管内介入治疗器械以及相互作用。此外还必须对各专家专业技能的构成因素进行分析、理解及提炼。然后必须将已掌握的知识贯彻到介入技术课程中,以便提高判断能力及操作技能。

血管内介入治疗的教科书通常重点介绍手术指南、一致公认的内容表述以及有循证依据的建议。血管内介入治疗的临床应用则很少加以明确,大部分只提供由技术熟练且经验丰富的介入术者提出的操作要点、技巧和建议。有关血管内介入治疗实践的更加系统的实体论仍未形成。

在此书中,我们试图以目前可得到的证据和介入专家的经验为基础来建立血管内介入治疗的实体论。为了满足读者希望掌握系统的血管内介入治疗技术而要求开设跨学科课程的迫切需要,本书对冠状动脉和非冠状动脉的介入治疗都做了介绍,不过迄今为止人们完成和报道最多的依然是有关冠状动脉血运重建的工作。

本书在结构上分为两部分。第1部分的内容是复习血管解剖、功能及诊断的基础理论。读者将学习和复习有关血管系统和介入治疗围术期血管成像的基础知识。第2部分将针对所有的主要血管及其分布区域讲述血管内介入治疗的临床概念。

在第2部分第4章中,举例说明了经皮冠状动脉介入治疗的决策过程,并建立了基于风险评估的理论框架,这些理论框架可用于以导管为基础的任何血管内介入治疗并可根据具体应用加以修改。为了便于系统理解分析方法,我们将经皮介入治疗过程分为三个基本阶段:(1)手术开始阶段,(2)以诊断和介入治疗逐步进行为特点的主要介入过程,(3)终止手术。在第二部分技术篇结论一节中,我们以冠状动脉扩张导管和支架为例,讨论了血管内介入器械的性能特征和机械特点对手术效果的重要意义。

在随后的9章中,综述了包括静脉系统在内的全部主要血管床血管内介入治疗的临床状况。论述了神经血管介入治疗,以及可用于颅外颈动脉、冠状动脉、胸动脉、腹动脉、肾动脉、盆腔动脉和下肢动脉的血管内介入治疗。

除了综述当前文献以外,本书还论述了临床实施要点。在冠状动脉和非冠状动脉血管床进行的血管内介入治疗中,曾引入"类冠状动脉"这一术语表示两者在操作上有类似之处。这些类似主要是使用了一体化同轴套管式系统,包括能快速交换的高科技含量的小外径器械。本书通过制定和研发基本的手术模式为所有血管内介入治疗之间的相互协作与内部交流提供了极大的便利。始终运用于不同患者和不同血管床的血管内介入治疗的手术模式识别及个性化方法,能使读者掌握高级介入术者所共享的专业洞察力。在最后一章中,综述了取出异物的基础知识,因为导管部件损伤及栓塞可引起并发症,甚至可能导致血管内介入治疗的失败。

谁将从阅读本书中获益最大?是那些向复杂和灾难性血管疾病挑战的专家们;是那些准备学习、探索和实施导管技术的独特功效,从而使血管治疗最有效进行的专家们;还有那些期待发现血管内介入治疗的未来,不断冲破阻力、持久奋斗的优秀医务人员。

本书是团队共同努力的结果。我非常感激全体同事和作者们,不仅因为他们愿意将他们的经验和专业知识与读者分享,而且因为他们能够严格遵守时间表按时完成编写本书的工作。同时我还要感谢 Lippincott William & Wilkins 参与本书的工作人员。特别要感谢策划编辑 Fran DeStefano 一直以来对我的鼓励,市场经理 Angela Panetta 为本书提出极好的营销策略,以及项目经理 Nicole Walz 及时交付本书上市。

Peter Lanzer

2006年7月4日

目　　录

第 1 部分 基础理论

第 2 部分 血管内介入术的基本原理

第 1 部分

基础理论

Frank Kolodgie
Michael Joner
Aloke V.Finn
Elena Ladich
Robert J. Kutys
Herman K. Gold
Renu Virmani

第 1 章

血管病理解剖

动脉粥样硬化疾病是西方各国最常见的死亡原因，预计在 21 世纪将成为全世界最重要的残废和死亡原因。在发达国家中近一半的死亡归因于心血管疾病（CVD），在发展中国家这一比例也占到 25%。预计到 2020 年，每年将有 2500 万人死于心血管疾病，CVD 将超越感染性疾病成为世界第一号杀手[1]。本章将讨论冠状动脉的解剖、超微结构和胚胎学，以及动脉粥样硬化所引起的改变。另外，本章还阐述了糖尿病及其对动脉粥样硬化的影响，如糖尿病血管病。最后，本章将探讨金属裸支架和药物洗脱支架的血管介入效果以及再狭窄的预防。

心脏血管的形成

心脏血管的发育始于前胸外膜（PE）的形成，这是由窦房结区域的心包绒毛膜形成的暂时性结构[2]。前胸外膜细胞功能较为独特，可以分化为心脏发育中所需的多种细胞。前胸外膜的结构因人种不同会有变异。前胸外膜可以看成是早期的心包，它形成于腹中线，是侧绒毛在间隔横骨表面的投影。每个绒毛都是由单层立方上皮构成，表面覆盖富含蛋白多糖和透明质酸的细胞外基质（ECM）核心，偶有星状间质细胞镶嵌其中。绒毛向外生长，PE 细胞是冠状动脉的始祖，于 17 或 18 期进入心脏。囊胚发育图研究显示，PE 细胞是形成心外膜冠状动脉内皮细胞和平滑肌细胞以及形成冠状动脉外膜的结缔组织细胞和心肌间隙基质的前身。

在脊椎动物中发现，随着心脏由一个薄壁、上皮型心肌构成的原始心管进化为厚壁、多层次、有泵血功能的心脏，心外膜也逐渐形成并衍生出冠状动脉。心外膜紧邻心肌，二者之间的腔隙由大量富含血管生长因子的细胞外基质构成，冠状动脉在这里生成。冠状动脉内皮细胞来源于两个部分，一是在外部形成后回流到心脏的成血管细胞，一是心外膜本身。心外膜下内皮细胞组成毛细血管网并与静脉窦相连接，这被看成是冠状静脉系统的起源。冠状动脉血管生成的触发因子是缺氧，与成纤维细胞生长因子（FCF）和血管内皮生长因子（VEGF）一样，缺氧也是一种重要的刺激因素。Bogers 等在 1989 年报道，冠状动脉同主动脉相连，但是并不像人们普遍接受的那样通过主动脉向外生长，而是通过毛细血管样微血管干周环的内皮条索向内生长[3]。尽管我们发现在主动脉周围有致密的毛细血管，但是为什么同主动脉仅有两个紧密的连接我们还知之甚少。

冠状动脉病理解剖基础

冠状动脉分为右、左冠状动脉，起自主动脉的冠状窦。其开口位于升主动脉根部窦管连接处的右和左主动脉窦，并供血于升主动脉的滋养血管。右冠状动脉起源于窦管连接之上的主动脉右冠状窦，走行于右心房和右心室分隔的房室沟之间，并被脂肪包裹。右冠状动脉的第一个分支圆锥支，起源于右冠状窦并供血至右心室前壁。右冠状动脉继续向心脏下缘走行并于右侧壁发出右缘支走行至心尖部。右冠状动脉环绕于心脏右侧缘，走行于心脏后面的房室沟，在心脏的房室交点发出后降支动脉(PDA)。PDA由心脏后面将右、左心室分隔的室间沟向心尖部延伸。后降支开口于右冠状动脉并向房室(AV)结动脉供血者占85%，后降支开口于右冠状动脉近段并向窦房结动脉供血者占60%。右冠状动脉供应右心房、右心室、室间隔后部和左室游离壁的毗邻部分。

左冠状动脉主干开口于左冠状窦，位于窦嵴下，经过右心室流出道后面到达左心耳与肺动脉干之间，分为两条主要分支，左前降支动脉(LAD)和左回旋支动脉(LCx)。左主干很少不存在，并且LAD和LCx有两个单独开口。较大的分支是LAD，沿前室间沟心外膜表面下行至心尖部，大部分包埋于脂肪组织中。LAD发出室间隔支和对角支。室间隔支以90°角从LAD发出，沿室间隔走行，供应心室间隔前部的血液。LAD发出的对角支经过左心室的前侧壁，其数量和大小有较大的差异，大多数患者有1~3支供应左室前侧壁的血液。LAD供血至室间隔的前2/3和左心室前壁。LCx沿左房室沟绕至心脏左缘，发出数支左钝缘支，供血至心脏侧壁、左心房和左心表面。发出PDA的血管为优势血管，约85%的人是右冠状动脉优势型(图1.1)。

大约10%的人PDA起自左回旋支，因此为左优势型；右优势型人的后降支动脉一般非常细小，终点位于房室交点。另外5%的人为均衡型，即右冠状动脉发出后降支，左冠状动脉发出所有侧支。

左冠状动脉主干长度一般为10~15 mm，内径为3~6 mm；但在不足10%的人中可长达2.5 cm。左前冠状动脉从它的起点延伸至左心室心尖部。在心尖部LAD覆盖心尖部并供血给左室后壁。左回旋支走行于房室沟至左心房下方，其长短取决于左钝缘支(LOM)的数目。通常在LOM发出后，左回旋支动脉会突然变细小。右冠状动脉沿右房室沟走行并在心脏的房室交点处(房室沟和室间沟交汇处)发出PDA。右冠状动脉发出的第一分支通常是右圆锥支，约50%的圆锥支直接开口于右冠状动脉，其余的单独开口于右冠状窦。右冠状动脉发出的第二分支是窦房结动脉，60%的人起自右冠状动脉，40%的人起自左回旋支。后侧乳头肌仅靠右冠状动脉供血，而前外侧乳头肌可以得到LAD和LCx的双重血供。

冠状动脉的大小取决于患者的体重和身高。解剖学和血管内超声(IVUS)研究显示，冠状动脉从开口处逐渐变细直至进入壁内[4-7]。

动脉逐渐变细是通过测量内膜厚度增加最小的正常动脉的内弹力膜(IEL)面积(内膜总的横切面积<1 mm^2)来确定的。连续横切面(大约间隔10 mm)间LAD的正常逐渐变细为1.20±2.40 mm^2/cm，左回旋支动脉为1.20±2.15 mm^2/cm[8]。异常的动脉逐渐变细定义为与预期变细值之差大于±2SD。基于上述的研究，当相邻两切角间(即每隔1 cm)IEL减少25%或更多时，即表明异常血管变细或是负性血管重构。Glagov等于1987年发表了一篇具有里程碑意义的文章，首次提出了动脉粥样硬化时动脉血管重构的概念，这一概念将与动脉粥样硬化一起受到人们关注[9]。

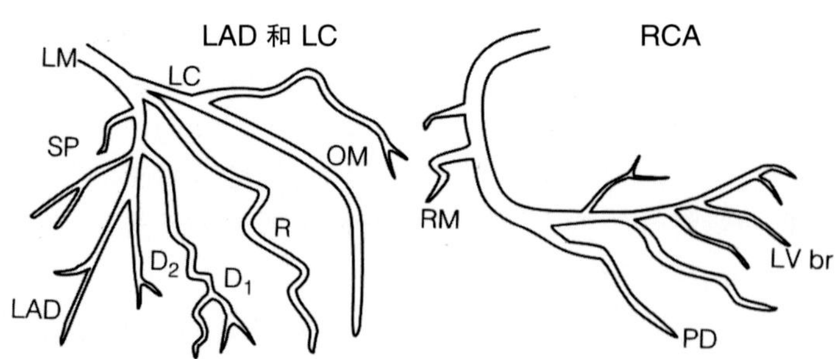

缩略语

D=左对角支；LAD=左前降支；LCx=左回旋支；LM=左主干

LV br=左室后侧支；OM=左钝缘支；PD=后降支

R=中间支；RCA=右冠状动脉；RM=右缘支；SP=间隔支

图1.1 冠状动脉解剖。图示右、左心外膜冠状动脉起源于主动脉(右优势型)。四支主要的动脉为右冠状动脉(RCA)、左主干(LM)、左前降支(LAD)和左回旋支(LC)。常见的严重冠状动脉疾病(管腔横截面积狭窄大于75%)会影响较小分支血流(R中间支；LD左对角支；OM左钝缘支；PD后降支；RM右缘支)。LAD近段为从LAD起始处至D1，中段为D1至2.5cm处，其余为远段。左回旋支起始到OM为近段，其余为远段。右冠状动脉近段是指右冠状动脉起始至2cm处，至RM为中段，至PD为远段。偶尔，右冠状动脉不仅发出PD(所谓的超右优势型)还发出左室后侧支(LV br)。(Reproduced with permission from Virmani R, Burke A, Farb A, et al., eds. *Cardiovascular pathology*. 2nd ed. Major Problems in Pathology. Philadelphia: WB Saunders, 2001:4.)

正常的冠状动脉是含有内和外弹力膜(EEL)的肌性血管。在内外弹力膜之间是中膜,其由平滑肌细胞层构成,其间有少量蛋白多糖和胶原纤维(图 1.2)。内膜厚度适当,尤其是在分叉处,主要由平滑肌细胞、富含蛋白多糖的基质和Ⅲ型胶原纤维组成。连接很好的内皮细胞位于血管腔表面。外膜由Ⅰ型胶原纤维组成,厚度几乎与中膜相等,排列于 EEL 表面。但是,远离 EEL 的胶原纤维排列松散,其间散在成熟脂肪细胞。而且,外膜主要由成纤维细胞、滋养血管和少量滑肌细胞构成(图 1.2)。邻近冠状动脉开口处的中膜有多层弹力纤维,但在距离动脉起始部 1 cm 处就迅速消失。中膜的厚度根据冠状动脉的大小和心脏的重量为 150~350 μm。心脏越大冠状动脉就越粗。我们即将讨论动脉粥样硬化进展时的血管重构。

人类冠状动脉粥样硬化的发展过程

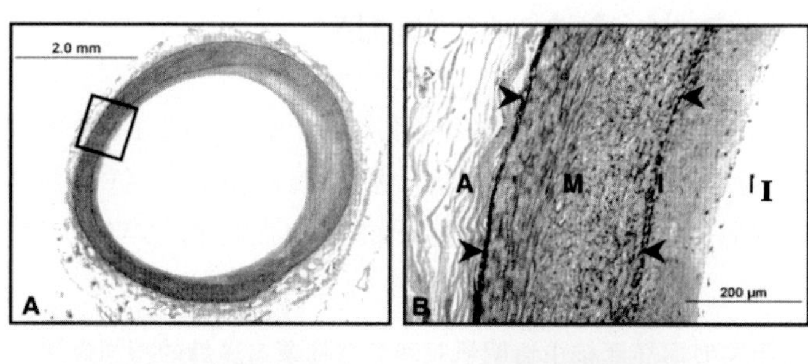

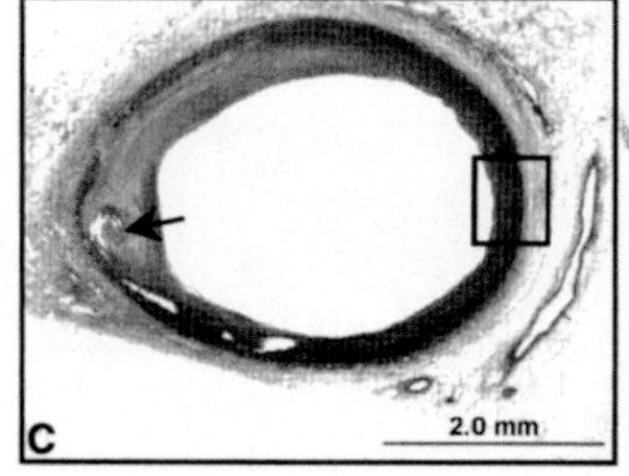

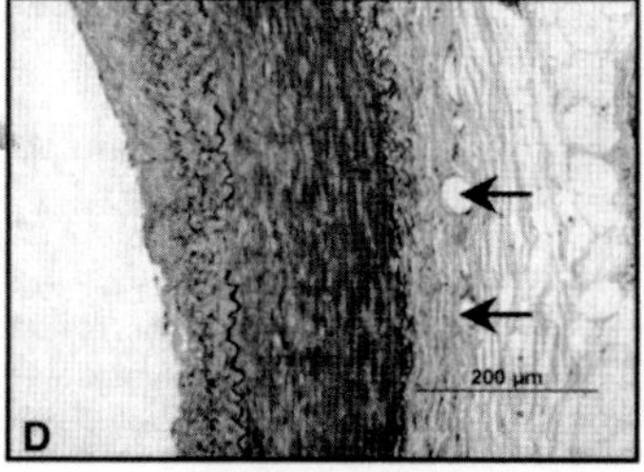

图 1.2 取自无冠状动脉疾病的非心脏性死亡患者的冠状动脉横切面。(A)和(B)是 LAD 近段内膜轻度适应性增厚的低倍和高倍视图。A 图方框部分的高倍视图(θ)显示,外弹力膜(EEL)和内弹力膜(IEL)界限分明(三角箭头),中膜(*M*)靠近 EEL 处的平滑肌细胞(SMC)呈环状排列,而靠近 IEL 处的平滑肌细胞呈横向排列而且其间散在分布有弹力纤维。外膜(*A*)较薄,内膜(*I*)由平滑肌细胞和蛋白多糖基质组成。(C)和(D)是右冠状动脉(RCA)的切面,可见一个偏心性钙化病灶(箭头),伴中膜明显变薄和破坏。高倍镜(D)下可见,该动脉对侧内膜最低限度增厚。中膜位于 EEL 和 IEL(黑色处)之间,富含平滑肌细胞。内膜轻度增厚,在蛋白多糖基质中散在少数平滑肌细胞。外膜富含胶原,外膜壁内有滋养血管(箭头)。

动脉粥样硬化的细胞成分和非细胞成分,及其导致斑块破裂的成分存在于血管壁和循环血液内 (图 1.3)。与血管壁结合在一起的这些成分包括内皮细胞和平滑肌细胞,以及细胞外基质,如蛋白多糖、胶原和弹力纤维。致动脉粥样硬化的循环因素包括血脂蛋白,纤维蛋白原,凝血因子,和各种细胞(血小板、红细胞、单核细胞、淋巴细胞、肥大细胞和中性粒细胞)[10]。在人类冠状动脉观察到的最初内膜改变称之为内膜适应性增厚,其特征为平滑肌细胞和散在的蛋白多糖基质相对较薄地排列在中膜上。这些损伤大多发生在动脉分叉处,可见于约 30%的初生婴儿, 而且其分布及发展与这些婴儿长大后动脉粥样硬化斑块的存在相关[11]。细胞复制在这些部位通常比较慢,提示成年期形成的斑块来自于同源

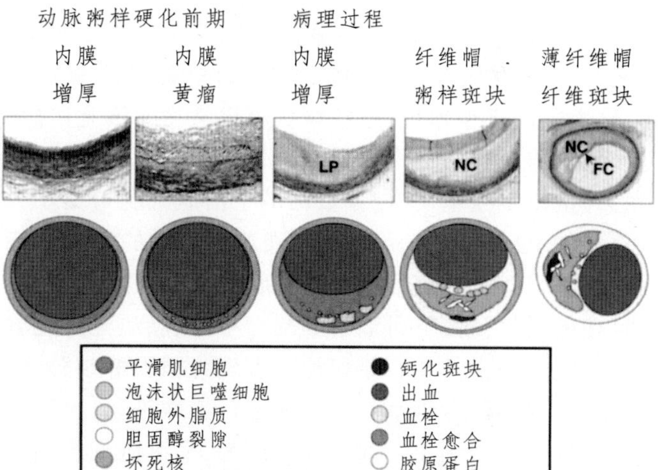

图 1.3 人类冠状动脉粥样硬化的发展过程。冠状动脉损伤在所有人群中表现一致,但是内膜黄瘤(也称脂质条纹)的形成与西方的饮食习惯更为相关。动脉粥样硬化前期损伤(内膜适应性增厚和内膜黄瘤)发生在出生后不久,不过后者会随着年龄而退化。适应性内膜增厚主要由蛋白多糖基质中的平滑肌细胞(SMC)组成,而内膜黄瘤含有由巨噬细胞衍生的泡沫细胞、T 淋巴细胞和数量不等的 SMC。病理性内膜增厚与动脉粥样化相比:病理性内膜增厚(PTT)是一个界定不明确的实体,文献中指的是"过渡性"损伤。真正的坏死并不明显,因为没有细胞碎片的证据;脂质池(*LP*)在损伤深部可看到。覆盖在脂质池表面的组织中富含 SMC 和蛋白多糖;也可能有散在巨噬细胞和淋巴细胞。动脉粥样化纤维帽更明确的损伤典型表现为一个真实的坏死核(*NC*),内含胆固醇酯、游离胆固醇、磷脂和甘油三酯。纤维帽由 SMC 和蛋白多糖-胶原基质组成,还有数量不等的巨噬细胞和淋巴细胞。薄纤维帽纤维斑块(易损斑块)是一些含有大量胆固醇裂隙的较大坏死核。上层纤维帽(*FC*)较薄,厚度小于 65 μm 并且浸润着大量的巨噬细胞;SMC 稀少且微血管一般在外膜才存在。(Reproduced with permisson from Virmani R, et al. *Arterioscl Thromb Vasc Biol*. 2000; 20. 1262–1275.)(见彩图 1.3)

细胞。Tabas 等提出，早期损伤的细胞外基质含有能保留脂质的酶，这是导致早期坏死核形成的一个步骤[12]。尽管进一步了解清楚这一概念对阐述疾病发展的自然进程至关重要，但关于人类内膜大面积损伤早期演变和发展的已发表的报道却很少。

冠状动脉的最初损伤以炎性细胞聚集为特征，在AHA 分类上定义为内膜黄瘤或“脂质条纹”[13]。在人类，这种损伤主要包括充满脂肪的巨噬细胞，混杂有平滑肌细胞和蛋白多糖基质。内膜黄瘤常见于年轻个体胸主动脉，而成人胸主动脉除了脂肪条纹以外晚期形态学改变却很少[14]。内膜黄瘤常发生在晚期损伤通常所在的部位，其他一些好发部位是腹主动脉和冠状动脉左前降支的近端。因此我们可以理解为，脂肪条纹也许不是动脉粥样硬化过程的一部分，因为其大多数会随着年龄增长而退化[15]。

冠状动脉大面积内膜损伤的发展涉及过渡型斑块，称之为病理性内膜增厚(PTT)或 AHA(美国心脏病协会)分类中的Ⅲ型损伤。这些斑块被定义为非细胞区域，包含残留的平滑肌细胞以及细胞外脂类、脂质池和大量细胞外蛋白多糖基质[15]。少数活的平滑肌细胞可见于为数众多的 PAS 阳性空壳中，代表着早期活的平滑肌细胞的基底膜[16]。稀疏的平滑肌细胞中含有浆膜残余物，而且在电子显微镜下可以看到凋亡小体。脂质池中也含有游离胆固醇，其在石蜡切片上表现为胆固醇裂隙[17]。用苏木精和伊红等染剂对脂质池进行特殊染色，可发现小斑点样颗粒状钙化。通常我们认为，平滑肌细胞凋亡连同脂质聚集可能是这种损伤中出现脂质池的原因。在PTT 中所见的脂质池内蛋白多糖基质含有大量硫酸葡糖胺聚糖，其可有效结合载脂蛋白 B。在这个阶段聚积的其他蛋白多糖，还包括硫酸皮肤素、核心蛋白多糖和双糖链蛋白多糖[18]。其他带阴性电荷的蛋白多糖，如硫酸软骨素，具有固定载脂蛋白 B-100 的功能[19]。

在脂质池上面的细胞成分构成通常包括散在的充满脂质的完整巨噬细胞和 T 淋巴细胞[20]。相反，B 淋巴细胞主要分布于外膜；只有很少几个可见于发展中的斑块。

同样，也可存在肥大细胞，但是肥大细胞远比其他类型细胞的数量少得多[21]。在这个阶段没有真正的坏死，尽管这些损伤中包含有游离胆固醇、脂肪酸、鞘髓磷脂、溶血卵磷脂和甘油三酯[22]。

损伤发展的下一阶段是纤维粥样斑块，其特征为明显分层的表浅纤维组织包围着坏死核。纤维帽包含平滑肌细胞和蛋白多糖胶原基质，伴有不同程度的炎性细胞，大多数是巨噬细胞和淋巴细胞。根据纤维帽的厚度可初步识别纤维粥样斑块与动脉粥样化的薄纤维帽(典型的易损斑块)[15]。此外，我们最近还依据坏死核的特征将纤维粥样斑块分为早期和晚期两个亚型（图 1.4）[23]。早期纤维粥样斑块是一种富含脂质基质的损伤，基质中含有蛋白多糖、多能蛋白多糖、透明质烷和Ⅲ型胶原以及散在的完整泡沫状巨噬细胞。早期坏死核可以被特殊的蛋白多糖和巨噬细胞染色所识别。相反，晚期坏死核却显示有大量胆固醇裂隙、细胞碎片，而且缺乏细胞外基质(尤其是多能蛋白多糖和透明质烷)[23]。在坏死区的中心和周边，用抗 CD68 染色识别出的巨噬细胞影可见界限不清的细胞膜，用天狼红星染色坏死核，表现阴性的则为胶原。薄帽的纤维粥样斑块(TCFA)是依据发现坏死核来明确的，纤维帽的厚度小于 65 μm，富含Ⅰ型胶原，而且浸润着大量巨噬细胞；淋巴细胞和平滑肌细胞罕见(图 1.5)[24,25]。重要的是要将这种损伤列为一种与斑块破裂不同的损伤，因为将其作为破裂的先兆损伤进行早期诊断、鉴别和治疗，可能有助于减少因冠状动脉引起的猝死以及冠心病伴发的死亡率。

合并血栓的损伤

血栓形成最常见的原因是斑块破裂(图 1.6)，可见于 60%的血栓导致的冠状动脉性猝死病例。急性血栓破裂是指血管腔内血小板纤维素性血栓持续与潜在的

不同时期坏死核中透明质烷和多功能蛋白多糖的不同表现

A 纤维粥样斑块“早期”坏死

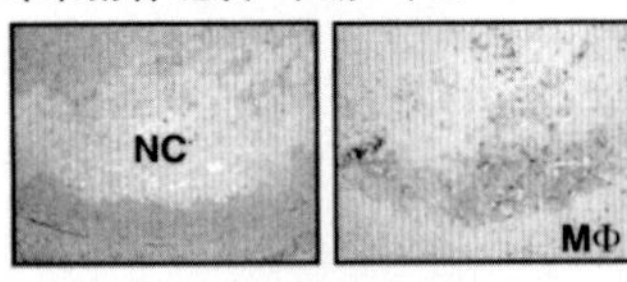

B

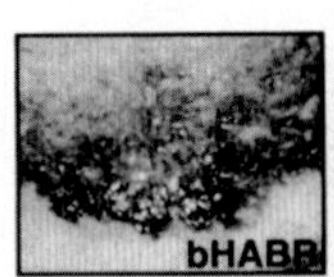

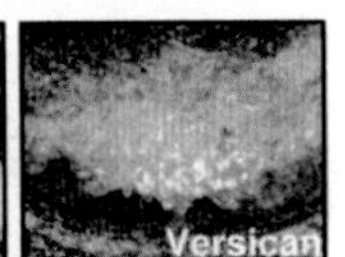

C 纤维粥样斑块“晚期”坏死

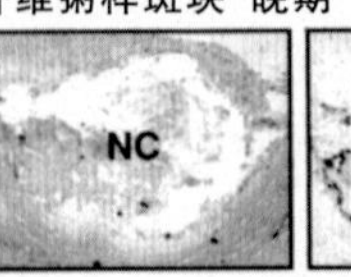

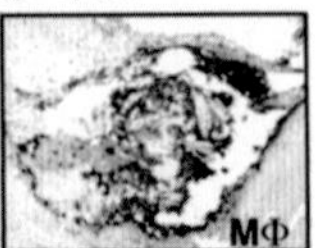

D

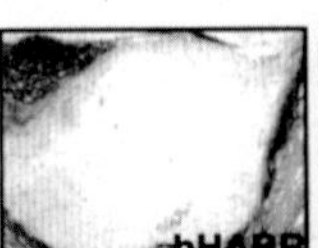

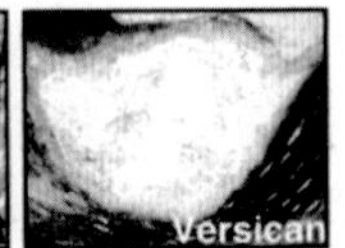

图 1.4 纤维粥样斑块伴早期坏死(A,B)和晚期坏死(C,D)。(A)注意早期核(NC)表现为非细胞区域，包含有蛋白多糖(movat 五色，蓝绿)和少量胆固醇裂隙，散在 CD68+标记的巨噬细胞(Mφ)。(B)同一区域显示显示为透明质烷强染色和中等染色的多能蛋白多糖(versican)。(C)晚期坏死核，包含界限分明的细胞和非细胞碎片区域，周围分布着用 CD68+标记的巨噬细胞。(D)晚期坏死核表现为透明质烷和多能蛋白多糖的缺乏。(Matrix staining courtesy of Dr. Tom Wight，Hope Heart Institute，WA.)

非血流动力学限制的纤维粥样斑块薄纤维帽

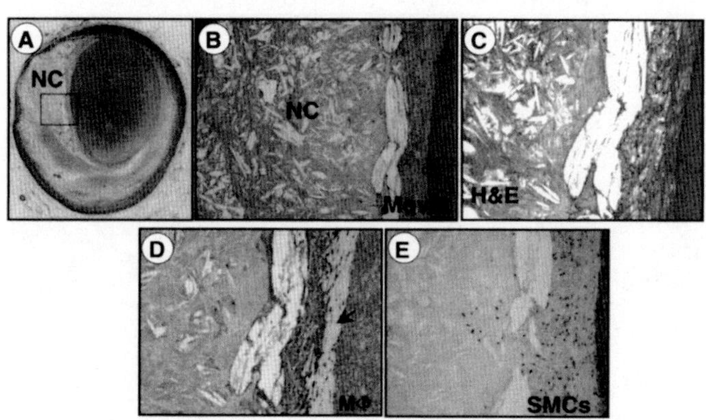

图 1.5 非血流动力学限制的纤维粥样斑块薄纤维帽。(A)纤维粥样斑块的薄纤维帽有一个坏死核(*NC*)和一个盖在其上的薄纤维帽(65 μm)。(B)为A图方框区的高倍镜视野。可见晚期的坏死核，含大量胆固醇裂隙，没有含许多胆固醇裂隙和细胞碎片的基质。纤维帽被巨噬细胞严重浸润，在C图上更清楚。(D,E)纤维帽被巨噬细胞浸润(CD68标记阳性)，而且平滑肌细胞很少染色(α肌动蛋白染色阳性)。(Reproduced with permission from Kolodgie FD, et al. Heart. 2004;90:1385-1391.)

冠状动脉血栓形成的原因

破裂　　侵蚀　　钙化结节

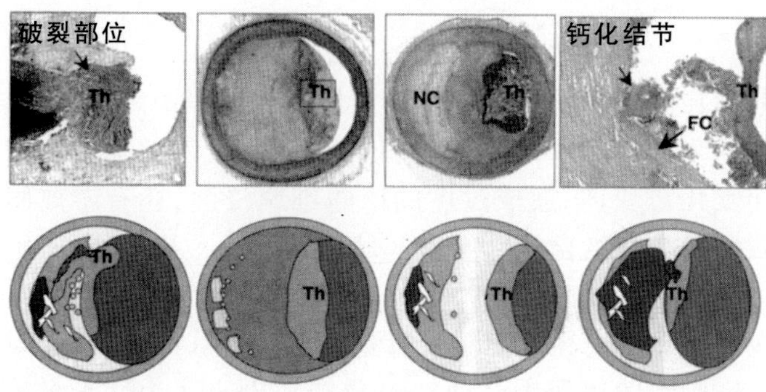

图 1.6 动脉粥样硬化损伤伴血管腔内血栓。破裂的斑块是薄纤维帽的纤维粥样斑块伴血管腔内血栓(*Th*)。这些损伤一般有广泛的坏死核(*NC*)，其内含有大量的胆固醇结晶和薄纤维帽(<65 μm)被泡沫状巨噬细胞及少量T淋巴细胞浸润。纤维帽在其破裂部位最薄，含少量胶原束和稀少的平滑肌细胞。管腔内血栓直接与富含脂质的坏死核结合。侵蚀一般发生在富含平滑肌细胞和蛋白多糖丰富的损伤之上。管腔内血栓覆盖在缺乏内皮细胞部位之上。侵蚀斑块的内膜深层通常表现为细胞外脂质池，但是坏死核并不少见；坏死核不与管腔内血栓结合。炎性浸润一般不存在，即使存在也很稀少，并且含有巨噬细胞和淋巴细胞。钙化结节是含有管腔内血栓的斑块，表现为钙化结节通过破裂的薄纤维帽(*FC*)凸入管腔。血栓处没有内皮细胞和炎性细胞(巨噬细胞、T淋巴细胞)。(Reproduced with permission from Virmani R, et al. *Ateriosclerosis Thromb Vasc Biol*.2000;20:1262-1275.)(见彩图1.6)

坏死核相结合[15]。血栓和脂核之间是通过被巨噬细胞浸润的破裂薄纤维帽连接的。薄纤维帽含有Ⅰ型胶原但很少或几乎没有平滑肌细胞。导致冠状动脉血栓形成的第二个常见原因是斑块侵蚀，其发生于35%的由于血栓导致的猝死病例(图1.7)[15, 26]。斑块侵蚀是指急性血栓直接与内膜斑块相结合但没有脂核破裂，如系列切片所证实。典型情况下侵蚀处不存在内皮。该处暴露的内膜主要由平滑肌细胞和蛋白多糖组成，而令人惊奇的是，侵蚀处还有少量的炎性细胞。斑块侵蚀是年龄小于50岁的女性血栓形成最常见的原因，而年龄小于50岁的男性斑块破裂更为常见(表1.1)。冠状动脉血栓形成最不常见的原因是斑块钙化，可见于2%~5%的病例[15]。其特征是具有碎成多块的潜在钙化斑块，而且钙化结节位于血管腔内，与血流直接接触，从而形成富含血小板的管腔内血栓(图1.6)。

斑块破裂和侵蚀的血管造影和组织学表现

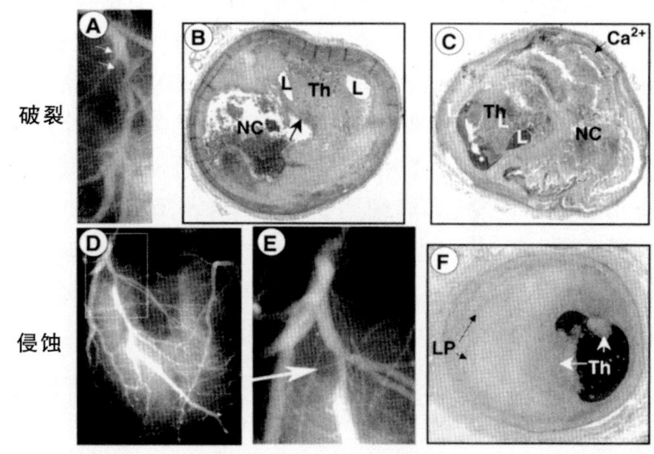

图 1.7 斑块破裂和侵蚀的血管造影和组织学表现。一例43岁白人男性在浴室里被发现已死亡，此前20分钟还活着，而且过去没有明确的相关危险因素。(A)死后血管造影显示左前降支于左对角支开口处几乎完全闭塞。从这些部位取的组织切片显示有一处斑块破裂(B图中箭头)，伴有潜在的坏死核(*NC*)。该闭塞动脉显示有正在机化的血栓且管腔狭窄(*L*)。(C)纤维帽与周边钙化(Ca^{2+})的潜在大的坏死核相连，管腔内显示有正在机化的血栓(*Th*)且管腔很窄(*L*)。尸检时发现LAD供血区有一处正在愈合的透壁性心肌梗死。一例8小时前还活着的死于冠状动脉性猝死的38岁男性的血管造影(D,E)及显微照片(F)。在左前冠状动脉内有一处局限性狭窄(方框区域)，在A图中尤为明显，箭头所指为位于左对角支起点处的狭窄区域。急性非闭塞性管腔内血栓(*Th*)位于富含蛋白多糖的(绿色区)侵蚀斑块表面，下方的斑块显示为病理性内膜增厚伴脂质池(*LP*)。(Reproduced in part from Figure 4, Farb A, et al. *Circulation*. 1995;92:1701-1709.)(见彩图1.7)

斑块内出血

斑块内出血是一种常见事件,在死于急性斑块破裂的患者中最常见。在20世纪早中期,几位最主要的病理学家提出了一种假说,认为斑块内出血是促成冠状动脉粥样硬化进展的主要因素;但是这种相关性的确切性质尚不明确[27-29]。我们实验室的近期研究结果表明,与斑块侵蚀或管腔横断面狭窄(>75%)的稳定斑块相比,在死于斑块破裂的患者中斑块出血更常见于冠状动脉系统[10]。为了进一步了解斑块内出血对病变进展的影响,我们检查了人类各种类型出血事件的冠状动脉斑块[23]。

有一项相当大型的系列研究,其冠状动脉斑块取自冠状动脉性猝死者,研究结果显示,与伴有早期坏死核的损伤或伴有病理性内膜增厚的斑块相比,易破裂的冠状动脉粥样硬化损伤的陈旧出血(用血型糖蛋白A染色进行检测)更常见(图1.8)[23]。

值得注意的是,反应性血型糖蛋白A染色的程度和沉积在斑块内的铁的浓度与坏死核的大小相符合,而且这些变量的改变与巨噬细胞密度的增加是一致的,这说明,出血本身就是一种炎性刺激(表1.2)[23]。通常我们认为,凋亡的巨噬细胞是斑块中游离胆固醇的一个可能来源;然而坏死核内的游离胆固醇完全可能是由其他物质衍生而来的,比如红细胞膜。粥样硬化斑块内红细胞膜的聚集,通过引起游离胆固醇的沉积、巨噬细胞浸润以及坏死核的增大,起着一种致粥样硬化的强大刺激作用。这些因素会增大斑块不稳定的危险性。

红细胞膜衍生的游离胆固醇和斑块的进展过程

为了证明这一观点,我们制成了受刺激斑块内出血的动物模型来评价红细胞在损伤进展过程中的作用[23]。将浓集红细胞(25~50 μL)直接注射到主动脉静止期粥样硬化斑块内,造成过度的巨噬细胞浸润,还有游离胆固醇结晶和结合到红细胞区域的铁离子。相反,对照组(没有注射红细胞组)损伤显示为退行性损伤的特征,巨噬细胞和游离胆固醇数目远远少于注射红细胞组。注射红细胞组的斑块中经油红O染色鉴别出的中性脂类物

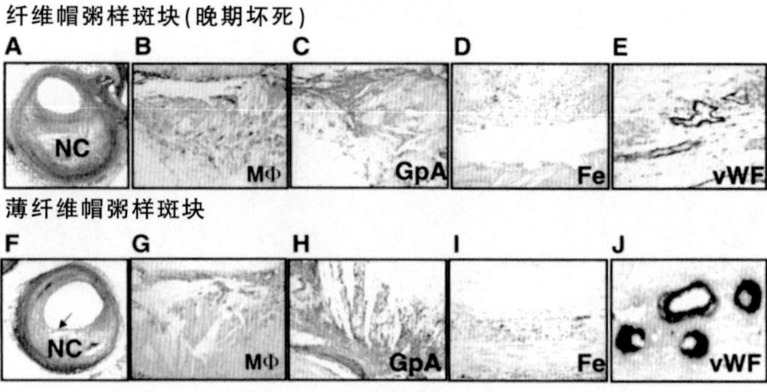

图1.8 显示斑块内出血的晚期坏死核(A–E)和薄纤维帽粥样斑块(F–J)。(A)低倍镜显示纤维帽斑块和晚期坏死核(*NC*)(Mavot Pentachrome,×20)。(B)坏死核内可见CD68阳性巨噬细胞强染色。(C)在坏死核内含有大量血型糖蛋白A(*GpA*)阳性的红细胞膜伴大量胆固醇裂隙(×200)。(D)在泡沫状巨噬细胞中可见铁沉积(蓝色)(×200)。(E)毗邻坏死核的微血管,显示有血管周围von–Willebrand因子(*vWF*)沉积(×400)。(F)低倍镜显示薄纤维帽(箭头)性纤维粥样斑块,纤维帽下方有一个较大的坏死核(Mavot Pentachrome,×20)。(G)纤维帽不含平滑肌细胞(未显示),并被CD68染色阳性的巨噬细胞(MΦ,×200)严重浸润。(H)坏死核内红细胞膜的血型糖蛋白(*GpA*)强染色伴胆固醇裂隙(×100)。(I)伴有铁沉积(蓝色颜料)的相邻冠状动脉节段位于斑块深部富含巨噬细胞的区域(×200)。(J)微血管周围von–Willebrand因子(*vWF*)弥漫性沉积;提示邻近坏死核的血管渗漏(×400)。(Reproduced with permission from Kolodgie FD, et al., *N Engl J Med.* 2003;349:2316–2325.)(见彩图1.8)

表1.1 241例冠状动脉性猝死患者按性别和年龄的元凶斑块分布

	急性血栓			机化血栓	无血栓	合计
	破裂	侵蚀	钙化结节		纤维钙化斑块	
男性						
<50岁	45(46%)	17(17%)	2(2%)	15(15%)	20(20%)	99
>50岁	19(23%)	8(10%)	3(4%)	27(33%)	26(31%)	83
女性						
<50岁	1(3%)	14(42%)	0	5(15%)	13(40%)	33
>50岁	9(35%)	6(23%)	1(4%)	5(15%)	5(19%)	26
合计	74(31%)	45(19%)	6(2%)	52(22%)[a]	64(26%)[b]	241

[a] 机化血栓伴陈旧性心肌梗死(HMI)=46/52(89%)。

[b] 无血栓(稳定斑块)伴HMI=32/64(50%);32/241或(13%)的猝死有稳定斑块不伴HMI或急性心肌梗死。

表 1.2 猝死患者冠状动脉中斑块和出血事件的形态学分析

斑块类型	GpA 积分	铁	坏死核(mm^2)	MΦ(mm^2)
病理性内膜增厚，“无”核(n=129)	0.09±0.04	0.07±0.05	0	0.002±0.001
纤维帽粥样硬化，“早期”核(n=79)	0.23±0.07	0.17±0.08	0.06±0.02	0.018±0.004
纤维帽粥样硬化，“晚期”核(n=105)	*0.94±0.11	*0.41±0.09	*0.84±0.08	*0.059±0.007
薄纤维帽粥样硬化(n=52)	*1.60±0.20	*1.24±0.24	*1.95±0.30	*0.142±0.016

报道的数值是平均数±SEM，*p<0.001 与早期核相比，n 是检查的病变数；总数=365。GpA：血型糖蛋白 A。MΦ：巨噬细胞。

质也明显多于对照组。

动物研究提供了进一步的证据，斑块内出血对游离胆固醇堆积以及巨噬细胞浸润有一定作用[23]。由于通常认为斑块内出血会在数年内反复发生，预计红细胞膜胆固醇对坏死核大小的作用是十分重要的。与这种观点一致，即使每天只有 0.137 μL 全血(相当于 0.068 μL 浓集红细胞)的少量出血，持续 2 年也足以使坏死核体积发生明显改变。由于单个红细胞中胆固醇的液态容量等于 0.378 μm^3，大约 5.2×10^8 红细胞或 100 μL 全血的单次出血（假定交换效率为 10%）会使至少 0.2 mm^3 或 10%红细胞膜衍生的游离胆固醇对坏死核体积产生影响[30]。和内出血一样，大量红细胞会在几天内被代谢，而且胆固醇不能被体内代谢，因此它除了被巨噬细胞摄取以外还会被坏死核所吸收，据此推测通过凋亡细胞死亡才会停止胆固醇进入坏死核。18 个月内新发表的颈动脉斑块磁共振成像数据证实，重复出血对坏死核体积和损伤体积有显著影响[31]。因此，红细胞衍生的胆固醇可能是促进稳定斑块向不稳定斑块转变的一项关键转化因素。

稳定型和不稳定型心绞痛患者的冠状动脉斑块形态学

稳定型和不稳定型心绞痛患者冠状动脉形态学难于评价，这是因为大多数心绞痛患者并不死于这类疾病。进行尸检的不稳定型心绞痛患者多数是从心绞痛综合征进展为急性心肌梗死(MI)。关于心绞痛患者的斑块形态学研究数据可能是来自死于冠状动脉旁路移植术中或术后不久的患者的尸检结果。20 世纪 70 年代中期，Guthrie 等对 35 例死于冠状动脉旁路移植术后的稳定型心绞痛患者进行研究，最早发表了有关这方面的论文[32]。在这项研究中，95%以上的患者 2 支或 2 支以上的血管有严重动脉粥样硬化，约 30%合并有左主干病变；很少发现血栓形成。在第一项研究中，Han Garter 等描述了在出现症状后 6 小时内突然死亡的稳定型心绞痛患者中冠状动脉损伤的斑块具有显著差异性[33]。据他们报道，76%冠状动脉节段具有 75%以上的冠状动脉管腔横断面变窄，呈现向心性损伤；其中 47%为纤维性斑块，28%富含脂质。其余 24%的严重狭窄损伤为偏心性，其中纤维性损伤和富含脂质损伤数量基本相等。79%的心脏有节段性再通。在这项研究中没有提到伴有血栓损伤的数量。

Levin 等通过冠状动脉造影检查显示，组织学上与纤维性或脂肪性非并发性斑块相关的边缘是平滑的，呈“沙漏”样外形[34]。血管造影显示为不规则的边缘或血管腔内的透明区域，主要见于伴有破裂的并发性斑块。据随后 Ambrose 等进行的血管造影研究报道，与稳定型心绞痛患者相比，不稳定型心绞痛患者更易发生Ⅱ型偏心性斑块损伤[不对称颈部狭窄，和(或)边缘不规则][35]。

在血管造影部位复合型狭窄与平滑型狭窄相比稳定型心绞痛的损伤进展最快，而且在 9 个月内(观察时间为 3~24 个月)16%的复合型损伤出现进展，而平滑型损伤没有进展。复合型损伤和平滑型损伤的斑块年增长率分别为 11.4±28%和 1.5±14%(p<0.01)[36]。我们的研究发现，无破裂斑块与有破裂斑块相比，其管腔狭窄会加快，而且只有 11%的元凶斑块没有前期破裂，因此提示斑块反复破裂是斑块体积增大并最终导致管腔严重狭窄的机制[37]。各种冠状动脉综合征通过在血管镜检查发现的元凶损伤特征显示，缺血机制各有不同。急性心肌梗死的主要病变是一个带有血栓的黄色溃疡斑块。在不稳定型心绞痛中，可以看到不同的底物从带有血栓的富

含脂质斑块损伤到纤维性平滑斑块，反映了病理生理学机制多样性[38]。

我们报道了对450例冠心病猝死(SCD)的研究结果，其中黑人130例，白人320例，平均年龄为51±12岁。224例(50%)发现有急性血栓形成，其中68%有斑块破裂，32%有斑块侵蚀。40%的病例为陈旧性心肌梗死。在这些SCD患者中，226例患者(50%)为稳定斑块不伴有急性血栓形成，92例患者(21%)发现有机化血栓，另外134例患者(29%)死于稳定斑块但无任何急性或慢性完全闭塞。134例有稳定斑块的患者中，50%为愈合的心肌梗死但不伴有血栓。

因此在69例患者中猝死的唯一原因是一支或多支动脉管腔严重狭窄(横断面狭窄大于75%)(图1.9至图1.11)。这些稳定斑块常有小的坏死核，主要由胶原和钙化斑块构成。不伴有愈合心肌梗死的稳定斑块中已愈合斑块破裂的发生率是50%，而死于急性斑块破裂的患者中愈合斑块破裂的发生率为75%，前者明显低于后者。在死于稳定性斑块和愈合心肌梗死的患者中愈合斑块破裂的发生率最高，为80%。

急性心肌梗死中的冠状动脉斑块

通过医院尸检，急性心肌梗死患者冠状动脉血栓的发生率大于80%[39-41]，而Kargel等研究报道的血栓形成率是69%[42]。血管造影报道的血栓发生率高达90%。Davis等和Falk分别进行的研究强调指出，斑块破裂是冠状动脉血栓形成的最重要因素[40, 43]。但Arbustini等对300例有明确心电图证据和心肌酶升高患者进行的尸检系列研究显示，至少25%与梗死相关的冠状动脉血栓是由斑块侵蚀引发的，而且女性的发生率更高[44]。在我们研究的猝死人群中，至少21%的患者有急性心肌梗死证据，其血栓形成率为90%。在这些急性心肌梗死患者中，血栓形成有70%是由斑块破裂引起，30%由

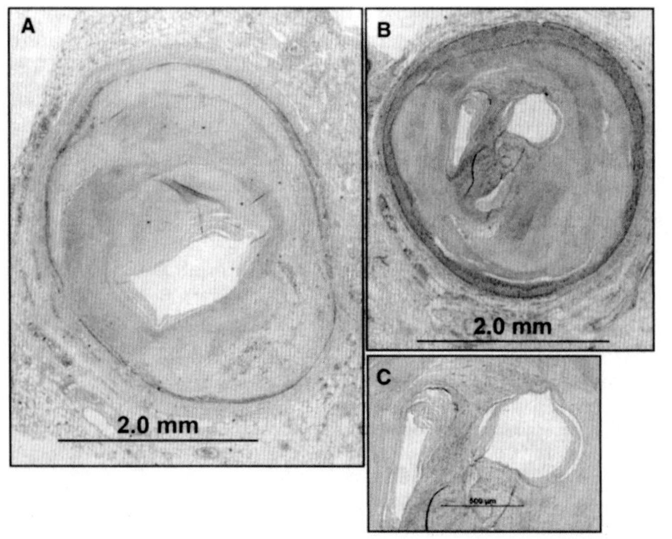

图1.9 稳定性粥样硬化斑块合并管腔严重狭窄的组织学切片。(A)病变显示主要为纤维性斑块伴局灶性钙化和严重管腔狭窄。注意在该稳定性病变处血管中层已被广泛破坏。(B)一个再通且完全机化的血栓，有三个位于血管中心的通道[其中两个在高倍镜下(C)可见]管腔都严重缩窄。血管造影所见像一个直径狭窄大于90%的管腔，而不像一个再通血栓。

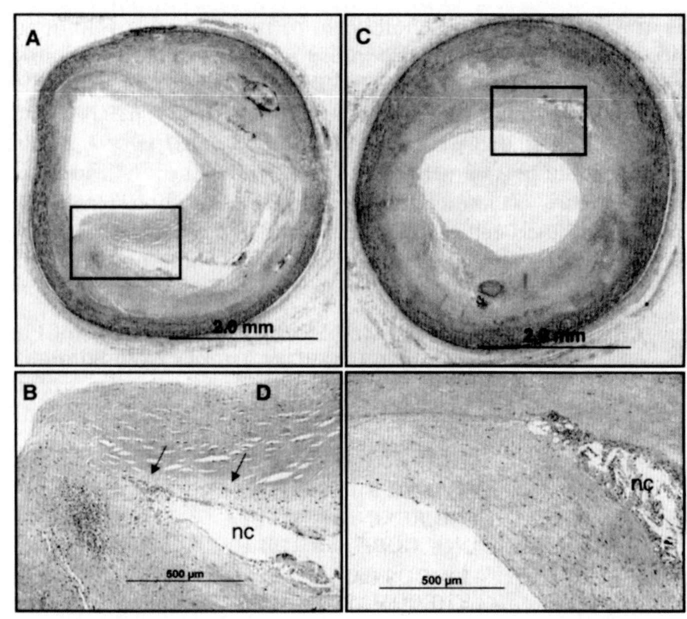

图1.10 两个相距4 mm的相邻切片(A)和(C)的显微照片，均可见坏死核(*NC*)伴新近机化的愈合斑块破裂。(B)和(D)所示为高倍镜下(A)和(C)中的方框区域。坏死核上方区域是愈合血栓，主要由富含蛋白多糖的基质(坏死核上方箭头处)中的平滑肌细胞组成，而且纤维帽已变薄。注意新生内膜已导致管腔狭窄加重。

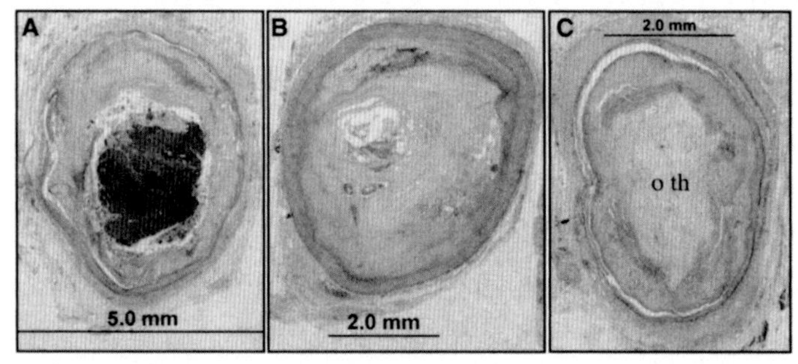

图1.11 示出冠状动脉管腔完全闭塞的三个切片图。(A)中可见新鲜血栓，(B)中可见机化血栓，(C)中可见完全机化完全闭塞的冠状动脉。注意，新鲜血栓(*th*)(A)、纤维蛋白(B)仍存在有早期机化，(C)在动脉中切面上可见很小的血管通道之间有松散的连接。

斑块侵蚀引起[26]。在 Davies 等的系列研究中,冠心病猝死人群中急性心肌梗死的发生率为 41%。在急性心肌梗死和猝死发生前一周内有胸痛症状的患者中,冠状动脉血栓的发生率为 84%。值得注意的是,在这些急性心肌梗死患者中,13 例有斑块裂隙而管腔内没有血栓。在另一项研究中,研究对象为 32 例,其中 4 例(13%)没有急性冠状动脉事件却发生了心肌梗死。在 Davies 的研究系列中,13%的急性心肌梗死患者没有发现任何管腔内血栓形成。在最近我们进行的愈合斑块破裂的研究中,在冠心病猝死中仅有 11%出现急性心肌梗死,而 80%发现有血栓,20%没有任意急性事件的证据[37]。

血管内超声(IVUS)研究表明,阳性重构与急性冠状动脉综合征相关,而阴性重构更常与稳定型心绞痛相关。阴性重构的程度与 C 反应蛋白(CRP)水平无关[45]。IVUS 证实,急性心肌梗死(AMI)的血管损伤多为点状钙化,而稳定型心绞痛患者常见高度钙化[46]。此外,15%急性冠脉综合征患者行经皮冠状动脉介入(PCI)治疗时发现有至少两处斑块破裂。在 Maehara 等进行的一项研究中,斑块破裂可见于 46%的不稳定型心绞痛患者,33%的心肌梗死(MI)患者,以及 11%的稳定型心绞痛或无症状患者[47]。斑块破裂的位置 63%位于斑块肩部,37%发生在斑块中心。IVUS 研究显示,斑块破裂最好发于左前降支(LAD)距其开口 10~40 mm 处(83%)以及右冠状动脉(RCA)距其开口 10~40 mm 处(48%)和超过 70 mm 以远处(32%);在 LCx 中斑块破裂发生较少,可分布于整支动脉[48]。我们对冠心病猝死患者的研究(表 1.2)显示,发生斑块破裂的病变大多位于 LAD 近段,其次为 RCA 近段和 LCx[25]。斑块破裂也好发于冠状动脉的近段和中段,很少发生于远段。

糖尿病对动脉粥样硬化的影响

全世界有 1 亿以上的糖尿病患者[49]。其中 5%~10%患 1 型糖尿病(青少年糖尿病),90%~95%患 2 型糖尿病,又称为成人糖尿病。在美国,由于儿童生活方式的改变导致肥胖症增多,预计在今后的一二十年 2 型糖尿病的发病率还会增加,将会累及总人口的 35%~40%[50]。

糖尿病与冠状动脉粥样硬化性心脏病的发生相关,它会导致死亡率和心血管并发症的增加。血管镜研究显示糖尿病患者的冠状动脉血栓形成率增高[51]。超高速 CT 研究显示钙化会更加广泛[52]。血管内超声研究已证实,糖尿病患者的血管适应性重构低于非糖尿病患者[53]。由冠状动脉腔内斑块旋切术或颈动脉内膜剥脱术获得的病理标本显示,糖尿病患者的巨噬细胞浸润程度高于非糖尿病患者[54]。

糖尿病可导致多种代谢失衡从而引起不同的血管反应。高血糖、游离脂肪酸升高和胰岛素抵抗的组合作用会增加氧化应激,增量调节蛋白激酶 C,并激活高度糖基化终产物的受体(RAGE)[55]。在内皮内,可出现血管收缩增加、黏附因子激活、炎症反应以及由高凝状态和血小板活化导致的血栓形成[55]。糖尿病引起冠状动脉斑块形态学差异的机制较为复杂,目前尚知之甚少,但是很可能与促炎症反应和促血栓形成的糖尿病状态有关。

冠心病猝死的形态学表现

最近我们报道了 1 型和 2 型糖尿病患者发生冠状动脉性猝死的一些形态学表现,并与年龄和性别匹配的猝死于冠状动脉粥样硬化性疾病的非糖尿病患者进行了对比研究[56]。

此项研究的对象为冠心病猝死者,纳入标准是出现急性冠状动脉血栓或者严重冠状动脉粥样硬化(≥1 支心外膜动脉的管腔横断面狭窄≥75%),排除标准是尸检发现为非冠状动脉导致的死亡或既往手术。共入选 66 例,包括经胰岛素治疗的 1 型糖尿病或 2 型糖尿病患者。2 型糖尿病患者要有口服降糖药物史,或者无 1 型糖尿病但死后糖化血红蛋白大于 10%。其中 1 型糖尿病患者 16 例(平均年龄 50.3±13.2 岁),2 型糖尿病患者 50 例(平均年龄 50.2±11 岁)。将这些患者的表现与 66 例年龄和性别相匹配的死于严重冠心病的非糖尿病患者进行对比发现,2 型糖尿病患者的体重指数高于非糖尿病患者($30.5±7.5\ kg/m^2$ 比 $26.5±5.4\ kg/m^2$ ±SD,$p = 0.001$)。两组的吸烟率和高血压患病率相似(表 1.3)。2 型糖尿病患者的总胆固醇有增高的趋势,高密度脂蛋白胆固醇有降低的趋势。2 型糖尿病患者的总胆固醇与高密度脂蛋白胆固醇比值明显高于非糖尿病患者。

由于斑块破裂或斑块侵蚀导致的急性血栓在 1 型糖尿病患者中相对少见(表 1.4)。2 型糖尿病患者中斑块破裂的发生比例与非糖尿病患者相似,但斑块侵蚀的比例却明显低于非糖尿病患者。2 型糖尿病患者的心脏平均重量明显增加;愈合梗死在 2 型糖尿病患者中更常见。

包含有坏死核的斑块面积平均百分数,1 型糖尿病患者($p=0.05$)和 2 型糖尿病患者($p=0.004$)均大于非糖尿病患者(表 1.5)。2 型糖尿病患者的钙化面积平均百分数最高,1 型糖尿病患者最低,但这种差异无统计学

表 1.3 糖尿病与其他危险因素的相关性

	1 型糖尿病	p 与无糖尿病相比	2 型糖尿病	p 与无糖尿病相比	无糖尿病
糖化血红蛋白	12.2±2.5	0.000 1	10.7±2.6	0.000 1	6.2±0.6
吸烟(%)	42	0.4	58	0.8	55
高血压(%)	29	0.9	35	0.6	30
总胆固醇(mg/dL±SD)	183±52	0.3	227±83	0.3	211±79
高密度脂蛋白胆固醇(mg/dL±SD)	37±14	0.8	33±16	0.1	38±18
总胆固醇/高密度脂蛋白胆固醇(mg/dL±SD)	5.8±2.9	0.7	7.9±3.9	0.02	6.3±3.4

意义($p \geqslant 0.1$)。2 型糖尿病患者粥样化纤维帽的平均数量大于非糖尿病患者(p=0.02)(表 1.5)。2 型糖尿病患者愈合斑块破裂的数量最多(表 1.5)。

多变量分析表明,平均坏死核面积百分比与糖化血红蛋白呈正相关,而与总胆固醇(TC)和高密度脂蛋白胆固醇(HDL)的比值、高密度脂蛋白胆固醇、年龄、吸烟以及性别等因素无关(p=0.005,t=2.9)。与体重指数有类似相关性。巨噬细胞面积与糖化血红蛋白之间有强的相

表 1.4 急性血栓,心脏重量和陈旧梗死的相关性

	1 型糖尿病	p 与无糖尿病相比	2 型糖尿病	p 与无糖尿病相比	无糖尿病
急性斑块破裂(%)	6	0.09	32	0.06	27
侵蚀(%)	6	0.02	12	0.04	29
心脏重量(g±SD)	425±119	0.7	524±140	0.004	434±121
校正后的心脏重量[a](g±SD)	428±94	0.3	508±134	0.03	460±106
愈合梗死(%)	33	0.7	73	0.000 1	37

[a] 按体重进行校正。

表 1.5 斑块特征

	1 型糖尿病	p 与无糖尿病相比	2 型糖尿病	p 与无糖尿病相比	无糖尿病
坏死核占斑块面积的百分比%(均数±SD)	12.2±5.7	0.05[a]	11.6±8.4	0.004[a]	9.4±9.3
钙化基质占斑块面积的百分比(%)(均数±SD)	7.8±9.1	0.9[a]	12.1±11.2	0.05[a]	11.4±13.5
巨噬细胞斑块面积(mm^2±SD)	0.15±0.02	0.03[a]	0.13±0.03	0.03[a]	0.10±0.02b
纤维帽粥样化(n±SD)	7.1±5.0	0.9[a]	8.8±4.3	0.02	6.9±4.7
薄纤维帽粥样化(n±SD)	1.0±1.3	0.5	0.8±0.8	0.8	0.7±0.8
愈合斑块破裂(n±SD)	2.6±2.1	0.2	2.6±1.8	0.04	1.9±1.8
总斑块负荷(%±SD)	275±129	0.04	358±114	0.000 1	232±128
远段斑块负荷(%±SD)	310±114	0.8	630±263	0.000 1	331±199

[a] p 值是用对数标准化数据计算的。

[b] p=0.006,与 1 型和 2 型糖尿病组合数据相比。

关性(p=0.004,t=2.9)。

与包括糖化血红蛋白在内的其他危险因素相比,粥样化纤维帽数量与总胆固醇和高密度脂蛋白胆固醇之比值的相关性更强。

这项研究证实,与非糖尿病患者相比,因严重冠心病猝死的2型糖尿病患者的疾病受累范围更广泛,包括冠状动脉远端受累。斑块负荷加重的部分原因可能是观察到的愈合斑块破裂率较高,表明亚临床性斑块破裂参与了斑块进展[37]。钙成像研究证实了糖尿病对斑块负荷的影响[57]。虽然并不清楚这些表现的内在关联,但提示2型糖尿病具有致动脉粥样硬化的直接作用,可能与富含脂质的坏死核的进展有关。糖尿病是冠状动脉旁路移植术后的明确危险因素[58, 59],正如我们的研究显示,其部分原因可能是末梢血管疾病减少了移植吻合术远端的血供。

重构

在我们的猝死患者登记中,按照距冠状动脉口的距离调整后的平均内弹力膜(IEL)面积,1型糖尿病患者和2型糖尿病患者均高于非糖尿病患者(分别为18.2±6.6 mm^2,16.5±4.4 mm^2,16.0±4.5 mm^2)。

1型糖尿病患者(p=0.001)和2型糖尿病患者(p=0.01)的平均内弹力膜(IEL)也明显偏大。多变量分析显示,1型糖尿病与IEL面积相关,而与心脏重量、斑块面积、坏死核百分比和钙化斑块百分比无关(p=0.000 4)。这项分析显示与IEL面积正相关(%坏死核 p=0.05,斑块面积 p<0.000 1,心脏重量 p=0.05)。临床研究显示,糖尿病伴有正性或负性(无)重构[60, 61]。我们的研究结果支持糖尿病往往更表现为正性重构的观点。这些数据与我们实验室以往的结果是一致的,我们曾发现坏死核和巨噬细胞浸润均伴有IEL的扩张,而与斑片大小无关(见下文的讨论)[62]。

糖尿病中的炎性浸润

在我们关于猝死登记的研究中,1型糖尿病(p=0.05)和2型糖尿病(p=0.004)患者的包含有坏死核的斑块面积平均百分数均高于非糖尿病患者。糖尿病患者的巨噬细胞斑块面积和T细胞浸润均明显高于非糖尿病者(p=0.03),而且有HLA-DR表达(图1.12和图1.13)。T细胞浸润在1型糖尿病中更为严重,这与1型糖尿病是自身免疫性疾病是相等的,其对其他疾病(如自身免疫性甲状腺炎)具有普通的基因易感性,这也许正是其对冠状动脉斑块影响的病理生理学意义所在[63]。

Cipollone 等证实,糖尿病患者颈动脉斑块中有更多的巨噬细胞、T淋巴细胞和HLA-DR⁺细胞(p<0.000 1),对RAGE、活化的核因子κB(NF-κB)、环氧合酶-2(COX-2)/膜相关的前列腺素E合酶-1(mPGES-1)和基质金属蛋白(MMP)的免疫反应更强(p<0.000 1);明胶分解活性增加(p<0.000 1);胶原含量减少(p<0.000 1);脂质和氧化低密度脂蛋白(oxLDL)含量增加(p<0.000 1)[64]。值得注意的是,RAGE、COX-2/ mPGES-1和MMP表达

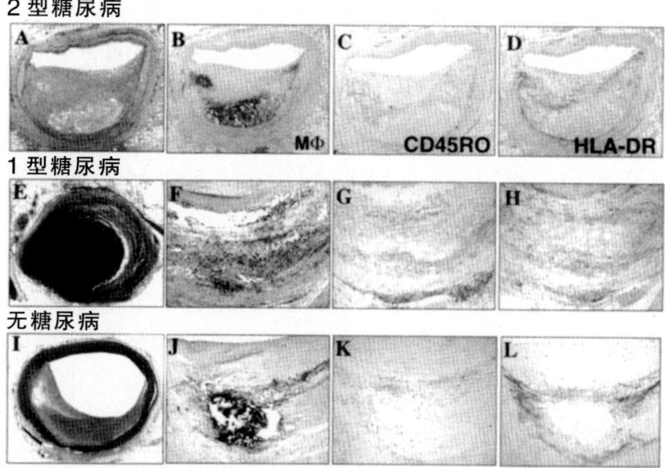

图 1.12 糖尿病患者与非糖尿病患者冠状动脉的炎症反应的比较。图中示出冠状动脉病变(纤维粥样斑块)的炎性浸润范围[巨噬细胞(MΦ)和T淋巴细胞(CD45RO)],以及HLA-DR在2型(A–D)和1型(E–H)糖尿病(DM)患者及非糖尿病患者(I–L)中的表达。(Reproduced with permission from Burke AP, et al. *Arterioscl Thromb Vasc Biol*. 2004;24:1266–1271.)(见彩图1.12)

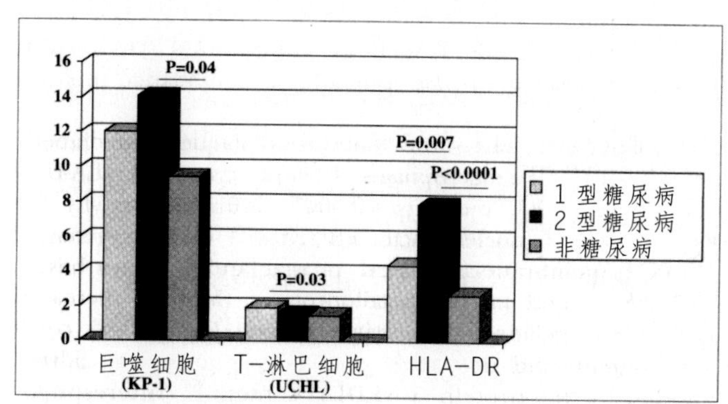

图 1.13 柱形图显示的是糖尿病和非糖尿病患者冠状动脉中巨噬细胞、T淋巴细胞浸润和HLA-DR表达的半定量比较。巨噬细胞浸润在2型糖尿病最多见,而T淋巴细胞浸润在1型糖尿病最多见。1型糖尿病和2型糖尿病患者的HLA-DR表达均显著高于非糖尿病患者。(见彩图1.13)

与血浆 HbA1c 水平呈线性相关[64]。因此，人类糖尿病患者颈动脉斑块 RAGE 过度表达伴随增强的炎症反应和巨噬细胞中 COX-2/mPGES-1 表达，可能通过减少元凶斑块金属基质蛋白酶表达使斑块失去稳定性。此外，糖尿病主动脉粥样硬化的鼠模型实验研究也证实，通过使用可溶性 RAGE 行 RAGE 阻断可减少粥样物质形成[65]。该实验对颈动脉粥样硬化斑块的研究证实，前列腺素 E2(PGE2)通道在有症状的颈动脉斑块中占明显优势，而前列腺素 D2(PGD2)通道在无症状的颈动脉斑块中过度表达并伴有 NF-κB 失活和 MMP-9 表达[66]。在体外，只有当 PGD2 通道超过 PGE2 时，单核细胞中的 COX-2 抑制才与 MMP-9 释放减少有关。这些结果提示，COX-2 作为下游区前列腺素 H2(PGH2)异构酶的表达功能，也许有促炎症反应和抗炎症反应的作用[66]。

近来有研究证实，EN-RAGE（新近确定的细胞外 RAGE 结合蛋白，或者 S100 A12）是一种 RAGE 的天然配体，也是一种专门表达于巨噬细胞中的促炎症反应细胞因子[67]。有文献证实，可溶性 S100 蛋白和人类肠道感染性疾病相关[68]。最近有文献回顾性研究了 S100 Ca^{2+} 调节蛋白和 RAGE 受体在对白细胞运输和增殖细微调节方面的相互作用[69]，但对 EN-RAGE 在粥样硬化相关性炎症反应中的作用尚未开展研究。我们曾给糖尿病和非糖尿病患者的冠状动脉斑块应用过抗 RAGE 和 EN-RAGE(S100 A12)的免疫组织化学抗体[56]。尽管已发现 RAGE 位于糖尿病和非糖尿病患者的巨噬细胞、平滑细胞和上皮细胞内，但糖尿病组的 RAGE 总体表达(如按半量化分级）明显高于非糖尿病组（糖尿病组为 16.8±6.2，非糖尿病组为 10.0±6.1，p=0.004)。糖尿病和非糖尿病患者的巨噬细胞和坏死核均可见 RAGE 染色广泛，但 RAGE 的表达依赖于细胞浸润的范围(图 1.14)。已观察到，平滑肌细胞 RAGE 表达较低，但其在 2 型糖尿病患者表达较高。RAGE 表达常与凋亡的平滑肌细胞和巨噬细胞有关，而上皮细胞RAGE 表达阳性通常表示凋亡阴性。糖尿病患者 EN-RAGE 表达主要见于斑块核心区域的巨噬细胞，其次为平滑肌细胞。

RAGE/EN-RAGE 对粥样硬化斑块的上调作用似乎很复杂，与凋亡细胞和坏死细胞的死亡都有关系；目前尚未弄清楚炎症反应在一些大的坏死核斑块和其他一些斑块(如纤维钙化斑块)中达到顶峰时的精确触发机制。

总之，糖尿病在冠状动脉中伴有更严重的炎症浸润(巨噬细胞和 T 淋巴细胞)、更大的坏死核面积以及弥漫性粥样硬化。冠状动脉也显示有正性重构。RAGE 和 EN-RAGE 的表达可能会进一步危害细胞存活并促进斑块不稳定。糖尿病患者的严重冠状动脉粥样硬化常伴有愈合心肌梗死和心脏扩大。还需要做进一步的研究以便更好地了解高血糖和胰岛素抵抗与粥样硬化动脉中所见的对炎症的巨大诱导作用的关系，同时了解通过控制以上一种或两种因素能否减轻粥样斑块中的炎症反应。

经皮冠状动脉介入治疗的病理学

20 世纪 70 年代，球囊血管成形术开始用于冠状动脉疾病的治疗，但存在较高的再狭窄率(13%~53%)[70]。球囊血管成形术失败的机制既有急性的也有慢性的。急性再狭窄继发于弹性回缩和动脉粥样硬化斑块脱出到血管腔内，并伴有血栓形成。球囊血管成形术晚期失败与负性重构有关，其次是内膜增生[4, 71]。为解决负性重构问题，开始应用支架，与球囊成形术相比，支架降低了急性并发症的发生率和再狭窄率[72]。与球囊血管成形术不同，支架内再狭窄的主要机制只有内膜增生。

人类粥样硬化冠状动脉中的新生内膜反应

与动物比较，人类的新生内膜反应有点过度，而且愈合需要的时间更长，目前对这一点尚认识不足[73, 74]。人和动物置入冠状动脉支架后愈合时间的比较示于图1.15。一项对尸检时收集到的 40 多例人类冠状动脉支架进行的形态分析显示，新生内膜厚度的峰值(0.78±0.37 mm)发生在 6 个月到 1 年期间，在超过 1 年后新生内膜厚度减少了约 22%[75]。与之相反，猪的冠状动脉新生内膜结构在放置支架 1 个月时最厚(0.33±0.24 mm)，大约 25%的损伤消退发生在其后的 3~6 个月。因此，裸不锈钢支架置入人冠状动脉后的愈合反应时间要比猪或兔的至少长 5~6 倍。这种观念在评价药物洗脱支架时是必不可少的，因此从置入支架到实际数据收集的间隔时间对于最后的试验结果是至关重要的。为了更好的理解支架治疗中的这些差异，对人和动物冠状动脉支架病理学进行一下简要回顾将有助于明确血管愈合时间上的区别。

裸金属支架的愈合

动物模型

尽管大多数支架疗效实验都在 28 天时进行的，但仍有为数不多的有关猪冠状动脉再狭窄的长期形态学研究[76, 77]。正常动脉置入支架后的早期(1~3 天)形态学反应，主要包括血小板/纤维蛋白沉积在支架支撑网周围以及在管腔黏附血栓内有散在的中性粒细胞。到第 7 天,机化的管壁血栓在支架支撑网之间延伸,内含平滑肌细胞和巨噬细胞,以及散在的淋巴细胞、红细胞和管腔内内皮细胞。第 14 天时,仍有纤维蛋白而且有少量慢性炎症反应细胞仍留在支架支撑网周围。在这个时期,新生内膜在富含蛋白多糖的基质中极少含有平滑肌细胞。

到 28 天时,新生内膜含有较大量的平滑肌细胞、蛋白多糖和Ⅲ型胶原,而且支架支撑网周围有极少量的巨噬细胞和巨细胞;纤维蛋白通常不存在(图 1.16)。在 7~14 天新生内膜扩张的程度最大，且在 1 个月时达到最大厚度。在接下来的 3~6 个月,细胞外基质变得富含Ⅰ型胶原,且新生内膜开始收缩和重构。7 天时新生内膜细胞增殖达峰值,14 天时大约减少一半,1 个月时回落到较低的基线水平。值得注意的是,兔回肠动脉放入支架后的愈合时间与猪冠状动脉的基本相同。

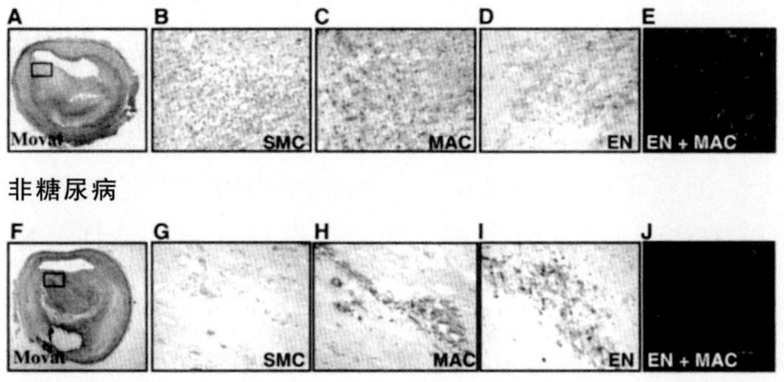

图 1.14　猝死于冠状动脉性疾病的糖尿病患者(A–E)和非糖尿病患者(F–J)的人类冠状动脉病变中 S100 A12/EN–RAGE(一种 RAGE 结合蛋白)的表达。(A)用 Movat Pentachrome 染色的冠状动脉左回旋支近段的病变斑块。(B–E)A 中方框部分的高倍显微镜放大片。(B)用 HHF–35 对斑块肩部的 SMC 进行染色。(C)用 CD68 对邻近部分进行染色,显示有大量的炎性巨噬细胞。(D)同一区域,显示 EN–RAGE 强染色。(B–D)用 Gill 苏木精作复染剂。(E)免疫荧光双标记染色,CD68–阳性为巨噬细胞(绿色)和 EN–RAGE(红色);核(蓝色)用 DAPI 复染色;重叠区域显示为浅黄绿色。EN–RAGE 主要见于富含巨噬细胞和平滑肌细胞的区域。(F)用 Movat Pentachrome 染色的非糖尿病患者冠状动脉左前降支近段的病变斑块。(G–I)分别显示平滑肌细胞、巨噬细胞和 EN–RAGE 的免疫反应性。总体上看,非糖尿病患者的巨噬细胞浸润明显低于糖尿病患者,这与 EN–RAGE 的免疫反应性偏低是一致的。(J) EN–RAGE 与巨噬细胞的双染色。(Reproduced with permission from Burke AP, et al. *Arterioscl Thromb Vasc Biol*. 2004;24:1266–1271.)(见彩图 1.14)

人类

放入支架的人冠状动脉,血小板和纤维蛋白沉积可分别持续到 14 天和 30 天 [73]。炎性细胞出现在第 1~6 天,包括多形核白细胞和巨噬细胞,巨噬细胞可持续至少 3 个月,有再狭窄损伤时持续时间可能更长。T 淋巴细胞出现在第 2~3 周,可持续存在 6 个月以上。再狭窄损伤的主要细胞构成是平滑肌细胞,在支架置入后的第 14 天出现。

细胞外基质，最初是由蛋白多糖和Ⅲ型胶原组成，在随后 18 个月会逐渐被Ⅰ型胶原所替代(图 1.17 和图

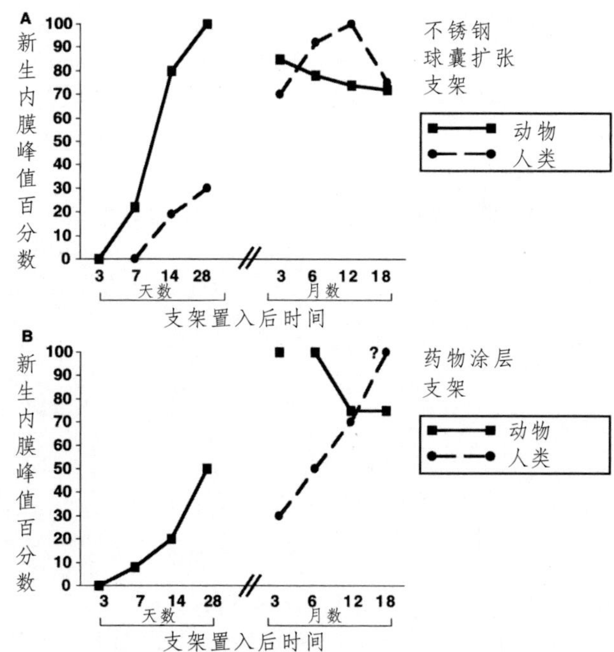

图 1.15　线图显示的是动物和人置入裸不锈钢支架(A)或是药物洗脱支架(B)后新生内膜增生峰值与时间的关系。图中数据主要来源于猪和人冠状动脉支架的形态测定分析;人类药物洗脱支架数据来源于血管造影检查和近期尸检结果。与人的 6~12 个月相比，动物新生内膜增生峰值发生在置入裸不锈钢支架后的 28 天。动物的药物洗脱支架研究显示 28 天时有良好的结果,在 3~9 个月时缺乏持久的有效性（Carter AJ, Aggarwal M, Kopia GA, et al. Long-term effects of polymer-based, slow-release, sirolimus-eluting stents in a porcine coronary model. Cardiovasc Res. 2004;63:617–624)。相反,人的冠状动脉置入药物洗脱支架后新生内膜增长峰值的精确时间却不明确,尽管近期的尸检研究显示新生内膜延迟愈合可达 9 个月(Joner M, Finn AV, Farb A, et al. Pathology of drug eluting stents: delayed healing and thrombosis. *J Am Coll Cardiol*. 2006. In Press)。存活患者真正有价值的长期数据没有办法取得。药物洗脱支架导致的广泛动脉延迟愈合被认为是由于平滑肌细胞的增生和迁移受到抑制以及炎症反应和内皮化受到抑制而继发的。(Modified from Virmani R, et al. *Heart*. 2003;89:133–138.)

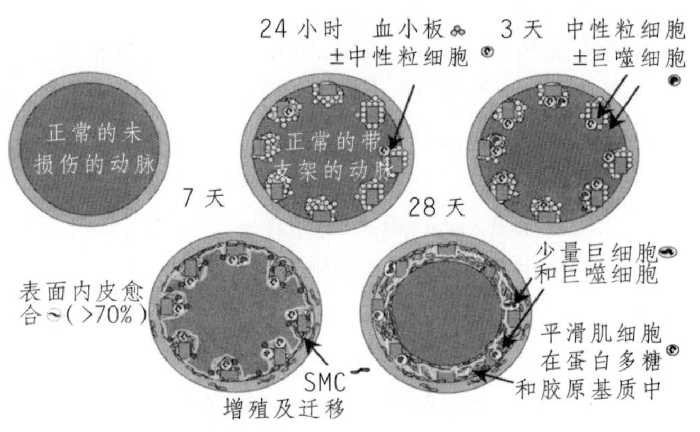

图 1.16 球囊扩张不锈钢支架置入正常猪冠状动脉或兔髂动脉的血管反应示意图。SMC：平滑肌细胞。(Reproduced with permission from Virmani R, et al. *Heart*. 2003;89:133–138.)(见彩图 1.16)

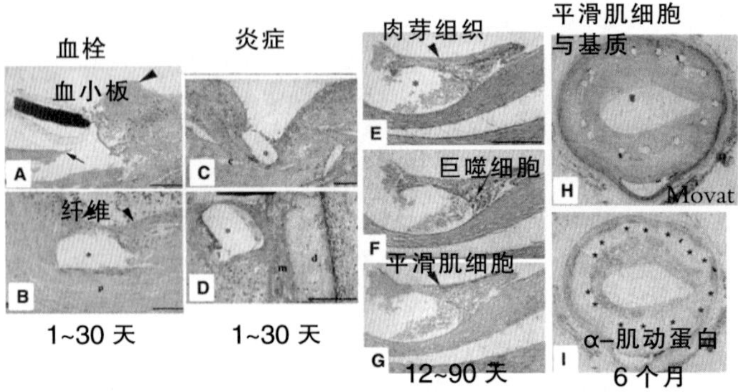

图 1.17 人冠状动脉置入不锈钢球囊扩张支架后的动脉愈合。(A)富含血小板的血栓(箭头)与支架支撑网有关，死前 1 天置入 Gianturco–Roubin Ⅱ型冠状动脉支架。血栓内可见大量急性炎细胞。可见局部纤维帽破裂(箭头)。(B)置入 Palmaz–Schatz 支架后 1 天，富含纤维蛋白的血栓(箭头)出现在支架支撑网局部(星号)。在支撑网下方出现纤维性斑块(*p*)。[苏木精–伊红染色；(A)比例线段=0.16 mm；(B)比例线段=0.12 mm。](C,D)死前 3 天内置入支架冠状动脉的炎症反应：Movat Pentachrome 染色。(C)炎症细胞的增多与 Palmaz–Schatz 支撑网(星号)寄入坏死核(*c*)有关。(D) Palmaz–Schatz 支撑网(星号)与伴有夹层(*d*)的破损中膜(*m*)相接触并伴有炎细胞。[(C)比例线段=0.10 mm；(D)比例线段=0.14 mm。](E–G)置入 Gianturco–Roubin 冠状动脉支架 12 天后出现早期新生内膜。(E)支架支撑网上方可见细胞外基质内有内膜细胞(箭头)。(F)KP–1 免疫染色证实，在新生内膜(箭头)的基底部有巨噬细胞出现在支撑网周围。(G)肌动蛋白染色显示平滑肌细胞可见于管腔新生内膜表面邻近处(箭头)、斑块内中膜附近以及中膜(m)内。[(E)，Movat Pentachrome 染色，比例线段=0.18 mm；(F) KP–1 免疫染色；(G)平滑肌肌动蛋白免疫染色。](H,I)6 个月时再狭窄组织主要表现为 α 肌动蛋白染色阳性的平滑肌细胞。(Modified from Farb A，et al. *Circulation*. 1999;99:44–52.)

1.18)。在支架置入后的 18 个月期间内蛋白多糖主要含有多能蛋白聚糖和透明质烷，而 18 个月后核心蛋白聚糖染色和Ⅰ型胶原沉积最明显。平滑肌细胞密度和新生内膜组织在 18 个月以后会明显减少[78]。

与人支架内再狭窄相关的内膜平滑肌细胞增殖的时间进程尚未明确。有关人冠状动脉再狭窄腔内斑块旋切术所切除组织（取样时间从术后数天到刚过 1 年）的细胞增殖研究显示，增生指数一般较低，而且在血管成形术和支架术的现有动物模型中未发现特征性的峰值[79]。很明显，动物模型的再狭窄冠状动脉增生速度要比人的快。此外，也许不是简单的增生反应，而是平滑肌细胞从斑块内或中膜向延伸的新生内膜移行才是造成人支架内再狭窄的更重要因素。

为了确定支架内再狭窄的组织学预测因子，我们曾进行过详细地形态学研究，对人的 87 支冠状动脉 116 处放置支架≥90 天的动脉进行了观察[74]。置入支架的平均持续时间是 10 个月。将支架内再狭窄定义为支架区狭窄面积>75%。管腔内面积随着支架面积的增长而增长(r^2=0.27，p=0.000 1)，但支架面积与新生内膜面积的相关性更强(r^2=0.70，p<0.000 1)。与中膜完整的动脉相比，动脉中膜破裂可使新生内膜增厚 29%(p<0.01)。与支架和纤维斑块或完整纤维帽相接触时相比较，当支架支撑网与破裂中膜接触时，新生内膜厚度(p=0.000 1)、炎症细胞密度（p<0.000 1）和新生内膜血管通道密度(p<0.000 1)均有增高。支架支撑网穿入脂核会伴有新

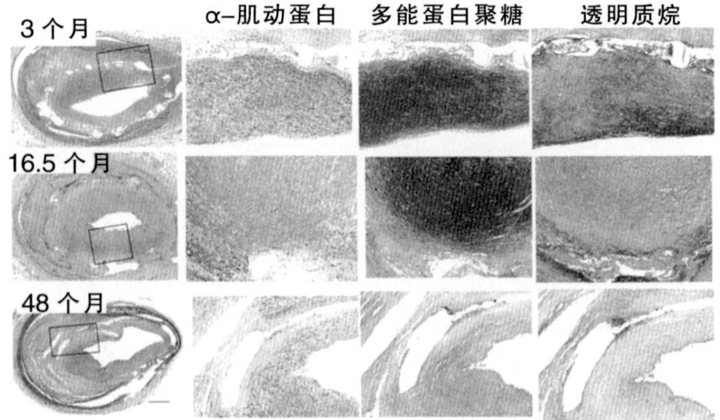

图 1.18 金属裸支架置入后不同时期的免疫染色分布。置入支架 3 个月(第 1 组)和 16.5 个月(第 2 组)出现多功能蛋白多糖和透明质烷强染色伴 α 肌动蛋白阳性平滑肌细胞聚集。置入支架 48 个月(第 3 组)多功能蛋白多糖和透明质烷染色减轻，伴新生内膜平滑肌细胞密度减少。左侧图为 Movat Pentachrome 染色。比例：左侧图为 0.82 mm，其余图为 0.14 mm。(Reproduced with permission from Farb A，et al. *Circulation*. 2004;110:940–947.)

生内膜厚度增加和炎症细胞密度增高。再狭窄支架的炎症细胞密度比非再狭窄支架高 2.4 倍；支架内再狭窄与无狭窄相比，巨噬细胞占新生内膜的百分比要高 3 倍(图 1.19)，炎症与血管再生增加有关。

人和动物置入支架后动脉愈合时间上的差异

人类动脉愈合延迟的一个明显原因在于基础动脉粥样硬化过程通常是出现于 40~60 岁时。而动物的动脉介入治疗通常是在年轻个体进行的，而且支架被放在没有炎症反应且具有富含平滑肌的正常中膜的血管壁。缺乏粥样硬化疾病的表现，便能更好地预测动物的动脉愈合反应。相反，人冠状动脉一般都有粥样硬化疾病，至少 70%的支架直接与动脉粥样硬化斑块相接触[73, 74]。损伤处的物质组成只能与支架置入位置有关，这也影响到愈合的局部反应。例如，靠近坏死核的支架支撑网仅与少许平滑肌细胞相接触，因此其愈合速度要比支架直接跟富含平滑肌细胞的适应性增厚的内膜区域接触时慢很多[73]。同样，覆盖在已钙化和致密的纤维性斑块上的支架也需要更长的时间才能形成新生内膜，因为这些斑块

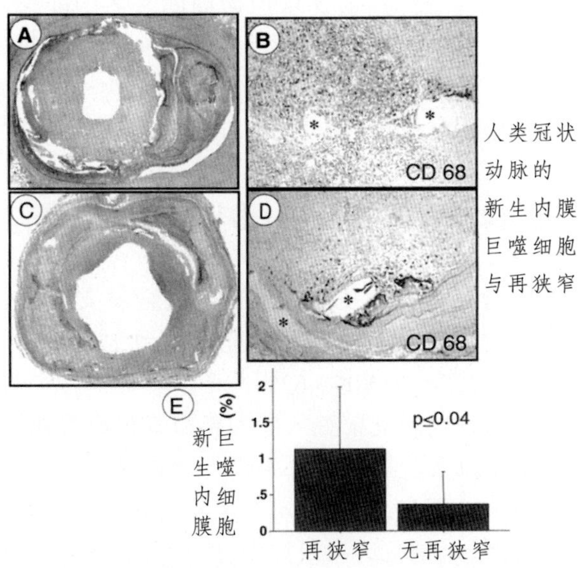

图 1.19 巨噬细胞浸润和新生内膜生长。(A)死前 6 个月置入的左回旋支动脉支架出现支架内再狭窄。(B)CD68 免疫组织化学法显示在支架支撑网附近(星号)有许多棕色染色的巨噬细胞。可见少量内膜巨噬细胞，而且死前 4 个月置入的左前冠状动脉支架明显扩展(C,D)。(E)柱状图显示再狭窄与新生内膜巨噬细胞含量增加的关系。(A)和(C)为 Movat Pentachrome 染色；(B)和(D)为抗 CD68 免疫染色。(Modified from Farb A, et al. *Circulation*. 2002; 105:2974–2980.)

内细胞相对较少，必须从其他较远的动脉壁补充平滑肌细胞来覆盖裸支架。在兔的球囊损伤和粥样硬化模型中我们观察到，与球囊损伤和正常饮食组相比，置入支架组的新生内膜生长要增高 3~4 倍(RV，未发表的资料)。

动物和人动脉愈合速度的不同也与其寿命长短成比例。人类平均寿命超过 70 年，而猪的寿命为 16 年，兔的寿命为 5~6 年。愈合速度的生物学差异具有年龄依赖性，这一点在皮肤伤口动物模型中得到了证实。这种类比也适用于支架内再狭窄，因为发育中的新生内膜可类似地被视为是对创伤性损伤的反应(图 1.15)。猪皮肤的上皮再形成程度随着年龄增长而下降，其部分原因是生长因子表达的降低[80]。此外，幼年猪伤口收缩"重塑"的速度要大于成年猪。损伤类型是另一个应考虑的因素；创伤性伤口比手术引起的损伤愈合速度慢，而大伤口愈合速度要比小伤口慢[81, 82]。人冠状动脉支架术常伴有以斑块破裂和中膜撕裂为特征的广泛局部创伤。相反，大多数动物支架被应用在正常动脉，支架与动脉比为 1.1:1，仅会造成轻度的动脉损伤[83]。

再狭窄的分子学机制

动脉壁损伤会伴发内皮剥脱，随即发生血小板黏附，表面血栓形成，以及由中性粒细胞、单核细胞或巨噬细胞和 T 淋巴细胞构成的炎细胞的募集反应。白细胞募集是由多发性粘连反应和信号传送事件(包括选择蛋白介导的附着和滚动)、细胞间黏附分子(ICAM)以及整合素介导的牢固黏附和血细胞渗出(导致炎细胞浸润到血管壁)所介导的。炎细胞的牢固附着是由 β_2-整合素家族各成员 [即 LFA-1 ($\alpha L\beta_2$,CD11a/CD18)、Mac-1 ($\alpha M\beta_2$, CD11b/CD18) 以及其他一些与内皮反配体结合的因子(ICAM1)]或与内皮相关的基质蛋白介导的。此外，化学引诱物单核细胞趋化蛋白(MCP)-1 和白介素(IL)-8 在血管损伤区域的白细胞募集中也起着重要作用[84]。这些分子活动事件导致生长因子释放，生长因子不仅由炎细胞生成，还由平滑肌细胞和内皮细胞生成。所涉及的生长因子包括血小板衍生生长因子(PDGF)、碱性成纤维细胞生长因子(bFGF)、转化生长因子(TGF)-β、胰岛素样生长因子(IGF)、血管内皮生长因子(VEGF)和血管紧张素Ⅱ(ATⅡ)。凝血酶不仅参与内环境稳定和白细胞趋化作用，还是平滑肌细胞(SMC)增殖的有效激活物，在组织修复中发挥着重要的作用[85,86]。

生长因子除参与细胞外基质成分的生成外，还刺激 SMC 增殖和迁移。就像其他任何一种伤口修复一样，血

管修复需要有一个在内皮细胞和平滑肌细胞的细胞质和细胞核中进行调节的复杂的分子信号网。静止囊处于非增殖期(G0);激活的 SMC 进入间隙期(G1),在此期间 SMC 把随后合成期(S)内 DNA 复制所需要的因子聚集在一起。DNA 复制完成后,这些细胞再次进入间隙期(G2),此时蛋白质被合成以便为分裂期(M)做准备。调节细胞周期的分子是周期素及其同源的周期素依赖性激酶(CDK),它属于这些分子活动的正性调节因子。依赖细胞周期蛋白的激酶抑制剂(CDKI)在细胞周期中也起着重要的负性调节作用。周期蛋白-CDK 复合物的活性取决于 CDK 的磷酸化状态和周期蛋白的稳态水平。细胞周期机构的调节是增殖反应的最后一步。对人类的研究表明,控制细胞周期调节因子的关键点,例如应用大环内酯类抗生素(雷帕霉素,也称为西罗莫司,SRL),以及控制微管装配(紫杉醇)都为介入治疗提供了合理的位点,临床显示这些药物用在支架表面是成功的。雷帕霉素抑制了细胞周期 G1 期到 S 期的转变进程。SRL 与其细胞内受体 FKBP12 结合后可抑制哺乳动物雷帕霉素靶蛋白 (mTOR) 并最终抑制 p27Kip1 的降解,p27Kip1 是一种依赖细胞周期蛋白的激酶抑制剂,可调节细胞周期增殖。另一方面,紫杉醇(PTX)通过减少中心体蛋白数量、诱导异常纺锤体和抑制纺锤体的微管动力可以阻断细胞周期进程。因此,细胞复制主要在细胞周期的 G0/G1 和 G2/M 期被抑制。由于紫杉醇对细胞骨架也起作用,它同样也抑制细胞迁移。

基质金属蛋白酶(MMP)及其抑制剂,也称为基质金属蛋白酶组织抑制剂(TIMP),在细胞外基质重塑方面起重要作用[87]。MMP 对 SMC 迁移有重要作用,而且证实它与 TIMP 都参与了支架内再狭窄[88]。增加纤溶酶原激活剂[如尿激酶型纤溶酶原激活剂(uPA)或组织纤溶酶原激活剂 (tPA)] 或减少纤溶酶原激活剂抑制剂(PAI)都将激活纤溶酶,从而导致细胞内潜在 MMP 的增加,MMP 可参与基质降解、血管生成、生长因子生物利用度、细胞因子调节、受体脱落、增加细胞迁移、增殖、侵入和细胞凋亡[89, 90]。

预防再狭窄的治疗方式

最近 10 年来,在动物模型中进行的以导管(β 或 γ 射线)或支架(β 射线)为基础的近距离放射治疗在 1~3 个月内可抑制新生内膜形成,并有不完全愈合的证据[91-93]。但随后的愈合进程出现新生内膜生长,而且 6 个月时近距离放射治疗动物研究未显示有益处。例如,Coussement 等对球囊损伤后猪的冠状动脉在 6 个月时经球囊用 ^{186}Re β 射线(剂量为 20 Gy)照射损伤部位,与无射线照射球囊损伤动脉相比,其管腔面积显著减少伴新生内膜面积相应的显著增大[92]。值得注意的是,在经放射的动脉中发现有纤维蛋白在新生内膜内持续沉积。完全的内皮愈合并不存在,这是动物和人类晚期亚急性血栓形成的可能机制[92, 94-96]。

与早期的临床试验相对比,对动物模型进行近距离放射治疗后缺乏持久的有效性, 而早期临床试验显示,在 6 个月内可以明显减少动脉狭窄。

正常动物动脉愈合速度更快是一种可能的解释,因为有报道称,接受近距离放射治疗的患者在 6 个月至 3 年这一期间最终会出现进行性动脉狭窄[97]。可得到的最长期限人冠状动脉近距离放射治疗数据(5 年)显示,平均动脉狭窄率为 50.5%±22.9%(范围为 19.4%~100%),伴有正性重构、外膜过度纤维化和内膜钙化(未发表的结果,Ron Waksman,Washington Hospital Center,2001)。分析表明,放射性支架在 6 个月至 1 年期间管腔狭窄和新生内膜增长更为明显[98]。总而言之,这些发现为人类经放射性治疗动脉晚期管腔狭窄和动物研究中非常相似的负性结果提供了有力证据。放射线导致延迟愈合的病理学与药物涂层支架的不同,显示有持续的内膜纤维蛋白沉积、炎症反应、富含蛋白多糖的基质中缺乏平滑肌细胞以及不完全的内皮愈合。组织学的相似性提出了这样一种可能性,即近距离放射治疗时药物洗脱支架的新生内膜生长仅仅是被延迟,而非被阻断。

药物涂层支架的临床结果

近期对药物洗脱支架(DES)与裸金属支架进行的对等比较的临床试验结果几乎完全一致地显示支架内再狭窄有所减少,从 80%~62%[99, 100]。然而,对西罗莫司和紫杉醇药物洗脱支架置入后的靶血管再血管化、血管造影再狭窄以及晚期管腔丢失进行比较显示,应用西罗莫司支架获益更多,西罗莫司支架晚期管腔丢失要高于紫杉醇支架。但是在这项研究中,两种支架在血栓形成、死亡率或急性心肌梗死事件方面未发现显著差异[101]。

相反, 对生存患者的 9 个月随访结果却显示,DES 组的支架内血栓形成率较高(1.3%),而且与西罗莫司组相比紫杉醇组有血栓形成增多的趋势(0.8%比 1.7%,p=0.09)。因此, 必须弄清人和动物在 DES 支架置入术后的形态学参数是否存在差异。

药物涂层支架的动物研究

大多数已发表的动物研究是在置入西罗莫司药物洗脱支架后进行的，这些研究表明在 28 天内支架对新生内膜形成有持续的抑制作用[102,103]。两种药物涂层支架均使用不可侵蚀聚合物，Cypher 支架是由聚乙烯共乙烯基已醋酸(PEVA)和聚甲基丙烯酸正丁酯(PBMA)混合组成的，Taxus 支架是由 SIBS（聚苯乙烯-β 异丁烯-β 苯乙烯）组成的。

西罗莫司药物涂层支架

Klugherz 等的研究显示，与涂上聚合物的支架或金属裸支架相比，在兔髂动脉置入西罗莫司药物洗脱支架（每个支架含西罗莫司 64 μg 或 196 μg）28 天时发现了炎症反应增加或内皮愈合延迟的少量证据[102]。我们的结论与其非常相似，兔髂动脉置入支架 28 天时纤维蛋白仍持续存在，而且支架局部轻度缺乏内皮细胞覆盖（图 1.20）。据 Suzuki 等的另一项 28 天研究报道，西罗莫司药物洗脱支架（每个支架含西罗莫司 180 μg）置入猪的冠状动脉后其纤维蛋白聚集量大于金属裸支架，但两组的内皮愈合程度相似[103]。最近，Carter 等再次描绘了 Cypher 支架置入猪冠状动脉的长期效果。动脉炎症反应的特征是，随着新生内膜形成的增加巨细胞从 90~180 天逐渐增多。然而，上述报道中没有一个提到嗜酸性细胞对西罗莫司涂层支架的反应，强调的只是西罗莫司在正常血管中具有很宽的治疗指数。

紫杉醇药物洗脱支架

紫杉醇是一种细胞毒素药物，将紫杉醇药物洗脱支架置入兔的髂动脉和猪的冠状动脉 28 天（图 1.20）和 180 天时，均可抑制新生内膜形成并伴有纤维蛋白持续沉积、巨噬细胞浸润以及平滑肌细胞总量减少[105-107]。给猪重叠置入中度释放 Taxus 支架(1 μg/mm²)的结果显示有中度的炎症反应但无嗜酸性细胞存在的证据，以及纤维蛋白沉积量增加，部分伴有完全内皮愈合；遗憾的是，在这项研究中没有报道新生内膜面积的结果[108]。

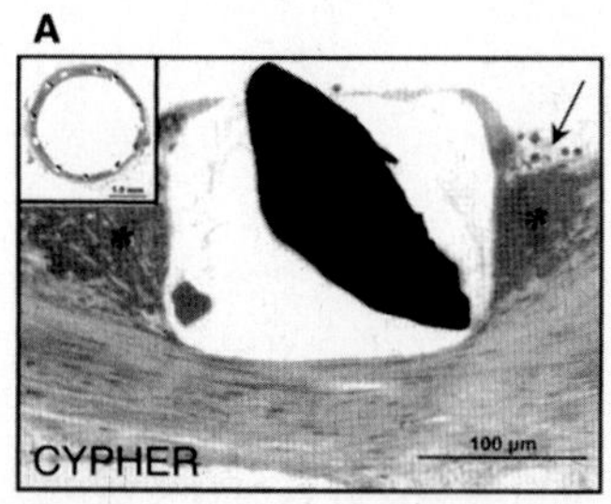

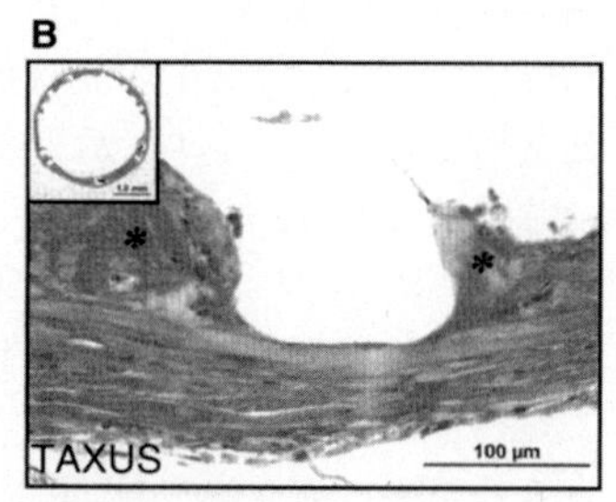

图 1.20 在两组兔的髂动脉中分别置入单只 Cypher 支架和 Taxus 支架 28 天时的组织学切片。Cypher 支架图像显示支架支撑网附近有纤维蛋白沉积（星号）和少量散在的嗜异性粒细胞/嗜酸性粒细胞（箭头），而 Taxus 支架的特点是纤维蛋白占优势，炎症反应轻微。这两种市售药物涂层支架之间在 28 天时新生内膜生长方面没有显著差异。

兔髂动脉置入重叠药物洗脱支架的病理学

我们最近报道了关于兔髂动脉置入重叠药物涂层支架(Cypher 和 Taxus)的研究结果并将其与 Bx Velocity 和 Express 裸金属支架进行了比较[109]。两种药物涂层支架均显示在无重叠区域动脉愈合延迟，这个结论与其他已发表的西罗莫司和紫杉醇药物涂层支架的研究结果是一致的。与无重叠区域相比，支架重叠区域延迟愈合更为显著。对两种药物洗脱支架的炎症反应均具有选择性，重叠 Taxus 支架引发的纤维蛋白和嗜酸性细胞比 Cypher 支架多(图 1.21)。此外，虽然两种药物洗脱支架均可引起支架支撑邻近处的巨细胞反应，但 Cypher 的反应更强。电子显微镜扫描结果显示，与 Cypher 支架比较，重叠 Taxus 支架 28 天时的管腔内皮愈合更不完全（图 1.22）。置入药物洗脱支架后 90 天时的动脉愈合通常更完全；但 Taxus 支架无法持续抑制新生内膜增长。两种药物洗脱支架愈合不完全均以持续的纤维蛋白沉积和炎细胞浸润为特征，Taxus 支架浸润以嗜酸性细胞浸润为主，而 Cypher 支架以巨细胞浸润为主。两种药物涂层支架的细胞增殖或内皮细胞密度没有显著差异，但 Taxus 支架支撑网上或其邻近部位的中膜细胞密度在 28 天和 90 天时均明显著低于 Cypher 支架。

值得注意的是，不锈钢裸支架重叠部分的愈合相对延迟与药物涂层支架愈合延迟的程度并不相似，可能与支架最终制备的完成过程有关[110]。但是，这种反应也许影响到了重叠部分的新生内膜生长，因为测量出的新生内膜厚度，Cypher 支架比 Bx Velocity 支架低，Taxus 支架比 Express 支架低，但是没有显著性差异。与裸金属支架相比，药物涂层支架会进一步延迟重叠处的动脉愈合并促进炎症反应。Taxus 支架可导致纤维蛋白沉积增多、中膜细胞减少、嗜酸性细胞增多以及晚期新生内膜过度增生。

人置入药物洗脱支架的病理学

我们此前曾报道过在近距离放射治疗时代金属裸

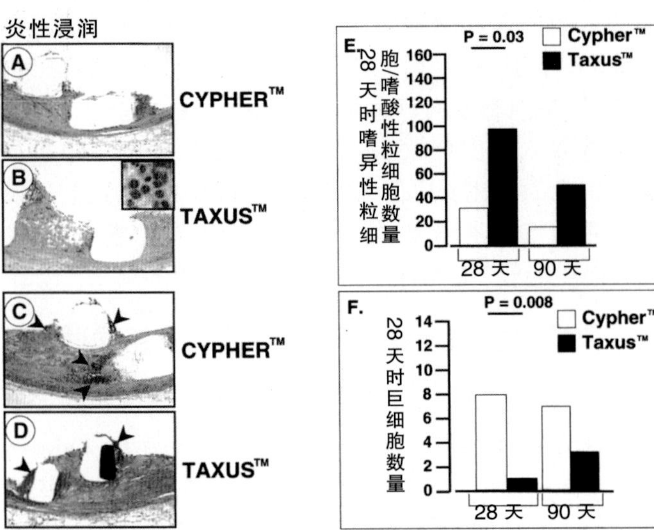

图 1.21 数字图像显示置入 Cypher 或 Taxus 重叠支架 28 天时的嗜异性粒细胞/嗜酸性粒细胞(A,B)和巨细胞(C,D)情况。可见 Taxus 支架管腔表面处的嗜异性粒细胞/嗜酸性粒细胞数量更多(B 图的插图部分,放大 1000 倍),而 Cypher 支架显示支撑网周围巨细胞数量更多(箭头)。苏木精和伊红染色(放大 200 倍)。(E,F)柱形图分别显示的是 Cypher 和 Taxus 支架 28 天和 90 天时的嗜异性粒细胞/嗜酸性粒细胞和巨细胞的数量。(Reproduced with permission from Finn AV, Kolodgie FD, et al .*Circulation*. 2005; 112:270–278.)

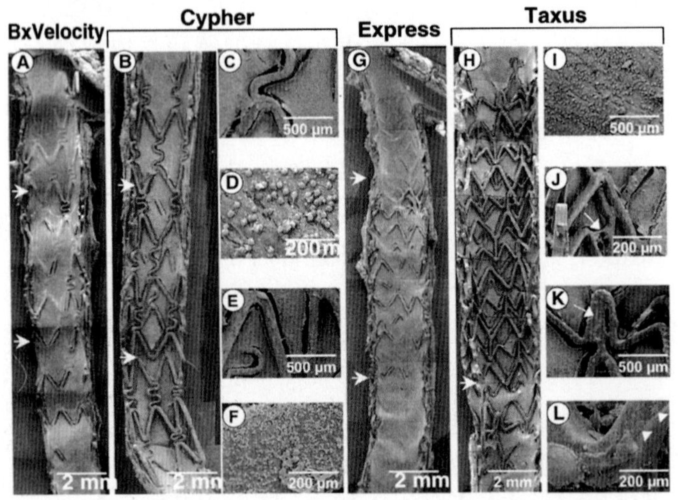

图 1.22 Bx Velocity 支架(A)、Cypher 支架(B–F),Express 支架(G)和 Taxus 支架(H–L)置入 28 天时的扫描电子显微照片。重叠部分用水平箭头表示。Taxus 和 Cypher 支架的管腔表面缺乏内皮细胞覆盖,尤其是在重叠部位。Bx Velocity 和 Express 支架重叠部位的内皮愈合程度要远远大于药物洗脱支架。Cypher 支架重叠部位的高倍镜图像(C–F)显示支架支撑网及毗邻的新生内膜处黏附有血小板和炎细胞。Taxus 支架重叠部位的高倍镜图像(I–L)显示有更多的炎细胞浸润(I)、聚合物黏附并延伸过支架支撑网[(J),箭头]、未膨胀的支撑网[(K),箭头]及支架支撑网表面不规则分布的聚合物 [(L), 箭头]。(Reproduced with permission from Finn AV, Kolodgie FD, et al. *Circulation*. 2005;112:270–278.)

支架的晚期支架血栓形成率(LST, ≥30 天)。尸检中发现的晚期支架血栓形成率是 7.8%(168 例支架中有 13 例),明显高于临床报道的结果;然而,临床近距离放射治疗后 2~15 个月动脉闭塞的发生率为 6.6%[111]。尸检发现,晚期支架血栓形成的病理学机制是:①支架经过主要动脉分支的开口处 (5 例); ②接受过放射治疗(3 例); ③距支架边缘 2 mm 以内的未放支架动脉段内有斑块破裂(2 例);④放支架部位为显著坏死的富含脂质的斑块合并广泛性斑块脱出(2 例)(图 1.23);⑤支架内弥散性再狭窄(1 例)(图 1.24)。12 例没有在支架支撑网上面形成完全愈合的新生内膜层(33~270 天,平均 73±23 天)。

现已证实, 置入药物洗脱支架 30 天以上纤维蛋白仍持续存在,常伴有平滑肌细胞和内皮细胞缺乏。超过 30 天以后, 对 Cypher 和 Taxus 支架会有不同的反应。Cypher 支架表现为 2~3 个月时的巨细胞和慢性炎症反应,包括巨噬细胞、淋巴细胞和嗜酸性粒细胞。Taxus 支架通常可见大量纤维蛋白沉积伴或不伴有急性炎症反应;但是随着时间推移,通常在 3~4 个月时会出现慢性炎症反应,还是由巨噬细胞、淋巴细胞、嗜酸性粒细胞和

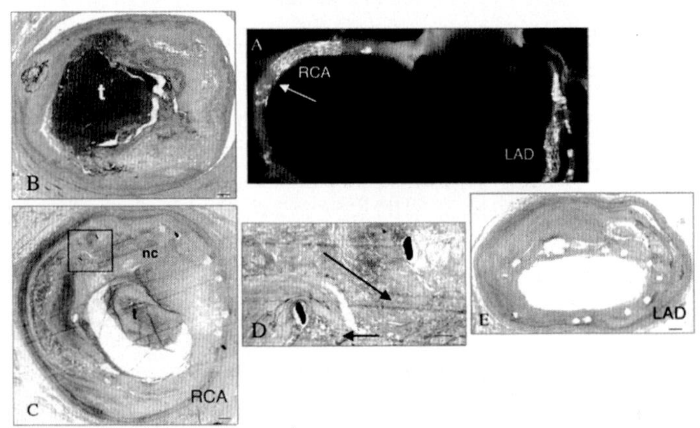

图 1.23 一例 61 岁男性,既往陈旧性心肌梗死后心绞痛,右冠状动脉中段和左前降支中段 90%狭窄,行支架置入术后出现无症状性室性心动过速并于 1 天后猝死(支架置入后 32 天)。(A)右冠状动脉中段置入 Bx Velocity 支架。(B)在右冠状动脉支架远端富含脂质的斑块(A 图中箭头)处出现斑块破裂伴急性血栓形成。(C)右冠状动脉支架处亚闭塞性血栓(t);斑块下方有显著坏死,支架支撑网深深嵌入坏死核(nc)内。内膜表面未愈合;支架支撑网被富含纤维蛋白的血栓覆盖,富含平滑肌细胞融合的细胞外基质尚未形成。(D)高倍镜(C 图方框部分)显示纤维帽破裂(短箭头)和斑块脱出(长箭头)并被纤维蛋白血栓覆盖。左前降支的支架(置入在稳定斑块处)未闭,支架支撑网表面覆盖着愈合的新生内膜。(A 和 E,Mavot Pentachrome 染色;B、C 和 E 的比例尺为 0.25 mm,D 为 0.13 mm。)(Modified with permission from Farb A, et al. *Circulation*. 2003;108:1701–1706.)

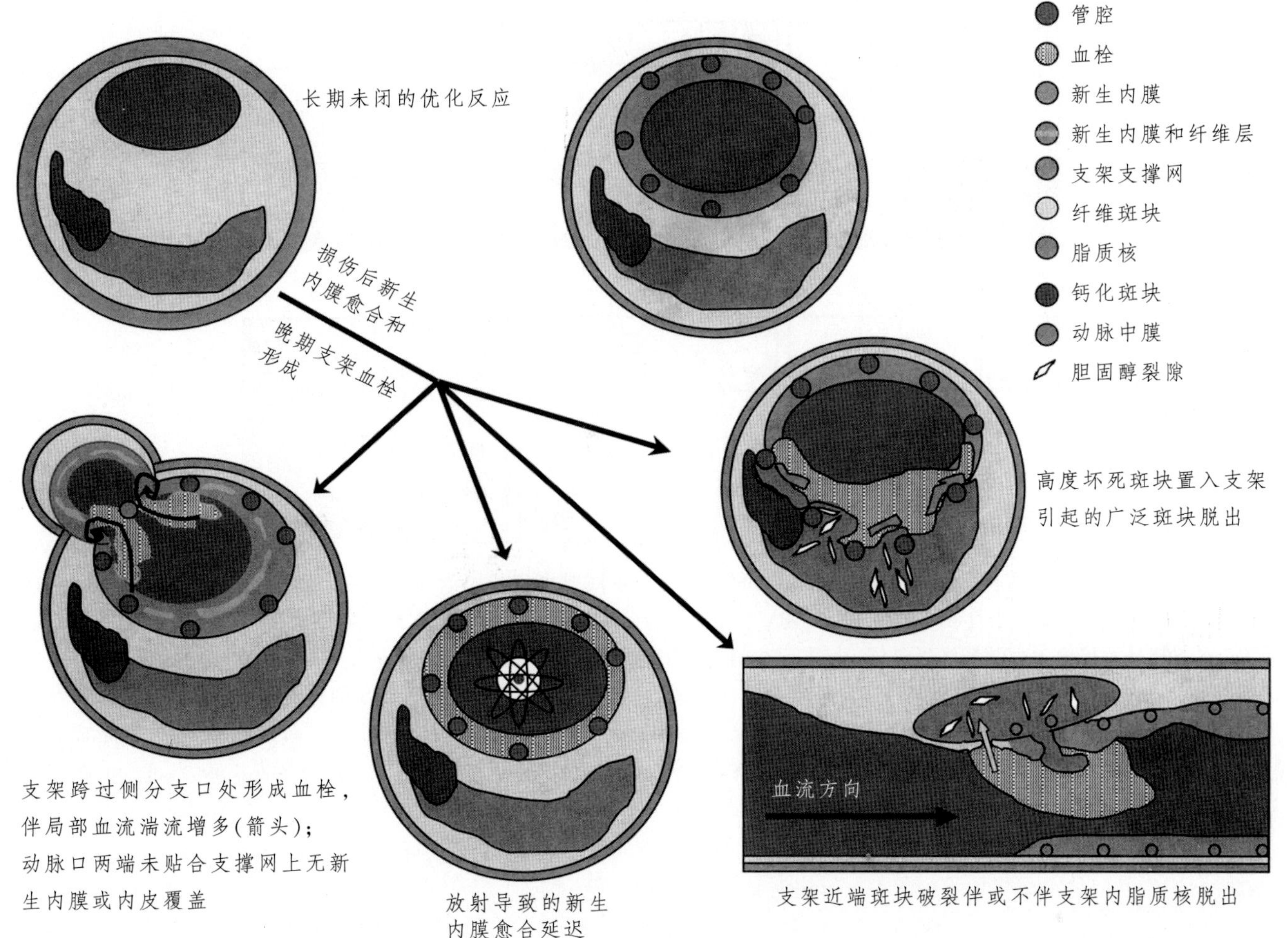

图 1.24　金属裸支架晚期支架内血栓形成的原因。晚期支架内血栓形成(LST)与受损新生内膜愈合相关的病理机制假说简图。(见彩图 1.24)

少量的巨细胞组成。Taxus 支架的纤维蛋白沉积过量，而 Cypher 支架的炎症反应却大于纤维蛋白沉积（图 1.25 和图 1.26）[111]。

存活患者研究显示，晚期支架血栓形成率增高，尤其是药物洗脱支架置入 30 天以后。我们在尸检中也发现置入药物洗脱支架后血栓形成率有类似的增高。为了调查支架血栓形成率(ST)，我们进行了一项 35 例人药物洗脱支架的连续尸检研究，共置入了 39 个药物洗脱支架和 7 个金属裸支架(BMS)。亚急性 ST(SAT)定义为支架置入 30 天以内血栓形成，而晚期血栓(LST)的时间则大于等于 30 天。35 例尸检中 ST 发生率为 49%(39 个中有 19 个)。其中 14 个支架显示有闭塞性血栓(73%)，5 个支架有亚闭塞性血栓(26%)。39 个支架中有 8 个发生 SAT(21%)，Cypher 和 Taxus 支架发生率相等。39 个支架有 11 个发生 LST (28%)，Taxus 支架(64%)比Cypher 支架(36%)发生率更高(图 1.27)。ST 的病理性危险因素是：①支架支撑网穿透坏死核(3 例)；②超敏反应(4 例)(图 1.28)；③局部延迟不愈合(缺乏新生内膜)(6 例)；④至少三个支架支撑网与血管壁贴合不良(3 例)；⑤支架经过重要动脉分支分口或在分叉点置入支架 (3 例)(图 1.29)。19 例血栓中有 13 例(68%)出现局部内皮缺乏，其支架平均置入时间为 87 天(最短 1 天，最长 504 天)。支架长度是 ST 的独立预测因子(r^2=0.21；p<0.08)[112]。

定义血栓存在可能性的最重要形态学特征是动脉延迟愈合，包括纤维蛋白持续存在、内皮细胞覆盖不良(图 1.30) 以及多个支架支撑网部位平滑肌细胞近似于完全缺乏，这对于食品与药物管理局(FDA)认可的所有 DES 来说是共同的；通常在 BMS 置入 3~4 个月后可以观察到 SMC。不同患者之间的愈合不尽相同，可能是由损伤的程度、斑块类型、患者年龄以及患者间固有的愈合差异所决定的。此外，非侵蚀性聚合物和不同个体对聚合物的敏感性也会影响炎症反应的类型和程度，这将使愈合延迟并减少新生内膜增长量。同样，患者对药物

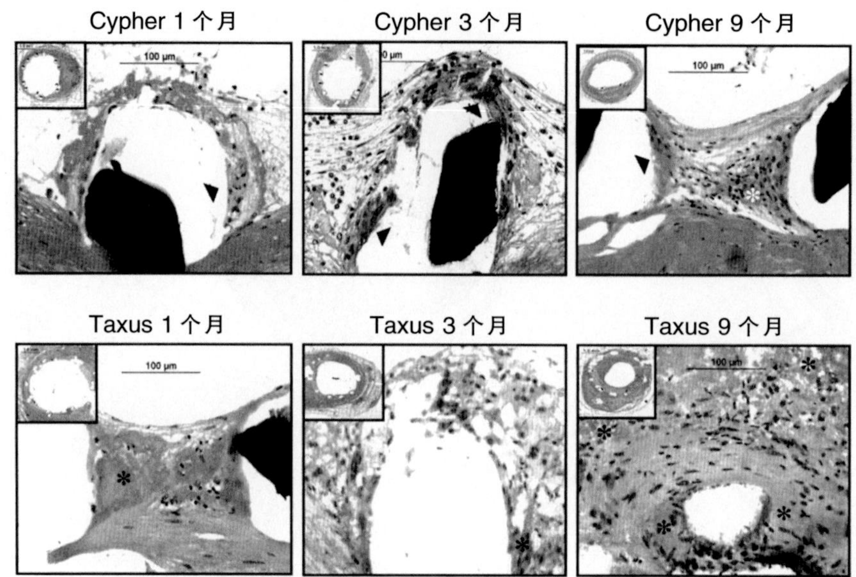

图 1.25　人冠状动脉置入专利药物洗脱支架（Cypher 和 Taxus）后不同时期尸检时的显微照片。上下两排照片分别显示的是置入 Cypher 和 Taxus DES 1 个月、3 个月和 9 个月时的图像。1 个月时，Cypher 支架显示支架支撑网周围富含纤维蛋白的血栓和少量炎细胞，而 Taxus 支架显示更为大量的纤维蛋白（星号）和更少量的炎细胞。但是在 3 个月时 Cypher 支架显示的巨细胞数量比 Taxus 支架多（箭头），但其纤维蛋白少于 Taxus 支架。Taxus 支架周围也有炎细胞，但其血栓多于 Cypher 支架。两种支架均显示局部嗜酸性粒细胞浸润。9 个月时两种支架均未愈合，残存有纤维蛋白（星号），其数量 Taxus 支架要显著大于 Cypher 支架，而且组成新生内膜形成的蛋白多糖基质中的平滑肌细胞，Taxus 支架也显著大于 Cypher 支架。两种支架均显示支架支撑网表面局部区域内皮缺乏。（Finn A, et al. Beyond late loss: importance of arterial healing. Submitted for publication）

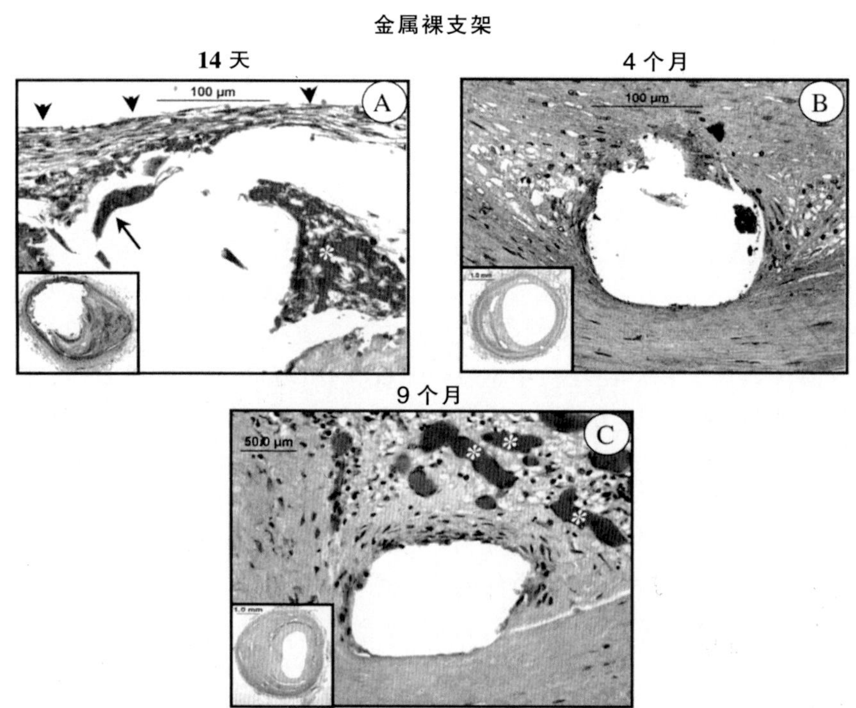

图 1.26　人类粥样硬化性冠状动脉置入金属裸支架 14 天、4 个月和 9 个月时的数字图像。(A)14 天时支架被正在机化的纤维蛋白血栓（星号）包绕，伴有轻度炎症反应（巨细胞，箭头）和管腔内蛋白多糖基质中的平滑肌细胞（箭头）。(B)4 个月时，支架支撑网完全被平滑肌细胞覆盖，管腔内皮已完全愈合。支架支撑网周围缺乏纤维蛋白，可见少量炎细胞。(C)9 个月时管腔直径狭窄 40%，主要由蛋白多糖基质中的平滑肌细胞组成；支架支撑网周围被慢性炎细胞包绕并伴有广泛的血管生成（星号）。（Finn A, et al. Beyond late loss: importance of arterial healing. Submitted for publication.）

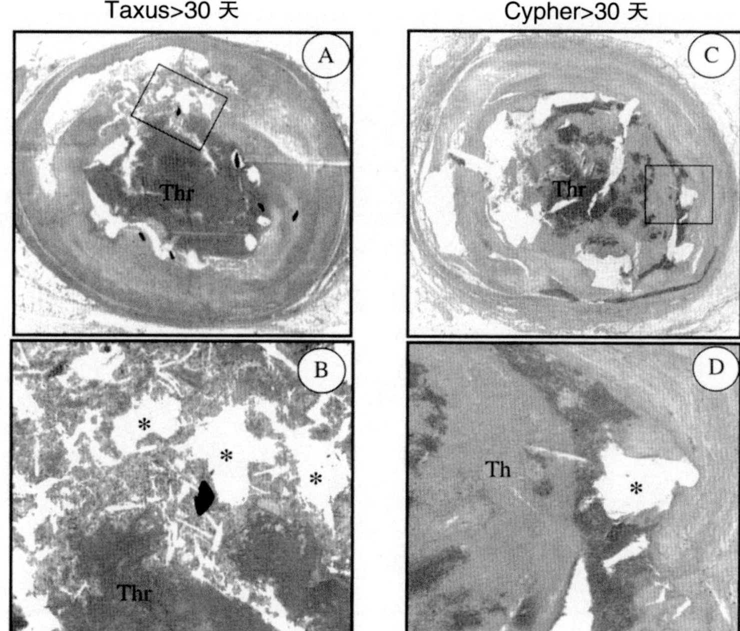

图 1.27 由药物涂层 Cypher 和 Taxus 支架造成的晚期支架血栓形成。分别来自不同患者尸检标本的 Cypher 和 Taxus 支架的低倍镜(A,B)和高倍镜(C,D)图像。A:左图中的 Taxus 支架来源于 1 例 47 岁急性心肌梗死(AMI)男性患者,在其左冠状动脉前降支(LAD)置入 DES。这例患者在支架置入后的第 41 天死于支架处闭塞性血栓(Thr)。(B)高倍镜显示(A)图中的方框部分,在混有闭塞性血栓的管腔中段可见脱出的坏死核物质。(C)1 例 AMI 患者置入 Cypher 支架 38 天后发生闭塞性血栓。支架术后给予抗凝治疗(阿司匹林和氯吡格雷)33 天患者出现中风,5 天后死亡。(D)高倍镜显示 C 图方框部分的血栓(Thr),在支架支撑网(星号)下方包绕着纤维蛋白。注意炎性浸润完全缺乏。(Finn A, et al. Beyond late loss: importance of arterial healing. Submitted for publication)

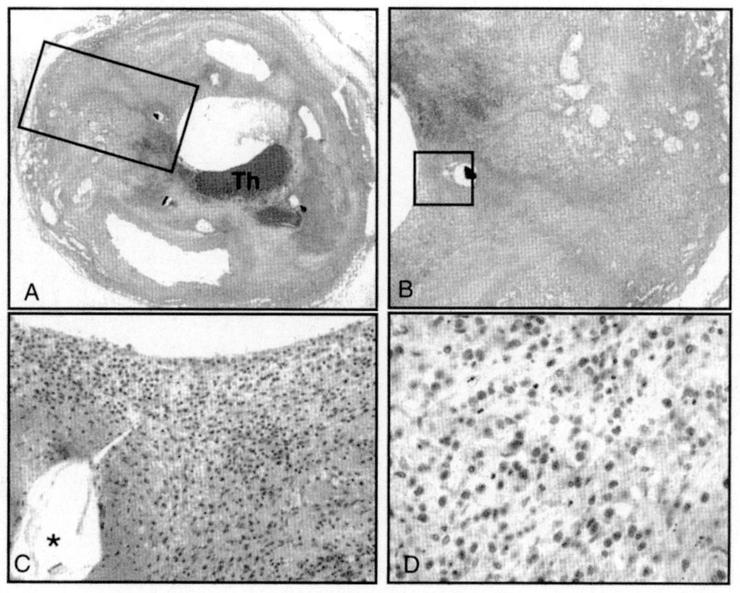

图 1.28 局部的超敏反应和晚期冠状动脉血栓形成。一例 58 岁男性的左回旋支动脉置入 Cypher 支架 18 个月后死于晚期支架内血栓形成,图中所示为支架处远端动脉的低倍镜和高倍镜图像。(A)局部支撑网贴壁不良伴动脉瘤样扩张及管腔内非闭塞性血栓形成。(B)高倍镜显示 A 图的方框内部分,可见内膜、中膜和外膜明显的炎性反应。(C)显示 B 图中方框部分,过度炎性反应主要包含嗜酸性粒细胞和淋巴细胞,以及支撑网(星号)周围的局部巨细胞反应和环绕的聚合物。(D)Luna 染色显示动脉壁内大量的嗜酸性粒细胞。(Modified and reproduced with permission from Virmani R. *Circulation*. 2004;109:701–705.)

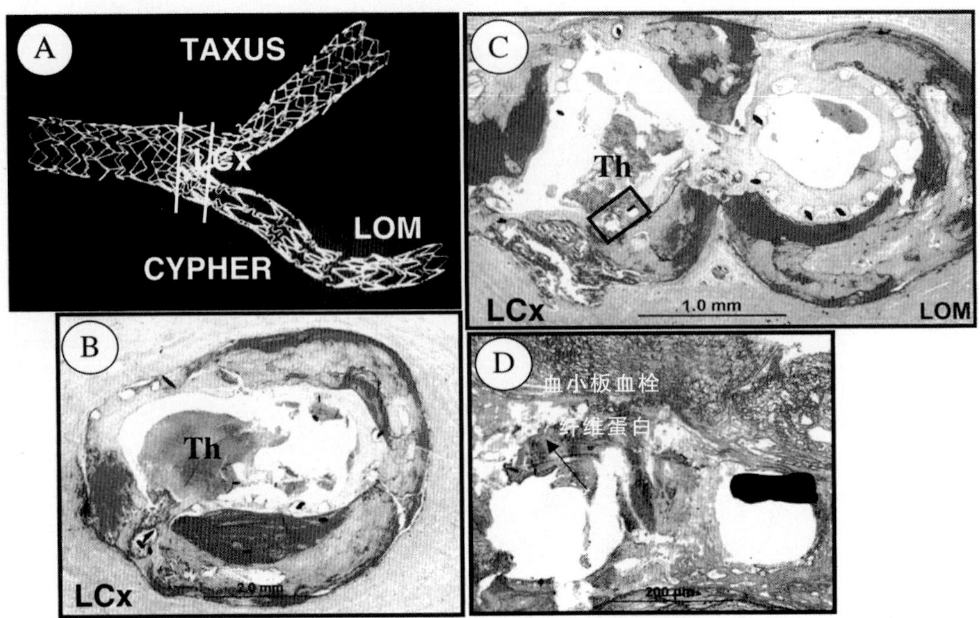

图 1.29 分叉点置入的 DES 术后出现的晚期支架血栓形成。一例 68 岁的老年黑人女性，曾行冠状动脉旁路移植术，临床表现为稳定性心绞痛，原因为左回旋支（LCx）和左钝缘支（LOM）动脉严重狭窄。死前 172 天左回旋支置入 1 个长 Taxus 支架，左钝缘支置入 1 个 Cypher 支架。此例患者表现为急性心肌梗死，血管造影检查显示 LCx 于 LOM 开口处发生继发于血栓的完全闭塞，行球囊扩张术后动脉重新开通。患者于 2 天后死于严重泵衰竭。(A)X 线片显示 LCx 和 LOM 处分别置有 Taxus 和 Cypher 分叉支架扩张良好。(B)注意分叉处近端，LCx Taxus 支架内有一血栓向远端延伸越过 C 图所示分叉区。(D) 多个支架支撑网被一个富含纤维蛋白的血栓包绕，同时管腔内有一个富含血小板的血栓。值得注意的是，置入 Cypher 支架的 LOM 动脉因新生内膜组织（Mavot Pentachrome 染色显示为淡蓝色-绿色）造成了 40%的狭窄，无血栓。(Finn A, et al. Beyond late loss: importance of arterial healing. Submitted for publication.)（见彩图 1.29）

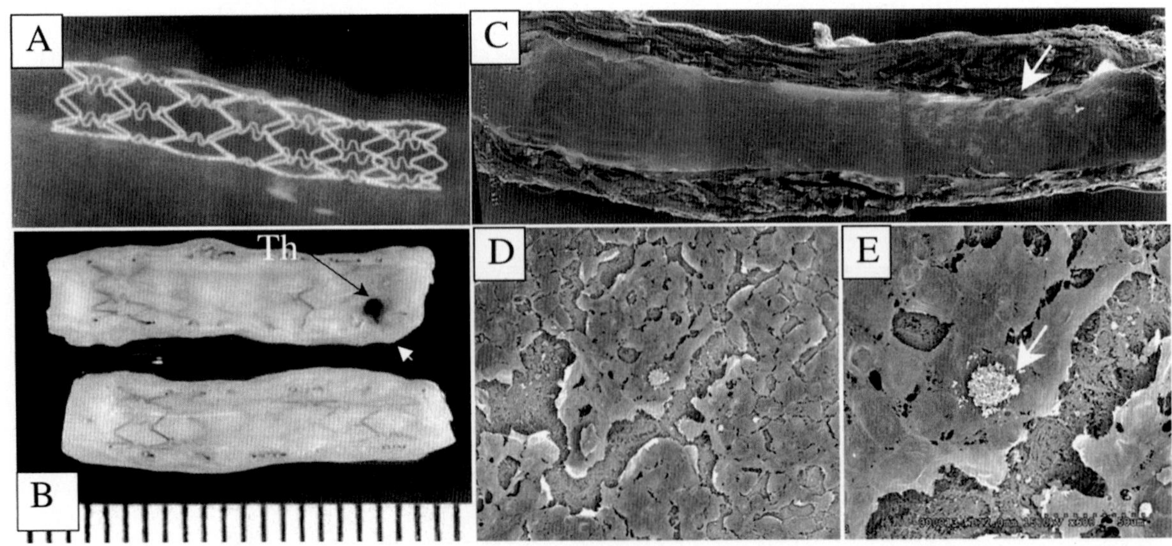

图 1.30 人类冠状动脉置入西罗莫司药物洗脱支架 16 个月的病理学图像。1 例 71 岁女性，入选西罗莫司 (SRL) 涂层支架和 Bx Veloicty 支架球囊扩张支架术（RAVEL）的随机试验中。(A)在分支动脉附近装有扩张良好的 Cypher 支架的 LAD 近段 X 线片。纵切 Bx Velocity 支架(B)可见半透明新生内膜以及远端[在小侧分支口处（白色箭头）]的小血栓（箭头）。支架表面(C)的扫描电镜显微照片显示有 80%内皮覆盖，但支架远端局部缺乏内皮（箭头）。(D,E)内皮细胞层仅靠细胞间连接形成，其表面有一处小的血小板聚集(E 图中箭头)。(Modified and reproduced with permission from Guagliumi G, et al. *Circulation*. 2003;107:1340–1341.)

剂量和药物类型的个体敏感性不同,也可能影响愈合和内皮愈合。如果支架位于富含大量脂质的斑块上,它也将影响愈合,很可能发生进一步的延迟愈合,因为支架目前所用的药物通常高度亲脂,从药物代谢动力学上讲,要比在动物非动脉粥样硬化正常血管组织中存留的时间更长。术者、支架类型、斑块钙化以及支架与动脉壁的对合也影响血流湍流和血栓形成。预测置入 DES 患者是否可能出现血栓目前尚不可能。然而,一些临床研究已显示,停止抗血小板药物治疗与晚期支架内血栓形成显著相关。支架的长度、糖尿病、肾衰竭、分叉点病变和低射血分数均已被确定是血栓形成的预测因子[113]。从我们的尸检研究结果可以看出,至少 4 例血栓形成是发生在停止抗血小板药物治疗之后。当前推荐的抗血小板药物治疗期限是 Cypher 支架术后服用 3 个月,Taxus 支架术后服用 6 个月,但是显然这一期限对所有患者而言并不充分。为了预防支架血栓形成,对血栓形成的高危患者应把抗血小板治疗延长到 6 个月以上。

参考文献

1. Ganziano MJ. General considerations of cardiovascular disease. In: Zipes DP, Libby P, Bonow RO, et al., eds. *Heart Disease. A Textbook of Cardiovascular Medicine.* 7th ed. Philadelphia: Elsevier Saunders, 2005:1–19.
2. Majesky MW. Development of coronary vessels. In: Schatten GP, ed. *Developmental Vascular Biology.* San Diego: Elsevier, 2004:225–259. *Current Topics in Developmental Biology,* vol 62.
3. Bogers AJ, Gittenberger-de Groot AC, Poelmann RE, et al. Development of the origin of the coronary arteries, a matter of ingrowth or outgrowth? *Anat Embryol (Berl).* 1989;180:437–441.
4. Mintz GS, Kent KM, Pichard AD, et al. Contribution of inadequate arterial remodeling to the development of focal coronary artery stenoses. An intravascular ultrasound study. *Circulation.* 1997;95:1791–1798.
5. Nishimura RA, Edwards WD, Warnes CA, et al. Intravascular ultrasound imaging: in vitro validation and pathologic correlation. *J Am Coll Cardiol.* 1990;16:145–154.
6. Nishioka T, Amanullah AM, Luo H, et al. Clinical validation of intravascular ultrasound imaging for assessment of coronary stenosis severity: comparison with stress myocardial perfusion imaging. *J Am Coll Cardiol.* 1999;33:1870–1878.
7. Pasterkamp G, Wensing PJ, Post MJ, et al. Paradoxical arterial wall shrinkage may contribute to luminal narrowing of human atherosclerotic femoral arteries. *Circulation.* 1995;91:1444–1449.
8. Taylor AJ, Burke AP, Farb A, et al. Arterial remodeling in the left coronary system: the role of high-density lipoprotein cholesterol. *J Am Coll Cardiol.* 1999;34:760–767.
9. Glagov S, Weisenberg E, Zarins CK, et al. Compensatory enlargement of human atherosclerotic coronary arteries. *N Engl J Med.* 1987;316:1371–1375.
10. Burke AP, Virmani R, Galis Z, et al. 34th Bethesda Conference: Task force #2—What is the pathologic basis for new atherosclerosis imaging techniques? *J Am Coll Cardiol.* 2003; 41:1874–1886.
11. Schwartz SM, deBlois D, O'Brien ER. The intima. Soil for atherosclerosis and restenosis. *Circ Res.* 1995;77:445–465.
12. Tabas I, Marathe S, Keesler GA, et al. Evidence that the initial up-regulation of phosphatidylcholine biosynthesis in free cholesterol-loaded macrophages is an adaptive response that prevents cholesterol-induced cellular necrosis. Proposed role of an eventual failure of this response in foam cell necrosis in advanced atherosclerosis. *J Biol Chem.* 1996;271:22773–22781.
13. Stary HC, Chandler AB, Glagov S, et al. A definition of initial, fatty streak, and intermediate lesions of atherosclerosis. A report from the Committee on Vascular Lesions of the Council on Arteriosclerosis, American Heart Association. *Circulation.* 1994;89:2462–2478.
14. McGill HC, Jr., McMahan CA, Herderick EE, et al. Origin of atherosclerosis in childhood and adolescence. *Am J Clin Nutr.* 2000;72:1307S–1315S.
15. Virmani R, Kolodgie FD, Burke AP, et al. Lessons from sudden coronary death: a comprehensive morphological classification scheme for atherosclerotic lesions. *Arterioscl Thromb Vasc Biol.* 2000;20:1262–1275.
16. Kockx MM, De Meyer GR, Bortier H, et al. Luminal foam cell accumulation is associated with smooth muscle cell death in the intimal thickening of human saphenous vein grafts. *Circulation.* 1996;94:1255–1262.
17. Tanimura A, McGregor DH, Anderson HC. Calcification in atherosclerosis. I. Human studies. *J Exp Pathol.* 1986;2:261–273.
18. Hoff HF, Heideman CL, Gaubatz JW, et al. Correlation of apolipoprotein B retention with the structure of atherosclerotic plaques from human aortas. Apolipoprotein B retention in the grossly normal and atherosclerotic human aorta. *Lab Invest.* 1978;38:560–567.
19. Radhakrishnamurthy B, Tracy RE, Dalferes ER, Jr., et al. Proteoglycans in human coronary arteriosclerotic lesions. *Exp Mol Pathol.* 1998;65:1–8.
20. Hansson GK. Immune mechanisms in atherosclerosis. *Arterioscl Thromb Vasc Biol.* 2001;21: 1876–1890.
21. Libby P, Hansson GK, Schonbeck U, et al. Inflammation in atherosclerosis. *Nature.* 2002;420:868–874.
22. Felton CV, Crook D, Davies MJ, et al. Relation of plaque lipid composition and morphology to the stability of human aortic plaques. *Arterioscl Thromb Vasc Biol.* 1997;17:1337–1345.
23. Kolodgie FD, Gold HK, Burke AP, et al. Intraplaque hemorrhage and progression of coronary atheroma. *N Engl J Med.* 2003;349:2316–2325.
24. Burke AP, Farb A, Malcom GT, et al. Coronary risk factors and plaque morphology in men with coronary disease who died suddenly. *N Engl J Med.* 1997;336:1276–1282.
25. Kolodgie FD, Burke AP, Farb A, et al. The thin-cap fibroatheroma: a type of vulnerable plaque: the major precursor lesion to acute coronary syndromes. *Curr Opin Cardiol.* 2001;16:285–292.
26. Farb A, Burke AP, Tang AL, et al. Coronary plaque erosion without rupture into a lipid core. A frequent cause of coronary thrombosis in sudden coronary death. *Circulation.* 1996;93:1354–1363.
27. Patterson JC. The reaction of the arterial wall to intramural hemorrhage. Paper presented at: Symposium of Atherosclerosis, 1954; Washington, DC.
28. Wartman WB. Occlusion of the coronary arteries by hemorrhage into their walls. *Am Heart J.* 1938;15:459–470.
29. Winternitz MC, Thomas RM, Le Compte PM. Thrombosis. In: Thomas CC, ed. *The Biology of Atherosclerosis.* Springfield, IL: 1938:94–103.
30. Virmani R, Kolodgie FD, Burke AP, et al. Atherosclerotic plaque progression and vulnerability to rupture: angiogenesis as a source of intraplaque hemorrhage. *Arterioscl Thromb Vasc Biol.* 2005;25:2054–2061.
31. Chu B, Kampschulte A, Ferguson MS, et al. Hemorrhage in the atherosclerotic carotid plaque: a high-resolution MRI study. *Stroke.* 2004;35:1079–1084.
32. Guthrie RB, Vlodaver Z, Nicoloff DM, et al. Pathology of stable and unstable angina pectoris. *Circulation.* 1975;51:1059–1063.
33. Hangartner JR, Charleston AJ, Davies MJ, et al. Morphological characteristics of clinically significant coronary artery stenosis in stable angina. *Br Heart J.* 1986;56:501–508.
34. Levin DC, Fallon JT. Significance of the angiographic morphology of localized coronary stenoses: histopathologic correlations. *Circulation.* 1982;66:316–320.
35. Ambrose JA, Winters SL, Stern A, et al. Angiographic morphology and the pathogenesis of unstable angina pectoris. *J Am Coll Cardiol.* 1985;5:609–616.
36. Chester MR, Chen L, Tousoulis D, et al. Differential progression of complex and smooth stenoses within the same coronary tree in men with stable coronary artery disease. *J Am Coll Cardiol.* 1995;25:837–842.
37. Burke AP, Kolodgie FD, Farb A, et al. Healed plaque ruptures and sudden coronary death: evidence that subclinical rupture has a role in plaque progression. *Circulation.* 2001;103:934–940.
38. Saltzman AJ, Waxman S. Angioscopy and ischemic heart disease. *Curr Opin Cardiol.* 2002;17:633–637.
39. Davies MJ, Fulton WF, Robertson WB. The relation of coronary thrombosis to ischaemic myocardial necrosis. *J Pathol.* 1979;127:99–110.
40. Falk E. Plaque rupture with severe pre-existing stenosis precipitating coronary thrombosis. Characteristics of coronary atherosclerotic plaques underlying fatal occlusive thrombi. *Br Heart J.* 1983;50:127–134.
41. Falk E, Fernandez-Ortiz A. Role of thrombosis in atherosclerosis and its complications. *Am J Cardiol.* 1995;75:3B–11B.
42. Kragel AH, Gertz SD, Roberts WC. Morphologic comparison of frequency and types of acute lesions in the major epicardial coronary arteries in unstable angina pectoris, sudden coronary death and acute myocardial infarction. *J Am Coll Cardiol.* 1991;18:801–808.
43. Davies MJ, Bland JM, Hangartner JR, et al. Factors influencing the presence or absence of acute coronary artery thrombi in sudden ischaemic death. *Eur Heart J.* 1989;10:203–208.
44. Arbustini E, Dal Bello B, Morbini P, et al. Plaque erosion is a major substrate for coronary thrombosis in acute myocardial infarction. *Heart.* 1999;82:269–272.
45. Hong MK, Park SW, Lee CW, et al. Prospective comparison of coronary artery remodeling between acute coronary syndrome and stable angina in single-vessel disease: correlation between C-reactive protein and extent of arterial remodeling. *Clin Cardiol.* 2003;26:169–172.
46. Ehara S, Kobayashi Y, Yoshiyama M, et al. Spotty calcification typifies the culprit plaque in patients with acute myocardial infarction: an intravascular ultrasound study. *Circulation.* 2004;110:3424-3429.
47. Maehara A, Mintz GS, Bui AB, et al. Morphologic and angiographic features of coronary plaque rupture detected by intravascular ultrasound. *J Am Coll Cardiol.* 2002;40:904–910.
48. Hong MK, Mintz GS, Lee CW, et al. The site of plaque rupture in native coronary arteries: a three-vessel intravascular ultrasound analysis. *J Am Coll Cardiol.* 2005;46:261–265.
49. Amos AF, McCarty DJ, Zimmet P. The rising global burden of diabetes and its complications: estimates and projections to the year 2010. *Diabet Med.* 1997;14(suppl 5):S1–85.
50. Mokdad AH, Bowman BA, Ford ES, et al. The continuing epidemics of obesity and diabetes in the United States. *JAMA.* 2001;286:1195–1200.
51. Silva JA, Escobar A, Collins TJ, et al. Unstable angina. A comparison of angioscopic findings between diabetic and nondiabetic patients. *Circulation.* 1995;92:1731–1736.
52. Schurgin S, Rich S, Mazzone T. Increased prevalence of significant coronary artery calcification in patients with diabetes. *Diabetes Care.* 2001;24:335–338.
53. Kornowski R, Mintz GS, Lansky AJ, et al. Paradoxic decreases in atherosclerotic plaque

mass in insulin-treated diabetic patients. *Am J Cardiol.* 1998;81:1298–1304.
54. Moreno PR, Murcia AM, Palacios IF, et al. Coronary composition and macrophage infiltration in atherectomy specimens from patients with diabetes mellitus. *Circulation.* 2000;102:2180–2184.
55. Creager MA, Luscher TF, Cosentino F, et al. Diabetes and vascular disease: pathophysiology, clinical consequences, and medical therapy: Part I. *Circulation.* 2003;108:1527–1532.
56. Burke AP, Kolodgie FD, Zieske A, et al. Morphologic findings of coronary atherosclerotic plaques in diabetics: a postmortem study. *Arterioscl Thromb Vasc Biol.* 2004;24:1266–1271.
57. Mielke CH, Shields JP, Broemeling LD. Coronary artery calcium, coronary artery disease, and diabetes. *Diabetes Res Clin Pract.* 2001;53:55–61.
58. Takazawa K, Hosoda Y, Yamamoto T, et al. Coronary artery bypass grafting. Late result of actual 10-years follow-up in 376 patients. *Jpn J Thorac Cardiovasc Surg.* 1999;47:110–115.
59. van Brussel BL, Plokker HW, Voors AA, et al. Multivariate risk factor analysis of clinical outcome 15 years after venous coronary artery bypass graft surgery. *Eur Heart J.* 1995;16:1200–1206.
60. Gyongyosi M, Yang P, Hassan A, et al. Coronary risk factors influence plaque morphology in patients with unstable angina. *Coron Artery Dis.* 1999;10:211–219.
61. Weissman NJ, Sheris SJ, Chari R, et al. Intravascular ultrasonic analysis of plaque characteristics associated with coronary artery remodeling. *Am J Cardiol.* 1999;84:37–40.
62. Burke AP, Kolodgie FD, Farb A, et al. Morphological predictors of arterial remodeling in coronary atherosclerosis. *Circulation.* 2002;105:297–303.
63. Levin L, Tomer Y. The etiology of autoimmune diabetes and thyroiditis: evidence for common genetic susceptibility. *Autoimmun Rev.* 2003;2:377–386.
64. Cipollone F, Iezzi A, Fazia M, et al. The receptor RAGE as a progression factor amplifying arachidonate-dependent inflammatory and proteolytic response in human atherosclerotic plaques: role of glycemic control. *Circulation.* 2003;108:1070–1077.
65. Bucciarelli LG, Wendt T, Qu W, et al. RAGE blockade stabilizes established atherosclerosis in diabetic apolipoprotein E-null mice. *Circulation.* 2002;106:2827–2835.
66. Cipollone F, Fazia M, Iezzi A, et al. Balance between PGD synthase and PGE synthase is a major determinant of atherosclerotic plaque instability in humans. *Arterioscl Thromb Vasc Biol.* 2004;24:1259–1265.
67. Hofmann MA, Drury S, Fu C, et al. RAGE mediates a novel proinflammatory axis: a central cell surface receptor for S100/calgranulin polypeptides. *Cell.* 1999;97:889–901.
68. Lugering N, Stoll R, Schmid KW, et al. The myeloic related protein MRP8/14 (27E10 antigen)—usefulness as a potential marker for disease activity in ulcerative colitis and putative biological function. *Eur J Clin Invest.* 1995;25:659–664.
69. Donato R. S100: a multigenic family of calcium-modulated proteins of the Efhand type with intracellular and extracellular functional roles. *Int J Biochem Cell Biol.* 2001;33:637–668.
70. Nobuyoshi M, Kimura T, Nosaka H, et al. Restenosis after successful percutaneous transluminal coronary angioplasty: serial angiographic follow-up of 229 patients. *J Am Coll Cardiol.* 1988;12:616–623.
71. Sangiorgi G, Taylor AJ, Farb A, et al. Histopathology of postpercutaneous transluminal coronary angioplasty remodeling in human coronary arteries. *Am Heart J.* 1999;138:681–687.
72. Serruys PW, de Jaegere P, Kiemeneij F, et al. A comparison of balloon-expandable-stent implantation with balloon angioplasty in patients with coronary artery disease. Benestent Study Group. *N Engl J Med.* 1994;331:489–495.
73. Farb A, Sangiorgi G, Carter AJ, et al. Pathology of acute and chronic coronary stenting in humans. *Circulation.* 1999;99:44–52.
74. Farb A, Weber DK, Kolodgie FD, et al. Morphological predictors of restenosis after coronary stenting in humans. *Circulation.* 2002;105:2974–2980.
75. Kuroda N, Kobayashi Y, Nameki M, et al. Intimal hyperplasia regression from 6 to 12 months after stenting. *Am J Cardiol.* 2002;89:869–872.
76. Carter AJ, Laird JR, Farb A, et al. Morphologic characteristics of lesion formation and time course of smooth muscle cell proliferation in a porcine proliferative restenosis model. *J Am Coll Cardiol.* 1994;24:1398–1405.
77. Taylor AJ, Gorman PD, Kenwood B, et al. A comparison of four stent designs on arterial injury, cellular proliferation, neointima formation, and arterial dimensions in an experimental porcine model. *Catheter Cardiovasc Intervent.* 2001;53:420–425.
78. Farb A, Kolodgie FD, Hwang JY, et al. Extracellular matrix changes in stented human coronary arteries. *Circulation.* 2004;110:940–947.
79. O'Brien ER, Alpers CE, Stewart DK, et al. Proliferation in primary and restenotic coronary atherectomy tissue. Implications for antiproliferative therapy. *Circ Res.* 1993;73:223–231.
80. Yao F, Visovatti S, Johnson CS, et al. Age and growth factors in porcine full-thickness wound healing. *Wound Repair Regen.* 2001;9:371–377.
81. Forrester JS, Fishbein M, Helfant R, et al. A paradigm for restenosis based on cell biology: clues for the development of new preventive therapies. *J Am Coll Cardiol.* 1991;17:758–769.
82. Schwartz RS, Huber KC, Murphy JG, et al. Restenosis and the proportional neointimal response to coronary artery injury: results in a porcine model. *J Am Coll Cardiol.* 1992;19:267–274.
83. Carter AJ, Laird JR, Kufs WM, et al. Coronary stenting with a novel stainless steel balloon-expandable stent: determinants of neointimal formation and changes in arterial geometry after placement in an atherosclerotic model. *J Am Coll Cardiol.* 1996;27:1270–1277.
84. Welt FG, Rogers C. Inflammation and restenosis in the stent era. *Arterioscl Thromb Vasc Biol.* 2002;22:1769–1776.
85. Donners MM, Daemen MJ, Cleutjens KB, et al. Inflammation and restenosis: implications for therapy. *Ann Med.* 2003;35:523–531.
86. Patterson C, Stouffer GA, Madamanchi N, et al. New tricks for old dogs: nonthrombotic effects of thrombin in vessel wall biology. *Circ Res.* 2001;88:987–997.
87. Galis ZS, Khatri JJ. Matrix metalloproteinases in vascular remodeling and atherogenesis: the good, the bad, and the ugly. *Circ Res.* 2002;90:251–262.
88. Baker AH, Edwards DR, Murphy G. Metalloproteinase inhibitors: biological actions and therapeutic opportunities. *J Cell Sci.* 2002;115:3719–3727.
89. Fay WP. Plasminogen activator inhibitor 1, fibrin, and the vascular response to injury. *Trends Cardiovasc Med.* 2004;14:196–202.
90. Garcia-Touchard A, Henry TD, Sangiorgi G, et al. Extracellular proteases in atherosclerosis and restenosis. *Arterioscl Thromb Vasc Biol.* 2005;25:1119–1127.
91. Carter AJ, Scott D, Bailey L, et al. Dose-response effects of ^{32}P radioactive stents in an atherosclerotic porcine coronary model. *Circulation.* 1999;100:1548–1554.
92. Coussement PK, Stella P, Vanbilloen H, et al. Intracoronary beta-radiation of de novo coronary lesions using a ^{186}Re liquid-filled balloon system: six-month results from a clinical feasibility study. *Catheter Cardiovasc Intervent.* 2002;55:28–36.
93. Farb A, Shroff S, John M, et al. Late arterial responses (6 and 12 months) after ^{32}P beta-emitting stent placement: sustained intimal suppression with incomplete healing. *Circulation.* 2001;103:1912–1919.
94. Costa MA, Sabate M, van der Giessen WJ, et al. Late coronary occlusion after intracoronary brachytherapy. *Circulation.* 1999;100:789–792.
95. Kaluza GL, Raizner AE, Mazur W, et al. Long-term effects of intracoronary beta radiation in balloon- and stent-injured porcine coronary arteries. *Circulation.* 2001;103:2108–2113.
96. Waksman R, Bhargava B, Mintz GS, et al. Late total occlusion after intracoronary brachytherapy for patients with in-stent restenosis. *J Am Coll Cardiol.* 2000;36:65–68.
97. Teirstein PS. Living the dream of no restenosis. *Circulation.* 2001;104:1996–1998.
98. Kay IP, Wardeh AJ, Kozuma K, et al. Radioactive stents delay but do not prevent in-stent neointimal hyperplasia. *Circulation.* 2001;103:14–17.
99. Moses JW, Leon MB, Popma JJ, et al. Sirolimus-eluting stents versus standard stents in patients with stenosis in a native coronary artery. *N Engl J Med.* 2003;349:1315–1323.
100. Stone GW, Ellis SG, Cox DA, et al. One-year clinical results with the slow-release, polymer-based, paclitaxel-eluting TAXUS stent: the TAXUS-IV trial. *Circulation.* 2004;109:1942–1947.
101. Kastrati A, Dibra A, Eberle S, et al. Sirolimus-eluting stents vs. paclitaxel-eluting stents in patients with coronary artery disease: meta-analysis of randomized trials. *JAMA.* 2005;294:819–825.
102. Klugherz BD, Llanos G, Lieuallen W, et al. Twenty-eight-day efficacy and pharmacokinetics of the sirolimus-eluting stent. *Coron Artery Dis.* 2002;13:183–188.
103. Suzuki T, Kopia G, Hayashi S, et al. Stent-based delivery of sirolimus reduces neointimal formation in a porcine coronary model. *Circulation.* 2001;104:1188–1193.
104. Carter AJ, Aggarwal M, Kopia GA, et al. Long-term effects of polymer-based, slow-release, sirolimus-eluting stents in a porcine coronary model. *Cardiovasc Res.* 2004;63:617–624.
105. Drachman DE, Edelman ER, Seifert P, et al. Neointimal thickening after stent delivery of paclitaxel: change in composition and arrest of growth over six months. *J Am Coll Cardiol.* 2000;36:2325–2332.
106. Farb A, Heller PF, Shroff S, et al. Pathological analysis of local delivery of paclitaxel via a polymer-coated stent. *Circulation.* 2001;104:473–479.
107. Heldman AW, Cheng L, Jenkins GM, et al. Paclitaxel stent coating inhibits neointimal hyperplasia at 4 weeks in a porcine model of coronary restenosis. *Circulation.* 2001;103:2289–2295.
108. Goode J. *FDA Summary: Taxus Express Paclitaxel-Eluting Monorail and Over-the-Wire Coronary Stent Systems: PMA for Marking Approval.* Washington, DC: US Food and Drug Administration; 2003:1–43.
109. Finn AV, Kolodgie FD, Harnek J, et al. Differential response of delayed healing and persistent inflammation at sites of overlapping sirolimus- or paclitaxel-eluting stents. *Circulation.* 2005;112:270–278.
110. Bayes-Genis A, Camrud AR, Jorgenson M, et al. Pressure rinsing of coronary stents immediately before implantation reduces inflammation and neointimal hyperplasia. *J Am Coll Cardiol.* 2001;38:562–568.
111. Farb A, Burke AP, Kolodgie FD, et al. Pathological mechanisms of fatal late coronary stent thrombosis in humans. *Circulation.* 2003;108:1701–1706.
112. Joner M, Finn AV, Farb A, et al. Pathology of drug eluting stents: delayed healing and thrombosis. *J Am Coll Cardiol.* 2006. In press.
113. Iakovou I, Schmidt T, Bonizzoni E, et al. Incidence, predictors, and outcome of thrombosis after successful implantation of drug-eluting stents. *JAMA.* 2005;293:2126–2130.

Axel R. Pries
Hvo Buschmann
Helmut Habazettl

第2章

血管病理生理理学

血管狭窄的血流动力学相关性

血流动力学关系

动脉粥样硬化性病变可导致组织灌注的明显降低，继而导致氧气利用度降低。然而只有在血管腔狭窄到一定程度才会发生缺血[1-3]。

血管狭窄引发的血流动力学结果可以用 Hagen-Poiseuille 定律(也称为 Poiseuille 定律)和 Kirchhoff 定律来预测。根据 Hagen-Poiseuille 定律，通过已知长度的管道的流量(Q)与管道半径(r)的 4 次方成正比：

$$Q = r^4/l \times \triangle P/\eta \times \pi / 8$$

式中,l 是管道长度，$\triangle P$ 指通过管道的压力降，η 是指液体黏稠度。由于流体阻力 $R = \triangle P/Q$，故可以由上式得出：

$$R = l/r^4 \times \eta \times 8/\pi$$

因此，血管半径或直径减少 50%，将使血流减少近 94%(减少到 1/16)，或者使流动阻力增加 1500%。但是同血管紧张相反，血管狭窄一般仅影响整个血管较短的一部分。对于串联排列的血管片段，Kirchhoff 第二定律表明，串联血管片段的阻力(R_i)之和等于各血流通路的总流动阻力(R_Σ)：

$$R_\Sigma = R_1 + R_2 + \cdots + R_i$$

这样一个血流通路某一给定片段的压力降(相对于总压力降而言)与该片段分担的流动阻力相关：

$$\triangle P_i/\triangle P \sim R_i/R_\Sigma$$

动脉狭窄所致的流动阻力和灌注的改变伴有管腔内压力的改变(图 2.1)。在健康的血管床，主要的流动阻

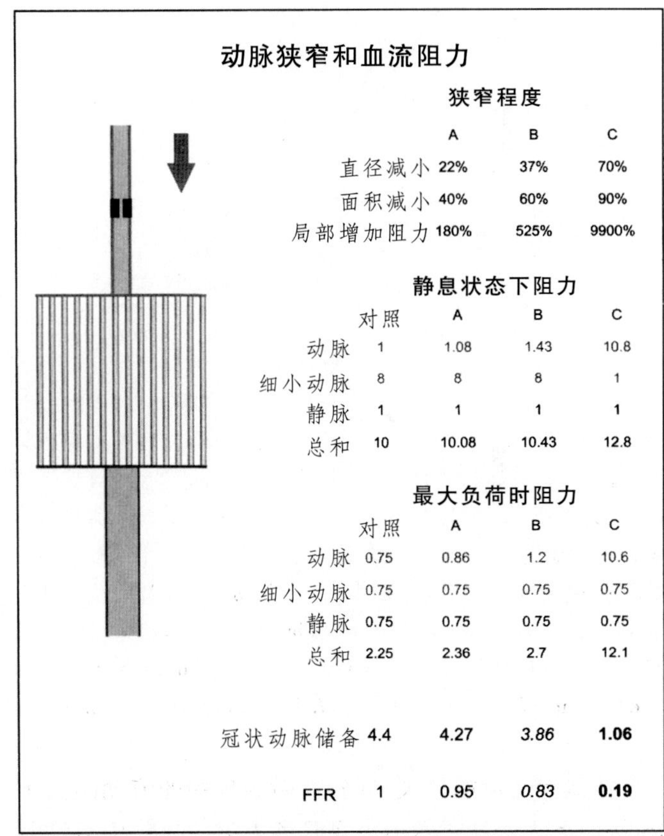

图 2.1 简化血管床(左图)(例如代表冠状动脉血管床)血流阻力的分布示意图。血液由动脉(Art)流入终末血管床和微循环(Mic)再进入静脉(Ven)。图中示出一个累及动脉长度 10%的单发动脉狭窄的 3 个不同阶段(A,B,C)(右侧上表)。下面两个表给出了在对照条件下和最大负荷下不同血管腔隙的相对血流阻力。静息状态下，狭窄引起的动脉阻力增高可以被小血管的扩张所代偿。因此，只有严重的狭窄才会引起总阻力的升高。在这种情况下，周围血管床在负荷下不会进一步扩张，最大负荷下(或药物扩张作用下)的血流也不会明显高于静息状态。这表明冠脉储备(最大负荷时血流/静息时血流，或静息时阻力/最大负荷时阻力)接近于 1，而血流储备分数(FFR，狭窄时最大负荷下血流与无狭窄时最大负荷下血流的比值)较低。

力和主要的压力降存在于小动脉和细小动脉（见图2.2）。在发生严重狭窄时，受累节段的阻力及其两端的压力降(经狭窄段的压力梯度)会非常明显。在正常健康的血管系统中，无论传输到某个器官的距离有多远，中心大动脉到各器官动脉的压力降均非常小。这一点也适用于具有反向压力梯度的静脉系统。据 Poiseuille 首先报道[4,5]，主要的压力降和流动阻力存在于末端血管床[6,7]。这类血管主要位于小动脉和细小动脉。图 2.2 显示了静息状态下和药物扩张后，活体检测的冠状动脉的压力降情况[8,9]。

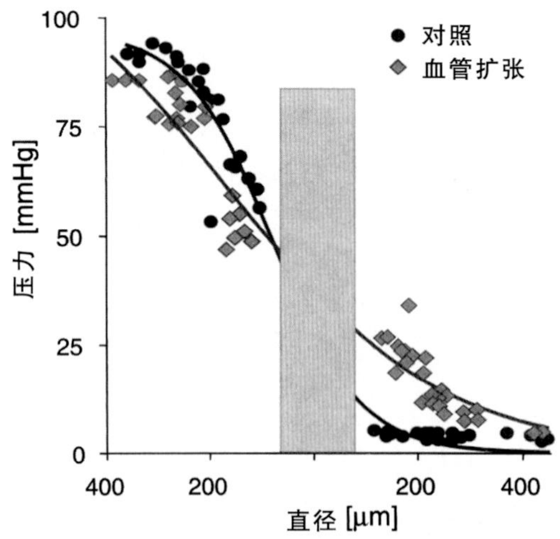

图 2.2 沿血管树的血管腔内压力降在直径<200 μm 的低阻力动脉和细小动脉中最为明显。图中所示为对照条件下和用双嘧达莫使血管最大扩张后测量的冠状动脉循环内压力分布。血管扩张使相对阻力重新分配而远离小阻力动脉和小动脉，从而使前毛细小动脉、毛细血管、小静脉压力增高。阴影部分代表几乎没有可用直接证据的那些最小血管段，这是由于冠状动脉微循环的这个区段测量较为困难。(Adapted from Chilian WM, Layne SM, Klausner EC,et al. Redistribution of coronary microvascular resistance produced by dipyridamole. *Am J Physiol*. 1989;256:H383–H390.)

在最大负荷或最大扩张时，微循环中的流动阻力下降，从而大大增加了营养大血管和引流大血管中流动阻力的相对重要性。血管阻力随血管狭窄加重而增加与伴发的外周阻力降低之间的这种相互作用，通过沿血管床至外周血管的相应压力变化得到了证实。在灌注出现明显改变之前，动脉狭窄的出现会影响该部位的压力以及沿血管床的压力分布。由于周围细小动脉和小动脉的代偿性扩张，受累血管床的总阻力可长时间保持在接近正常的水平。但是这种代偿可伴发流动阻力相对影响因素的转移，从而使局部压力降从微循环转移至狭窄部位。这会使血管狭窄后的压力水平降低，甚至在静息状态下也如此。

狭窄的严重程度

根据上文所述的血流动力学关系，通过压力测量来确定狭窄的敏感度高于灌注测量，特别是轻中度狭窄(图 2.3)。因此，在置管室内用压力导丝测量的狭窄前后的压力梯度可以用来评价血管狭窄的血流动力学严重程度。这种关系已经用于临床实践中，例如用于测定血流储备分数(FFR)[10,11]。根据定义，FFR 是指伴可疑狭窄患者的最大心肌血流量与没有狭窄时假设的最大心肌

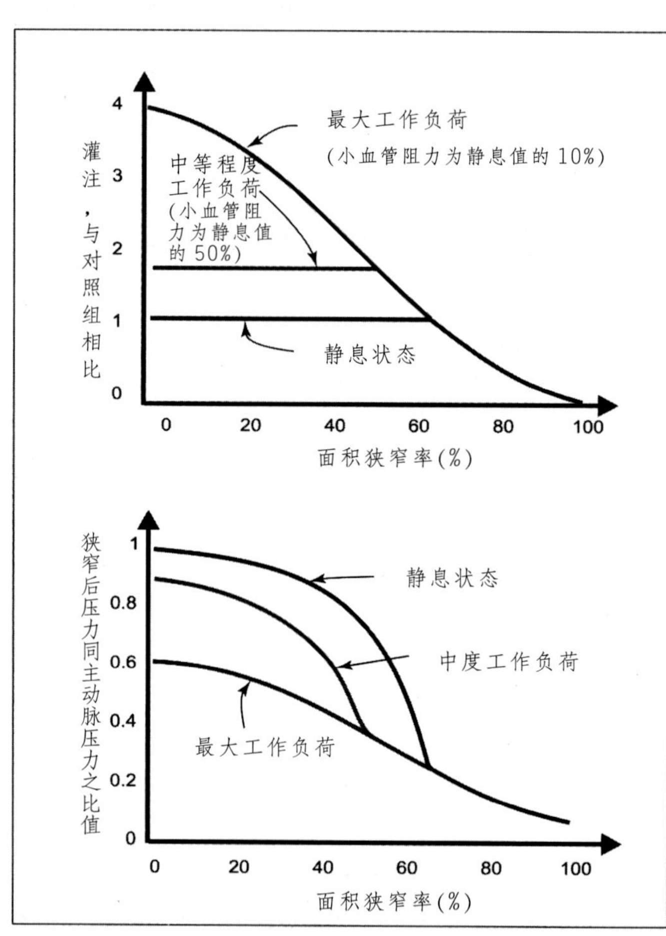

图 2.3 本静息对照状态(下线)、中度负荷(上线)和最大负荷(斜线)下假设的冠状动脉血管床的灌注压和狭窄后压力估测值。在静息状态下，狭窄对灌注的影响(上图)被狭窄远段的小阻力动脉和细小动脉的扩张所抵消。在狭窄达到一定程度时(本图为血管横截面积狭窄约 63%)，血管扩张达到最大值，且静息血流受到损害。在负荷下，于外周阻力的降低可使血流灌注最高增加到为无狭窄时静息值(冠状动脉血流储备)的 4 倍左右。在有狭窄时，血管扩张能力已被用于(程度可有不同)对照状态下，其代价是在负荷状态下血流可能会增加。因此，血管狭窄对灌注的影响可能被远端血管代偿性扩张所掩盖，只能在负荷状态下才被显露。与之相反，即使不太严重所狭窄也会表现有狭窄后压力水平的降低(下图)。狭窄两端的压力降以及狭窄后的压力反映了狭窄导致近端血流阻力增高以及代偿性扩张导致远端血流阻力降低。

血流量的比值。在临床上，用血管最大扩张后，同时测量的冠状动脉远端压力同主动脉压力之比来评价 FFR。这种计算的假设条件是：在没有血管狭窄的情况下，被测段的血管不会有明显的压力降；而且静脉流出口的压力近似为零。

例如，如果狭窄节段两端的压力下降到主动脉压力的 50%(如主动脉压力为 100 mmHg，狭窄远端的压力将等于 50 mmHg)，那么这段血管段对总阻力(R_{Σ})的贡献为 50%。因此如果没有狭窄，R_{Σ}将减半而血流将加倍，相应的 FFR 将为 0.5(50 mmHg/100 mmHg)。现已表明，心肌功能正常时，0.75 的 FFR 值是一个重要的临界点，FFR>0.75 为没有心肌缺血的狭窄，而 FFR<0.75 则为伴有心肌缺血的狭窄。

在临床应用中，可以通过测量冠状动脉血流储备(CFR，或其他器官的"血流储备")来测定 FFR，CFR 是通过冠状动脉在最大负荷或最大扩张时的前向血流量除以基线静息状态下的前向血流量来计算的。尽管 FFR 对血管狭窄的血流动力学效应具有特异性，但 CFR 却包括了血管床所有节段(包括微血管床)的血流阻力影响。因此，一项成功的血管内介入治疗应该使 FFR 恢复到接近于 1，而且 FFR 的测量可以对各项治疗决策的效果做出判断。另一方面，FFR 对被检测血管段下游的问题并不敏感。CFR 异常可能全部或部分是由微小血管腔隙内血流阻力增高引起的。微小血管的这种影响并不能通过介入手术来处理，即使 FFR 值正常症状也有可能依然存在。

由于血流阻力或压力降与直径之间成 4 次方关系，因此直径的测量误差会使利用血管影像来评估狭窄的血流动力学相关性产生相当大的误差。因此，这种评估所产生的不可靠性要远远大于 FFR 和 CFR 直接测量的结果。假设血管的横截面为圆形，如果为了便于计算而仅在一个方向上进行血管投影，则出现重大误差的可能性会特别高。X 线体层摄影技术可以对靶血管截面进行三维重建，因此有望得到更精确的结果。这种靶血管的空间三维重建通过应用流体动力学模拟软件将可能成为血流阻力评估的模板。

图 2.4 以图解的形式显示出相对灌注储备方面的功能损害对动脉狭窄程度的依赖性[12]。图中给定两个参数，相对灌注储备[12]和 FFR[11]；前者是指有狭窄时的血流储备值除以同一血管无狭窄时的血流储备值或者除以作为未受累健康对照区的不同血管床的血流储备值。在这个模型中可见，如果血管直径减小 40%以上或横断面积减小 60%以上，相对灌注储备则明显下降。

微血管的代偿功能

如图 2.1 所示，只有当动脉狭窄使血管腔横截面积减小 90%左右时，才会导致血流阻力升高到足以引起静息状态下血流灌注减小的程度。在血管狭窄明显影响静息时血流动力学之前之所以会有这么长时间的潜伏期，主要是由于大动脉对总的血流阻力的影响相对较小。据文献报道，直径≥500 μm 的动脉所产生的血流阻力仅占总血流阻力的 5%~15%，各器官可有不同。因此，只有大动脉严重狭窄时，才会引起器官总血流阻力明显增高，进而最终引起血流下降。

此外，终末血管床的代偿性扩张，特别是微循环扩张，可能掩盖血管狭窄在静息状态下的血流动力学效应。如图 2.1 所示，对于最严重狭窄，微血管腔的扩张几乎可以代偿供血动脉横截面积 90%的减小。显而易见，小动脉和细小动脉的扩张能否产生这种代偿作用取决于特定血管床的静息张力。因此，给定程度的动脉狭窄在不同的器官会有不同的影响。血流储备高的器官(例如心脏和骨骼肌)具有较高的静息血管张力。因此在这些器官，即使严重的狭窄在静息状态下也不会出现症状，因为这些器官的血管抗张力降低(扩张)的能力较强使其具有较大的代偿范围。相反，肾脏在静息状态下即接近于最大灌注，表明其血管张力较低，受阻管腔的血管代偿能力非常有限。心脏的血流储备通常为 4~5，骨骼肌血流储备高达 20，而肾脏只有 2 左右。

在负荷状态下，终末血管床和微循环的调节血管在没有狭窄的正常生理状况下已经扩张。因此，如果存在血管狭窄，只能出现有限的代偿性扩张，而且在运动(或应用血管扩张药物)时，最大灌注血流会随之下降。在高度狭窄时，微循环会达到完全的代偿性末梢扩张。类似的效应也见于系统血压下降时。局部调节机制，如肌源性反应(详见下文"微循环"一节)导致血管张力和血流阻力的代偿性降低，其目的是为了维持静息状态的灌注水平。如果血管狭窄已引起了末梢血管扩张，那么，微循环对系统血压附加下降的耐受力就会下降。

侧支循环(动脉生成)

防止外周血流灌注不足的天然释放机制

动脉狭窄的影响，除了取决于不同器官的受阻血管的扩张储备差异性，还取决于向该组织供血的替代血流路径的可利用性。在大部分器官中，只有狭窄动脉供血区的周边区域才能获得邻近动脉的血供(图 2.5)。但是现已证明,小动脉相互连接可以形成较大的血管,能为缺血区提供基本的血供。通过狭窄区的压力梯度以及狭窄后区的动脉与周边未受累血管之间的压力差被认为是引起这种侧支血管形成的主要机制。

动脉血管的狭窄或闭塞(如前文所述)在过去和将来都是一种血管医学关注的重要疾病。随着人口统计学结果的改变以及人们非健康生活方式的泛滥,冠心病和其他血管性疾病(如脑血管疾病和外周动脉疾病)将变得越来越重要。以发展的眼光看,由于热量摄入与消耗失衡、单纯过量饮食和危险因素(如缺乏锻炼、吸烟或糖尿病)的加重所导致的动脉粥样硬化的大幅增加,近期尤为明显。这可以解释为什么人类不能在短时间内寻找到处理这种疾病的解决办法而受到巨大损失。

对抗动脉狭窄下游影响的一个重要的内源性保护机制是侧支动脉的恢复及其由阻力动脉向传导性动脉的转变(动脉生成)[13, 14]。但是在很多病例中,使现有侧支血管增大所需的时间进程过于缓慢,难以对快速进展的

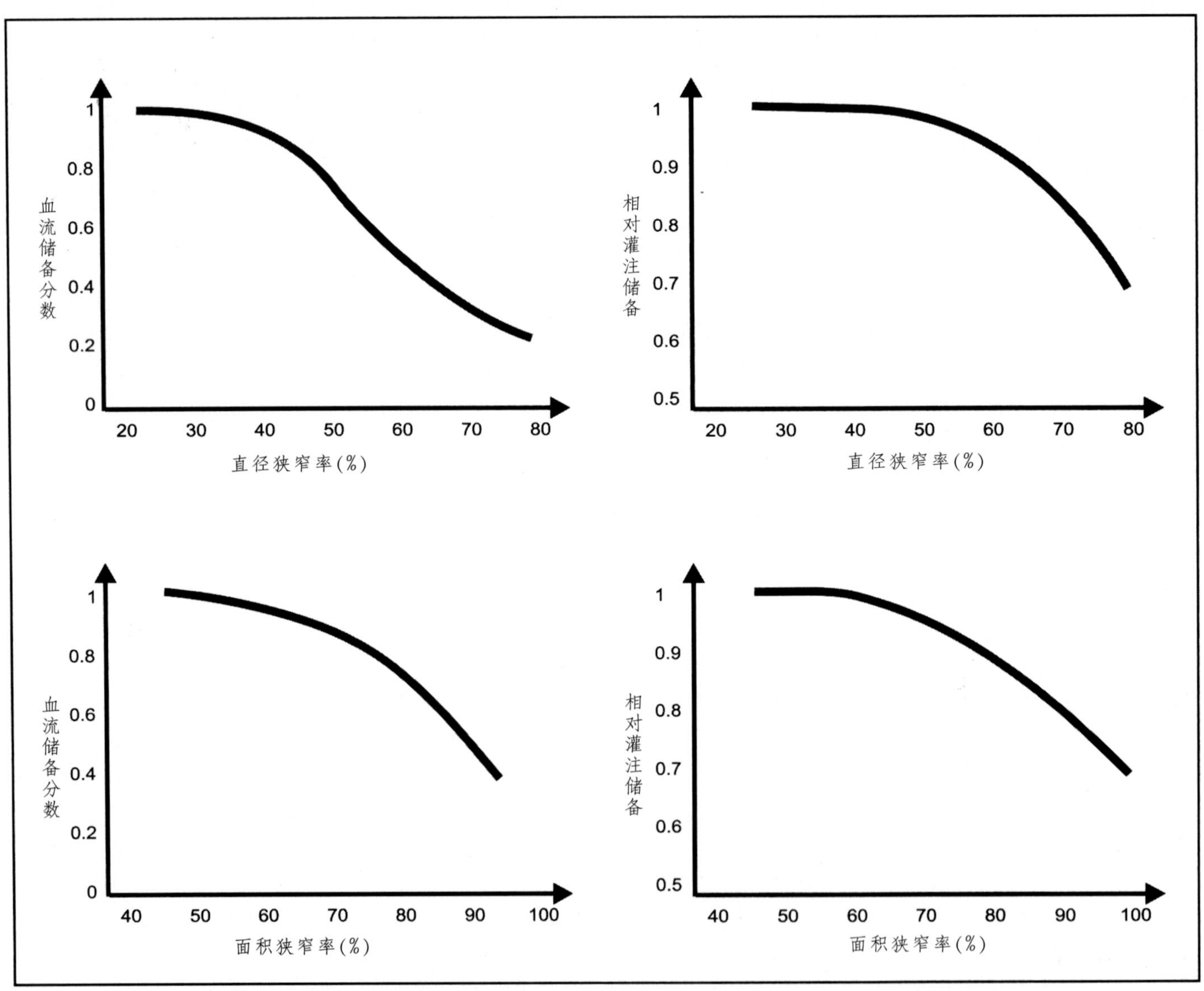

图 2.4 血流储备分数是指最大负荷下有狭窄的血流量与最大负荷下无狭窄的血流量的比值;相对灌注储备是指最大负荷或最大扩张下狭窄累及区域的血流量与未受累对照区域的血流量的比值。图中示出血流储备分数和相对灌注储备与动脉狭窄严重程度的关系曲线。数据分别来自血管造影(左上面;Bartunek J, Sys SU, Heyndrickx GR, et al. Quantitative coronary angiography in predicting functional significance of stenoses in an unselected patient cohort. *J Am Coll Cardiol.* 1995;26:328–334.)、血管内超声(左下面;Briguori C, Anzuini A, Airoldi F, et al. Intravascular ultrasound criteria for the assessment of the functional significance of intermediate coronary artery stenoses and comparison with fractional flow reserve. *Am J Cardiol.* 2001;87:136–141.)和 PET(右图;Goldstein RA, Kirkeeide RL, Demer LL, et al. Relation between geometric dimensions of coronary artery stenoses and myocardial perfusion reserve in man. *J Clin Invest.* 1987;79:1473–1478)的研究结果。

狭窄提供血流动力学代偿，从而导致血流灌注不足、终末器官缺血性损害以及极端情况下引起的外周组织梗死。因此，动脉生成是一种重要的天然内源性援救机制，可以代偿动脉血流的减少，在本章节将作简要讨论。近几年的几项试验研究有助于我们更好地了解动脉生成的基本病理生理学和分子原理。

首先必须区分开血管发生和动脉生成。动脉生成形成侧支循环的一种机制，表现为现有的小侧支动脉(位于功能性末梢动脉的灌注区域之间)，管腔扩大和管壁重塑，最终形成传导动脉。这种重塑的主要刺激因素是机械外力，如剪切应力和机械张力。血管发生是指通过生芽或套叠重新形成毛细血管。血管发生的主要刺激因素是缺氧(如发生于肿瘤生长期)或伤口愈合时的炎症。

对侧支动脉的存在多年来一直有争议。一些研究者认为心肌动脉是功能性终动脉，而另一些研究者则提供了强有力的数据，认为的确存在有把相邻血管区以网状或拱联形式相互连接的小动脉血管[13, 15, 16]。

在 1956 年，Baroldi 等[17]证实在正常心脏中从出生时就存在有通常为螺丝起子样侧支动脉，其管腔直径为 20~350 μm，长度为 1~5 cm。在冠心病患者的心脑中，尸检发现冠状侧支的数量有所增多，特别是那些有缓慢进展性冠状动脉闭塞长期病史的病例，而在急性心肌梗死后极少发现有侧支血管。Baroldi 等据此认为，功能性冠状动脉侧支循环是由存在于正常心脏中的血管重塑形成的。实际上在 1964 年 Fulton[13]在尸检中就发现，大的冠状动脉侧支的数量随着心绞痛病史持续时间的延长而增多。将测出的管腔直径总和换算成血运能力后，就会发现少数大通道的血运能力远远大于众多小侧支通道的血运能力。这些研究结果同 Schaper 在狗和老鼠中做的研究结果[14, 18, 19]是背道而驰的，从而预告了“动脉生成”的新时代的来临，即侧支循环是现有侧支途径和通道正性重塑的结果。随着几项有说服力的实验结果的公布，动脉生成这一概念已广为接受。

在正常状态下，侧支动脉作为有效血运分配的一种方法，在心肌不同步收缩时起着血液替代容器的作用。如图 2.5 中所示，传导动脉狭窄可导致狭窄后段下游血管床的压力降低，这是由于狭窄两端的压力降和狭窄后段阻力小动脉的代偿性扩张所致。由非狭窄动脉供血的相邻血管床的压力保持不变，因此沿着连接未受累血管供血区和狭窄后端血管供血区的原有小侧支血管就会形成压力梯度。这种压力梯度使通过侧支血管的血流增加，从而增加了剪切力和机械张力，而这正是动脉生成的初始刺激因素。

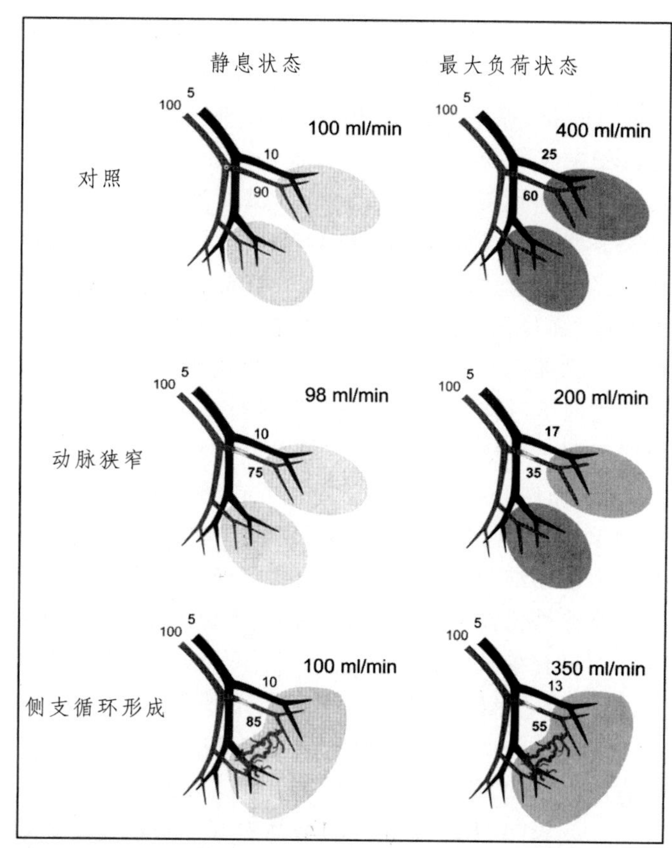

图 2.5 静息状态和最大负荷状态下冠状动脉血管床的压力和血流分布示意图。图中示出正常状态、动脉狭窄时和侧支循环形成后的典型血流数值变化。

综上所述，在动脉生成的早期，下面一些关键的病理生理过程起着重要作用。

① 动脉狭窄区两端的压力降和侧支通路的募集伴这些侧支两端剪切力的连续增高。

②侧支动脉内膜的细胞黏附分子的上调(特别是细胞内黏附分子 1，ICAM-1)。

③ 循环中的单核细胞侵入侧支动脉的周围组织中。

④ 血管壁的平滑肌细胞(SMC)和外膜细胞增殖，导致原有侧支血管的正性外向重构(动脉生成)。

机械外力的作用

作用于新募集的侧支动脉内皮上的机械外力引发了内皮的激活和血管生长。由于剪切力的增高，内皮细胞(EC)便将其氯通道打开，随着游离水进入细胞，细胞便出现肿胀和体积增大[20]。小动脉结构的黏着内皮中细胞间的接触被部分破坏。这时，炎细胞会黏附于内皮上并移入侧支通道的血管壁[21]。目前通常认为，内皮是细胞素生成的重要来源，细胞素生成进一步把单核细胞募集到血管生长部位并通过形成克隆刺激因子、血管内皮生长因子和转化生长因子进行细胞增殖所必需的。在这方面，Hoefer 等[22, 23]的研究表明，单核细胞的确在动脉生成过程中起着关键性作用。在他们的研究中，将新西兰白兔单侧结扎股动脉后，注射了磷酸盐缓冲生理盐水(PBS)、单核细胞趋化蛋白-1(MCP-1)、白介素-8(IL-8)、中性白细胞激动蛋白-2(NAP-2)或淋巴细胞趋化因子(Ltn)。通过血管造影和用荧光中心体检测侧支传导对动脉生成进行了评估。应用定量免疫组织学测定法对注射这些因子后移行的白细胞亚型进行了定量分析。实验数据表明，单核细胞趋化蛋白-1 可以趋化单核细胞和白细胞，而白介素-8 则可以趋化所有类型的细胞，不过它对单核细胞的趋化程度明显低于 MCP-1 的趋化能力。中性白细胞激动蛋白-2 和淋巴细胞趋化因子可以有选择地趋化粒细胞和淋巴细胞。重要的是，在被测细胞素中只有单核细胞趋化蛋白-1 有刺激动脉生成的作用，而 IL-8、NAP-2 和 Ltn 则没有类似作用。

在后续的研究中发现，应用 ICAM-1 单克隆抗体进行活体治疗会完全消除 MCP-1 对侧支动脉生长的刺激作用，这表明 MCP-1 介导的动脉生成机制首先是通过把单核细胞吸引到内皮部位实现的，而非通过 MCP-1 分子本身的作用实现的。此外，选择蛋白相互作用有缺陷的大鼠(FT4/7-/-)在动脉生成方面并没有显示出明显的差异，而 ICAM-1 和 Mac-1 双基因剔除大鼠组的动脉生成较对照组明显减少。这些实验结果似乎表明，ICAM-1/Mac-1 介导的单核细胞和预先形成的侧支动脉内皮的黏附是动脉生成的关键步骤，要先于选择蛋白独立的相互作用机制。但是还需要进一步的研究来充分揭示侧支血管生长的分子生物学和细胞生物学机制。

阻力动脉变为传导血管的重构过程

循环中的单核细胞进入原有侧支血管壁，引发一系列的分子活动，最终引起血管增殖活性和生长的明显增强。原有的侧支小动脉的直径约为 50 μm。它们具有一到两层平滑肌细胞，而且从形态上难以与正常小动脉相区分。动脉生成包括以下几个阶段：①小动脉壁变薄；②SMC 从收缩型转化为增殖型和合成表型；③EC 和 SMC 增殖，SMC 迁移和新生内膜的形成。在早期阶段，内皮细胞中的 ICAM-1 和血管细胞黏附分子 (VCAM-1)的生成上调，而且同时伴有同血源巨噬细胞聚集。此外还可发现，明胶酶 A 的激活伴有组织纤维蛋白溶酶原激活剂(tPA)的表达增强以及明胶酶 B、基质金属肽酶-1(MMP-1)、细胞外基质(ECM)弹性蛋白、胶原和蛋白多糖诱导的增强，同时可见金属蛋白酶组织抑制剂(TIMP)水平受到抑制[24]。

简而言之，在侧支动脉生长的重构阶段，这些细胞和分子的多种活动对于松解包括外弹力膜在内的血管“旧”结构以及为血管生长创造空间是非常必要的。动脉生成伴随的有丝分裂和分泌活动的增强促使小动脉外向性重构成动脉，其使管腔直径增大到原来的 12 倍。因此这些血管注定要成为狭窄或阻塞段的侧支血流旁路，并为受损的外周组织输送所需的氧气和营养。

治疗性动脉生成

在对动物模型进行的外周循环研究中，我们小组证实某些细胞素能加快动脉生成的速度。这些实验的设计均起源于 Schaper 的观察结果，他曾发现狗的冠状动脉侧支血管内皮表面上单核细胞的水平有所升高[19]。在我们的动物模型实验中，将正常状态下的新西兰白兔单侧股动脉结扎导致了自然适应性动脉生成的进展。结扎一周后，即可发现有侧支血管，但其成熟程度相当低。但是在侧支循环中(动脉内)注入促血管生成因子后，侧支血管直径和外周灌注都有显著增加。在缺血性脑部模型中，粒细胞巨噬细胞集落刺激因子(GM-CSF)和 MCP-1 被证明是动脉生成的强效刺激因子(图 2.6)[14, 25-28]。根据上述观察结果，已有几项经验性治疗策略应用动脉生成前体成分来增强侧支循环。研究证实，各种生物学分子

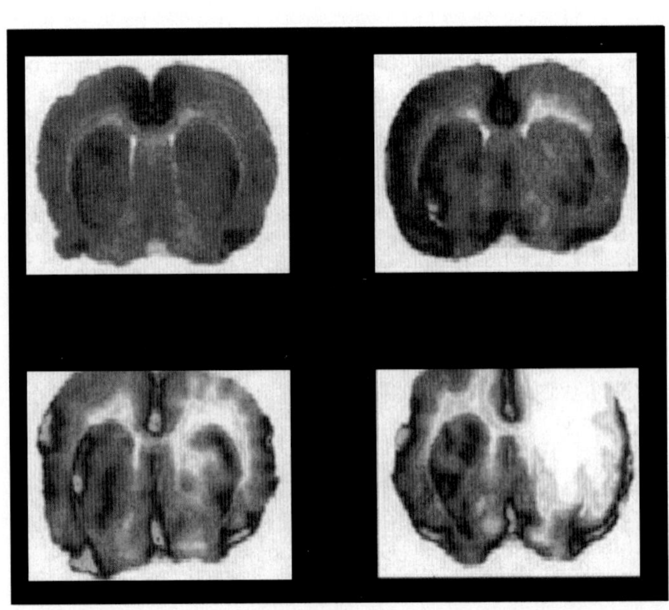

图 2.6 应用粒细胞-巨噬细胞集落刺激因子(GM-CSF)治疗性刺激动脉生成对脑组织的保护作用。图中所示为对照组(上图)以及应用(下左)和未应用(下右)GM-CSF 引发缺血性中风的情况。GM-CSF 治疗组的梗死面积明显降低。

都能促进血管发生和动脉生成。它们大部分是通过刺激 EC 或 SMC 的移行和增殖起作用的,例如成纤维细胞生长因子族(FGF)和血管内皮生长因子族(VEGF)。这两个因素都通过促进一氧化氮(NO)释放而使血管扩张。这些生长因子的血管扩张作用使得在动物试验和临床研究中都必须区分灌注改善是单纯由血管扩张还是由真正侧支血管生长引起的。

同时还对其他几种化合物进行了实验和临床研究,以评价其是否能促进侧支动脉的生长;但是其临床实用性的最终结论在本书成稿时仍无结果。

血管壁的构成特性

血管在血液循环中要受到源自血流和血压的机械应力(图 2.7),此外还受到因弯曲、扭曲和外部加压导致血管壁机械变形所产生的机械应力。血管壁的构成及其机械特性能适应性抵抗这些外力,而且对血管的功能特性也有很大影响。

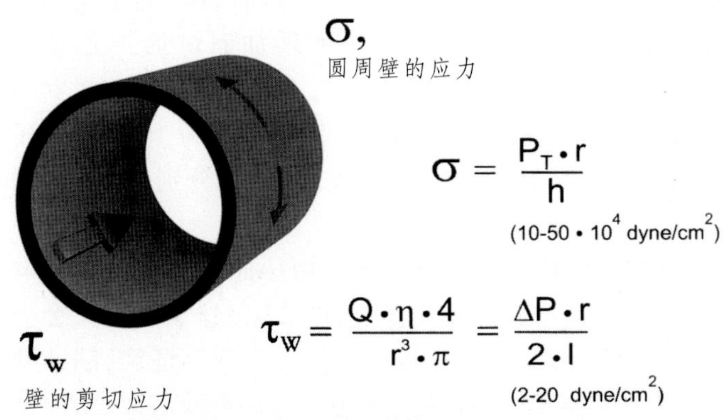

图 2.7 作用于血管上的机械力(P_T:透壁压力;r:血管半径;h:血管壁厚;Q:容积流速;η:表现黏度;ΔP:沿某段血管的驱动压力差;l:血管段长度)。图中给出微循环中剪切应力和圆周壁炉应力(毂应力)的典型范围。

血管壁的构成

毛细血管是最小的血管,由一层 EC 组成,在某些具有特别活跃的分子交换的组织中毛细血管表现为开启或穿通。单层 EC 附着于主要由Ⅳ型胶原和若干周皮细胞组成的基底膜上(见下一节)。即使是小动脉和小静脉,血管壁也呈现典型的三层膜结构,即内膜、中膜和外膜。小动脉和小静脉的内膜为单层 EC 以及或多或少的连续基底膜。小动脉的中膜有 1~5 层 SMC,外膜发育不足;小静脉的中膜非常薄,SMC 层数极少,但是外膜较厚,含有更多富含胶原的结缔组织。在更大一些的血管,内膜和中膜层更厚且更复杂。其中动脉的内膜有一层结缔组织并通过多孔隙的内弹力膜与中膜分隔开。中膜内也可见弹力膜,除了含有 SMC 外,还含有成纤维细胞和一些胶原纤维。静脉中膜的 SMC 含量较少,但被动结构元素较多,主要是胶原和一些弹力纤维。

在血管树的给定部位,静脉的直径大约比其伴行的小动脉大 1.5~3 倍。与动脉相比,静脉的血管壁厚度较小且平滑肌和弹性蛋白相对含量较低,而胶原含量较高。因此,静脉的壁-腔比值要比动脉小得多(图 2.8)。动脉和静脉的壁-腔比值从小血管到大血管逐渐减小。据报道,正常人冠状动脉[29]和颈动脉[30, 31]的壁-腔比值范围是 0.16~0.2。由于血管壁的构成不同及厚度不同,如果

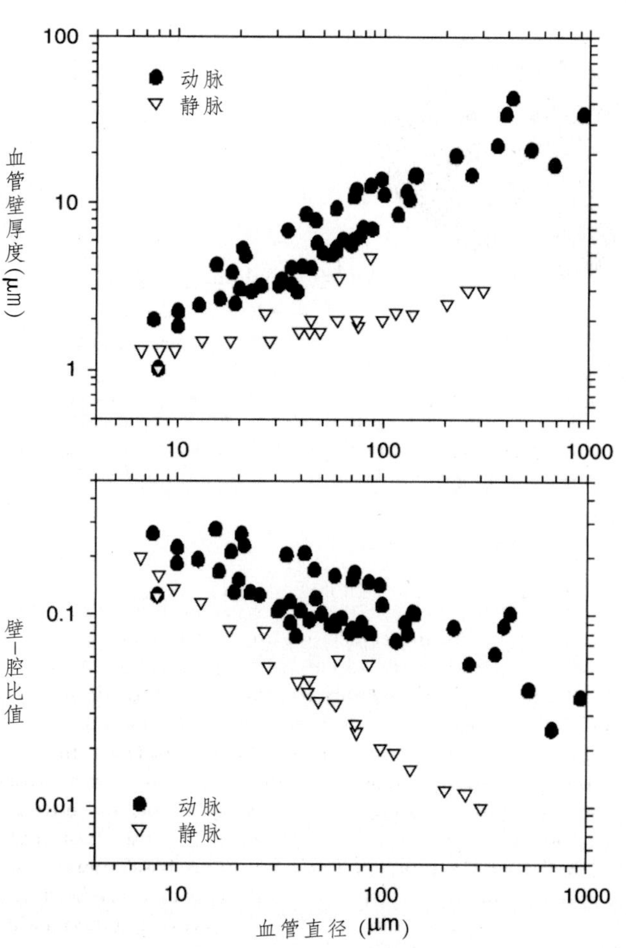

图 2.8 小型实验动物松弛血管的血管壁厚度(D,上图)和壁-腔比值(h/D,下图)与血管直径的关系。如图所示,血管壁厚度随血管直径的增加而有相对轻弱的增加,导致管壁厚度与半径之比明显下降。另外,所有数值都是静脉小于动脉。(Data according to Pries AR, Reglin B, Secomb TW. Structural adaptation of vascular networks: role of the pressure response. *Hypertention*. 2001;38: 1476-1479, and Pries AR, Reglin B, Secomb TW. Remodeling of blood vessels: responses of diameter and wall thickness to hemodynamic and metabolic stimuli. *Hypertention*. 2005;46:726-731.)

透壁压力梯度变成负值，循环系统中的静脉血管要比与其相连接的动脉端更易坍陷。

外力与应力

我们对动脉血管力学特性的了解远远要超过静脉；然而，一些普遍概念适用于各种血管。在组织中，动脉处于明显的纵向张力作用下。将动脉从组织中分离并且压力为0时，年轻实验动物的动脉最多可缩短40%，而年老实验动物动脉只缩短约10%[32, 33]。动脉不受应时的长度取决于透壁压力(P)。如果动脉受到的透壁压力逐渐增大，可观察到其长度和直径呈平行增加。但是，长度的增加百分率明显低于直径。大鼠动脉的实验研究显示，当压力从50 mmHg增加到150 mmHg时，动脉直径增加了大约80%，而长度仅增加了30%[32]。

作用于血管壁的最重要机械性因素是周缘张力(T：N/m)，根据Laplace定律对于圆柱管腔按下式计算：

$$T = P_T r$$

式中，r是血管半径，P_T是扩张压力。对于某一给定的血管壁结构元素，每单位血管壁厚度(h)的张力、血管壁周缘应力或毂应力(σ：Ñ²/m²=Pa,dyn/cm²)是最有意义的功能性参数(见图2.1)：

$$\sigma = P_T r/h$$

原位血管壁应力随血管直径而明显增大，可达到100 kPa(或10^6 dyn/cm²)。据报道，人颈动脉和桡动脉的应力值范围为50~75 kPa(或50×10^4 dyn/cm²)[31]。

力学特性

血管壁的力学特性[34, 35]用于描述对于给定的血管壁圆周应力增量血管圆周长度(和直径)的增加量或应变量ε。这种特性可以用增加的杨氏弹性模量(E：Pa)来描述：

$$E_{inc} = \sigma/\varepsilon$$

随着E的增加，血管变得更硬。有许多参数可用于描述血管力学特性的变化。

① 顺应性(C：m⁵/N，mL/mmHg)，即对于给定的压力变化(ΔP)容积的变化(ΔV)：

$$C = \Delta V/\Delta P$$

② 横断面顺应性(Ccs：m⁴/N, mm²/mmHg)，Acs是横断面面积：

$$Ccs = \Delta Acs/\Delta P$$

③ 扩张性(D：Pa⁻¹，1/mmHg)，V是血管容积：

$$D = C/V$$

④ 横断面扩张系数($DcsC$或DC：Pa⁻¹，1/mmHg)：

$$DcsC = [\Delta A/\Delta P]/A$$

依据高分辨率超声(≥10 MHz)结合瞬间血压测量(例如应用扁平压力测量法)研发的各种测量技术，可以测量临床状态下的E_{inc}、Ccs和$DcsC$。人动脉的典型E_{inc}值范围大约为200 kPa(颈动脉)~2000 kPa(桡动脉)[31]。据报道，Ccs值大约是0.07 mm²/mmHg（颈动脉），$DcsC$值的范围为40 kPa⁻¹×10⁻³（约等于300 mmHg⁻¹×10⁻³）(颈动脉)和6 kPa⁻¹×10⁻³(约等于45 mmHg⁻¹×10⁻³)(桡动脉)[31, 36]。现已证实，扩张性和顺应性随着年龄以及某些慢性疾病状况(如糖尿病)[37]而下降。

脉搏波

受血管扩张性影响的一个功能性或临床相关循环参数是脉搏波速度(PWV：m/s)[38-40]。PWV与弹性模量相关：

$$PWV = (E\times h/D\times 1/\rho)^{0.5}$$

而且在一些限制条件下与顺应性的倒数相关：

$$PWV = (1/C\times V/\rho)^{0.5}$$

(式中的ρ是单位血液的质量)，由该公式可见PWV随着血管硬度的增加或顺应性的降低而增加。还可见到动脉血管硬化随着年龄和血压的增加而增加，并导致PWV相应的增加。血压水平在100 mmHg时，20岁的PWV约为6 m/s，75岁的PWV增加到约为10 m/s。血压在180 mmHg时，20岁和75岁的PWV分别为9 m/s和14 m/s。

PWV值越高，对主动脉脉搏压曲线反射波的影响就越早，并会增大脉搏压幅度(图2.9)。这反过来又会引起动脉血管和心脏的机械应力增大。现已证实，动脉硬度、PWV和脉搏压力都是心血管独立的危险因素[38, 39, 41, 42]。现已开发出许多波形分析方法，通过对外周动脉(如桡动脉)或末梢血管床(如指端)的非侵入性记录，来推断主动脉压力波形、PWV和其他一些血管力学相关参数[43, 44]。这些技术在临床血管医学领域正逐渐被人们所接受，例如用于危险评估、治疗控制和流行病学评估。

血管内介入治疗

血管内介入治疗数量的日益增长刺激了人们对血管力学特性和血管损伤的研究和分析[45-47]。人们普遍认为，了解血管壁及斑块的力学特性，对血管闭塞性疾病的诊断和治疗具有重要的临床意义。这种假设所依据的观察结果是，动脉粥样硬化病变的构成和形态学在确定急性血管闭塞和缺血性综合征的发生可能性以及血管壁和斑块的反应方面，优于单纯狭窄程度的测量。不稳定斑块易于破裂，并继发凝血和血栓形成。反过来，这样

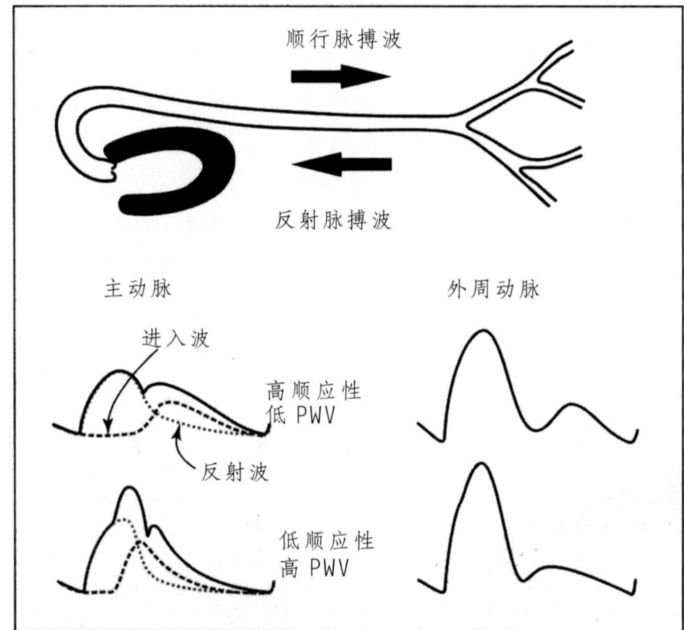

图 2.9 脉搏波速度(PWV)和动脉压脉搏。脉搏波开始于左心射血期(点画线),向末梢血管床顺行传播。脉搏波在微循环的突发阻抗变化点(多为血管分支点)发生部分反射。在血管顺应性高的人中,PWV 低,反射波(虚线)只能在主动脉瓣关闭之后到达主动脉。所产生的主动脉综合脉搏压力曲线(连续线)随后出现第二个峰值,但其最大幅度(脉压)相对较低。相反,对于 PWV 较高的人,反射波到达主动脉和左心室时射血尚未结束,因此使脉搏曲线的第一峰增高并明显增大了脉搏压力幅度。PWV 对外周动脉的脉搏压力也有影响,由于受多种反射波影响,呈现出较高的脉搏压力幅度。

的损伤都具有特殊的组织学构成, 呈现出特殊力学特性。目前认为,不稳定斑块的主要组织学特征是具有一个大的脂质池,上面覆盖有薄纤维帽,其所受的应力随着厚度的减小和脆弱性的增大而增大。

许多侵入性(如血管内超声弹性图)[48, 49]和非侵入性(如动脉血管壁动态多普勒超声成像)[50] 方法已用于限定血管段力学特性的评价。

弹性图可评价血管组织局部的力学特性,测试时给管腔内加一定压力,被测血管截面会按照其力学特性对此压力有所反应。通过超声来测定该组织所产生变形。应用这项技术表明,动脉血管壁的应变和不同斑块类型(无斑块、富含脂质斑块、纤维性斑块或钙化斑块)动脉粥样硬化病变纤维帽的应变有显著差异[51]。但是因为需要繁琐的测量和校准,弹性图至今尚未广泛应用于临床。

未来,分子医学领域的发展将为我们提供干预血管力学和生物学特性的各种手段。血管内导管介入是向发生病理性改变的靶血管输送治疗性药物的首选技术。此外, 对分子机制的进一步了解也会推动显像模式的发展,有助于血管损伤的定位和特征化描述。

微循环

血管内介入治疗通常用于大型至中型供血动脉,因此可能会疑惑为什么要在这里讨论微循环。但是,上游区狭窄后压力的降低也影响到下游区微血管的调控机制。另外,大多数导致供血动脉狭窄的潜在疾病(如糖尿病性血管病或动脉粥样硬化)常伴有严重的微循环功能障碍。为使闭塞或狭窄的动脉血管再通以挽救缺血组织所进行的许多血管内介入治疗, 均会造成缺血–再灌注损伤,很久以来人们就已认识到这将会影响下游区的微血管。此外,高达 30%的血管再通术伴发的血栓栓塞性并发症主要累及的就是下游区微血管床。最后但并非最不重要的是,血管内介入可引起反复而短暂的局部缺血和继发性再灌注,如果时间延长还会影响下游区的微血管。因此,这一节将简要回顾微循环的形态学和生理学及其在血管疾病中的受累情况。重点是血管内介入术最常作为靶器官(即心脏、脑和骨骼肌)的微血管系统。

形态学、血管结构和局部解剖学

微动脉、毛细血管和微静脉属于血管系统的微循环部分,这一点容易理解,但其过渡区和分界却不太明确[52]。由于既没有任何确切的形态学特征也没有任何功能特征,无法明确的确定从小动脉到微动脉的过渡区或从微静脉到小静脉的过渡区。这些过渡是逐步的,不同于特殊的血管床。例如从大动脉至小动脉,中膜厚度逐渐减少,直至中膜仅由一层 SMC 组成, 终止于终末小动脉末端的前毛细血管括约肌[53, 54]。评价过渡区更复杂的方法,如血管半径与血管壁厚度的双对数关系图表[55]或血管壁应力与血管直径关系图表[56–58],即包括有大的传导血管又包括微小动脉,均会使数据点聚集在单条回归线的周围,因此难以确定区分动脉与微动脉的截止特点。就这一节内容而言,我们应将具有血流控制作用的所有小动脉血管均视为微血管节段, 包括直径约为 200 μm 的小动脉至终末小动脉。大多数组织中主要的压力降都出现在这个范围的血管内,包括骨骼肌、肠系膜、肠内壁或软脑脊膜[6, 7],以及最近报道较多的冠状动脉循环[8, 9, 59]。在静脉部分,还包括参与炎症进程(包括白细胞黏附和迁移)的小静脉以及微静脉。

动脉的微血管通常由三层组成:内膜,含有 EC、基底膜、内皮下基质和固有弹性膜;中膜,由几层环状排列的 SMC 组成;纤维性外膜,含有成纤维细胞和交感神经纤维。毛细管壁(内径为 5~10 μm)由内皮、基底膜和少量周细胞组成。因此,通过有无 SMC 可区分终末微动脉和毛细管。相反,毛细管到微静脉的过渡却不很明确,缺乏任何明显的解剖学特征。最小的后毛细管微静脉(管腔直径为 10~50 μm)缺乏 SMC,但是特征性周细胞可形成几乎连续的一层。在这部分静脉血管床,内皮细胞间的连接较弱,使它对炎症介质(例如组胺、5-羟色胺、缓激肽和相应的血浆外渗物)的反应敏感。后毛细管微静脉可变成由 1~2 层常为不连续的 SMC 组成的肌性微静脉(内径为 50~200 μm),它比伴行的微动脉要薄[60]。

主要动脉分出许多较小的动脉分支,血管直径逐渐减小,止于终末微动脉,之后微动脉又分成毛细管。同样在静脉方面,较小的微静脉通常逐渐会聚成较大的血管,最后成为主要静脉(图 2.10)。但是,这种常见模式在不同器官中差异很大。使功能性终末动脉灌注区界限明显且不同灌注区之间有侧支血管连接的双分叉方式常见于心脏和大脑;而使侧支血流通过大吻合的弓形结构可见于肠系膜/肠、骨骼肌和皮肤[61]。毛细管网结构在不同组织中也可能存在有根本的差异。例如,骨骼、心肌和肠平滑肌中的毛细血管多为平行排列,但大脑皮层毛细血管则为多边形网状结构,肝窦状隙则向中央微静脉方向呈放射状汇集。

血管形成或血管发生出现在胚胎发生早期,首先是间质细胞分化为成血管细胞,移行到胚胎边缘后再进一步分化成内皮和造血细胞,形成均匀散在的血岛。然后

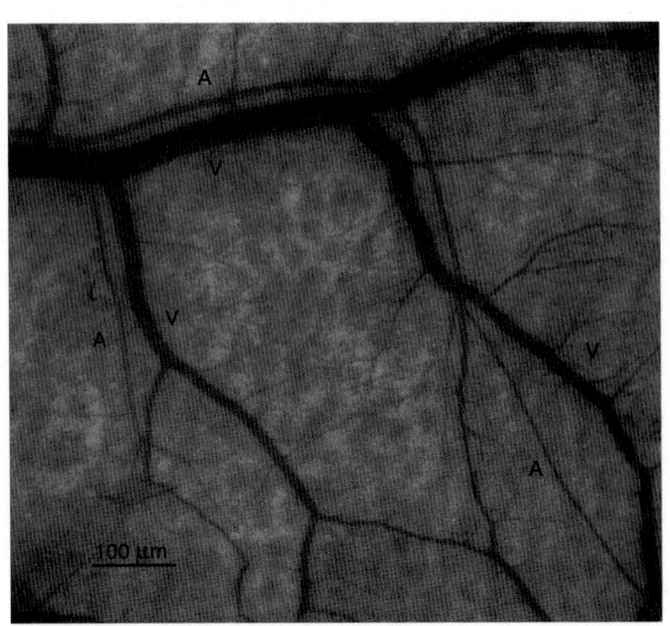

图 2.10 鼠皮肤褶皱处的微血管分支形态示例。如图所示,与伴行小动脉(*A*)相比,微静脉(*V*)的分支较多且直径较大。(Image provided by Sabrina Piloth and Axel Sckell, Charité Berlin.)

这些血岛相互连接形成初级毛细管丛,此时尚无血流。同时生成胚胎的心脏和中心血管,后来发展为主动脉和腔静脉。这种初始血管发生是由遗传性构造计划预先决定的,因此在各个健康个体间会呈现相同模式的中心血管树。初级毛细管丛与主动脉连接后开始有血流,血管系统的进一步成熟和血管树向外长入发育中的器官(血管发生)是由多种反馈机制支配的,包括血管对血流、压力以及代谢因素和血管源性因子 (如 VEGF 和 FGF)所提供的体液引导标记。初级毛细管丛的高流量通道是通过向外生长重构的,血管直径增加,并发育成熟为动脉;而低流量的小侧支不与这些动脉相连,而与静脉脉管系统相连接。透壁压似乎决定着中膜平滑肌层的厚度。在血管前方长入正在发育的组织时,通过芽殖血管发生而形成新血管,这一过程由该组织的生长因子梯度控制。这些芽殖末端的内皮端细胞伸出丝状伪足,它们表达生长因子受体并为各自的引导标记探测局部细胞外环境。新血管也可通过套叠形成,在此过程中现有的血管通过内皮柱状细胞穿过血管腔壁向内生长,分裂成两个平行的血管。如前所述,新出现的毛细血管网成熟后转变成功能性动脉和静脉血管树主要受对血流和压力的反馈应答控制[61,62]。

这种由反馈控制的外周血管生长的随机性原则导致各个体之间器官血管树具有明显差异性。在冠状动脉循环中大的冠状动脉具有不同的灌注范围,而且其分支数量、位置和直径也存在差异,例如好转起源于左前降支动脉的对角支和间隔支动脉,这些事实都印证了这一普遍原则。

血管结构和血管适应

微血管网必须满足许多功能和结构要求。它们必须把血液运送到所有器官中所有实质细胞的附近,并为物质和气体交换提供大的表面积。微血管网必须能通过改变血管平滑肌紧张性以及改变血管数量、空间分布和直径来适应其所供血组织在功能和结构上的变化。产生、维持及适应极其复杂的血管网的过程包括通过血管发生和动脉生成来形成新的血管,而且还包括削减和重塑现有的血管(“血管适应”)[63]。一些跟血管适应有关的刺激因素包括血压、血流以及相关的物理外力(例如血管壁周向应力和管壁剪切应力)及反应组织代谢状态的参数[如氧分压(PO_2)][64-69]。微血管网(和大血管床)的最终结构通常能维持供应组织所需物质(包括氧气),但是在各组织之间所有功能参数均表现有很大程度的异质性[70]。

成熟血管床的结构和功能特性是由血管对局部环

人类冠状动脉粥样硬化的发展过程
动脉粥样硬化前期
病理过程
内膜
增厚
内膜
黄瘤
内膜
增厚
纤维帽
粥样斑块
薄纤维帽
纤维斑块
LP
NC
NC
FC
平滑肌细胞
泡沫状巨噬细胞
细胞外脂质
胆固醇裂隙
坏死核
钙化斑块
出血
血栓
血栓愈合
胶原蛋白

图 1.3

冠状动脉血栓形成的原因
破裂
侵蚀
钙化结节
破裂部位
Th
Th
NC
Th
钙化结节
Th
FC
Th
Th
Th
Th

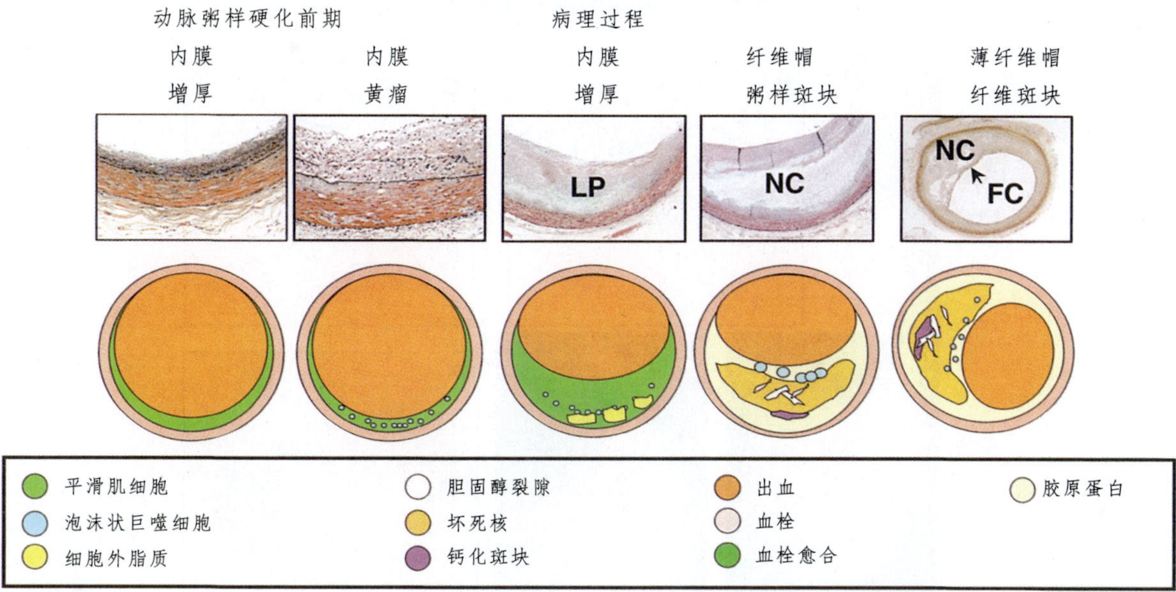

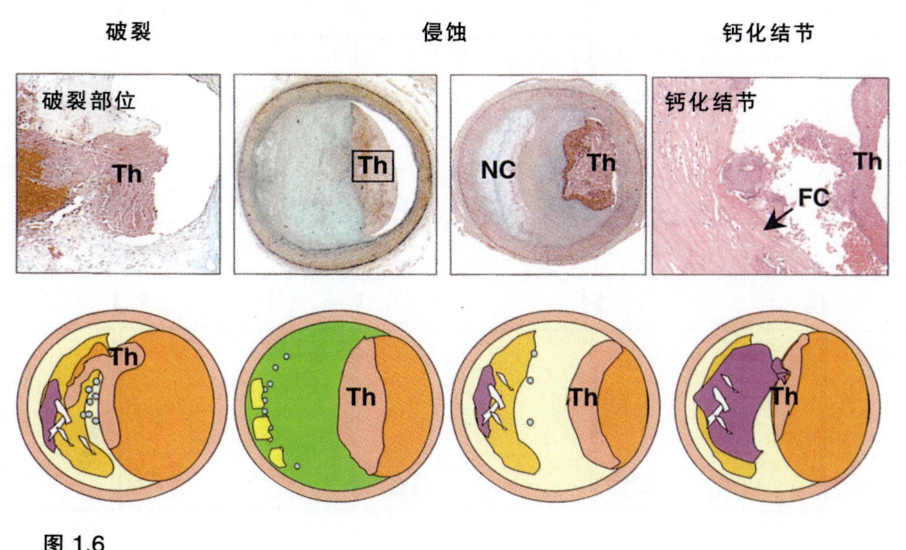

图 1.6

斑块破裂和侵蚀的血管造影和组织学表现
破裂
侵蚀
A
B
C
D
E
F
L
Th
L
NC
Ca 2+
Th
NC
LP
Th
图 1.7

纤维帽粥样斑块(晚期坏死)
A
B
C
D
E
NC
MΦ
GpA
Fe
vWF
薄纤维帽粥样斑块
F
G
H
I
J
NC
MΦ
GpA
Fe
vWF
图 1.8

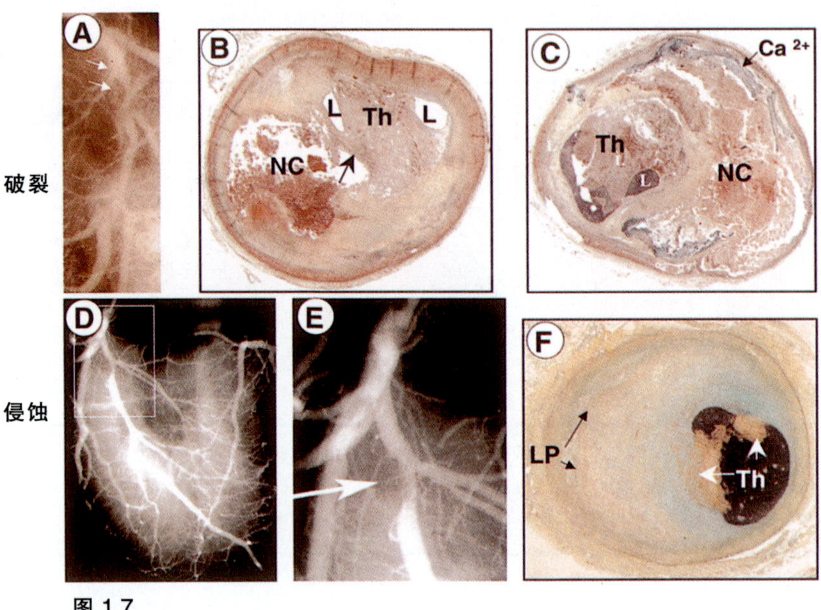

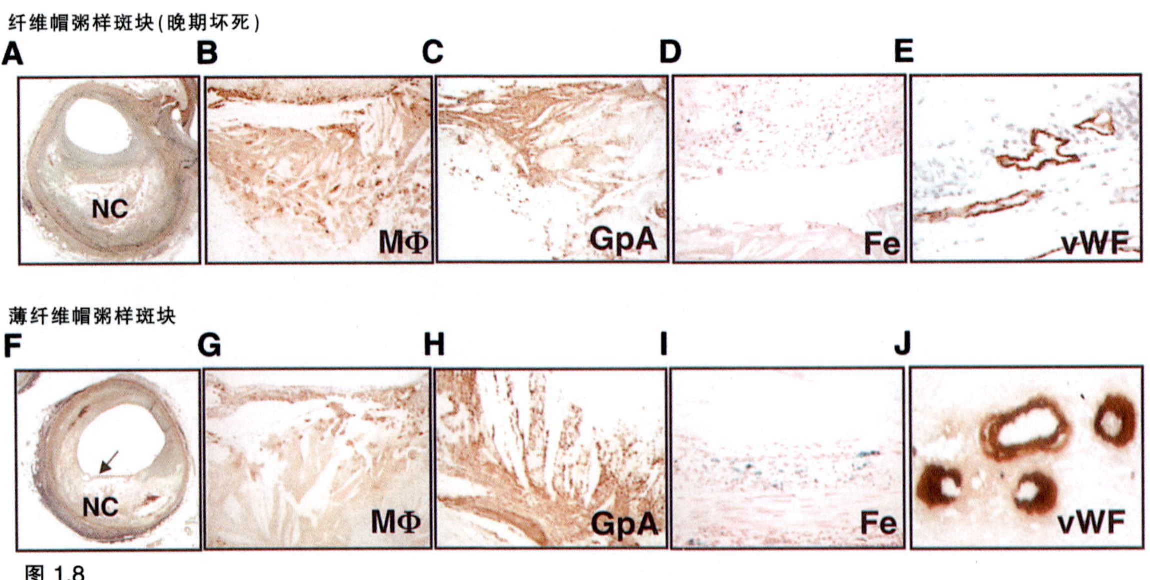

胰岛素依赖型与非依赖型糖尿病中MHC Ⅱ级的识别
2 型糖尿病
A
B
MΦ
C
CD45RO
D
HLA-DR
1 型糖尿病
E
F
G
H
无糖尿病
I
J
K
L

图 1.12

16
14
12
10
8
6
4
2
0
P=0.04
P=0.03
P=0.007
P<0.0001
1 型糖尿病
2 型糖尿病
非糖尿病
巨噬细胞
(KP-1)
T-淋巴细胞
(UCHL)
HLA-DR

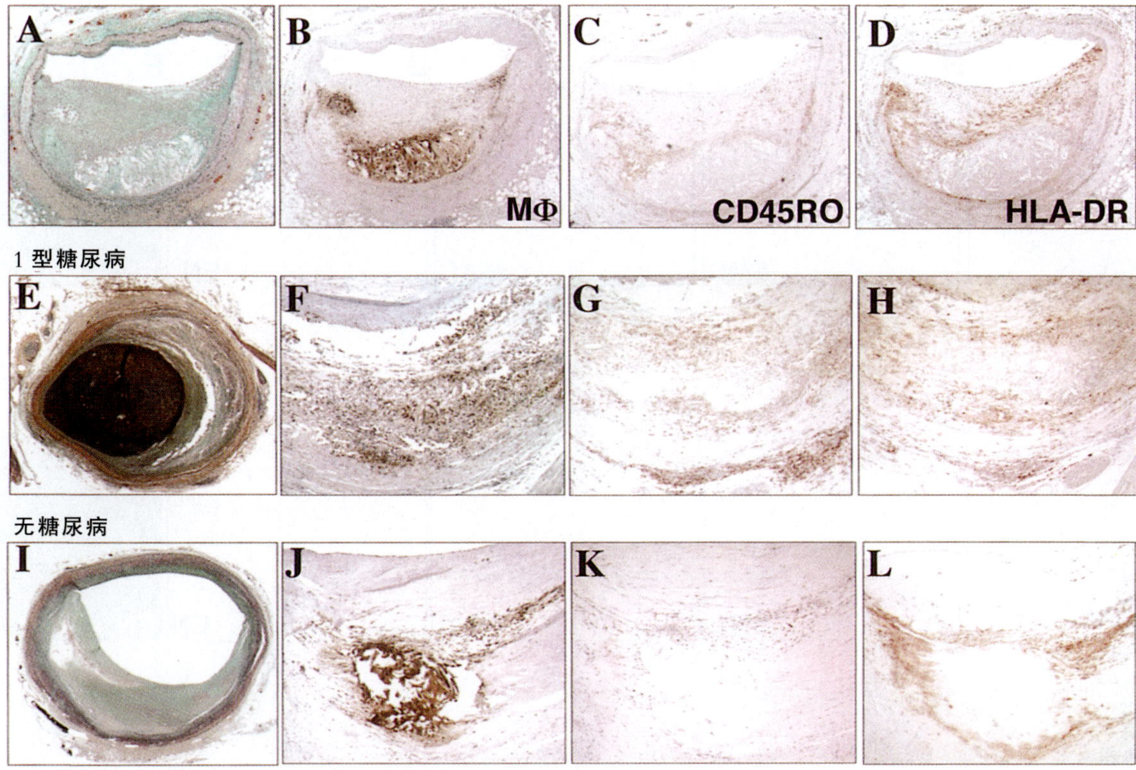

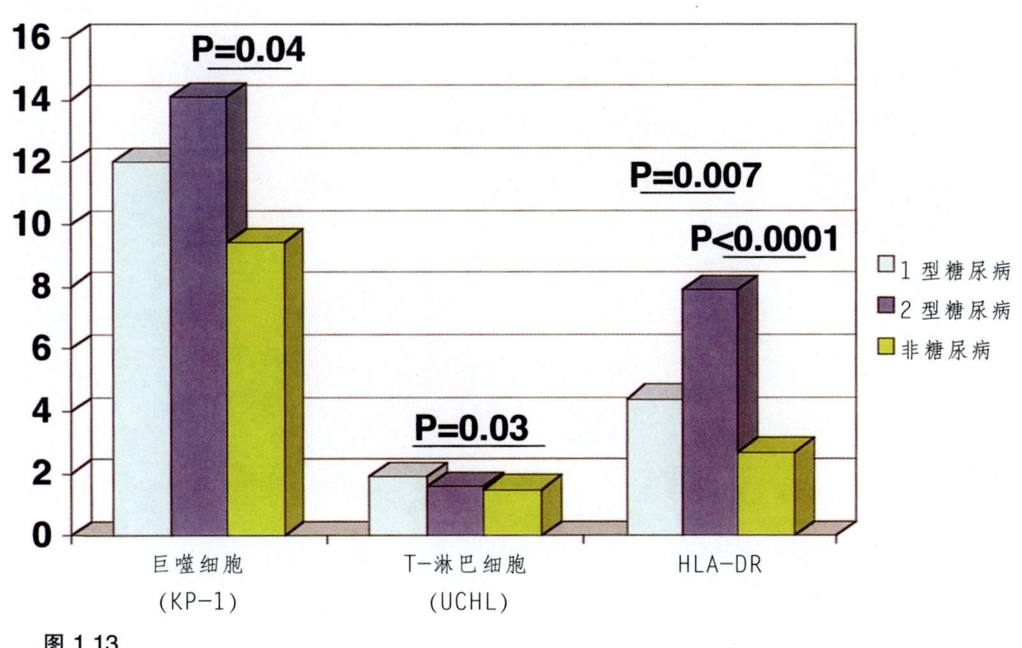

图 1.13

糖尿病
A
B
C
D
E
Movat
SMC
MAC
EN
EN + MAC
非糖尿病
F
G
H
I
J
Movat
SMC
MAC
EN
EN + MAC

图 1.14

血管内支架置入的血管反应图解
24 小时 血小板
±中性粒细胞
3 天 中性粒细胞
±巨噬细胞
正常的未
损伤的动脉
正常的带
支架的动脉
7 天
28 天
少量巨细胞
和巨噬细胞
表面内皮愈
合 (>70%)
SMC
增值及迁移
平滑肌细胞
在蛋白多糖
和胶原基质中

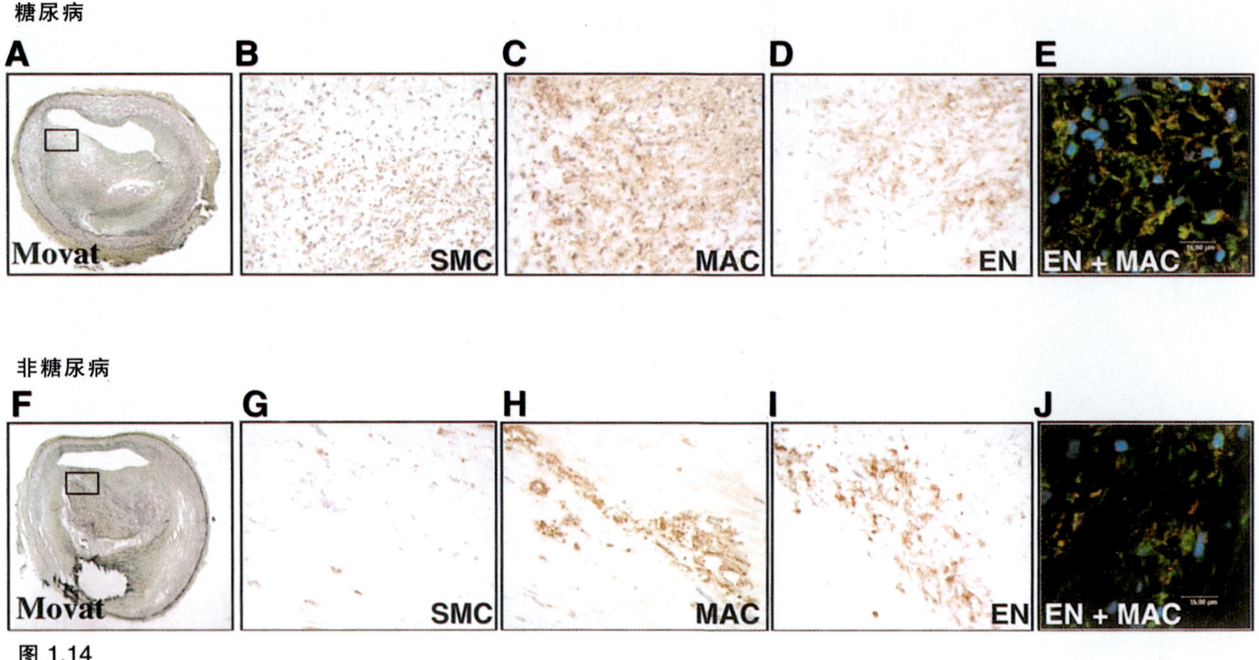

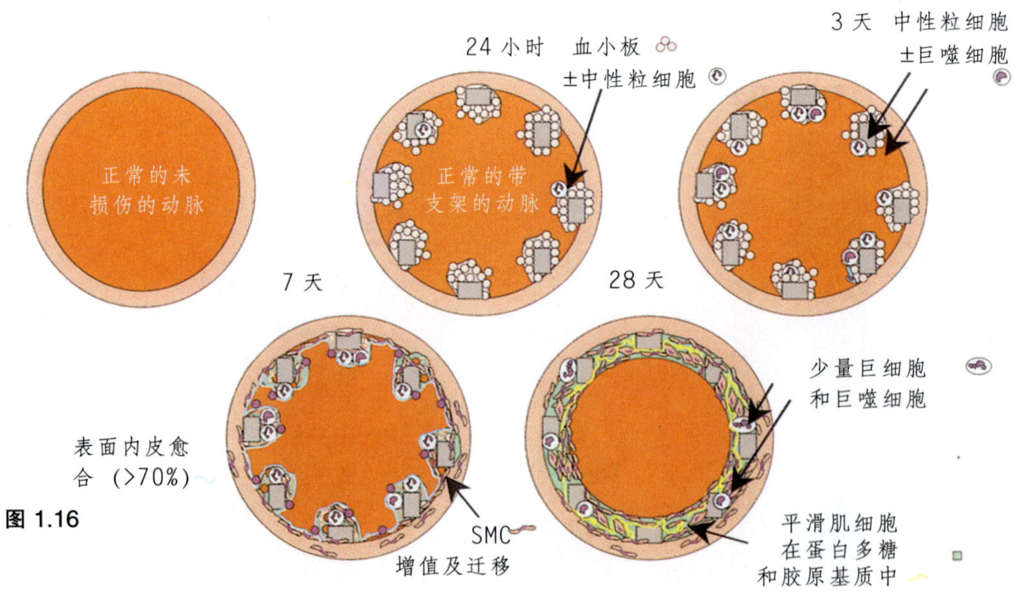

图 1.16

长期未闭的优化反应
损伤后新生内膜愈合和晚期支架血栓形成
管腔
血栓
新生内膜
新生内膜和纤维层
支架支撑网
纤维斑块
脂质核
钙化斑块
动脉中膜
胆固醇裂隙
高度坏死斑块置入支架引起的广泛斑块脱出
血流方向
支架跨过侧分支口处形成血栓，伴局部血流湍流增多(箭头)；动脉口两端未贴合支撑网上无新生内膜或内皮覆盖
放射导致的新生内膜愈合延迟
支架近端斑块破裂伴或不伴支架内脂质核脱出

图 1.24

A
TAXUS
LOM
CYPHER
C
Th
LCx
1.0 mm
LOM
B
Th
LCx
2.0 mm
D
血小板血栓
纤维蛋白
fibrin
200 μm

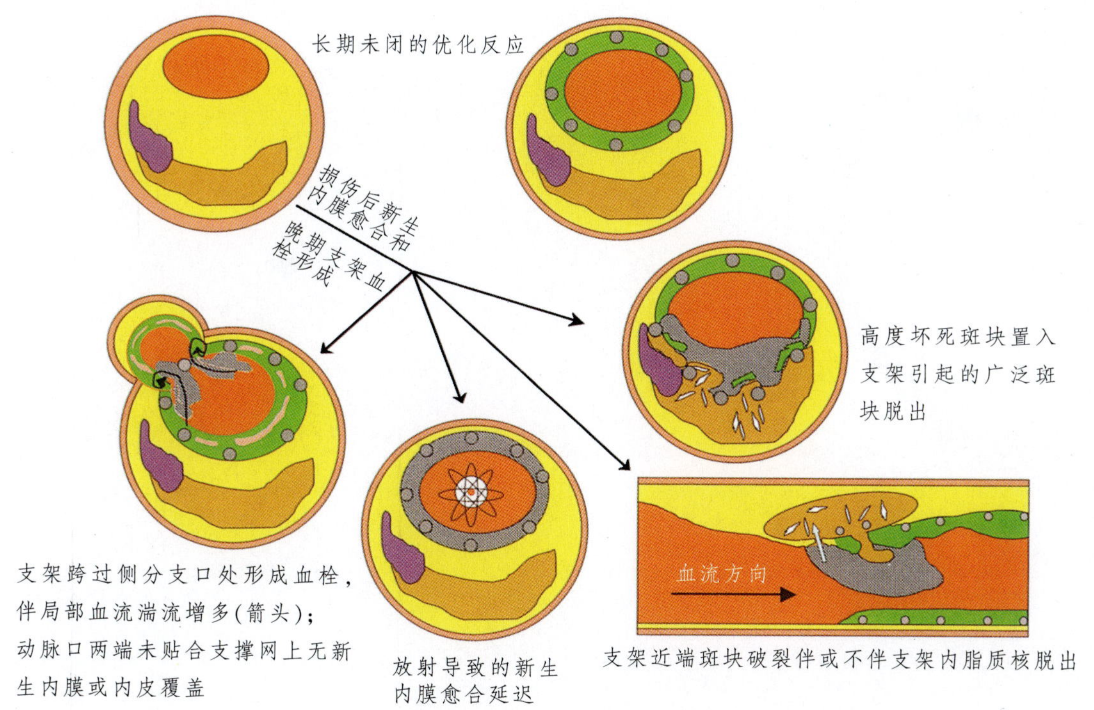

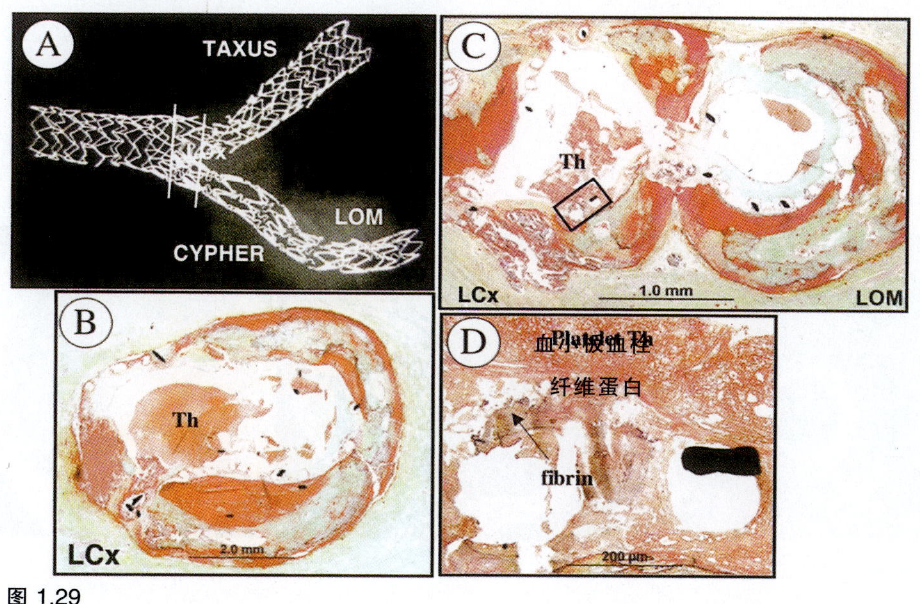

图 1.29

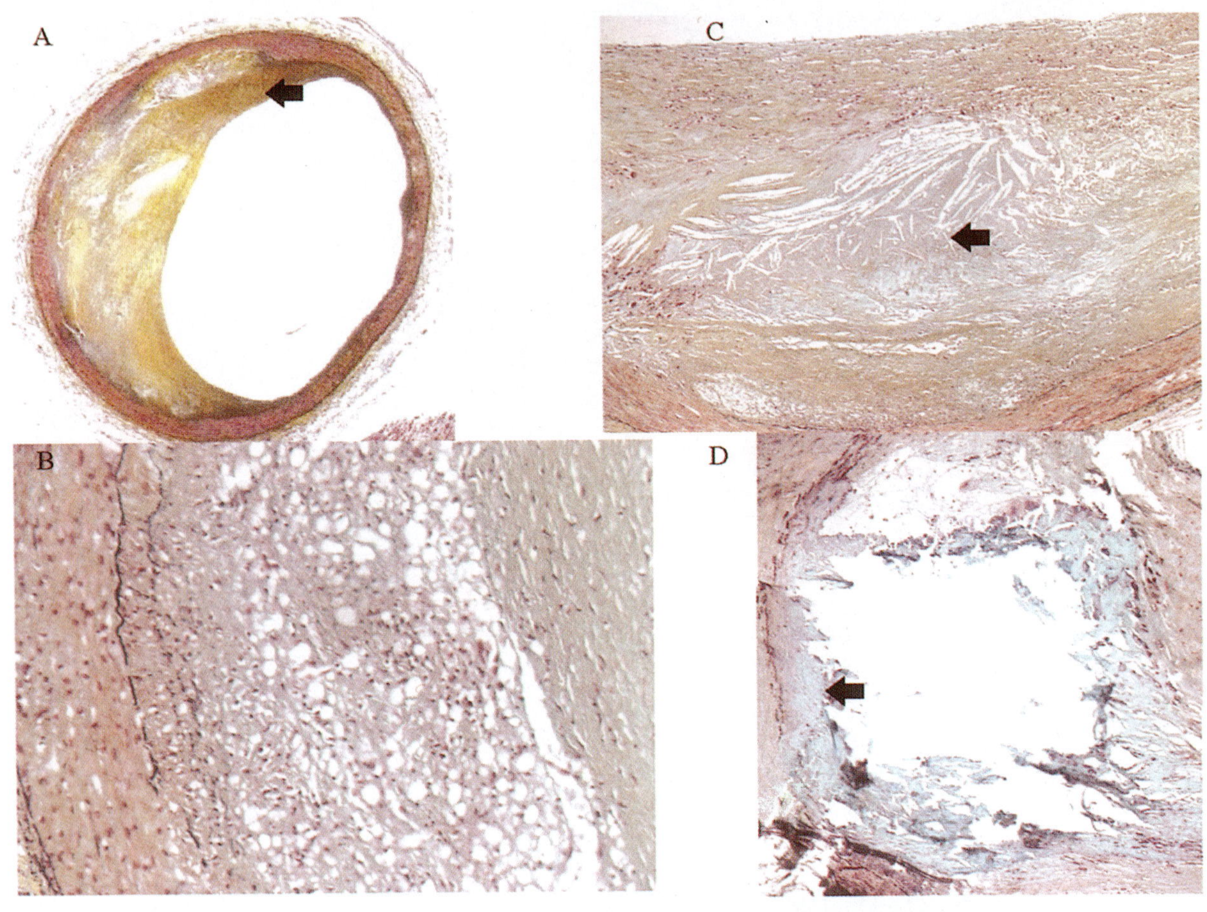

图 3C.7

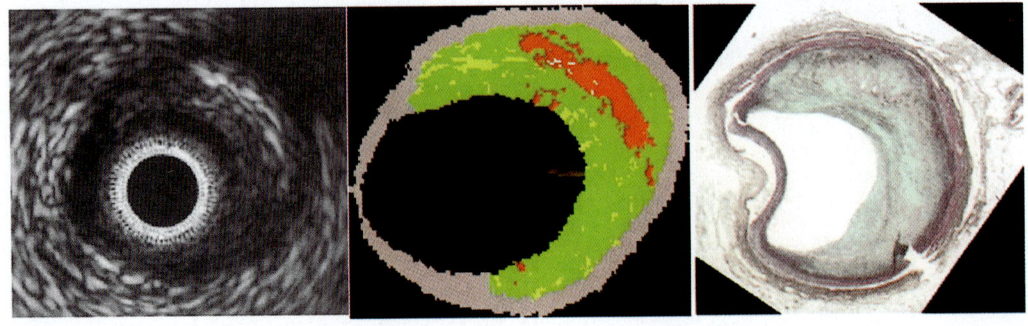
图 3C.9

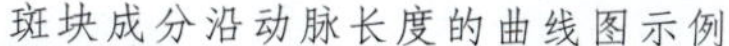

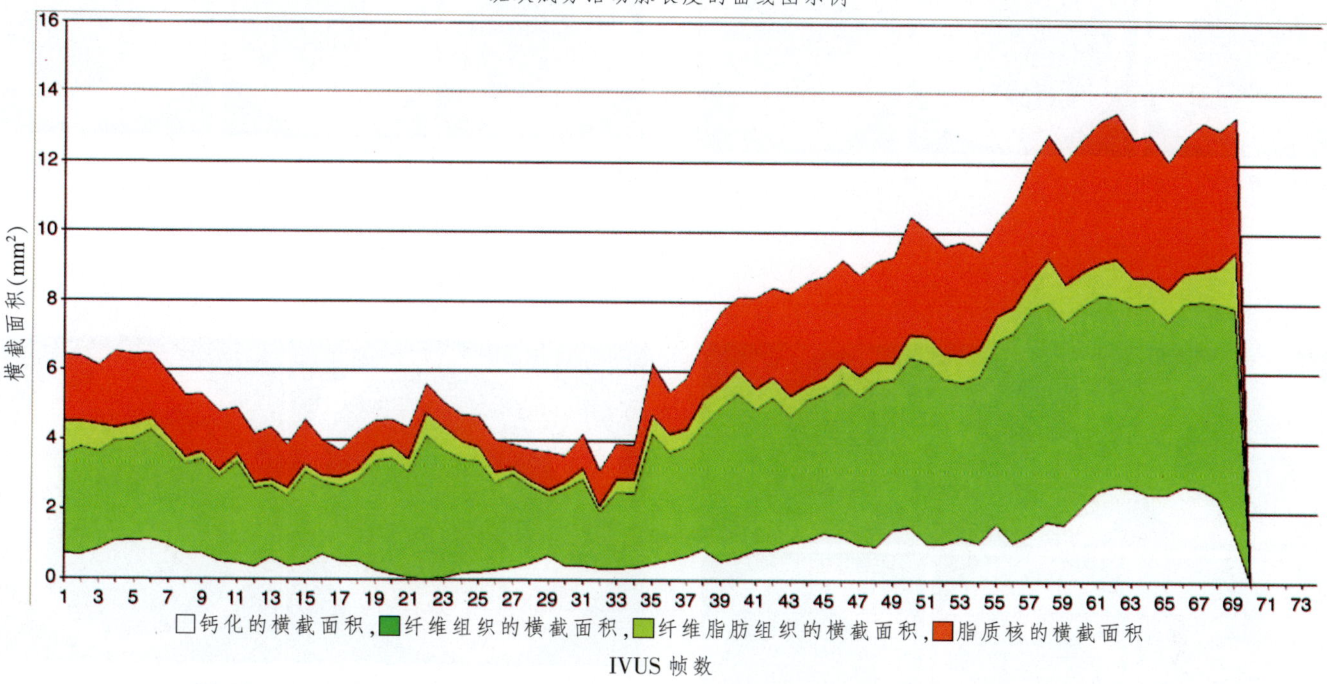

图 3C.11

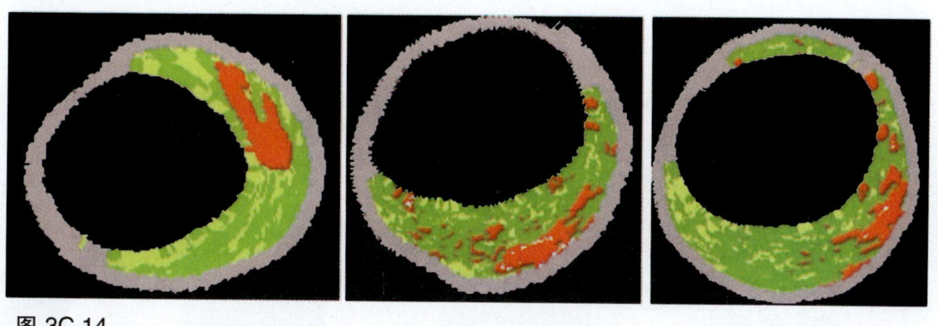

图 3C.14

图 3C.15

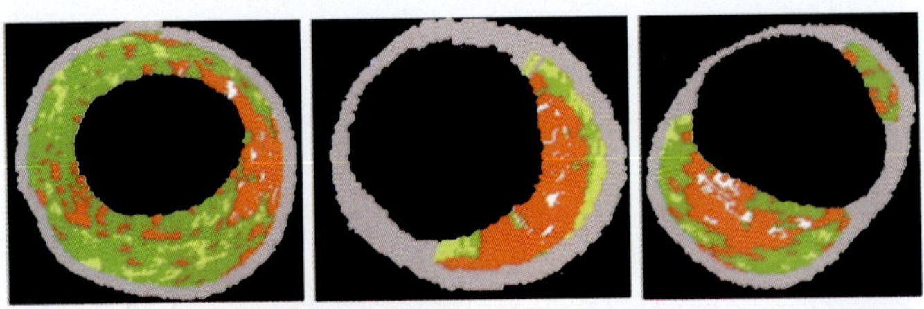
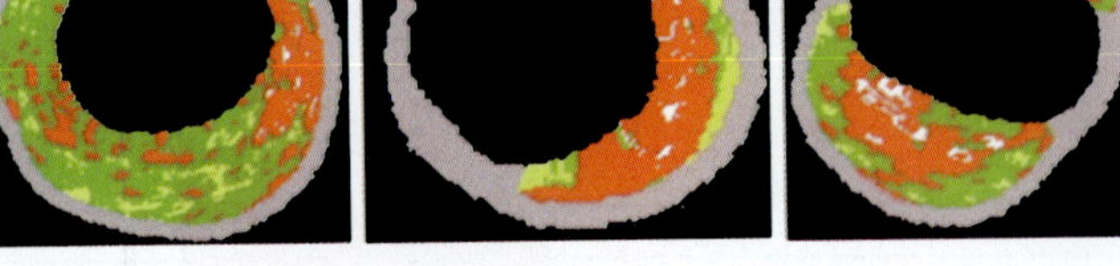

图 3C.18

图 3C.19

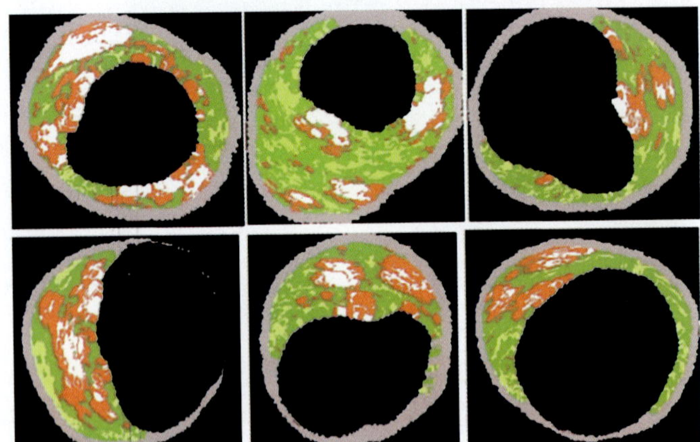

图 3C.20

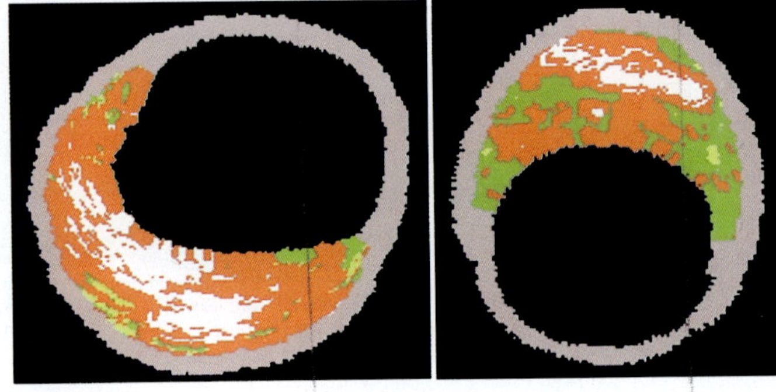

图 3C.21

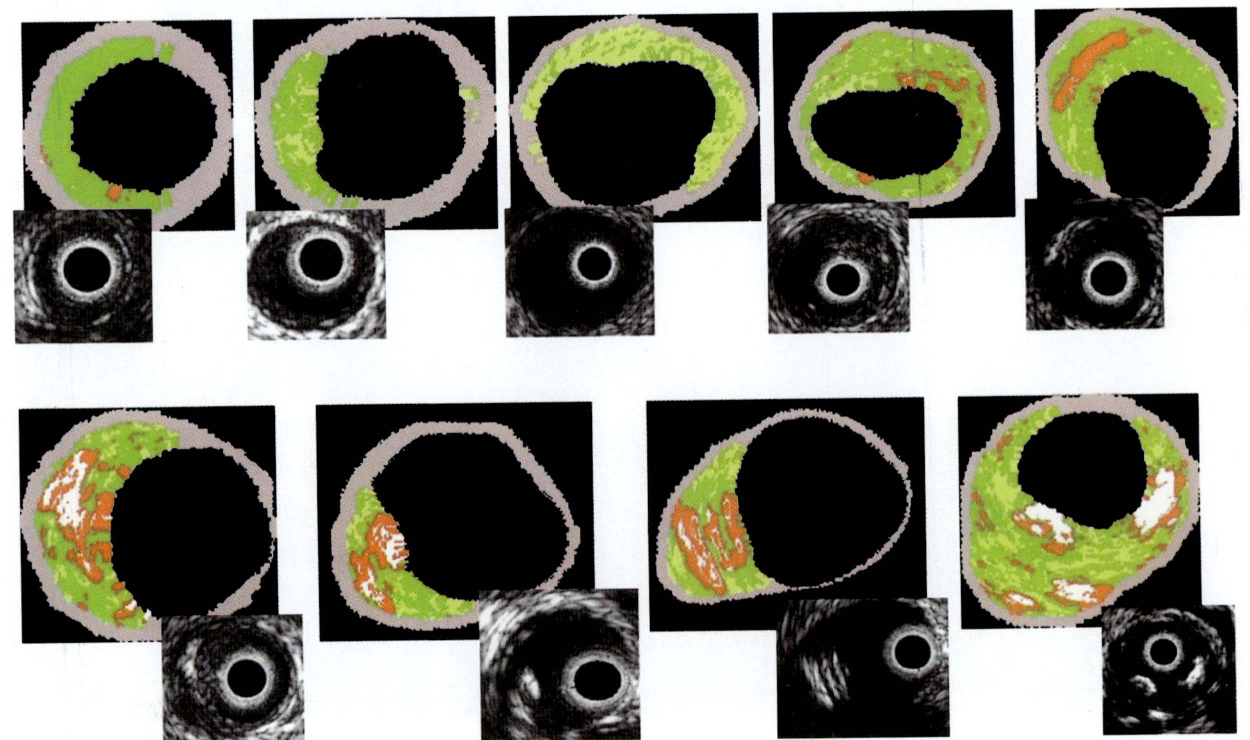

图 3C.27

境连续不断的适应过程产生的。作用于血管上的主要血液动力学作用力是流动血液与内皮表面之间的摩擦所产生的管壁剪切应力，以及透壁压力差所产生的血管壁内的周向应力(图 27)。尽管血管壁的剪切应力比血管壁周向应力小得多，相差约 1 万倍，但是剪切应力在调节血管完整性和功能方面是关键因素[71, 72]。

在直接观察血管对血液动力学或功能负荷的急慢性改变的反应时，人们发现有大量定型的血管反应模式。例如，增加内皮表面的血流或剪切应力(图 2.11)(以及增加该组织的代谢需求)可伴发血管以扩大血管腔和减少血管壁厚的方式正性重构，而增加透壁压力或血管壁周向应力将引起相反的反应[73, 74]。在血管网水平，增加压力

细胞

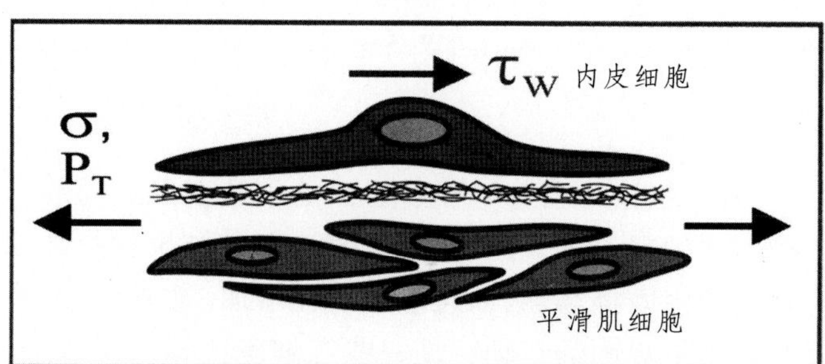

血管

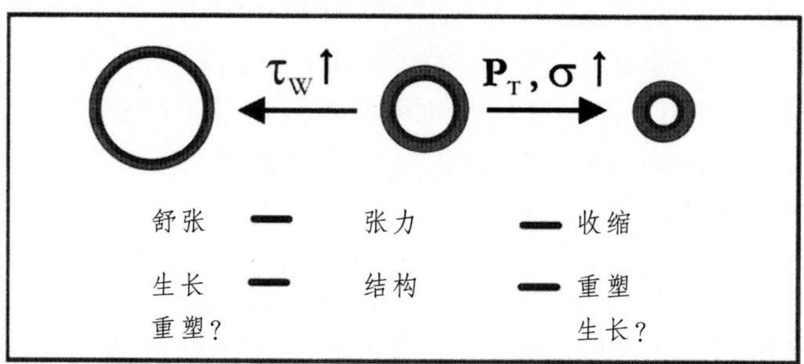

血管床

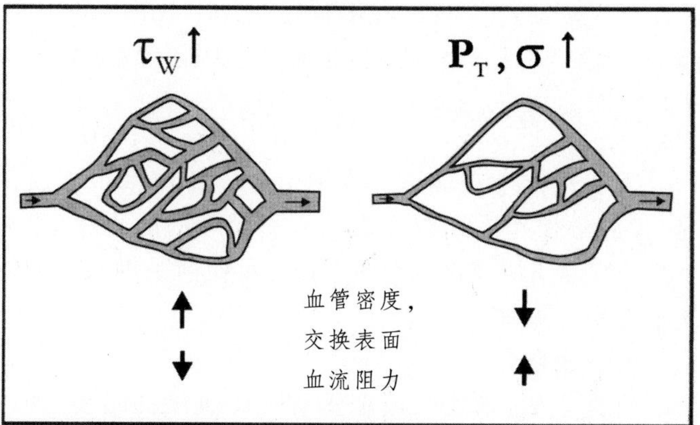

图 2.11 血流动力学作用为(τ_w：管壁切应力；σ：血管壁周向应力；P_T：透壁压力差)对血管细胞(上图)、血管(中图)和血管网(下图)的影响示意图。

会引起血管变稀疏[75-77]，并伴有交换表面的减少和血流阻力的增高。

各微血管网内的功能性、血流动力学和结构参数之间存在着复杂的相互影响，反映了各微血管网的特殊功能。例如，血管壁剪切应力、血管内压、血管壁周向应力(“毂”应力，其公式在图 2.7 中示出)和血管直径均有高度相关性(图 2.12)[6, 56]。从较高的动脉压到较低的静脉压的切应力降低，与其相应的是小动脉侧血流阻力较高和压力降较大，以及静脉侧血管横断面较大(参见图 2.2 给出的压力曲线)。精确控制灌注压似乎也对保持毛细管压力在低水平以便维持血管与组织间的液体交换平衡有着重要意义。据观察，在对数图表上血管直径和血管壁应力之间几乎成线性关系，小动脉和小静脉血管的数据均落在一条直线上(图 2.12)。这些观察结果与血管存在有复杂的结构适应机制有关，它能通过控制血管直径和壁厚来适应血流动力学和代谢性刺激[78]。血管壁各成分承受的作用力随着血管尺寸的增加而增加，表明各结构元素能经受住更大的机械应力，例如，胶原似乎在确定血管力学特性方面扮演着日益重要的角色。这在高血压中尤为明显，高血压可引起血管壁普遍增厚[79-84]。

流变学和内皮表层

红细胞的力学特性

人类红细胞的基本力学特性已经非常明确[85]。其细胞质不可压缩的牛顿液体，四周包绕着一层薄的黏弹性膜，包括一层脂质双分子层包绕着蛋白细胞骨架。细胞膜易变形和弯曲，但表面积和体积不易发生变化。由于具有这些特性，红细胞具有高度可变形性，只要不要求表面积或体积的改变，红细胞就能通过尺寸远远小于不受应力作用细胞直径(约为 8 μm)的毛细管。

许多物种的血液(包括人类的血液在内)都是可凝聚的。除非血流动力足以使血细胞分开，否则红细胞由于存在血浆桥接蛋白而易于凝集[86]。在黏度计或者在较大血管或试管中进行检测的血液样本，红细胞在低剪切应力下的聚集可导致表观黏度的明显增高[86, 87]。随着切变率的增加，聚集逐渐解体会引起血黏度降低(“剪切稀释”)。红细胞变形随着切变率的增加而增加也会引起血黏度的下降，这种现象在很宽的切变率范围内都能观察到。值得注意的是，在小试管(或微血管)中发现切变率很低时的聚集能降低血流阻力[88]。这种现象归因于血管中央区域的红细胞聚集，因而在血管壁附近留下一层比较大的血浆润滑层。由于红细胞的密度比血浆大，沉积效应将在极低切变率下进一步影响到血流阻力[89, 90]。

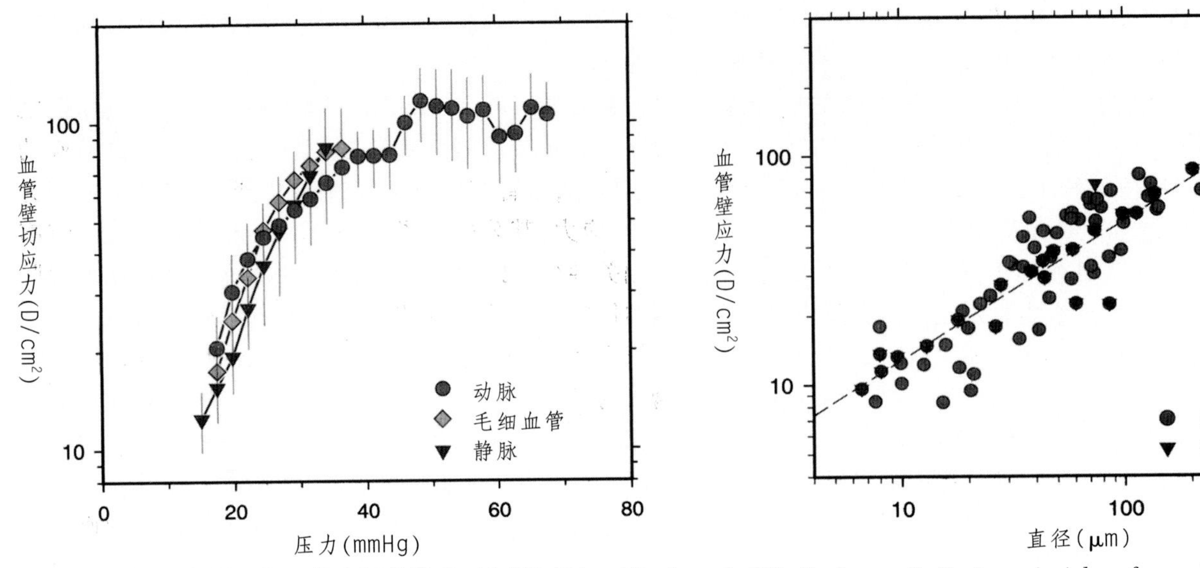

图 2.12 血管壁切应力与血管内压的关系（左图）(Pries AR, Secomb TW, Gaehtgens P. Design principles of vascular beds. *Circ Res*. 1995;77:1017–1023)以及血管壁周向应力与血管直径的关系(右图)(Pries AR, Reglin B, Secomb TW. Structural adaptation of vascular networks : role of the pressure response. *Hypertension*. 2001;38:1476–1479.)

血液黏度

经过微循环中许多并行小血管后的血流量分布是极为重要的。对于给定的血管结构,血流阻力是由流经微血管的血液流变学特性决定的。血液的流变学特性已在体外进行了深入研究。最令人关注的概念是以 Fahraeus 和 Lundquist 试验为基础的[91]。据这些作者报道,表观血黏度随试管直径的减小而下降:他们将血液灌注到直径小于 1000 μm 的玻璃试管中时, 在给定的灌注速率下所观察到的压力降低于根据血液整体黏度和 Poiseuille 定律所预测的值(“相对黏度”,即相对于悬浮血浆的黏度,例如,红细胞压积为 45%时相对黏度约为 3.2)。要使数据符合 Poiseuille 定律,必须假设一个较低的“表现”黏度。这种现象被称为 Fahraeus-Lundquist 效应。

在随后的几十年中,许多研究者[92]进行了类似的试验研究,测试了不同的红细胞压积并将直径范围扩展到 3.3 μm。研究发现,在直径为 5~7 μm(这与毛细血管的直径相一致)的试管中血液黏度最小。在这个直径范围内, 如果用红细胞压积为 0.45 的血液替代血浆进行灌注,表观血黏度仅增加大约 30%。在直径大于 1000 μm 的试管中,相应的黏度增加约为 220%。血液的这种令人惊奇的特性可以用毛细试管中的红细胞排列 (单细胞流)来解释,此时在红细胞与剪切应力最大的试管壁之间区域有一血浆润滑套[93]。因此,在这些小试管中(小于 10 μm), 表观血黏度或多或少会随着血管直径呈缓慢的线性增加。

如果试管(或血管)直径增加,红细胞会以不同的速度按不同的层流方式运动(多元流动)。其结果就是红细胞之间的内摩擦增加,而且能量消耗增加。此外,红细胞将发生更不规则的运动, 使一些红细胞更靠近血管壁,从而在给定红细胞压积值的情况下使表观黏度增加。“细胞与细胞”和“细胞与管壁”间相互作用的加强也导致血黏度随着红细胞压积的增加而呈非线性(几乎呈指数式)增加。不同红细胞压积的血液通过不同直径玻璃试管灌注的特性可以用经验方程[92](图 2.13)来表述,以预测其体外表观黏度($\eta_{0.45}$)和血流阻力:

$$\eta_{体外}=1+(\eta_{0.45}-1)\cdot\frac{(1-H_D)^C-1}{(1-0.45)^C-1}$$

式中,$\eta_{0.45}$ 是固定排出红细胞压积为 0.45 时的相对表现血黏度计算,可用下式计算:

$$\eta_{0.45}=220\cdot\exp(-1.3D)+3.2-2.44\cdot\exp(-0.06D^{0.645})$$

因子 C 用于描述血黏度对红细胞压积的依赖形式:

$$C=(0.8+e^{-0.075D})\cdot\left(-1+\frac{1}{1+10^{-11}\cdot D^{12}}\right)+\frac{1}{1+10^{-11}\cdot D^{12}}$$

为了从体外玻璃试管血液流变学特性推出体内情况,我们必须考虑到内皮表面有一层厚的静止层(详见下文)[78]。静止层厚度为 0.5~1 μm,可使前毛细血管的血流阻力最多增加 4 倍。

内皮表层

研究表明,内皮表面覆盖有一层较厚的结构(即内皮表层,ESL),具有限制血浆自由流动的作用[94]。通过以下几方面研究证实了内皮表面这层结构的存在:分析微血管网中的血流分布[95],测量血管床不同节段的血流阻力

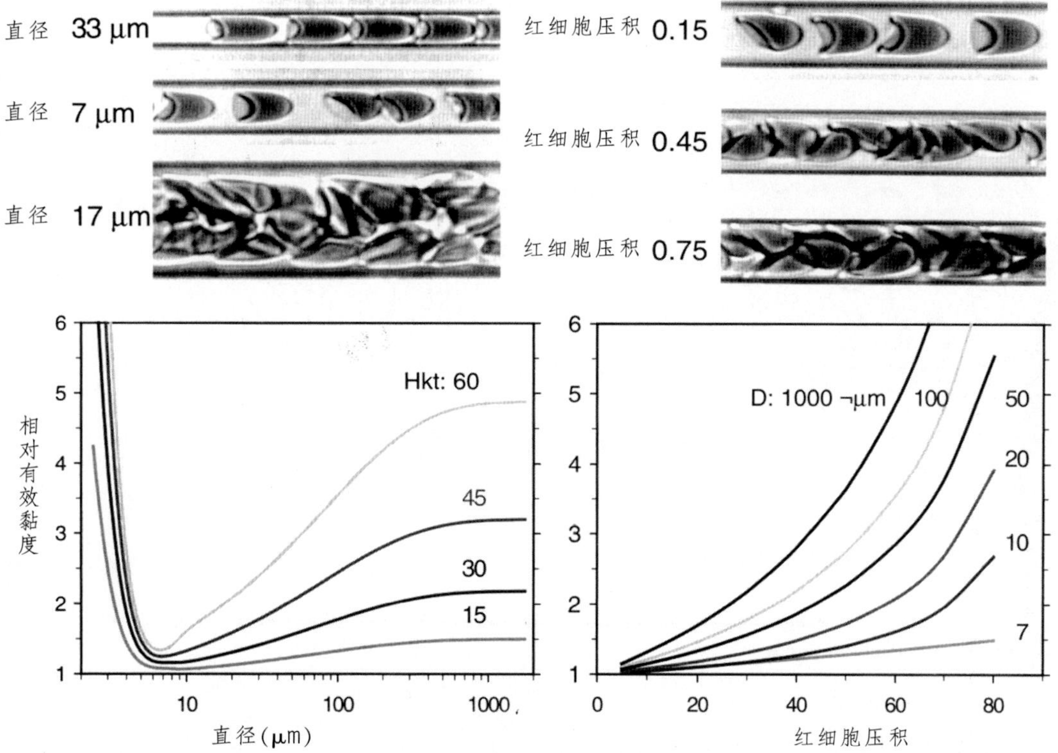

图 2.13 排出红细胞压积（H_D，红细胞的血流分数）为 15%、30%、45%和 60%时试管内血流的相对表现黏度与血管直径的关系（左图），以及试管直径为 7 μm、10 μm、20 μm、50 μm、100 μm 和 1000 μm 时试管内血流的相对表现黏度与红细胞压积的关系(右图)。数据为参数性描述，是以大量文献研究为基础的(见 Pries AR, Neuhaus D, Gaehtgens P. Blood viscosity in tube flow: dependence on diameter and hematocrit. *Am J Physiol*. 1992; 263: H1770–H1778)。显微照片显示的是人血液通过玻璃试管的流动(从左向右)。

[96]，发现肌肉毛细血管的平均红细胞压积比总体红细胞压积低得多[97]，并发现邻近内皮表面有一个限制标注的大分子进入的区域[98]。用这些方法测量的 ESL 的厚度在微血管为 0.3~1 μm，在直径为 150 μm 的小动脉为 2.6 μm[99]。根据这些检测结果，ESL 比电子显微镜下所见的多糖蛋白质复合物(50 nm=50×10^{-9} m)要厚得多。因此 ESL 厚度的大部分一定是由附加成分组成的，如被吸收到多糖蛋白质复合物细胞结合分子上的浆液蛋白或透明质烷(图 2.14)[94, 100, 101]。但是内皮表层的机械特性也表明其分子成分的浓度并不比自由流动血浆高多少。

内皮表层的存在显然是微循环的血流动力学特性的结果[101–104]。但是，其他功能性因素也许更为重要，会影响到整个血管系统。这些影响包括：对氧气运输模式、血管屏障功能及血管对剪切力感知功能的调节[105–108]，炎症[109–112]，动脉硬化[112]以及红细胞的完整性[104]。

ESL 的完整性和厚度的改变具有重要的临床意义，这种改变不仅可由包括炎症和氧化应力等诸多病理生理过程所引起[111]，而且可由血管内介入治疗(可产生直接的机械损伤)或者人工血浆置换液的输注所引起[101]。吸收到细胞结合的多糖蛋白质复合物上的血浆成分构成了 ELS 厚度的主要部分。ELS 内的大分子处于与自由流动的血浆的动态平衡中，其可以用不含相关成分(例如白蛋白)的人工液冲刷掉。这种变化反过来会对 ELS 的各种功能产生影响，尤其是控制着液体与组织交换的那些功能[113]。

灌注的调控

组织灌注的调控主要通过控制小阻力动脉和细小动脉的血管紧张性来实现。但是血管紧张性的调控不仅用于维持充足的局部组织灌注，而且用于调控系统的血流动力学(血压)和体温调节。因此，全身性神经元和激素机制与局部血管、旁分泌和代谢机制相互作用构成了对血管张力产生主动和对抗作用的复杂网络(图 2.15)。下面我们将讨论这些机制，重点以心脏和大脑为例来说明。

系统机制

血压的短期调控是通过改变交感神经系统对心脏和周围血管床的输出活性实现的。虽然内皮和血管的平滑肌细胞有丰富的毒蕈碱乙酰胆碱受体，但血管壁上缺少副交感神经分布，而且副交感神经活性对血管紧张性

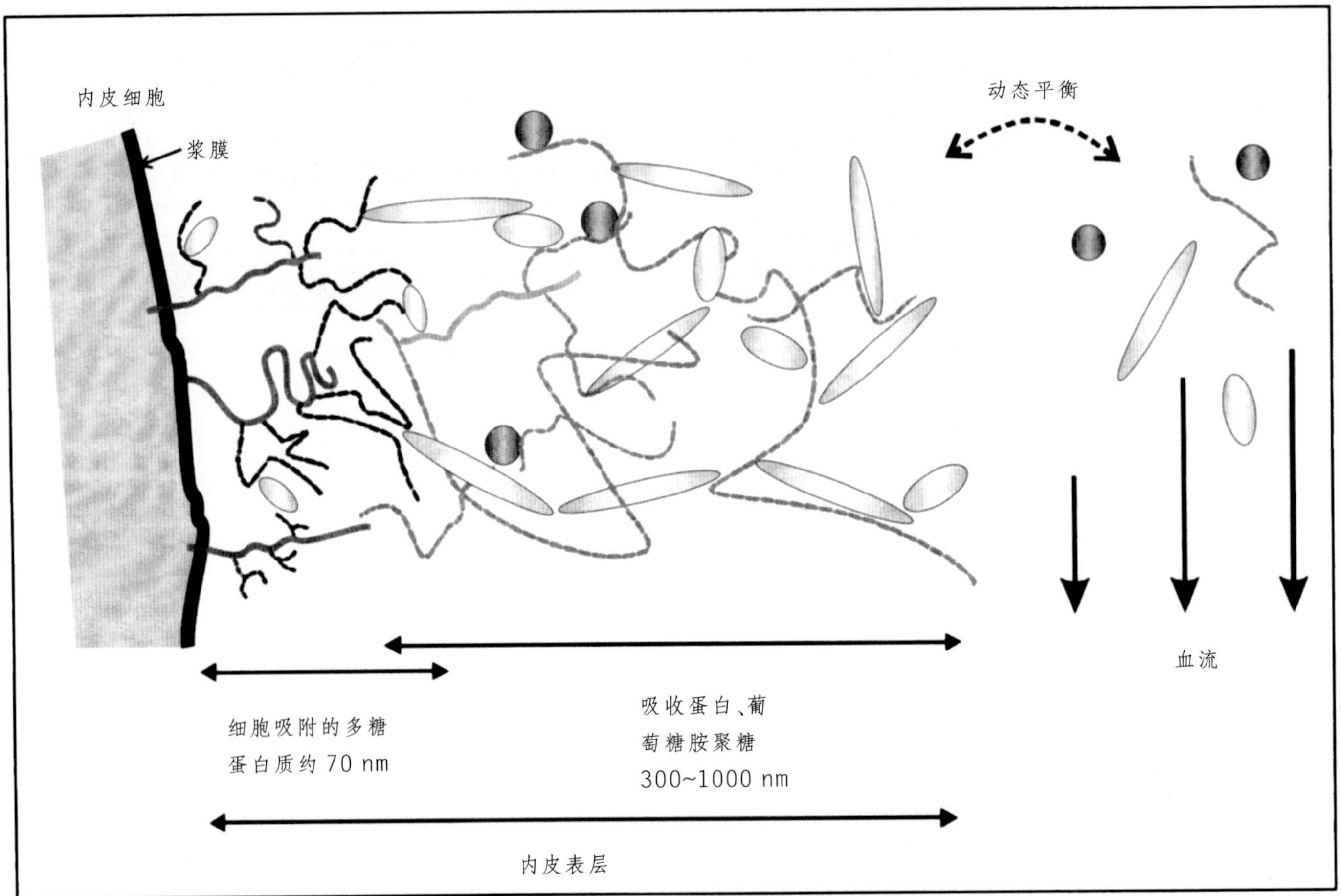

内皮细胞
浆膜
动态平衡
血流
细胞吸附的多糖
蛋白质约 70 nm
吸收蛋白、葡
萄糖胺聚糖
300~1000 nm
内皮表层

图 2.14 内皮表层组成：一层薄的(50~100 nm)多糖蛋白质复合物由直接与浆膜结合的蛋白多糖和葡萄糖胺聚糖组成。内皮表层的主要部分(约 0.5 μm)由一组可溶性浆液成分(可能包括各种蛋白)、被溶解的葡萄糖胺聚糖以及透明质烷构成。这一表层与流动的血浆处于动态平衡状态并靠渗透张力保持稳定。以多糖蛋白复合物(如酶和炎性介质)为目标的作用机制或者改变血浆成分(如输注人工血浆置换液)可使表层降解。

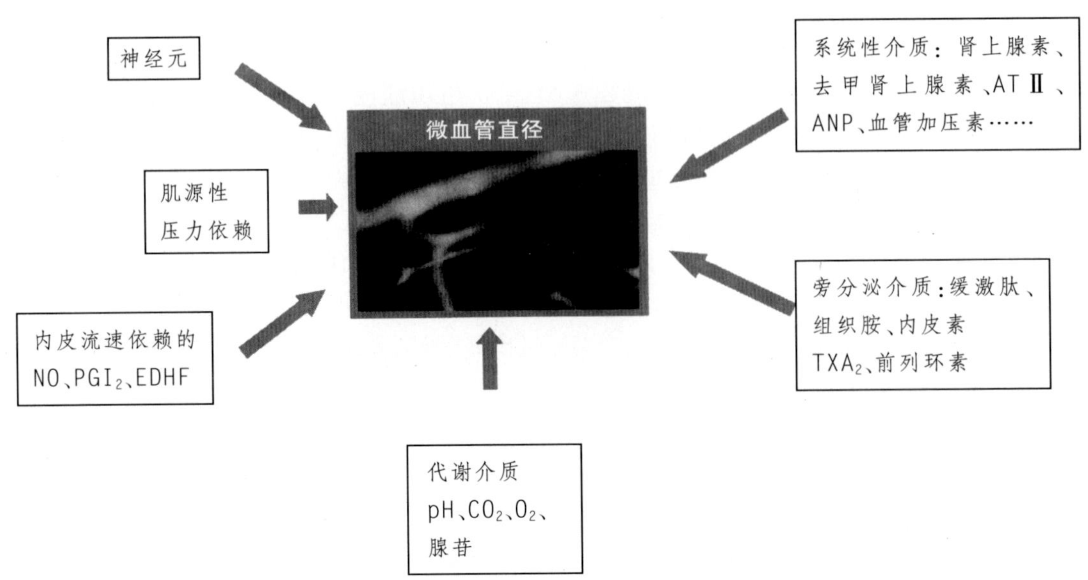

图 2.15 影响微血管张力的各种因素。其影响可以是协同的，也可能是相互对抗的。

没有直接影响。交感神经突触分泌去甲肾上腺素通过 α 肾上腺能受体(大多数器官内都存在,特别是皮肤、内脏和肾)可引起阻力血管的收缩。在生理状态下,大脑和心脏的微血管系统不存在交感神经性 α 受体介导的血管收缩。在脑血管中 α 肾上腺素能受体几乎不存在,而在冠状动脉血管系统中,β_2 肾上腺素能受体介导的血管收缩要比 α 肾上腺素能受体引起的血管收缩要强得多。Chilian 等用特殊的 α 肾上腺素能受体激动剂证实,α_1 肾上腺素能受体介导的血管收缩主要见于小冠状动脉和微动脉,α_2 肾上腺素能受体介导的收缩作用则局限于更小的微动脉[114]。这些证据表明,血管对单一刺激的反应不仅在不同血管床可有不同,而且在同一血管树的不同血管段也可有不同。有关交感神经对不同器官系统的作用如表 2.1 所示。

中期和长期的血压调控主要是由激素机制通过控制血容量和血管张力来实现的。激素包括肾素–血管紧张素–醛固酮系统 (RAAS)、下丘脑–垂体抗利尿激素(ADH,血管加压素)[115, 116]和利钠肽(ANP 和 BNP)[117–119],后者主要由心肌细胞释放。表 2.2 中详细列出了这些激素的产生部位、释放刺激因素、受体、靶器官和影响。血管紧张素 II 和 ADH 有血管收缩的作用,而利钠肽则可以通过使血管舒张来对抗这些作用。此外,这些激素系统还形成一个彼此相互作用以及同交感神经系统相互作用的复杂网络。例如,血管紧张素Ⅱ和利钠肽的血浆水平在生理状态下彼此成反向相关, 而在病理状态下(如心衰时)则两者均会增加[117]。血管紧张素Ⅱ不仅同血管加压素协同作用诱导血管收缩,而且可以刺激血管加压素的释放。交感神经活跃时可以通过 β_1 受体介导的肾素释放来刺激 RASS,反之亦然,血管紧张素 II 可以通过提高去甲肾上腺素的合成速率、增加其突触释放及抑制其再吸收来增强交感神经的作用。

表 2.1 血管对交感神经刺激的器官分布

器官	神经分布密度	受体密度	主要作用
脑	——	——	——
心脏	中	$\beta_2>\alpha$	扩张
肾脏	高	$\alpha>\beta_2$	收缩
肠道	高	$\alpha>\beta_2$	收缩
骨骼肌	中	$\alpha>\beta_2$	收缩,但在负荷期间歇性扩张
皮肤	中	$\alpha>\beta_2$	收缩,但体温调节性扩张

血管内在机制

血管舒缩张力控制的血管机制包括对机械外力的肌源性和内皮反应,如前文所述,这些机械外力是由管腔内血压通过血管壁周向张力以及血流通过血管壁纵向剪切力施加的(图 2.7)。肌源性活动是血管 SMC 的固有特性。因此,血管 SMC 在透壁压增加时反应性收缩,导致血管壁周向张力增加。因此,血管壁的任何扩张都会在 20~60 s 之内发生持续收缩。这种收缩的程度导致血管收缩,使其最终直径明显小于基线直径。相反,透壁压力降低会导致血管扩张。这种机制可见于全身循环的大多数血管床,而且通常认为在肾脏、脑和冠脉阻力血管中这种机制的作用最为明显。肌源性活动在全身动脉血压变化过程中可使器官灌注保持稳定,而且可以防止毛细管的透壁压力以及随之的液体过滤发生过度改变。

表 2.2 通过影响血管张力和(或)血容量调节血压的体液因素

介质	产生部位	释放刺激因素	受体	靶点	作用
肾素	致密斑、肾外组织(如心肌)	输入动脉血压,肾小管肾小球反馈,交感神经刺激		血管紧张素	产生 AT–I
AT–Ⅱ	内皮细胞	持续表达 ACE	AT_1	平滑肌细胞	收缩、增殖
			AT_1	肾上腺	醛固酮释放
			AT_2	内皮细胞	扩张、抗增殖
醛固酮	肾上腺	AT–Ⅱ	盐皮质激素受体	肾小管细胞	Na^+潴留、H_2O 潴留、K^+排泄
			V_1		
血管加压素/ADH	下丘脑(垂体腺释放)	血浆渗透压增加,血容量减少,AT–Ⅱ	OT	平滑肌细胞、内皮细胞、集合管	缩窄、增殖、扩张、抗增殖、水基质蛋白–2 表达,H_2O 潴留
			V_2		
ANP/BNP	心房肌细胞、心室肌细胞	心房紧张、心室紧张	NPR–A	平滑肌细胞、肾小管细胞	扩张、抗增殖、Na^+/H_2O 排泄
			NPR–B		

AT–I:血管紧张素 I;AT–Ⅱ:血管紧张素Ⅱ;AT_1:血管紧张素Ⅱ1 型受体;AT_2:血管紧张素Ⅱ2 型受体;ACE:血管紧张素转换酶;ADH:抗利尿激素;ANP/BNP:A 型和 B 型利钠肽;V1:血管加压素 1 型受体;OT:催产素受体;V_2:血管加压素 2 型受体;NPR–A:A 型利钠肽受体;NPR–B:B 型利钠肽受体。

根据 Starling 公式

$$Jv=L_p \times S \times [(P_k-P_i)-\sigma \times (\pi_p-\pi_i)]$$

液体滤过率 Jv 取决于静压传导性 L_p 和毛细管壁的表面积 S，以及毛细管透壁静压压差 P_k-P_i 和经过反射系数 σ 修正后的透壁胶体渗透压力梯度 $\pi_p-\pi_i$。因此毛细管压 P_k 的任何增加也都会引起滤过率的增加，直至使间隙压力 P_i 相应增加抵消了这一作用为止。

但是,肌源性反应的幅度不仅在不同的器官有所不同,而且在同一器官的血管树不同部位也会有差异。在一项仓鼠颊囊离体骨骼肌动脉的综合研究中,Davis 证实,从小动脉(平均直径为 94.1 μm)到更细小动脉(最大直径为 13.0 ~29.9 μm),再到终末小动脉(直径为 7.3 μm)肌源性反应性将逐渐增强[120]。在同一项研究中还发现,肌源性反应发生的压力范围在小动脉为 40~200 mmHg,在终末小动脉则降为 10~80 mmHg。如图 2.2 所示,以冠状动脉微循环为例,由于压力沿小动脉树的下游方向逐渐降低,因此每个血管段似乎都最具肌源性活性,而且在该血管树水平正常的压力范围内其作用最有效。

肌源性反应的纵向阶差也见于冠状动脉循环中,其肌源性活性从动脉到中等小动脉逐渐增强,然后向终末微动脉方向逐渐降低[121, 122]。我们最近用荧光显微镜检查观察了离体心脏终末小动脉的灌注压力变化并建立了数学模型,研究证实冠状动脉的终末小动脉具有明显的肌源性活性，但其仅限于较低的透壁压力范围（10~40 mmHg)(图 2.16)。肌源性反应的机制可能包括肌纤膜中张力介导的非特异性阳离子通道的激活、引发,去极化以及经电压敏感性钙通道的钙流入。这种反应可被下列过程增强:三磷酸肌醇和甘油二酯从细胞膜磷脂中的伴发释放,其通过细胞内储备的释放进一步增加细胞液的钙离子浓度;以及蛋白酶 C 的激活,其可增强平滑肌细胞收缩器对钙的敏感性[112]。

在分子水平,血管对血流以及对纵向剪切力的反应是通过内皮产生以及血管舒张物质的释放介导的,血管舒张物质包括 NO、前列环素(PGI_2)及内皮衍生超极化因子(EDHF)[123]。血流突然或逐步增加都会激活对张力敏感的非特异性阳离子通道，导致钙流入和从 1,4,5-三磷酸肌醇敏感性钙储备的钙释放,继而导致经钙敏感性钾通道的超极化[124]。细胞液钙浓度升高会激活其他成分,其中包括内皮 NO 合酶(eNOS)。相反,在持续的切应力下的基础 eNOS 活性似乎是通过与钙无关的机制来调控的[125, 126]。此外,内皮细胞释放的舒张血管物质是由多种介质诱导的，这些介质和内皮表面的特异性受体(如乙酰胆碱、缓激肽或 5-羟色胺)相结合。

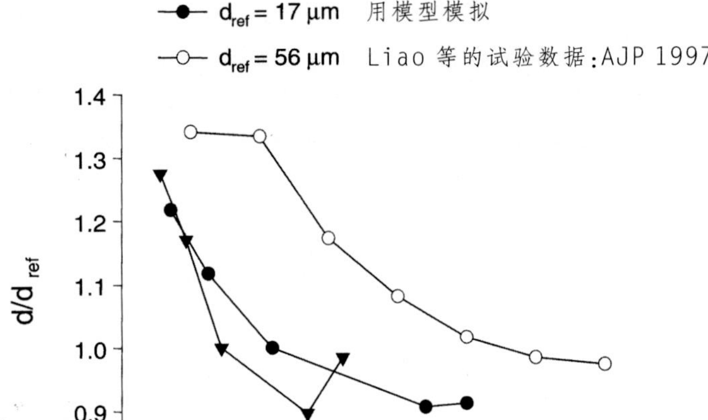

图 2.16 对灌注后的离体大鼠心脏毛细血管前动脉直径随灌注压力逐渐改变而变化的评估。各个管腔压力值是用冠状动脉微循环计算机模型估测的。曲线的斜率代表肌源性敏感度,最小动脉的肌源性敏感度至少与大血管中所见一样强(Liao JC, Kuo L. Interaction between adenosine and flow-induced dilation in coronary microvascular network. *Am J Physiol.* 1997;272:H1571-H1581)。主要差别在于存在肌源性敏感度时的压力范围。毛细血管前动脉在非常低的压力下显示有肌源性敏感度,在这些血管中正常情况下的压力就非常低。

内皮介导的血流反应性血管扩张在体循环、肺循环、大动脉、小动脉、肌肉小静脉和静脉中都能观察到。然而，扩张反应的程度在血管树的不同部位会有差异。在冠状动脉循环中,内皮介导的血管扩张作用在直径为 80~150 μm 的较大小动脉中可能比上游较大血管或下游较小血管要显著得多[122]。

与代谢需要所匹配的血流灌注主要受局部作用机制调控,包括缺氧,pH 值降低,二氧化碳、钾或腺苷增高,所有这些都会导致微血管扩张[122]。在冠状动脉循环中,血流灌注与代谢需求匹配得特别好,所以即使在心肌氧需要和消耗发生明显变化时冠脉氧分压也保持恒定不变。沿着小动脉树,这种扩张效应随着血管直径的减小而逐渐增大,这不仅是因为终末微动脉更靠近氧消耗或代谢产物释放的组织,而且由于较小的血管对代谢扩张物质(如腺苷)的敏感性更高[127]。

Jones 等对冠脉循环中微血管不同节段对紧张性局部调节机制的反应差异进行了全面回顾[122](图 2.17),而且在其他组织中相似模式也有所描述[128]。在心脏,最有效的局部阻力控制机制是代谢性扩张。但是,作用于血管的代谢产物的调控作用仅局限于其产生的部位,而且

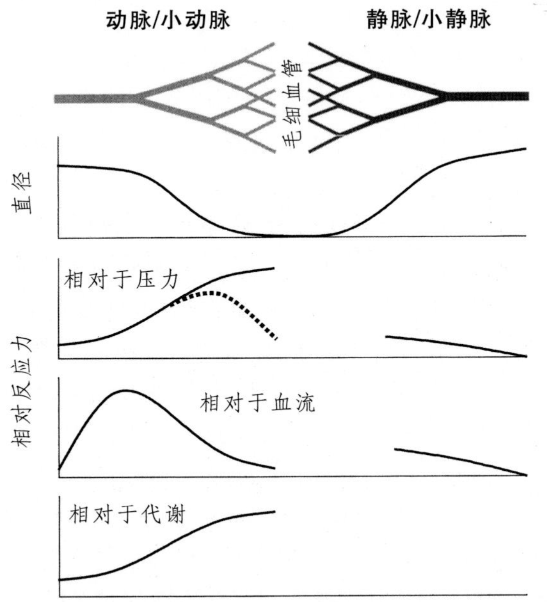

图 2.17 冠状动脉微血管段对各种局部刺激因素(如:对管腔压力的肌源性反应,内皮介导的对血流的反应以及对局部代谢的反应)的相对敏感度示意图。最小血管段的不同曲线预期走行部分依赖于来自较大血管或其他组织的预测值。对冠脉毛细血管和小静脉的反应知之甚少。(Adapted from Jones CJ, Kuo L, Davis MJ, et al. Regulation of coronary blood flow: coordination of heterogenous control mechanisms in vascular microdomains. *Cardiovasc Res*. 1995; 29:585-596.)

主要影响最小的终末微动脉。在引发血流对代谢需求增加的全部效应中,较大的上游小动脉扩张是由以下三种不同机制介导的:①一个超极化信号通过内皮间隙连接处传到上游并引起远端血管舒张[129];②终末微动脉的代谢性扩张降低了上游中等小动脉内的压力,它通过肌原性松弛做出反应;③朝向代谢活跃组织的血流增加在整个供血血管树中会引起切应力介导与内皮相关的额外血管舒张效应。这个机制的重要性在于,即使远离初始代谢性扩张刺激的上游血管也参与了整体反应,并有利于血流灌注的适应性调控[122, 128]。

血流灌注调控的病理生理学

内皮功能障碍

微血管功能受损的标志是内皮功能障碍,导致内皮介导的血管舒张不足。内皮功能障碍的根本原因在于以下两方面失衡:一方面内皮产生的舒张因子(如前列环素、EDHF 和 NO)不足或生物利用度降低,另一方面是能强烈收缩血管的内皮素产生过多。由于这些内皮介导系统的细胞内通道相互间有复杂的干扰,例如使 NO 生成减少也会使其他内皮舒张介质的合成减少,反过来又会使内皮素的合成增加[130, 131]。各种心血管疾病和与生活方式相关的危险因素都会伴发内皮功能障碍,其中包括动脉粥样硬化、高血压、充血性心力衰竭、肾衰竭、糖尿病、吸烟、炎症、血脂异常和肥胖[132, 133]。其潜在机制很复杂,而且不同的疾病其机制可有不同。NO 生物利用度的降低被认为是导致内皮功能障碍核心的常见因素之一。这可能是由于 eNOS 表达或活性受到抑制,也可能是由于 NO 的清除被高反应性氧(ROS)增强有关[134]。

最近确认,许多 eNOS 多态性变异型会影响酶的表达和功能,但是它们与心血管疾病的相关性仍未确定[134]。但是现在关于 eNOS 活性调控的资料越来越多。eNOS 的内源性循环抑制剂 [如偏位二甲基精氨酸(ADMA)] 与血管疾病(如高胆固醇血症和高血压)有关并可预测心血管风险[134]。四氢生物蝶呤(BH_4)作为 eNOS 的一个基本辅助因子,也被认为对维持正常的内皮功能有重要意义。四氢生物蝶呤的利用度降低会造成 eNOS 的解偶联,生成超氧负离子和过氧化氢,而不会生成 NO,给血管病患者补充四氢生物蝶呤可能会改善其内皮功能[134]。然而 NO 生物利用度减低的最重要因素可能是被 ROS 清除。NO 损失的首要机制是与超氧负离子反应。内皮超氧化物的主要来源是线粒体呼吸链、NAD (P)H 氧化酶和上文提到的解偶联 NOS。在正常情况下,超氧化物歧化酶(SOD)活性足以把所生成的大部分超氧化物解除毒性,并防止它和 NO 发生反应。当超氧化物生成过量或超氧化物歧化酶活性减低时, 超氧负离子就会和 NO 发生反应,不仅会清除掉 NO 并降低其血管舒张(举例)的有效性, 而且会生成一种强氧化剂过氧化亚硝酸盐。超氧化物以及过氧化亚硝酸盐及其第二和第三级的氧化剂可以和细胞液及细胞膜中众多蛋白质及脂质化合物发生反应,从而进一步损伤内皮功能[134]。

为了在临床上诊断内皮功能障碍,研究人员已研发出许多种侵入性和非侵入性技术。例如,传导动脉(如肱动脉)的直径对血流增加(通常在整个前臂血管闭塞 5 分钟之后由反应性充血引起)的反应性变化,可以用高分辨率的超声成像和多普勒技术进行测量。虽然外周血管舒张是由代谢性刺激诱导的,但大阻力血管和传导动脉上游血流介导的扩张则取决于它们完整的内皮功能。在伴有内皮功能障碍的病理状态下,血管舒张反应是迟钝的甚至已经丧失。因为内皮功能障碍被认为会出现在患者的整个血管树中,所以传导动脉不充分的血流介导松弛效应往往也预示着微血管系统的内皮功能障碍。当应用多普勒超声技术联合进行超声成像和血流速率测定时,我们就能计算出充血时的血流。总体充血血流的减少也能提示内皮功能障碍,因为上游阻力血管(它们不直接受代谢介质的影响)的血流介导内皮依赖性舒张对引发全部充血性血流反应是必需的[135]。难以对人体内皮功能障碍进行直接评估。已经通过活检皮下微血管以及体外测量灌注压或微肌动图检测获得了最接近于活体状态的近似值。但是这些试验性状态不能完全代表活体状态或其他器官的血管系统。目前的研究针对的就是这些重要组织。

除了引起的局部缺血外,内皮功能障碍的临床诊断还涉及应用具有内皮介导舒张作用的激动剂 (和拮抗剂)如乙酰胆碱。血管活性药物已经被广泛应用于前臂动脉,其方法是通过桡动脉插管给药并应用应变仪静脉体积描记法测定血流。另外,外周器官的内皮虽然可替代重要脏器(如心脏和大脑)的微血管系统进行研究,但许多研究已证实,用前面提到的方法测定的内皮功能障碍与心血管风险因素和未来严重的心血管事件之间有密切关系[133, 135]。应用同样的原理也可以评估冠状动脉的内皮功能。在注入血管活性药物(例如应用乙酰胆碱激发内皮依赖性舒张血管反应,应用腺苷和硝酸甘油激发非内皮依赖性舒血管反应),期间利用定位在靶冠状动脉的多普勒导线可以监测压力和血流速率的变化。在健康人群中,冠状动脉内给予腺苷期间能达到的最大下游血管扩张可使冠状动脉血流至少增加 2.5 倍。反应减少则提示微循环功能障碍。应用乙酰胆碱后,在健康人群中可观察到内皮相关性血管扩张以及伴随的血流速度增加。内皮功能障碍会减弱或消除这种血流增加,而且在严重病例中甚至可导致由血管 SMC 的蕈毒碱乙酰胆碱受体介导的血管收缩。

在临床实践中,内皮功能障碍的出现被认为是心血管疾病的早期征兆,因为它可能比动脉粥样硬化疾病的临床表现出现的更早。在大血管中出现血流动力学临界狭窄时,下游阻力血管的血流介导舒张作用的降低或消失会进一步加重缺血症状。然而,即使在没有明显狭窄的情况下, 内皮功能障碍也可能会引起短暂性缺血症状,这种情况可见于心脏 X 综合征(也称之为微血管性心绞痛)患者。在这些患者中,在某些情况下(如精神紧张),微血管内皮功能障碍将会改变血管舒缩机制间的平衡,出现血管收缩伴心肌灌注减少和缺血的临床表现[136,137]。

炎症

免疫系统被自身免疫过程、感染源或移植器官激活,以及毒性物质、创伤或缺血造成的组织损伤,都可导致炎性前细胞素和化学激活素的释放,随后在毛细管后微静脉中引起完全相同的炎性反应,即白细胞黏附和迁出的级联反应 [138-140](图 2.18)。例如, 肿瘤坏死因子-α (TNF-α) 或白介素-2 于数秒或者数分钟之内就会在血管腔表面激活 EC,以表达来自膜结合细胞素和 Weibel-

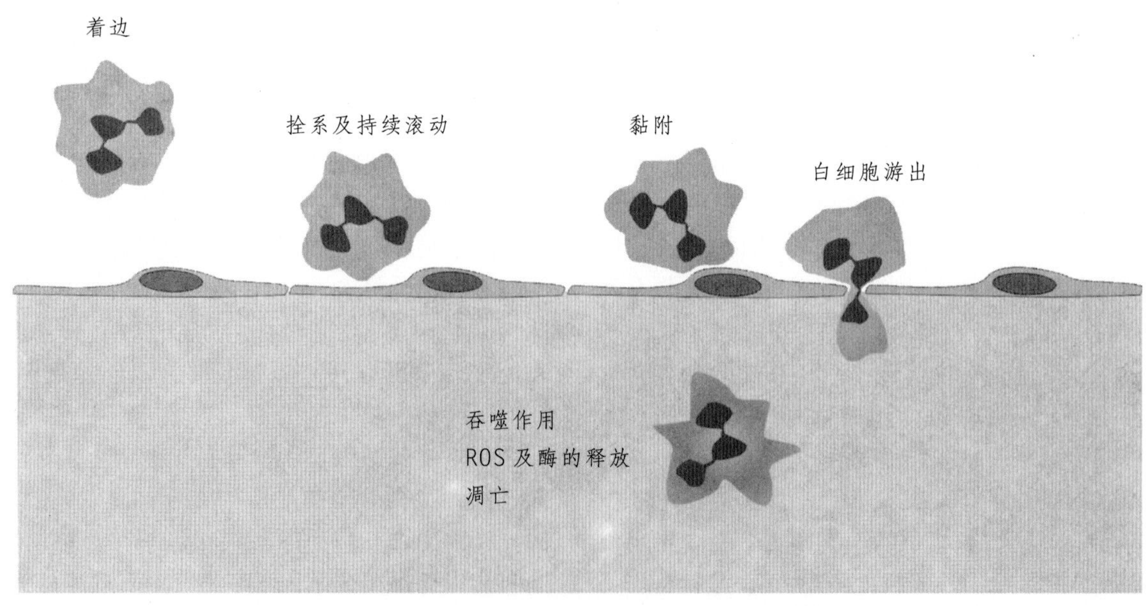

图 2.18 多形核白细胞(PMN)的游出级联开始于在流变力作用下细胞的着边。一旦与血管壁相接触,PMN 便通过 PMN 上持续表达的 L-选择素与 EC 相互作用。在内皮激活的情况下,这种短暂的拴系或滚动内皮 P-选择素或 E-选择素与它们各自在 PMN 上的配体相互作用而减慢。PMN 的牢固黏附需要内皮表达的细胞素将它们激活,而且主要是由 PMN 整合素 MAC-1(CD11b/CD18)及其内皮对应物 ICAM-1 来完成的。白细胞游出涉及更多的黏附分子和酶来破坏细胞外基质蛋白。在组织中,PMN 将发挥其吞噬作用并释放出高反应性氧化剂(突发性氧化)及更多的酶(如弹力酶)。最后 PMN 凋亡,这一凋亡过程其实在明确显示 MAG-1 与其配体综合时就已经开始了。

Palade 小体的预合成 P 选择素。血液循环中的白细胞在血流动力下着边于血管壁，通过持续表达的 L 选择素及其内皮糖蛋白配体与内皮表面发生短暂的相互作用，并通过拴系或滚动将其捕获。在健康内皮的血管中，这些白细胞中的大多数将迅速与血管壁脱离开并返回到血流中。在内皮激活或损伤的血管中，这种最初的拴系会使内皮 P 或 E 选择素与白细胞配体之间的相互作用更强烈，导致白细胞滚动更缓慢且更持久[140]。在这些相互作用过程中，白细胞被激活（主要是由内皮表达的细胞素激活），使 L 选择素脱离开，并通过其表面上表达的增加以及 β_2 片段[主要是 MAC-1(CD11b/CD18)]的聚集和激活增强了其亲和力和亲和势[141]。

激活的 MAC-1 与内皮配体[持续表达的细胞间黏附分子(ICAM-1 和 ICAM-2)]之间的相互作用，使白细胞紧密黏附于血管壁上，并使其最终渗入组织内，成为引发炎症的细胞素生成的重要来源。一旦出现在这些组织中，白细胞就会吞噬微生物、组织粒子及碎屑并释放出破坏性蛋白酶和高反应性氧化剂（突发性氧化），引起脂蛋白和其他生化物质的过氧化反应。激活的白细胞还会产生各种旁分泌介质。白细胞游出后在几个小时内就会死亡。其死亡的结局似乎在其通过触发细胞凋亡级联，在整合素介导下紧密黏附于血管壁上那一刻就注定了[142]。

在其开始后不久，这种黏附和游出的级联反应的效率会进一步增强，而且在这个过程中 EC 中核转录因子 κB(NFκB)的激活似乎非常重要。NFκB 是一种氧化还原敏感性转录因子，可以调控各种原炎性基因产物的表达，包括各种细胞因子、生长因子、黏附分子及酶[143, 144]。在 NFκB 的非激活状态下，NFκB 与其抑制剂亚单位 IκB 相结合。在它对激活刺激（例如某些细胞素，如 TNFα 或氧化应激）做出反应时，该复合体就会分解。随后 IκB 被蛋白水解酶降解。NFκB 将转移至细胞核内并在相应基因的启动区与其靶 DNA 相结合。在最初炎性刺激后数小时内，在 EC 中所表达的基因有 E-选择素（它使白细胞滚动减慢）和 ICAM-1（可使白细胞黏附得更紧密），两者会进一步触发炎症级联反应。前面提到的一些细胞过程虽然也可发生在动脉和毛细血管的 EC 中，但白细胞黏附和游出级联反应通常仅限于小静脉。然而在炎症过程（如动脉粥样硬化）中白细胞从动脉壁内的小静脉滋养血管中游出可能会累及传导动脉。

虽然这种炎性级联反应对于宿点防御机制和组织修复机制是必不可少的，但是它也可能成为伴有缺血及再灌注的组织损伤的重要因素。所以，白细胞游出是受严格控制的，而且在生理状态下，健康的 EC 主要通过基底管腔释放 NO 和前列环素来抑制白细胞激活和黏附。此外 NO 也由 EC 通过直接稳定 IκB 来抑制黏附分子的表达，从而进一步减弱炎性反应。总之，内皮功能障碍不仅与血管扩张受损有关，而且可产生 EC 的潜在炎性前状态。

缺血-再灌注

在供血动脉阻塞引起短暂缺血之后，再灌注可导致反应性充血，表现为短暂的血流增加超过缺血前基线状态。如前文所述，充血可能是由缺血组织内代谢介导的小动脉扩张以及上游血流介导的内皮依赖性血管扩张所致。但是在长期缺血之后，这种反应性高灌注可能会减弱，即使完全消除初始的阻塞，再灌注血流仍会受损甚至缺乏，称之为无复流现象[145]。因此在患有急性冠状动脉综合征的患者中，伴有 TIMI Ⅲ级顺行冠状动脉血流的靶病灶成功开通和再通之后，在用对比剂超声心动图或其他定量成像技术评估心肌灌注时仍会有大约 25%的患者存在心肌组织灌注受损[146]。

尽管无复流的确切病理机制仍不明确，但通常认为毛细管或前毛细血管壁损伤伴相应微循环血管床最初功能性阻塞而后成为永久闭塞是这种现象的原因。引起微循环闭塞的可能病理机制包括上游血栓释放的微血栓，毛细血管被激活的白细胞填塞，血小板和纤维蛋白在毛细管壁的沉积，红细胞钱串的形成，毛细管受组织肿胀压迫，内皮细胞肿胀以及内皮疱的形成[147, 148]。所有这些均在不同的实验模型或患者组织标本中观察到，但是这些机制中的每一种机制对于局部缺血和再灌注临床状态下出现无复流现象所起的实际作用尚未明确。

微循环局部缺血和再灌注的另一个重要因素是炎性反应的参与。如前文所述，毛细血管后微静脉在炎性反应和白细胞补充到组织中起主要的作用。在再灌注期间，组织释放的细胞素也可能是居留的巨噬细胞触发了内皮激活，随后白细胞黏附到血管壁上，进入再灌注的组织中，进而引发炎性反应，导致组织损伤的进一步恶化，伴发缺血后组织功能障碍（如心肌暂时性抑顿、心肌冬眠或细胞死亡）[149]。许多研究支持这种由白细胞诱发的炎症导致组织继发损伤的观点，研究显示在实验条件下采取抗炎措施可以缩小梗死范围。这些措施包括：应用抗炎药，如布洛芬；采用抗中性白细胞抗血清或白细胞滤器清除中性白细胞；应用内皮和中性白细胞黏附分子的单克隆抗体；或者应用中性白细胞黏附的其他抑制剂，如唾液 Lewis^x 类似物、阿糖腺苷或前列腺环素[150]。但是也有一些研究显示的结果正好相反，而且尚没有任何一种实验性治疗方法成功应用于临床中。事实上，针对血管再通后减少心肌梗死面积的临床研究并没有证明这些治疗措施对缩小梗死面积或其后果有什么积极的影响。虽然目前关于造成实验结果和临床表现相互矛盾的原因尚无定论，但其促使一些研究人员去验证白细胞介导的继发炎性组织损伤的观点[150]。

临床研究中的治疗仅局限于急性再灌注期，这可能解释临床和实验研究不一致的原因。然而，继发于局部缺血和再灌注的内皮激活可能持续时间更长更持久，不仅可诱导血管腔细胞膜上预形成黏附分子和细胞素的急性表达和激活，而且可在数小时甚至数天后引起这些炎性介质的原位合成增加。在这个过程中，控制诸多促炎性基因产物表达的转化因子 NFκB 似乎起着关键的作用。在心肌缺血和再灌注时，早先释放的细胞素不仅可诱导急性白细胞补充而且可激活 NFκB，后者转而刺激在内皮细胞膜上增加的 ICAM 的合成与表达，使冠状动脉微循环对其他炎性刺激更加敏感[149]。此后在一个猪模型中，应用白细胞黏附分子 MAC-1 抗体和抗 NFκB 诱饵寡肽进行联合治疗，确实要比单纯急性抗体治疗更能有效地防止心肌再灌注损伤[151]。不过在人体是不是也有类似的结果尚不得而知。

在局部缺血和再灌注之后发生的炎性反应也有可以被黏附的血小板所介导。虽然血小板黏附于血管损伤部位是血栓形成的基础，但是血小板也可以通过介导白细胞黏附的相同黏附分子黏附到完整但已激活的内皮细胞上。血小板上相应配体分别是 PSGL-1（与 P-选择素相结合）和 GPⅡb/Ⅲa（通过形成纤维蛋白原桥与 ICAM-1 相结合）[152]。此外，von Willebrand 因子和整合素 $\alpha_v\beta_3$ 也可能参与这个过程[153]。这些黏附的血小板随即会募集更多的血小板，在微血管内形成微血栓或者作为白细胞黏附的基质。介导血小板-白细胞相互作用的黏附分子包括血小板上的 P-选择素、ICAM-1、GPIb 和 GPⅡb/Ⅲa 以及白细胞上的 PSGL-1 和 MAC-1（图 2.19）[153, 154]。在心肌缺血和再灌注模型中，应用原位荧光显微检查可见诸多异型聚集物（包括白细胞和血小板）在微血管内沉积[154]，以及替罗非班[154]或阿昔单抗[155]对血小板-白细胞相互作用的抑制作用。在给予 GPⅡb/Ⅲa 抑制剂后，白细胞在微血管中的黏附减弱以及缺血后心肌功能的改善支持这样的假说，即血小板纤维蛋白原受体 GPⅡb/Ⅲa 在这个过程中起到重要作用。在急性心肌梗死但经皮治疗靶病灶成功再通的患者中，给予阿昔单抗联合常规抗凝及抗血小板治疗后，心肌血流灌注及收缩功能均得到了改善[156]。因此，血小板在血小板-白细胞-内皮相互作用所引起的与再灌注相关的炎性反应中发挥着重要作用，并且最初的临床资料也证明应用 GPⅡb/Ⅲa 抑制剂来减弱这个过程对临床患者是有益的。

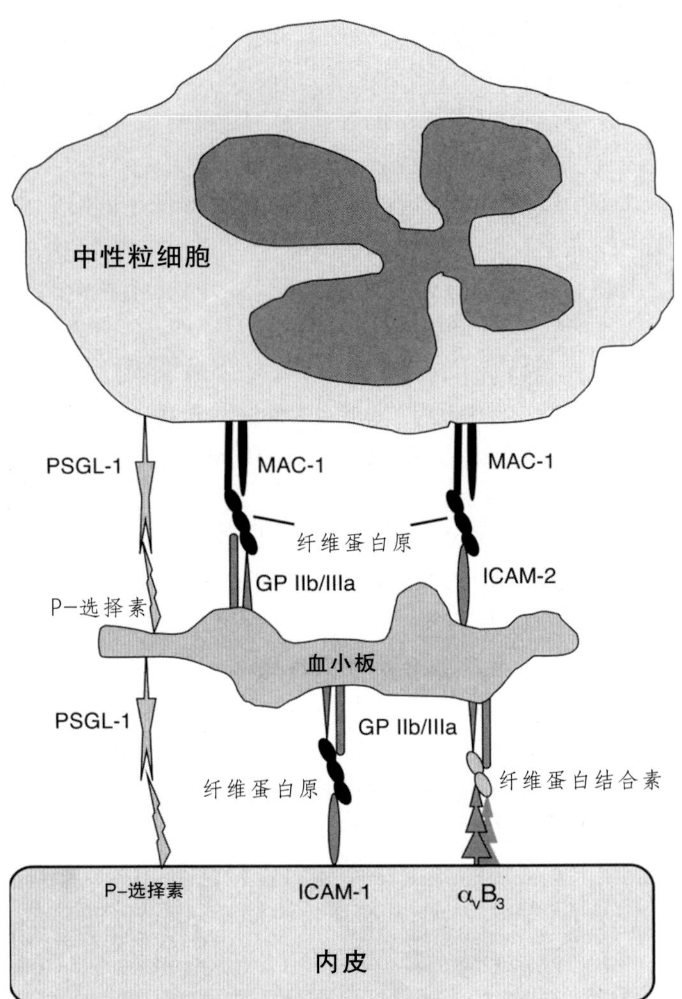

图 2.19 血小板可黏附于激活的内皮细胞并成为中性粒细胞结合的高黏附基质。血小板纤维蛋白原受体 GPⅡb/Ⅲa 似乎介导了血小板与内皮细胞的黏附以及中性粒细胞与血小板的黏附。这可以部分解释梗死冠状动脉再通后 GPⅡb/Ⅲa 拮抗剂（如阿昔单抗或替罗非班）对心肌灌注和心脏功能有益并可使患者预后得到改善。

局部缺血的持续时间决定了薄壁组织和微血管的损伤程度。在心脏和大脑，5 分钟以内的局部缺血（在血管内介入治疗中经常会反复发生），实际上可以保护组织和微血管在随后长时间的缺血情况下免受损伤[157]。这种缺血预适应所产生的保护作用发生在两个时间窗内。早期或急性期在大约 10 分钟内发生，可持续 1~3 小时。预适应延迟期发生于 12~24 小时之后，最长可持续 3 天。目前认为，内皮通过预适应获得了一个具有保护作用的表型，可以减轻持续缺血造成的微血管后遗症，包括内皮功能障碍、白细胞黏附及无复流现象。缺血发生之后从诱发保护性预适应转换到引发组织和血管持续损伤的持续时间尚不明确。在心脏和大脑，可能在血管闭塞5~15 分钟后发生这种转换。而在其他基础耗氧量较低和缺血耐受能力较强的组织(如骨骼肌)中，据报道预适应性缺血持续时间可长达 40 分钟，可在随后的持续缺血期间保护微血管功能的完整性[158]。

高血压

前面讲过，慢性血压升高常伴有微血管内皮功能障碍。虽然尚不能明确内皮功能障碍究竟是高血压的病因还是高血压的结果，但它确实促进了血管疾病和高血压相关内脏损害的进展[52, 159–161]。因此，外周血管阻力增高是高血压的明显特征之一。在高血压动物模型及高血压病患者中，常可见小动脉和低阻力动脉结构上的改变，包括血管壁向心性肥厚重构伴中膜横断面积和中膜–管腔比的增加。高血压时内皮舒张因子(如 NO 和前列环素)与血管收缩因子(如内皮素和血管紧张素Ⅱ)之间的平衡似乎被打乱(图 2.20)，这种失衡不仅决定了动脉血管的紧张性而且通过调节血管 SCM 的生长和 ECM 生成决定了血管重构。

综上所述，微血管舒张机制可以补偿上游血管狭窄所造成的影响[162, 163]。然而，在大多数患者中，内皮和微血管功能障碍限制了微血管这种代偿性效应。此外，内皮功能障碍可以进一步促进动脉粥样硬化病程并加重缺血与再灌注后的炎性反应。新的治疗方案要专门针对内皮功能障碍，以提高血管内干预治疗的远期效益。他汀类药物具有降低胆固醇的作用并通过改善内皮功能可改善患者预后，从而用事实证明了这个原则。

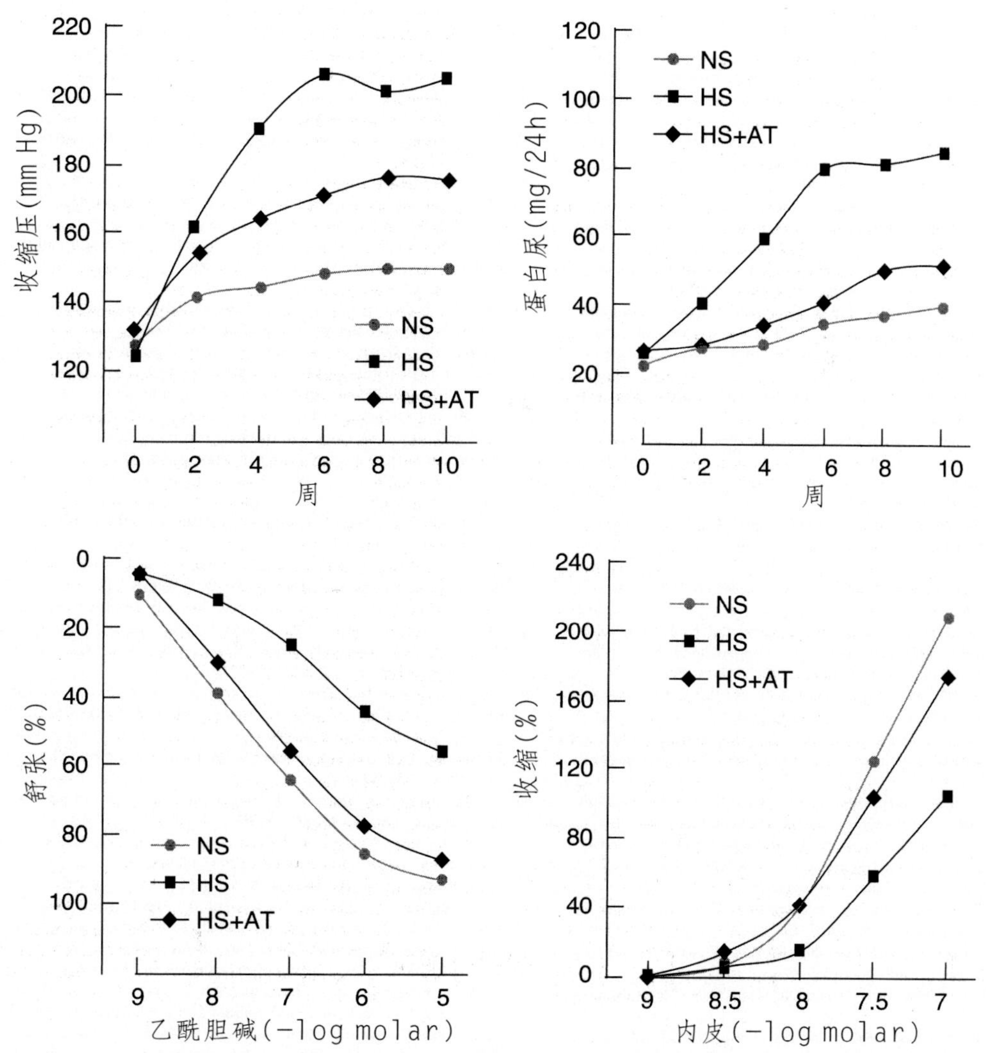

图 2.20 本图以示例说明 Dahl 盐敏感性大鼠以正常盐(NS)饮食组作为对照在高盐(HS)饮食 10 周期间的收缩压和以蛋白尿为表现的内脏损伤的进展。下面两幅图显示喂食 HS 饮食并形成高血压的大鼠主动脉环标本对乙酰胆碱介导内皮依赖性舒张作用的反应降低(左图)，以及对内皮素–介导的血管收缩作用的反应降低(右图)。应用阿托伐他汀治疗明显改善了所观察到的血管功能障碍，证实这类降脂药物具有多效性作用。(Adapted from Zhou MS, Jaimes EA, Raij L. Atorvastatin prevents end–organ injury in salt–sensitive hypertention: role of eNOS and oxidant stress. *Hypertention*. 2004;44:186–190.)

参考文献

1. Gould KL, Lipscomb K. Effects of coronary stenoses on coronary flow reserve and resistance. *Am J Cardiol.* 1974;34:48–55.
2. Gould KL, Kirkeeide RL, Buchi M. Coronary flow reserve as a physiologic measure of stenosis severity. *J Am Coll Cardiol.* 1990;15:459–474.
3. Siebes M, Chamuleau SA, Meuwissen M, et al. Influence of hemodynamic conditions on fractional flow reserve: parametric analysis of underlying model. *Am J Physiol Heart Circ Physiol.* 2002;283:H1462–H1470.
4. Poiseuille JLM. Recherches sur la force du coeur aortique. Dissertation, École Polytechnique 1828.
5. Poiseuille JLM. Recherches sur les causes du mouvement du sang dans les veins. *J Physiol Exp Pathol.* 1830;10:277–295.
6. Pries AR, Secomb TW, Gaehtgens P. Design principles of vascular beds. *Circ Res.* 1995;77:1017–1023.
7. Renkin EM. Control of microcirculation and blood-tissue exchange. In: Renkin EM, Michel CC, eds. *Handbook of Physiology*, section 2: *The Cardiovascular System*, vol IV, *Microcirculation*, part 2. Bethesda, MD: American Physiological Society, 1984:627–687.
8. Chilian WM, Eastham CL, Marcus ML. Microvascular distribution of coronary vascular resistance in beating left ventricle. *Am J Physiol.* 1986;251:H779–H788.
9. Chilian WM, Layne SM, Klausner EC, et al. Redistribution of coronary microvascular resistance produced by dipyridamole. *Am J Physiol.* 1989;256:H383–H390.
10. Bech GJ, de Bruyne B, Akasaka T, et al. Coronary pressure and FFR predict long-term outcome after PTCA. *Int J Cardiovasc Intervent.* 2001:4:67–76.
11. Pijls NH. Is it time to measure fractional flow reserve in all patients? *J Am Coll Cardiol.* 2003;41:1122–1124.
12. Goldstein RA, Kirkeeide RL, Demer LL, et al. Relation between geometric dimensions of coronary artery stenoses and myocardial perfusion reserve in man. *J Clin Invest.* 1987;79:1473–1478.
13. Fulton WF. The time factor in the enlargement of anastomoses in coronary artery disease. *Scott Med J.* 1964;37:18–23.
14. Schaper W, Buschmann I. Arteriogenesis, the good and bad of it. *Cardiovasc Res.* 1999;43:835–837.
15. Scholz D, Ito W, Fleming I, et al. Ultrastructure and molecular histology of rabbit hind-limb collateral artery growth (arteriogenesis). *Virchows Arch.* 2000;436:257–270.
16. Koerselman J, van der Graaf Y, de Jaegere PP, et al. Coronary collaterals: an important and underexposed aspect of coronary artery disease. *Circulation.* 2003;107:2507–2511.
17. Baroldi G, Mantero O, Scomazzoni G. The collaterals of the coronary arteries in normal and pathologic hearts. *Circ Res.* 1956;4:223–229.
18. Flameng W, Schwarz F, Schaper W. Coronary collaterals in the canine heart: development and functional significance. *Am Heart J.* 1979;97:70–77.
19. Schaper W, Jageneau A, Xhonneux R. The development of collateral circulation in the pig and dog heart. *Cardiology.* 1967;51:321–335.
20. Nilius B, Eggermont J, Voets T, et al. Volume-activated Cl- channels. *Gen Pharmacol.* 27:1131–1140, 1996.
21. Arras M, Ito WD, Scholz D, et al. Monocyte activation in angiogenesis and collateral growth in the rabbit hindlimb. *J Clin Invest* 101:40–50, 1998.
22. Hoefer IE, Grundmann S, van Royen N, et al. Leukocyte subpopulations and arteriogenesis: specific role of monocytes, lymphocytes and granulocytes. *Atherosclerosis.* 2005;181:285–293.
23. Hoefer IE, van Royen N, Rectenwald JE, et al. Arteriogenesis proceeds via ICAM-1/Mac-1-mediated mechanisms. *Circ Res.* 2004;94:1179–1185.
24. Tyagi SC, Kumar S, Cassatt S, et al. Temporal expression of extracellular matrix metalloproteinases and tissue plasminogen activator in the development of collateral vessels in the canine model of coronary occlusion. *Can J Physiol Pharmacol.* 1996;74:983–995.
25. Schirmer SH, Buschmann IR, Jost MM, et al. Differential effects of MCP-1 and leptin on collateral flow and arteriogenesis. *Cardiovasc Res.* 2004; 64(2):356–364.
26. Carmeliet P. Mechanisms of angiogenesis and arteriogenesis. *Nat Med.* 2000;6:389–395.
27. Buschmann I, Schaper W. The pathophysiology of the collateral circulation (arteriogenesis). *J Pathol.* 2000;190:338–342.
28. Jung O, Schreiber JG, Geiger H, et al. gp91phox-containing NADPH oxidase mediates endothelial dysfunction in renovascular hypertension. *Circulation.* 2004;109:1795–1801.
29. Ono Y, Ono H, Matsuoka H, et al. Apoptosis, coronary arterial remodeling, and myocardial infarction after nitric oxide inhibition in SHR. *Hypertension.* 1999;34:609–616.
30. Scuteri A, Manolio TA, Marino EK, et al. Prevalence of specific variant carotid geometric patterns and incidence of cardiovascular events in older persons. The Cardiovascular Health Study (CHS E-131). *J Am Coll Cardiol.* 2004;43:187–193.
31. Boutouyrie P, Germain DP, Fiessinger JN, et al. Increased carotid wall stress in vascular Ehlers-Danlos syndrome. *Circulation.* 2004;109:1530–1535.
32. Levy BI, Tedgui A. *Biology of the Arterial Wall.* Dordrecht, The Netherlands: Kluwer Academic Publishers, 1999.
33. Levy BI. Mechanics of the large artery vascular wall. *Pathol Biol (Paris).* 1999;47:634–640.
34. Lee RT, Kamm RD. Vascular mechanics for the cardiologist. *J Am Coll Cardiol.* 1994;23:1289–1295.
35. O'Rourke MF, Adji A. An updated clinical primer on large artery mechanics: implications of pulse waveform analysis and arterial tonometry. *Curr Opin Cardiol.* 2005;20:275–281.
36. van den Berkmortel FW, van der Steen M, Hoogenboom H, et al. Progressive arterial wall stiffening in patients with increasing diastolic blood pressure. *J Hum Hypertens.* 2001;15:685–691.
37. Tajaddini A, Kilpatrick DL, Schoenhagen P, et al. Impact of age and hyperglycemia on the mechanical behavior of intact human coronary arteries: an ex vivo intravascular ultrasound study. *Am J Physiol Heart Circ Physiol.* 2005;288:H250–H255.
38. Asmar R, Rudnichi A, Blacher J, et al. Pulse pressure and aortic pulse wave are markers of cardiovascular risk in hypertensive populations. *Am J Hypertens.* 2001;14:91–97.
39. Safar ME, Henry O, Meaume S. Aortic pulse wave velocity: an independent marker of cardiovascular risk. *Am J Geriatr Cardiol.* 2002;11:295–298.
40. Safar ME, Levy BI, Struijker-Boudier H. Current perspectives on arterial stiffness and pulse pressure in hypertension and cardiovascular diseases. *Circulation.* 2003;107:2864–2869.
41. Laurent S, Boutouyrie P, Asmar R, et al. Aortic stiffness is an independent predictor of all-cause and cardiovascular mortality in hypertensive patients. *Hypertension.* 2001;37:1236–1241.
42. Laurent S. Arterial stiffness: intermediate or surrogate endpoint for cardiovascular events? *Eur Heart J.* 2005;26:1152–1154.
43. Adji A, O'Rourke MF. Determination of central aortic systolic and pulse pressure from the radial artery pressure waveform. *Blood Press Monit.* 2004;9:115–121.
44. Gallagher D, Adji A, O'Rourke MF. Validation of the transfer function technique for generating central from peripheral upper limb pressure waveform. *Am J Hypertens.* 2004;17:1059–1067.
45. Giannattasio C, Failla M, Emanuelli G, et al. Local effects of atherosclerotic plaque on arterial distensibility. *Hypertension.* 2001;38:1177–1180.
46. Shaw JA, Kingwell BA, Walton AS, et al. Determinants of coronary artery compliance in subjects with and without angiographic coronary artery disease. *J Am Coll Cardiol.* 2002;39:1637–1643.
47. Holzapfel GA, Sommer G, Regitnig P. Anisotropic mechanical properties of tissue components in human atherosclerotic plaques. *J Biomech Eng.* 2004;126:657–665.
48. de Korte CL, van der Steen AF. Intravascular ultrasound elastography: an overview. *Ultrasonics.* 2002;40:859–865.
49. de Korte CL, Schaar JA, Mastik F, et al. Intravascular elastography: from bench to bedside. *J Intervent Cardiol.* 2003;16:253–259.
50. Ramnarine KV, Hartshorne T, Sensier Y, et al. Tissue Doppler imaging of carotid plaque wall motion: a pilot study. *Cardiovasc Ultrasound.* 2003;1:17.
51. Baldewsing RA, Schaar JA, de Korte CL, et al. Intravascular ultrasound elastography: a clinician's tool for assessing vulnerability and material composition of plaques. *Stud Health Technol Inform.* 2005;113:75–96.
52. Levy BI, Ambrosio G, Pries AR, et al. Microcirculation in hypertension: a new target for treatment? *Circulation.* 2001;104:735–740.
53. Wiedeman MP, Tuma RF, Mayrovitz HN. Defining the precapillary sphincter. *Microvasc Res.* 1976;12:71–75.
54. Wiedeman MP. Architecture. In: Renkin EM, Michel CC, eds. *Handbook of Physiology*, section 2: *The Cardiovascular System*, vol IV, *Microcirculation*, part 2. Bethesda, MD: American Physiological Society, 1984:11–40.
55. Podesser BK, Neumann F, Neumann M, et al. Outer radius-wall thickness ratio, a postmortem quantitative histology in human coronary arteries. *Acta Anat (Basel).* 1998;163:63–68.
56. Pries AR, Reglin B, Secomb TW. Structural adaptation of vascular networks: role of the pressure response. *Hypertension.* 2001;38:1476–1479.
57. Pries AR, Secomb TW. Structural adaptation of microvascular networks and development of hypertension. *Microcirculation.* 2002;9:305–314.
58. Pries AR, Reglin B, Secomb TW. Remodeling of blood vessels: responses of diameter and wall thickness to hemodynamic and metabolic stimuli. *Hypertension.* 2005;46:726–731.
59. Muller JM, Davis MJ, Chilian WM. Integrated regulation of pressure and flow in the coronary microcirculation. *Cardiovasc Res.* 1996;32:668–678.
60. Simionescu M, Simionescu N. Ultrastructure of the microvascular wall: functional correlations. In: Renkin EM, Michel CC, eds. *Handbook of Physiology*, section 2: *The Cardiovascular System*, vol IV, *Microcirculation*, part 2. Bethesda, MD: American Physiological Society, 1984:41–101.
61. le Noble F, Fleury V, Pries A, et al. Control of arterial branching morphogenesis in embryogenesis: go with the flow. *Cardiovasc Res.* 2005;65:619–628.
62. Eichmann A, Yuan L, Moyon D, et al. Vascular development: from precursor cells to branched arterial and venous networks. *Int J Dev Biol.* 2005;49:259–267.
63. Zakrzewicz A, Secomb TW, Pries AR. Angioadaptation: keeping the vascular system in shape. *News Physiol Sci.* 2002;17:197–201.
64. Pries AR, Reglin B, Secomb TW. Structural adaptation of microvascular networks: functional roles of adaptive responses. *Am J Physiol.* 2001;281:H1015–H1025.
65. Bongrazio M, Baumann C, Zakrzewicz A, et al. Evidence for modulation of genes involved in vascular adaptation by prolonged exposure of endothelial cells to shear stress. *Cardiovasc Res.* 2000;47:384–393.
66. Sun D, Huang A, Koller A, et al. Adaptation of flow-induced dilation of arterioles to daily exercise. *Microvasc Res.* 1998;56:54–61.
67. Monos E, Lorant M, Feher E. Mechanisms of vascular adaptation to long-term orthostatic gravitational loading. *J Gravit Physiol.* 1997;4:39–40.
68. Unthank JL, Nixon JC, Lash JM. Early adaptations in collateral and microvascular resistances after ligation of the rat femoral artery. *J Appl Physiol.* 1995;79:73–82.
69. Fillinger MF, Cronenwett JL, Besso S, et al. Vein adaptation to the hemodynamic environment of infrainguinal grafts. *J Vasc Surg.* 1994;19:970–978.
70. Pries AR, Secomb TW, Gaehtgens P. Structure and hemodynamics of microvascular networks: heterogeneity and correlations. *Am J Physiol.* 1995;269:H1713–H1722.
71. Bevan JA. Shear stress, the endothelium and the balance between flow-induced contraction and dilation in animals and man. *Int J Microcirc Clin Exp.* 1997;17:248–256.
72. Papadaki M, Eskin SG. Effects of fluid shear stress on gene regulation of vascular cells. *Biotechnol Prog.* 1997;13:209–221.
73. Mulvany MJ. Small artery remodeling and significance in the development of hypertension. *News Physiol Sci.* 2002;i17:105–109.
74. Buus CL, Pourageaud F, Fazzi GE, et al. Smooth muscle cell changes during flow-related remodeling of rat mesenteric resistance arteries. *Circ Res.* 2001;89:180–186.
75. Greene AS, Tonellato PJ, Lui J, et al. Microvascular rarefaction and tissue vascular resistance in hypertension. *Am J Physiol.* 1989;256:H126–H131.
76. Prasad A, Dunnill GS, Mortimer PS, et al. Capillary rarefaction in the forearm skin in essen-

tial hypertension. *J Hypertens.* 1995;13:265–268.
77. Price RJ, Skalak TC. Circumferential wall stress as a mechanism for arteriolar rarefaction and proliferation in a network model. *Microvasc Res.* 1994;47:188–202.
78. Pries AR, Secomb TW. Microvascular blood viscosity in vivo and the endothelial surface layer. *Am J Physiol Heart Circ Physiol.* 2005;289(6):H2657–H2664.
79. Baumbach GL, Dobrin PB, Hart MN, et al. Mechanics of cerebral arterioles in hypertensive rats. *Circ Res.* 1988;61:56–64.
80. Baumbach GL, Heistad DD. Remodeling of cerebral arterioles in chronic hypertension. *Hypertension.* 1989;13:968–972.
81. Baumbach GL, Ghoneim S. Vascular remodeling in hypertension. *Scanning Microsc.* 1993;7:137–143.
82. Baumbach GL, Hajdu MA. Mechanics and composition of cerebral arterioles in renal and spontaneously hypertensive rats. *Hypertension.* 1993;21:816–826.
83. Baumbach GL, Sigmund CD, Faraci FM. Cerebral arteriolar structure in mice overexpressing human renin and angiotensinogen. *Hypertension.* 2003;41:50–55.
84. Hajdu MA, Baumbach GL. Mechanics of large and small cerebral arteries in chronic hypertension. *Am J Physiol.* 1994;266:H1027–H1033.
85. Skalak R, Chen PH, Chien S. Effect of hematocrit and rouleaux on apparent viscosity in capillaries. *Biorheology.* 1972;9:67–82.
86. Chien S. Biophysical behaviour of red cells in suspensions. In: Surgenor DMN, ed. *The Red Blood Cell.* Vol II. New York: Academic Press, 1975:1031–1133.
87. Cokelet GR. The rheology of human blood. In: Fung YC, Perrone N, Anliker M, eds. *Biomechanics: Its Foundations and Objectives.* Englewood Cliffs, NJ: Prentice-Hall, 1972:64–103.
88. Cokelet GR, Goldsmith HL. Decreased hydrodynamic resistance in the two-phase flow of blood through small vertical tubes at low flow rates. *Circ Res.* 1991;68:1–17.
89. Alonso C, Pries AR, Gaehtgens P. Time-dependent rheological behaviour of blood flow at low shear in narrow horizontal tubes. *Biorheology.* 1989;26:229–246.
90. Alonso C, Pries AR, Gaehtgens P. Time-dependent rheological behaviour of blood at low shear in narrow vertical tubes. *Am J Physiol.* 1993;265:H553–H561.
91. Fahraeus R, Lindqvist T. The viscosity of the blood in narrow capillary tubes. *Am J Physiol.* 1931;96:562–568.
92. Pries AR, Neuhaus D, Gaehtgens P. Blood viscosity in tube flow: dependence on diameter and hematocrit. *Am J Physiol.* 1992;263:H1770–H1778.
93. Secomb TW, Skalak R, Özkaya N, et al. Flow of axisymmetric red blood cells in narrow capillaries. *J Fluid Mech.* 1986;163:405–423.
94. Pries AR, Secomb TW, Gaehtgens P. The endothelial surface layer. *Pflugers Arch.* 2000;440:653–666.
95. Pries AR, Secomb TW, Gessner T, et al. Resistance to blood flow in microvessels *in vivo. Circ Res.* 1994;75:904–915.
96. Pries AR, Secomb TW, Jacobs H, et al. Microvascular blood flow resistance: role of endothelial surface layer. *Am J Physiol.* 1997;273:H2272–H2279.
97. Duling BR, Desjardins C. Capillary hematocrit—what does it mean? *News Physiol Sci.* 1987;2:66–69.
98. Vink H, Duling BR. Identification of distinct luminal domains for macromolecules, erythrocytes, and leukocytes within mammalian capillaries. *Circ Res.* 1996;79:581–589.
99. van Haaren PM, VanBavel E, Vink H, et al. Localization of the permeability barrier to solutes in isolated arteries by confocal microscopy. *Am J Physiol Heart Circ Physiol.* 2003;285:H2848–H2856.
100. Henry, CBS, Duling, BR. Hyaluronidase treatment suggests a role for cell surface hyaluronan in determining vascular permeability [abstract]. *FASEB J.* 1998;12(4, pt 1):no.139.
101. Pries AR, Secomb TW, Sperandio M, et al. Blood flow resistance during hemodilution: effect of plasma composition. *Cardiovasc Res.* 1998;37:225–235.
102. Damiano ER. The effect of the endothelial-cell glycocalyx on the motion of red blood cells through capillaries. *Microvasc Res.* 1998;55:77–91.
103. Secomb TW, Hsu R, Pries AR. A model for red blood cell motion in glycocalyx-lined capillaries. *Am J Physiol.* 1998;274:H1016–H1022.
104. Secomb TW, Hsu R, Pries AR. Motion of red blood cells in a capillary with an endothelial surface layer: effect of flow velocity. *Am J Physiol.* 2001;281:H629–H636.
105. Secomb TW, Hsu R, Pries AR. Effect of endothelial glycocalyx on oxygen transport from capillaries to tissue: a theoretical model [abstract]. *FASEB J.* 1999;13:A25.
106. Secomb TW, Hsu R, Pries AR. Effect of the endothelial surface layer on transmission of fluid shear stress to endothelial cells. *Biorheology.* 2001;38:143–150.
107. Vogel J, Sperandio M, Pries AR, et al. Influence of the endothelial glycocalyx on cerebral blood flow in mice. *J Cereb Blood Flow Metab.* 2000;20:1571–1578.
108. Thi MM, Tarbell JM, Weinbaum S, et al. The role of the glycocalyx in reorganization of the actin cytoskeleton under fluid shear stress: a "bumper-car" model. *Proc Natl Acad Sci U S A.* 2004;101:16483–16488.
109. Henry CB, Duling BR. TNF-alpha increases entry of macromolecules into luminal endothelial cell glycocalyx. *Am J Physiol Heart Circ Physiol.* 2000;279:H2815–H2823.
110. Zhao Y, Chien S, Weinbaum S. Dynamic contact forces on leukocyte microvilli and their penetration of the endothelial glycocalyx. *Biophys J.* 2001;80:1124–1140.
111. Constantinescu AA, Vink H, Spaan JA. Elevated capillary tube hematocrit reflects degradation of endothelial cell glycocalyx by oxidized LDL. *Am J Physiol.* 2001;280:H1051–H1057.
112. Vink H, Constantinescu AA, Spaan JA. Oxidized lipoproteins degrade the endothelial surface layer : implications for platelet-endothelial cell adhesion. *Circulation.* 2000;101:1500–1502.
113. Rehm M, Zahler S, Lotsch M, et al. Endothelial glycocalyx as an additional barrier determining extravasation of 6% hydroxyethyl starch or 5% albumin solutions in the coronary vascular bed. *Anesthesiology.* 2004;100:1211–1223.
114. Chilian WM, Layne SM, Eastham CL, et al. Heterogeneous microvascular coronary alpha-adrenergic vasoconstriction. *Mol Cell.* 1989;64:376–388.
115. Holmes CL, Landry DW, Granton JT. Science Review: Vasopressin and the cardiovascular system, part 2—clinical physiology. *Crit Care.* 2004;8:15–23.
116. Holmes CL, Landry DW, Granton JT. Science review: Vasopressin and the cardiovascular system, part 1—receptor physiology. *Crit Care.* 2003;7:427–434.
117. Houben AJ, van der Zander K, de Leeuw PW. Vascular and renal actions of brain natriuretic peptide in man: physiology and pharmacology. *Fundam Clin Pharmacol.* 2005;19:411–419.
118. Suttner SW, Boldt J. Natriuretic peptide system: physiology and clinical utility. *Curr Opin Crit Care.* 2004;10:336–341.
119. Ahluwalia A, Hobbs AJ. Endothelium-derived C-type natriuretic peptide: more than just a hyperpolarizing factor. *Trends Pharmacol Sci.* 2005;26:162–167.
120. Davis MJ. Myogenic response gradient in an arteriolar network. *Am J Physiol.* 1993;264:H2168–H2179.
121. Liao JC, Kuo L. Interaction between adenosine and flow-induced dilation in coronary microvascular network. *Am J Physiol.* 1997;272:H1571–H1581.
122. Jones CJ, Kuo L, Davis MJ, et al. Regulation of coronary blood flow: coordination of heterogeneous control mechanisms in vascular microdomains. *Cardiovasc Res.* 1995;29:585–596.
123. de Wit C, Bolz SS, Pohl U. Interaction of endothelial autacoids in microvascular control. *Z Kardiol.* 2000;89(suppl 9):IX/113–IX/116.
124. Nilius B, Droogmans G. Ion channels and their functional role in vascular endothelium. *Physiol Rev.* 2001;81:1415–1459.
125. Fulton D, Gratton JP, Sessa WC. Post-translational control of endothelial nitric oxide synthase: why isn't calcium/calmodulin enough? *J Pharmacol Exp Ther.* 2001;299:818–824.
126. Boo YC, Jo H. Flow-dependent regulation of endothelial nitric oxide synthase: role of protein kinases. *Am J Physiol Cell Physiol.* 2003;285:C499–C508.
127. Habazettl H, Vollmar B, Christ M, et al. Heterogeneous microvascular coronary vasodilation by adenosine and nitroglycerin in dogs. *J Appl Physiol.* 1994;76:1951–1960.
128. Pohl U, de Wit C, Gloe T. Large arterioles in the control of blood flow: role of endothelium-dependent dilation. *Acta Physiol Scand.* 2000;168:505–510.
129. de Wit C, Roos F, Bolz SS, et al. Impaired conduction of vasodilation along arterioles in connexin40- deficient mice. *Circ Res.* 2000;86:649–655.
130. Galley HF, Webster NR. Physiology of the endothelium. *Br J Anaesth.* 2004;93:105–113.
131. Lavallee M, Takamura M, Parent R, et al. Crosstalk between endothelin and nitric oxide in the control of vascular tone. *Heart Fail Rev.* 2001;6:265–276.
132. Kawashima S. The two faces of endothelial nitric oxide synthase in the pathophysiology of atherosclerosis. *Endothelium.* 2004;11:99–107.
133. Brunner H, Cockcroft JR, Deanfield J, et al. Endothelial function and dysfunction. Part II: Association with cardiovascular risk factors and diseases. A statement by the Working
134. Naseem KM. The role of nitric oxide in cardiovascular diseases. *Mol Aspects Med.* 2005;26:33–65.
135. Deanfield J, Donald A, Ferri C, et al. Endothelial function and dysfunction. Part I: Methodological issues for assessment in the different vascular beds: a statement by the Working Group on Endothelin and Endothelial Factors of the European Society of Hypertension. *J Hypertens.* 2005;23:7–17.
136. Kaski JC. Pathophysiology and management of patients with chest pain and normal coronary arteriograms (cardiac syndrome X). *Circulation.* 2004;109:568–572.
137. Kaski JC, Aldama G, Cosin-Sales J. Cardiac syndrome X. Diagnosis, pathogenesis and management. *Am J Cardiovasc Drugs.* 2004;4:179–194.
138. Kubes P, Kerfoot SM. Leukocyte recruitment in the microcirculation: the rolling paradigm revisited. *News Physiol Sci.* 2001;16:76–80.
139. Kubes P. The complexities of leukocyte recruitment. *Semin Immunol.* 2002;14:65–72.
140. Ley K. The role of selectins in inflammation and disease. *Trends Mol Med.* 2003;9:263–268.
141. Springer TA, Wang JH. The three-dimensional structure of integrins and their ligands, and conformational regulation of cell adhesion. *Adv Protein Chem.* 2004;68:29–63.
142. Weinmann P, Scharffetter-Kochanek K, Forlow SB, et al. A role for apoptosis in the control of neutrophil homeostasis in the circulation: insights from CD18-deficient mice. *Blood.* 2003;101:739–746.
143. Paterson RL, Galley HF, Webster NR. The effect of N-acetylcysteine on nuclear factor-kappa B activation, interleukin-6, interleukin-8, and intercellular adhesion molecule-1 expression in patients with sepsis. *Crit Care Med.* 2003;31:2574–2578.
144. Macdonald J, Galley HF, Webster NR. Oxidative stress and gene expression in sepsis. *Br J Anaesth.* 2003;90:221–232.
145. Rezkalla SH, Kloner RA. Coronary No-reflow Phenomenon. *Curr Treat Options Cardiovasc Med.* 2005;7:75–80.
146. Roe MT, Ohman EM, Maas AC, et al. Shifting the open-artery hypothesis downstream: the quest for optimal reperfusion. *J Am Coll Cardiol.* 2001;37:9–18.
147. Reffelmann T, Kloner RA. Microvascular alterations after temporary coronary artery occlusion: the no-reflow phenomenon. *J Cardiovasc Pharmacol Ther.* 2004;9:163–172.
148. Reffelmann T, Kloner RA. The "no-reflow" phenomenon: basic science and clinical correlates. *Heart.* 2002;87:162–168.
149. Kupatt C, Habazettl H, Goedecke A, et al. Tumor necrosis factor-alpha contributes to ischemia- and reperfusion-induced endothelial activation in isolated hearts. *Circ Res.* 1999;84:392–400.
150. Baxter GF. The neutrophil as a mediator of myocardial ischemia-reperfusion injury: time to move on. *Basic Res Cardiol.* 2002;97:268–275.
151. Kupatt C, Wichels R, Deiss M, et al. Retroinfusion of NFkappaB decoy oligonucleotide extends cardioprotection achieved by CD18 inhibition in a preclinical study of myocardial ischemia and retroinfusion in pigs. *Gene Ther.* 2002;9:518–526.
152. Habazettl H, Hanusch P, Kupatt C. Effects of endothelium/leukocytes/platelet interaction on myocardial ischemia–reperfusion injury. *Z Kardiol.* 2000:89(suppl 9):IX/92-IX/95.
153. Gawaz M. Role of platelets in coronary thrombosis and reperfusion of ischemic myocardium. *Cardiovasc Res.* 2004;61:498–511.
154. Kupatt C, Wichels R, Horstkotte J, et al. Molecular mechanisms of platelet-mediated leukocyte recruitment during myocardial reperfusion. *J Leukoc Biol.* 2002;72:455–461.
155. Kupatt C, Habazettl H, Hanusch P, et al. c7E3Fab reduces postischemic leukocyte-thrombocyte interaction mediated by fibrinogen. Implications for myocardial reperfusion injury. *Arterioscler Thromb Vasc Biol.* 2000;20:2226–2232.
156. Neumann FJ, Blasini R, Schmitt C, et al. Effect of glycoprotein IIb/IIIa receptor blockade

on recovery of coronary flow and left ventricular function after the placement of coronary-artery stents in acute myocardial infarction. *Circulation.* 1998;98:2695–2701.
157. Dayton C, Yamaguchi T, Warren A, et al. Ischemic preconditioning prevents postischemic arteriolar, capillary, and postcapillary venular dysfunction: signaling pathways mediating the adaptive metamorphosis to a protected phenotype in preconditioned endothelium. *Microcirculation.* 2002;9:73–89.
158. Wang WZ, Fang XH, Stepheson LL, et al. NOS upregulation attenuates vascular endothelial dysfunction in the late phase of ischemic preconditioning in skeletal muscle. *J Orthop Res.* 2004;22:578–585.
159. Nadar S, Blann AD, Lip GY. Endothelial dysfunction: methods of assessment and application to hypertension. *Curr Pharm Des.* 2004;10:3591–3605.
160. Budhiraja R, Tuder RM, Hassoun PM. Endothelial dysfunction in pulmonary hypertension. *Circulation.* 2004;109:159–165.
161. Zhou MS, Jaimes EA, Raij L. Atorvastatin prevents end-organ injury in salt-sensitive hypertension: role of eNOS and oxidant stress. *Hypertension.* 2004;44:186–190.
162. Bartunek J, Sys SU, Heyndrickx GR, et al. Quantitative coronary angiography in predicting functional significance of stenoses in an unselected patient cohort. *J Am Coll Cardiol.* 1995;26:328–334.
163. Briguori C, Anzuini A, Airoldi F, et al. Intravascular ultrasound criteria for the assessment of the functional significance of intermediate coronary artery stenoses and comparison with fractional flow reserve. *Am J Cardiol.* 2001;87:136–141.

Dietrich Baumgart
Thomas Egelhof

第3A章

磁共振成像

磁共振(MR)成像在过去20年中已成为医学诊断学中一项非常重要的成像技术。由于该技术使机体器官细节的成像质量明显提高,2003年Paul Lauterbur和Sir Peter Mansfield被授予诺贝尔医学奖。磁共振成像的特点是软组织的成像对比度无与伦比且精确度高。此外它还可以对运动的组织结构(如对跳动的心脏)进行功能成像,或者对血流进行定量测定。MR成像更重要的优点是无X线辐射,有利于反复检查以及用于筛查。因此,联合应用磁共振成像(MRI)和磁共振血管造影(MRA)可同时评估血管及其供血器官的功能。磁共振成像主要受检查费用及可用性两方面的限制。

磁共振成像:脑、心/肺及腹部器官(概要)

脑

磁共振成像在缺血性和出血性脑卒中中的应用

MRI/MRA可评估脑循环及脑实质,以便为脑卒中患者制定治疗决策[1]。在脑卒中急症的诊治过程中可以安全地应用多种模式MRI[2]。MRI可提供有关脑动脉及功能状态的可靠而快捷的信息。弥漫加权成像(DWI)是脑卒中最敏感的检查方法,与灌注加权成像(PWI)联合应用,可提供有关缺血脑组织功能状态的信息[1]。另外,MRA还可提供有关脑卒中机制和病理生理学的信息,因而可指导介入及药物治疗[2]。脑DWI和PWI在不同场强及不同机型的MRI上的扫描方案会有不同。图像采集的平均时间为小于20~30分钟。图3A.1示出这两种成像技术的示例。

MRA最终可提供卒中时颅内和颅外血管状况的评估。颅外血管更适合用三维(3D)钆对比增强技术。通常用3D重建获得冠状面图像[3]。图像采集的平均时间不足5分钟。另一种选择是,可以应用时间飞越法(TOF) MRA技术,它不需要用对比剂(造影剂)就可以显示脑血管。由于3D-TOF的分辨率更高且对流空效应敏感性低,优于2D-TOF。对轴位图像进行重建,可以提供最大密度投影(MIP),即去除背景和突出动脉的算法。为了评估目标病理,我们也可以按不同角度重建原始图像,并通过旋转显示血管3D结构。图3A.2示出一个颅内TOF的示例。

通常用2D-TOF和3D-TOF成像序列来显示颅内血管。2D方法对慢血流高度敏感,而3D采集对宽范围血流更敏感,因此能更好地显示腔内血流现象。3D-TOF的缺点是图像采集时间较长而且对运动伪影较敏感。图像平均采集时间不足5分钟。

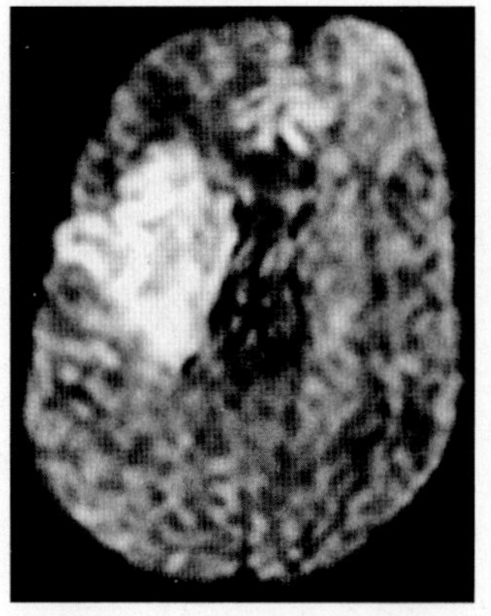
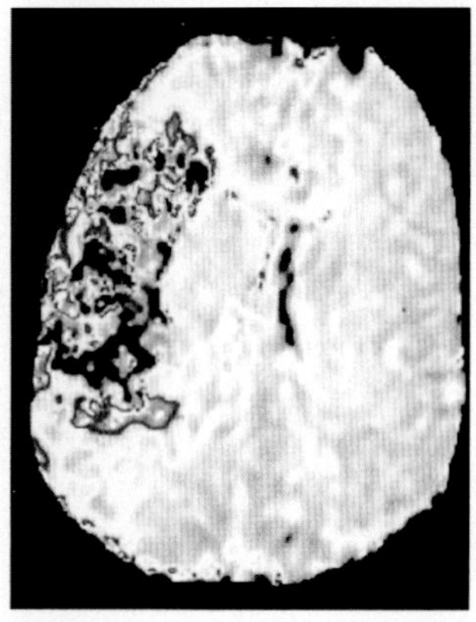

图3A.1 右侧大脑中动脉急性梗死的弥漫加权图像(DWI,左图)和灌注加权图像(PWI,右图)。弥散缺损的区域和信号增强的区域代表梗死区。该区域范围小于灌注受损的范围。灌注受损而无弥散缺损的脑组织叫做缺血半暗带,该部分脑组织最有可能从介入血管再通术中获益。

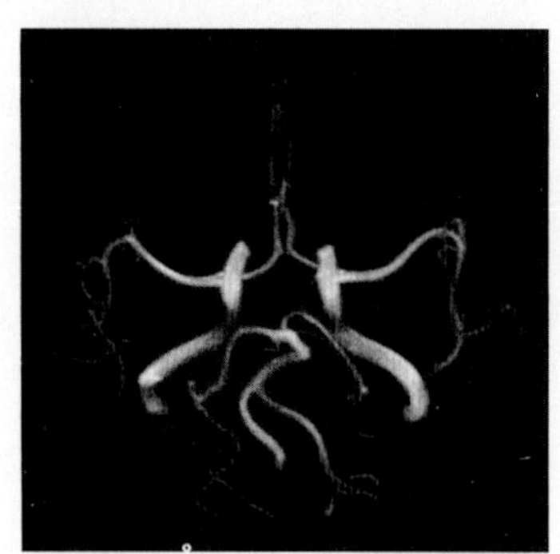

图 3A.2 时间飞跃脑血管造影无对比剂增强。

磁共振成像在脑血管病中的应用

神经病理学证据表明,老年人融合性白质病变是由微血管病导致的脑损害。脑的小血管病变可导致皮质下损伤伴认知功能障碍。小血管疾病可以按病理学分类。最严重的脑微血管病与长期持续的高血压有关。所导致的小血管病变可引起脑实质缺血性损伤,并可伴发血脑屏障改变。这两种机制均可导致白质病变及腔隙性梗死的发生。现代的 MR 技术如液体衰减反转恢复(FLAIR)和 DWI 序列可以非侵入性探测白质病变(WML)的存在及进展。有证据表明,长期存在的高血压与 WML 有相关性。在关于尽管应用了多种模式抗高血压药物而高血压仍控制欠佳的 Ansan 研究中,用药前的单纯收缩期高血压以及未治疗的收缩期和舒张期高血压均明显而单独与 WML 的存在及严重程度相关[4]。

磁共振成像在颅内动脉瘤中的应用

颅内动脉瘤常见。尸检研究表明,颅内动脉瘤在全体人群中总体发病率为 0.8%~10%[5]。近年来由于血管内技术和显微外科的发展,颅内动脉瘤的治疗已经有了明显提高[5,6]。数字减影血管造影仍然是诊断脑血管疾病的金标准,但是 MRI 和 MRA 为治疗决策提供了非常重要的补充资料:动脉瘤的大小和相对于周围组织或腔内血栓的解剖定位。TOF MRA 基本上是一种快速梯度回波成像技术,应用这种技术可以观察动脉腔。第二种成像技术,即对比增强 MRA(CE-MRA),几乎不受运动伪影的影响,而且应用含钆对比剂来增强血管的对比度。图 3B.3 所示为一例颅内动脉瘤患者的 MRA/MRI 典型表现。

心脏 / 肺

跳动心脏的磁共振成像由于缺乏克服运动伪影的技术而长期受到阻碍。然而,快速梯度和快速成像序列以及多探测阵列线圈的出现正使心脏磁共振体层摄影(cMRT) 成为心血管疾病诊断性检查中的一项重要方法。cMRT 的优点包括可以不依赖操作者全面显示心脏结构及功能,而且无电离辐射。然而目前的多层面计算机体层摄影(MSCT)和冠状动脉血管造影所能提供的心脏结构尤其是冠状动脉的分辨率已较 MR 高 10 倍。

尽管如此,MRT 仍是精确显示心脏解剖、功能及心肌存活能力的最适用方法[7]。用 T2 加权序列及后期增强技术可以探测急性心肌梗死和心肌瘢痕组织。cMRT 是心室和心房容积定量分析的最好方法,是精确诊断壁间动脉瘤及颅内动脉瘤的非侵入性方法。迄今为止,冠状动脉的显示尚不能达到令人满意的精确度。然而,应用导航序列以及动脉内对比剂的研发使 cMRT 更加完善,这为将来直接显示近端冠状动脉和狭窄带来了希望。图 3A.4 示出典型的心脏 MR 图像。

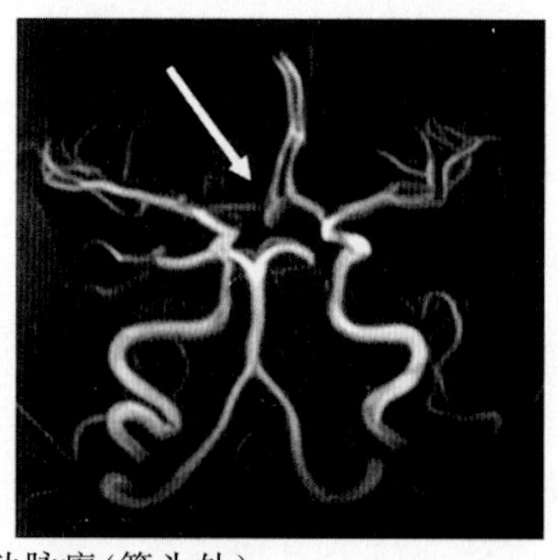

图 3A.3 颅内动脉瘤(箭头处)。

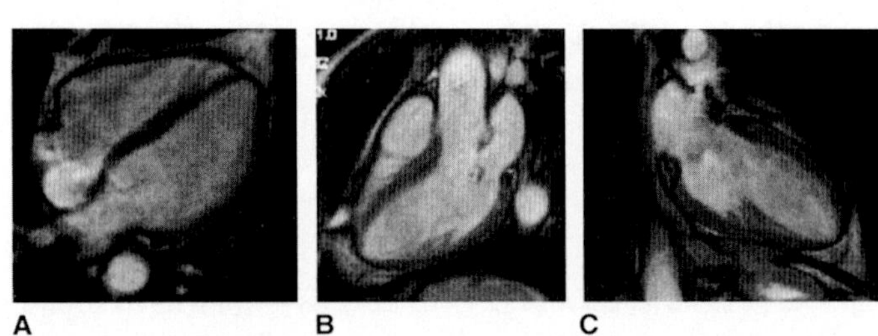

图 3A.4 心脏磁共振成像:四腔心平面(A)、流出道(B)和长轴观(C)。

肺的 MRT 近年来已经有了很大改进,但是与 CT 图像相比较仍然缺乏精确性。肺的 MRT 成像常伴有心脏和呼吸的运动伪影。但是应用心电触发及屏气技术,有可能减少图像的运动伪影。应用导航回波技术进一步改善了图像的运动伪影。然而,CT 成像技术仍然是肺部诊断成像的金标准。此外与 MRT 相比,CT 成像技术所用的时间更短[8]。

另一方面,MRT 图像提供的软组织对比度更高,有利于诊断。目前,肺或纵隔的 MRT 适用于诊断胸部脏器或胸壁的肿瘤、脓肿、胸骨后或纵隔肿块以及甲状腺肿瘤。尽管对比增强X 线血管造影仍被认为是评估肺血管病变的金标准,但是近年来肺血管系统的 CT 血管造影与 MR 血管造影已经取得了振奋人心的进展。随着成像与导航回波技术的共同发展,MR 图像质量得到了明显改善。即使图像质量相似,CT 技术仍然具有检查时间短的优点[9]。

腹部器官

腹部超声是诊断腹部疾病应用最广泛且效价比最高的无创性成像技术。然而在身体围度增加和腹腔内有气体时图像质量会有所降低。

CT 图像的采集时间短、价格合适且空间分辨率高,但不足之处是接触辐射。在所有可用的成像技术中,MR 成像的精确度最高,而且具有优良的后期处理方案[3]。

诊断腹部肿瘤或转移灶以及鉴别良恶性肿瘤通常都需要使用对比剂。体部相控阵线圈呼吸门控波纹带可改善图像质量并且有助于避免伪影。MRT 成像的首选目标部位是肝脏、胰腺、肾脏、肾上腺及腹膜后间隙。应用最大密度投影时,MRT 可以无创而精确地采集到胆管和胰腺管的三维图像。这些技术完全可以替代传统的内镜下逆行性胰胆管造影(ERCP)成像技术[3]。

磁共振全血管造影术

技术因素

观察血管结构大体有两种技术,单纯 MRA 技术和应用对比剂的 MRA 技术。

时间飞跃(TOF)技术不使用任何对比剂。应用短 T1 梯度回波序列时,静止组织弛豫时间短且伴有信号衰减,而流动的血液则为高信号。然而这种对比增强的方法依赖于血流是否垂直于扫描平面以及血流快得是否足以更新自旋并使信号增强。对比剂还可以进一步受翻转角影响,但翻转角可以改变[3]。

该技术最适用于静止器官的小血管。其图像采集时间相对较长,大约要 5~9 分钟,因此该技术主要适用于脑血管成像。湍流可使信号减弱,导致狭窄附近的信号衰减或缺乏。因此用这种成像技术往往会高估狭窄的程度。TOF 血管造影可以联合应用二维和三维成像序列[9]。

相位对比血管造影依赖于按照频率和相位进行编码的独特像素编码技术,而且不应用任何对比剂。逆转梯度的极性可以重新确定静止组织的自旋相位。相反,流动血液的自旋要经历一个与血流速度成比例的相位延迟,因此可对血流速度进行可靠测定。相位对比血管造影通常用于脑静脉成像。血流测定主要在心脏成像期间进行。该技术也可用于随后对比增强血管造影的快速血管定位。

由于单纯 MR 血管造影技术的图像采集时间太长而且呼吸和脉搏动的伪影会影响图像质量,因此不能可靠地对胸廓、腹部或髂部的血管进行 MR 血管造影。只有短 TR 和 TE 的快速 3D 梯度回波序列才可以达到保证图像质量所必需的 15~30 s 的采集时间。强 T1 加权只能对 T1 弛豫时间非常短的组织成像。脂肪组织的 T1 弛豫时间最短(150 ms)。借助于静脉内给予对比剂,血液的 T1 弛豫时间可缩短至 50 ms。因此,只要对比剂团没有被稀释开,血液的信号最强。所以只有在对比剂团注入后不久才能获得成功的血管造影图像。由于其图像采集时间短,在对比剂团到达关注区之前不要过早进行测定。最佳的采集时间对于优质图像采集是非常重要的。在临床实践中,要在真正的 MRA 血管造影之前先给予小剂量试验性团注,而且动态成像序列可记录下对比剂到达关注区的时间。随后,可以准确地依据对比剂团出现的时间确定出血管造影图像的采集时间 [9]。表 3A.1 给出了全身 MRA 的序列参数。

对比剂

顺磁性对比剂对应用快速 3D 梯度回波序列进行血管系统成像非常重要(表 3A.1)。用该序列无对比剂时采集的图像缺乏血管内结构的对比度,因此无诊断意义。

顺磁性对比剂通过缩短血液的 T1 弛豫时间而达到对比增强的作用。对比增强磁共振血管造影(CE-MRA)的主要优点是流动血液的信号不再依赖于血流。因此在时间飞跃或相位对比 MRA 中所见的血流导致的伪影大大减轻,并可在关注血管层面采集图像。反过来这可以在较短的成像时间内采集到大范围血管的图像,有利于产生类似于传统血管造影的图像[10](图 3A.5)。

CE-MRA 诊断的准确性和分辨率与螺旋 CT 血管造影相当。除了无电离辐射以及能在 3D 成像容量内显示较大范围血管区域之外,顺磁性对比剂的副作用也极少见。这种对比剂轻微的肾毒性和极低的过敏反应率使 CE-MRA 成为传统血管造影的一种有效替代方法,即使肾功能不全的患者也不例外。表 3A.2 概括了基于 MRA 指征推荐的证据。

表 3A.1 全身 MR 血管造影的系列参数

真 FISP 动态检测	
TR	4.45 ms
TE	2.22 ms
FOV	400 mm
翻转角	70°
层厚	10 mm
层数	6
采集时间	9 s
空间分辨率	$3.1 \times 1.6 \times 10\ mm^3$
矩阵数	256
试验性团注	
TR	1000 ms
TE	1.58 ms
FOV	400 mm
平面方向	冠状面
翻转角	8°
层厚	10 mm
层数	60
采集时间	60 s
空间分辨率	$3.0 \times 1.6 \times 10\ mm^3$
矩阵数	256
对比剂注射	试验性团注，1 mL Gd-BOPTA，血流 1.3 mL/s+30mL 生理盐水；血流 1.3 mL/s；扫描，近端第 3 降主动脉
对比增强的 3D-FLASH	
TR	2.2 ms
TE	0.74 ms
FOV	390 mm
平面方向	冠状面
翻转角	20°
层厚	1.5 mm
层数	64
采集时间	12 s
空间分辨率	$1.8 \times 1.5 \times 1.5\ mm^3$
矩阵数	256
对比剂注射	0.2 mmol/kg 体重 Gd-BOPTA，用生理盐水稀释至 60 mL；双相注射方案，1.3 mL/s 注射 1/2，余 1/2 用 30 mL 生理盐水稀释，以 0.7 mL/s 注射；血流，1.3 mL/s

全身血管造影

MRA 拓展了磁共振成像的应用范畴，使其能够评估整个血管系统的形态及功能，包括血流定量测定。

由于显示整个血管系统需要用大量的对比剂，这使全身 MRA 受到了限制。这项检查最初只能用于单个视野内血管的显示。后来团注追踪技术的出现使其检查范围得到了扩展，一次检查可完成 2 个甚至 3 个血管区域的成像。团注追踪技术需要有可手动工或电子移动的检查床。在单次对比剂团注后，检查床跟踪对比剂团注迅速移过全身[11]。然而动脉粥样硬化可影响整个血管树；因此从升主动脉至远端流出血管的全部血管系统成像是最理想的(图 3A.6)。

新的梯度硬件和五站式移动床方案，又称为 angio-SURF(无限制滚动视野系统)技术的出现开启了全血管全身 MRA 的第一步。使用这种硬件可在仅仅 72 s 内采集 5 段 3D 图像的数据。每个视野实际数据的采集只需要 12 s，中间有 4 个检查床移动所需的时间间隔，每个间隔为 3 s。持续注射对比剂60 s 可完成数据的采集[12]。

带有整合表面线圈的滚动扫描床是由德国埃朗根

表 3A.2 按照证据分类法磁共振成像用于获得性血管疾病的适应证[a]

适应证	证据等级
1.胸主动脉瘤(包括马方综合征)的诊断与随访	Ⅰ
2.腹主动脉瘤的诊断及支架治疗方案	Ⅱ
3.主动脉间壁瘤	
急性主动脉间壁瘤的诊断	Ⅱ
慢性主动脉间壁瘤的诊断与随访	Ⅰ
4.主动脉壁内出血的诊断	Ⅰ
5.主动脉穿透性溃疡的诊断	Ⅰ
6.肺动脉解剖与血流	Ⅰ
7.肺栓塞	
中央肺栓塞的诊断	Ⅲ
周围肺栓塞的诊断	Inv
8.胸廓、腹部及盆腔静脉的评估	Ⅰ
9.下肢静脉的评估	Ⅱ
10.肾动脉的评估	Ⅰ
11.肠系膜动脉的评估	Ⅱ
12.髂、股和下肢动脉的评估	Ⅰ
13.胸部大血管起源的评估	Ⅰ
14.颈动脉的评估	Ⅰ
15.颈动脉/主动脉粥样硬化斑块的评估	Ⅲ
16.肺静脉的评估	Ⅰ
17.内皮功能	Inv

Inv:无效。

[a] Pennell DJ, Sechtem UP, Higgins CB et al.Clinical indications for cardiovascular magnetic resonance (CMR): Consensus Panel report. *Eur Heart J*,2004;25(21):1940-1965

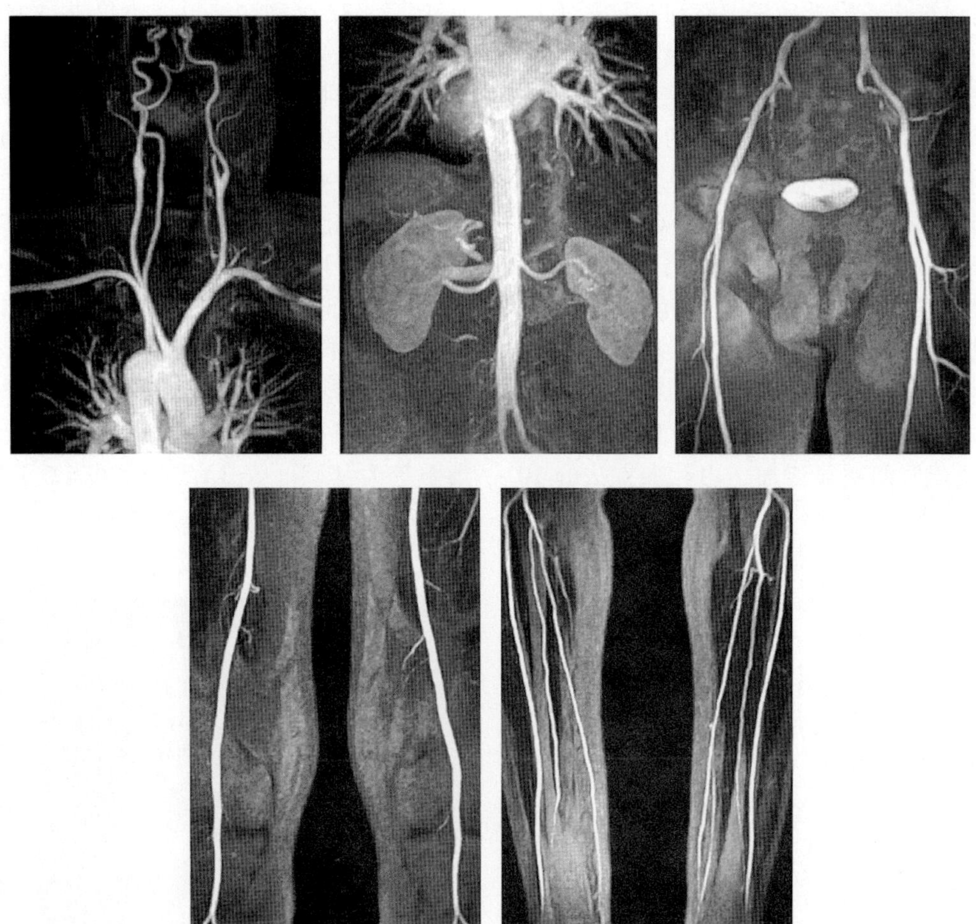

图 3A.5 用 AngioSURF 技术进行的全身血管造影。按最大密度投影(MIP)重建格式显示的血管造影图像。

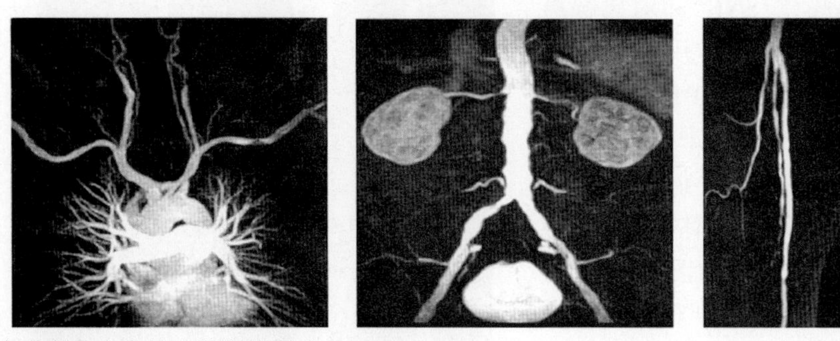

图 3A.6 一位糖尿病患者的全身性动脉粥样硬化(MIP)。

西门子开发的,可固定于西门子整合系统的原有患者病床顶部。用标准的体部相控阵表面线圈进行数据的采集。该系统最早试用于 3 个志愿者和 1 位血管造影证实有血管病变的患者。用 3D-FLASH 序列(TR/TE 2.1/0.7 ms,翻转角为 20°,FOV 40 cm×40 cm,80 个分隔, 矩阵为 512×420,0 内插)完成数据的采集。在持续注射顺磁性对比剂的过程中连续采集 5 组数据。采集每组数据的时间为 10 s。3 s 内完成扫描床的手动复位。因此总的图像采集时间合计为 72 s。4 例中无一例发生操作处理问题。优良的图像质量可以详细评估所显示的血管区,并促进了进一步的临床研究[13]。

应用并行采集技术(PAT)的进一步发展优化了全身 MRA 技术, 从而提高了三维 MRA 数据的空间分辨率,使 MRA 图像更加详细。在一项临床研究中,将标准的成像方法与应用 PAT 的高分辨率方法进行了比较,后者应用了一种全面自动校准且具有加速因子 3 的部分并行采集(GRAPPA)算法。为了对两种 MR 检查进行个体化比较,将动脉血管分成了 30 段。对每位患者的所有 30 段动脉分别计算出信噪比（SNR）和对比噪声比(CNR)。对每段动脉都应用 5 分法定量评估了血管段的图像信息。按照标准方案和 PAT 方案记录了各自的图像重建时间。应用 PAT 可使五站中每站的平均体素大小减小 3 倍从而增加了图像的空间分辨率。应用高分辨率方法时，所有指定血管段的平均 SNR 和 CNR 值分别降低了 1.58 倍和 1.56 倍。尽管 SNR 和 CTR 都有所减少，但所有指定血管段的 PAT 图像信息均有增加，这说明其空间分辨率提高了。定性比较标准方法与 PAT 成像方法发现，所有志愿者的血管可见度增加了，可以更清楚地显示肌肉内各动脉分支。然而用 PAT 采集图像，所有五站的图像重建时间明显增加，由标准方法的 10 分钟增加至 40 分钟[14]。

其他的研究证实，MRA 在诊断的准确性方面优于传统的 DSA 技术。在前瞻性研究中，对 5 位志愿者和 6 位血管造影证实有外周血管病变的患者，应用 0.3 mmol/kg(体重)钆贝葡胺(Gd-BOPTA)后进行了检查。与传统的 DSA 相比，MRA 检测严重血管病变的敏感性和特异性在 91%~94%[12]。而且观察者间的一致性很好，其 Kappa 值为 0.94，表明该方法对血管形态筛查更准确有效。

最近的一些研究明确了用于诊断性高分辨率全身 3D-MRA 的 Gd-BOPTA 的最佳剂量。对 10 名健康志愿者分别用 Gd-BOPTA 逐渐递增的 3 个剂量(0.1/0.2/0.3 mmol/kg(体重)相进行了 3 次 AngioSURF 系统检查。计算出每位受试者 30 段动脉的信噪比(SNR)和对比噪声比(CNR)。与 0.1 mmol/kg(体重)相比较，应用 0.2 mmol/kg(体重)和 0.3 mmol/kg(体重)的 Gd-BOPTA 时，SNR 和 CNR 值明显增高，而定量和定性评估未能证实 0.2 mmol/kg(体重)和 0.3 mmol/kg(体重)的 Gd-BOPTA 之间有无统计学差异。因此应用 0.2 mmol/kg(体重)的 Gd-BOPTA 足以保证用于诊断时所有血管段的图像质量[15]。

在 102 例外周血管疾病的连续患者中对成像程度和对比剂进行了一项更全面的评估。该研究用如前所述的三维 CE-MRA 方法证实，全身 MRA 是一种全面评估动脉粥样硬化患者动脉系统的快速而安全的方法[16]。

用 AngioSURF 技术可以在一次检查中观察到全身的血管树。然而，只能根据视野的大小对血管树的不同节段进行成像，而不能以连续方式进行成像。

由西门子开发的全身成像矩阵(TIM)技术使成像技术取得了进一步的发展，从而可以全面连续地评估全身血管树，该技术最早用于 AVANTO Magnetom 设备。从头至足的全身扫描可以在 12 分钟内完成(图 3A.7)。

矩阵线圈构想的重大改进组合应用了 76 个线圈单元和多达 32 个高频通道，不仅提高了图像的质量而且加快了图像采集时间。该系统更大的优点在于并行成像与并行采集技术。该系统的缺点是需要全身覆盖线圈，这会增加幽闭恐惧症患者检查时的心理压力。

其他一些治疗机构为患者提供一处特别舒适区域，旨在消除幽闭恐惧症患者的焦虑。一种高质量体线圈的整合方法可以减少表面线圈的应用，进一步增加了患者的舒适感。SENSE 并行成像系统(飞利浦，Eindhoven，荷兰)与 MobiFlex 系统相整合，可以加快动态血管造影的速度，并使形态和血管成像的分辨率有所提高(图 3A.8)。该系统以具有可测量 32 通道结构的 FreeWave 数据采集系统为基础。表 3A.3 给出在 1.5 T 场强设备上进行 CE-MRA 的扫描参数。

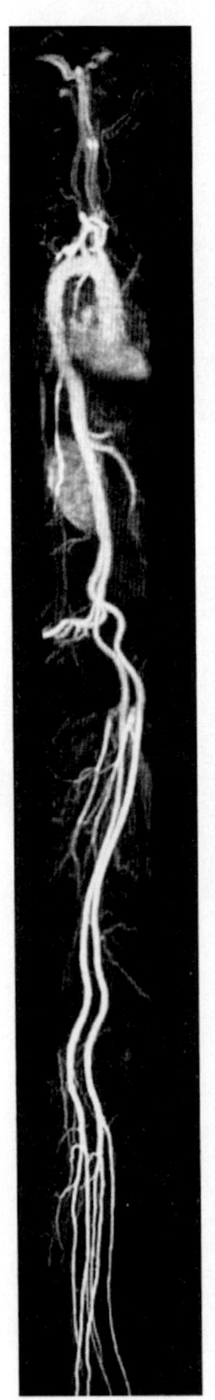
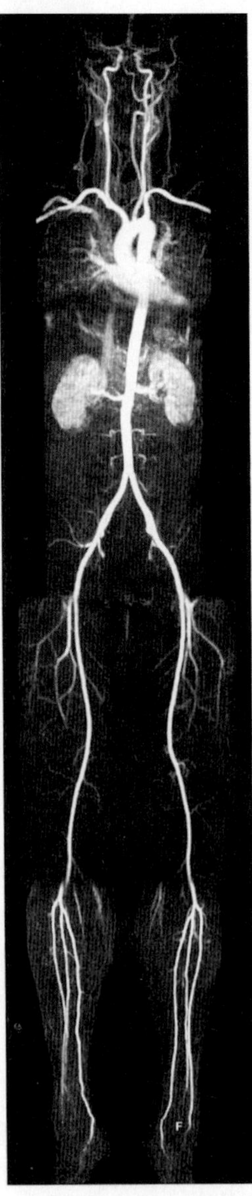

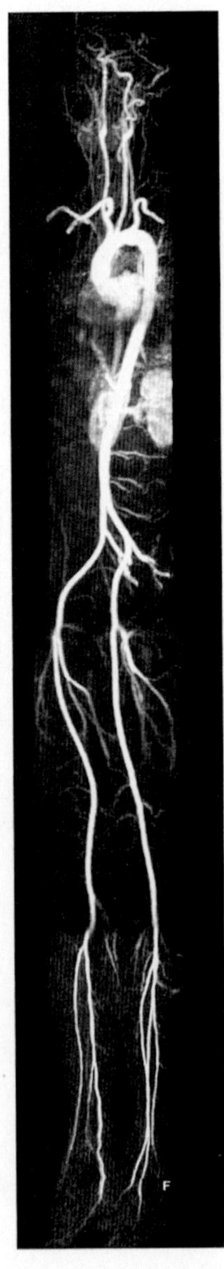

图 3A.7 连续全身血管造影(Avanto)。

总之,不依赖于具体血管区域的 MRA 适用于检测狭窄、壁间动脉瘤、动脉瘤、血管畸形和外周动脉病变(如肿瘤或动脉外压迫)(图 3A.9)。目前尚不推荐将 MRA 用于静脉疾病的检查。

外周血管疾病(尤其是下肢血管疾病)多见于吸烟者和糖尿病患者,可能需要反复进行血管成像检查。相对于传统的有创 X 线数字减影血管造影(DSA), MR 成像技术的应用提供了一种无创的检查方法。在一组首发患者中对全身三维 CE-MRA 的诊断性能与有外周动脉闭塞性疾病患者的下肢的 DSA 进行了对比研究。51 例下肢动脉系统 DSA 提示且临床证实有外周动脉闭塞性疾病的患者在 1.5 T MR 扫描仪上接受了全身 MRA 检查。注射顺磁性对比剂钆布醇之后,用三维 T1 加权梯度回波序列在总共 72 s 的扫描时间内连续采集了 5 站的图像。所有患者的 DSA 均用作外周血管系统的参考标准。由两名放射医师分别进行双盲数据分析。全身 MRA 检测出的附加血管疾病随后用超声检查和(或)专用 MRA 进行了评估。所有的全身 MRA 检查均可行且耐受性良好。以 AngioSURF 为基础的全身 MRA 对高度狭窄检测的总体敏感性为 92.3%和 93.1%(95%可信区间,78%~100%), 特异性为 89.2%和 87.6%(可信区间 84%~98%),且观察者间一致性良好(kappa=0.82)。在 12 名患者(23%)中检测出其他血管疾病。这些研究结果表明,全身 MRA 可以对外周动脉阻塞性疾病患者的下肢外周动脉系统进行快速、无创和准确地评价,而且还可以检测到原来未发现的其他相关血管疾病[17](图 3A.10 至图 3A.14)。此外,包括其他血管(如颈动脉、肾动脉或锁骨下动脉)的大规模研究均证实了全身 MRA 的准确性,而且无假阳性或假阴性表现[11]。当然如前所述,在临床解读 MRA 结果时必须考虑到 MR 成像技术可能会高估外周血管的狭窄程度。尽管如此,MR 成像可对慢性病患者进行连续的纵向检查,而不受辐射。

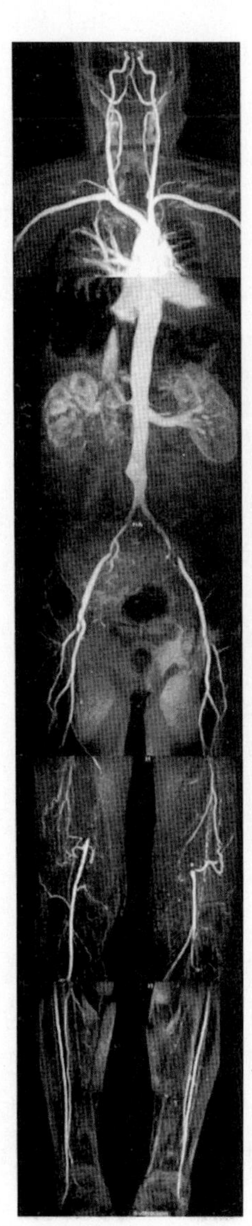

图 3A.8 全身血管造影(MobiFlex 系统)。

冠状动脉

目前 MR 成像技术还不具备足够的分辨率来可靠地诊断冠状动脉疾病。MR 冠状动脉血管造影目前显然还处于试验阶段,在临床上还不能与放射性冠状动脉血管造影相竞争。相反,CT 冠状动脉血管造影在目前临床条件提供的图像质量却可以对某些患者的冠状动脉近段进行诊断性评估。然而 CT 冠状动脉血管造影仅限于

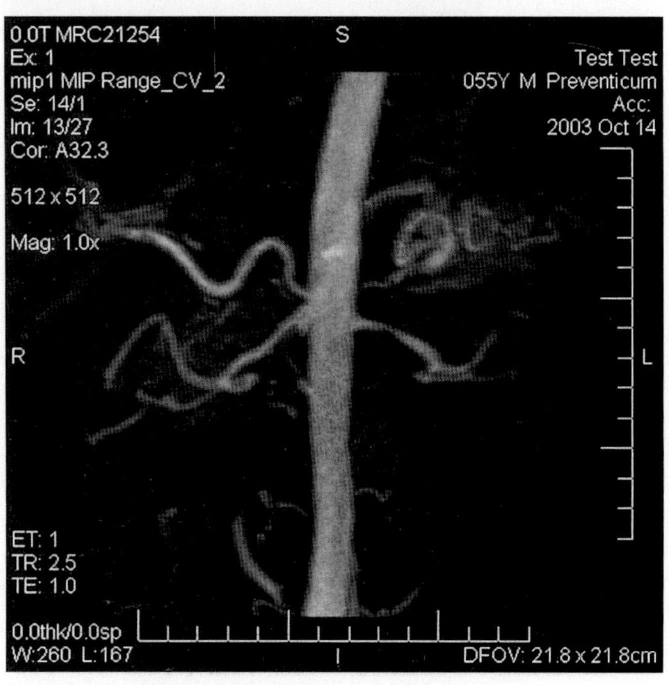

图 3A.9 一位高血压患者的左侧肾动脉狭窄(MIP)。

表 3A.3 不同品牌 1.5 T CE 3D MRA 的典型扫描参数

成像参数	普通用电器	飞利浦	西门子
脉冲序列	**3D FSPGR**	**3D FFE**	**3D FLASH**
成像方式	快速,GX	对比增强-T1	—
重复时间(TR)	最小(如 4~6 ms)	最小(如 4~6 ms)	最小(如 3~5 ms)
回波时间(TE)	最小(如 1~2 ms)	最小(如 1~2 ms)	最小(如 1~2 ms)
翻转角(FA)	45°	40°	25°
带宽	±32.25 kHz(选择:±62.5 kHz)	WFS=0.9(@448 矩阵=±57 kHz)	可变(±590 kHz/像素)
视野(FOV)	30~40 cm(选择:0.8 FOV)	400 mm,RFOV=0.75	400 mm
矩阵	256 或 512×192~256	448×258	256~512×192~384
分隔数量	40~60	40~60	60~80
分隔厚度(真实)	1.0~2.5 mm	1.0~2.5 mm	1.0~2.5 mm
K 空间	椭圆形中心	中心	椭圆形中心
	中心	由低到高	±部分 Fourier
	反转	线性	—
	序列的(带部分 Fourier 或 0.5 NEX)	半扫描(=部分 Fourier)	—
激励次数(NEX 或 NSA)	1(选择:0.5)	1(选择:0.5)	1(选择:0.5)
时相	SMARTPREP	团注 Trak 或试验性团注	监护团注或试验团注
	Fluoro		
	触发或试验性团注		
其他选择	ZIP×2	层面重叠	重建 256,512,1024
	ZIP512	重建 256,512,1024	SENSE
	ASSET	SENSE	GRAPPA

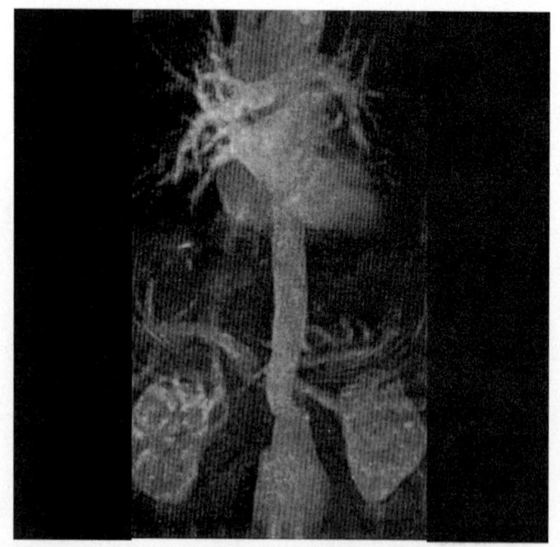
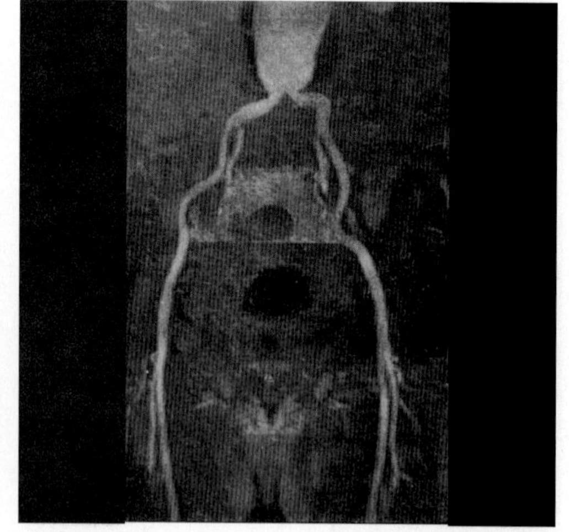

图 3A.10 一位长期患冠状动脉疾病患者的腹主动脉瘤(MIP)。

冠状动脉中的应用[18]。

但是随着经验的积累和技术的进一步发展,MR 诊断性冠状动脉成像在将来是完全可行的。在 20 世纪 90 年代早期,用真FISP(稳态进动快速成像)序列的 ECG 触发和屏气技术,只能使其敏感性和特异性达到 50%~90%[19, 20]。

导航技术的引进克服了头足和前后方向的移动问题,使 MRA 诊断的准确性大大提高,敏感性和特异性达到了 80%~90%[21, 22]。目前 MR 成像技术的发展与血管内对比剂的应用使我们可以准确地观察到冠状动脉的近段及相关动脉段,从而能正确诊断冠状动脉疾病或排除相关疾病。MR 冠状动脉成像的应用不受钙化的限制,而且不受辐射。

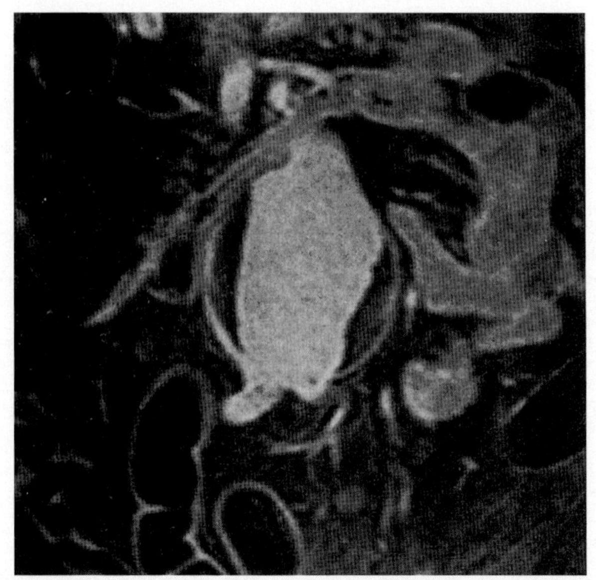

图 3A.11 图 3A.10 所示患者腹主动脉瘤中的部分血栓只能在原二维平面图像中看到,在重建图像中看不到。

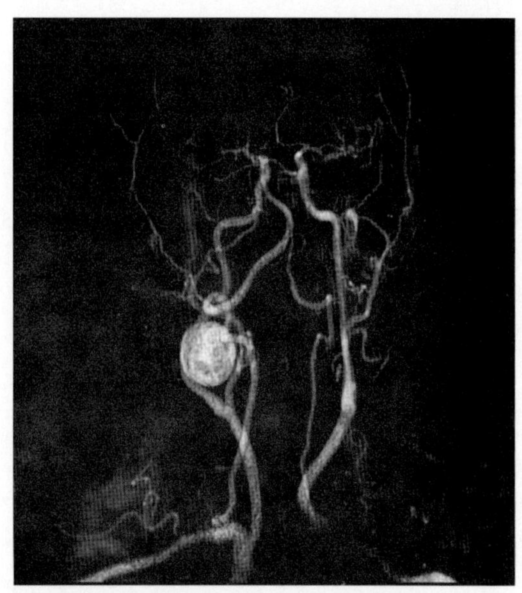

图 3A.12 头和颈动脉血管造影显示血管球瘤。

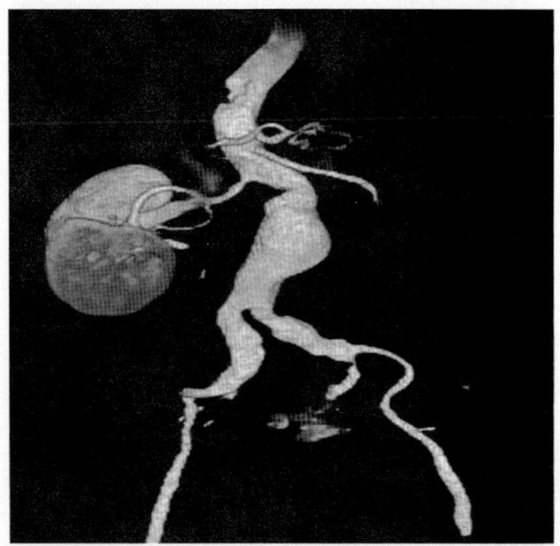

图 3A.13 周围血管疾病伴腹主动脉瘤。

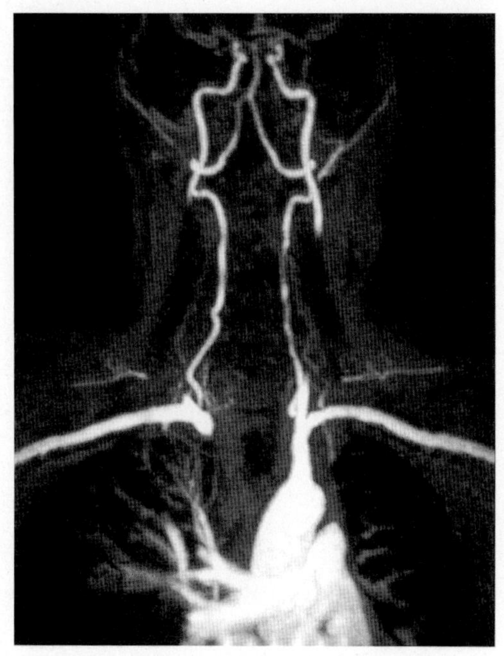

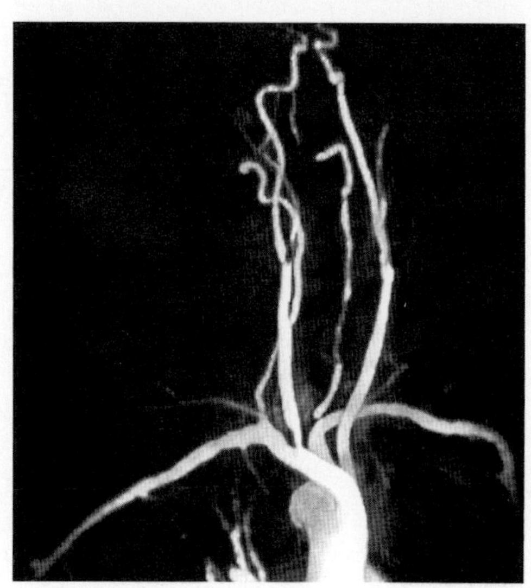

图 3A.14 外周血管疾病伴头和颈动脉严重狭窄和多处阻塞。

结论

磁共振体层摄影成像和血管造影作为一种无创检查工具,可以评估全身所有的血管疾病,高质量的血管造影不仅可以用于疾病的筛查,还可以准确诊断所有的外周动脉血管疾病。目前冠状动脉的图像质量还不足以可靠诊断冠状动脉狭窄。

参考文献

1. Schellinger PD, Fiebach JB, Jansen O, et al. Stroke magnetic resonance imaging within 6 hours after onset of hyperacute cerebral ischemia. *Ann Neurol.* 2001;49(4):460–469.
2. Schellinger PD, Fiebach JB, Hacke W. Imaging-based decision making in thrombolytic therapy for ischemic stroke: present status. *Stroke.* 2003;34(2):575–583.
3. Edelman RR, Hesselink JR, Zlatkin MB. *Clinical Magnetic Resonance Imaging.* Philadelphia: WB Saunders; 1996.
4. Park MK, Jo I, Park MH, et al. Cerebral white matter lesions and hypertension status in the elderly Korean: the Ansan Study. *Arch Gerontol Geriatr.* 2005;40(3):265–273.
5. Wanke I, Egelhof T, Dorfler A, et al. Intracranial aneurysms: pathogenesis, rupture risk, treatment options [in German]. *RoFo* 2003;175(8):1064–1070.
6. Wanke I, Doerfler A, Dietrich U, et al. Endovascular treatment of unruptured intracranial aneurysms. *AJNR Am J Neuroradiol.* 2002;23(5):756–761.
7. Manning WJ, Pennell DJ. *Cardiovascular Magnetic Resonance.* Philadelphia: Churchill Livingstone; 2002.
8. Fink C, Plathow C, Klopp M, et al. MRT of bronchial carcinomas [in German]. *Radiologie* 2004;44(5):435–443.
9. Schneider G, Prince MR, Meaney JFM, et al. *Magnetic Resonance Angiography.* New York: Springer-Verlag; 2004.
10. Goyen M, Debatin JF. Gadobenate dimeglumine (MultiHance) for magnetic resonance angiography: review of the literature. *Eur Radiol.* 2003;13(suppl):N19-N27.
11. Ruehm SG, Goehde SC, Goyen M. Whole body MR angiography screening. *Int J Cardiovasc Imaging.* 2004;20:587–591.
12. Ruehm SG, Goyen M, Barkhausen J, et al. Rapid magnetic resonance angiography for detection of atherosclerosis. *Lancet.* 2001;357(9262):1086–1091.
13. Ruehm SG, Goyen M, Quick HH, et al. Whole-body MRA on a rolling table platform (AngioSURF). *RoFo.* 2000;172:670–674.
14. Quick HH, Vogt FM, Maderwald S, et al. High spatial resolution whole-body MR angiography featuring parallel imaging: initial experience. *RoFo.* 2004;176:163–169.
15. Goyen M, Herborn CU, Lauenstein TC, et al. Optimization of contrast dosage for gadobenate dimeglumine-enhanced high-resolution whole-body 3D magnetic resonance angiography. *Invest Radiol.* 2002;37:263–268.
16. Goyen M, Herborn CU, Kroger K, et al. Detection of atherosclerosis: systemic imaging for systemic disease with whole-body three-dimensional MR angiography—initial experience. *Radiology.* 2003;227(1):277–282.
17. Herborn CU, Goyen M, Quick HH, et al. Whole-body 3D MR angiography of patients with peripheral arterial occlusive disease. *AJR Am J Roentgenol.* 2004;182(6):1427–1434.
18. Cury RC, Pomerantsev EV, Ferencik M, et al. Comparison of the degree of coronary stenoses by multidetector computed tomography versus by quantitative coronary angiography. *Am J Cardiol.* 2005;96(6):784–787.
19. Manning WJ, Li W, Edelman RR. A preliminary report comparing magnetic resonance coronary angiography with conventional angiography. *N Engl J Med.* 1993;328(12):828–832.
20. Pennell DJ, Bogren HG, Keegan J, et al. Assessment of coronary artery stenosis by magnetic resonance imaging. *Heart.* 1996;75(2):127–133.
21. Jahnke C, Paetsch I, Nehrke K, et al. Rapid and complete coronary arterial tree visualization with magnetic resonance imaging: feasibility and diagnostic performance. *Eur Heart J.* 2005;26:2313–2319.
22. Sandstede JJ, Pabst T, Beer M, et al. Three-dimensional MR coronary angiography using the navigator technique compared with conventional coronary angiography. *AJR Am J Roentgenol.* 1999;172(1):135–139.

Peter Lanzer

第 3B 章

X 线冠状动脉血管造影

X 线血管造影尽管有一定局限性，但仍是用于引导绝大多数冠状动脉介入手术的唯一方法。在不到 5% 的介入手术中还要另外应用冠状动脉内超声成像（第 3C 章）和血流 / 压力导丝测量(第 3D 章)。对 X 线冠状动脉血管造影的应用局限性已进行过广泛的讨论[1]。由于该技术管腔成像和投照的特点，该技术有两大主要缺陷：不能观察动脉壁，即不能精确定位冠状动脉粥样硬化；不能精确显示病变，即介入治疗的真实靶点。然而，X 线血管造影图像分辨率高，获得图像能力强，而且图像可以实时回放并可瞬间 X 线透视成像，因此在介入手术前后它是一种不可缺少的一线成像工具。

由于在整个经皮冠状动脉介入术(PCI)期间术者不能直接看到介入位点，因此术者必须完全依靠对血管造影图像的解读来确定介入位点。围术期冠状动脉成像的诊断质量取决于术者之外的因素（如可用成像设备的质量）和术者自身的因素(如获得最佳投射体位的能力，解读图像的能力)。术者之外的因素已在其他文献中有所描述[2]，因此本章不再介绍。本文有选择地介绍一些重要的与冠状动脉诊断质量相关的术者因素。

围术期冠状动脉血管造影和 X 线透视

假定读者已熟知介入导管手术室的操作标准[3]及辐射安全性[4]。在 PCI 中，诊断性 X 线冠状动脉血管造影对于决定是否手术、确定再血管化策略、介入位点的实时全程监控以及记录介入治疗结果都是至关重要的。在介入治疗的过程中，每一项操作步骤后均需获取 X 线透视图像和连续血管造影图像。根据对图像的分析，决定下面的操作步骤或者终止手术(见第 4 章)。用血管造影全面评价介入位点时，必须全面显示靶病变、靶血管的邻近节段和侧支、靶血管的近端和远端、供血微循环以及非靶区(无关区)的冠状动脉。只有最佳的图像显示与正确一致的图像解读才能保证介入手术成功。图像质量欠佳和图像解读不准确则可能导致介入手术彻底失败。表 3B.1 概述了全面评价 PCI 位点需要注意的具体要素。

靶血管和靶血管段

尽管迄今为止已进行了许多尝试[5-9]，但冠状动脉和冠状动脉段仍然没有标准化的术语。为了避免混淆，本章将采用反映冠状动脉分支主要类型的基本术语（表 3B.2）[10]。为了更好地观察冠状动脉，在诊断性冠状动脉血管造影中应采用典型的投照体位(冠状动脉投射位)[11, 12]。为了清楚地区分不同的投照体位，应给出投照侧位(左侧和右侧)以及投照角(度)。X 线束在头足方向和左右方向上的角度应以影像增强器相对于患者的位置为基准来表示。影像增强器朝向患者头部(横断面向头侧)的所有体位均称为头位；影像增强器朝向患者足部的所有体位均称为足位。影像增强器位于前位和侧位之间的所有体位称为前斜位，左前斜或右前斜取决于影像增强器位于左侧或右侧。表 3B.3 列出了目前推荐的诊断性冠状动脉血管造影的一些投照体位。然而对于不同的患者，通常需要改变推荐的“冠状动脉投射位”以获得最佳的介入靶点定位。在介入过程中，推荐的投射位作用很小，必需根据个体差异寻找并确定观察靶病变的各自角度。然后在整个介入过程中都要采用这些视角。为了正确一

表 3B.1 PCI 术中冠状动脉连续血管造影和 X 线透视的观察目标以及要获取的相应信息类型和相关的手术阶段

观察目标	要获取的信息	相关的手术阶段
靶病变	量化(严重程度、长度) 形态(斑块要点、分布、再分布、钙化,夹层,穿孔、再发病变)	指征,开始,主要过程(按大小分类),终止
球囊,支架	部位,对合,完整性	主要过程
邻近节段	形态(斑块要点、分布、再分布,初始及再发病变,夹层,穿孔)	主要过程,终止
侧支	量化(直径≥2 mm,初始狭窄,严重程度,长度)	开始,主要过程
靶血管	起始角度,开口, 形态(斑块要点、分布、钙化,初始及再发病变,夹层,穿孔),血流	指征,开始,主要过程,终止
供血微循环	开放,改变,关闭	终止
非靶区冠状动脉	初始病变,数目,严重程度,长度,介入治疗前后的形态和血流	指征,终止

PCI:经皮冠状动脉介入术。

表 3B.2 冠状动脉的分支类型及基本术语

冠状动脉	一级分支	二级分支及终末分支
左冠状动脉(LM)	左前降支(LAD)	右室支
		左室(对角)支
		间隔支
	左回旋支(LCx)	三个心房分支(上、中、下)
		一个或多个心室(侧)支
右冠状动脉(RCA)	—	三个心房分支(上、中、下),其中上动脉分支为窦房结动脉
		三种右室分支(前支,边缘支,下支)
		两个终末分支:后降支和左室后支

Modified from Cabrol C, Christides C. *Usual arrangement and nomenclature of the coronary arteries. Bull Assoc Anat (Nancy)*. 1976;60: 645–649.

致地记录下最初表现、全部相关的中间步骤以及最终的结果,建议采用标准的成像方案。表 3B.4 列出了血管造影引导下 PCI 治疗中推荐采用的冠状动脉投照体位。表 3B.5 列出了记录 PCI 结果的标准血管造影方案。图 3B.1 按美国心脏协会命名法给出了冠状动脉段的名称。图 3B.2 是标准冠状动脉血管造影投照体位的示例。

靶病变

PCI 的靶病变位于直径>2 mm 的冠状动脉心外膜段。好发部位包括近端 1/3[13, 14]、分叉处[15]及弯曲段的内侧[16]。除了主要的心血管危险因素外,局部血流紊乱也被认为是好发部位发生冠状动脉粥样硬化的原因之一[17]。

表 3B.3 诊断性血管造影推荐的冠状动脉投照体位

冠状动脉	投照体位
左冠状动脉(LM)	左前斜位(LAO)45°和 60°垂直位, 左侧位加小角度头位, 右前斜位(RAO)30°垂直位, 右前斜位(RAO)30°加足位 25°及 右前斜位(RAO)30°加头位 20°
右冠状动脉(RCA)	左前斜位(LAO)60°垂直位, 右前斜位(RAO)30°加小角度头位

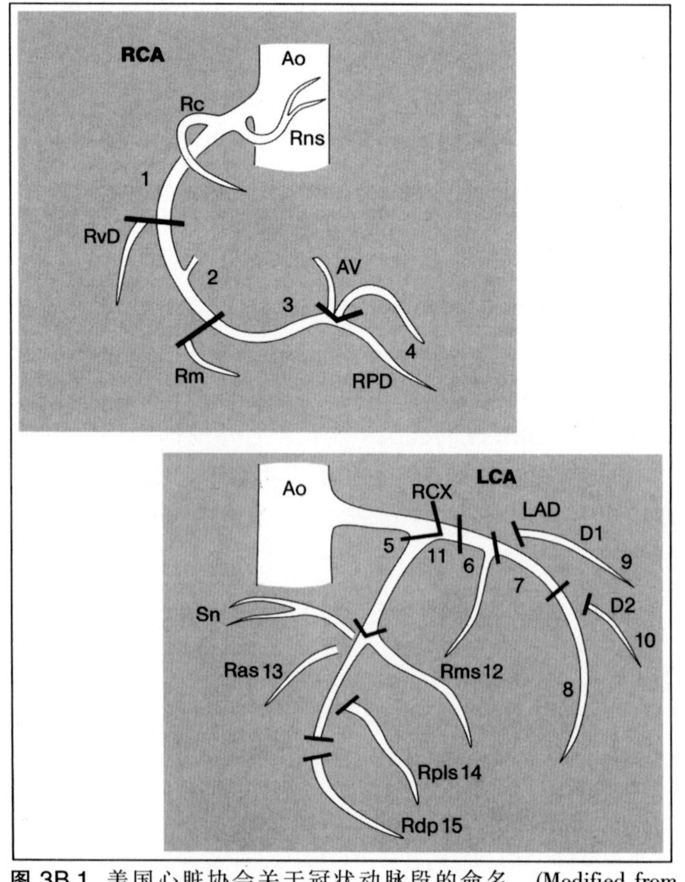

图 3B.1 美国心脏协会关于冠状动脉段的命名。(Modified from Erbel R, et al. Richtlinien der interventionellen Koronartherapie. www.dgk.org/leitlinien, accessed August 12,2005.)

表 3B.4 推荐的冠状动脉投照体位用于血管造影指引下 PCI

冠状动脉	投照体位
左主干(LM)	开口——RAO10°加头位大角度,AP 加足位小角度
	体部——RAO30°加头位 20°,LAO15°加头位大角度
	远端——LAO 足位,LAO 头位,足位
	全长——LAO10°加足位大角度("蜘蛛"位)
LAD	起初——LAO10°加足位大角度("蜘蛛"位)
	近端——LAO15°加头位大角度
	中远端——RAO15°加足位小角度
	全长——左侧位
LCx	起初——LAO10°加足位大角度("蜘蛛"位),RAO20°加足位小角度
	体部——RAO20°加足位小角度,LAO30°垂直位
	全长——LAO10°加足位大角度("蜘蛛"位),RAO20°加足位小角度
RCA	开口——LAO20°加头位小角度
	体部——LAO20°垂直位,RAO30°垂直位
	远端——LAO20°加头位小角度,RAO30°加头位小角度
内乳动脉桥(IMA)	开口——AP 垂直位
	体部——AP 垂直位,RAO15°加足位小角度
	远端/自身 LAD——左侧位,RAO15°加足位小角度
RCA:静脉桥和桡动脉桥(近端)	开口——LAO20°加头位小角度
	体部——LAO20°垂直位,RAO30°垂直位
	远端——LAO20°加头位小角度,RAO30°加头位小角度
LAD:静脉桥和桡动脉桥(近端第二)	开口——LAO45°垂直位
	体部——LAO45°垂直位,RAO30°垂直位,左侧位
	远端——RAO30°加足位小角度,RAO15°加足位小角度
Rd:静脉桥和桡动脉桥(近端第三)	开口——LAO45°垂直位
	体部——LAO30°加头位 30°,RAO45°加头位 15°
LCx:静脉桥和桡动脉桥(近端第四)	开口——LAO45°垂直位
	体部——LAO45°垂直位,RAO20°垂直位

LM:左冠状动脉主干;LAD:左前降支动脉;LCx:左回旋支动脉;RCA:右冠状动脉;RAO:右前斜位;LAO:左前斜位。

表 3B.5 记录 PCI 结果的标准血管造影方案举例

记录时间	靶病变	靶血管	介入位点
介入前	3.连续,两次垂直于病变长轴的最佳投照,高放大倍数(14 cm)	2.连续,两次最佳投照,中等放大倍数(17 cm)	1.连续,一次全貌投照,低放大倍数(23 cm)
介入中	连续,最好在每个介入步骤之后进行一次最佳投照,必要时可另外投照,高放大倍数(14 cm) X 线透视下连续观察靶病变、靶血管、开口处病变及导丝顶端	必要的话,可连续最佳投照,中等放大倍数(17 cm)	
介入后	1.连续,两次垂直于病变长轴的最佳投照,导丝保持原位 2.连续,两次垂直于病变长轴的最佳投照,导丝回撤至病变血管或支架的近端;高放大倍数(14 cm)	3.连续,两次最佳投照,导丝回撤,中等放大倍数(17 cm)	4.连续,一次全貌概投照,低放大倍数(23 cm)

PCI:经皮冠状动脉介入术。

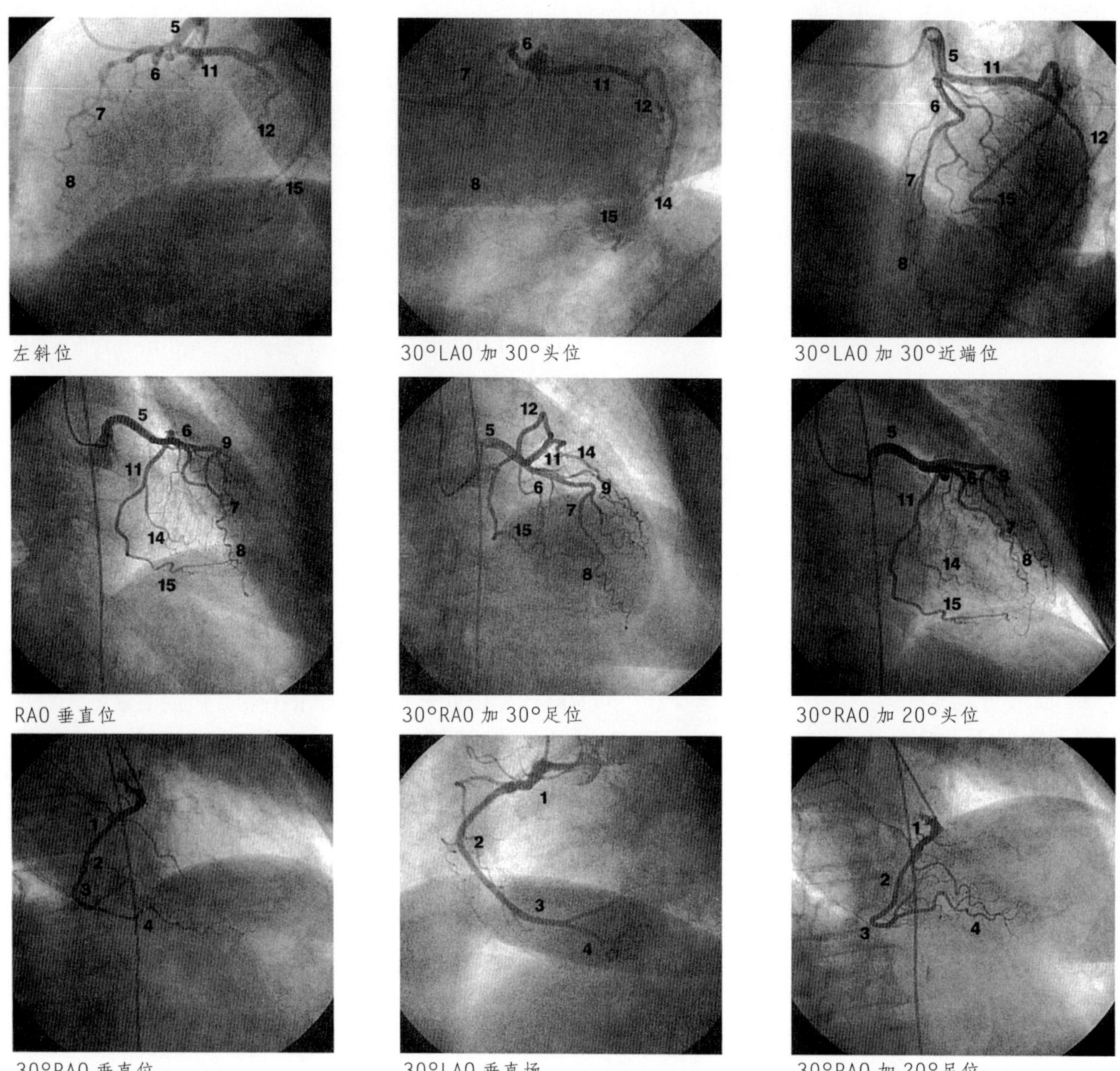

图 3B.2 冠状动脉血管造影的典型投照体位举例。左冠状动脉和右冠状动脉的典型性投照体位如图所示。图中数字对应于美国心脏协会冠状动脉段的分类号(见图 3B.1)。

由于冠状动脉粥样硬化呈弥漫性特征,因此在冠状动脉的不同部位可能存在数个靶病变。此外,某些患者还可能发生多个斑块破裂[18]。

定量评估

PCI 的开始、继续与终止取决于血管造影和(或)靶病变的血流动力学的生理状态。而靶病变的血流动力学状态取决于冠状动脉血流的多少,而且是由许多因素决定的,包括狭窄的严重程度、长度、几何形状、动态特性以及与微循环的相互作用[19, 20]。固定狭窄的血流动力学影响与在不同的冠状动脉血流(CE)水平时的跨病变压力阶差$\triangle P$成比例。离体测定结果显示,如果狭窄>直径的 60%,$\triangle P/\triangle CF$[mmHg/(cm^3·min)]开始迅速上升,而当狭窄>直径的 80%时,静息血流量开始下降[21]。临床上,冠状动脉病变的血流动力学严重程度主要依据测量血管造影观察到的最大狭窄程度来估计。然而这种估计是不准确的,因为在体状态下狭窄的几何形状具有复杂性而且动态特性是可变的,这通常导致低估或高估血流动力学的严重程度[22]。除了狭窄的程度之外,狭窄段的长度是与血流动力学相关的另一个重要的决定因素。然而在临床实践中,测量狭窄段的长度主要是用于确定扩张器械(如球囊和支架)的大小而并非用于明确病变的血流动力学状态。

狭窄的严重程度可通过血管造影进行目测估计或者采用计算机协助分析进行定量确定。目测估计所产生的观察者自身偏差和观察者之间的差异均较大[23, 24]。定量的边缘检测或者以视频密度测定法为基础的冠状动脉造影(QCA)可提供前后一致、高度可重复的结果[25, 26]。为了便于在 PCI 期间进行 QCA 测定，使用在线模板可以直接测定病变的严重程度、长度及几何形状。对于血管造影不能明确血流动力学相关性的病变，可加做血流/压力检测和(或)血管内超声(IVUS)检测[27]。

冠状动脉狭窄的严重程度可通过用公式 $\%D=Ds/Dn\times100\%$ 来计算病变血管正常直径的减少百分比($\%D$)来测定,这里 Ds 指的是狭窄的最小直径,它测定的是在病变最狭窄（颈）处血管腔内相对边缘的最短距离,而 Dn 指的是邻近处(通常位于近端)未阻塞的参照冠状动脉段的正常直径。通常认为,冠状动脉狭窄≥70%血管直径的病变具有临床意义,是再血管化的治疗靶点。狭窄<50%血管直径的病变无临床意义,可用药物治疗。狭窄在 50%~70%血管直径之间的病变为“临界状态”,需加做其他检查才能明确其血流动力学的状态。但在有些文献中,狭窄>50%血管直径也视为具有临床意义,特别是涉及左冠状动脉主干和分叉点的病变。狭窄>95%血管直径的病变称为次全闭塞。在左冠状动脉主干和分叉点病变中,管腔狭窄>50%即被认为是严重狭窄病变。根据一支或多支主要冠状动脉存在管腔狭窄>50%的病变来决定冠状动脉是单支、两支、三支或多支血管病变[28]。在血管造影中,通过测定有病变的管腔不规则处与健康的两侧相邻段平滑内皮交界处所跨越的距离来确定狭窄的长度。直径<5 mm 的病变为局灶性;而大于 20 mm 的病变为弥漫性。

定性评估

由于目前已公认冠状动脉病变的形态会对预后有影响,我们曾多次尝试依据其血管造影表现来对冠状动脉病变进行系统化分类。最常用的分类方法是由美国心脏病学会(ACC)和美国心脏协会(AHA)提出的[29],随后在多项临床试验中进行了评估,并证实其对不同类型的病变都有预测预后的价值(表 3B.6)[28]。尽管冠状动脉病变的形态特征仍然是决定预后的重要因素,但随着支架的出现,这种作用已经减小了。此外还明确了冠状动脉介入靶点的其他一些描述术语,这样有利于更好地进行危险评估以及提高交流水平。遗憾的是,目前应用的大部分描述性术语相当杂乱,以至于产生了术语的不准确以及语义的混淆。表 3B.7 列出了由国立心肺和血液研究所所做的旁路血管成形术再血管化调查（BARI）中的《BARI 中心放射摄影实验室操作手册》(未发表)提出的可供选择的血管造影的定义。这些定义现在看起来仍然非常有用,可以明确地解读图像并用于交流。鉴于分叉点病变的临床重要性,最近提出了几种分类方法,这些方法试图根据分叉段内斑块的形态进行分类[30, 31]。图 3B.3 是 Lefevre 提出的分叉点病变的分型。冠状动脉闭塞命名对功能性闭塞和完全闭塞进行了区分。当冠状动脉前向血流为心肌梗死溶栓血流分级 1 级(TIMI-1)时称为

表 3B.6 冠状动脉病变的 ACC/AHA 分类方法

A 型(低危,预期成功>85%)
分散性(长度<10 mm)
向心性
易进入
非成角段(<45°)
管壁光滑
极微或无钙化
非完全闭塞
位于非开口处
不累及主要侧支
无血栓
B 型(中危,预期成功 60%~85%)
管状(长度 10~20 mm)
偏心性
近段中度扭弯
中度成角段(>45°,<90°)
管壁不规则
中至重度钙化
完全闭塞<3 个月
位于开口部
需要双导丝保护的分叉点病变
有血栓
C 型(高危,预期成功<60%)
弥漫性(长度>20 mm)
近段血管极度扭弯
重度成角段(>90°)
完全闭塞>3 个月和(或)桥接侧支
无法保护主要侧支
伴易碎病变的变性桥静脉

Modified from Ryan TJ, Faxon DP, Gunnar RM, et al. Guidelines for percutaneous transluminal coronary angioplasty: A report of the American College of Cardiology/ American Heart Association Task Force on Assessment of Diagnostic and Therapeutic Cardiovascular Procedures. *J Am Coll Cardiol*.1988;12:529-545

表 3B.7 血管造影中冠状动脉病变的定义(依据国立心肺及血液研究所所做的旁路血管成形术再血管化调查(BARI)的未发表的 BARI 中心放射摄影实验室操作手册)

血管造影中冠状动脉病变的形态	定义
分叉点狭窄	中或大分支血管起源自该狭窄病变内,而且四周均被待扩张的狭窄主要部位所环绕
钙化	狭窄处动脉壁密度明显增高
慢性完全性闭塞	依据临床和血管造影表现鉴定为 TIMI 血流 0 级持续 3 个月以上
偏心性狭窄	血管造影显示的管腔位于外观正常管腔直径的外 1/4
高度狭窄	与相邻的正常冠状动脉直径相比较狭窄达 80%~99%
管腔不规则	血管边缘粗糙或呈“锯齿”状
病变长度	在显示狭窄最大长度的投照体位,病变近端肩部至远端肩部的距离;10~20 mm 为管状狭窄,>20 mm 为弥漫性狭窄
修正的 ACC/AHA 评分	B1——1 个不利特征 B2——2 个不利特征
多支血管病变	3 支主要心外膜血管或其可手术旁路的分支有 2 支管腔直径狭窄≥50%。当非优势型右冠状动脉不能为左心室心肌供血时,则认为由左回旋支的前 2 个中或大的分支为一个区域供血,而由远端的钝缘支和冠状动脉后降支为另一个区域供血
开口狭窄	累及 LAD、LCx 或 RCA 的近端起点
靶病变伴随其他狭窄	在同一或相邻(BARI 分类)冠状动脉段存在≥50%的多处狭窄
主要的靶狭窄	根据严重程度和形态特征、受累心肌区域、可挽救心肌的存活能力及可获得的临床资料确定
狭窄的角度	是由一条通过狭窄近端的管腔向外延伸的中心线与一条狭窄远端直段动脉的中心线在舒张末期非透视缩小位上形成的角度[弯曲分级:轻度或无(<45°),中度(45°~60°),重度(>60°)]
成功扩张	最终结果管腔直径狭窄<50%,无严重的不良临床事件(死亡、心肌梗死或急诊搭桥手术)
血栓	管腔内有清晰可见的充盈缺损,与相邻血管壁明显分离
扭曲	中度——狭窄远端有 2 个弯曲 重度——狭窄远端有≥3 个弯曲
近段严重成角	任一血管造影投照体位,血管近段与相邻近端管腔成角<135°
扭结点	任一血管造影投照体位,病变所在血管段在收缩末与舒张末之间弯曲>15°
分支点	病变的任意部分邻近直径≥非病变血管直径 25%的分支血管
弯曲点	任一血管造影投照体位,扩张时球囊所在的血管段舒张末成角≥45°。如果在任一投照体位收缩末和舒张末成角<15°,则存在固定的弯曲点
侧支	扩张前血管造影发现在扩张位点之外存在有某种程度侧支充盈
弥漫性病变	靶血管中存在 3 处或更多处 50%狭窄,或者靶血管的 1/3 管腔不规则
偏心性	任一血管造影投照体位,血管狭窄的位置不对称
远端扩张	如果紧靠靶狭窄的远端血管扩张超过了正常的管腔直径
溃疡	狭窄处管腔分离增宽,可见凹坑样影。如果宽度超过正常管腔直径,则称为扩张区
内膜撕裂或夹层	PTCA 后,管腔内曲线样充盈缺损或扩张处对比剂显色增宽
管腔粗糙	扩张处管腔边缘不规则或呈锯齿样
成功的血管成形术	管腔直径增加≥20%,最终管腔狭窄<50%且无死亡、急性心肌梗死或无需急诊搭桥

PTCA:经皮冠状动脉腔内成形术。

Modified from Ellis SG, Vandormael MG, Cowley MJ, et al. Coronary morphologic and clinical determinants of procedural outcome with angioplasty for multivessel coronary disease; Implications for patient selection. *Crculation*. 1990;82:1193–1202.

冠状动脉功能性闭塞,当无冠状动脉前向血流(TIMI-0)时称为冠状动脉完全闭塞(关于 TIMI 分级参见下一节)。

血管造影不能明确的病变包括以下几种:与血流动力学相关性不确定的中间病变(临界病变),伴有狭窄后及狭窄前或先天性动脉瘤的病变,位于主动脉冠状动脉口(尤其是位于左冠状动脉主干)、分支处、血管造影显示不清部位(尤其是在扭曲血管内)的多处病变,伴有局

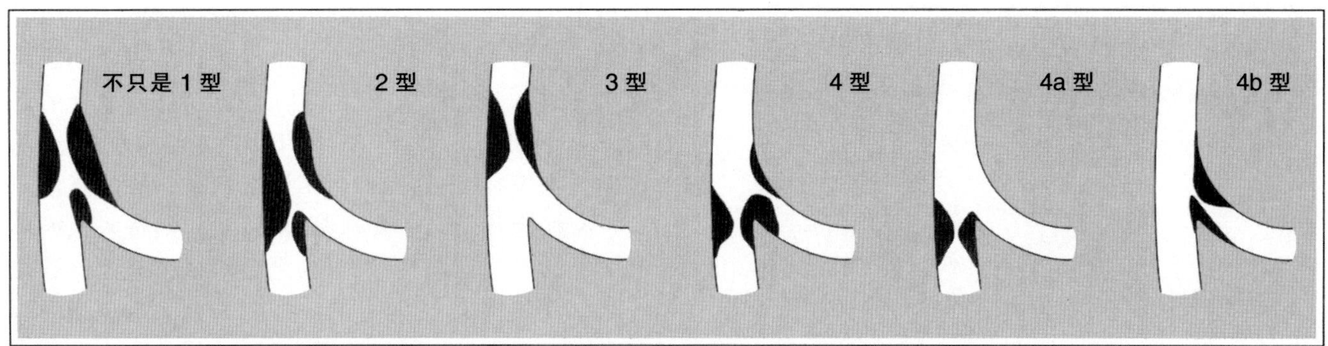

图 3B.3 Lefevre 等提出的冠状动脉分叉点病变的分型。(Modified from Levevre T, Louvard Y, Morice M-C, et al.Stenting of bifuracation lesions: classification, treatment and results. *Cathet Cardiovasc Intervent*.2000;49:274-283.)

部痉挛的病变。血管造影难以解读的其他部位还包括破裂的斑块、介入后部位、管腔内充盈缺损以及伴有模糊及局部紊乱血流的病变。IVUS 可用于进一步明确血管造影不能确定的这些病变表现。然而在许多情况下,尽管 IVUS 影像可以明确这些血管造影不能确定的病变,但却无法提供任何生理相关性信息[32]。IVUS 的最大缺点是不能进入解剖上难以进入的部位。在某些情况下,超声探头太硬以至于不能把探头输送至冠状动脉的病变部位。

在介入治疗后,由于斑块的重新分布、裂缝、夹层及出血,病变的血管造影表现可发生明显的改变。斑块移位主要发生在长轴方向[32]。它们在血管造影中表现为再发性不规则或再发性近端或远端狭窄。大斑块移位有可能导致靶血管突然闭塞。夹层表现为模糊的透 X 线区、双腔、螺旋形管腔内充盈缺损、冠状动脉管腔内持续的充盈缺损或管腔外对比剂沉积。在严重的病例中,血管造影表现为血管解剖结构的完全分离、急性血管闭塞或血管穿孔。BARI 在未发表的 BARI 中心放射实验操作手册中提出的有关夹层的分类(图 3B.4)包括:

①A 型:管腔内有小的透 X 线区;

②B 型:对比剂在管腔外呈线性非持续性滞留;

③C 型:管腔外持续性对比剂滞留;

④D 型:管腔内螺旋状充盈缺损,伴远端血流减慢但完整;

⑤E 型:持续的充盈缺损,伴前向血流减慢和远端血流不完整;

⑥F 型:充盈缺损伴血管完全闭塞。

测量夹层的端对端长度及与下游血管段相比夹层内对比剂的滞留程度可能也有助于评估夹层的严重程度[33]。

冠状动脉穿孔和破裂常伴有对比剂在管腔外持续滞留。Eills 等[33]根据血管造影表现的严重程度将其分为三种类型(图 3B.5):

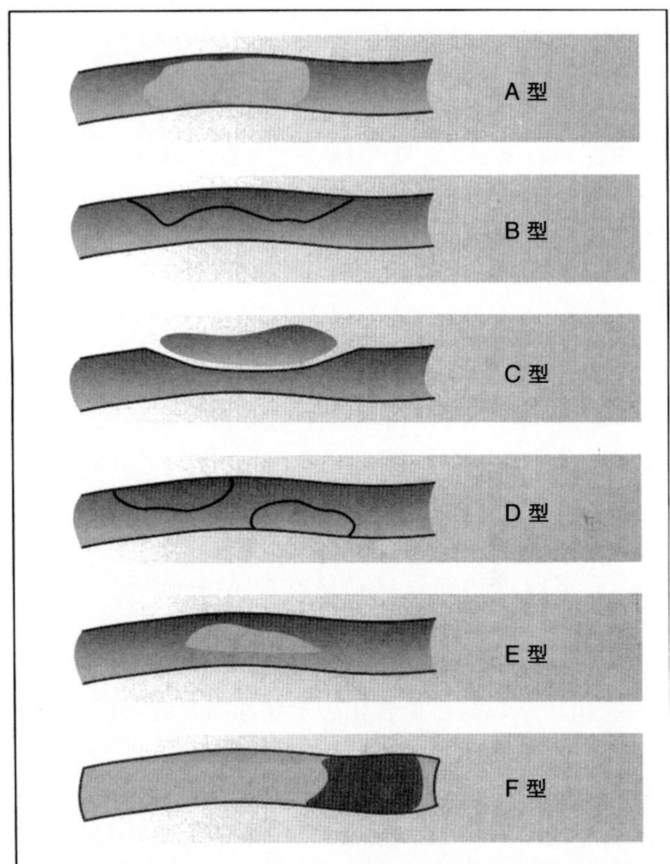

图 3B.4 国立心肺及血液研究所旁路血管成形术再血管化调查(BARI)提出的夹层分类。(Modified from Erbel R, et al. Richtlinien der interventionellen Koronartherapie. www.dgk.org/leitlinien accessed August 12,2005.)

①Ⅰ型:血管腔有破口,无对比剂在管腔外滞留;

②Ⅱ型:心包和心肌显红色但无对比剂的喷射性在管腔外滞留;

③Ⅲ型:对比剂通过穿孔处(>1 mm)在管腔外滞留。

Ajluni 等提出一种简化的分型方式,将穿孔分成两种类型,包裹型(Ellis Ⅰ型和Ⅱ型)和游离型(Ellis Ⅲ

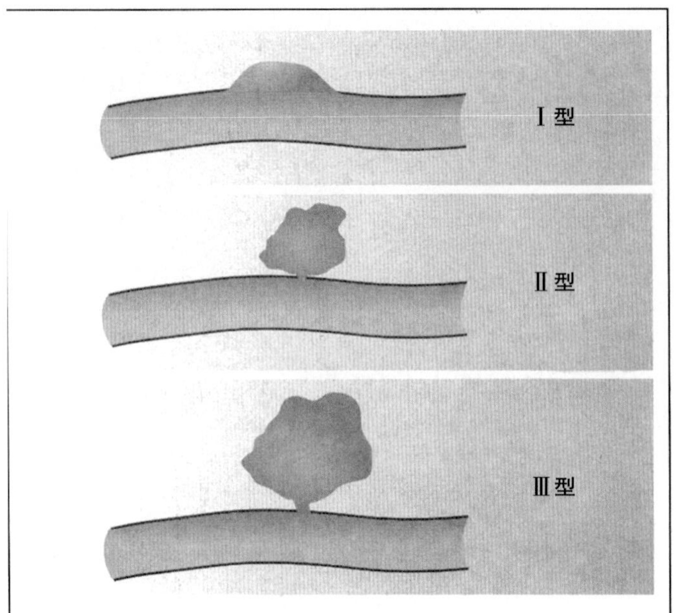

图 3B.5 Eillis 等提出的冠状动脉穿孔分型。(Modified from Ajluni SC, Glazier S, Blankenship L, et al. Perforations after percutaneous coronary interventions: clinical, angiographic, and therapeutic observations. *Cathe Cardiovasc Diagn*.1994;32:206–212.)

型)[34]。

最近人们对支架内再狭窄的形态和局部解剖分布最近也进行了分类[35](图 3B.6)。

冠状动脉血流

通常向选择的冠状动脉内注入 4~10 mL 对比剂后,对比剂会在管腔内逐渐显影,即可观察冠状动脉血流。在简单的目测时,冠状动脉血流表现为正常、缓慢或缺如。由于认识到再血管化后冠状动脉复流对预后具有重要意义,TIMI 试验之后的一些研究者提出了一种定性的分级方法, 用以明确定义并比较冠状动脉血流[36]。表 3B.8 概括了 TIMI 的血流分级。最近有人提出了一种更详细的冠状动脉血流评估方法,称之为"校正后的 TIMI 计帧法"(CTFC)[37]。然而 CTFC 的重复性评估很麻烦,因此并未广泛应用于临床实践。模糊的冠状动脉血流形式法也有助于判断介入位点的情况(表 3B.9)。

心肌灌注的心肌血管造影

成功的 PCI 是指排除了心外膜冠状动脉的狭窄并使血流和心肌灌注恢复到正常状态。在经过早期许多次卓有成效的研究之后[38-40],为了理解心外膜冠状动脉狭窄成功再血管化后未出现心肌再灌注的临床意义,我们曾花费了很长时间。Topol 和 Yadav 于 2000 年在《循环》杂志上发表的论文章确实是一个惊人的发现。它拓宽了我们的视野,使我们最终能够全面地评估冠状动脉内再血管化介入治疗的效果[41]。随后发现,外周血管的远端栓塞及心肌灌注不良其实是几乎所有血管内介入治疗的常见并发症,并由此产生了远端栓塞保护的概念[42]。

X 线冠状动脉血管造影显示,对比剂进入微循环表现为所含心肌层短暂性充盈,之后对比剂充盈静脉。为了评估灌注情况,对心外膜血流时相之后对比剂的心肌染色强度和持续时间进行了分级,并将其称为心肌呈色分级(MBG)[43]。与之相似,TIMI 心肌灌注分级(TMPG)为心肌灌注提供了另外一种评估方法[44]。表 3B.10 概括了两种分级方法。尽管最初的临床试验令人振奋[45, 46],但这项新技术操作十分复杂,因而限制了其在研究中的应用。显然需要有一种简单而可重复的方法来评估 PIC 后的心肌灌注。然而心肌灌注的复杂性及实时评估技术的成本增加了解决问题的难度。新的类似于 CT 的 X 线冠状动脉血管造影系统有望克服这一难题。

图像质量、成像质量及图像解读

正确地解读图像需要良好的图像质量及成像质量。导管室所指的 X 线片图像质量, 主要是对两个空间对比分辨参数的测定,这两个参数分别叫做调制传递函数(MTF)和信噪比(SNR)。MTF 是指 X 线成像系统测定物体对比度的能力, 是物体细节的一个函数;SNR 是指包含信息的信号与随机无用信号的比率。最近增加了第三个重要的参数,叫做量子检出效率(DQE),是指在整个成像过程的输入到输出过程中,成像系统传送信号与减少噪音的综合性能百分比的整合表达方式。其他的参数还包括极限空间分辨率(LSR)和对比分辨率。LSR 是指在最佳观察条件下一旦超出该空间分辨率观察者便不能分辨高对比度的检测图;对比分辨率是指可探测的灰阶数[2, 47]。在冠状动脉血管造影和 X 线透视检查中,没有运动伪影是决定图像质量的一个重要因素。在高时间分辨率的基础上,收缩期冠状动脉在胸廓内复杂而快速的运动,悬挂于主动脉和肺动脉根部的心脏产生的摆动和呼吸运动均可产生运动伪影。这些参数是与 PIC 术者无关的因素。

与 PIC 术者有关的因素包括选择"最佳"的投照体位,其中包括观察介入位点的视野(FOV)大小、放大率、滤过度和分辨率模式。在冠状动脉血管造影中最常用的 FOV 值为 14 cm(FOV 越小,分辨率越高)、17 cm 和 23 cm(FOV 越大,分辨率越低)。源–像距离(SID)除以源–

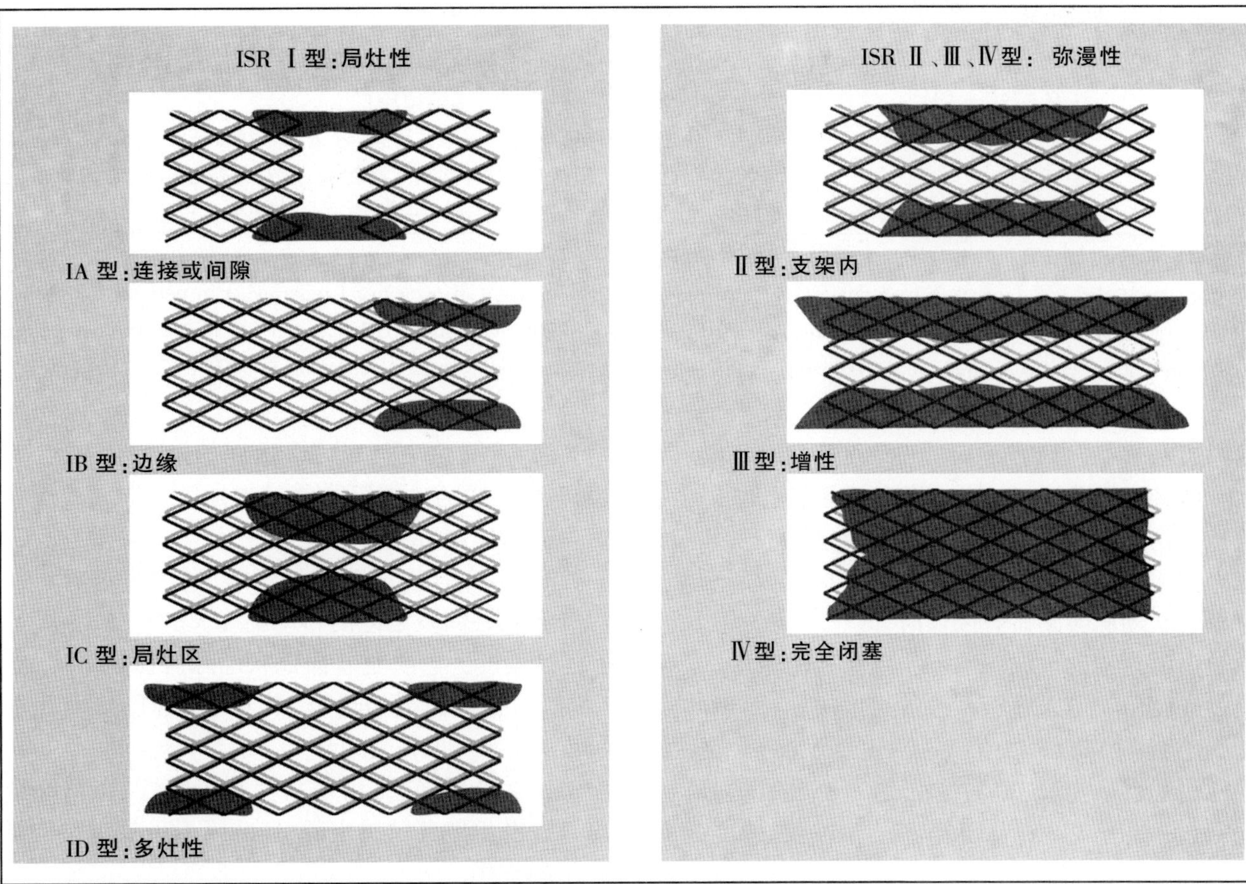

图 3B.6 支架内再狭窄的形态。(Mehran R,Dangas G, Abizaid AS, et al. Angiographic pattern of in-stent restenosis: classification and implications for long-term outcome. *Circulation*. 1999;100:1872-1878.)

表 3B.8 心肌梗死溶栓试验(TIMI)的血流分级

TIMI 分级	血流状态	描述
0	无灌注	病变处存在前向血流,病变远端无血流
Ⅰ	对比剂渗透仅有少量灌注	对比剂通过病变处,但在连续造影时远端血管不显影
Ⅱ	部分灌注	对比剂通过病变处并充盈远端血管。充盈和(或)清除的速度较未受累冠状动脉慢
Ⅲ	完全灌注	对比剂的充盈和清除与未受累冠状动脉相似

表 3B.9 血管造影中模糊的冠状动脉血流类型

冠状动脉血流类型	可能的原因
竞争性血流	有第二供血动脉或桥
"往返"血流	主动脉反流,高脉压
湍流	外突的冠状动脉病变,支架变形,管腔内闭塞
增强的正常收缩-舒张血流型	心肌桥
缓慢的前向血流	内皮功能失调,低血压
无血流,无复流	下游栓塞,机械性闭塞,内皮功能失调

体距离(SOD)可计算出几何放大系数,参见图 3B.7,该图阐明了几何图像放大的原理。因此,对于固定的SID,几何放大系数随 SOD 的缩短而增大[2]。然而由于随着 SOD 的增加接受照射的皮肤面积会增加而且随着 SID 及差值△=SID-SOD 的增加放射照射剂量会增加,几何放大倍数在临床上的作用大大受限。

为了在介入过程中进行可重现投照,应该避免患者的随意运动。屏气仅限于获取关键性的图像,因为与相

表 3B.10 用于定量评估心肌灌注的心肌呈色分级(MBG)和 TIMI 心肌灌注分级(TMPG)

分级	MBG[a]	TMPG
0	无呈色	少或无心肌呈色(无对比剂进入微循环)
1	少量呈色	对比剂染色心肌并持续至下一次注射(缓慢进入且缓慢或不排出,进入微血管)
2	中等呈色	对比剂染色心肌,但清除缓慢,持续至注射末(进入及排出延迟,进入微血管)
3	正常呈色	对比剂染色并迅速排出(快速进入并排出,进入微血管)

[a] 与对侧或同侧非梗死相关冠状动脉血管造影中所得结果相比较。

Modified from van't Hof AV, Liem A, Suryapranaa H, et al. Angiographic assessment of myocardial reperfusion in patients treated with primary angioplasty for acute myocardial infarction. *Circulation*. 1998;97:2302–2306 and Gibson CM, Cannon CP, Murphy SA, et al. Relationship of TIMI myocardial perfusion grade to mortality after administration of thrombolytic drugs. *Circulation*. 2000;101:125–130

对低的呼吸频率(通常为 12 次/分钟)相比,成像计帧率(欧洲为 25 帧/s,美国为 30 帧/s)要高得多,因此屏气对于减少运动伪影的益处很小但却使患者感到不适。有时改变患者在床上的体位或肩臂的位置可提高投照质量,特别是对冠状动脉旁路血管成像时。

管腔内的对比剂也会影响冠状动脉的图像质量。对比增强的程度由碘流入血管系统的速度决定,而碘的流入速度由对比剂中碘的浓度、注射速度及注射剂量决定。当注射速度一定时,X 射线的衰减与碘浓度的质量衰减系数(μ)相一致。在 33 keV 光子能量水平可获得

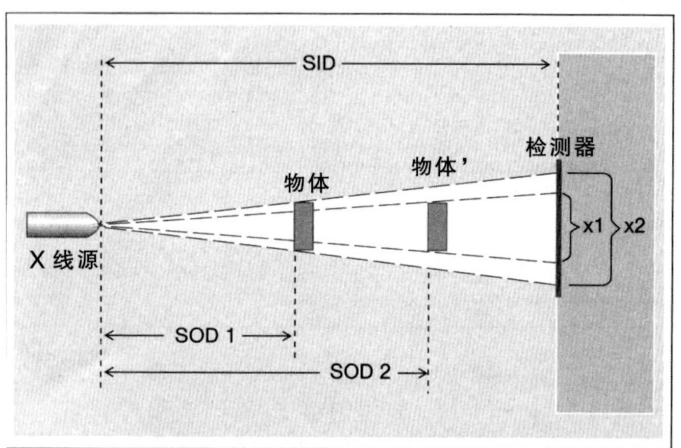

图 3B·7 冠状动脉 X 线血管造影中几何放大的原理。SID,源像距离;SOD,源体距离。SID 一定时,减小 SOD 可增大放大倍数(放大倍数=SID/SOD)。

极佳的对比度,因为在该能量水平,与周围组织比较碘的质量衰减系数(Iμ)急剧增加。随着放射能量(光子 keV)的增加,与周围软组织的 μ 相比,Iμ 下降更迅速,这将导致对比度降低。血管碘对比剂基本上有四种不同的类型(表 3B.11),这四种碘对比剂的基本结构都有一个苯环及对称连接的碘原子。血管碘对比剂的重要特性差别包括:

①水溶性,它决定着可以达到的最大碘浓度,因此也决定着 X 线的最大吸收率, 正是后者形成了冠状动脉图像的对比度。

②渗摩尔浓度,即溶液的渗透压,它决定着水在血管内和血管外间隙之间的移动幅度。

③黏稠度, 它决定着向冠状动脉内注射所需的力量。(注射前把对比剂加热至 37 ℃可快速降低对比剂的黏稠度!)

④化学毒性,它是由亲水性和亲脂性、蛋白结合力和电荷以及组胺释放决定的,这些因素可导致生物学不相容及副作用。

二聚体离子和非离子对比剂含碘量约为 320 mg/mL,单体非离子对比剂含碘为 370~400 mg/mL。就渗摩尔浓度而言,可以分为高渗摩尔浓度对比剂(HOCM)和低渗摩尔浓度对比剂(LOCM):HOCM 约为 1500 mosmol/L(毫渗摩尔/升),LOCM 通常为 500~800 mosmol/L。"等渗性",即一些非离子二聚体对比剂 (如碘曲仑和碘克沙醇)(300 mosmol/L)几乎达到了人类血浆的渗摩尔浓度(290 mosmol/L)[48]。血管对比剂通常是安全的,严重的反应(如低血压休克、喉头水肿或心脏骤停)极为罕见(<0.1%)。非离子性低渗摩尔浓度对比剂由于有更好的耐受性,更适用于 PCI。尽管已发表了大量关于对比剂对人体各个系统具有不同影响的文献,但是关于各种对比剂在效能与生物学耐受性上的主要优点却没有明确的记载[49,50]。PCI 所需对比剂的总量有很大的不同;笔者所在的导管室用量为 70±40 mL。为了避免出现剂量依赖性副作用,对比剂应谨慎应用并要减少总用量。PCI 时几乎全部采用手动注射对比剂。

目前已经清楚认识到,显影强度和均一性对冠状动脉图像定量分析[26]和临床解读具有重要的意义[50]。相反,与图像定性分析(例如内膜片、夹层、斑块移位及血栓的形态特点的识别)有关的图像标准却所知甚少。尽管最初的一些研究对向冠状动脉注入对比剂的量和速度似

表 3B.11 用于冠状动脉血管造影的碘对比剂

对比剂类属(产品)			
离子型		非离子型	
单体	二聚体	单体	二聚体
Diatrozate	碘克酸	优维显	碘曲仑
(泛影葡胺)	碘克酸(碘克沙酸葡胺钠)	欧乃派克	碘克沙醇
碘酞酸盐	(低渗)		
(碘酞葡胺)		碘必乐(碘帕醇)	
		碘佛醇(安射力)	
		优维显	
		(均为低渗)	

乎有所记载[51],然而在标准未制定之前,术者仍然只是依靠个人的习惯进行操作。

图像质量的重要决定因素是安全及射线照射。与术者无关的决定因素包括 X 线射束的能量谱、校准和滤过。与术者有关的因素包括:

①X 线透视和连续成像的总时间;

②X 线透视的脉冲速率(例如,美国现用的脉冲速率为 30、15 和 7.5 脉冲/秒);

③影像增强器/平板与患者之间的距离;

④应用高、正常、低分辨率模式;

⑤应用高放大倍数;

⑥采集每帧图像时应用半透明滤器;

⑦对相同的靶点改变不同的投照方向。

谨慎地应用这些成像变量,所有的变量都要遵循降低到合理可行程度(ALARA)的原则[4],即所有的变量都要兼顾最佳图像采集与最低射线照射。

PCI 过程中快速冠状动脉血管造影系列要求高质量的影像及实时解读。没有经验的术者解读质量差的图像可导致严重的后果。此外还需要采用标准术语以避免混乱,并使图像的解读与记录保持一致。

PCI 结果的记录方式包括血管造影结果、手术结果及临床结果。血管造影的结果通常是指最终血管造影图上记录的靶病变情况和介入治疗位点,而手术结果和临床结果是指短期(如患者住院期间)和远期(如 6 个月)的结果。表 3B.12 为 BARI 研究者制定的有关手术结果的定义[28]。目前,经常采用的有关狭窄结果的定量参数包括:

①基准血管直径(RVD)。RVD 是指对比血管段的管腔直径。通常用于基准的血管为最近的支、靶血管造影中正常显示的血管段或者通常在靶病变近端或远端 5 mm 处的血管段。RVD 用 mm 表示,为一支 LAO 与一支 RAO 的投影直径之和除以 2。

②最小管腔直径(MLD)。MLD 是在最严重靶病变处测量出的最小管腔直径。介入治疗前后及随访时均应测量 MLD,并用 mm 表示。

③直径狭窄(DS)。DS=MLD/RVD×100;结果为百分比(%)。

④再狭窄是指随访分析时 DS<50%。

⑤二元再狭窄率(BRR)。BRR 指随访过程中 DS>50% 患者所占的百分比。

⑥急性获得/急性丢失/晚期丢失用于表示与基线值比较介入后狭窄直径的变化百分比。

还应该记录最后一帧血管造影图中的 TIMI 血流分级。从美国心脏病学会国家心血管资料登记处的网站上可以获得用于 PCI 的标准造影方案和记录表格[52]。

总之,冠状动脉血管造影和 X 线透视可用于指导并记录冠状动脉介入的结果。图像的质量、成像的质量及图像的解读对于决定 PCI 的开始、进行和终止至关重要。精良的成像技术及解读技巧是冠状动脉介入手术成功的关键。为了避免手术失败及并发症的发生,术者应该认真对待手术过程中及最终结果的血管造影记录。为了达到最佳的效果,术者应该对 PCI 引导做出“最坏的”考虑,而不是“最好的”考虑。只有这种严肃认真的态度才能使术者早期意识到即将发生的并发症,并做出最合适的反应。保持这种专业的严肃态度是掌握冠状动脉介入技术的最关键步骤之一。这在现代繁忙且竞争日益激烈的导管室中这是最重要的。

展望

自 30 年前经皮冠状动脉腔内成形术(PTCA)开展以来,X 线冠状动脉血管造影已经成为指导冠状动脉介入的一种标准方法。最近 CT 血管造影与 MRI 的发展为

表 3B.12 手术结果[依据国立心肺及血液研究所进行的旁路血管成形术再血管化调查(BARI)的未发表的 BARI 中心放射摄影实验室操作手册]

手术结果	定义
手术成功	一个或多个狭窄的直径减少至 50%以下,且住院期间无重大缺血性并发症
手术相关的心肌梗死	手术相关的心肌缺血引起的心肌酶或心电图变化
手术相关死亡	PTCA 导致的死亡
手术相关并发症	PTCA 导致的死亡、急诊旁路手术或心肌梗死

PTCA:经皮冠状动脉腔内成形术。

Modified from Ellis SG, Vandormael MG, Cowley MJ, et al. Coronary morphologic and clinical determinants of procedural outcome with angioplasty for multivessel coronary disease; Implications for patient selection. *Circulation*. 1990;82:1193–1202.

未来无创性冠状动脉血管造影的发展带来了希望。然而至少在可预见的未来，它们不太可能取代 X 线血管造影和 X 线透视在围术期介入手术中的作用。要提高冠状动脉"临界病变"的诊断质量和改善预后需要更多地应用血流和压力测定以及冠状动脉内血管超声成像。然而尽管所有这些技术都得到提高,PCI 术者出色的判断能力、灵活熟练的操作以及高尚的专业道德仍然是决定结果的主要因素。

参考文献

1. Topol EJ, Nissen SE. Our preoccupation with coronary luminology. The dissociation between clinical and angiographic findings in ischemic heart disease. *Circulation.* 1995;92:2333–2342.
2. Kamm K-F, Onnasch DGW. X-ray radiography. In: Lanzer P, Lipton M, eds. *Diagnostics of Vascular Diseases; Principles and Technology.* Berlin: Springer Verlag, 1997:63–98.
3. ACC/SCA & I Expert Consensus Document: American College of Cardiology/Society for Cardiac Angiography and Interventions clinical expert consensus document on cardiac catheterization laboratory standards. *J Am Coll Cardiol.* 2001;37:2172–2214.
4. ACCF/AHA/HRS/SCAI fluoroscopy clinical competence statement. ACCF/AHA/HRS/SCAI clinical competence statement on physician knowledge to optimize patient safety and image quality in fluoroscopically guided invasive cardiovascular procedures. *J Am Coll Cardiol.* 2004;44:2260–2281.
5. Gensini GG, Esente P. International angiographic nomenclature for the human coronary circulation. *Giornale Ital Cardiol.* 1975;5:913–918.
6. James TN, Bruschke AVG, Böthig S, et al. Report of WHO/ISFC Task Force on nomenclature of coronary arteriograms. *Circulation.* 186;74:451a–455a.
7. v. Ludinghausen M. *The Clinical Anatomy of the Coronary Arteries.* Berlin: Springer Verlag, 2003.
8. Principal Investigators of CASS and Associates. National Heart, Lung, and Blood Institute Coronary Artery Surgery Study. *Circulation.* 1981;63(suppl I):I-1-I-139.
9. Dodge JT, Brown BG, Bolson EL, et al. Intrathoracic spatial location of specified coronary segments of the normal human heart; application of quantitative arteriography, assessment of regional risk and contraction, and anatomic display. *Circulation.* 1988;78:1167–1180.
10. Cabrol C, Christides C. Usual arrangement and nomenclature of the coronary arteries. *Bull Assoc Anat (Nancy).* 1976;60:645–649.
11. Bruschke AVG, Reiber JHC, Relik-van Wely L, van Wesemael JWJ. Coronary arteriography—I. Available at: www.nhj.nl/cardiologie.nl/2/pagecontent/main_richtlijnen/richtlijnen/1991_coronaryarteriography.pd. Accessed August 12, 2005.
12. King SB III, Douglas JS Jr., Morris DC. New angiographic views for coronary arteriography. In: Hurst JW, ed. *Update IV: The Heart.* New York: McGraw-Hill, 1981:193.
13. Wang JC, Normand S-LT, Mauri L, et al. Coronary artery spatial distribution of acute myocardial infarction occlusions. *Circulation.* 2004;110:278–284.
14. Gibson CM, Kirtane AJ, Murphy SA, et al. Distance from the coronary ostium to the culprit lesion in acute ST-elevation myocardial infarction and its implications regarding the potential prevention of proximal plaque rupture. *J Thromb Thrombol.* 2003;15:189–196.
15. Endoh R, Homma T, Furihata Y, et al. A morphometric study of the distribution of early coronary atherosclerosis using arteriography. *Artery.* 1988;15:192–202.
16. Tsutsui H, Yamagashi M, Uematsu M, et al. Intravascular ultrasound evaluation of plaque distribution at curved coronary segments. *Am J Cardiol.* 1998;81:977–981.
17. Schettler G, Nerem RM, Schmid-Schönbein H, et al., eds. *Fluid Dynamics as a Localizing Factor for Atherosclerosis.* Berlin: SpringerVerlag, 1983.
18. Rioufol G, Finet G, Ginon I, et al. Multiple atherosclerotic plaque rupture in acute coronary syndrome: a three-vessel intravascular ultrasound study. *Circulation.* 2002; 106:804–808.
19. Gould KL. Quantitative coronary arteriography. In: Gould KL, ed. *Coronary Artery Stenosis and Reversing Atherosclerosis.* 2nd edition. London: Arnold, 1998:107–121.
20. Gould KL, Lipscomb K, Calvert C. Compensatory changes of the distal coronary vascular bed during progressive coronary constriction. *Circulation.* 1975;51:1085–1094.
21. Gould KL. Phasic pressure-flow and arteriographic geometry. In: Gould KL, ed. *Coronary Artery Stenosis and Reversing Atherosclerosis.* 2nd edition. London: Arnold, 1998:67–78
22. Pijls HJ, De Bruyne B, eds. *Coronary Pressure.* 2nd edition. Dordrecht, The Netherlands: Kluwer Academic Publishers, 2000: 163–165.
23. Zir L, Miller S, Dinsmore R, et al. Interobserver variability in coronary angiography. *Circulation.* 1976;53:627–632.
24. DeRouen TA, Murray JA, Owen W. Variability in the analysis of coronary arteriograms. *Circulation.* 1977;55:324–331.
25. Serruys PW, Booman E, Troost J, et al. Computerized quantitative coronary arteriography applied to percutaneous transluminal coronary angioplasty: advantages and limitations. In: Kaltenbach M, Grüntzig A, Rentrop K, et al., eds. *Transluminal Coronary Angioplasty and Intracoronary Thrombolysis—Heart Disease IV.* Berlin: Springer Verlag, 1982:110–121.
26. Reiber JHC, Serruys PW, Kooijman CJ, et al. Assessment of short-, medium-, and long-term variations in arterial dimensions from computer-assisted quantitation of coronary cineangiograms. *Circulation.* 1985;71:280–288.
27. ACC Clinical Expert Consensus Document. American College of Cardiology Clinical Expert Consensus Document on standards for acquisition, measurement and reporting of intravascular ultrasound studies (IVUS). *J Am Coll Cardiol.* 2001;37:1480–1492.
28. Ellis SG, Vandormael MG, Cowley MJ, et al. Coronary morphologic and clinical determinants of procedural outcome with angioplasty for multivessel coronary disease; implications for patient selection. *Circulation.* 1990;82:1193–1202.
29. Ryan TJ, Faxon DP, Gunnar RM, et al. Guidelines for percutaneous transluminal coronary angioplasty: A report of the American College of Cardiology/American Heart Association Task Force on Assessment of Diagnostic and Therapeutic Cardiovascular Procedures. *J Am Coll Cardiol.* 1988;12:529–545.
30. Lefevre T, Louvard Y, Morice M-C, et al. Stenting of bifurcation lesions: classification, treatment and results. *Cathet Cardiovasc Intervent.* 2000;49:274–283.
31. Pompa J, Bashore T. Qualitative and quantitative angiography—Bifurcation lesions. In: Topol E, ed. *Textbook of Interventional Cardiology.* Philadelphia: WB Saunders, 1994: 1055–1058.
32. Mintz GS, Popma JJ, Pichard AD, et al. Limitations of angiography in the assessment of plaque distribution in coronary artery disease. *Circulation.* 1996;93:924–931.
33. Ellis SG, Ajluni S, Arnold SZ, et al. Increased coronary perforation in the new device era. Incidence, classification, management, and outcome. *Circulation.* 1994;90:2725–2730.
34. Ajluni SC, Glazier S, Blankenship L, et al. Perforations after percutaneous coronary interventions: clinical, angiographic, and therapeutic observations. *Cathet Cardiovasc Diagn.* 1994;32:206–212.
35. Mehran R, Dangas G, Abizaid AS, et al. Angiographic pattern of in-stent restenosis: classification and implications for long-term outcome. *Circulation.* 1999;100:1872–1878.
36. The TIMI Study Group. The thrombolysis in myocardial infarction (TIMI) trial. *N Engl J Med.* 1985;312:932–941.
37. Gibson CM, Cannon CP, Daley WL, et al. TIMI frame count: a quantitative method of assessing coronary artery flow. *Circulation.* 1996;93:879–888.
38. Ito H, Tomooka T, Sakai N, et al. Lack of myocardial perfusion immediately after successful thrombolysis. A predictor of poor recovery of left ventricular function in anterior myocardial infarction. *Circulation.* 1992;85:199–1705.
39. Ito H, Murayama A, Iwakura K, et al. Clinical applications of the 'no-reflow' phenomenon: a predictor of complications and left ventricular remodelling in reperfused anterior wall myocardial infarction. *Circulation.* 1996;93:223–228.
40. Lefkovitz J, Holmes DR, Califf RM, et al., for the CAVEAT II Investigators. Predictors and sequelae of distal embolization during saphenous vein graft intervention from the CAVEAT II trial. *Circulation.* 1995;92:734–740.
41. Topol EJ, Yadav JS. Recognition of the importance of embolization in atherosclerotic vascular disease. *Circulation.* 2000;101:570–580.
42. Grube E, Gerckens U, Yeung AC, et al. Prevention of distal embolization during coronary angioplasty in saphenous venous grafts and native vessels using porous filter protection. *Circulation.* 2001;104:2436–2441.

43. van't Hof AW, Liem A, Suryapranata H, et al. Angiographic assessment of myocardial reperfusion in patients treated with primary angioplasty for acute myocardial infarction. *Circulation.* 1998;97:2302–2306.
44. Gibson CM, Cannon CP, Murphy SA, et al. Relationship of TIMI myocardial perfusion grade to mortality after administration of thrombolytic drugs. *Circulation.* 2000;101:125–130.
45. Gibson DM, Murphy SA, Daley WL, et al. Relationship of the TIMI myocardial perfusion grades, flow grades, frame count, and percutaneous coronary intervention to long-term outcomes after thrombolytic administration in acute myocardial infarction. *Circulation.* 2002;105:1909–1913.
46. Henriques JPS, Zijlstra F, van't Hof AWJ, et al. Angiographic assessment of reperfusion in acute myocardial infarction by myocardial blush grade. *Circulation.* 2003;107:2115–2119.
47. Bushberg JT, Seibert JA, Leidholdt, Jr., et al. The Essential Physics of Medical Imaging. 2nd edition. Philadelphia: Lippincott Williams & Wilkins, 2002.
48. Krause W. X-ray contrast agents. In: Lanzer P, Lipton M, eds. *Diagnostics of Vascular Diseases: Principles and Technology.* Berlin: Springer Verlag, 1997:99–113.
49. Schrader R, Esch I, Fach WA, et al. A randomized trial comparing the impact of nonionic (iomeprol) vs ionic (ixoglate) low osmolar contrast medium on abrupt vessel closure and ischemic complications after angioplasty. *J Am Coll Cardiol.* 1999;33:395–402.
50. Himi KH, Takermoto A, Hirni S, et al. Clinical usefulness of iomeprol 400mg/ml in cardioangiography evaluation of patient discomfort and hemodynamic and ECG effects. *Acad Radiol.* 1998;5(Suppl):54–57.
51. Harrison JK. Image quality and coronary blood flow assessment: The influence of radiographic contrast. *J Clin Basic Cardiol.* 2001;4:249–251.
52. American College of Cardiology. National Cardiovascular Data Registry (catheter laboratory module, version 3.04 [status August 2005 version]. Available at: http://www.accncdr.com/WebNCDR/COMMON/DEFAULT.ASPX.

Anuja Nair
M. Pauliina Margolis
Stephen C. Davies
D. Geoffrey Vince

第 3C 章

冠状动脉内超声

用于检测动脉粥样硬化并指导介入治疗的理想的在体成像技术应具备安全、相对价廉和便携的特点，并能实时提供高分辨率的影像。此外，其图像数据所提供的信息还要不亚于微观解剖学和组织学金标准，以便使医生在以导管为基础的血管内介入治疗过程中做出正确的临床决策。尽管对比性血管造影技术已成为介入治疗中了解冠状动脉的传统模式，但临床血管内超声(IVUS)作为近 10 年来该领域的新发展已被广泛认同[1]。

本章旨在讲述 IVUS 技术和图像采集的原理以及可从超声信号反向散射中获得的有价值的信息。可以通过分析超声信号反向散射来形成斑块的彩色编码组织图或 VH-IVUS 图像，这些图像可提供靶损害或靶动脉血管病变的关键信息。

超声检查的原理

超声是指频率高于人类听觉范围（20 Hz~20 kHz）的声音。除了蝙蝠、海豚、鲸鱼和某些啮齿类动物以外，大多数动物的听觉上限约为 45~50 kHz。频率高于人类的听觉范围（通常大于 20 kHz）的声音就被认为是超声。声能在介质中像波一样传播，因此遵守波动运动定律。由于这种传播也依赖于声能传播的介质，原始波的任何变化均可反映出介质的性质。因此通过研究超声波的这些改变就能确定这类介质的组成成分。但是为了从中获取更多的相关信息，还必须了解超声波的基本原理。

首例心脏超声成像可能是在 20 世纪 50 年代早期 Elder 研发的超声心动图[2]。与同时代的其他超声研究一样，医学诊断受到设计拙劣的超声换能器和简陋的图像显示规则的困扰。因此，这些影像只能用来检测较大的组织轮廓，而不能提供组织结构细节的信息。应用脉冲回波操作模式时，单一超声束在组织中传播，超声控制台获取的是从不同组织界面返回的“跳跃”回波。这些回波之间的距离提示组织结构的尺度。进一步分析回波的振幅和频率成分，可确定组织的类型或组织的构成成分。随着图像处理技术的改进，医学超声的应用及其发展都大为提高[3, 4]。当今，典型的灰阶 IVUS 图像的主要特征是对反向散射数据进行包络线检测和对数压缩的结果。简言之，包络线检测是一项沿距离或时间记录信号振幅的技术。然后对所有的反向散射数据进行对数压缩并将振幅标记在 0 到 255 之间的某个值上，因此一幅图像具有 8 位二进制分辨率即 256 个灰阶级(示意图见图 3C.1)。因此，IVUS 图像只能代表信号的振幅或强度，而不能代表信号的频率范围。本章后面几节将解释信号强度和频率在解读超声数据方面为什么是非常重要的。

超声在组织中的传播

在脉冲回波操作模式时，超声换能器受一定电压激发，使之振荡并产生超声脉冲。这是超声换能器常用压电材料的特征。将原始超声的反射或散射因波转换成一个称为反向散射的电信号。应用 IVUS 时，将超声脉冲或超声波发送到血管壁，便可沿径向成像。在临床上现

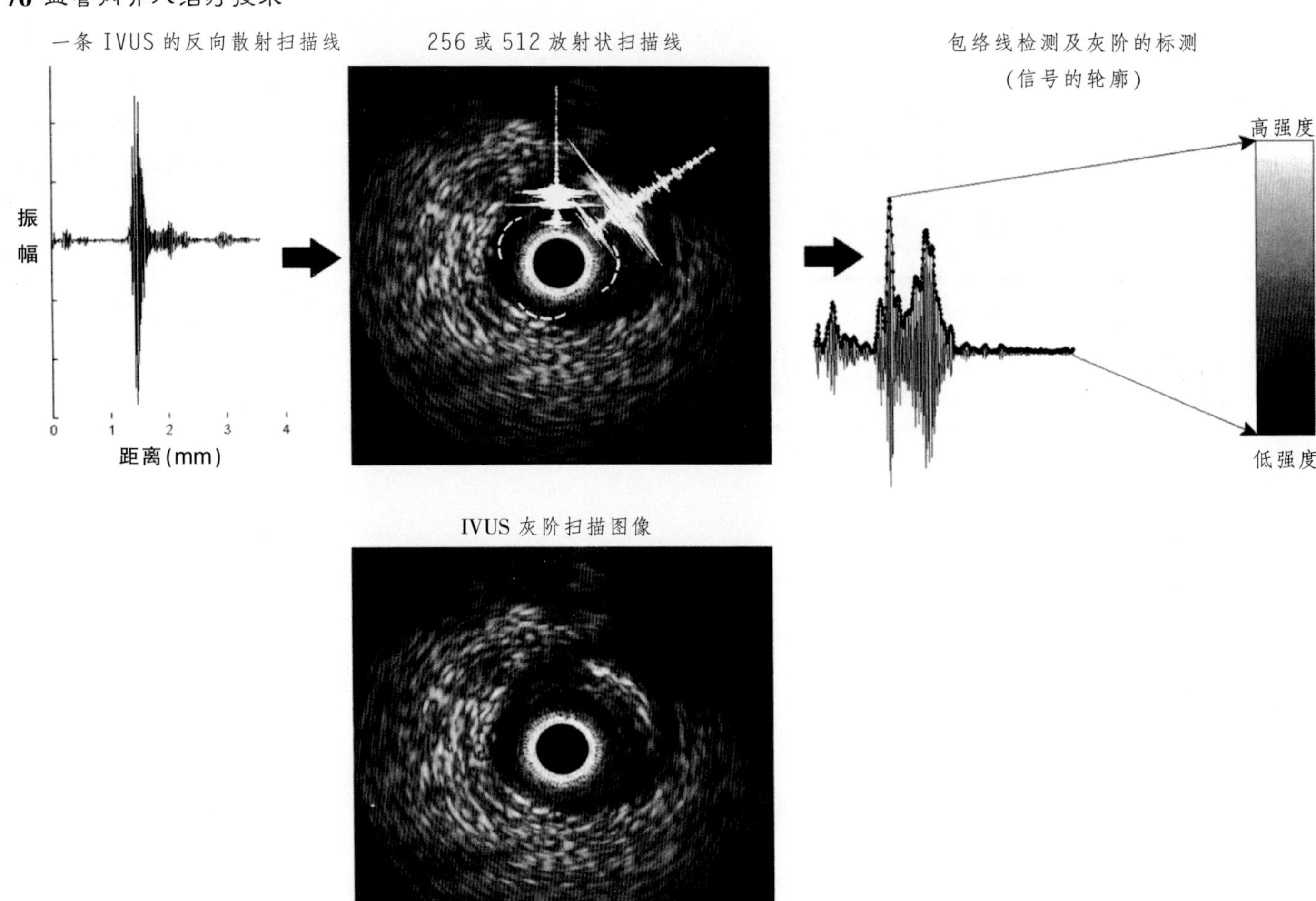

图 3C.1 常规的血管内超声(IVUS)图像是由 256 个或 512 个单个反向散射扫描线重建的,一个横断面图像的跨度为 360°。通过一种所谓的包络线检测技术来识别这些反向散射信号的"波峰"和"波谷"。这种信号的最低值设定为黑色,最高值设定为白色。二者之间的所有信号显示为各种灰度影,从而形成一幅灰阶横断面 IVUS 图像。

用的控制台内,由换能器获取反向散射,一般用 256 或 512 个这种 A 型扫描(反向散射信号)形成一个动脉横切面 IVUS 成像(图 3C.1)。通过分析这些 A 型扫描可得到组织的特征电位。

超声的传播通常近似于一个压缩波或纵波。为了简便起见,这种传播可近似用一维波动方程来表示,介质中的声速 c 为:

$$c=\sqrt{\frac{1}{\kappa\rho}}=\lambda f$$

κ 为周围介质的可压缩性,ρ 为介质的密度,λ 为波长,f 为超声的频率[2,3]。声波传播的这种简化表示说明,医学超声系统获得的反向散射信号取决于反射这些信号的组织的特性(即该组织的密度和可压缩性),这些特性均反应在超声反向散射的振幅和频谱上。反向散射信号是由两种可在 IVUS 灰阶图像中看到的信号回波组成的。这些信号是界面反射和漫散射[4,5]。这些界面回波是由界面产生的强超声反射和折射的结果,并且受入射角、反射角、折射角与两种组织在界面处的声阻抗之间的关系所控制。像这样的反射在较大的组织过渡区尤为明显,例如血液-斑块界面或中-外膜壁界面(图 3C.2)。此外,在同一个换能器同时也是反向散射接收器(如目前所用的 IVUS 导管)的超声系统内,检测界面回波很大程度依赖于入射角。如果入射角大,则不能检测到反射波;只有从垂直界面的反射和入射角小的反射能被 IVUS 导管所接收并显示在图像上。已进行过多项研究来检验就斑块而言超声入射角的影响,结果表明其在某种程度上依赖于组织的特性[6,7]。超声散射的第二种类型,即所谓漫散射,来自细胞水平或亚细胞水平的组织微观结构。漫散射是比超声波长还小的结构所产生的一种散射现象,经常称之为瑞利散射[8]。这些反射波与入射角无关,会使组织在 IVUS 灰阶图像上表现为斑点状[4,9]。由于超声散射是多方向的,只有一小部分信号反射回超声换能器。由

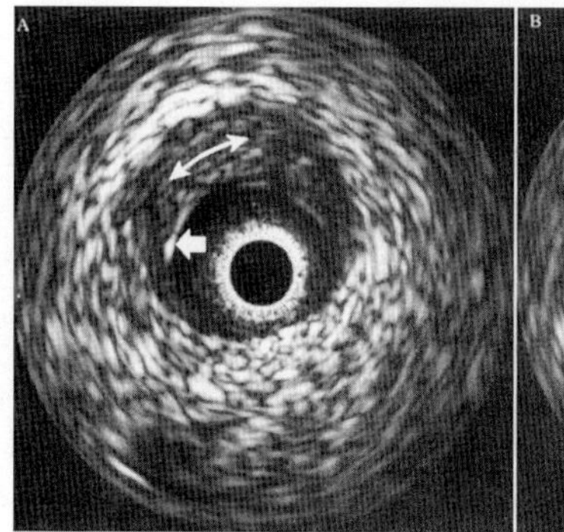

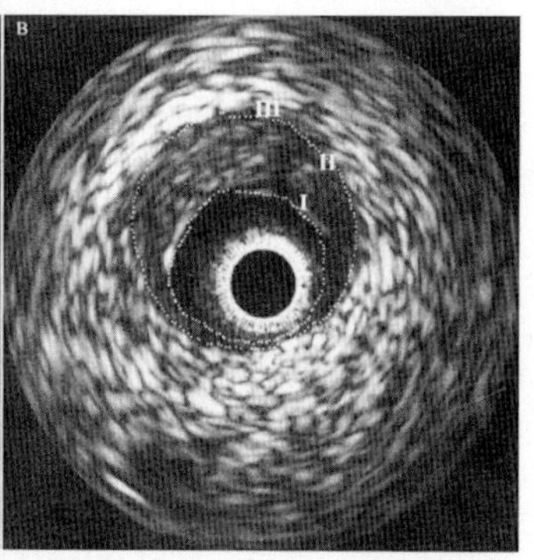

图 3C.2 (A)血管内超声(IVUS)图像包含有界面反射(粗箭头)和漫散射(双头箭头)。(B)同一图像的斑块段显示为 IVUS 图像的三层结构。I:产生回声的管腔-斑块边界;II:无回声的中层;III:产生回声外膜。

于与界面反射相比漫散射显示为低信号强度,经常把漫散射归于信号中的噪声。详细的研究表明,由漫散射导致的超声衰减较小。然而,有人认为这种漫散射现象在辨别软组织细节方面十分重要[10, 11]。它在对数压缩灰阶超声图像上显示为是斑点。除了血管壁边缘的界面反射或大面积钙化斑块以外,动脉粥样硬化斑块的 IVUS 图像主要由漫散射构成(如图 3C.2 所示)。

超声-组织间的相互作用

超声成像时超声能量通过组织进行传播,而且也会从具有不同声阻抗的各种组织界面反射回来[4]。除了传播和反射现象以外,不同组织类型还对超声信号产生其他一些影响。其中包括吸收和散射,两者均可导致超声信号的衰减,其衰减程度与超声频率有关[4]。因此,在较低频率(例如 20 MHz)下工作的 IVUS 换能器,所产生的信号衰减较小,可用于观察小的或较大的的动脉(直径范围为 2~9 mm)。相反,在 45~50 MHz 较高频率下工作的 IVUS,会使衰减增大,较适用于较小冠状动脉的成像(见后面的讨论)。

超声在组织中的衰减主要是由于超声能量的吸收所致。超声能量的吸收因组织所含大分子的不同而改变,而且与组织的生物大分子结构以其水合作用水平有关,此外它还会随热变性和 pH 值而改变[11]。通过吸收而丢失的能量主要是由于介质的黏滞性所致[4]。能量的吸收与超声频率之间几乎成线性关系。另一方面,人们对超声散射已进行了大量研究[5, 8, 9, 13, 14],认为其与以下几方面因素有关:

①组织密度;
②组织成分的大小和间距;
③斑块/组织成分的均一性或不均一性;
④组织间声阻抗的不同;
⑤水含量和分布;
⑥超声频率。

光谱分析技术(见后面的讨论)可用于计算组织的某些声学特征,例如相对声阻抗或衰减系数。事先对这些组织特性有所了解对超声反向散射的分类非常有帮助。迄今为止,对动脉粥样硬化尚未进行过详细研究;然而,许多研究曾报道过人类不同器官和组织的超声衰减倾向和声速[11, 15]。这些研究中突出强调的一个重要方面是,人类的某些较大组织的声学特性有明显的重叠,提示在分子水平确定小型结构(如血管组织)的组织特征有一定困难。由于声学扫描显微镜(SAM)需要用非常高的频率(100~2000 MHz)来评估组织的微观结构,只有为数不多的研究应用 SAM 来确定血管组织的主要性质[12, 16]。据这些研究报道,血管壁的声速范围为 1500~1760 m/s。研究发现,正常内膜的声速为 1568 m/s,钙化斑块的声速为 1760 m/s,纤维斑块或稳定斑块的声速为 1677 m/s,脂肪部位的声速为 1526 m/s。目前 IVUS 系统还不能高精确度地计算出声速,因此像 SAM 这样频率非常高的设备进行这么详细的评估仅限于离体分析。类似研究的结果和声学理论都强调以频率为基础的分析在以下两个方面具有重要作用:组织的超声特征,以及对当前市场上可供 IVUS 系统所成图像的解读。

血管内超声

研究证实,IVUS 可定量测定正常和动脉粥样硬化冠状动脉的结构和几何形状[1, 17-20],在 IVUS 图像上,正常肌性动脉壁的三层结构分别由下列组成:(Ⅰ)产生回声的内腔/内膜界面;(Ⅱ)代表中层的无回声区,以及(Ⅲ)产生回声的结缔组织和脂肪组织的外膜区,如图 3C.2 所示。目前的 IVUS 导管,直径已小到 0.9 mm,可探测人类冠状血管的大部分区域。此外,空间分辨率在径向为 80~120 μm(轴向分辨率),环周缘为 160~250 μm(侧向分辨率)[21, 22]。临床 IVUS 系统设计成便携式,检查费用相对便宜,并可以每秒 30 帧的速率获得实时图像。一些研究曾将组织学评估或血管造影所测得的几何形状参数(即斑块面积和大体特征厚度)与 IVUS 图像进行了比较[19, 23, 24]。这些研究消除了最初对 IVUS 图像准确性和可靠性的许多怀疑。与此同时,这些研究使临床领域以更具批评性的眼光来看待传统的血管造影模式。许多研究指出,在 IVUS 和血管造影所获得的数据之间难以获得始终如一的一致性。在一些获得良好相关性的研究中，数据延伸回归所符合的斜率非常不一致，这表明IVUS和血管造影虽然相关，但不能提供数量上完全相同的结果。实际上，大多数研究者都认为两种冠状动脉成像模式中IVUS更准确一些[25-27]。

血管内超声设备

IVUS设备的工作原理与传统的体外B型超声扫描仪相同。血管内设备和体外设备之间的明显差异是探头的大小、360°径向成像以及工作频率。正如在“超声检查原理”一节中所述，超声成像利用组织的声学特性变化来形成反向散射强度相对于时间的图像。对于超声在界面任一侧组织声学特性有变化的，界面上发生反射时，便会产生反向散射回波。回波的强度与界面物质的声学特性差异成比例。例如，血液和斑块的声学特性差异较大，因此所产生的血液-斑块边界清晰可见。相反，异质性斑块内的动脉粥样硬化组织（纤维组织、纤维脂肪组织、坏死核或致密钙）的声学特性差别不大，因此在灰阶图像上呈斑点状，而且各斑块成分之间也没有清晰的边界（图3C.2）。

超声成像设备利用压电材料来产生和接收超声能量。这类设备通常使用的材料是锆酸铅钛酸盐（LZT）。压电材料具有特殊的电学特性，将其放在特定方向的电场中能使其大小发生改变。反之，当把这种材料拉伸或压缩时它能产生电场，即两个相对表面之间会产生电压。在超声成像中利用这种电机械现象来产生和接收超声能量。当这种压电材料受到非常短的电能脉冲作用时，其厚度便迅速发生改变，随后便产生出超声脉冲。声能在通过固体、液体或气体任何物质时以一种局部压缩和扩张的简单形式进行传播。当超声能量脉冲通过组织时，其中一部分能量在所有入射界面都会发生。反射回来的能量或回波将传回到压电材料，使其收缩和扩张，从而产生出电能以及可被成像控制台解读的信号或反向散射。如前面所述，IVUS系统并不能精密测量通过不同组织的声速。实际上，所有的超声成像系统都假定声速在所有组织中是恒定不变的。因此，产生超声脉冲和接收超声回波之间所消耗的时间与压电材料和产生回波的组织界面之间的距离成正比。正是由于有这种关系才可能用反向散射信号来形成超声强度空间分布图或IVUS灰阶图像（简图参见图3C.1）。

血管内超声的操作方式

单片压电材料所产生的超声场具有很强的方向性。因此，要形成一个完整的横截面图像需要超声场进行360°扫描。市场上可供的IVUS装置一般用下述两种方式来实现这一目的：单个压电材料换能器采用机械扫描（旋转）方式；圆柱状集成阵列的多个压电材料换能器采用电扫描方式（图3C.3）。

血管内超声导管

机械式装置　机械扫描的IVUS装置一般由单个压电材料换能器组成，位于驱动电缆的远端，其全长均被一根柔性导管鞘所包绕。驱动电缆利用患者体外的驱动装置能使换能器旋转。目前的IVUS系统进行实时成像所需的更新速率约为每秒30帧。换能器和驱动电缆的这种旋转速度需要用一个鞘管来防止运动部件与患者的直接接触。为了使鞘管能有效的工作，鞘管必须具备机械耐用性和足够的强度以适应驱动电缆持续工作1小时。对声能来说鞘管还必须是透明的，这样才不致影响超声波及IVUS数据。此外，鞘管还应具有足够的柔韧性以便顺利到达靶部位。目前尚没有任何一种材料具有能满足上述所有要求的性能，因此，鞘管通常是由多种不同材料构成的。这成为机械式IVUS装置的一道难题。为了使压电材料换能器能在导管鞘内自如旋转，二者都必须能相互间自由移动，所以在换能器和导管鞘之间要有一定间隙（图3C.3）。如果间隙内充满了空气，这一层的声学特性将与任何一侧材料明显不同。因此图像质量会受到严重影响。解决这一问题的方法是在即将成像之前用盐水注满导管鞘的腔隙。在大多数情况下，整个操作过程也必须定期给装置注入盐水，因为驱动电缆内截面的空气将在其内移动并移向导管远端。

大多数市场上可供的机械式旋转IVUS导管的工作频

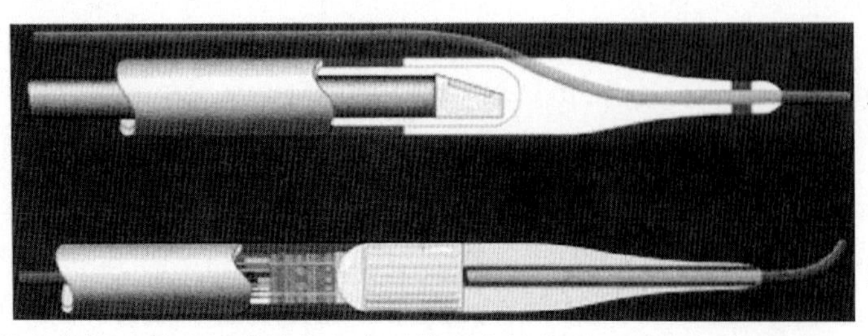

图3C.3　典型的单元件机械式旋转血管内超声导管和多元件固态换能器血管内超声导管。

率在 30~45 MHz,轴向分辨率较高(80~100 μm)[21,22]。目前这种装置的一个主要缺点是由于采用单个换能器从而不能在一定范围内动态聚焦[22]。固定焦距的超声成像不能将这种装置应用于外周大血管,因为大血管需要更大的成像深度。

圆柱状阵列装置 固态圆柱状换能器阵列装置由环绕在导管体远端的压电材料换能器阵列组成。市场上通常可供的导管具有一个由 64 个换能器单元组成的阵列(图 3C.3)。各换能器单元依次工作对装置周围的超声能量进行扫描。在每个单元或单元群以“发射方式”工作之后,然后再以“接收方式”获得反向散射信息。随后相毗连的单元或单元群进行同样工作以完成 360°完整动脉横切面的扫描。全 360°扫描大约每秒可进行 30 次,从而使实时成像更新率与机械式 IVUS 装置相似。

固态装置没有任何可移动部件。因此相控阵列装置的构造中不包括任何可充气的空隙,从而在使用之前或使用期间不需用盐水灌注。与机械式装置相比,圆柱状阵列装置在这方面可大大减少操作前所需的准备时间。目前应用的固态装置的工作频率比机械式装置低一些。因此固态装置的轴向分辨率也稍低一些。然而这种装置应用的是电子聚焦,因此其超声能量可聚焦于不同深度,有利于对大小血管进行成像。

工作频率

工作频率是使 IVUS 装置优于传统无创超声装置的一个关键特征。大多数体外超声成像设备的工作频率是 3~12 MHz。IVUS 设备工作频率范围是 12~50 MHz。工作频率对 IVUS 图像主要有两方面影响:①分辨率,②成像深度。IVUS 系统的分辨能力随着工作频率的提高而增加。增加频率的代价是血管壁的穿透深度减小(见图 3C.4)。因此超声频率越高,通过组织传播的反向散射衰减得越快。这种现象的结果就是,高频率 IVUS 不能穿透更远的血管壁和周围的外膜。由于 IVUS 是用于观察与换能器相对靠近的组织,缺乏穿透力在冠状动脉成像中通常不成为问题。然而在要求对非常大的外周血管成像时这种代价就十分明显了。

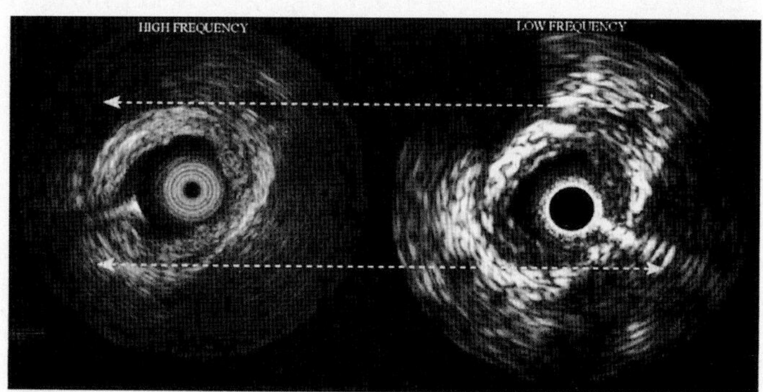

图 3C.4 用血管内超声(IVUS)导管以高频(左)和低频(右)工作状态所获得的同一斑块(离体)的两幅 IVUS 图像。成像频率越高显示的分辨率越好但穿透深度越小;反之成像频率越低显示的分辨率越差但能检测到较深层周围组织的信息。

血管内超声检测时的动脉粥样硬化组织特征

许多研究证实 IVUS 在临床评估动脉粥样硬化中具有重要作用[1, 25, 28–31]。正在进行的多方努力旨在用血管内超声对以下方面获得更好的了解:

①斑块成分[32–36];

②对动脉进行实时三维[37–39];

③斑块/动脉壁的机械特性[40,41]。

本章主要讲述检测斑块成分的技术方法。在过去的大约 15 年里,已经用图像和信号分析方法对斑块的特征进行了广泛研究。下面将讲述这些方法,包括这些方法的优缺点。最后讲述新近提出的 VH–IVUS 技术。

图像分析

纤维斑块或“硬”斑块通常是包含有致密纤维组织、胶原纤维、弹力纤维和蛋白多糖的晚期病变。与斑块的钙化区相似,致密纤维斑块成分也能很好地反射超声能量,因此在 IVUS 图像表现为明亮的均质影像(图 3C.5)[42]。依据斑块的亮度来分辨纤维组织含量是许多以图像为基础研究的一个主要问题。这一参数在很大程度上取决于 IVUS 控制台的增益设置及其传输功率。因此,不可能直接比较在不同时间获得的 IVUS 图像的亮度。为克服这个问题,Hodgson 等建议比较斑块和外膜二者的反射系数[28]。遗憾的是,外膜所产生的信号在通过组织时会明显衰减,因而会使图像变暗。

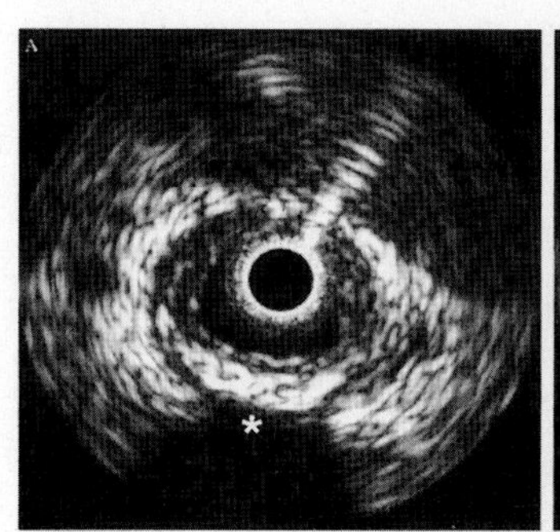

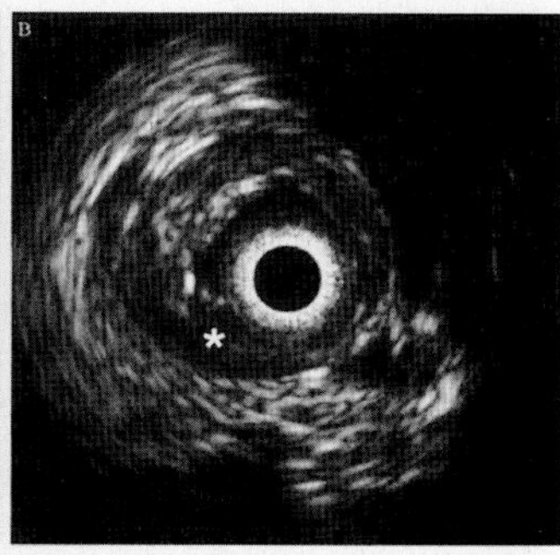

图 3C.5 离体的人类病变冠状动脉的血管内超声图像。(A)高回声伴声影为钙化斑块(星号)。(B)无回声区为充满脂质的坏死核(星号)。

在急性缺血性综合征(如斑块破裂)中曾见脂质斑块或“软”斑块。软斑块在IVUS图像上常显示为低回声反射系数区(图3C.5)[28,43]。Mallery等[44]以及随后的Potkin等[42]首先报道了无回声区应定为脂质池。在一项类似的研究中，通过对体外应用40 MHz换能器获得的IVUS图像与组织切片进行比较发现,IVUS检出脂质沉积的敏感性为88.9%,特异性为100%[45]。然而,这项研究没有提供比较IVUS图像和组织切片上脂质沉积物大小的数据,也没有在回撤时给血管加压,因此难以对这些数据进行比较。此外,这项研究用的是石蜡包埋组织,需要对样本进行脱水和“清洁”以便溶解和洗脱脂质。在Zhang等进行的另一项研究中,应用自动化图像处理技术对从视频中获得的IVUS图像进行了处理,试图对软斑块、硬斑块或伴声影的硬斑块(即钙化斑块)之类的病变进行分类[46]。通过将其结果与人工判读的结果进行比较对这项技术的性能进行了评估。应用高级统计框架为基础的运算法则分析IVUS图像的其他一些研究也显示,其在确定斑块方面性能良好[46-49]。然而,以图像为基础的分析技术速度较慢,并且仅限于脱机处理[49]。

背向散射信号分析

对超声反向散射信号进行分析就不必再对IVUS图像进行后处理,并为了解反向散射信号中包含的重要频率信息提供了途径。研究表明,活体外的各血管层和各类组织之间可能会有所不同[11,33,36,50-52]。目前用IVUS反向散射信号检测动脉粥样硬化斑块成分特征有两种不同的方法:时域分析法和频域分析法。研究表明,频域分析或光谱分析能区分组织特征[33,34,36,51-54]。在过去,各项研究主要局限于应用传统的傅里叶技术从IVUS反向散射中提取出光谱参数。尽管快速傅里叶变换(FFT)是一种有效的数学方法,但它不能很好应用于高分辨率的生物学数据(例如IVUS反向散射)[55,56]。另一种传统的光谱分析技术是Welch周期图,它是一种改良的FFT运算法则,计算时先在一定数量的节段设置窗口数据然后用一定数量的样本重叠在这些节段上[55]。其目的是通过统计学平均在某些程度上稳定光谱,但需要进行附加数学运算,以谋求分辨率和准确率之间的得失平衡。相反,自动回归(AR)模式在光谱上能产生高的分辨率但不降低准确率或分辨率[56,57]。因此,给IVUS反向散射假设一个自动回归数学模型可能会提高光谱参数检测的准确度[58,59]。

光谱分析:VH-IVUS

如前所述,超声系统的RF反向散射幅度取决于散射体的密度、浓度、大小和间距,这类散射体的同质性或异质性,其声阻抗的差异、水含量和分布,以及超声的频率。在20世纪80年代早期,Lizzi等和O'Donnell等用B型超声反向散射分析法验证了早期的一些光谱分析法[60-62]。其后应用IVUS进行的研究工作采用了上述两组研究者制定的分析方法,但使用的频率较高而且机械式换能器也未聚焦[33,51,54]。这些研究,分析光谱参数所得出的结果(图3C.6)表明,斜率、y轴截距和中频带拟合分别表示不同组织的结构、大小和介入衰减。y轴截距和中频带也表示超声散射浓度[63]。此前对中频带并未针对IVUS数据进行过广泛的研究,不过对其电位已针对其他组织的超声组织特征进行过评估[64,65]。总体的反向散射是另一个做过多方面验证的参数,与中频带参数类似，其目的是对反向散射系数进行粗略的评估[13,66]。

在克里夫兰临床基金会(Cleveland, OH, USA)的有关斑块特征的频谱分析技术中(授权给Volcano公司Rancho Cordova, CA, USA,并称为“VH-IVUS”),通过用AR模型估测反向散射信号计算8个频谱参数[36,67]。简言之,联合应用活体外IVUS数据及相应的数字化组织学作为金标准建成了同质感兴趣区(ROI)数据库。ROI区域是依据经过Movat Pentachrome染色和形态形成的组织学图像选择的[52],并且代表了4种VH-IVUS斑块成分(纤维组织、纤维脂肪组织、坏死核和致密钙质)中的一种(图3C.7)。相应的区域在重建的IVUS灰阶图像上得到了增强，而且对代表这些ROI区域的原始超声反向散射的射频样本进行了检查(图3C.8)。由于这些ROI区域代表4种同质斑块成分中的一种,来自每一个ROI区域的IVUS反向散射信号都要进一步检测在该组织成分中的“频谱标记”。此外,还应用统计分析为代表性斑块成分频谱标记的扩充数据库设计了分类规则[36]。树形模型或分类是一种用于发现数据内部结构的探查性数据修改技术,并可用来准确描述多变量数据的预测

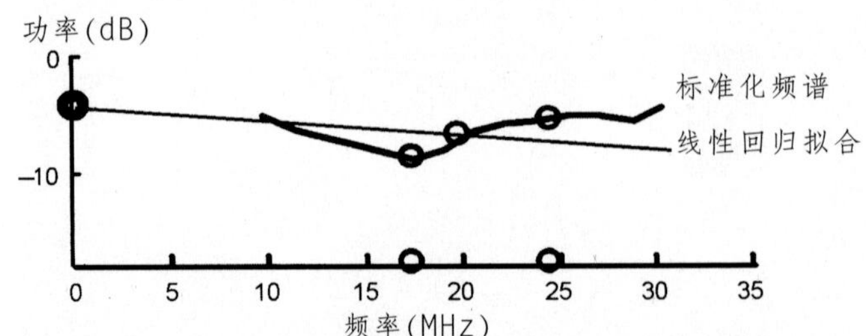

图3C.6 在一定频带宽度范围内用标准化频谱和直线回归分析来计算频谱参数。一些用圆圈标出的参数是y轴截距、最小功率及其相应的频率、中频带拟合以及最大功率及其相应的频率。其他一些参数是回归线斜率和总体反向散射(未示出)。

规则。树形分类中包含了一个预测规则集合,它是由称之为递归分割的过程确定的。在树形结构的每一个节点上,依据一个变量(频谱参数)对未分类的数据进行分隔,该变量在95%置信度显示为最大分隔。可用各种标准来分割每一个节点[68]。Breiman等[69]最早描述了分类和回归树形结构(CART)过程,并且从那时起得到广泛应用[68]。分类树形结构通常是用75%的数据建立的,然后通过分辨其余25%实验数据中的斑块类型对其进行交叉验证。把这些预测结果同每个ROI的已知病理学进行比较就可以得到斑块分类相应的敏感性和特异性。

近来报道的分类结果来自用30 MHz IVUS成像的51个离体人类左冠状动脉前降支的88个斑块切片的数据库[36]。在此数据库里,ROI是从相应的组织切片上选择的,其中包括纤维组织区(n=101)、纤维脂肪组织区(n = 56)、坏死核区 (n = 70)和致密钙质(n = 50)。由AR组织频谱计算出的树形结构分为纤维组织区、纤维脂肪组织区、坏死核区和致密钙质,培训用数据的预测准确度较高,分别为90.4%、92.8%、89.5%和90.9%,而实验

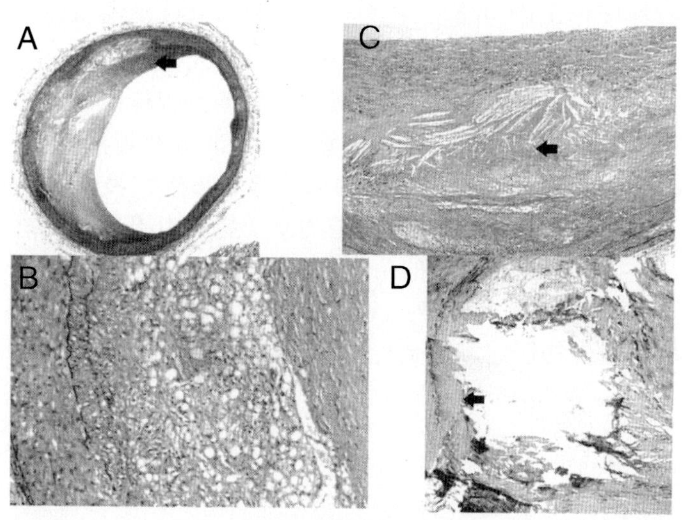

图 3C.7 VH-IVUS 4种斑块成分的说明。(A)纤维组织是胶原纤维致密填充束,其内没有明显的纤维内脂质积聚而且没有巨噬细胞浸润。它在Movat染色的组织切片上显示为深黄/绿色,在VH-IVUS图像上显示为深绿色。(B)纤维脂肪组织是带有脂质沉积区的胶原纤维松散填充束。这些区域富含细胞但没有胆固醇裂隙或坏死核。细胞外基质有所增多,它在Movat染色的组织切片上呈现青绿色,在VH-IVUS图像显示为浅绿色。(C)坏死核是指带有残留泡沫细胞和死亡淋巴细胞的高脂质坏死区。看不到任何胶原纤维,而且结构完整性较差。胆固醇裂隙和微小钙化清晰可见。它在VH-IVUS图像上呈红色。(D)致密钙质是指局灶性钙质沉积区。在Movat染色的组织切片上呈紫色或深蓝色并且通常会从组织切片上脱落掉,但是钙晶体在边缘上很明显。它在VH-IVUS图像上显示为白色。(见彩图3C.7)

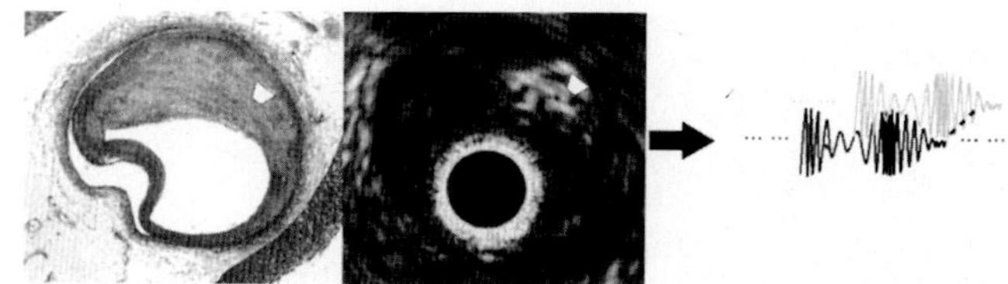

图 3C.8 为VH-IVUS显影选择感兴趣区(ROI)。经Movat Pentachrome染色的组织切片(左图)和相应的血管内超声图像(中图)及超声信号反向散射数据(右图)。在每幅图上均用白色方框标出一个代表性的同质ROI。通过对来自这些区域的反向散射数据进行频谱分析来建立VH-IVUS组织分类的频谱参数数据库。

数据则分别为79.7%、81.2%、85.5%和92.8%。把实验结果的敏感性和特异性结合起来就能计算出预测准确度。它等于所有正确判定的总和除以判定总数[70]。在另外一项研究中,通过规范评估方法提高了"虚拟组织学"组织图谱(或VH-IVUS图像)的空间准确性使AR模型达到最优化[67]。VH-IVUS发展过程的简要概况如下:

①获得离体IVUS射频数据和相应的组织学,这是金标准;

②在数字化组织图像上选择代表某个特殊斑块成分的多个同质ROI,并从IVUS数据的这些ROI区域中找出相匹配的反向散射信号(为定量和准确选择ROI已研发了软件)[52];

③用适当AR模型计算并标准化来自ROI的频谱,然后用所谓盲目解卷积法技术进行自动数据标准化并对8个频谱参数进行评估[67, 71];

④用多个频谱和深度相关参数形成非线性回归(或分类)树形结构;

⑤最后,用软件完成活体数据自动组织特征化的分类树形结构。图3C.9示出一例IVUS图像以及相应的组织学和计算出的彩色组织图或VH-IVUS图像,用四种颜色分别代表纤维组织(深绿色)、纤维脂肪组织(淡绿色)、坏死核(红色)和致密钙质(白色)。

VH-IVUS斑块特征化软件目前正在临床使用。专门设计的心电图(ECG)选通IVUS反向散射数据采集系统可用于采集临床IVUS回撤数据。该电子设备可监测患者的ECG信号并触发模拟数字转换卡,一旦检测到ECG的R波峰值便可采集代表IVUS图像的扫描线[72]。这个软件还包含有在IVUS图像重建后对管腔斑块和中外膜界面进行半自动三维分段的功能。这些技术将频谱参数和轮廓活动模型结合起来,并在临床数据中得到了广泛的验证[73, 74]。因此,通过在ECG选通回撤所产生的序列中对来自每一个舒张末期图像的IVUS反向散射应用上述原理,可得到一个组织成分的体数据集。在

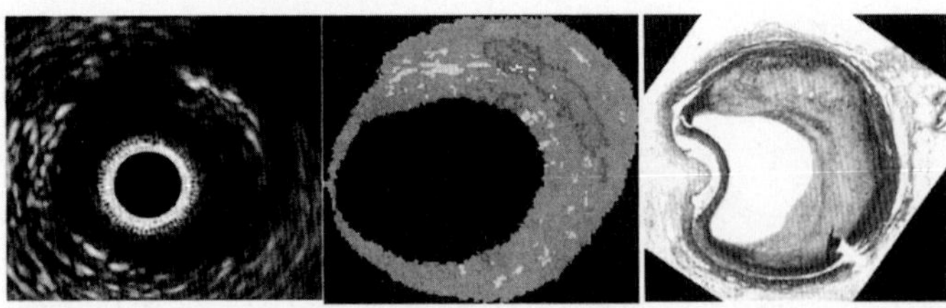

图 3C.9 人类冠状动脉离体血管内超声成像的举例(左图),以及相应的 VH-IVUS(中图)和 Movat 染色的组织切片(右图)。VH-IVUS:(深绿色)纤维组织,(淡绿色)纤维脂肪组织,(红色)坏死核,(白色)致密钙质。(见彩图 3C.9)

斑块分段之后,按照组织成分对管腔表面进行彩色编码,这样就可以对冠状动脉的管腔内部进行独特的飞跃式观察,动脉壁内部的颜色可提示最浅表层的组织特征(图 3C.10)。体数据集也可以对动脉的几何形状和组成成分进行定量评估。可以标绘出管腔、血管和斑块横截面积相对于图像层数的曲线图,以便进行几何形状的评估和正性重塑的鉴别。此外,还可将这些特征化斑块细分为 4 种斑块成分区并且按照图像层数标绘出来,创立一种以前无法得到的全动脉斑块成分评估系统(图 3C.11)。

血管内超声的临床应用

当前的临床实践

冠状动脉造影已被广泛用于引导经皮冠状动脉介入治疗(PCI),但其局限性也有文献报道[1]。在目前的导管室里,IVUS 在一批新的和即将出现的成像模式中明显处于领先地位,而且有望成为“金标准”。在过去的 15

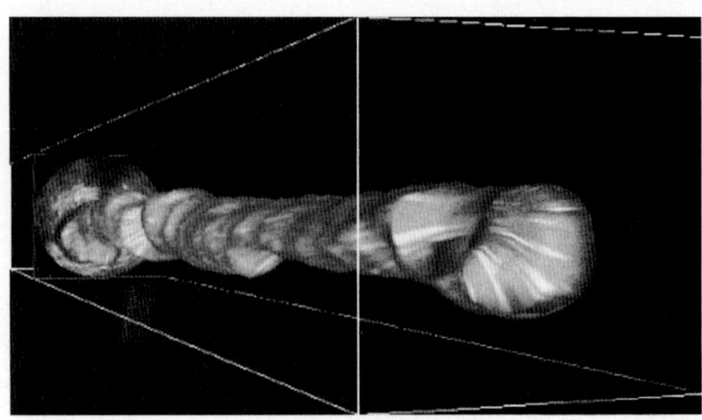

图 3C.10 用人类冠状动脉 IVUS 回撤数据进行的 VH-IVUS 图像的三维表面绘制。在人类左前降支冠状动脉管腔表面上可用颜色标绘出斑块成分,长度为 56 mm。VH-IVUS:(深绿色)纤维组织,(淡绿色)纤维脂肪组织,(红色)坏死核,(白色)致密钙质。

年里随着灰阶图像在解读方面的不断改进 IVUS 的应用已有了惊人的增长[75, 76]。IVUS 目前已广泛应用于临床和科研工作。

IVUS 通常用于动脉的介入前评估,并常规用于引导各种 PCI 操作,包括球囊血管成形术、支架置放、动脉粥样硬化斑块切除术、近程放射治疗以及支架内再狭窄的治疗和机制诊断[1, 77]。尤其是在介入治疗之前,IVUS 常用于以下场合:根据精确测量出的靶血管标称尺寸和靶病变的相关尺寸来确定血管内介入装置的规格;评估像边缘病变这样模棱两可的血管造影表现以及常见于左主干的病变;以及在所选定的复杂病例中引导介入治疗。为了在保证质量的条件下将例行临床 IVUS 应用于几乎任何临床场合,对 IVUS 的操作、图像判读和检查结果报告均制定了相关标准[78]。实际上 IVUS 在大多数

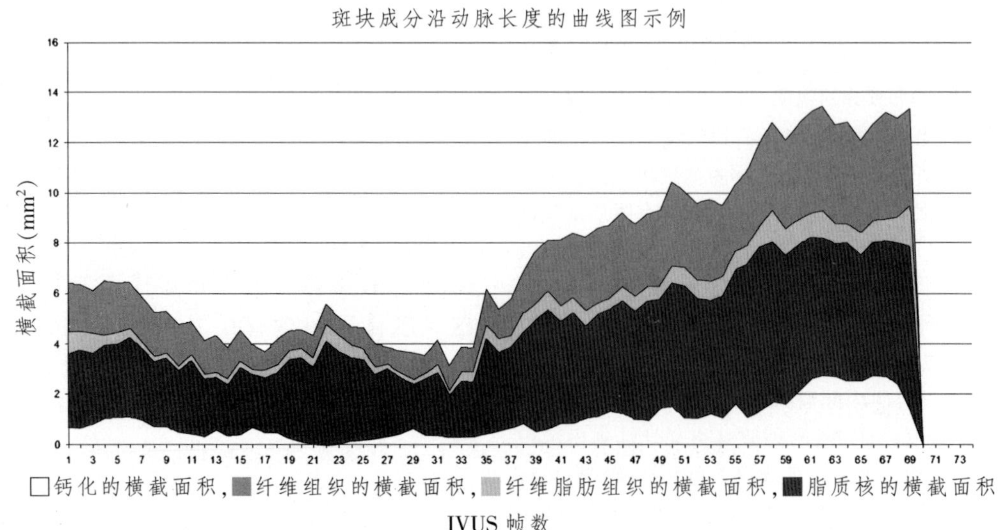

图 3C.11 沿动脉长度用 VH-IVUS 软件定量分析的斑块成分的输出实例。(见彩图 3C.11)

的导管介入中心已成为必不可少的临床工具。此外，IVUS 也是目前评估斑块边缘的金标准，而且在一系列评估或不评估正性重塑的药物治疗研究中除了能深入了解动脉粥样硬化以外[81, 82]，还具有作用明确的应用[1,76,79,80]。目前利用 IVUS 灰阶图像评估斑块易损性仅限于斑块重塑的(定量)评估[79]和斑块形状的(定性)研究[83]。增加了依据频谱分析的组织特征化使系统具有更大的潜力，从而扩展了导管介入实验室中 IVUS 的使用项目，包括能实时检测易破裂的动脉粥样硬化斑块。

VH-IVUS 的斑块分类

VH-IVUS 在体外和体内描述斑块特征的准确度均很高(>85%)[36, 84, 85]。此外，还正在评估 VH-IVUS 是否能按照与病理学描述类似的类别对不同斑块进行分类。尤其是对适应性内膜增厚(AIT)、病理性内膜增厚(PIT)、纤维性粥样化(FA)、薄纤维帽纤维性粥样化(TCFA)以及纤维钙化斑块正在进行重点评估[86]。此外，临床研究目前也正在通过有创随访检测对这些不同类型的斑块进行评估，以检测斑块的进展、退化、稳定性及活动性。另外，还制定了"易损指数(VI)"用以描述冠心病猝死患者尸检所见的典型斑块特征。

1. 适应性内膜增厚(AIT)：斑块主要由纤维组织组成(纤维脂肪组织、钙化和/或坏死核斑块成分<5%)(图 3C.13)。

2. 病理性内膜增厚(PIT)：主要为混合纤维组织、纤维脂肪组织(>5%)和包括极少钙化组织的坏死核(<5%)(图 3C.13)。

3. 纤维性粥样化(FA)：这是一种厚纤维帽斑块，而且在纤维和(或)纤维脂肪组织中含有明显的坏死核(融合的坏死核占斑块总体积>5%)。为了进行风险评估，可将纤维性粥样化进一步细分为：

(1)这种亚类包含有少量的致密钙质(<5%斑块体积)(图 3C.14)。

(2)FA 含有超过 5%斑块体积的明显致密钙质。通常认为这类 FA 比那些没有致密钙质的 FA 更加危险 (图 3C.15)。

4. 下一种斑块类型是指没有明显纤维帽的 FA，坏死核占斑块体积的 5%~10%(更为严重)，有两个亚型：

(1)含有少量致密钙质(≤5%) (图 3C.16)。这种斑块类型可为局灶性(坏死核<2 mm)或弥漫性(坏死核> 2 mm)。

(2)含有较多致密钙质时(>5%)，如上所述，根据坏死核的长度可进一步分为局灶性或弥漫性(图 3C.17)。

5. IVUS 定义的薄纤维帽纤维性粥样化(ID-TCFA)：这类斑块有大于 10%的坏死核，IVUS 显示没有明显的纤维帽，可进一步将其细分为四种斑块类型：

(1)有较少量致密钙质(<5%)。其易损指数为 1(VI1)(图 3C.18)。

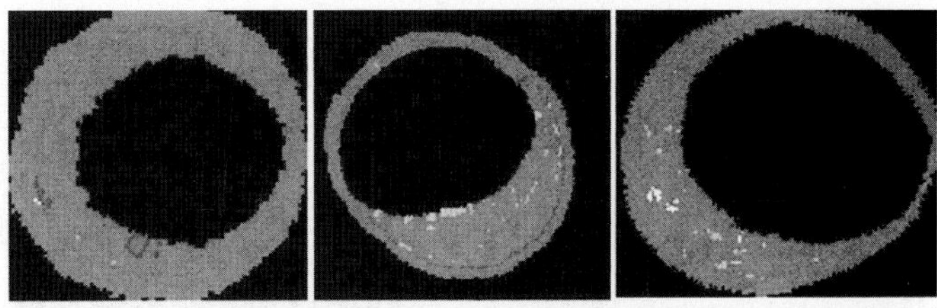

图 3C.12 代表适应性内膜增厚的三幅 VH-IVUS 图像。(深绿色)纤维组织；(浅绿色)纤维脂肪组织；(红色)坏死核；(白色)致密钙质。

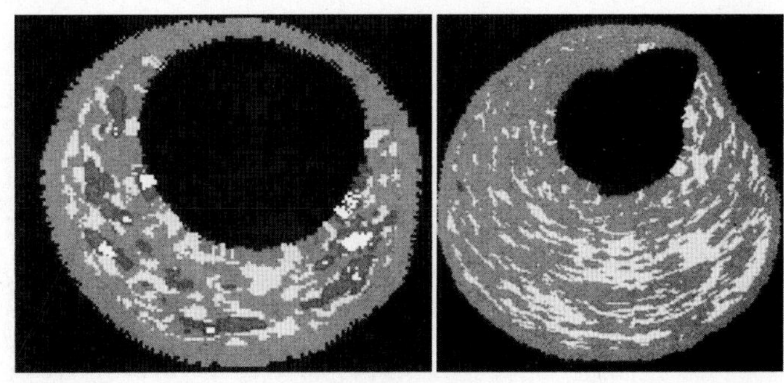

图 3C.13 描述病理性内膜增厚的两幅 VH-IVUS 图像。(深绿色)纤维组织；(浅绿色)纤维脂肪组织；(红色)坏死核；(白色)致密钙质。

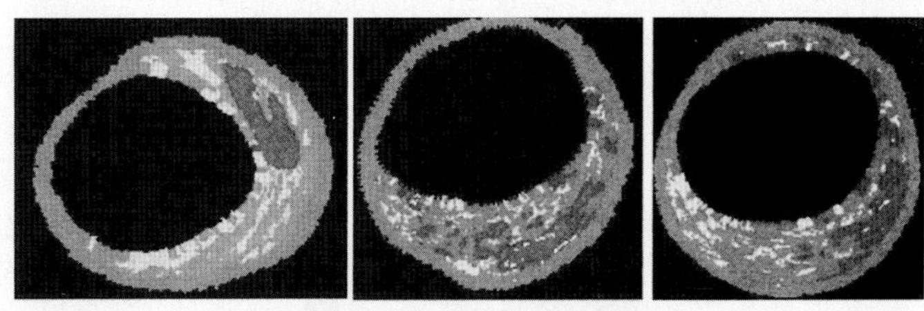

图 3C.14 三幅纤维性粥样化 VH-IVUS 图像。(深绿色) 纤维组织；(浅绿色)纤维脂肪组织；(红色)坏死核；(白色)致密钙质。(见彩图 3C.14)

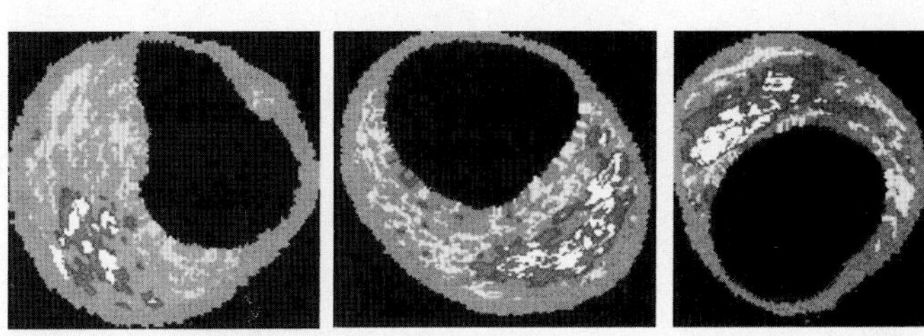

图 3C.15 三幅纤维性粥样化 VH-IVUS 图像。(深绿色) 纤维组织；(浅绿色)纤维脂肪组织；(红色)坏死核；(白色)致密钙质。(见彩图 3C.15)

(2) 有较多致密钙质,>5%斑块体积, 易损指数为 2 (VI2) (图 3C.19)。

(3) ID-TICFA,有多个病灶,数个融合的坏死核(至少有一个坏死核没有明显的纤维帽), 提示潜在的既往破裂伴钙化形成(图 3C.20)。其易损指数为 3(VI 3)。

(4)这是一种高危 ID-TICFA。其是冠状动脉性猝死的最常见原因,其易损指数为 4(VI4) (图 3C.21)。这种斑块的融合坏死核大于 20%,没有明显的纤维帽,致密钙质>5%,重塑指数>1.05,而且在 IVUS 的灰阶图像上可见管腔横截面积明显狭窄(>50%)。

6. 纤维钙化性斑块:这种斑块是指以纤维组织为主伴有较大致密钙质(>5% 斑块体积)的斑块。所有的坏死核均小于整个斑块体积的 5%, 而且有单层或多层钙化伴或不伴严重狭窄 (表现为深部或浅表的钙化层)(图 3C.22)。这种类型预示着斑块稳定。

VH-IVUS 与斑块生长部位

导致管腔急性闭塞的大部分病变位于 LAD 和 LCX 的近段三分之一和 RCA 的近端和中间段[87]。此外还有充分的证据表明,纤维粥样硬化斑块的生长与剪切力水平有关[88]。正常的剪切力是保护血管性的,而低剪切力易形成动脉粥样硬化,高剪切力易形成血栓[89]。当斑块生长时,血管局部扩张并变为正性重塑(即所谓 Glagowian 效应)[90]。正性重塑通常与纤维粥样硬化、TCFA、急性斑块

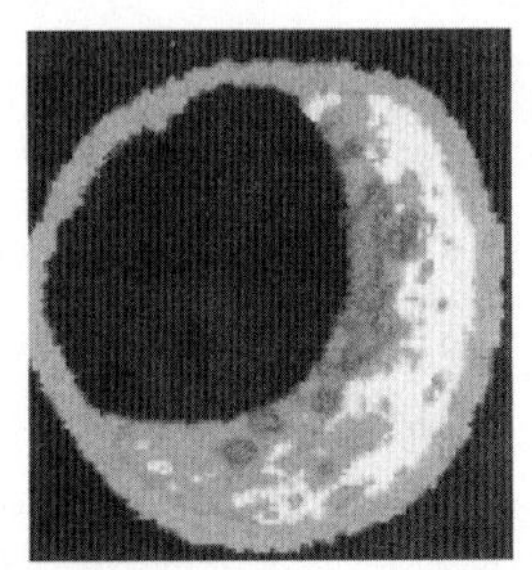

图 3C.16 一幅纤维性粥样化 VH-IVUS 图像。(深绿色) 纤维组织;(浅绿色)纤维脂肪组织;(红色)坏死核;(白色)致密钙质。

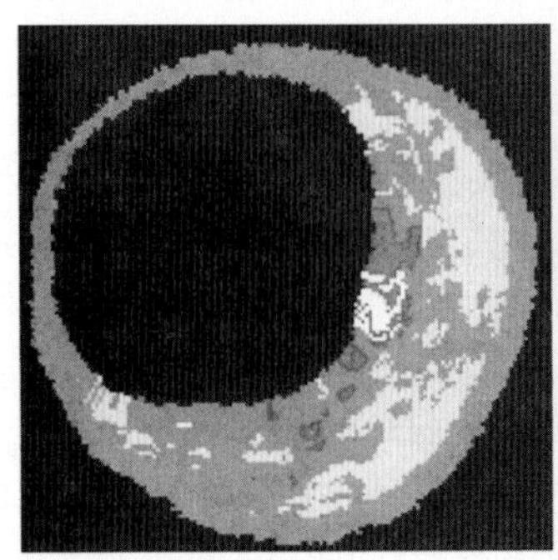
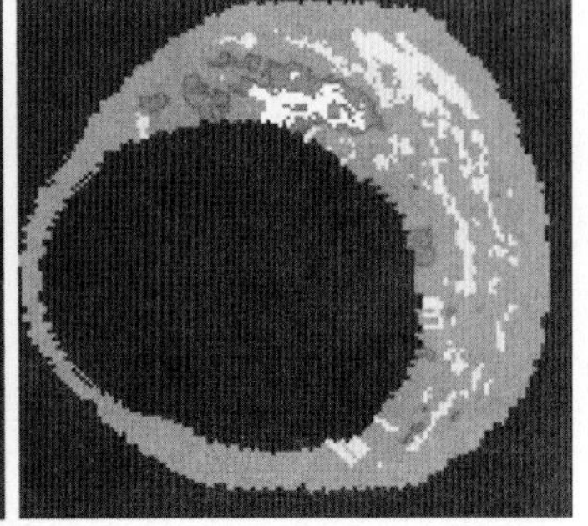

图 3C.17 两幅纤维性粥样化 VH-IVUS 图像。(深绿色) 纤维组织;(浅绿色)纤维脂肪组织;(红色)坏死核;(白色)致密钙质。

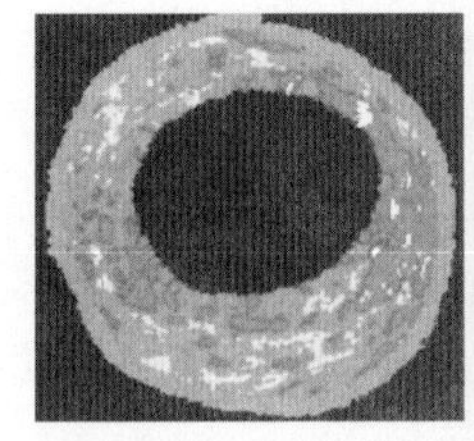
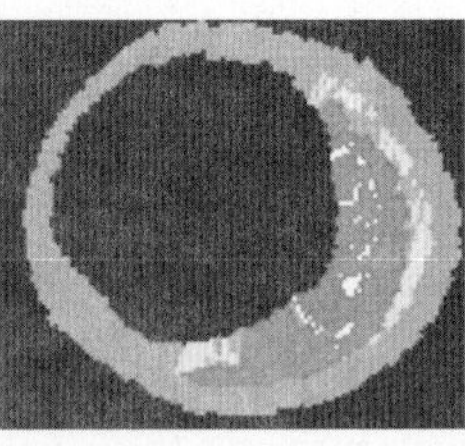
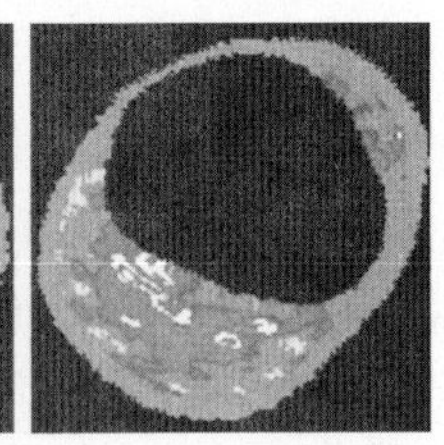

图 3C.18 三幅伴有坏死核的薄纤维帽纤维性粥样化 VH-IVUS 图像。(深绿色)纤维组织;(浅绿色)纤维脂肪组织;(红色)坏死核;(白色)致密钙质。(见彩图 3C.18)

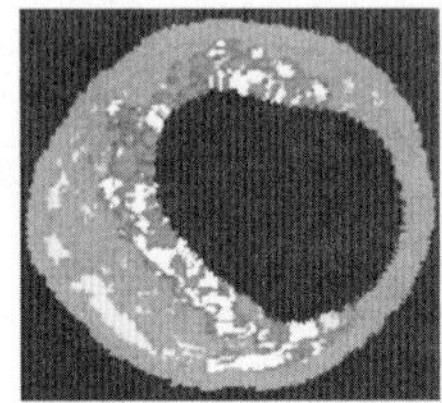
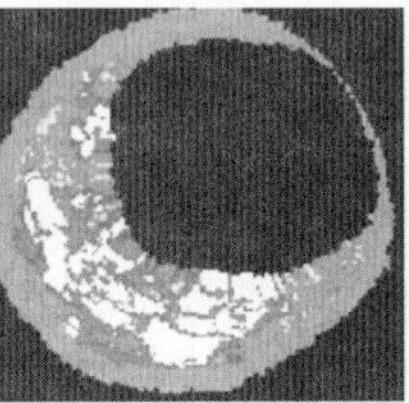
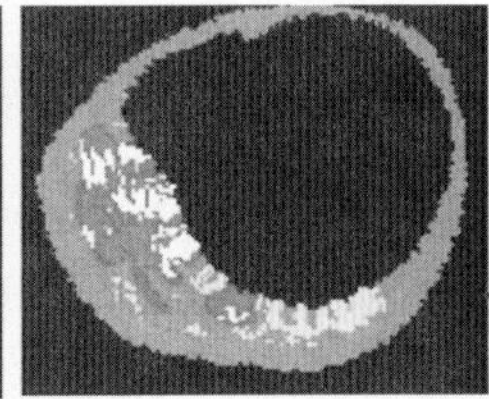

图 3C.19 三幅伴有致密钙区的薄纤维帽纤维性粥样化 VH-IVUS 图像。(深绿色)纤维组织;(浅绿色)纤维脂肪组织;(红色)坏死核;(白色)致密钙质。(见彩图 3C.19)

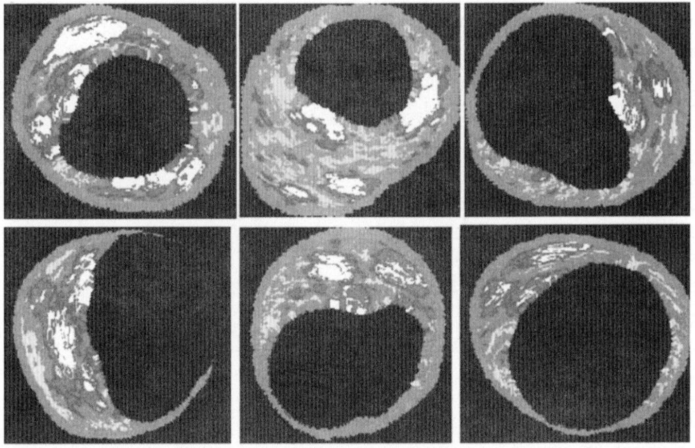

图 3C.20 六幅伴有多病灶的薄纤维帽纤维性粥样化 VH-IVUS 图像。(深绿色)纤维组织;(浅绿色)纤维脂肪组织;(红色)坏死核;(白色)致密钙质。(见彩图 3C.20)

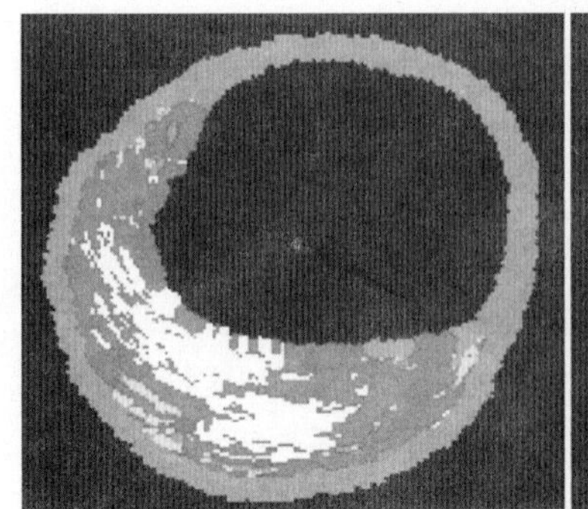
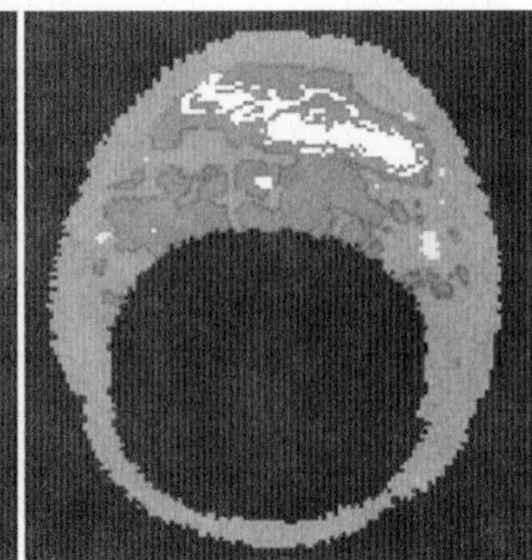

图 3C.21 三幅薄纤维帽纤维性粥样化 VH-IVUS 图像。(深绿色)纤维组织;(浅绿色)纤维脂肪组织;(红色)坏死核;(白色)致密钙质。(见彩图 3C.21)

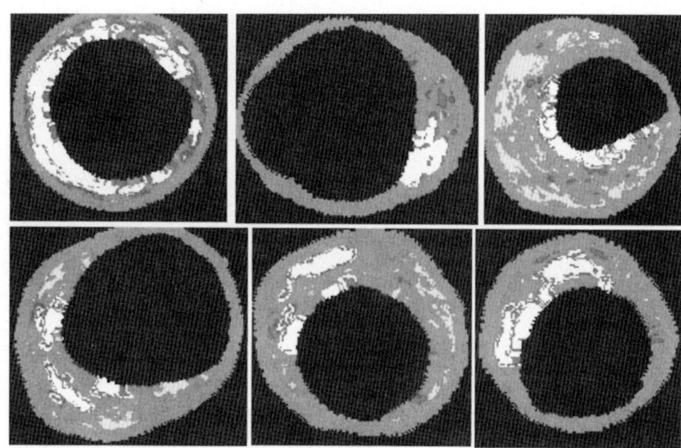

图 3C.22 六幅纤维钙化斑块的 VH-IVUS 图像。(深绿色)纤维组织;(浅绿色)纤维脂肪组织;(红色)坏死核;(白色)致密钙质。

破裂、斑块出血以及愈合的斑块破裂有关[91]。当斑块开始危害管腔时,剪切力条件改变,并且在高剪切力时斑块易于形成血栓。没有斑块破裂的侵蚀性血栓病变是典型的负性重塑,此种病变主要由纤维组织构成[91]。

与上述文献相符,体内 VH-IVUS 显示 ID-TCFA 斑块通常位于冠状动脉树的近段[92],而且正性重塑与纤维粥样硬化和 TCFA 密切相关[93]。此外,冠状树或"冠状河"的区域通常认为是低剪切力区,用 VH-IVUS 显示的坏死核明显较大(在 VH-IVUS 上呈红色)。这种区域通常在非分支动脉段的内弯处以及分叉点的血流分隔处两端(图 3C.23)[88, 94]。此外,这些区域斑块负荷较大,斑块更偏心,最大斑块厚度更大且钙质更多(在 VH-IVUS 上呈白色)[94]。

VH-IVUS 与血栓在斑块进展和冠心病猝死中的作用

血管内血栓形成是由于斑块破裂、夹层、裂隙或斑块侵蚀所致。它通常是导致大脑和心肌梗死并使斑块迅速进展的最终原因[81]。在斑块破裂之后,壁内出血和管腔内血栓的机化均能导致如像斑块破裂之前所见的较高斑块负荷(图 3C.24)。此外,由于存在正性重塑,血管造影可能发现不了这种病变。

管腔内血栓在其机化时变成以纤维组织为主 (图 3C.25)[95], 而管腔内出血成为另一个纤维粥样硬化斑块的病灶,并且随后通过蛋白水解作用使组织钙化。导致冠心病猝死的 75%的斑块在相同斑块部位发生破裂的次数在两次以上, 50%的斑块在相同部位发生破裂超过三次(图 3C.26)[86]。

在 VH-IVUS 上可见伴有或不伴有钙质的纤维粥样化层为混有钙质(白色)的多层坏死核(红色)。通常在坏死核层之间可见纤维/纤维脂肪层。根据我们对尸检数据的了解, 图 3C.27 示出 VH-IVUS 上所见的斑块进展概貌。

目前在几项临床实验中都将 VH-IVUS 检测作为一级终点以增进我们对斑块进展及易破裂高危斑块特征

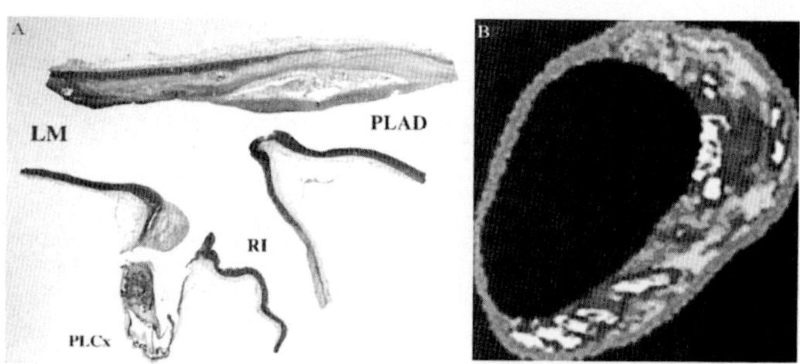

图 3C.23 (A)分叉处的组织学图像(Courtesy of Dr. R. Virmani)。(B)分叉处的 VH-IVUS 图像。VH-IVUS:(深绿色)纤维组织;(浅绿色)纤维脂肪组织;(红色)坏死核;(白色)致密钙质。

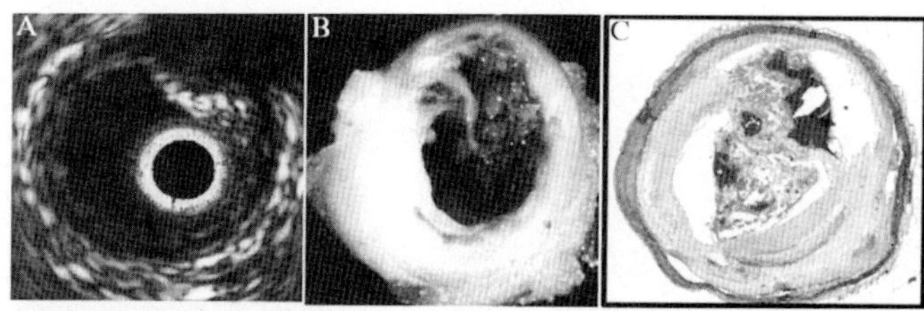

图 3C.24 说明急性纤维粥样斑块破裂的灰阶 IVUS(A)、组织样本(B)和组织学图像(C)。(Courtesy of Dr. R. Virmani)。

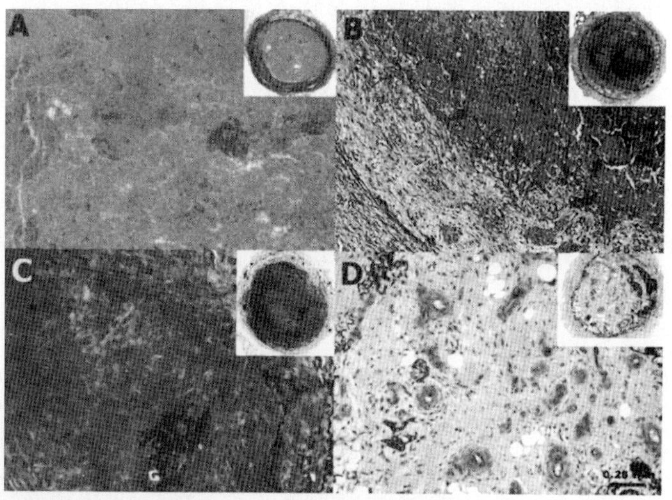

图 3C.25 家兔颈动脉血栓形成的管腔内血栓机化的组织切片。(A)急性血栓(≤6 小时)。富含红细胞并含有血小板、炎症细胞和纤维蛋白网的血栓。(B)一周后的陈旧血栓。血栓开始机化,伴有新生内膜增殖,表现为纤维和胶原纤维的混合物,(C)6 周后的陈旧血栓。伴心肌内膜细胞和弹性纤维溶解的致密纤维细胞基质。(D)8 周后的陈旧血栓。伴有广泛大血管增殖和脂肪细胞的血栓的再血管化。(Sirol M, Fuster V, Badimon JJ, et al. Chronic thrombus detection with in vivo magnetic resonance imaging and a fibrin-targeted contrast agent. *Circulation*. 2005;112:1594-1600.)

的了解。这些研究将来自 VH-IVUS 图像的数据与多种危险因素及血中负荷标记物进行了综合和比较,目的是提高我们识别这些将来常可导致另一次冠状动脉或脑血管事件的危险因素或危险因素组合。此外,利用 VH-IVUS 还能研究系统治疗对斑块成分的影响。预期在一两年内可得到正在进行的临床实验的初步结果。

易损斑块的检测

由 Glasser 等进行的一项最新研究确认,多达 5.8% 的 PCI 患者在首次 PCI 之后 1 年之内将经历非元凶血管病变进展以致需要对非靶病变再行 PCI,表明新病变是不稳定的[96]。因此对潜在不稳定的非元凶病变也要加以识别,并在首次 PCI 过程中给予治疗,或者用更有效的系统治疗来预防将来可能发生的事件。包含有这类斑块的病变通常在冠状动脉造影时仅表现为轻度狭窄。识别这些有可能导致临床事件的斑块无疑将为在急性缺血性综合征发生之前进行治疗提供了新的机会。动脉的系统稳定日益成为介入治疗的主题,即使那些急性心肌梗死的患者也不例外[97],而且 VH-IVUS 可以用各种斑块成分的体数据对整个动脉中的疾病进行评估。利用这种独特的性能还能对斑块退化或进展进行研究并且有助于评估系统治疗的效果。

识别高危非临界病变依赖于对每一帧 VH-IVUS 图像的解读。目前专家对易损斑块的看法是,易于破裂的斑块并不是唯一易损的斑块[98]。这些斑块在描述上可有不同,有人将这种斑块认定为典型的大脂质坏死核薄纤维帽的斑块、次全闭塞血栓伴早期机化斑块或具有蛋白

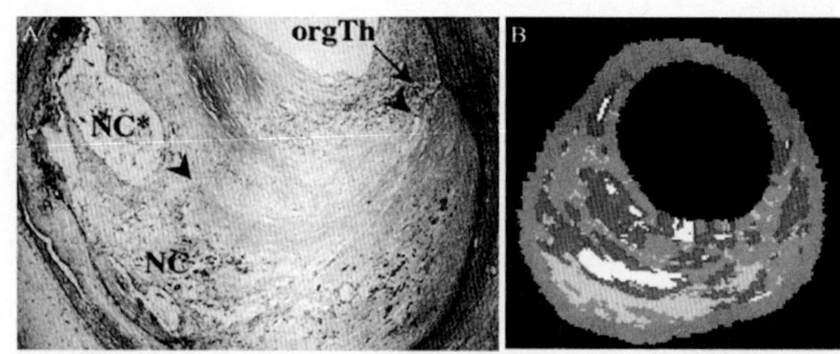

图 3C.26 (A)此前有多次破裂部位的病变的组织病理学。(Virmani R, Kolodgie FD, Burke AP, et al. Lessons from sudden coronary death: a comprehensive morphological classification scheme for atherosclerotic lesions. *Arterioseler Thromb Vase Biol*. 2000;20: 1262-1275.)(B) 具有多层钙化坏死核的 VH-IVUS 图像。(深绿色)纤维组织;(浅绿色)纤维脂肪组织;(红色)坏死核;(白色)致密钙质。

多糖基质的富含平滑肌细胞斑块,有人将其认定为斑块内出血或管腔附近有钙化性结节的斑块,最后还有人将其认定为慢性狭窄性斑块伴致密钙质、机化血栓和偏心性管腔[98]。一名心脏介入专家通过观察 VH-IVUS 图像显示的 4 种斑块成分及其在斑块内的位置可以识别出所有这些斑块类型(但也有例外:目前尚不包括早期或正在机化血栓的检测)。上述依据 VH-IVUS 图像确定的斑块分类更有助于这项诊断。

VH-IVUS 系统还能进行斑块成分的容积测定 (图 3C.11)。越来越多的证据表明,正性重塑和斑块成分是与急性冠脉综合征发生概率相关的两个因素[79],两者均可以用 VH-IVUS 软件进行检测。人类冠状动脉离体研

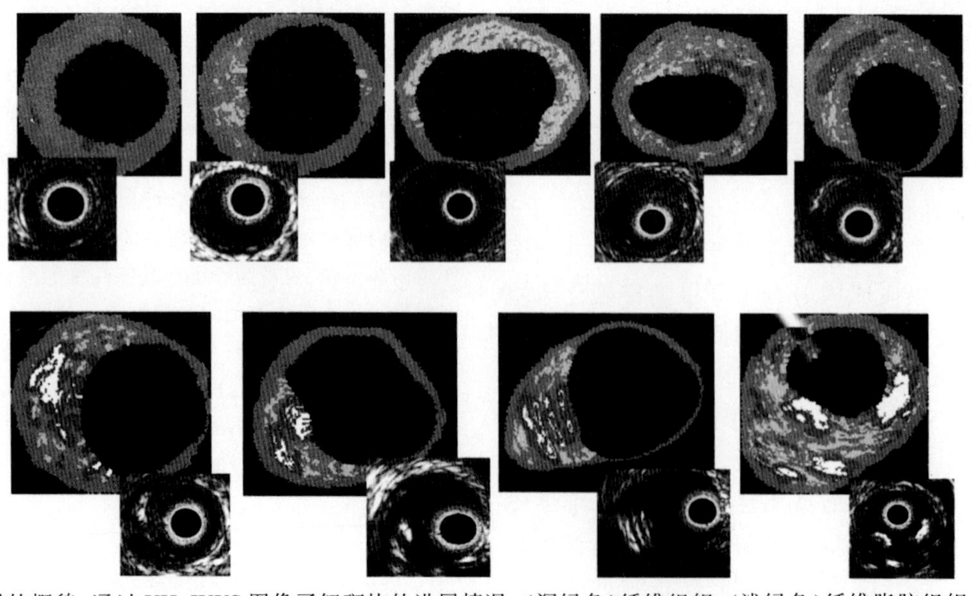

图 3C.27 斑块进展的概貌。通过 VH-IVUS 图像了解斑块的进展情况。(深绿色)纤维组织;(浅绿色)纤维脂肪组织;(红色)坏死核;(白色)致密钙质。(见彩图 3C.27)

究也证实，正性重塑的斑块比没有正性重塑的斑块含有更多的脂质成分、炎症细胞和巨噬细胞[99]。因此，三维斑块成分和几何形状的分析在识别易损斑块方面有独到的潜力。此外这些工具还有助于进一步阐明活体内斑块易损性和斑块几何形状之间的关系，从而能深入了解此前无法观察到的斑块破裂，此外还可用于临床监测斑块负荷随时间的改变。

目前的局限性

目前应用选择感兴趣区以及彩色组织图谱或 VH-IVUS 图像最终重建的窗口尺寸在轴向上约为 246 μm。因此，检测厚度小于 65 μm 的薄纤维帽时 IVUS 的分辨率达不到，故放弃用 VH-IVUS 检测[86, 100]。这可能限制了某些易损斑块的识别。然而由于斑块除了薄纤维帽以外还包含占斑块总体积大于 40%的坏死核，而 IVUS 检出坏死核的预期准确度为 86%~94%[36, 85]，这预示着它完全可以检测 TCFA[100]。目前正在努力改善这种检测方法，通过高等数学方法使市场上可供的血管内超声系统分辨率(100~150 μm)得到充分利用。同样，在小范围病变的血管壁切片上，斑块分类也是依据间距<246 μm 的反向散射数据的分析结果得出的，其在预测结果方面引起的误差最小。然而 Rodriguez-Granillo 等近期的研究结果令人鼓舞，结果表明 VH-IVUS 识别的 TCFA 与正性重塑密切相关[93]。目前 VH-IVUS 系统的另一个局限性是不足以识别早期或机化的血栓，这也限制了对某些高危斑块的识别。然而，用 VH-IVUS 检测 4 种斑块成分所达到的高准确度确立了频谱分析和统计学分类树的应用价值。目前正在努力研究后来列入 VH-IVUS 斑块成分族的血栓形成。上述章节也有助于在上述局限性下利用现有 VH-IVUS 图像了解斑块进展、易损指数以及血栓表现。

血管内超声的前景

灰阶 IVUS 在导管室内的作用是确定无疑的，而且在过去的 15 年里一直在指导临床研究。IVUS 是实时评估靶病变的强有力工具。然而由于受到目前市场上可供 IVUS 系统分辨率的限制，而且对灰阶图像的解读有一定困难或多或少限制了其应用。彩色编码的 VH-IVUS 可在上述斑块分类系统的基础上提供更多的信息，并且随着设备的不断改进也将有助于识别血栓和支架内再狭窄的性质。此外，IVUS 结合其他导管介入技术还可提供有关斑块的更多信息。光学相干性断层摄影术(OCT)、热敏成像法和近红外分光镜法都是新出现的血管内技术，这些技术均以导管为基础而且不用与斑块表面直接接触就能获得斑块信息。Yabushita 等的研究证实，OCT 检测粥样斑块特征的分辨率很高[101]。然而由于还存在许多缺点，这种技术目前只限于离体研究。这些缺点中最不利的是其不能穿透血液并且穿透斑块的深度小，因而不能提供动脉壁的全视图(当狭窄范围大于 500~600 μm 时，与动脉粥样化极为相似)。热敏成像旨在识别"热"斑块，提示其为易损斑块[102, 103]。虽然 OCT 和热敏成像目前尚未用于临床，但是其大有希望，尤其是因为 OCT 能达到约 10 μm 的轴向高分辨率[101, 104, 105]。同样，近红外分光镜亦正处于研发初期。它可提供有关组织化学成分的信息因此可用于检测易损斑块 [106, 107]。然而，近红外分光镜必须与另一种成像技术结合才能检测斑块。此外，导管也必须与组织直接接触，这就可能导致并发症的发生，特别是接触带有薄纤维帽的不稳定斑块时。联合导管检查时，例如 IVUS 和 OCT 与导管联合，能为心脏病专家提供充足的附加数据，使其能更准确地识别易破裂和带有薄纤维帽的斑块。除了 IVUS 与不同成像模式联合应用以外，增加 IVUS 导管的功能性也能增加和改进这一重要技术的应用。例如一个能协助球囊扩张并同时成像的导管对心脏病介入专家来说将是有用的工具。最后，逐步完善的 VH-IVUS 运算系统也将改进和增加 IVUS 的应用：

(1)用 AR 光谱分析可获得非常好的频率分辨率。然而，这将使组织特征结果的间距或时域信息变差。因此出现了一种时-频联分析法(例如子波分析)，它能详细检测 IVUS 反向散射信号。

(2) 可用于检测的另一种技术是计算阻抗的空间分布，在非 IVUS 应用中显示它能明显增加空间分辨率[108]。此前使用 B 型超声检测斑块成分的研究受以下限制：换能器频率较低，新鲜组织的可获得性，以及超声与组织学的相关性差[108, 109]。尽管有这些局限性，Tobocman 等报道的主动脉斑块成分的检测结果却令人鼓舞。他们用一个 4 MHz 探头达到的分辨率可与采用平面波玻恩近似的 30 MHz 导管相媲美。

(3)VH-IVUS 系统的进一步发展将考虑在不同频率下血液散射的影响以及 IVUS 导管相对于血管壁入射角的影响，这样除了能检测新鲜或机化血栓以外还可以使图像得到增强。

随着 IVUS 临床系统的不断改进，以及前面提到的某些技术的发展，配有现行 VH-IVUS 软件的临床系统预计将能进行斑块特征的实时检测，并且将有助于 PCI 以及易破裂斑块的检测。这些改进将扩展 VH-IVUS 的应用,VH-IVUS 已成为一项提供动脉动脉粥样硬化准确信息的斑块特征检测技术。它在通过检查动脉全长评估斑块易损性方面具有很大潜力。它可以协助支架置放和系统治疗的评估,并且还能实时提供靶病变的关键信息。这项技术最终将使预测患者预后的研究成为可能,而目前由于缺乏市场上可供的斑块特征检测技术这是完全不可能的。

参考文献

1. Nissen SE, Yock P. Intravascular ultrasound: novel pathophysiological insights and current clinical applications. *Circulation.* 2001;103:604-616.
2. Morse PM, Ingard KU. *Theoretical Acoustics.* Princeton, NJ: Princeton University Press, 1968.
3. Kino GS. *Acoustic Waves: Devices, Imaging, and Analog Signal Processing.* Englewood Cliffs, NJ: Prentice-Hall, 1987.
4. Shung KK, Thieme GA. Chapters 1–3. In: Shung KK, Thieme GA, eds. *Ultrasonic Scattering in Biological Tissues.* Boca Raton, FL: CRC Press, 1993.
5. Lyons ME, Parker KJ. Absorption and attenuation in soft tissues ii—experimental results. *IEEE Transact Ultrason Ferroelect Freq Control.* 1988;35:511–521.
6. Picano E, Landini L, Distante A, et al. Angle dependence of ultrasonic backscatter in arterial tissues: A study in vitro. *Circulation.* 1985;72:572–576.
7. Hiro T, Leung CY, Karimi H, et al. Angle dependence of intravascular ultrasound imaging and its feasibility in tissue characterization of human atherosclerotic tissue. *Am Heart J.* 1999;137:476–481.
8. Senapati N, Lele PP, Woodin A. A study of the scattering of sub-millimeter ultrasound from tissue and organs. *IEEE Ultrason Symp Proc.* 1972;59–63.
9. Pauly H, Schwan HP. Mechanism of absorption of ultrasound in liver tissue. *J Acoust Soc Am.* 1970;50:692–699.
10. Goss SA, Johnston RL, Dunn F. Compilation of empirical ultrasonic properties of mammalian tissues ii. *J Acoust Soc Am.* 1980;68:93–108.
11. Lockwood GR, Ryan LK, Hunt JW, et al. Measurement of the ultrasonic properties of vascular tissues and blood from 35–65 MHz. *Ultrasound Med Biol.* 1991;17:653–666.
12. Saijo Y, Hidehiko S, Okawai H, et al. Acoustic properties of atherosclerosis of human aorta obtained with high-frequency ultrasound. *Ultrasound Med Biol.* 1998;24:1061–1064.
13. Bridal SL, Fornes P, Bruneval P, et al. Parametric (integrated backscatter and attenuation) images constructed using backscattered radio frequency signals (25–56 MHz) from human aortae in vitro. *Ultrasound Med Biol.* 1997;23:215–229.
14. Teh B-G, Cloutier G. Modeling and analysis of ultrasound backscattering by spherical aggregates and rouleaux of red blood cells. *IEEE Transact Ultrason Ferroelect Freq Control.* 2000;47:1025–1035.
15. Bridal SL, Fornes P, Bruneval P, et al. Correlation of ultrasonic attenuation (30 to 50 MHz and constituents of atherosclerotic plaque. *Ultrasound Med Biol.* 1997;23:691–703.
16. Lizzi FL, Rorke MC, King DL, et al. Simulation studies of ultrasonic backscattering and b-mode images of liver using acoustic microscopy data. *IEEE Transact Ultrason Ferroelect Freq Control.* 1992;39:212–226.
17. Nissen SE, Gurley JC, Grines CL, et al. Intravascular ultrasound assessment of lumen size and wall morphology in normal subjects and patients with coronary artery disease. *Circulation.* 1991;84:1087–1099.
18. Cavaye DM, White RA, Kopchok GE, et al. Three-dimensional intravascular ultrasound imaging of normal and diseased canine and human arteries. *J Vasc Surg.* 1992;16:509–517; discussion 518–509.
19. De Scheerder I, De Man F, Herregods MC, et al. The use of intracoronary ultrasound for quantitative assessment of coronary artery lumen diameter and for on-line evaluation of angioplasty results. *Acta Cardiol.* 1993;48:171–181.
20. Stahr P, Honda Y, Fitzgerald PJ, et al. Coronary intravascular ultrasonography. In: Lanzer P, Topol EJ, eds. *Pan Vascular Medicine: Integrated Clinical Management.* Berlin: Springer Verlag, 2002:667–677.
21. Foster FS, Knapik DA, Machado JC, et al. High-frequency intracoronary ultrasound imaging. *Semin Intervent Cardiol.* 1997;2:33–41.
22. Teo TJ. High frequency IVUS. In: Saijo Y, Van der Steen AFW, eds. *Vascular Ultrasound.* Tokyo: Springer-Verlag, 2003:66–78.
23. Cavaye DM, Tabbara MR, Kopchok GE, et al. Three dimensional vascular ultrasound imaging. *Am Surg.* 1991;57:751–755.
24. Siegel RJ, Ariani M, Fishbein MC, et al. Histopathologic validation of angioscopy and intravascular ultrasound. *Circulation.* 1991;84:109–117.
25. Gussenhoven EJ, Frietman PA, The SH, et al. Assessment of medial thinning in atherosclerosis by intravascular ultrasound. *Am J Cardiol.* 1991;68:1625–1632.
26. Yoshida K, Yoshikawa J, Akasaka T, et al. Intravascular ultrasound imaging—in vitro and vivo validation. *Jpn Circ J.* 1992;56:572–577.
27. Ng KH, Evans JL, Vonesh MJ, et al. Arterial imaging with a new forward-viewing intravascular ultrasound catheter, ii. Three-dimensional reconstruction and display of data. *Circulation.* 1994;89:718–723.
28. Hodgson J, Reddy K, Suneja R, et al. Intracoronary ultrasound imaging: correlation of plaque morphology with angiography, clinical syndrome and procedural results in patients undergoing coronary angioplasty. *J Am Coll Cardiol.* 1993;21:35–44.
29. Mintz GS, Kent KM, Pichard AD, et al. Contribution of inadequate arterial remodeling to the development of focal coronary artery stenoses. An intravascular ultrasound study [see comments]. *Circulation.* 1997;95:1791–1798.
30. Tuzcu EM, Kapadia SR, Tutar E, et al. High prevalence of coronary atherosclerosis in asymptomatic teenagers and young adults: evidence from intravascular ultrasound. *Circulation.* 2001;103:2705–2710.
31. Serruys PW, Degertekin M, Tanabe K, et al. Intravascular ultrasound findings in the multicenter, randomized, double-blind ravel (randomized study with the sirolimus-eluting velocity balloon-expandable stent in the treatment of patients with de novo native coronary artery lesions) trial. *Circulation.* 2002;106:798–803.
32. Wilson L, Neale M. Characterization of arterial plaque using intravascular ultrasound: in vitro and in vivo results. *Int J Imaging Syst Technol.* 1997;8:52–60.
33. Moore MP, Spencer T, Salter DM, et al. Characterization of coronary atherosclerotic morphology by spectral analysis of radiofrequency signal: in vitro intravascular ultrasound study with histological and radiological validation. *Heart.* 1998;79:459–467.
34. Watson RJ, McLean CC, Moore MP, et al. Classification of arterial plaque by spectral analysis of in vitro radio frequency intravascular ultrasound data. *Ultrasound Med Biol.* 2000;26:73–80.
35. de Korte CL, Pasterkamp G, van der Steen AF, et al. Characterization of plaque components with intravascular ultrasound elastography in human femoral and coronary arteries in vitro. *Circulation.* 2000;102:617–623.
36. Nair A, Kuban BD, Tuzcu EM, et al. Coronary plaque classification using intravascular ultrasound radiofrequency data analysis. *Circulation.* 2002;106:2200–2206.
37. Sonka M, Liang W, Zhang X, et al. Three-dimensional automated segmentation of coronary wall and plaque from intravascular ultrasound pullback sequences. *Comput Cardiol.* 1995;637–640.
38. von Birgelen C, de Vrey EA, Mintz GS, et al. ECG-gated three-dimensional intravascular ultrasound: feasibility and reproducibility of the automated analysis of coronary lumen and atherosclerotic plaque dimensions in humans. *Circulation.* 1997;96:2944–2952.
39. Klingensmith JD, Schoenhagen P, Tajaddini A, et al. Automated three-dimensional assessment of coronary artery anatomy using intravascular ultrasound [review]. *Am Heart J.* 2003;145:795–805.
40. Humphrey JD. Mechanics of the arterial wall: review and directions. *Crit Rev Biomed Eng.* 1995;23:1–162.
41. Tajaddini A, Kilpatrick DL, Schoenhagen P, et al. Impact of age and hyperglycemia on the mechanical behavior of intact human coronary arteries: an ex vivo intravascular ultrasound study. *Am J Physiol Heart Circ Physiol.* 2005;288:H250–H255.
42. Potkin BN, Bartorelli AL, Gessert JM, et al. Coronary artery imaging with intravascular high-frequency ultrasound. *Circulation.* 1990;81:1575–1585.
43. Gussenhoven EJ, Essed CE, Frietman P, et al. Intravascular ultrasonic imaging: Histologic and echographic correlation. *Eur J Vasc Surg.* 1989;3:571–576.
44. Mallery JA, Tobis JM, Griffith J, et al. Assessment of normal and atherosclerotic arterial wall thickness with an intravascular ultrasound imaging catheter. *Am Heart J.* 1990;119:1392–1400.
45. Di Mario C, The SH, Madretsma S, et al. Detection and characterization of vascular lesions by intravascular ultrasound: an in vitro study correlated with histology. *J Am Soc Echocardiogr.* 1992;5:135–146.
46. Zhang X, McKay C, Sonka M. Tissue characterization in intravascular ultrasound images. *IEEE Trans Med Imaging.* 1998;17:889–899.
47. Zhang XM, DeJong SC, McKay CR, et al. Automated characterization of plaque composition from intravascular ultrasound images. Proceedings of Computers in Cardiology, 1996;649–652.
48. Dixon KJ, Vince DG, Cothren RM, et al. Characterization of coronary plaque in intravascular ultrasound using histological correlation. *Annu Int Conf IEEE Eng Med Biol Proc.* 1997;2:530–533.
49. Vince DG, Dixon KJ, Cothren RM, et al. Comparison of texture analysis methods for the characterization of coronary plaques in intravascular ultrasound images. *Comp Med Imaging Graphics.* 2000;24:221–229.
50. Wilson LS, Neale ML, Talhami HE, et al. Preliminary results from attenuation-slope mapping of plaque using intravascular ultrasound. *Ultrasound Med Biol.* 1994;20:529–542.
51. Spencer T, Ramo MP, Salter DM, et al. Characterization of atherosclerotic plaque by spectral analysis of intravascular ultrasound: an in vitro methodology. *Ultrasound Med Biol.* 1997;23:191–203.
52. Nair A, Kuban BD, Obuchowski N, et al. Assessing spectral algorithms to predict atherosclerotic plaque composition with normalized and raw intravascular ultrasound data. *Ultrasound Med Biol.* 2001;27:1319–1331.
53. Lee DJ, Sigel B, Swami VK, et al. Determination of carotid plaque risk by ultrasonic tissue characterization. *Ultrasound Med Biol.* 1998;24:1291–1299.
54. Jeremias A, Kolz ML, Ikonen TS, et al. Feasibility of in vivo intravascular ultrasound tissue characterization in the detection of early vascular transplant rejection. *Circulation.* 1999;100:2127–2130.
55. Welch PD. The use of fast Fourier transform for the estimation of power spectra: a method based on time averaging over short, modified periodograms. *IEEE Trans Audio Electroacoust.* 1967;15:70–73.
56. Marple SL, Jr. *Digital Spectral Analysis with Applications.* Englewood Cliffs, NJ: Prentice-Hall, 1987.
57. Wear KA, Wagner RF, Garra BS. Comparison of autoregressive spectral estimation algorithms and order determination methods in ultrasonic tissue characterization. *IEEE Transact Ultrason Ferroelect Freq Control.* 1995;42:709–716.
58. Wear KA, Wagner RF, Garra BS. High-resolution ultrasonic backscatter coefficient estimation based on autoregressive spectral estimation using burg algorithm. *IEEE Trans Med Imaging.* 1994;13:500–507.
59. Baldeweck T, Laugier P, Herment A, et al. Application of autoregressive spectral analysis for ultrasound attenuation estimation: interest in highly attenuating medium. *IEEE Transact Ultrason Ferroelect Freq Control.* 1995;42:99–110.
60. Mimbs JW, Bauwens D, Cohen RD, et al. Effects of myocardial ischemia on quantitative ultra-

sonic backscatter and identification of responsible determinants. *Circ Res.* 1981;49:89–96.

61. O'Donnell M, Miller JG. Quantitative broad-band ultrasonic backscatter—an approach to non-destructive evaluation in acoustically inhomogeneous materials. *J Appl Phys.* 1981;52:1056–1065.
62. Lizzi FL, Greenebaum M, Feleppa EJ, et al. Theoretical framework for spectrum analysis in ultrasonic tissue characterization. *J Acoust Soc Am.* 1983;73:1366–1373.
63. Lizzi FL, Ostromogilsky M, Feleppa EJ, et al. Relationship of ultrasonic spectral parameters to features of tissue microstructure. *IEEE Transact Ultrason Ferroelect Freq Control.* 1987;33:319–328.
64. van der Steen AFW, Thijssen JM, van der Laak AWM, et al. Correlation of histology and acoustic parameters of liver tissue on a microscopic scale. *Ultrasound Med Biol.* 1994;20:177–186.
65. Lizzi FL, Astor M, Feleppa EJ, et al. Statistical framework for ultrasonic spectral parameter imaging. *Ultrasound Med Biol.* 1997;23:1371–1382.
66. Thomas LJI, Barzilai B, Perez JE, et al. Quantitative real-time imaging of myocardium based on ultrasonic integrated backscatter. *IEEE Transact Ultrason Ferroelect Freq Control.* 1989;36:466–470.
67. Nair A, Calvetti D, Vince DG. Regularized autoregressive analysis of intravascular ultrasound backscatter: Improvement in spatial accuracy of tissue maps. *IEEE Transact Ultrason Ferroelect Freq Control.* 2004a51:420–431.
68. Mola F, Siciliano R. A fast splitting procedure for classification trees. *Stat Comput.* 1997;7:209–216.
69. Breiman L, Friedman JH, Olshen RA, et al. Classification and regression trees. New York, NY: Chapman and Hall/ CRC, 1993.
70. Metz CE. Basic principles of roc analysis. Seminars in Nuclear Medicine 1978;VIII:283–298.
71. Nair A, Calvetti D, Kuban BD, et al. Novel technique for normalization of intravascular ultrasound backscatter data: Toward automated and real-time plaque characterization. *Am J Cardiol.* Suppl. S 2004;94:123E.
72. Klingensmith JD, Nair A, Kuban BD, et al. Volumetric coronary plaque composition using intravascular ultrasound: Three-dimensional segmentation and spectral analysis. *Proc Comput Cardiol.* 2002;29:113–116.
73. Klingensmith J, Vince D, Kuban B, et al. Assessment of coronary compensatory enlargement by three-dimensional intravascular ultrasound. *Int J Cardiac Imaging.* 2000;16:87–98.
74. Klingensmith JD, Tuzcu EM, Nissen SE, et al. Validation of an automated system for luminal and medial-adventitial border detection in three-dimensional intravascular ultrasound. *Int J Cardiovasc Imaging.* 2003;19:93–104.
75. Gussenhoven EJ, Essed CE, Lancee CT, et al. Arterial wall characteristics determined by intravascular ultrasound imaging: an in vitro study. *J Am Coll Cardiol.* 1989;14:947–952.
76. Mintz GS, Painter JA, Pichard AD, et al. Atherosclerosis in angiographically "Normal" Coronary artery reference segments: an intravascular ultrasound study with clinical correlations. *J Am Coll Cardiol.* 1995;25:1479–1485.
77. Ligthart J, de Feyter PJ. Intra-coronary ultrasound to guide percutaneous coronary intervention. In: Saijo Y, Van der Steen AFW, eds. *Vascular Ultrasound.* Tokyo: Springer-Verlag, 2003:184–198.
78. Mintz GS, Nissen SE, Anderson WD, et al. American College of Cardiology clinical expert consensus document on standards for acquisition, measurement and reporting of intravascular ultrasound studies (IVUS). A report of the American College of Cardiology task force on clinical expert consensus documents. *J Am Coll Cardiol.* 2001;37:1478–1492.
79. Schoenhagen P, Ziada KM, Kapadia SR, et al. Extent and direction of arterial remodeling in stable versus unstable coronary syndromes. *Circulation.* 2000;101:598–603.
80. Schoenhagen P, Ziada KM, Vince DG, et al. Arterial remodeling and coronary artery disease. The concept of "dilated" versus "obstructive" coronary atherosclerosis. *J Am Coll Cardiol.* 2001. In press.
81. Yokoya K, Takatsu H, Suzuki T, et al. Process of progression of coronary artery lesions from mild or moderate stenosis to moderate or severe stenosis: a study based on four serial coronary arteriograms per year. *Circulation.* 1999;100:903–909.
82. Schmermund A, Erbel R. Unstable coronary plaque and its relation to coronary calcium. *Circulation.* 2001;104:1682–1687.
83. Fitzgerald PJ, St. Goar FG, Connolly AJ, et al. Intravascular ultrasound imaging of coronary arteries. Is three layers the norm? *Circulation.* 1992;86:154–158.
84. Nair A, Calvetti D, Kuban BD, et al. Intravascular ultrasound plaque characterization: spectral analysis and tissue maps. *J Am Coll Cardiol.* Supplement A 2003;41:59A.
85. Nasu K, Tsuchikane E, Katoh O, et al. Correlation of in vivo intravascular ultrasound radiofrequency data analysis with in vitro histopathology in human coronary atherosclerotic plaques (VH-DCA Japan trial). Paper presented at: European Society of Cardiology Congress; 2005; Stockholm, Sweden. Abstract 3679.
86. Virmani R, Kolodgie FD, Burke AP, et al. Lessons from sudden coronary death: a comprehensive morphological classification scheme for atherosclerotic lesions. *Arterioscler Thromb Vasc Biol.* 2000;20:1262–1275.
87. Wang JC, Normand S-LT, Mauri L, et al. Coronary arterial spatial distribution of acute myocardial infarction occlusions. *Circulation.* 2004;110:278–284.
88. Kimura BJ, Russo RJ, Bhargava V, et al. Atheroma morphology and distribution in proximal left anterior descending coronary artery: in vivo observations. *J Am Coll Cardiol.* 1996;27:825–831.
89. Malek A, Alper S, Izumo S. Hemodynamic shear stress and its role in atherosclerosis. *JAMA* 1999;282:2035–2042.
90. Glagov S, Weisenberg E, Zarins CK, et al. Compensatory enlargement of human atherosclerotic coronary arteries. *New Engl J Med.* 1987;316:1371–1375.
91. Burke AP, Kolodgie FD, Farb A, et al. Morphological predictors of arterial remodeling in coronary atherosclerosis. *Circulation.* 2002;105:297–303.
92. Rodriguez-Granillo GA, Garcia-Garcia HM, Mc Fadden EP, et al. In vivo intravascular ultrasound-derived thin-cap fibroatheroma detection using ultrasound radiofrequency data analysis. *J Am Coll Cardiol.* 2005;46:2038–2042.
93. Rodriguez-Granillo GA, Serruys PW, Garcia-Garcia HM, et al. Coronary artery remodeling is related to plaque composition. *Heart.* 2006;92:388–391.
94. Rodriguez-Granillo G, Garcia-Garcia HM, Wentzel JJ, et al. Plaque composition and its relationship with acknowledged shear stress patterns in coronary arteries. *J Am Coll Cardiol.* 2005. In press.
95. Sirol M, Fuster V, Badimon JJ, et al. Chronic thrombus detection with in vivo magnetic resonance imaging and a fibrin-targeted contrast agent. *Circulation.* 2005;112:1594–1600.
96. Glasser R, Selzer F, Faxon DP, et al. Clinical progression of incidental, asymptomatic lesions discovered during culprit vessel coronary intervention. *Circulation.* 2005;111:143–149.
97. Tanaka A, Shimada K, Sano T, et al. Multiple plaque rupture and C-reactive protein in acute myocardial infarction. *J Am Coll Cardiol.* 2005;45:1594–1599.
98. Naghavi M, Libby P, Falk E, et al. From vulnerable plaque to vulnerable patient: a call for new definitions and risk assessment strategies: part I. *Circulation.* 2003;108:1664–1672.
99. Varnava AM, Mills PG, Davies MJ. Relationship between coronary artery remodeling and plaque vulnerability. *Circulation.* 2002;105:939–943.
100. Kolodgie FD, Burke AP, Farb A, et al. The thin-cap fibroatheroma: a type of vulnerable plaque: the major precursor lesion to acute coronary syndromes. *Curr Opin Cardiol.* 2001;16:285–292.
101. Yabushita H, Bouma BE, Houser SL, et al. Characterization of human atherosclerosis by optical coherence tomography. *Circulation.* 2002;106:1640–1645.
102. David M, Hathorn B, McAllister HAH, et al. Atherosclerotic plaque thermography—a new approach to the diagnosis of unstable plaques. *Circulation.* 1996;94:4154.
103. Naghavi M, Siadaty S, Willerson JT, et al. Thermosensor catheter: a nitinol shape memory basket catheter to measure temperature of vessel wall with continuous blood flow. *Am J Cardiol.* 1999;84:94P.
104. Brezinski ME, Tearney GJ, Weissman NJ, et al. Assessing atherosclerotic plaque morphology: comparison of optical coherence tomography and high frequency intravascular ultrasound. *Heart.* 1997;77:397–403.
105. Fujimoto JG, Boppart SA, Tearney GJ, et al. High resolution in vivo intra-arterial imaging with optical coherence tomography. *Heart.* 1999;82:128–133.
106. Moreno PR, Lodder RA, Purushothaman KR, et al. Detection of lipid pool, thin fibrous cap, and inflammatory cells in human aortic atherosclerotic plaques by near-infrared spectroscopy. *Circulation.* 2002;105:923–927.
107. Wang J, Geng Y-J, Guo B, et al. Near-infrared spectroscopic characterization of human advanced atherosclerotic plaques. *J Am Coll Cardiol.* 2002;39:1305–1313.
108. Tobocman W, Santosh K, Carter JR, et al. Tissue characterization of arteries with 4 MHz ultrasound. *Ultrasonics.* 1995;33:331–339.
109. Santosh K, Tobocman W, Haacke EM, et al. In vivo biomicroscopy with ultrasound. *Ultrasonics.* 1987;25:274-282.

Wilbert Aarnoudse
Cees-Joost Botman
Nico H.J. Pijls

第 3D 章

压力导丝

四十多年来,冠状动脉造影在缺血性心脏病患者的诊断和治疗中起到了至关重要的作用[1, 2]。然而,冠状动脉造影仍然有些公认的局限性。大量的研究发现,与尸检病理结果相对比,通过血管造影片进行评价往往会明显高估或低估狭窄的严重程度[3-5]。此外文献还报道,不同人和同一人多次观察的结果差异性均较大[6]。而更为重要的是,单凭血管造影不能可靠地判断狭窄的病理生理状态,而这种功能状态对患者的生活质量和预后都是极为重要的[7]。在这方面必须明确的是,只有在患者处于充分应激状态下血管狭窄最大可达到的血流限制能引起由该条狭窄动脉供血的心肌发生缺血的程度,才把这种狭窄称之为具有功能意义、血流动力学意义或生理学意义的狭窄。

大量研究证实,冠状动脉缩窄的解剖学评估与冠状动脉功能的生理学状况之间的相关性较差,尤其是 50% ~90%直径的狭窄[8]。许多文献表明,经冠状动脉造影证实为严重冠状动脉疾病的患者,其预后与可诱导的心肌缺血程度密切相关,而与解剖学上的狭窄程度关系不大[9, 10]。

在这方面必须意识到,冠状动脉狭窄对血流的生理学影响是由多种其他因素相互作用决定的,如动脉血压、中心静脉压、侧支血流以及心肌所属血管床的阻力和大小[11, 12]。为了克服冠状动脉造影的这些局限性,获得更多有关冠状动脉血流的信息,并促进临床决策的制定,已研发出多种其他新技术,如冠状动脉内多普勒血流速度测定和冠状动脉内压力测定技术。

原理和实用方案

稳定型冠状动脉疾病患者的运动耐量由心肌可得到的最大血流量决定。当存在狭窄时,发生心肌缺血时的运动量与狭窄血管仍可得到的冠状动脉最大血流量直接相关。因此,决定患者心肌功能状态的最佳参数是高风险心肌可得到的最大血流,而非静息时血流。然而,用绝对量纲来表示心肌血流存在一些不利之处,因为这有赖于该血流分布区的大小,但数值是未知的,而且在不同患者、不同血管及不同血流分布区会有较大差异。因此最好按相对于正常血管的最大血流来表示狭窄血管可得到的最大血流。于是提出了狭窄血管可得到的最大血流与正常血管可得到的最大血流之比这一指数,并将这个指数称之为血流储备分数(FFR)[13-15]。血流储备分数定义为进入狭窄血管供血区的最大可得到血流与假设该供血区血管完全正常状态下进入该区域最大可得到的血流之间的比值。换句话说,FFR 将狭窄存在时可得到的最大血流表示为正常状态下最大血流的分数。这个指数不依赖于静息时血流,因此并不受与冠状动脉血流储备这个概念相关的许多限制条件的限制。

如何测定血流储备分数

在目前大多数冠状动脉导管室的条件下,不可能直接测定狭窄处的最大血流相对于冠脉正常最大血流的比值。但是在最大充血时通过使用压力监测导丝可以由压力比值来计算出血流量比值，如图 3D.1 和 3D.2 所示。图 3D.1A 示出正常的冠状动脉及其所支配的心肌。假设这个系统是在血管最大舒张时测定的。在这种状态下，心肌阻力最小而且是恒定的，心肌充血达到最大，如同最大运动量时的情况。如图 3D.2 中所见，在这种情况下，心肌的灌注压与心肌的血流量呈线性相关，心肌灌注压的改变会使心肌血流量发生相应改变。在冠状动脉正常的情况下（图 3D.1A），心外膜血管对血流没有任何阻力，而且冠状动脉远段的压力等于主动脉压力。因此在该实例中，心肌灌注压（定义为冠状动脉远段压力 P_d 减去静脉压力 P_v）等于 100 mmHg。然而当存在狭窄时（图 3D.1B），由于狭窄区对血流有阻力，而且冠状动脉远段的压力将低于主动脉压力；狭窄两端存在有压力阶差（在该例中，P_a–P_d=30 mmHg），而且心肌灌注压将会减小（在该例中，P_d–P_v=70 mmHg）。因此在该例（图 3D.1B）中，心肌灌注压减少到 70 mmHg。因为在最大充血状态下，心肌灌注压与心肌血流成正比，所以可以把冠状动脉狭窄处与正常时的最大血流量之比值表示为充血状态下冠状动脉远段压力与主动脉压力之比值。

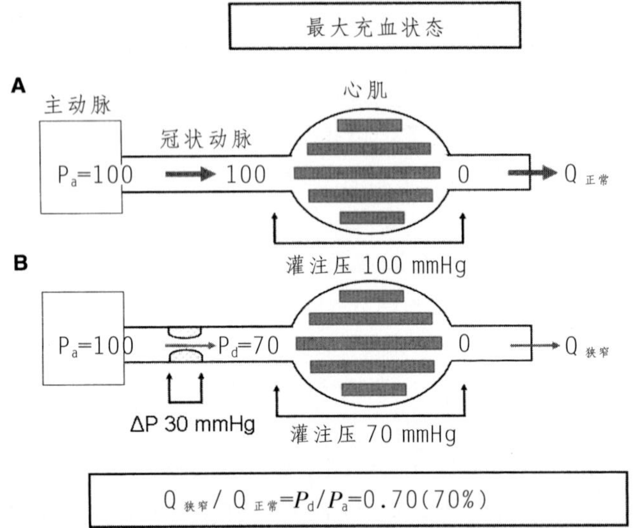

图 3D.1 (A)在充血状态下测定的正常冠状动脉及其支配心肌的图解说明。在这种正常状态下，(传导)冠状动脉对血流没有阻力，因此，冠状动脉远段压力等于主动脉压力。假设静脉压力为 0，则通过心肌组织的灌注压为 100 mmHg。(B)同样的冠状动脉，现在出现一处狭窄。这种状态下，狭窄处将阻碍血流，因此狭窄区两端的压力阶差将升高（△P=30 mmHg）。冠状动脉远段压力不再等于主动脉压力，而是比其低（P_d=70 mmHg）。结果造成通过该心肌的灌注压低于没有狭窄时（现在的灌注压为 100–30=70 mmHg）。因为在最大充血状态下心肌灌注压与心肌血流成线性关系（图 3D.2），因此狭窄处和正常处最大血流之比可以表示为最大充血时冠状动脉远段压力和主动脉压力之比：FFR=P_d / P_a=70 mmHg 1100 mmHg=0.70(70%)。重要的是，决定心肌血流的是充血状态下冠状动脉远段的压力，而不是通过狭窄区的压力阶差。

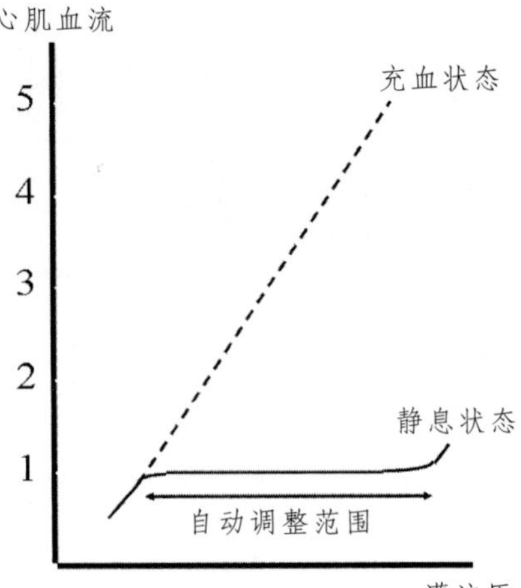

图 3D.2 与静息状态相反，在最大充血状态下，心肌灌注压与心肌血流成线性关系。

因此，

FFR_{myo}=存在狭窄时心肌最大血流量 / 正常时心肌最大血流量

可以表示为：

$$FFR_{myo}=(P_d-P_v)/(P_a-P_v)$$

由于通常情况下中心静脉压接近于 0，上述公式可以简化为：

$$FFR_{myo}=P_d / P_a$$

由于 P_a 可以按常规方式用冠状动脉或指引导管进行测量，P_d 可以通过穿越狭窄区且头部带传感器的压力导丝获取，所以无论在诊断或介入治疗过程中，FFR_{myo} 均可通过测定相关压力轻易获得。由上述公式还可以看出，正常冠状动脉的 FFR_{myo} 等于 1.0（图 3D.3）。

大量研究令人信服地表明，对于 FFR 低于 0.75~0.80 的患者，治疗其冠状动脉狭窄可以提高心功能分级并改善预后，而对于超过这一阈值的狭窄进行治疗并不能改善预后，因此是不推荐的[15-17]。更为重要的是，FFR<0.75 对于提示可诱发心肌缺血具有 100%的特异性[14,15,17]，而 FFR>0.80 对于排除可诱发心肌缺血的敏感性>90%。

实际操作

在实际操作上，导管室内测量冠状动脉压力与常规的诊断操作一样，没有特别的技术要求。常规的压力传感器对于测定主动脉压力（P_a）是必不可少的，与往常一样通过指引导管来测量。此外还需要一种接有微型测压仪的导丝（压力导丝，瑞典 Radi Medical Systems 公司产品）。这是一种 0.014 英寸的柔软型导丝，距其头端 3 cm 处

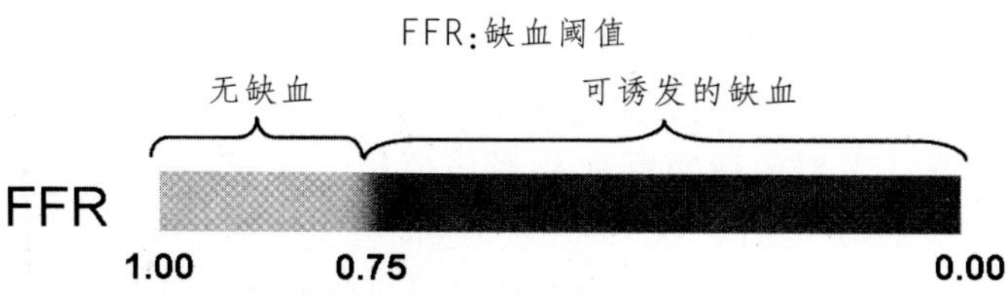

FFR<0.75:可诱发的缺血(特异性 100%)

通常情况下,应考虑行 PCI 治疗

FFR≥0.75:不大可能出现缺血(敏感性 90%)

通常情况下,不考虑行 PCI 治疗

图 3D.3 FFR 阈值的图解说明。令人信服的证据表明,如果 FFR<0.75,该心肌区的缺血是可诱发的,而且在这种情况下通过治疗局部狭窄,患者的预后和主诉都会得到改善。相反,如果 FFR>0.8,几乎可以肯定,即使治疗了血管造影可见的狭窄病变,患者的主诉或预后也不会得到改善。如果 FFR 处于 0.75~0.80 极小的“灰带”内,则需要密切关注患者具体的特征表现(如无创检查出现灌注异常的部位及范围以及典型或非典型主诉),以指导做出完整的临床治疗方案。

(导丝可透和不可透 X 线的连接处) 连接有微型测压仪。这种导丝在狭窄两端前后移动时其头端仍保持在冠状动脉远端。导丝通过专门的测量软件与接口相连接。这些特点使这种导丝在进行介入治疗的病例中可作为一线导线使用。通常,压力导丝可通过 6 F 的造影导管穿入。但是我们更推荐使用 6 F(或更大的)血管成形术指引导管,因为其内腔涂层更佳,能为导丝进入冠状动脉系统后提供更佳的扭转控制。此外,当压力测量后必要时可以不回撤导丝就能完成血管成形术。

肝素的使用可根据不同导管室血管成形术的惯例给予。在压力导丝进入冠状动脉之前,一定要经冠状动脉给予硝酸酯类药物。首先,把导丝的检测器定位在与指引导管头端相同的位置上,即冠状动脉口处。在这个位置上,P_a 和“P_d”应该是相等的。如果有轻微偏移,可通过电子学方法对信号进行平衡。接下来定位压力导丝,使传感器位于狭窄处的远端(而且最好尽可能放到血管的远端),并诱导其充血。经中心静脉通路持续输注时最好用腺苷作为充血诱导剂,因为腺苷可以引起持续的真性冲血。关于腺苷和其他充血诱导剂的剂量,可参见后面“重点考虑”一节。在静脉给予腺苷之前,应告知患者并确保减少负效应:注射时几乎所有的患者都会感到轻微的胸部不适或呼吸困难。其他可能的负效应还包括轻度的心房血压下降和偶发性 II°房室传导阻滞。

如果已建立稳态充血(通常发生在腺苷注射后 2 分钟之内,如果 P_d / P_a 的值最小且持续不变,可显示在分析仪屏幕上),记录下 FFR,如有必要应进行回撤操作以便准确定位压力阶差的位置。

隐患,局限性和安全性

和每一种新技术一样,刚开始使用导丝法来测量冠状动脉压力的心脏病学家将面临一些潜在的隐患。大多数隐患容易识别,但少数一些隐患却很隐蔽。然而,一旦掌握了这项技术(通常并不能而且可快速掌握),而且曾遇到过这类隐患,避免隐患就容易了。下面讨论一些隐患及预防措施。

避免使用带侧孔的指引导管,因为其记录的压力信号不一定真实反应导管头端的压力,而可能部分是由主动脉压力(通过侧孔测出的)决定的,从而导致错误的结论。此外,也不能通过带侧孔导管给予冠脉内充血诱导剂。如果不得不使用带侧孔的导管,在测量时需要将导管后撤稍微离开冠状动脉口(让导丝留在狭窄区远端),而且必经静脉注射充血诱导剂。

*充液压力传感器应该放置在合适的高度。*用头端带传感器的导丝测量冠状动脉压力时,要将其数值与通过充液指引导管测定的主动脉压力相比较。这种导管的压力传感器通常是固定在导管床上,位于胸骨下 5 cm 的高度上,大概是主动脉根部位置。如果传感器靠近指引导管的头端,应该意识到压力传感器高度的调整将会使两个信号产生轻微的差异。如果两个信号相差超过 1 或 2 mmHg,则应调整充液压力传感器的水平,以便校正这一差异。或者在压力导丝进入冠状动脉之前,通过电子学方法来使两个压力达到平衡。

*如果传感器向远端进入了正常的冠状动脉,将会出现颠倒或不符合常理的压力阶差。*在这种情况下,P_d 将超过 P_a 几个毫米汞柱。这是由于升主动脉(在此处测量 P_a)的气压值和冠状动脉远段的气压值不同。相反的情况也如此,但通常不会引起重视,因为一个小的压力阶差通常会认为是沿冠状动脉的压力下降。通常,这种差异很小,不会影响到临床决策的制定。

*指引导管造成的压力衰减*有时会发生,尤其是在正常的右冠状动脉。这种情况下可把指引导管看做是近端额外的狭窄。这并不妨碍 FFR 的精确计算,除非冠状动脉内血压降低到自动调整范围的阈值以下。因此,如果发现明显的压力衰减,建议在测量期间回撤导引导丝,让导丝留在狭窄的远端,同时经静脉应用充血流诱导剂。

*低于自动调整范围的危险情况*有时也会出现,通常出现在对严重低血压患者进行测量时。因此,在存在狭窄时如果 P_a 平均压<60 mmHg,通常应在测量 FFR 之前通过扩容将平均血压升高到至少 70 或 80 mmHg。

压力信号的漂移，现用装置的压力信号漂移很小。在操作终止时把传感器回撤到导管的头端之后，通过比较经导丝和经导管记录的压力即可确定压力漂移。这强调说明在操作开始和结束时验证该部位的压力值是否相等是极为重要的。

获取FFR的安全性，在诊断过程中其与软导丝进入冠状动脉的操作有关。文献报道中曾多次证实，经过培训的熟练操作者可以安全地将这种导丝引入冠状动脉，而且在对狭窄的功能严重性模棱两可的情况下这种很小的危险性完全可以被所获得的有价值信息所抵消[14,15]。在介入治疗过程中这个问题无关紧要，因为在这种情况下不管用什么方法都要把一根导线引入到冠状动脉内，而且其操作过程与常规经皮冠状动脉腔内血管成形术是完全一致的。

介入过程中冠状动脉压力测量的意义

在明确有典型的胸痛、无创检查阳性和单血管狭窄的病例中，没有必要用任何生理学手段来证实介入治疗的必要性。然而，患者的主诉往往不典型，而且无创检查结果也往往模棱两可或者干脆没做。此外，冠状动脉病变通常是弥漫性的，十分复杂，会累及多支冠状动脉，而且某一特定狭窄是否造成局部缺血以及缺血到什么程度通常也不清楚。在这种病例中，测量FFR能可靠地鉴别元凶病变，因而可避免对患者行无益且增加风险、不必要的介入治疗。此外如后文所述，FFR测定可用于评价介入治疗的效果和预后。在几乎所有的特定患者人群中，本章讨论的FFR阈值都是适用的，包括多支血管病变和既往心肌梗死的患者。唯一不能适用FFR的病例是急性冠状动脉综合征发作期和严重的左室肥厚。

换句话说，FFR可精确地判断哪一支或哪一段冠状动脉狭窄需要治疗。

多支血管介入治疗

导管室的大多数患者均存在有多支血管病变。在药物支架(DES)时代之前的一些试验认为，对于冠状动脉多支病变来讲CABG优于PCI[18,19]。然而随着介入心脏病学潜在价值的扩大，例如药物洗脱支架的出现降低了再狭窄率，完全可以预见越来越多的患者将适合于介入治疗，而且在判断哪些病变需要置入支架方面会越来越重要。给这些患者置入数量不确定的支架显然是不明智的，原因有以下几点。首先，用药物洗脱支架减少再次介入治疗的优势将随着置入支架的数量和长度的增加而消失。支架内亚急性血栓形成的风险在第一年为3%~5%，也正是由于这个原因，应该避免置入不必要的支架。其次，给冠状动脉加上金属管型将会扰乱血流，影响穿支架动脉分支，并对血管的正常生理也会带来负面影响。第三，介入治疗价格昂贵并会使日后的冠状动脉旁路移植术变得十分困难。此外，正如几项研究所充分证实的那样，只有具有血流动力学意义的狭窄病变才需要治疗，而那些没有功能学意义的狭窄病变则应避免进行扩张[10,16]。

决定这些患者预后的是可诱导心肌缺血的存在及其程度，而非血管造影片上显示的狭窄病变程度。因此对于复杂病变多支病变的患者，为了使药物洗脱支架的效益最大化，必须制定出治疗决策，选择好置入支架最有效的动脉血管或具体部位。这就意味着，需要获取有关所有病变功能影响的三维结构、病灶和节段的详细资料。冠状动脉内压力测量对所有这些问题均给出了详细的回答。关于在这些患者中应用FFR的典型例子，请参见图3D.4。

连续性狭窄和压力回撤曲线

导管室中经常遇到的一种情况是在同一血管中存在有多处狭窄。冠状动脉压力测量，尤其是所谓的充血性压力回撤曲线，是用于评估每处狭窄对该动脉供血区心肌组织病变影响程度的简捷而直观的方法[20,21]。

为了记录压力回撤曲线，压力导丝要放置到冠状动脉远端。然后诱导持续的最大充血(经中心静脉给予腺苷，140 μg/(kg·min)，或者冠状动脉内团注罂粟碱，剂量为RCA内15 mg，或LAD内20 mg)。当达到最大充血后，在透视下缓慢用手回撤压力传感器，就可以观察到压力描记曲线。分析压力曲线就可以清楚每一个血流受限点或节段的位置，进而评估每一点所造成的缺血程度。提供如此详细的空间分辨率是冠状动脉压力测量的最大特点。应该认识到，处理一系列狭窄病变中的一个将会改变其他狭窄病变的血流动力学状态。有关其详细的理论基础，建议读者参阅相关文献[20,21]。但是从实践角度出发，最好在出现了一个或几个有意义的压力阶差之后首先处理压力阶差最大的那个位点，然后再次进行FFR测量，而且如果需要可以处理第二个病灶性压力阶差位点。

重要的是，要在持续的最大充血状态下进行压力回

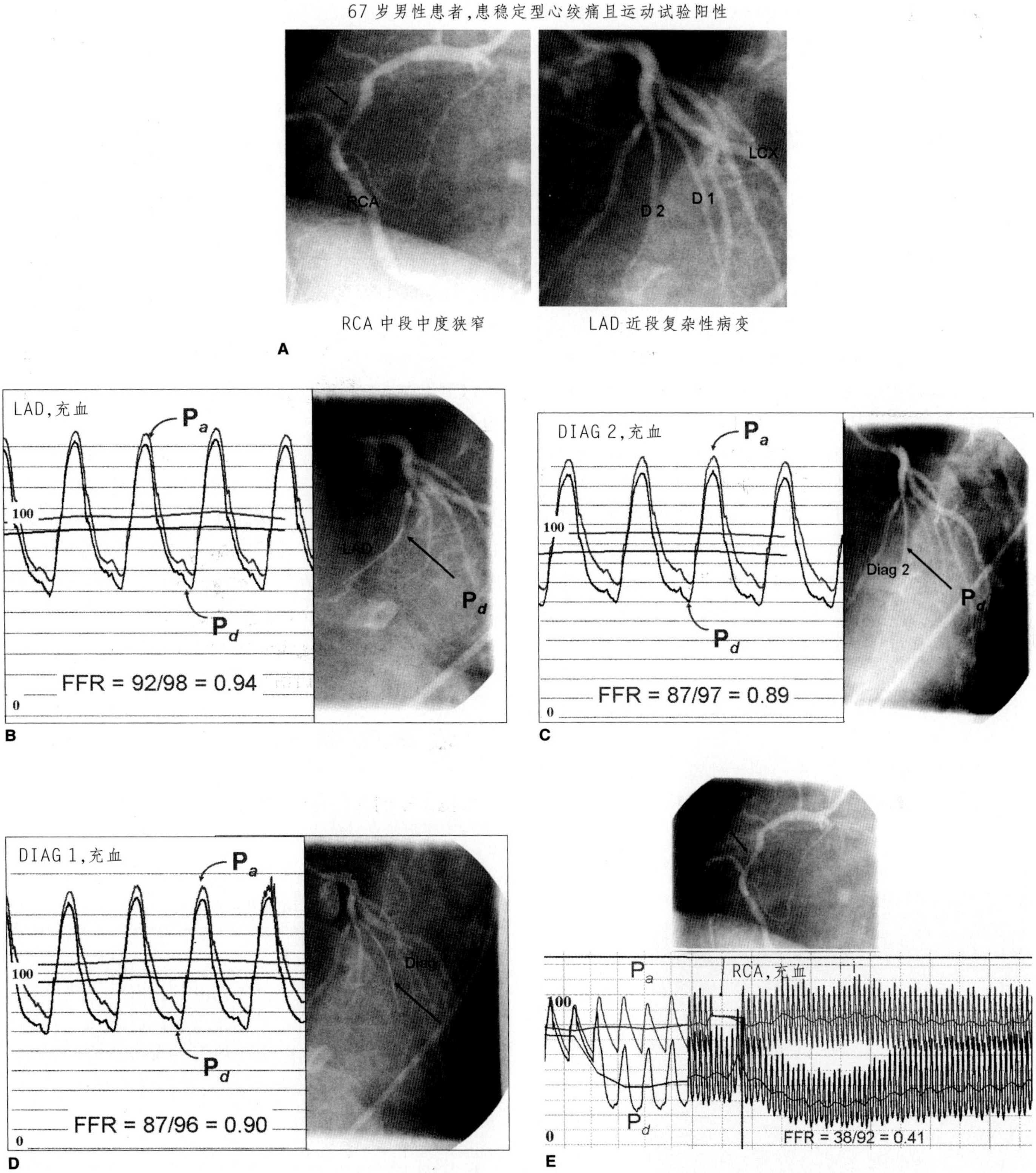

67 岁男性患者,患稳定型心绞痛且运动试验阳性
RCA
LCX
D 2
D 1
RCA 中段中度狭窄
LAD 近段复杂性病变
A
LAD,充血
P_a
100
LAD
P_d
P_d
FFR = 92/98 = 0.94
0
B
DIAG 2,充血
P_a
100
Diag 2
P_d
P_d
FFR = 87/97 = 0.89
0
C
DIAG 1,充血
P_a
100
Diag
P_d
FFR = 87/96 = 0.90
0
D
P_a
RCA,充血
100
P_d
0
FFR = 38/92 = 0.41
E

图 3D.4 多支血管病变患者中应用 FFR 的示例。这例 67 岁老年患者患有典型的心绞痛且运动试验阳性。血管造影中发现 LAD 近段复杂型病变以及 RCA 中段的中度狭窄(**A**)。为了指导临床决策的制定,在 LAD 和两条对角支以及 RCA 进行了 FFR 测定。如压力记录曲线所示,血管造影显示的 LAD 近段病变复杂且严重(**B**),但无血流动力学意义,而 RCA 中段病变的血管造影表现正好相反。对 RCA 病变经皮介入进行了治疗,因此避免了对 LAD 进行不必要的 CABG 或高风险的 PCI。在其后 4 年的随访中该患者健康状况一直良好。

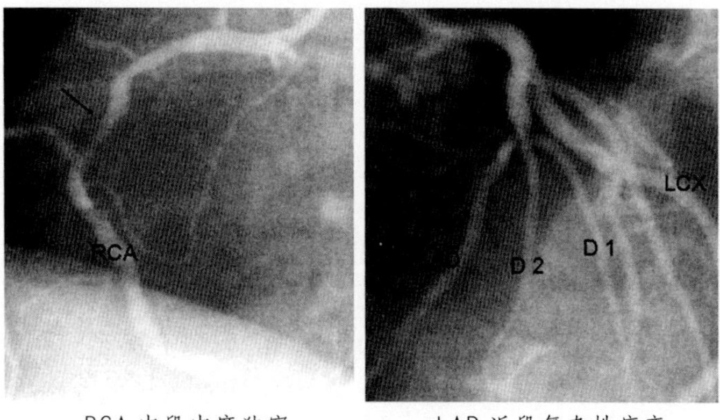

撤曲线的测量，因为在这种充血状态下压力阶差容易显现。在弥漫性病变或评估支架效果时，压力回撤曲线也非常有用，这一点将在下面详述。

弥漫性心外膜病变

心肌区的局部缺血可以是因为局灶性狭窄所致，因此对这种病例可进行 PCI 治疗。另一方面，心肌缺血也可以是由弥漫性冠状动脉粥样硬化所致，而没有明显的局灶性病变。对于弥漫性病变的血管，某一点或某一节段放置支架并不会给患者带来什么益处，除非局部存在血流闭塞。压力回撤曲线是用于评估此类弥漫性病变是否存在及其程度的有用手段。在如图 3D.5 中的示例所见，LAD 远段的 FFR 是 0.71，意味着这一节段的心肌缺血无疑是可诱导的。在建立充血状态的回撤曲线时，明显可见动脉中的压力降低是逐渐的，而且没有与局灶性狭窄相对应的突然性压力下降。因此表明，该患者并不能够从 PCI 治疗中获益，而应该给予药物治疗。另一方面，在具有类似弥漫性病变的其他患者中，冠状动脉压力测量可能会指出发生压力下降的特定部位。对这样的患者应该在相应的位点或节段放置支架。

心肌梗死后的血流储备分数

必须明确的一点是，在心肌梗死或不稳定性心绞痛急性发作期，FFR 不能用于临床治疗策略的制定。这是由于，微血管的快速变化状态（例如远端栓塞、心肌顿抑）和冠状动脉自身快速变化状态将会明显改变生理状态，例如在这种情况下很难达到稳定而真性的充血状态。庆幸的是，在大多数急性病例中也不需要进行压力测量，因为临床医生大多依据患者主诉和 ECG 改变即可制定出最佳治疗方案。但是从急性发作后 5 天起几乎所有的患者都趋于稳定，此时进行 FFR 测定是非常有帮助的。在许多病例中，患者往往不经过对残存心肌缺血进行任何功能学评价就送入导管室，而且如果在血管造影中发现一处或多处狭窄，就会产生残留狭窄是否具有血流动力学意义的问题。有一点需要牢记，尽管在解剖学上狭窄同以前完全一样，但是在心肌梗死后心肌灌注区域会减少，原来具有功能意义的狭窄病变现在可能也意义不大了。

正如 De Bruyne 等报道[22]，在陈旧性心肌梗死病例中，0.75~0.80 的阈值可精确判定存在有残留缺血以及其梗死心肌区预计有存活可能的患者，因此对残留狭窄行 PCI 对患者有益。在该研究中，对狭窄的严重程度、冠状动脉血流、心肌存活能力和缺血阈值之间的关系进行了明确的评估。对于不稳定性心绞痛也做了类似地说明：ECG 可指导术者在元凶病变处放置支架，压力导丝可用于对其他病变做出治疗决策。

左主干病变

左主干病变的存在对预后和治疗具有重要的影响。

70 岁女性患者，糖尿病和典型性心绞痛（Ⅱ级）

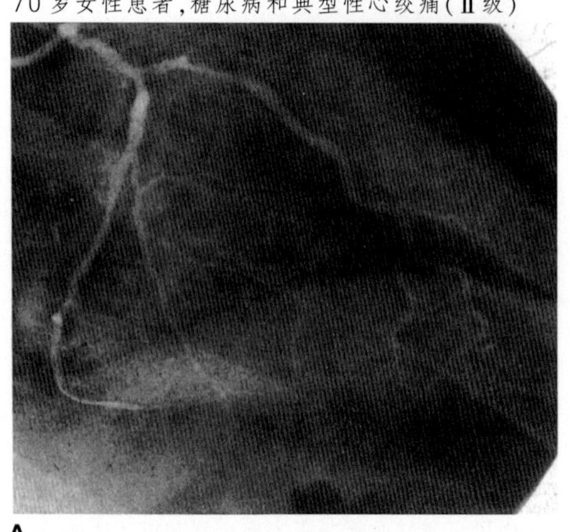

A

在最大充血状态下连续回撤传感器

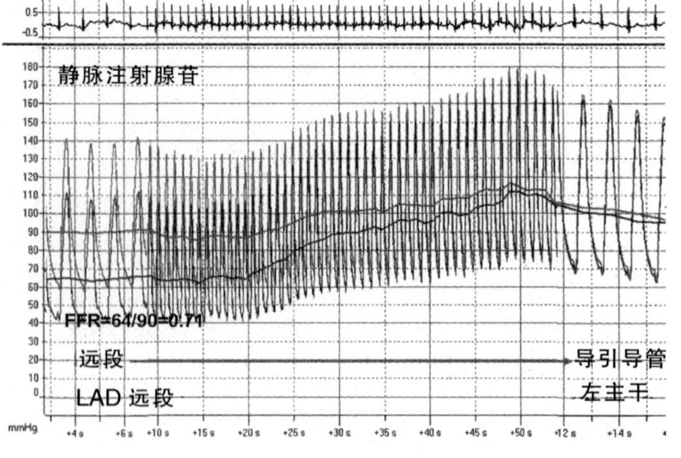

B

图 3D.5 应用 FFR 及压力回撤曲线证实弥漫性病变的示例。(A)在此冠状动脉造影片上，可见严重弥漫性动脉粥样硬化。为了全面评估 LAD，将压力导丝放置在该血管远段，并在稳态最大充血状态下经 X 线透视引导手工拉动压力导丝向导引导管回撤。(B)在压力曲线图上清楚可见，FFR<0.75，说明存在可诱导的心肌缺血，而且患者可能会有缺血的主诉。然而并不存在局部的压力下降，但在该血管全长的两端可见远段冠状动脉压逐渐增高。提示在该血管的某一段进行介入治疗不会有疗效，因此推荐行保守的药物治疗。

很多中等程度的左主干病变在伴有外周冠状动脉病变的患者中或者在进行非心脏大手术之前行血管造影的老年患者中是偶然发现的。对于这些患者无创检查往往无效果。由于左主干严重病变的影响重大,必须获得有关该病变血流动力学的明确信息。因此,我们对冠状动脉压力测量是否有助于对此类患者制定治疗决策进行了研究[23]。在该项研究中纳入左主干(LM)中度狭窄有60例患者,目测估计其狭窄程度为40%~60%。如果FFR<0.75,则可进行外科旁路移植手术,如果FFR>0.75则首选药物治疗。药物保守治疗组获得了良好的临床结果,因此可以肯定,对于偶然发现中度左主干狭窄的这类患者,如果FFR>0.75,则应进行药物治疗。其他一些前瞻性研究[24]也证实,这一治疗原则具有较好的长期预后。Jasti 等[24]用 FFR 作为金标准证实,血管内超声(IVUS)的某些判断标准与FFR<0.75在明确LM狭窄血流动力学意义方面二者之间具有密切相关性,表明这两种方法都可以使用。但是,IVUS 和血管造影一样,也是一种“解剖学方法”,而 FFR 的优势在于它是一种“功能/生理学方法”(见本章前面部分)。

冠状动脉介入治疗的评估

冠状动脉压力测量有助于通过对球囊扩张或支架置入后即刻效果的检查来评估冠状动脉介入治疗的效果,而且对预测长期效果和再狭窄的预后评估也有重要意义。

Bech 等[25]的研究表明,单纯球囊扩张血管成形术的血管造影结果良好,FFR>0.90 提示会有优良的长期临床效果:该组的再狭窄发生率为16%,对照组虽然有相似的血管造影结果但FFR<0.90,其再狭窄发生率为38%。然而在当前,评估支架置入后的结果和预后更为重要。使用冠状动脉压力测量的方法可以在支架置入后即刻测定支架置入后的FFR,并且可以对其效果进行量化表述(例如,“置入支架后 FFR 从 0.64 提高到 0.88”)。当然,如果是弥漫性病变或者多支血管狭窄或管壁不规则,置入支架后的FFR并不能变为理想状态下的1.0。因此,冠状动脉内支架术的目的至少应该是恢复该节段的正常功能,这意味着在支架最佳释放后该节段两端不得有可检测到的充血梯度。这与在IVUS标准指导下的最佳支架释放密切相关。采用上述的压力回撤曲线,在这种情况下很容易测定支架两端的压力梯度,如果仍然存在明显的压力降低,需要进一步优化支架的释放。支架放置后的FFR与发生再狭窄因而需要再次血管重建或者随访过程中发生血管事件高度负相关。在一项大型多中心注册研究中[26],血管造影显示支架成功释放后即刻测定的FFR,与发生严重心脏不利事件以致在此后6个月内需要再次血管重建相关。研究发现是一种高度负相关:FFR在0.96~1.00的患者组,再狭窄发生率为4%,而FFR<0.80的患者组再狭窄发生率为40%。此外该项研究还表明,75%的患者术后FFR>0.90,而且这些患者随访中的再狭窄发生率以及心血管事件和再次血管重建出现率均较FFR<0.90的患者低3~4倍。注意:支架术的血管造影结果在所有患者中是相似的,因此不能用于这种类型的风险分层。

成本效益比

对于有典型或非典型性主诉以及一支或多支冠状动脉中等程度狭窄的患者,为了便于制定临床治疗决策,很多医生联合使用应激灌注闪烁造影和血管造影。然而这种方法有一些缺点。它会延迟出院时间因此会增加住院费用。而且它常意味着患者要在短时间内进行两次导管操作:一次是诊断,另一次是PCI。采用FFR方法可以有效缩短住院时间并减少住院费用[27]。在最近的一项研究中 Leesar 等人[28]证实,在一组近期发生的不稳定心绞痛或心肌梗死患者中,出现单支血管病变和中等程度狭窄时,在冠状动脉造影的同时可以安全地进行FFR的测定,而且这种方法与应激灌注闪烁造影相比明显缩短了住院时间(约77%),因此减少了住院费用。测定FFR并不会延长手术时间和放射线暴露时间,也不会增加手术中对比剂的用量。同时该研究还发现,因FFR>0.75推迟行PCI的患者与因应力灌注扫描检查缺血为阴性结果而推迟行PCI的患者相比,其不良事件的发生率没有差异。在导管室因使用压力导丝而增加的费用被住院费用的降低所抵消。

应该注意的是,除了成本效益比较高以外,FFR测定也更容易为患者所接受,因为它可以避免重复的置管操作并减少了住院时间。

重点考虑

最大充血状态是必需的

为了充分评估心外膜血管狭窄的血流动力学意义,诱导最大充血状态是极为必要的。如果诱导出次最大充血状态,那么FFR将被高估,而病变的严重程度将被低估,从而导致错误的结论和错误的临床治疗决策。有几种制剂可以保证最大充血状态,其中我们认为通过中心静脉给予腺苷,是最方便和最可靠的。如 De Bruyne 等报道[29],保证最大充血状态的剂量是经中心静脉给予腺苷或三磷酸腺苷 (ATP)140 μg/(kg·min)。另一种选择是,经冠状动脉团注罂粟碱 20 mg 也可以获得持续的最大充血状态,然而这种方法很少造成室性心律失常。如果不需要持续的最大充血状态(即不需要压力回撤记录时),也可以经冠状动脉给予 40 μg 或更高剂量的腺苷。术者应该清楚,经冠状动脉给予腺苷的充血效应时间很短,并且不会发生稳态充血。很多研究中所用的经冠状动脉给予腺苷 15~20 μg,许多患者可能不足以达到最大充血状态。因此不推荐使用这样低的剂量。

微循环状态的影响

应牢记,FFR 测定必须在真正的最大充血状态下进行。这就意味着,对于某个患者而言,微循环处于最大舒张状态,因此微循环阻力最小(对该患者而言)并且固定。例如,如果某个患者由于有严重微循环病变而使最小微循环阻力大于没有微循环病变的患者(因而其冠状动脉远端压力较高),这就意味着其 FFR 也会比无微循环病变的患者高。即使在这种情况下,FFR 仍然是指导心外膜血管介入的可靠工具,因为 FFR 总能反映出治疗冠状动脉狭窄后血流可以提高到什么程度。换句话说,对于稳定的患者,FFR 是探测心外膜腔室的特异性工具,能可靠地判断心外膜血管病变对可诱导的心肌缺血有多大影响,而且不依赖于微循环的状态。

结论

对于指导制定临床治疗决策和解决冠状动脉介入治疗中的困惑而言,FFR 是一种简单、直观和有效的方法。而且在某些情况下(如多支血管病变或连续性狭窄),FFR 是优化患者治疗的关键手段。这使 FFR 成为导管室中不可或缺的技术。

参考文献

1. Sones FM, Shirey EK. Cine coronary arteriography. *Med Concepts Cardiovasc Dis.* 1962;31:735–738.
2. Judkins MP. Selective coronary arteriography. I. A percutaneous transfemoral approach. *Radiology.* 1967;89:815–824.
3. Grondin CM, Dyrda I, Pasternac A, et al. Discrepancies between cine angiography and post-mortem findings in patients with coronary artery disease and recent revascularization. *Circulation.* 1974;49:703–708.
4. Gould KL, Kelly KO, Bolson EL. Experimental validation of quantitative coronary angiography for determining pressure flow characteristics of coronary stenosis. *Circulation.* 1982;66:930–937.
5. Isner JM, Kishel J, Kent KM. Accuracy of angiographic determination of left main coronary arterial narrowing. *Circulation.* 1981;63:1056–1061.
6. Beauman GJ, Vogel RA. Accuracy of individual and panel visual interpretations of coronary arteriograms: implications for clinical decisions. *J Am Coll Cardiol.* 1990;16:108–113.
7. Topol EJ, Nissen SE. Our preoccupation with coronary lumenology. The dissociation between clinical and angiographic findings in ischemic heart disease. *Circulation.* 1995;92:2333–2342.
8. Reiber JHC, Serruys PW, Kooijman CJ, et al. Assessment of short-, medium- and long-term variations in arterial dimension from computer assisted quantification of coronary cine angiograms. *Circulation.* 1985;71:280–288.
9. Pavin D, Delonca J, Siegenthaler M, et al. Long-term (10 years) prognostic value of a normal thallium-201 myocardial exercise scintigraphy in patients with coronary artery disease documented by angiography. *Eur Heart J.* 1997;18:69–77.
10. Beller GA, Zaret BL. Contributions of nuclear cardiology to diagnosis and prognosis of patients with coronary artery disease. *Circulation.* 2000;101:1465–1478.
11. Kirkeeide RL, Gould KL, Parsel L. Assessment of coronary stenoses by myocardial perfusion during pharmacologic coronary vasodilation: VIII. Validation of coronary flow reserve as a single integrated functional measure of stenosis severity reflecting all its geometric dimensions. *J Am Coll Cardiol.* 1986;7:103–113.
12. Gould KL, Kirkeeide RL, Buchi M. Coronary flow reserve as a physiologic measure of stenosis severity. *J Am Coll Cardiol.* 1990;15:459–474.
13. Pijls NHJ, Van Son JAM, Kirkeeide RL, et al. Experimental basis of determining maximum coronary, myocardial and collateral blood flow by pressure measurements for assessing functional stenosis severity before and after percutaneous transluminal coronary angioplasty. *Circulation.* 1993;87:1354–1367.
14. Pijls NHJ, Van Gelder B, Van der Voort P, et al. Fractional Flow Reserve. A useful index to evaluate the influence of an epicardial coronary stenosis on myocardial blood flow. *Circulation.* 1995;92:3183–3193.
15. Pijls NHJ, De Bruyne B, Peels K, et al. Measurement of fractional flow reserve to assess the functional severity of coronary artery stenoses. *N Engl J Med.* 1996;334:1703–1708.
16. Bech GJW, De Bruyne B, Pijls NHJ, et al. Fractional flow reserve to decide upon the appropriateness of angioplasty: a prospective randomized trial. *Circulation.* 2001; 103: 2928–2934.
17. De Bruyne B, Pijls NHJ, Bartunek J, et al. Fractional flow reserve in patients with prior myocardial infarction. *Circulation.* 2001;104:157–162.
18. Serruys PW, Unger F, Sousa JE, et al, for the Arterial Revascularization Therapies Study Group. Comparison of coronary-artery bypass surgery and stenting for the treatment of multivessel disease. *N Engl J Med.* 2001;344:1117–1124.
19. Abizaid A, Costa MA, Centemero M, et al, for the Arterial Revascularization Therapy Study Group. Coronary artery bypass surgery versus percutaneous coronary intervention with stent implantation in patients with multivessel coronary artery disease (the Stent or Surgery trial): a randomised controlled trial. *Lancet.* 2002;360:965–970.
20. De Bruyne B, Pijls NHJ, Heyndrickx GR, et al. Pressure-derived Fractional Flow Reserve to assess serial epicardial stenoses. Theoretical basis and animal validation. *Circulation.* 2000;101:1840–1847.
21. Pijls NHJ, De Bruyne B, Bech GJW, et al. Coronary pressure measurement to assess the hemodynamic significance of serial stenoses within one coronary artery. Validation in humans. *Circulation.* 2000;102:2371–2372.
22. De Bruyne B, Pijls NHJ, Bartunek J, et al. Fractional Flow Reserve in patients with prior myocardial infarction. *Circulation.* 2001;104:157–162.
23. Bech GJW, Droste H, Pijls NHJ, et al. Value of fractional flow reserve in making decisions about bypass surgery for equivocal left main coronary artery disease. *Heart.* 2001;86:547–552.
24. Jasti V, Ivan E, Yalamanchili V, et al. Correlations between fractional flow reserve and intravascular ultrasound in patients with an ambiguous left main coronary artery stenosis. *Circulation.* 2004;110:2831–2836.
25. Bech GJW, Droste H, Pijls NHJ, et al. Usefulness of fractional flow reserve to predict clinical outcome after balloon angioplasty. *Circulation.* 1999;99:1015–1021.
26. Pijls NH, Klauss V, Siebert U, et al. Coronary pressure measurement after stenting predicts adverse events at follow-up: a multicenter registry. *Circulation.* 2002;105:2950–2954.
27. Fearon WF, Yeung AC, Lee DP, et al. Cost-effectiveness of measuring fractional flow reserve to guide coronary interventions. *Am Heart J.* 2003;5:882–887.
28. Leesar MA, Abdul-Baki T, Akkus NI, et al. Use of fractional flow reserve versus stress perfusion scintigraphy after unstable angina. *J Am Coll Cardiol.* 2003;41:1115–1121.
29. De Bruyne B, Pijls NHJ, Barbato E, et al. Intracoronary and intravenous adenosine 5'-triphosphate, adenosine, papaverine, and contrast medium to assess fractional flow reserve in humans. *Circulation.* 2003;107:1877–1881.

第 2 部分

血管内介入术的基本原理

Lutz Prechclt
Peter Lanzer

第4章

经皮冠状动脉介入治疗的决策过程

概述

随着血管内操作器械在品种及质量上的不断改进，提供这些器械的厂商越来越给人形成了这样的印象——经皮冠状动脉介入治疗(PCI)是一种简单且直接的操作。然而事实并非如此。实际上在PCI过程中，术者要在尽可能短的时间内完成一些高风险的操作，而且要依据仅仅是有关介入位点的间接和不完整的血管造影信息不断地进行风险权衡。掌握这种复杂的程序需要有多年的实践经验、永不止步的求知欲望以及在遇到意外事件或出现新情况时随机应变的能力。遗憾的是，就我们的知识所及，对这种重复和渐进性过程(它由血管造影成像、图像分析及介入操作三部分组成)的复杂性尚没有描述清楚。此外，目前尚没有关于在各种常见情况下确定权衡决策的各种因素或其相对权重方面的资料。因此，目前正学习PCI的内科医师需要一位优秀的教师，否则就得通过尝试从艰辛的实践中获得经验，这样会使患者遭受本来可避免的风险和并发症。有关学习PCI的现有材料[1,4]仅限于有关组织机构和术者个人能力的正规培训要求和参数。这些材料对如何在介入过程中做出艰难的决定毫无帮助。

本章通过对一些重要的基本因素及其相互影响进行论述，旨在填补这方面的空白。这一章显然不可能对实际的决策过程进行全面的描述，因为虽然原则上三个组成部分中的每一部分及其权衡结果都是量化的，但这些量值的大部分在实践中是不能测量的。因此，只有将治疗决策的通用规则公式化才能有利于临床医师的培训和经验的积累，使其成为一名熟练的PCI术者。我们希望，本章的描述将有助于把一个相当模糊的公式化的实践训练转变为一个有意识的获得技能的过程。其目的是让读者能熟练地应对在复杂的介入过程中所出现的意外情况和不良事件。

下面介绍PCI决策过程的一些基本要素，而决策的具体过程将在随后的章节介绍。考虑到读者对PCI已有了基本的认识和理解，在这里仅对这些要素做简单介绍。

输入和输出变量

PCI决策过程包括有许多输入和输出变量。其中输入变量有以下几个方面。

(1)介入治疗方案：

①急诊或择期PCI。

(2)患者一般情况：

①健康状况，

②心功能，

③心血管危险因素(例如2型糖尿病)，

④心血管病史(例如冠状动脉旁路移植术)，

⑤稳定性(临床血流动力学、心电)。

(3)目前医师状况：

①休息或疲劳，

②熟练应对意外情况或者没有这种能力，

③能承受压力或情绪低落。

(4)累计时间和费用:

①介入所需时间,

②射线曝露量,

③对比剂用量,

④费用(医师、工作人员、设备、材料),

⑤手术安排的压力(医师、工作人员和导管室的可用性)。

(5)目前的介入手术状况:

①单发或多发病变;

②单支或多支冠状动脉病变;

③做过支架置入术/冠状动脉旁路移植术;

④靶血管的大小和状况;

⑤靶病变的部位、严重性和复杂性;

⑥冠状动脉内前向血流的状况;

⑦供血心肌的数量;

⑧所需设备器械的可用性;

⑨所需器械的状况:

A.指引导管,

B.导丝,

C.球囊导管,

D.支架,

E.压力/容积传感器,

F.超声探头;

⑩所需器材的性能:

A.满意,

B.欠满意,

C.损坏,

D.示踪性、通过性及推送性;

⑪无法确定上述所有信息的可靠性。

术者的操作潜力是 PCI 决策的输出变量,它包括以下几个方面。

(1)初始操作:

①建立动脉通路,

②放置指引导管。

(2)影像学:

①靶血管和病变的影像获得(电影摄像、X 线透视)和显示,

②血管内超声影像,

③回顾和解读已获得的影像。

(3)介入开始和随后的操作:

①放置导丝,

②放置球囊导管和扩张球囊,

③放置支架,

④辅助技术的应用(是诊断还是再血管化),

⑤撤除设备和器械。

(4)辅助措施:

①药物治疗,

②与工作人员沟通,

③与患者沟通。

(5)结束手术。

风险与受益

判断随后每个介入步骤后果的关键是评价其受益与风险。受益是医师在战术和策略上期望达到的结果,而风险则是希望避免但并非能完全避免的结果。我们力求达到的受益包括:根治或缓解冠状动脉综合征并改善预后,或者至少为后期的最终修补术做好准备。由于所考虑的大部分风险均来自于介入过程本身,它们在整个介入决策过程中起着主导作用。下面将讨论这些问题。

风险评估

风险是 PCI 期间治疗决策过程中要考虑的中心环节,包括风险预防、风险评估和风险控制。全面了解每一步介入操作中风险和受益的性质及程度对于在 PCI 过程中做出有效决策至关重要。

可以定性或定量界定风险。从定性上看,风险就是发生预期外事件的不确定性。一旦风险发生,它就被“具体化”了。从定量上看,风险是指预期外事件的发生概率和一旦发生后预期损伤程度的乘积。因此我们对量化理解风险感兴趣:风险是按其发生概率预期的损伤程度。重要的是要认识到,尽管对损伤的发生率和大小在认识上只是个模糊的概念(具有高度不确定性),但我们仍可以使用“风险”这个概念。虽然在 PCI 操作中不能用数字准确地表达出风险,但“风险”这一概念仍有助于我们区分风险的高低。

PCI 术者的任务是在操作过程中确保各个患者所受的风险最低而受益最高。

下面我们将区分两种完全不同的风险,即潜在风险和操作风险,并讲述应对这两种风险的不同方法。操作风险将根据 PCI 术中发生不良事件的可能性做进一步划分(图 4.1)。

潜在风险

潜在风险是指介入治疗开始之前已经存在于个体

内而且若不消除就始终存在的内在风险。在 PCI 操作中潜在风险最典型的示例是心肌梗死。潜在风险在任何时间都可能发生或者(至少在择期手术病例中)处于隐伏状态。

应对潜在风险有两种方法:一种方法是承认风险但不采取措施,另一种方法是努力减小潜在风险。

PCI 的两个主要目的是减小潜在风险和改善患者的临床症状。

操作风险

操作风险是指在诊断性或治疗性介入手术中由术者的操作所引发的风险。PCI 涉及多种不同操作风险,包括靶病变部位的靶血管闭塞、夹层和穿孔,以及冠状动脉循环中或沿血管进入通路的血管壁损伤,并伴有局部和(或)全身性并发症及患者病情不稳定。

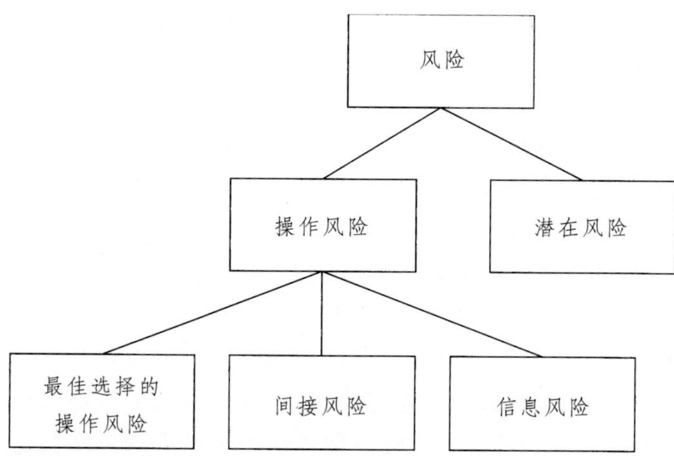

图 4.1 风险的类型。联线表示有部分相关性。

应对操作风险有两种方法(图 4.2):一种方法是避免风险而不进行个别操作,另一种方法是接受风险并进行该项操作。

在目前的操作程序中,进行 PCI 的主要问题是选择合适的操作方法,以便最大限度地降低潜在风险并使操作风险达到可接受的最低程度。大多数 PCI 治疗决策都要围绕达到可承受操作风险这一问题进行反复思考。

就风险控制而言,急诊 PCI 和择期 PCI 之间有很大的不同。在急诊 PCI 手术期间,术者由于以下两个原因不得不承受相当高的操作风险。首先,急性冠脉综合征患者具有发生永久性心肌损伤或心血管死亡的潜在高风险,要挽救生命必然要承担较高的操作风险。其次,在择期手术时可以花费较长时间评价各种危险因素从而降低风险,而在需要紧急手术时这样做是不允许的。

操作风险始终会伴有另外两种结果。一种是,介入

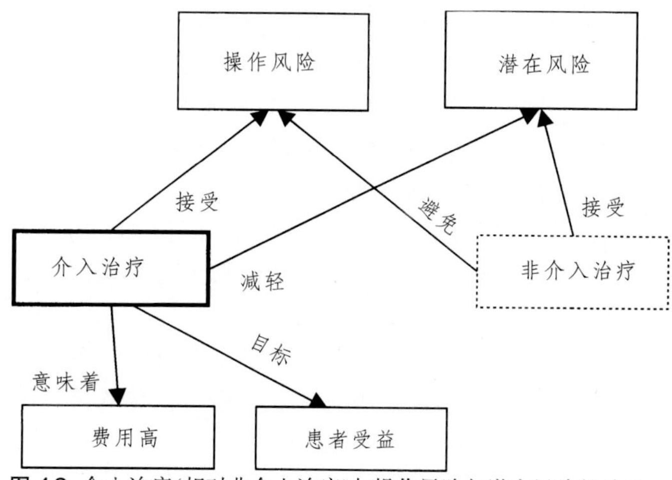

图 4.2 介入治疗(相对非介入治疗)与操作风险与潜在风险的关系。

所需的手术费用会随手术时间、手术步骤以及术中消耗材料的增加而增高。第二种是,介入治疗一旦成功其结果是受益。但这种受益是减小了潜在风险还是仅仅为减小风险做了准备,还需要对操作风险和费用进行权衡。此外,在考查实际的 PCI 决策过程时,通常还要考虑操作风险的三个附加因素,即最佳选择的操作风险、信息风险和间接风险。

最佳选择的操作风险

最佳选择的操作风险是指理想的术者在理想的条件下(特别是获得了有关血管目前状态的准确信息时)可接受的那部分操作风险。最佳选择的操作风险就是达到最佳结果所需介入操作步骤所引发的操作风险。

信息风险

信息风险是指由于术者所掌握的血管和病变状态信息不完全或不准确所造成的那部分操作风险(关于 X 线冠状动脉血管造影在显示介入部位中的缺点,参见第 3B 章)。信息不完全或血管影判读不准确会引起一系列错误判断,可造成欠佳或过度危险的介入操作,从而导致操作风险的增加。这种操作风险的增加我们称之为信息风险。减小信息风险有三种方法:第一,获取最优化影像并进行评估;第二,进行附加的诊断性评估,如血流/压力测量或冠脉内超声检查;第三,如果术者手法娴熟且操作技能灵巧应获取可触知的信息。应注意的是,诊断性评价的扩展必然包含有操作风险,因此必须通过减小信息风险来弥补。

间接风险

间接风险是由自动放弃当前受益而引起的那部分操作风险。下面的实例可对此做出最好的说明:假定术者在病变血管内已置入了指引导管,如果 PCI 尚未结束,这将是有益的;假如此时术者想要更换另一种指引

导管(例如将 5 F 导管换成 7 F 导管),显然这项操作会引发操作风险,因为在更换导管过程中会对患者造成损伤。然而,即使没有出现损伤,也可能发生下列问题:由于某种原因靶血管不能保证这支新的导管或其他后来换用的导管正确定位而使导管无法进入。因此取出导引导丝后,医师将承担因丧失正确定位导管(即便是 5 F 导管)所带来受益的风险。上述事件发生的可能性称之为间接风险。

减小间接风险的唯一方法是仔细策划可以实施的介入术程序,以及如何在不放弃任何中间受益的情况下继续进行介入手术。

对某项介入手术选用最适合的器材而不是自以为适用的最便宜的器材通常可以减小间接风险,但费用会增加。

风险分级

对风险进行粗略分级时, 建议将危险分为 5 级:极低危、低危、中危、高危和极高危。对不良事件的发生率和预期出现的损害可以用相同标准来描述。原则上讲,风险发生率等级可以用数字化的百分数来表示。但是由于人们不知道如何来估测发生率,这种方式不实用。在任何情况下,都不能用主观间的尺度来定量表示所出现的损害。总之,对发生率和损害(以及总风险)的分级带有主观性而且有一定难度。因此,准确(最好是精确)评估和确定风险等级的能力是熟练的 PCI 术者的一项重要技能。

必须认识到,PCI 手术的各个方面都有一定的潜在操作风险,即便是一些看似简单的操作也如此,比如考虑一项决策(由于它需要占用时间因而可能使患者病情不稳定)或者通过缝合穿刺部位终止手术(因为它需要拔出鞘管并闭合伤口,因此在发生急性并发症时就缺少了紧急穿刺部位)。不过,有些操作所带来的风险明显高于其他一些操作。以下为 PCI 术中常见的高风险操作:

(1)用力推送导管和导丝;

(2)在高压下扩张球囊(有或无支架);

(3)在任何压力下扩张特大号球囊(有或无支架);

(4)亚急性闭塞血管的再通治疗;

(5)通过几乎完全闭塞的管腔;

(6)再次通过医源性不稳定的病变、医源性冠状动脉闭塞和支架贴壁不良部位。

上述的这些操作,操作风险都较高,因为其信息风险涉及的范围较大。信息风险高的原因有如下几点:

(1)依据 X 线血管造影所得到的有关介入部位状况的信息是不完整和不准确的。

(2)发生损伤时造成的损害通常较严重。

(3)穿刺血管时损伤血管,给后继器械的置入造成风险或困难。

术者经验的评价

在 PCI 中难以使风险最小化的原因显然是,因为某种情况下或某项操作的内在风险往往是不确定的,只能进行估计。熟练的 PCI 术者的经验主要体现在术者对风险评估的准确性和精确度,以及应对意外和不良事件的能力上。

PCI 初学者只能模糊地认识到在某些部位某种操作可能会出现错误,而很难对发生问题的可能性做出分类或对其性质进行识别,因而限制了他们解决问题的能力。

有一定经验的 PCI 术者能以一定的准确度来评估风险,并能依据目前担心的不利事件的特定类别来分析风险的性质(特定的情况下出现难以置信的不利事件与此正好相反);利用其全部技能可以处理常规的并发症。

尽管由于输入信息不足和患者的个体差异会影响其信息的完整性,但经验丰富的 PCI 术者仍能对风险做出较准确的评估。更为重要的是,这种术者不仅能列出相关的不利事件,而且能分别判断出每种不利事件发生的可能性。因此能采取相应的介入策略使风险最小化并做好应对发生不利事件的准备。对于大多数熟练的 PCI 术者而言,评估风险和适应性调整手术步骤显然不是有意识的行为,而是凭直觉进行的,直觉会告诉他该做什么和不该做什么。不过只有少数有经验的术者能够轻松地解释选择某一特殊操作的原因以及如何进行这项操作和采取哪些措施。熟练的 PCI 术者做出治疗决策的详细情况在这方面大部分仍然不明。

决策的基本过程

PCI 的决策过程包括以下三个相互重叠但又不同的步骤。

1.初始步骤:介入手术开始之前或开始时的考虑和操作。用于预先安排整个介入手术过程。此后可以改变已制定决策,但应尽量避免。

2.评估和介入的主要环节:大多数(但不是全部)介入手术由许多连续的介入步骤组成。每一步骤的决定都要依据对前一步骤所产生状况的评估结果。存在的主要问题通常是:哪个介入手术步骤能以一定的操作风险最大限度地减小潜在风险?从费用上考虑可能会不支持采用介入治疗这种理想途径。一条有用的经验是把介入手术的步骤减到最小,因为步骤多会增加操作费用及操作风险。

3.结束步骤:做出结束手术的决定关键是时机,因为考虑到所有可用于介入手术的入路,需要进一步手术所投入的费用、时间及操作风险实际上会超过预期能减少的潜在风险。

下面将对上述步骤分别进行讨论。

初始步骤

初始步骤得出 2 个相互关的结果:

(1)决定是否要进行介入手术;

(2)决定如何进行介入手术(决定初始的介入手术入路,包括穿刺部位的选择)。

下面将对上述两点分别进行讨论。

介入治疗或保守治疗的选择

是否进行 PCI 治疗主要依据以下三方面的信息来考虑:

(1)患者冠状动脉血管的状况;

(2)有关患者健康状况的其他信息;

(3)介入治疗在技术上和操作上的可行性。

有关患者同意的问题在此不作讨论。

患者冠状动脉血管的状况主要依据现有的诊断性冠状动脉血管造影结果辅之以临床症状和心电图结果之类的临床信息来进行评价。进行介入治疗的决定需要考虑:①靶冠状动脉病变非常危急到了足以引起明显症状非行 PCI 不可的程度;②还要权衡考虑潜在风险、PCI 操作风险和 PCI 的预期受益。虽然可用的初始信息可能有不同,但要考虑的问题与 PCI 主要环节是相同的。

此时考虑到患者的其他健康状况信息,如存在有多支冠状动脉血管病变、全身性血管疾病、并发症、另外的心血管重大危险因素以及左心室的功能状况,因此需要对 PCI 操作风险的评价结果进行修改。存在有上述任何一项危险因素都会显著增大 PCI 的操作风险,而且可能会倾向于非介入治疗。如果介入治疗是理想的选择,就应考虑技术上及操作上的可行性。

决定 PCI 在技术上及操作上的可行性时术者通常需考虑以下几方面:

(1)靶病变的定位和经皮穿刺可达性;

(2)构成靶血管介入路径的各血管的状况;

(3)靶血管邻近血管段的状况;

(4)邻近靶血管的其他血管状况;

(5)靶血管远端从属循环的状况;

(6)患者承受介入引起的压力的预期能力;

(7)预计的手术费用。

不利因素可能表明介入治疗导致的操作风险不能接受或者使介入手术无法完成。积极的因素将促使介入决策的制定。

初始策略

介入的初始策略包括选择穿刺部位和初始手术器械。具体的说就是:

1. 血管穿刺部位的选择主要取决于穿刺部位到靶血管之间血管路径的状况,以及术者的经验和个人偏爱。因为有多种多样的穿刺位部位,因此通常选择为右侧股动脉入路。其他的穿刺部位还有左侧股动脉、左右侧肱动脉以及左右侧桡动脉。

2. 穿刺用器械的选择主要包括确定指引导管的规格、形状和类型,此时需要考虑如下问题:要有一定的回撤量;预计要使用大型装置,如分叉支架或去除血栓导管;要采用一些特殊技术,如对吻球囊扩张技术;以及该血管口的解剖结构和易损性。选定导引导丝和气囊导管(带或不带支架)的性能要求即可完成初始介入器械的选择。

初始决策的重要性怎么强调也不过分。任何欠佳的选择都会给手术带来不必要的困难,甚至会使手术不能成功的完成。任何必须在介入过程中加以修改的初始选择都会带来附加的操作风险并增加手术的总体费用。

介入手术始自引导鞘管的置入,随后经导丝(通常为 0.035 英寸)穿入指引导管并将其定位在冠脉口处。指引导管的最佳定位和回撤是随后介入操作成功的先决条件。

重要的是在介入手术开始之前能知道这一阶段操作中可能会发生的问题以及如何解决。这将会增加手术的正向结果并降低间接风险。要考虑的问题主要包括:

1.选择合适长度和尺寸规格的鞘管,这样才能克服在通过血管中可能遇到的问题,如过长、扭曲或管腔闭塞。如果初始选择不能满足上述要求,术者应该立即考虑更改入路。

2.检查指引导管是否符合要求,以便在冠状动脉口上达到最佳回撤和定位。如果初始选择不能满足上述要求,术者应立即考虑更换另一种指引导管。

3.一定要意识到,在介入开始期间可能会发生其他一些预料外的困难,包括患者由于对血管内操作的反应而出现的临床状况改变,以及在向靶血管内推送器械和通过靶病变时出现的并发症。如果出现了上述问题,术者应重新考虑介入治疗的决策和方案。如果风险/受益比不再显示有利,还应考虑在此刻停止介入手术。

如果整个介入方案需要改动，术者不能犹豫不决。如果在此阶段认为可以接受的一些困难到手术后期才需要改变治疗策略的话,那么这种介入治疗将承担着相当大的、本来可避免的间接风险而且会造成不利的结果。

介入治疗的主要环节

一旦进入靶血管,介入手术就进入了反复进行评估和介入治疗的循环过程。具体的说就是：

(1)通过获取和判读电影方式或X线透视方式的冠状动脉动脉影像来评估靶血管和靶病变的状况；

(2)决定如何进行下一步介入操作并加以实施。

冠状动脉介入治疗的主要环节中包含有多次重复。大体上讲,术者要交替进行信息获取、数据分析和实际的介入操作。然而实际上这些阶段是紧密交织在一起的,因为信息获取和数据分析在PCI过程中基本上是一个连续的过程。需要注意的是,根据所进行的介入治疗结果,此后的介入操作可以针对同一个靶病变和血管进行,也可以针对不同的血管或血管节段进行。

当达到下文所述的手术结束标准时即可终止治疗。

病变程度的评估

靶血管和靶病变的评估主要依据X线血管造影，偶尔也依据血管内超声检查或压力/血流探头检测。对每种信息来源的特点、局限性及解读在第3B至第3D章中已做过讨论。因此本章仅对下述内容进行简单的介绍：

(1)在解读可用信息中所涉及的风险评估；

(2)需考虑的病变特点。

在特定靶病变的风险评估方面，必须说明以下两点。

1.客观条件:客观的讲所选定的病变是否适合介入治疗,也就是说,介入治疗对该患者是否能提供良好的风险(及费用)预期受益比?

2.主观评估:术者认为该病变是否适合介入治疗?

如果上述两点的答案均为否定，则为真阴性结果，因此不要进行介入治疗。

如果上述两点的答案均为肯定，则为真阳性结果，因此完全可以认为选定的病变适合于下文所述的介入治疗。

如果主观评估结果是否定的,而客观的讲答案是肯定的,则为假阴性结果。介入治疗就不应进行,患者获益的机会也就丧失了。

如果主观评估是肯定的，而客观的讲应被否定,则为假阳性结果。随后的介入治疗会给患者带来很大风险。这样的介入治疗有两种结果,治疗毫无意义或者造成本可避免的损害。

应该注意的是,事实上对上述问题的答案通常并非肯定或否定,而是介于二者之间。如果某一病变的主观评估结果大多数为肯定的,则该病变将成为介入治疗方案中下一步介入操作的候选靶病变。

在有多处候选靶病变的复杂手术中,各个靶病变的选择及其治疗顺序应符合以下标准。

1.从患者的观点行选择的标准：

(1)哪些病变对心肌补救和(或)灌注最为重要？对这些病变的识别和成功去除可使患者在临床改善方面最大限度的受益。

(2)哪些病变可能是最危险的病变？修复不稳定的病变(或使之稳定)能最大程度地降低潜在风险。

2.从介入医师的观点进行选择的标准：

(1)哪些病变能为成功修复提供最好的基质？成功修复的可能性取决于合理而明确的判断标准,如狭窄的长度、程度及复杂性,但也取决于那些难以评估的病变特征,如动脉粥样化的组织成分以及邻近血管壁的总体斑块负荷。

(2)哪些病变在机械介入过程中发生并发症(如血管壁夹层或破裂)的风险最高？严重并发症的后果往往十分危险,因此只能对特殊病例(而非全部病例)中易发生严重夹层或破裂的高风险病变(如弥漫性退变的静脉移植物中出现的高度狭窄)进行PCI。

(3)介入治疗的先后顺序。通常,最严重的狭窄应首先进行介入治疗,这不仅是因为它会带来最大受益,而且是因为它会降低下一步对相关病变进行介入治疗的风险。对于严重程度相似的病变,通常首先解决最远端的病变,以避免反复通过血管。

(4)介入治疗的顺序和分期。对于多病变患者,重要的是不仅要确定各病变血管再血管化的顺序,而且要决定一期或分期完成再血管化哪一种能使风险/受益权衡最优化同时使间接风险保持在较低水平。此外还要考虑再血管化是选择外科手术治疗还是选择联合治疗,即联合进行经皮介入治疗与外科手术治疗。

介入治疗步骤

实际的介入治疗通常包括以下5步操作,其中有些操作步骤在介入术中可能要多次重复：

①选择导引导丝；

②将导引导丝定位于靶病变的远端,并确认位置;

③选择扩张球囊和支架导管;

④扩张病变;

⑤检查效果。

选择导丝的主要目的是为了使导丝能够循病变血管前移到病变处，在不损伤血管的情况下通过病变部位,然后定位于病变远端,为血管内介入器械的顺利跟进提供足够的支撑。能提供最佳支撑的导丝硬度引起血管损伤的风险较大,因此要权衡考虑。

冠状动脉介入治疗中用的导丝直径通常为 0.014 英寸,在对这种导丝进行定位时,术者将导丝循靶血管前移以及在到达、通过或越过病变中可能遇到一定困难。常见的情况有以下几种。

1.导丝头的形状不适合沿靶血管前进。此时常规的方法是回撤导丝,改变导丝头形状再重新尝试;回撤导丝的间接风险明显低于使用形状不正确的导丝头进行操作所带来的操作风险。

2.导丝头的硬度不适合,不能既避开或通过血管内障碍又在推进过程中避免对血管壁造成损伤。此时常规的方法是回撤导丝然后试用软一些或硬一些的导丝。要注意的是,新导丝可能需要有不同形状的导丝头。风险考虑如前所述。

3.导丝体太硬,无法沿靶血管推进,或者导丝体太软,无法为血管内器械的跟进提供足够的支撑。此时常规的方法是回撤导丝,然后用较软或较硬的导丝重新尝试。风险考虑也如前所述。对于难处理的病例,可能需要把快速换导丝的方法转变为超导丝(OTW)技术,使用第二根导丝甚至换成指引导管来提供额外的支撑。在所有这些病例中,由于使用不合适的导丝(或导管)进行操作带来的操作风险较高,而且多次无效定位尝试浪费了时间会进一步增加操作风险,术者通常愿意接受回撤现用导丝所导致的间接风险。

在上述这些情况下,是否进行校正的决定要权衡考虑这样做的预期受益和进行校正所带来的间接风险增加。在个别情况下,间接风险可能会相当高,因此不进行硬性改正是正确的,因而需要重新考虑整体治疗策略以及介入治疗的可行性。

顺利通过病变之后,术者要决定导丝头的最终位置是否将位于靶病变的远端。常用的选择如下所述。

1.积极策略:选择靶血管的远段,最容易控制靶血管并能提供最大支撑。在更为强行的介入治疗中,这样做容易导致远端血管壁损伤。对于导丝体或导丝头偏硬度的导线这样做是不恰当的。

2.保守策略:距靶病变的距离选择得适中可避免损伤远端血管壁,尤其是弥漫性病变的血管以及术中需要较大推力的介入术。这样可以为导丝头的往返运动提供较大的空间,同时也对良好支撑和较大损伤风险进行了权衡有利于降低风险。

3.备用策略:将导丝留置于功能上次要的侧支里,避免了导丝头与靶血管远段的接触。这种相对积极的策略在上述病例中更容易被采纳。

一旦导丝头安全定位之后,至少需要两个不同的投射体位来证实和记录导丝在靶血管中的准确位置,并确认沿导丝通路无任何创伤。必须避免偶尔将导丝放置于平行于靶血管的其他血管中。

球囊扩张导管或支架导管的所用类型选择取决于对狭窄的严重程度、长度、相对于左主干或开口的位置、侧支以及预期斑块负荷的综合评估。选择球囊导管时必须牢记,有关靶血管和靶病变力学特性的信息是不全面的。选择球囊扩张或直接置入支架取决于第 4 章中所讨论的多项标准。无论选择哪种方案,都必须考虑下列参数:

(1)球囊直径。球囊直径与病变处靶血管的正常直径相匹配?

(2)球囊长度。球囊长度与靶病变的长度相匹配?

(3)球囊/支架的力学特性。球囊导管的力学特性(推进和穿越能力以及高压时的不顺应性)是否能满足靶血管和狭窄部位的需要?

(4)球囊的折叠性。球囊成功扩张后回缩球囊导管时球囊能否顺利折叠以避免损伤血管?

当导丝头定位后,选择和使用球囊导管时要牢记可能出现的最坏情况。在此,要考虑选择过分积极的治疗所带来的操作风险以及选择过分保守的治疗的缺点。此外还要考虑因多次扩张球囊耗费时间所带来的操作风险以及回撤多个球囊所引起的间接危险。

从以上所述可以看出,在 PCI 的整个操作过程中都要进行积极的风险管理,但球鞋囊扩张阶段伴发的操作风险通常最高。与开放式心脏手术不同,在 PCI 中更难以控制由于使用大量手术器械造成严重血管损伤的后果。由此可见,仔细做出治疗决策,包括谨慎而且宁可保守一些选择好球囊或支架的尺寸规格，是非常重要的。在消除血管狭窄而不使血管受到不可控制的损伤这个关键上,专业 PCI 术者卓越的判断能力将起着极为重要的作用。

球囊扩张并撤出导管之后,为了检查经过介入治疗的病变情况,通常要进行短暂的对比剂冲洗注射。接着要获取至少选择两个高分辨率的介入部位投影图像,并进行仔细分析,以便对 PCI 效果进行评估。如果对结果有怀疑, 术者必须仔细查看那些最不好的投影图像,以便消除对可接受结果的疑虑或者评估所出现的问题。对此前各步介入操作结果的评介将会明确下一步该怎么做,是继续进行介入手术还是终止介入手术。

终止介入手术

决定何时终止介入手术,对于单血管、单病变冠状动脉疾病患者相对较容易,而对于比较复杂的病例则往往比较困难。理论上讲,二者的判断标准是一样的:当进一步介入治疗带来的风险明显超出预期受益时,必须终止手术。为此要分清终止手术的下列主要理由:

(1)手术圆满成功。所有的靶病变都已被成功修复,而且患者病情稳定,无症状。

(2)手术结果令人满意。部分靶病变已被成功修复,患者病情稳定且无症状,而且剩余的病变不严重或者易于择期修复。

(3)手术获得缓解性成功。靶病变均得到改善,但未完全消除,患者病情稳定而且基本无症状。

(4)难以治疗。尽管进行了一次或多次尝试,但未达到介入手术的目标;靶病变无变化;患者病情稳定。

(5)不能接受的并发症风险。由于发生局部或全身性并发症的风险过大不得不放弃血管重建。根据患者的基本临床病情及冠状动脉状况,将考虑行保守治疗和外科手术治疗。

(6)手术失败。介入手术导致病变恶化或患者临床病情恶化,需要立即考虑其他的紧急治疗措施。

在个别病例中, 不同的术者对手术成功的解释会有不同,而界定手术成功的自由度也各不同相同,第 1 种情况最低,第 5 种情况最高。此外其他一些因素(尤其是择期病例和急诊病例之间的差异)也会带来附加的可变性:在急诊病例中术者愿意接受的风险等级相当高, 因此术者因第 4 或 5 条理由而终止手术的意愿会大大降低。

介入决策示例

为了说明这种介入决策方法的实际应用,本节提供了两个真实的介入方案(包括患者的状况、介入治疗史和冠状动脉影像),以实例说明了各种方案取舍(包括备用方案的讨论)的理由及结果。对这些决策分别依据其潜在风险(或患者受益)、操作风险以及两者的不确定性进行了讨论。

一例明确的择期病例

男性患者,61 岁。因单支冠状动脉弥漫性病变于入院前 14 个月行介入治疗,于左回旋支置入一枚支架。虽然患者介入术后初期的运动耐量得到了改善,但在此后的 9 个月里其运动耐量逐渐降低。入院时,患者主诉在服用抗心绞痛药物期间中等程度运动时出现劳累性心绞痛及气短。择期冠状动脉造影证实存在有单支动脉病变伴左回旋支冠状动脉次全闭塞。提示行择期血管重建。

鉴于其症状和冠状动脉造影结果(图 4.3),由于冠状动脉旁路移植术操作风险和费用均较高,未作为首选方案。因此推荐行 PCI。对于 3 个月以上慢性次全闭塞病变(符合 ACC/AHA 分型的 C 型病变)行 PCI 的手术成功率约为 60%。总的来说,其预期风险为中等,而预期受益较高。

根据诊断性冠状动脉血管造影结果,选择了标准型指引导管(6 F Judkin 4.5 左冠管,无侧孔)。使用 Boston Scientific Choice PT 导丝对次全闭塞的左回旋支动脉(LCx)进行了探查。导丝头在到达次全闭塞部位后,多次尝试均不能使导丝再向前推进。为改善支撑,在 Boston Scientific Choice PT² 导丝上又引入了 OTW 系统, 在探测压力下缓慢将其推过次全闭塞部位到达血管远端;所施加的最大压力足够小,从而减小了手术过程所造成的操作风险,保证了预期的手术成功。此刻出现了无血流而且 OTW 球囊导管也呈现为楔形。由于缺少对接导丝而不能用低断面的单轨球囊替换它,用导丝头对侧支内的导丝进行了探查,确认了 OTW 系统在管腔内的位置,以便把导丝位置不明引起的风险降至最低程度。因此人们认为,由于球囊在假腔内扩张(4 巴压力下 2/20 mm)造成血管穿孔或者管腔破裂或真腔受压的操作风险较低,从而断定应继续施行介入治疗。多次扩张后,前向血流得到恢复。这表明闭塞部位出现了高度再狭窄伴纵向裂线 (符合国家心肺血液研究所分型标准的 D 型)、间断性血栓形成以及左回旋支冠状动脉口的血流动力学严重病变。获得这些信息表明另一项重要的信息风险已减小。冠状动脉内团注及静脉内注射依替巴肽之后,将 OTW 系统换成了单轨系统。通过逐步加大压力(最大至 14 巴)和球囊直径(最大至 3.5 mm),由远端至近端对球囊进行了重叠扩张,由冠状动脉造影显示使左回旋支近冠状动脉的近中段实现了血管再通。长时间的介入手术由于在手术台上耗时太长本身就有一定的操作风险,但是在本例中单个扩张是不危险的,而且也没有其他更好

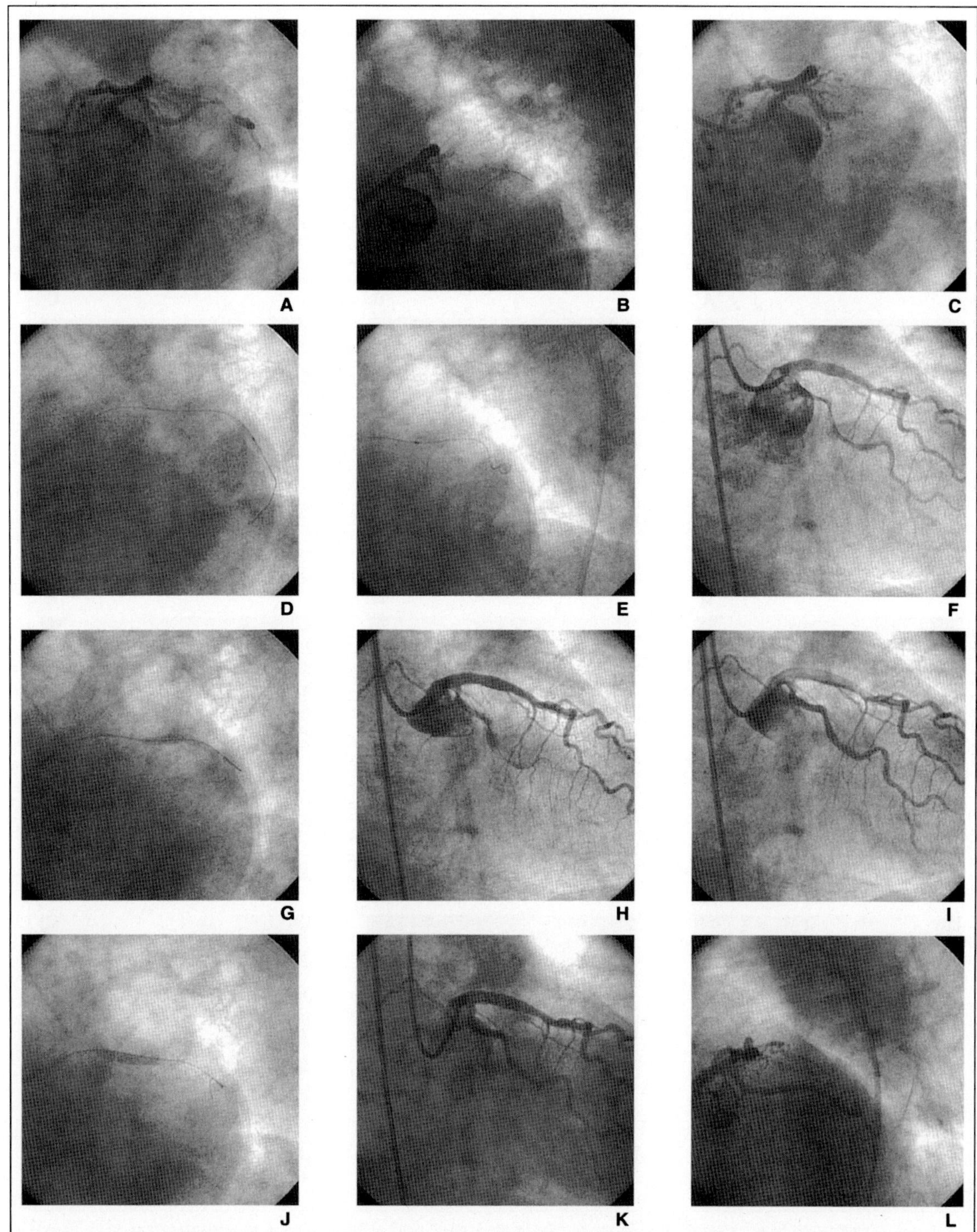

图 4.3 慢性次全闭塞,一例明确的择期病例。血管造影在弥散性病变血管内发现左回旋支冠状动脉次全闭塞(A)。最初,导丝未能推进到靶血管近 1/3 段以远(AHA 分级第 11 段)(B),于是换用 OTW 系统。进一步探查时发现,出现了无血流(C)。成功通过近端夹层之后,将导丝送至远端部位,并对球囊由远端(D)至近端(E)相继进行了扩张。扩张之后,前向血流得到了恢复并证实靶病变内夹层斑块(F),引起了近端再扩张(G),导致斑块移位和间断性血栓形成(H)。冠状动脉内团注糖蛋白Ⅱb/Ⅲa 受体抑制剂并重复进行近端扩张,使血管恢复开放,但仍残留有 70%的管口狭窄(I)。置入支架后(J)显示血管再通效果满意(K,L)。

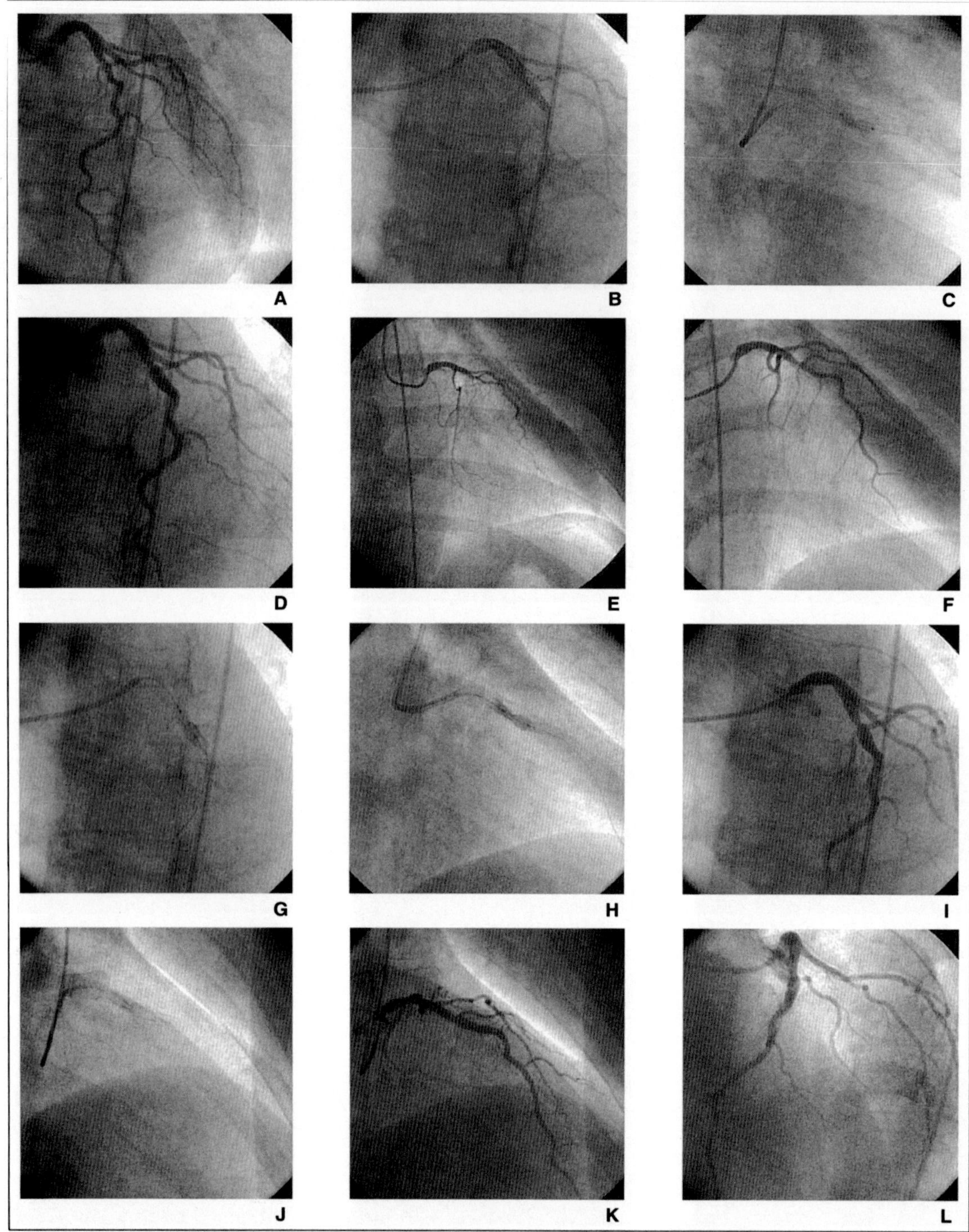

图 4.4 LAD PCI 失败，病变处不能扩张，转外科手术治疗的一例择期病例。与既往冠状动脉造影结果相比，此前记录的 LAD 近段狭窄未见明显改变[提示为稳定性斑块(A)]。直接在病变部位置入支架，支架远端环位于对角支起始端正上方(B)。对照血管造影显示支架远端有夹层(未示出)，遂置入第二枚支架(C)。此后又多次扩张支架均未使支架完全扩张，导致管腔仍残余 40%的漏斗型狭窄(D)。这个中间结果是可以接受的，于是终止了手术。数分钟后患者出现严重胸痛和血压下降，于是立即再次行冠状动脉造影检查，结果显示 LAD 在支架部位出现次全闭塞(E)，而在再次推注对比剂后闭塞自发消除(F)。为了弄清病变形态，送入 IVUS 超声探头，但未能通过病变处。为了增强 LAD 近段，放置了另一枚支架，并进行了多次扩张(G，H)。狭窄仍存在(I)，因此认为 LAD 病变是不可能扩张的，建议患者行部分择期冠状动脉旁路移植术(CABG)。(J–L)注射造影剂前后的血管造影图像。PCI：经皮冠状动脉介入治疗；LAD：前降支动脉；IVUS：血管内超声。

的选择。此后在几个投照位对管口斑块进行了血管造影和分析。依据左回旋支冠状动脉近端在造影像上的斑块分布情况，认为斑块修复是可行的，不必对左主干行介入治疗。估计左主干行介入治疗的操作风险为低至中度，因此决定在左回旋支冠状动脉口病变处放置支架，使支架的末端环与左回旋支冠状动脉的起始端面相匹配，并让支架的其余部分完全覆盖住病变。选用 3.5/8 mm Biotronik Lekton 活动支架并以 12 巴的压力将其释放。最终的血管造影像证实，血管已完全再通且左主干未受损伤。患者术后症状消失，于 3 日后出院。该病例达到了预期效果：未出现严重风险，同时患者受益明显。

一例转外科治疗的逐渐恶化择期病例

女性患者，52 岁。既往有两支冠状动脉病变史，近期因下壁心肌梗死行右冠状动脉(RCA)急诊 PCI。患者此次因焦虑和心绞痛症状加重再次入院。心电图显示在 75 W 下 V3 至 V6 导联的 ST 段压低 0.2 mV。左前斜位(LAO)和右前斜位(RAO)(向头侧斜)的冠状动脉造影显示一处分叉病变位第一对角支起始端邻近处，按照 ACC/AHA 分级系统属于 B1 型，按照 Lefevre 分级系统属于 A 型(图 4.4)。病变表现与两周前的造影结果没有任何变化。病变近端血管平直，病变处外观光滑，未见血栓形成和造影可见的钙化征象。右冠状动脉显示短期效果极好。依据病史和诊断性评估，考虑行左前降支动脉(LAD)血管重建。因为 LAD 病变的血管造影提示为良性病变，因此行 PCI 的操作风险适度，故选择 PCI。

选择并放置了一枚标准型指引导管 (6 F Judkins 4.0 左冠管无侧孔)。放置了一支 Guidant Whisper M 导引导丝，并用 Medtronic Driver 3.5/15 mm 支架以 12 巴的压力直接放置了支架，支架远端环位于血管分叉点邻近处。对照血管造影显示支架远端有夹层，故放置第二枚支架(以 10 巴压力放置了 Medtronic Driver 3.0/9 mm 支架，两支架部分重叠)。随后用 3.5/20 mm 球囊以最高 20 巴的压力对支架进行多次扩张，但支架扩张不满意。术后仍残留 40%管腔直径的狭窄。术者认为进一步强化介入治疗预期不会受益更大，反而会使操作风险显著增大。因此，目前的结果是可以接受的，终止了介入手术，并安排患者次日复查冠状动脉造影。

患者转入靠近导管室的监护病房后，突发剧烈胸痛并伴有血压下降，收缩压从 120 mmHg 降至 60 mmHg。即刻复查血管造影显示 LAD 血流缓慢，置入支架部位与之前造影结果相比无其他改变。再一次血管造影显示冠状动脉血流正常(为 TIMI Ⅲ级)。为了降低信息风险，术者使用了血管内超声 (IVUS) 导管但未能通过病变处。因为患者症状为间断性痛，认为血栓很可能与支架扩张不完全、支架损坏、组织套叠、内膜皮片或夹层有关。基于上述假设，尚不明确行 PCI 是否能有帮助(受益高度不确定)，但也没有理由不去尝试(接受操作风险)。

为了避免在高压扩张时，近段出现夹层，首先在支架置入部位近段放置了另一枚支架 (Medtronic Driver 3.5/9 mm，压力为 14 巴)，随后用 3.5/20 mm 和 4.0/10 mm 球囊将其扩张到 24 巴压力。然而 LAD 仍然存在漏斗状狭窄。此外，在对照造影时发现支架有轻度退缩，部分节段出现了径向塌陷。这一事件对治疗过程至关重要。它限制了血管内介入治疗的选择，因此也降低了预期受益。更为严重的是，它提示操作风险明显增加。因此第二天将患者转到冠状动脉旁路移植外科。外科手术中和术后均未发生意外。

全面回顾所有的血管造影结果并未发现使 LAD 狭窄不能扩张的病因。由于血管造影未发现钙化，病变处斑块硬度特殊的最可能解释是，存在有纤维性或纤维钙化性狭窄，或者巨大斑块负荷遍布于血管腔整个周壁从而导致负性重构。在这种病例中，信息风险的不确定性如此之高以至超过上述的扩张尝试都似乎是不合理的(至少在择期手术情况下)，因此还是行是外科手术好。

结论

本章提出一种依据风险的概念了解 PCI 的方法。PCI 的目的是让患者受益，即采用具有一定操作风险的操作过程来降低潜在风险。由此可见，PCI 是一种高度复杂的反复决策过程，其目的是对冠状动脉病变进行低风险、低费用和高受益的血管内修复。本章对 PCI 介入过程的说明侧重于风险考虑，而且在介入术每次进行策略选择时都会涉及风险考虑。

为了创建现实可行的 PCI 模式和实用教学器具，需要在实践中进一步鉴别和改进手术决策和实施方法。

参考文献

1. Hirshfeld JW Jr., Banas JS, Cowley M, et al. for the Writing Committee Members. American College of Cardiology training statement on recommendations for the structure of an optimal adult interventional cardiology training program. *J Am Coll Cardiol.* 1999;34:2142-2147.
2. Standards for institutions/organizations offering interventional procedural course training. American College of Cardiology. Available at: http://www.acc.org/education/courses/courses.htm. Accessed August 26, 2005.
3. ACC/AHA guidelines for percutaneous coronary intervention (Revision of the 1993 PTCA Guidelines). A report on the American College of Cardiology/American Heart Association Task Force on Practice Guidelines. *J Am Coll Cardiol.* 2001;37:IV. Institutional and Operator Competency.
4. American Board of Internal Medicine. Policies for added qualifications in interventional cardiology; eligibility for certification and board policies. Available at: http://www.abim.org/cert/policies_aqic.shtm. Accessed August 27, 2005.

Wolfram Schmidt
Klaus- Peter Schmitz

第 5 章

器　械

血管内治疗的历史尽管短暂，却因为有许多著名专家从事研究和一些重大事件的发生而丰富多彩[1, 2]。

今天，对一些未经认定的血管内治疗器械仍会被误认为是简单的治疗工具。然而，看似简单低危的器械却需要花费很多年的时间进行研制，还需要在高科技工业环境中整合利用设计者、材料学家、工艺学家、生物学家和治疗学家集体的专业知识。制造一件成品器械需要精密的设计、完美的制造和极高的质量。正因为产品的质量不靠运气成分，才能够保证其安全有效的用于临床。

血管内器械数量种类众多，本章不可能对其一一详述。我们将以冠状动脉和外周血管内治疗用的扩张球囊导管和支架为例，来了解如何对血管内治疗器械的性能和质量进行客观的评估。我们将重点回顾和讨论以下内容：

(1)实验室体外测试的性能参数；

(2)测试这些参数的方法；

(3)典型结果；

(4)特定结果对临床应用的影响。

以前曾对测试、验证和模拟器械的性能参数进行过多项尝试，其中一些方法和结果已经发表[3-17]。我们的用意并非研究所有这些试验方法，而是为了说明这些特定的器械性能为何要测试以及测试结果如何解释。

扩张球囊导管

性能参数

所设计的高压扩张球囊导管旨在利用静内压把球囊插入病变区并进行扩张，以便扩张或重新开通血管的狭窄或闭塞段。这种简单的操作原理决定了任何血管成形术球囊导管应具备的性能参数，其中包括：

(1)球囊导管的整体外形横截面积要小，以利于通过和输送；

(2)扩张和回缩时间要短，以免发生缺血性并发症；

(3)重新折叠性能要好，以免造成血管损伤或支架损坏；

(4)球囊顺应性要低并可预见，以精确选定直径规格；

(5)球囊抗爆裂强度要高，以利于高压扩张；

(6)弯曲硬度要低，以利于在弯曲血管内推送。

必须将这些参数合并为复杂的功能参数，如循迹性、通过性、推送性，才能评价最终产品的临床性能。

快速交换(RX)导管仅在远端部分有导丝腔。这就意味着，该导管与导丝的摩擦力较小，而且其提供的支持比传统的 OTW 系统要小。OTW 导管的导丝腔贯穿于整个导管。典型的 RX 球囊扩张导管设计如图 5.1 所示。

测试方法

外形

球囊导管的外形尺寸可以按图 5.2 所示进行测定，以明确其性能特征。推送部外径是其中最重要的尺寸，通常定义为扩张导管球囊节段的最大直径。为了将扩张导管安全地穿过紧缩的病变区，要求其尺寸要尽可能小。为了穿过过紧而又狭长的病变区，其整体外形和推送部外径必须很小。小的外形尺寸也是避免血管闭塞所要求的，在长时间的手术操作中管腔闭塞会造成心肌缺血。

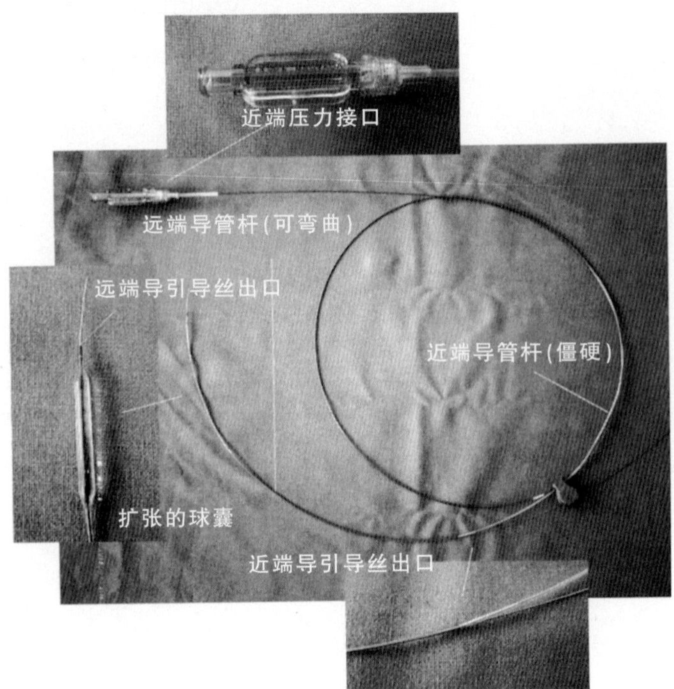

图 5.1 典型的 PTCA 球囊导管系统，包括快速交换导管的基本部件(Guidant Voyager)。PTCA：经皮冠状动脉腔内成形术。

导管的最大外径可以用校准过的孔板来测量。使用这种方法可以评估折叠后的球囊最大直径。制造球囊的材料在需要穿入紧缩的病变区时可能要求其具有可压缩性，因此提供了一种在球囊处于放气和折叠状态下联合测量其几何形状和可压缩性的方法。

用于这项测量的孔板的孔径可以根据球囊导管的典型尺寸进行调整。这些外形尺寸的测量精确度取决于孔径的精确度和孔径的精细分级程度。0.05 mm 的级差看来能提供足够准确的测量值(图 5.3)。

为了模拟球囊在人体内血管应用中的性能，必须在 37 ℃水环境中进行测量。因为聚合物的性能特征对温度有很强的依赖性，因此测量时要尽可能模拟体内状态。然而按照技术标准来测量聚合物机械性能的这类测量并不需要样本长期处于规定的条件下[18, 19]。装置性能测试皆在模拟临床应用状态，而不是为了测定材料的物理学常数。因为在大多数病例中，血管介入治疗——在数分钟内完成，所以像球囊导管这样小的器械，通常假定其材料性能在 5 分钟的规定条件下足可以保持恒定。

进行这些测量时通常从最大孔径开始，接着检验较小的孔径，直到球囊不能通过某一孔径为止。球囊近端和远端肩部的外径数据通常代表整个扩张球囊的最大外径，因此相当于球囊导管的通过外径。

目前经皮冠状动脉腔内成形术(PTCA)球囊导管的最大外径通常约为 1.00 mm，而经皮腔内血管成形术(PTA)球囊的外径可达 2.00 mm，取决于其设计目的所用的特定血管部位(如肾动脉、髂动脉、颈动脉)。用于所有血管内操作时，目前的趋势是减小外径和尺寸，以便在处理日益复杂的病变时减少扩张造成的损伤。

采用非接触式直径测量方法可以进行更精确且不依赖于测量者的外形尺寸测量。在这项应用中激光扫描仪可以提供最精确和客观的测量结果，因为它可以完全避免机械干扰。然而只要明确规定好测量条件(尤其是接触力)也可以使用有形的距离检测装置。

图 5.4 示出了两轴激光扫描仪的操作原理。测试样品置于两轴激光测量的中心。每个轴向的激光扫描仪测量出样品在测量平面(垂直于 z 轴)上 x 或 y 轴的投影尺寸。使用这种测量装置记录下测出的直径值 d_x 和 d_y，并计算出均方根(RMS)，假定折叠的球囊为圆柱形。通过考虑直径差 d_x-d_y 可以评估这项假定的偏差。对连续的相邻 z 平面自动重复地进行外径测量，可以获得沿导管长轴的外径函数。

这种激光扫描装置的测量范围通常为 0.1~30 mm，精确度为±0.01 mm，分辨率为±0.001 mm。z 轴方向上的敏感性应很高，以便测量出形态和结构的变化。有效 z 平面的厚度可达 0.2 mm。由于在水浴中测量样本存在反射和散射效应，要求该系统具有附加的光学矫正系统。

外形测量的典型结果参见表 5.1 和图 5.5。将孔板

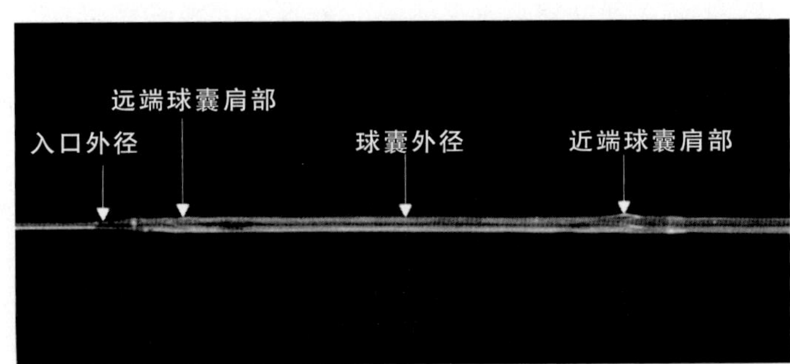

图 5.2 示出折叠后的球囊及其相关外形尺寸。

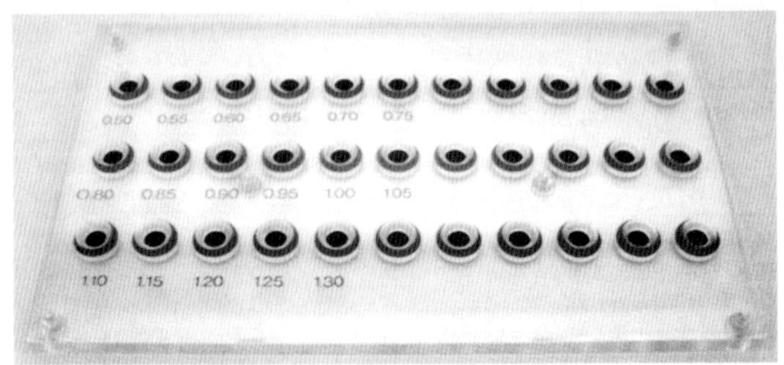

图 5.3 17 孔的孔板直径为 0.50~1.30 mm(孔径差为 0.05 mm)。

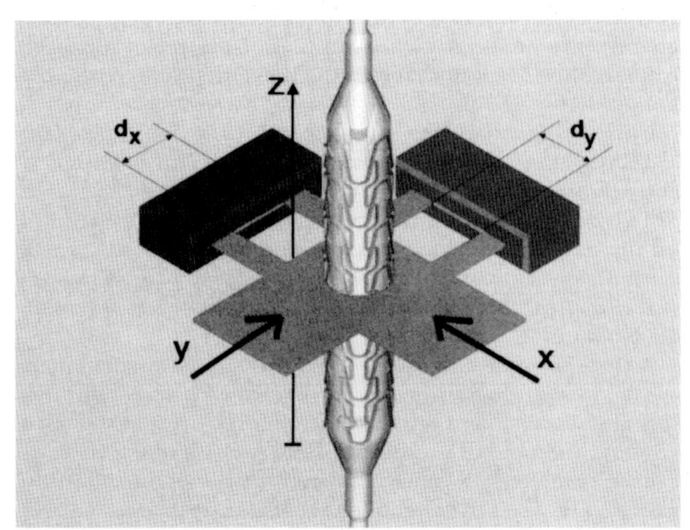

图 5.4 用两轴激光扫描仪测定导管直径的示意图（图中球囊外装有支架）。

测量所得到的最大直径与非接触式激光扫描仪所得的数据进行的比较可见大多数所测试的扩张球囊均可穿过比非接触式测量所估直径更小的孔。在某些情况下，如果应用最大推力，球囊肩部可被压缩约 0.2 mm。然而激光测量系统完全不依赖于人工操作，因此是客观比较不同器械的最佳方法。

扩张与回缩时间

在狭窄但尚未完全阻塞的血管中扩张球囊，会导致供血组织的缺血。为缩短缺血时间，术者必须完全控制靶血管的阻塞时间，包括用装在导管近端的手动泵将压力传送到球囊内部所需的时间、球囊扩张所需时间与回缩时间的总和。

从物理学上讲，球囊扩张是通过将规定容量的液体（生理盐水和对比剂的混合液）在压力下泵入限定容积的非顺应性球囊实现的。泵与球囊间的液体流动（单位时间内的体积）是由压力差驱动的。充满或完全排空这个容积所需的时间（称之为扩张时间与回缩时间），通常用作比较球囊的重要参数。填充或排空球囊所需的液

表 5.1 用孔板（$\triangle d$=0.05 mm）测量出的 PTCA 球囊导管的最大外径

	远端外径（mm）	近端外径（mm）
Medtronic Sprinter 3.0/20 mm	0.85	1.00
Biotronik Elect 3.0/20 mm	0.85	1.00
Guidant Voyager	0.80	0.95
Boston Scientific Maverick 3.0/20 mm	0.85	0.95
Cordis Aqua$_{T3}$ 3.0/20 mm	0.80	0.95

PTCA：经皮冠状动脉腔内成形术。

流，主要受连接导管毂和球囊的导管体的流动阻力 R 所限制。R 由液体黏滞度 η 以及导管的内半径 r 和长度 l 决定，可由适用于层流条件下的普瓦瑟耶定律来描述：

$$R \propto \frac{\eta l}{r^4}$$

根据上式可见，导管内半径 r 是阻力的主要决定性因素（成四次方关系）。小口径导管意味着扩张或回缩时间较长，因此限制了导管外径的进一步减小。此时，扩张和回缩时间还取决于球囊的容积。然而由于尺寸可比的球囊容积相近，容积在比较球囊时意义不大。

测量球囊的扩张和回缩时间时，必须规定好压力和测试液体。通常需要按制造厂的规定调整球囊的标称压力（NP）条件。因此在扩张球囊时，要使用与临床相适宜的盐水和对比剂混合物（例如 1:1）。另外还要精确确定球囊扩张或排空的终点。实践中，球囊扩张或回缩的终点是指其外形不再改变的时刻，通过客观测量外部轮廓可以精确地确定这些终点。可以通过有形或非接触式传感器（例如光学、磁性、电容式距离传感器）未进行这些形状测量。图 5.6 示出利用电容式距离传感器测量球囊状态的装置。图 5.7 示出回缩时间的典型测量结果。

然而，扩张和回缩时间并不能完全描述血流受阻的程度和缺血所造成的风险。即使在球囊扩张之后把球囊折叠或再次折叠起来，回缩的球囊仍留在血管腔内并阻塞血流。因此，为使残余阻塞最小并避免回缩时由于张开未折叠球囊部分而损伤血管壁，球囊张开后重新折叠的几何特性也很重要。球囊重新折叠后横截面积最小且外表面光滑，因此血流的受阻程度最小，而且可避免回撤时损伤血管和损伤支架破坏。

球囊的顺应性

球囊导管的顺应性（C）被定义为对于给定的球囊压力变化（$\triangle p$）球囊直径的改变（$\triangle d$）。与用于诊断目的的低压球囊相比，PTCA/PTA 治疗所用的高压球囊的顺应性极低。然而，即使有时将高压球囊称之为“非顺应性”球囊，仍然存在可测量的直径顺应性。特定球囊的顺应性既可以用单位压力（巴）下的直径百分比增量来表示，也可以用压力与相应球囊直径的表格来列出。第一种方法用于球囊分类，将其分为非顺应性或半顺应性，而后一种方法是生产商针对各种器械以顺应性图表的形式给出的。

球囊的顺应性可用图 5.4 中所示的外径测量装置来测定。这个装置还要包括调整装置，以便测量至少要高达 20 巴的球囊压力。为达到此要求，添加了计算机控制的活塞泵和压力传感器。测量时使用温水（37 ℃）槽很重要，因为球囊聚合物的弹性模量对温度有很强的依

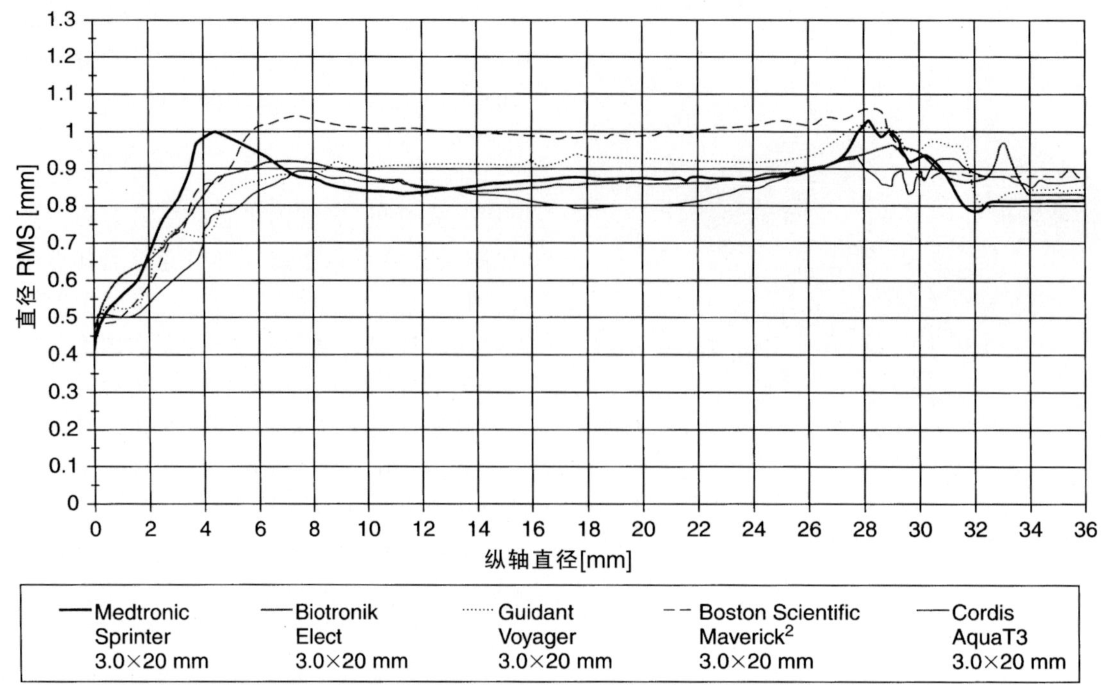

图 5.5 PTCA 球囊导管的远端外径。采用两轴激光扫描仪(ODAC 32XY, Zumbach Electronic)非接触测量均方根值。PTCA:经皮冠状动脉腔内成形术;RMS:均方根。

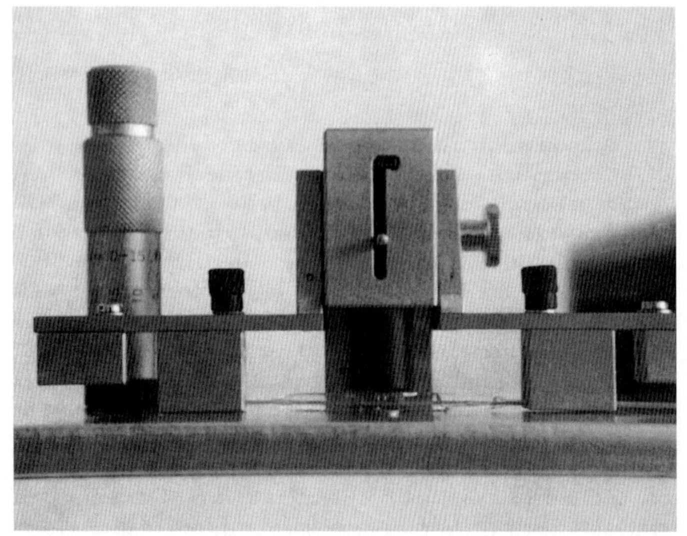

图 5.6 采用扩张球囊的测试装置;通过有形感受器来指示球囊回缩。

赖性。测量顺应性的技术装置参见图 5.8。图 5.9 示出五种不同的 PTCA 扩张球囊的顺应性。

计算顺应性时,通常要在相应的 NP 和额定爆裂压力(RBP)下测定出 NP 下的平均直径(d_{NP})和额定爆裂压力下的平均直径(d_{RBP}):

$$C=\frac{d_{RBP}-d_{NP}}{(RBP-NP)\cdot d_{NP}}\cdot 100\%$$

由表 5.2 可见三种球囊的顺应性相似,而另外两种球囊 (Elect 球囊,Biotronik 公司产品;Aqua T3 球囊,Cordis 公司产品)的顺应性要小很多。这一点可见于图 5.9,直径和压力曲线的斜率表示球囊的顺应性。

球囊的爆裂强度

高压扩张球囊要经受较高的压力。球囊材料的径向应力和轴向应力(σ_{rad},σ_{ax})取决于球囊的压力 p、球囊的直径 d 和球囊壁的厚度 s,假定其为简单的圆柱形。用公式粗略的表达为[20]:

$$\sigma_{rad}=\frac{pd}{2s}$$

$$\sigma_{ax}=\frac{pd}{4s}$$

如果应力值超过了材料的破裂应力,则球囊将会爆裂。由此可见,在理想的状态下,应力与球囊压力和球囊直径之间应成线性关系,而与球囊厚度成负相关。这就意味着,假设材料相同,球囊直径越大,球囊壁越薄,其爆裂压力越低。此外从公式还可以看出,球囊内的,轴向应力为径向应力的一半。

球囊的爆裂强度可用压力控制装置来测量,该装置最好由计算机控制。必须将球囊放入温水中,而且要精确规定加压方式。通常每一步增加压力 1 巴,直到球囊破裂(此时即为爆裂压力)。这个爆裂压力可用于衡量球囊的爆裂强度。厂家标出的额定爆裂压力(RBP)是安全使用球囊的最高推荐压力,它是通过统计学足够大量的

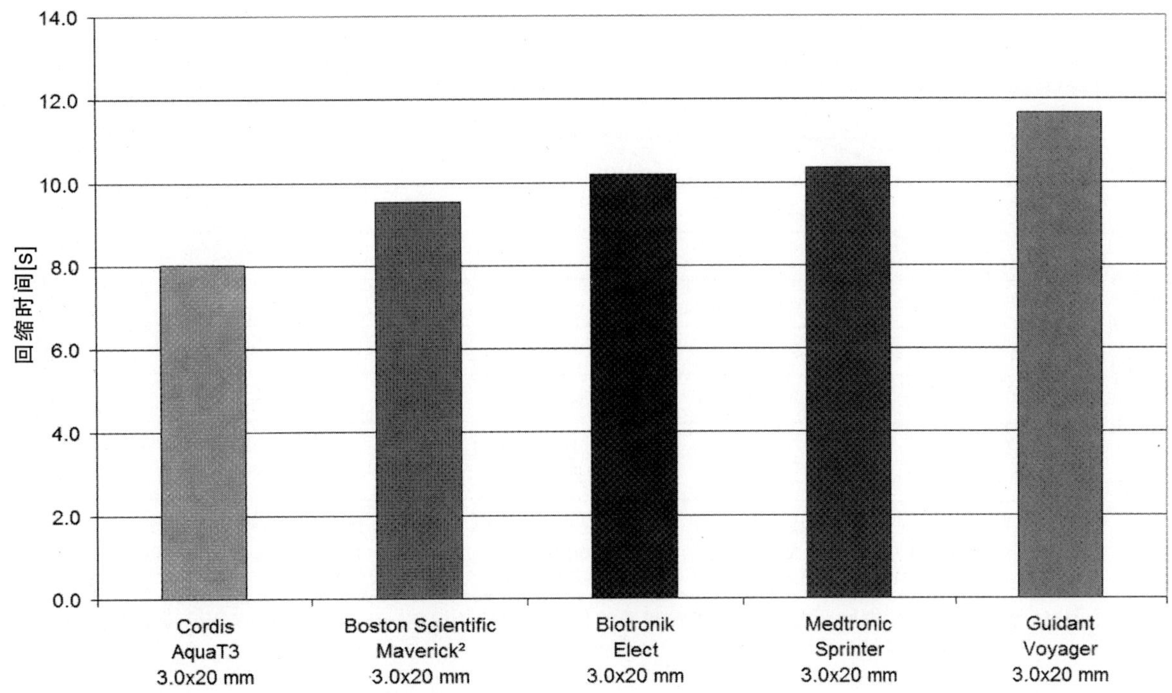

图 5.7　PTCA 球囊导管的平均回缩时间(盐水和对比剂 Accupaque 300,Amersham Buchler,50:50)。PTCA:经皮冠状动脉腔内成形术。

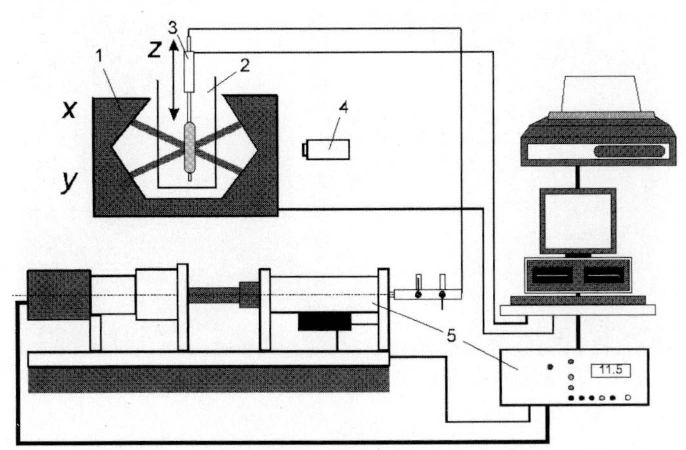

图 5.8　球囊顺应性测量装置(1.激光扫描仪;2.水槽;3.线性传动装置;4.照相机;5.压力控制器)。

测试计算出的,确保在 RBP 下及 95%可信区间内 99.9%的被试球囊不会破裂[21]。RBP(推荐的最高压力)和球囊破裂压力之间通常只有较小的压力差,提示超出 RBP 后的安全范围较小。

弯曲强度

弯曲强度是许多介入器械的一个重要物理参数。弯曲强度低意味着更容易无损伤地通过弯曲的血管,但是足够的轴向硬度也是必需的,这样才能使术者把力传递过去并能控制导管的运动。弯曲强度低意味着柔顺性好。

表 5.2　不同高压 PTCA 球囊的直径顺应性

	直径顺应性 (%/巴)
Medtronic Sprinter 3.0/20 mm	9.92
Biotronik Elect 3.0/20 mm	5.50
Guidant Voyager	8.99
Boston Scientific Maverick² 3.0/20 mm	9.88
Cordis $Aqua_{T3}$ 3.0/20 mm	5.88

PTCA:经皮冠状动脉腔内成形术。

导管和支架的柔顺性可用图 5.10 所示的装置进行测量。被试物体固定在一个夹紧装置上。实际测量时,自由弯曲长度通常固定为 12 mm。弯曲变形 d 是用线性传动装置自动产生的。最终的作用力 F 由测力学元件进行测量,测力元件由一个特殊装置连接。测力元件的测量范围从 0~100 mN,精确度为±0.5% FS。

位移和力的信息由一台经串行接口连接的计算机记录。作用力与距离的曲线可用于说明被试物体弯曲的弹性模量。计算弯曲强度(EI)时,要通过对整个力学–距离曲线的线性回归求出 F/d 的平均值,计算公式为

$$EI=\frac{F\cdot l^3}{3d}$$

其理论依据是描述弯梁结构的力学原理(F:弯曲力;l:弯曲长度;d:弯曲偏移)[22]。

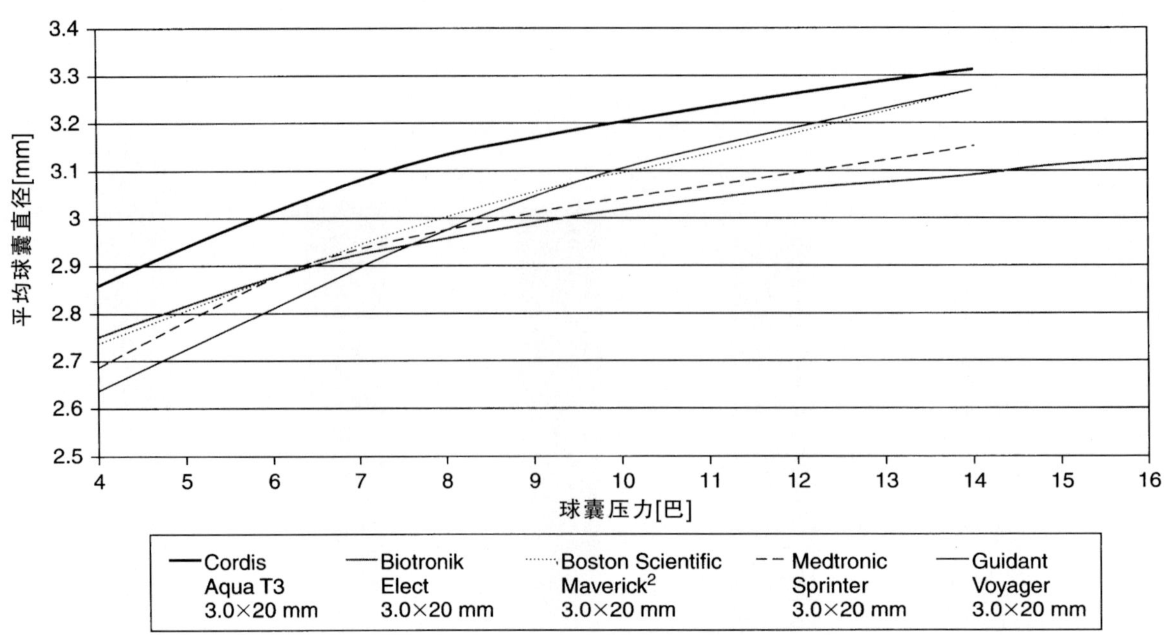

图 5.9 五种不同的 PTCA 球囊导管的实测顺应性曲线。所有球囊的标称直径均为 3.0 mm。PTCA:经皮冠状动脉腔内成形术。

考虑到测试样品在结构上可能存在的不对称性,弯曲强度要在四周 5 个不同方向上进行测量然后求出平均数。典型的结果将在下文与带和不带卷曲支架的支架输送系统的测量一起讲述。

循迹性、通过性和推送性

循迹性这一术语源自医学和工程学的交叉学科。它用于描述在摩擦力、弯曲强度和其他因素这样几种机械参数的影响下器械系统到达靶病变的能力。

血管内器械系统循迹能力的测量皆在评估支架/球囊系统沿预定的弯曲路径从指引导管内通过的能力。利用所得的测量结果可以针对每一条预定路径客观地比较不同的器械。有关循迹性测量的长期经验表明,实验数据和临床数据具有高度可比性。

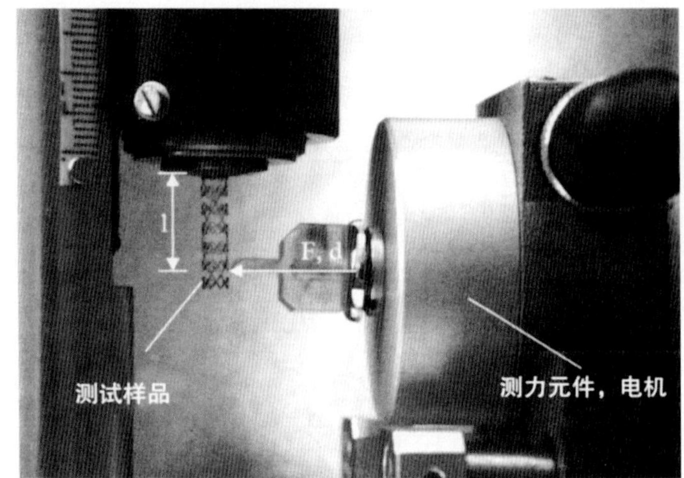

图 5.10 测量圆筒形器械柔韧性的测试装置(图中显示扩张后的冠脉支架)。

可以用双通道推送装置(图 5.11)进行测量,这样可以在支架系统通过指引导管和血管模型时测量近段和远端的推送力。测试路径可根据冠状动脉(图 5.12)、髂动脉分叉和肾动脉的解剖结构进行调整。指引导管和导丝共同构成模拟测试环境。测试路径放入 37 ℃的温水槽中用以模拟生理状态,这对于导管具有较低滑动摩擦力的亲水性或非亲水性涂层的机械特性以及聚合物装置机械特性是非常重要的。

对于推过测试路径的每一种扩张式或支架式输送系统,都要测量其沿路径推进所需要的循迹作用力,并记录其作用力与距离的关系曲线。典型的循迹曲线如图 5.13 所示。从循迹曲线可以清楚看出,所有的球囊导管所需的循迹作用力都会随着路径的延长而增加。这种特性是系统所固有的,因为其摩擦力会增大,而且前期的负荷力 (用导管头的受阻严重程度和阻塞硬度表示)越大,所需的推送力越大且球囊导管头越容易弯曲。然而随着现代球囊设计和导管制造工艺的改进,所需的推送力正在逐步降低。目前所用的大多数球囊导管和支架输送系统其表面均涂有薄的聚合物涂层,用于减小扩张球囊与指引导管之间以及扩张球囊与血管内周围环境之间的摩擦系数。通过循迹测试可以确定涂层的作用是明显的;但是难以进行全面的对比测试,因为难以获得涂层性质的信息。

导管通过性用以描述导管通过狭窄的能力。它是作为导管头端对狭窄远端的反作用力来测量的。测定通过性时可以用一种装置来模拟端部有一处狭窄的血管路径(图 5.14)。在该模型中,狭窄病变的特征是偏心性圆锥形管腔缩窄,范围为 1.2~2.5 mm。将此模型装在测力元件上,用以测量远端反作用力 F_{dist},用它来衡量通过性。术者向病变处推送施加的推送力 F_{prox} 也要同时进行测量。用它可以分别测量整个导管的摩擦力和弯曲效应。带模拟病变的血管模型的测试配置如图 5.14 所示。在通过性测试中,装置的近段推送路径,从血管模型的终点开始算长为 60 mm(图中的 A 点)。远端位移没有直接测量,但由于导管弯曲估计可能比近段推送路径稍短一些。

远端通过外径是指折叠后球囊的最大直径,可以推断,远端通过外径小所需的通过就越小,因此通过性就高。虽然尚没有被广泛认同的定义,但我们认为远端平均反作用力 F_{dist} 应该能用来评价导管的通过性(此力越小,通过性越好)。除了通过外径以外,通过性还取决于球囊的折叠与压缩特性。

推送性用以描述从导管近端(介入医师端)到远端头部的负荷传输特征。高负荷传输可以对器械进行更精细和更直接的有形控制。即使只能引起导管头轻微反作用力增加的小范围阻塞术者也能感知,使其能精细调整推送力以损伤最小的手法通过障碍处。同时,如果高负荷传输过高,超过了术者精确控制和调节作用力使其与所遇阻力相匹配的触知能力,往往会把可造成血管损伤

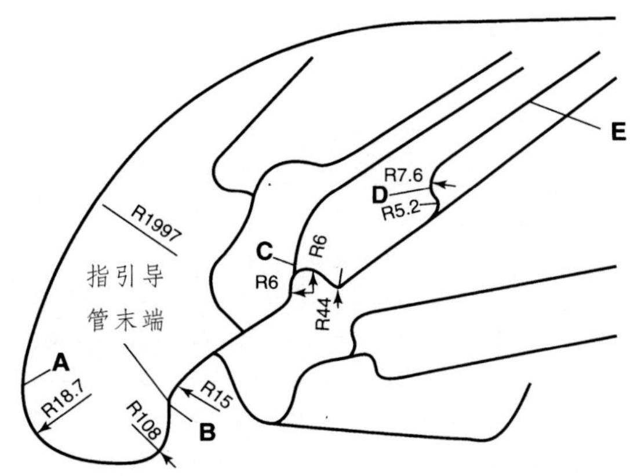

路径	距离[mm]
A-B	60
A-C	115
A-D	175
A-E	220

图 5.12 用于冠状动脉导管循迹性测量的血管模型中复杂多变的路径。

的作用力传输到导管头部。推送性由下列公式按百分比给出:

$$推送性=(F_{dist}/F_{prox})\cdot 100\%$$

式中的 F_{dist} 和 F_{prox} 分别代表测出的远端和近段最大作用力。

测量推送性用的测试装置如图 5.15 所示。它包括一个上推件(模拟完全闭塞),在其远端装有测力元件。测量远端反作用力时,近端推送力由另一个测力通道进

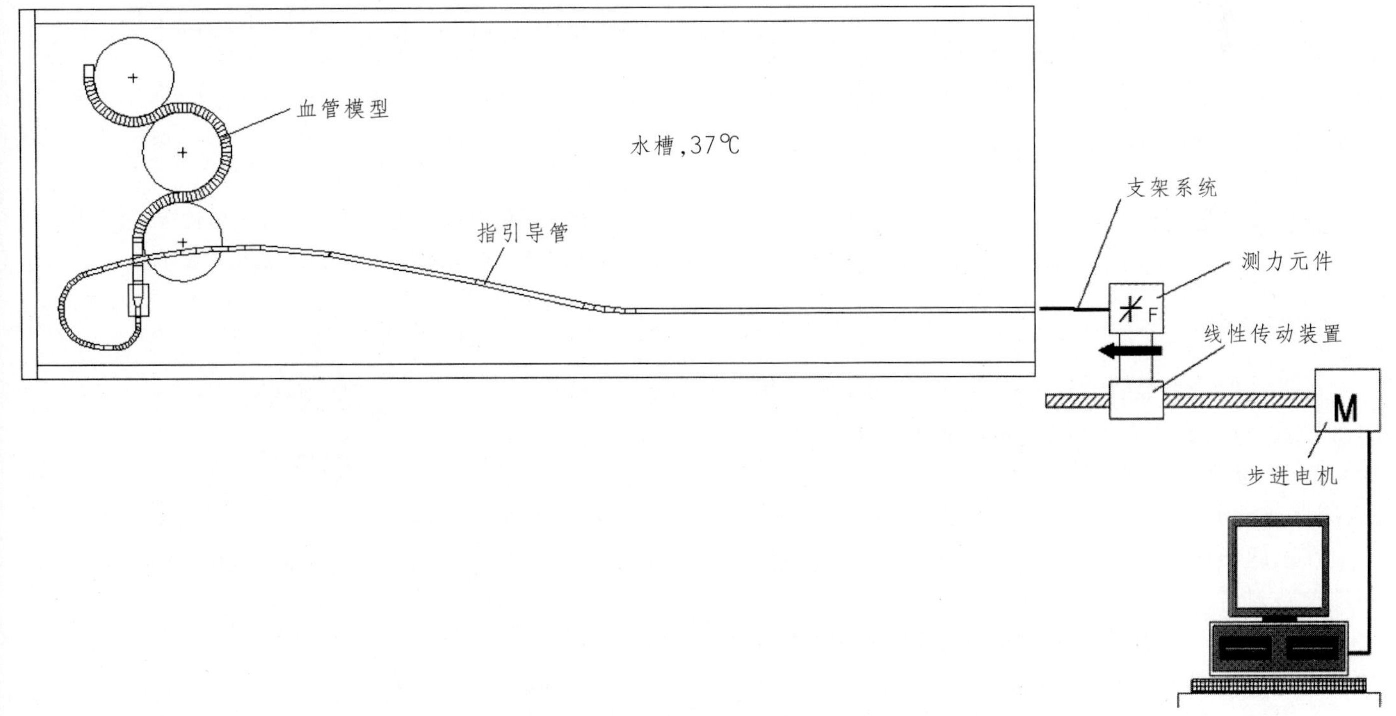

图 5.11 配有测试装置的双通道推进装置在测量冠状动脉导管/支架系统通过性中的示意图。

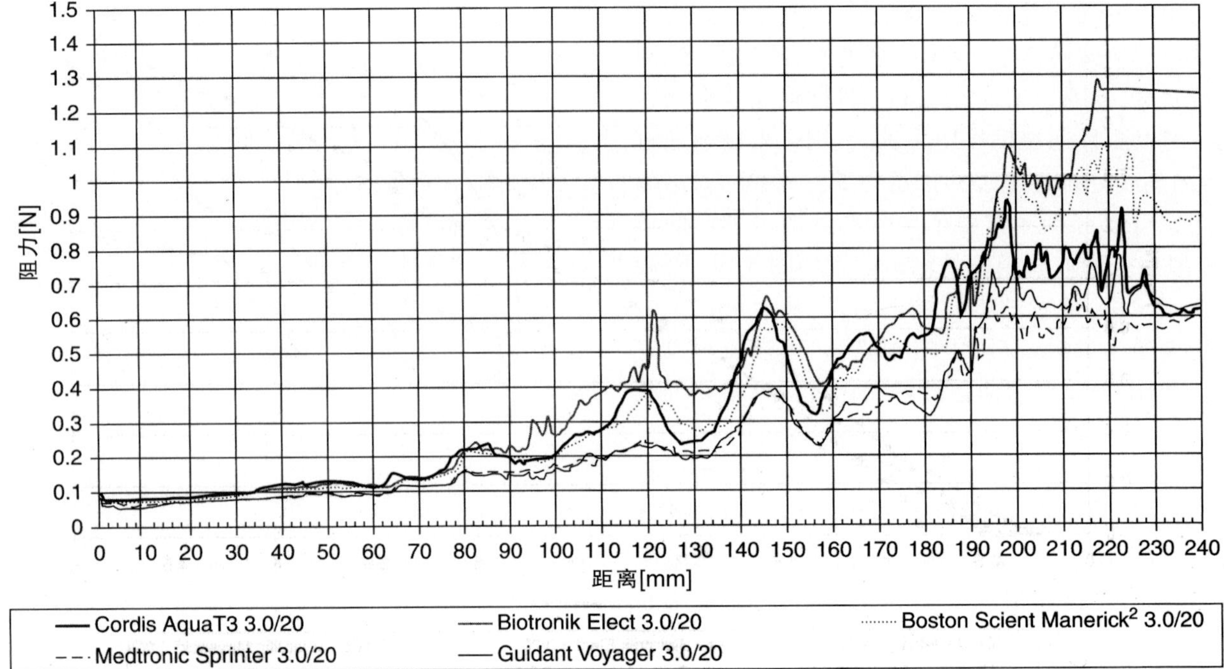

图 5.13 PTCA 球囊导管通过冠状动脉复杂多变的路径从点 A 到点 E 的作用力–距离曲线。PTCA：经皮冠状动脉腔内成形术。

行测量。当近端推送力超过为了避免损坏导管而规定的最大值(例如 4.0 N)时，推送实验就会以作用力控制方式自动停止。在每次测试之前，支架输送系统的远端都要顶到模拟闭塞病变的前方(起始点)。图 5.16 所示结果表明，近端所施加的推送力只有不到 50%被传送到球囊导管的远端。虽然精确的百分数可能会依据特定的测试配置有所不同，但有一点却是不争的事实，即难以解剖的基底结构仍然是导管技术面临的巨大挑战。我们所要求的性能是外径小和柔顺性好，同时轴向硬度还要高。解决的方法是在器械设计、材料选择、操作过程和耐受性之间权衡加以考虑。

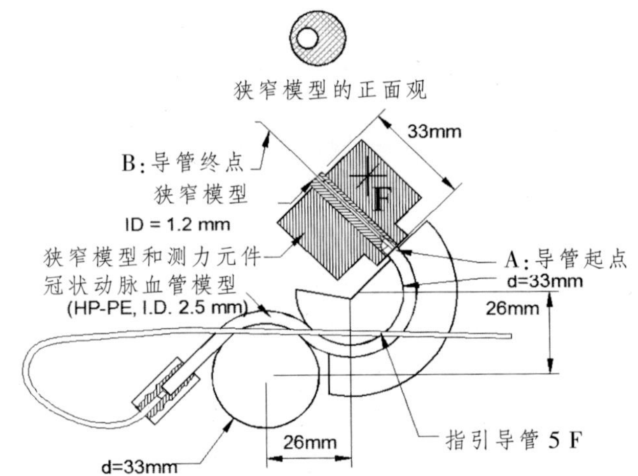

图 5.14 用狭窄模型测试 PTCA 球囊导管或冠状动脉支架系统通过性的测试装置。PTCA：经皮冠状动脉腔内成形术。

血管支架

性能参数

血管支架是为血管内置入而设计的，用于支撑塌陷的血管壁。进行置入时，支架要装在推送系统上，通常是球囊导管(球囊可扩张支架，图 5.17)或专用推送导管(自膨胀支架)。

在这两类球囊可扩张支架和自膨胀支架中，可依据多项参数对各个支架进行分类：

• 支架材料(不锈钢、钽、钴铬合金、镍钛合金，近来还有生物可降解聚合物和金属)；

• 减少血栓形成和再狭窄风险的涂层类型 (被动涂层

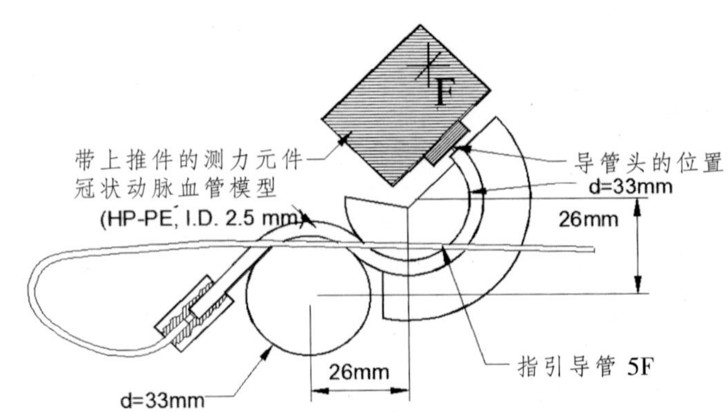

图 5.15 用于测试推送性的测试路径远端完全阻塞。

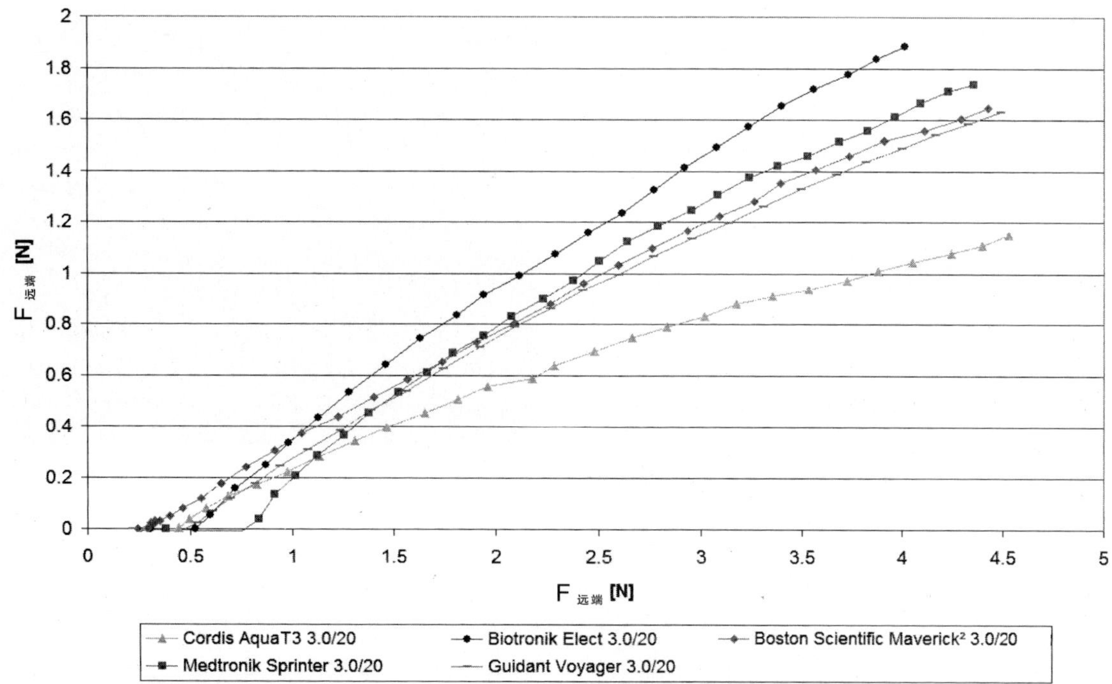

图 5.16 远端反作用力与近端所施加的推动力的关系曲线(试验在 3.5 N 的近端推动力时结束)。

如肝素、磷酰胆碱、碳基涂层、碳化硅,活性涂层如局部药物释放涂层和生物改良表面);

- 支架制造技术(激光切割支架和钢丝缠绕支架);
- 支架结构。

因为支架结构对于其机械性能非常关键[23-26],因此对其将进行详细讨论,先从不同的设计类型开始:

- 管槽状支架,是通过在金属管上切出纵向槽制成的。这种结构为打开的支架孔里形成血栓提供了有利的几何构型。最有名的例子是 Palmaz-Schatz 支架,该支架后来经过改进提高了柔顺性。
- 模块式支架,可由多个花冠状的模块组成,这些模块可由金属丝制成并可迅速连接成管状;也可以对金属管上进行激光切割而成。由于采用了模块式设计,使支架的柔顺性更好。典型的例子是 Medtronic-AVE S660/S670 支架(Medtronic,Minneapolis,MN,USA)和 Boston Scientific Express 支架 (Boston Scientific,Natick,MA,USA;图 5.18)。
- 多孔状支架,采用完全封闭的孔状结构,各段支架由纵向连接件互相连接。纯粹的多孔状支架柔顺性差,但提供有均匀一致血管壁覆盖可以防止组织塌陷。这种设计见于 Guidant MultiLink(Guidant,Indianapolis,IN,USA)和 Boston Scientific NIR (Boston Scientific,Natick,MA,USA)支架(图 5.19)。
- 模块式多孔状支架,综合了模块式和多孔状支架的设计理念使其性能得到改善。纵向和径向柔顺性都很

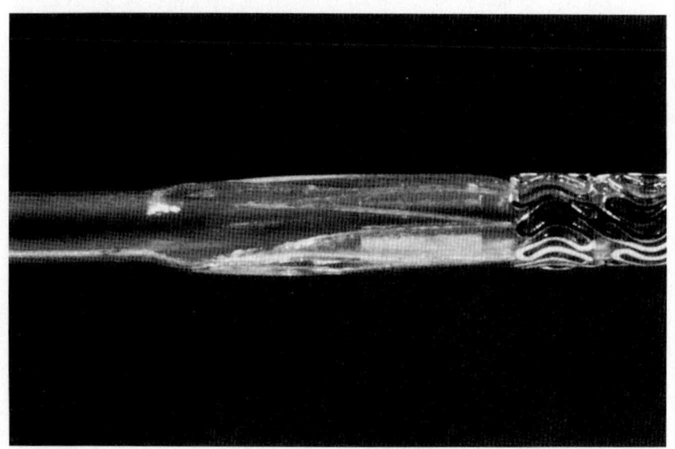

图 5.17 球囊扩张支架系统连同远端球囊肩部和卷曲支架远端部分的局部样图(Boston Scientific Liberté)。

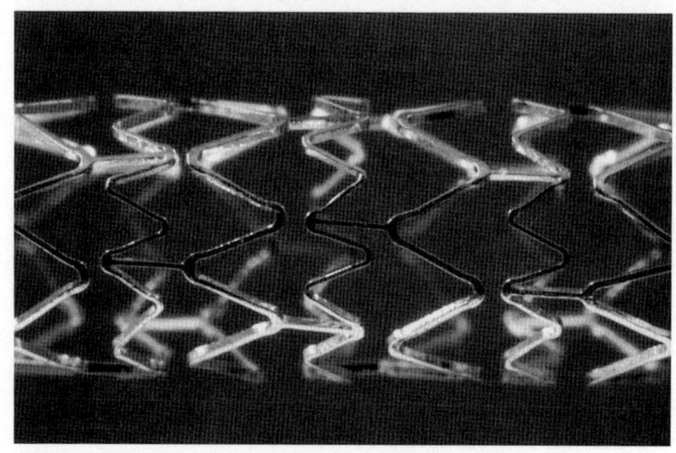

图 5.18 模块式支架——Boston Scientific Express²。

好,血管壁覆盖均匀一致,而且长度恒定。这种支架有时也称之为混合式支架, 见于 BioDivYsio OC/SV/AS(Biocompatibles, Farnham, UK) 支架或 Biotronik Rithron, Lekton Motion 支架和 Pro Kinetic 支架(Biotronick, Berlin, Germany)(图 5.20)。

虽然有一些支架专用术语常用来描述支架结构,但目前还没有标准的专业术语和名称来描述支架的结构和几何形状。用来描述决定支架性能特征的复杂的三维结构几何形态的词汇仍然十分有限。

• 支架丝是指构成支架更大结构体(如孔、圈或花冠状结构)的单个元件。

• 孔是指支架上规律性重复的小结构。开孔型的结构比闭孔型更为复杂, 闭孔型包绕的几何区域更为简单。孔是支架的基本几何构型;在支架扩张时它会发生形状改变。

• 环和冠包括有一组孔, 可以构成支架更高一级的几何形态,它们可以构成完整的支架节段,然后再由纵向桥接件或环节连接在一起。

因此,支架丝、孔、环和支架节段分别代表复杂程度由低到高的几种支架几何结构,它们共同构成各个支架复杂的三维表面结构。

支架的结构决定其机械性能。然而在大多数情况下,相互间的作用仍然相当复杂。下面是一些可循的经验法则:

• 带有开放孔的多节段支架, 其径向和纵向变形是分别发生的,因此其径向强度与其柔顺性无关。

• 支架的纵向环节越多,其柔顺性越差,但血管壁的覆盖越整齐规则。

• 闭孔型结构的支架柔顺性差,但结构规则。

• 模块式多孔状结构试图兼有模块式和多孔状支架的优点。

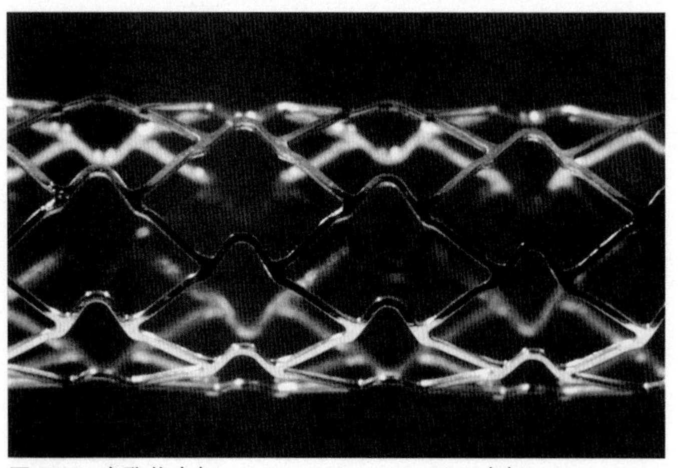

图 5.19 多孔状支架——Boston Scientific NIR 支架。

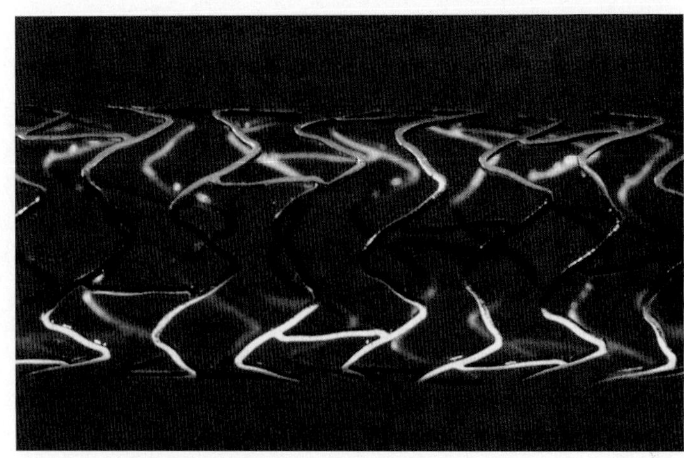

图 5.20 模块多孔状支架——Biotronik Pro Kinetic。

大多数支架的结构设计都对需要的功能参数(有关定义、测量和讨论,参见下文)、制造工艺的限制和商业实用性做了权衡考虑。最后但并非最不重要的一点是,典型的支架设计原理属于许多保护知识产权的专利权范围,拥有者拥有市场专利权。

虽然自扩张支架的操作原理与球囊可扩张支架不同但其设计理念基本相同。典型的模块式自膨胀支架是 Precise 支架(Cordis, Warren, NJ, USA)(图 5.21),主要用于外周血管。在总结各种支架结构时如果没有提到以图 5.22 所示的 Wallstent 支架 (Boston Scientific, Natick, MA, USA;原始商标为 Schneider, Bülach, Switzerland)为代表的网状支架设计原则,将是不完整的。Wallstent 支架由数根单股钢丝编织而成,由于没有支架孔或节段连接,其机械性能很难与其他类型的支架相比较。其整个结构是均匀一致的。该支架外表面非常光滑,如果纵向移动不受血管壁的挤压,柔顺性很好,没有纵向连接点,而且扩张期时间明显缩短。包括弯曲处在内的组织覆盖非常好。

球囊可扩张支架的输送导管需满足的性能要求与常规的高压扩张球囊导管类似。因此,必须进行同样的性能参数测量,而且必须用同样的测试装置来评估这两种导管支架输送系统的性能。另外的参数来自所放置的支架与导管的相互作用以及支架在释放时和释放后的机械性能。与支架相关的特殊参数包括:

• 弯曲支架在卷曲状态的外部轮廓, 用于评估支架平滑通过锐利边缘和粗糙病变的性能。

• 支架卷曲后的牢固性, 以避免支架在扩张前松动或脱出。

• 支架释放参数,包括长度改变(精确定位)、扩张时的外径以及球囊回缩和撤离后支架的弹性回缩。

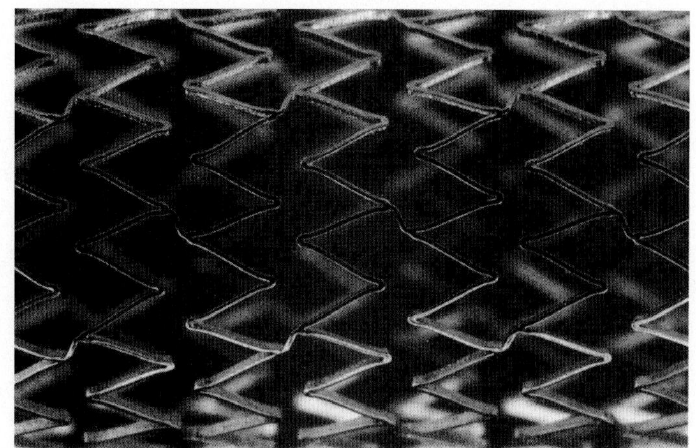

图 5.21 模块式外周血管支架——Cordis Precise。

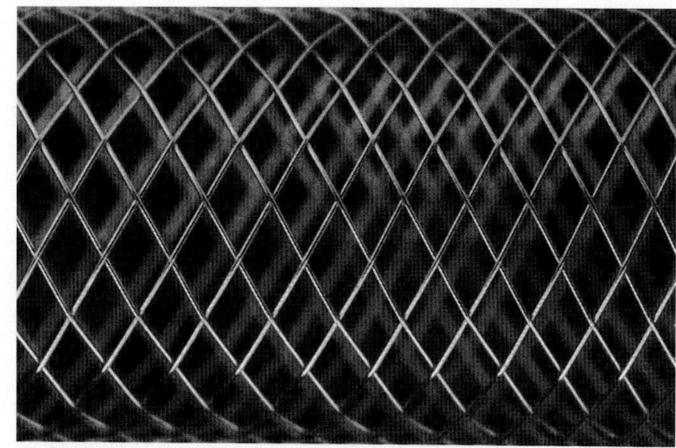

图 5.22 筛状支架——Boston Scientific Wallstent。

• 足够的径向强度，以保证支架的支撑功能。

• 自膨胀支架扩张时的径向力。

• 支架结构（如网眼大小、空间结构、无支架的表面积），用于对装支架血管的支撑进行优化并避免组织碎屑进入支架内。

• 支架扩张后的低弯曲硬度（或高柔顺性），使支架尽可能适应血管的解剖结构。

• 支架的不透 X 线性，以便于透视监测支架的置入和后期随访。

• 置入支架的抗疲劳性，因为其在体内要长期承受负荷。

虽然以上列举的参数并不全面，但基本囊括了目前讨论的血管内支架的最常见特征。其他一些参数与带涂层和药物释放支架(DES)有关，这种支架代表该领域的最新水平。但大多数新的药物释放支架在结构设计上依据的仍然是现有的传统式球囊可扩张支架，因此在机械性能方面是相同的。这种药物释放支架包括有一种金属结构，类似于以传统支架设计为基础的支架，因此大多数机械性能也相似。被释放的药物通过只有几微米厚的可降解或永久性聚合物涂层与支架相连。这种涂层不会改变支架的机械强度，但会影响其表面摩擦力。支架可以更紧密地附着于球囊表面上，从而使支架卷曲更牢固。另一方面，支架的循迹性和通过能力可能因摩擦系数较高而降低。所有这些影响必须在系统研究中进行检测。

最后但并非最不重要的是，新的诊断技术，例如磁共振成像(MRI)，对于支架材料的性能可能提出新的要求。这些要求包括支架与 MRI 的兼容性、使用 MRI 的安全性以及 MRI 的成像效果[27]。

测试方法

弯曲支架及支架系统的外形

通常，支架的设计要使其装到球囊导管上时具有光滑平整的外表面。但是在支架弯曲时，由于支架结构、尺寸及支架丝厚度的原因，其平滑的外表面可能会被破坏。因为支架弯曲是不可避免的，因此支架的任何扭曲效应都应避免。

支架外形测试时要在支架承载区弯曲支架输送系统，而且要用规定的弯曲半径(即，对于冠状动脉支架系统 R=7.5 mm，而外周血管支架的弯曲半径较大，图 5.23)。支架外形可以用随附的光学显微镜或者用装有录像机和 PC 帧捕获卡的录像系统来记录。

待测的支架递送系统经符合制造厂规格的导丝(0.014 英寸、0.018 英寸或 0.035 英寸）送入测试系统，使支架区域与选定的弯曲面紧密接触。拍摄支架外形的照片，然后目测评估几项参数。重点观察支架与球囊导管之间的过滤区以及弯曲支架的中部(图 5.24)。各个支架孔偏离支架理想圆形曲面的间距，即所谓的鱼鳞效应，如果特定测试标准要求的话可以用移动式显微镜进行检测。

卷曲强度(脱出力)

在到达靶病变区目标位置之前无论如何不能让支架从输送导管上脱落。降低支架脱落危险的输送因素有多种，包括：输送路径的摩擦力要低，导丝的支撑力要良

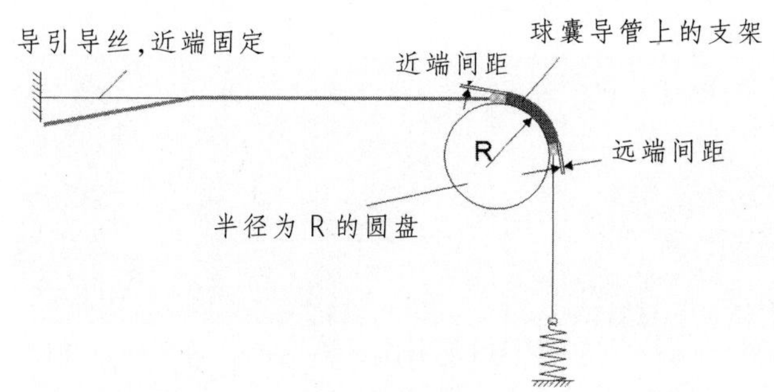

图 5.23 测量弯曲支架外形的检测装置。

好以及严重病变的预扩张(以利于通过)。但是在所有的病例中,充分牢固的卷曲都是必需的。

支架脱出力定义为使卷曲的支架在排空球囊上移动所需的力。进行这项测试使用的是装有测力元件的通用测试仪器（范围为±50 N，精确度为 0.05% FS;图 5.25)。

测试支架脱出力时,要把球囊导管推送段用卡钳夹紧在拉力测试装置的一端。用胶带把支架固定在另一个卡钳上(图 5.25)。支架系统的远端由球囊导管导丝腔里的导丝支撑。在测试过程中球囊要保持在真空状态。两个卡钳之间的距离和导管移动速度及距离一样是标准化的。针对卡钳分离的距离分别测量拉开卡钳所需的力。把支架初次相对于球囊移动所需的力定义为支架脱出力。使支架移动过球囊远端肩部所需的拉力更大。

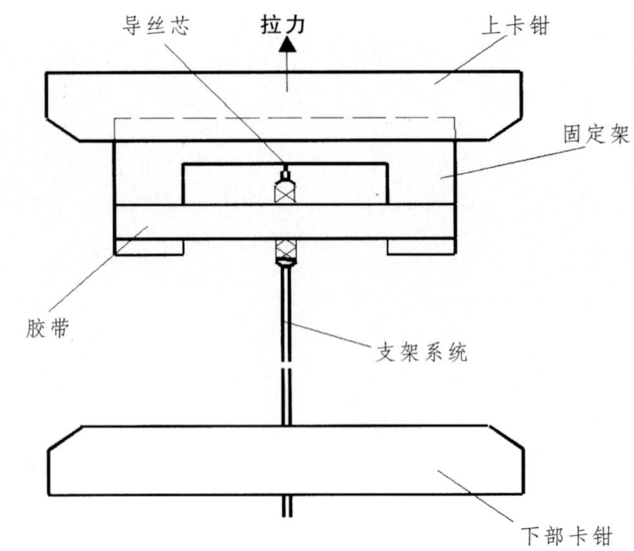

图 5.25 测量支架脱出力的测试装置。

测量每一种支架在初始状态以及机械加载结束后(如循迹、通过和推送测试之后,及附加弯曲之后)的脱出力是很有用的,因为大多数支架系统由于球囊和支架之间小的位移都有从卡钳上松开的趋势。初始的静态摩擦力通常高于动态摩擦力,球囊和支架之间原始的紧密适配形态可能会由于这种小的位移而降低。在实践中,要尽量避免在植入操作中对支架部分进行不必要的弯曲,以减少支架松动的危险。图 5.26 和图 5.27 示出不同的支架和球囊结构之间以及初始卷曲的支架系统和预加载支架系统之间卷曲强度的差异。

支架的展开性、外形、长度变化及弹性回缩

支架的展开是一个相当复杂的过程,它不仅受扩张后球囊的压力-直径特性的影响（参见上文“球囊顺应性”一节),而且受支架结构的机械特性、支架和球囊间的相互作用以及(更重要)支架与血管壁间的相互作用的影响。为了全面记录支架的性能,应该尽可能多的测量其参数,并要显示和记录支架扩张的整个过程。

为了测量和描述支架的展开,应采用上文所述的基本装置。应用该装置可以测量支架系统在初始状态(卷曲支架）以及后来调整球囊压力期间的外形尺寸。图 5.28 显示,支架分别从球囊近端和远端肩部以及支架端部开始展开,这样是典型的支架展开方式,有助于支架就位并保持在狭窄处。这种特征性形状在文献中被称之为“狗啃骨”效应。通常认为,“狗啃骨”效应可能会损伤靶病变近端和远端的靶血管。但是正如本文所述,球囊直径小于支架完全展开后的预期最终直径,因此,初始的“狗啃骨”效应不太可能对血管壁造成损伤。然而,当需要在高压下扩张球囊使支架完全扩张并贴壁时,则可能使支架两端过早的完全扩张,“狗啃骨”效应则有可能对血管壁造成损伤。

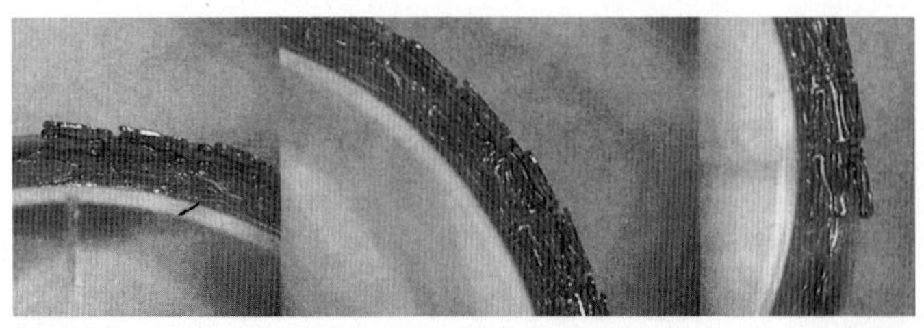
图 5.24 Guidant Vision 3.0/1.5 弯曲支架（半径=7.5 mm）的外形——支架的近端、中端和远端(从左向右)。

图 5.28 进一步显示球囊以每次增压 2 巴逐渐扩大到 6 巴时支架充分展开的表现。在本图中支架完全扩张可能出现在 4~6 巴。支架直径随着球囊扩张压力的增加而增大,这一特征与测量球囊顺应性时所见类似。

在测试过程中,支架在最大压力 9 巴(相当于 NP)时展开(为 d_{NP})。然后将球囊抽空再次测量外形尺寸。从所得到的曲线可以求出支架扩张后的直径(d_{recoil}),并包含有弹性变形(被称之为弹性回缩)的信息。弹性回缩用下列公式计算：

$$回缩率=\frac{(d_{NP}-d_{recoil})}{d_{NP}}\cdot 100\%$$

弹性回缩量取决于各个支架的结构、支架扩张程度以及支架材料的变形特性。槽管不锈钢支架回缩系数通常约为 3%~5%，而现代的钴铬合金支架弹性回缩通常稍高一些(约为 5%,图 5.29)。

新型支架的回缩率较高，但不会超过这一水平,不过在以后的研发中应加以注意。展开支架时,应考虑到其回缩率，所以要使支架扩展的大一些以使其完全贴壁。然而必须牢记,过度扩张也会有造成血管壁夹层和

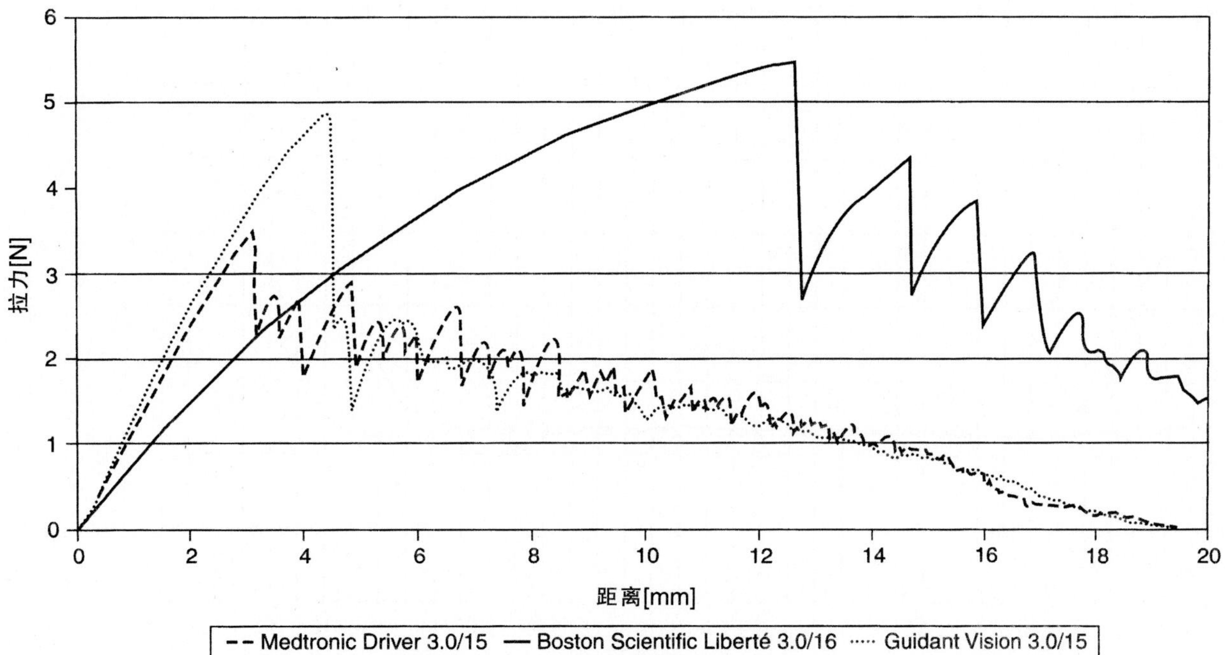

图 5.26　测量支架脱出力得到的拉力-距离曲线(没有任何预加载的原始支架系统)。

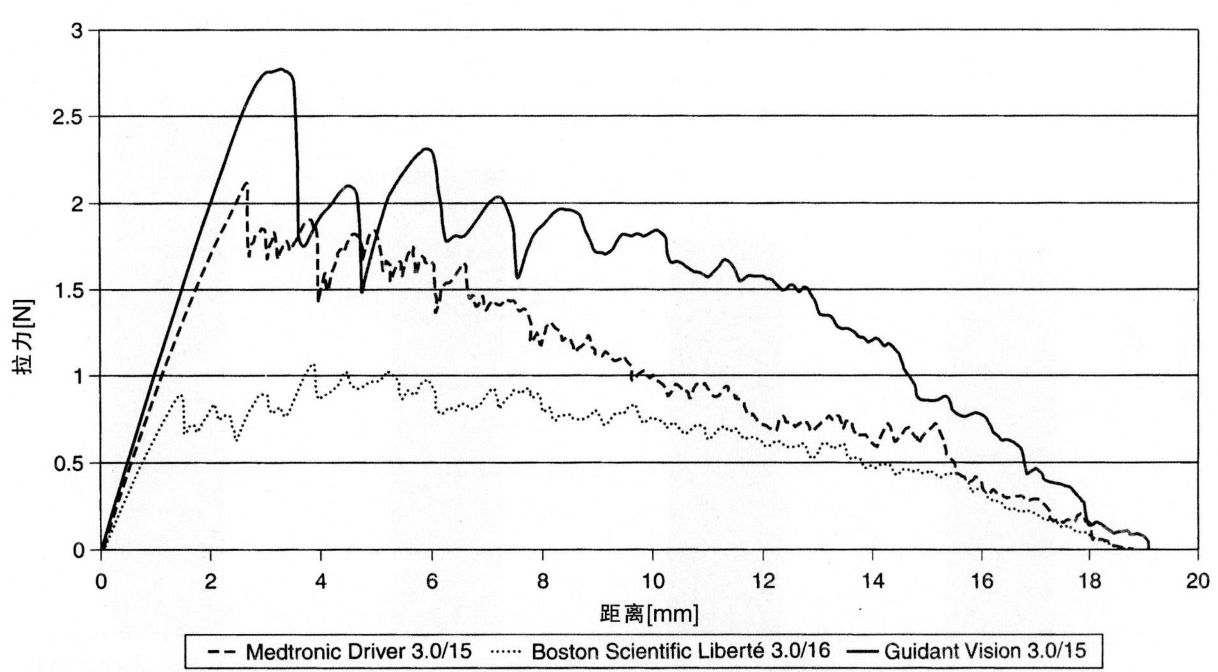

图 5.27　测量支架脱出力得到的拉力-距离曲线(支架系统经循迹、通过和推送测试预加载)。

破裂的危险。

支架扩张前后的长度可以用数字式卡尺或显微测量仪进行测量。结果表明,支架结构对支架的任何延长或缩短都有影响。理想状态下,支架在扩张期间其长度不应改变,以利于精确定位。

径向强度

支架的主要功能是为自发性或医源性斑块破裂所导致的不稳定血管壁提供支撑。在体内实际作用于支架上的负荷是不可能确切知道的,而且会因个体血管壁机械性能的不同而大相径庭。但是,必须明确支架的支撑力,而且要保证每个支架的最低径向强度。

径向强度测量时要通过压力控制器对一个用盖板封闭的测试容器进行加压(图 5.30)。将支架密封于一个模拟血管的试管内,该试管同时还起到把支架与温度控

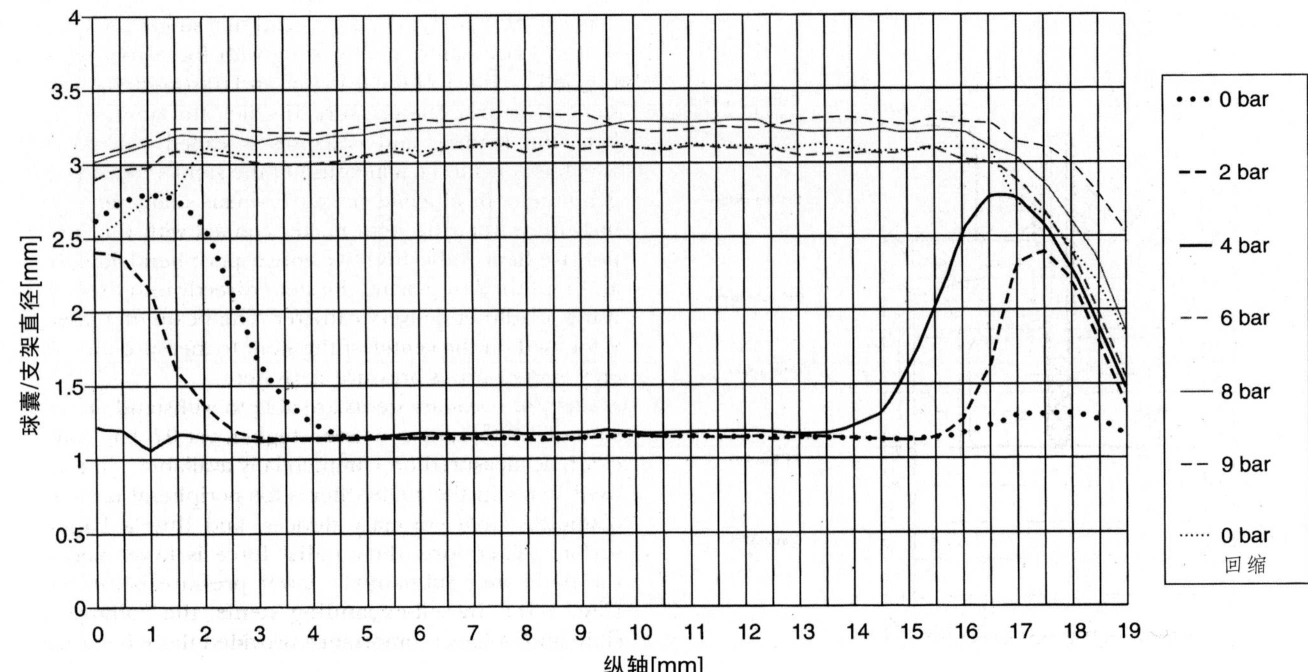

图 5.28 支架系统直径随球囊压力变化的曲线(Maverick AVE Driver 3.0/15)。

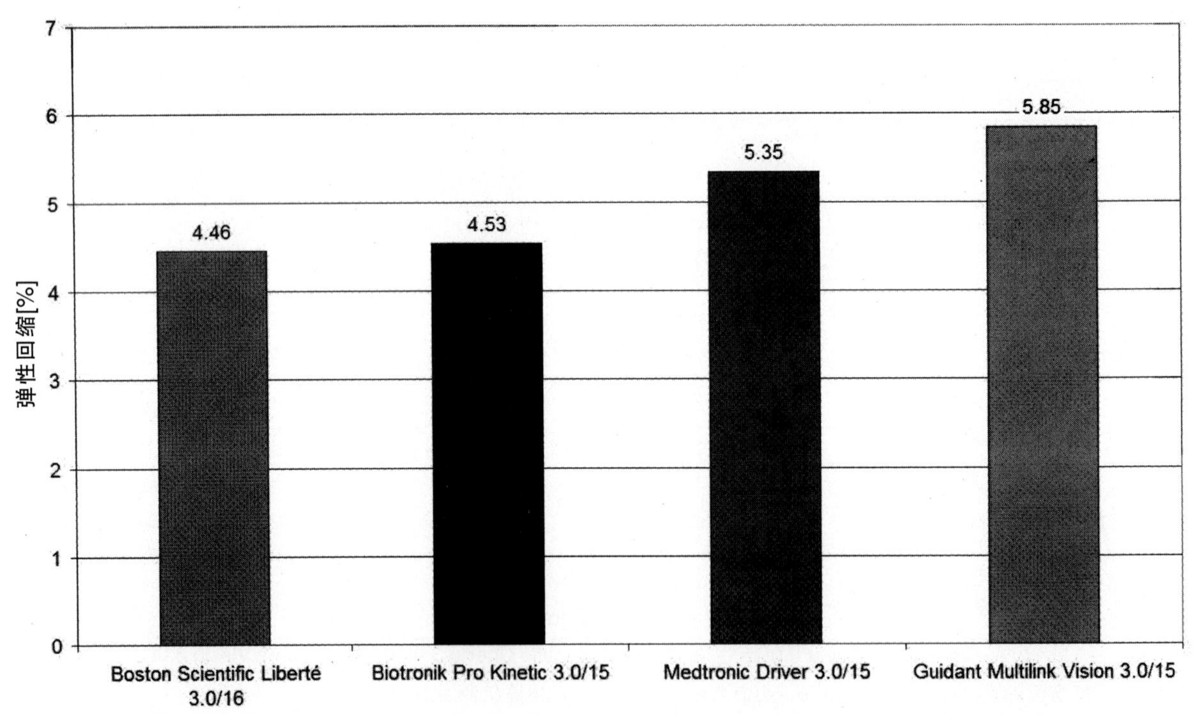

图 5.29 三种钴铬合金支架(Biotronik Pro Kinetic，Medtronic Driver，Guidant Multilink Vision)同不锈钢支架(Boston Scientific Liberté)相比的弹性回缩。

制(37 °C)水槽分隔开的作用。模拟血管的试管由聚氨基甲酸乙酯制成。其内径与支架的标称直径相等,试管壁厚通常为 0.075 mm。这个薄壁试管非常柔软,不能承受任何外加的压力负荷。支架与大气压力的连接由一根管子和一个密封接头来完成。

测量时，测试容器内要完全注满温度控制的水,通过管路与压力控制器相连接。通过增加测试容器内的压力对支架施以径向外加负荷。用压力负荷而不用单一作用力可使作用力垂直于试管的外表面,因而保证了周围承载均匀一致，并可把作用力直接传递到支架结构上。

支架不能再承受负荷而发生塌陷时的压力，称为塌陷压力，此压力可用来衡量支架的径向强度。为了产生可重复的压力与直径的关系曲线，必须使支架沿其整个外周长度与聚氨基甲酸乙酯试管紧密接触。为此要用球囊输送导管直接将支架送入试管内。激光扫描仪的光束要聚焦于支架的中心，这样便可测量不同压力时支架的直径。

目前的冠状动脉支架可以承受 1.0~1.5 巴甚至更高的外加压力，而在测量 20 世纪 90 年代临床广泛使用的商用支架时，0.5 巴可能就足够了。外周血管支架的外径比冠状动脉支架大，因此覆盖表面也更大。因此，其径向支撑力较低，塌陷前能承受的压力相当低(图 5.31)。只要自膨胀支架有足够的弹性和径向强度能对抗标准的外力和负荷，自膨胀支架的塌陷是可逆的，因此无关紧要。

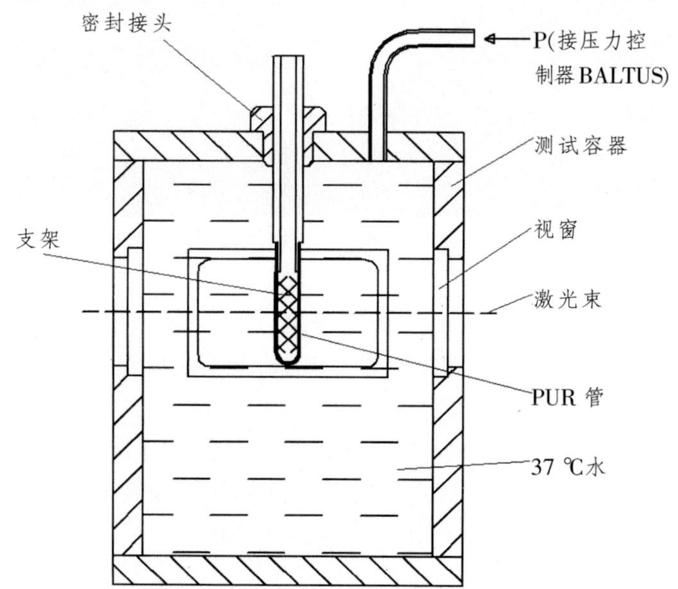

图 5.30 测定支架径向强度的测试容器。

自膨胀支架的径向支撑力

自膨胀支架置入时要从压缩的支架上取下盖口鞘。由于该支架的径向支撑力最初作用于血管壁来开通管腔，因此展开支架只需要很小的径向作用力。随后可能需要使用较大的力来扩张球囊，以便提高支架的贴壁性能。另一方面，也不要为了使支架与血管壁紧密接触并防止支架移位而过度扩张，自膨胀支架以至超过了其标称直径。一旦过度扩张，支架将立即回缩至其标称直径甚至更小。因此，为了保证这种支架放置的安全性和长久性，完全扩张开的支架直径应该大于靶病变区靶血管的直径。这种支架的径向支撑力应适中，以防止血管壁长期承受高应力。

径向支撑力可以用分度棱镜装置测定，相对平面的最小距离为 d_{min}(图 5.32)。最小距离 d_{min} 也是放在测试装置中支架的最小直径。最终的力 F 由通用测试仪来测量。接下来，逐渐加大距离，并同步测量 F。基于测试装置的几何构型，径向支撑力 F_R 可以通过下列公式表述：

$$F_R=\frac{1}{\sqrt{2}}\cdot F$$

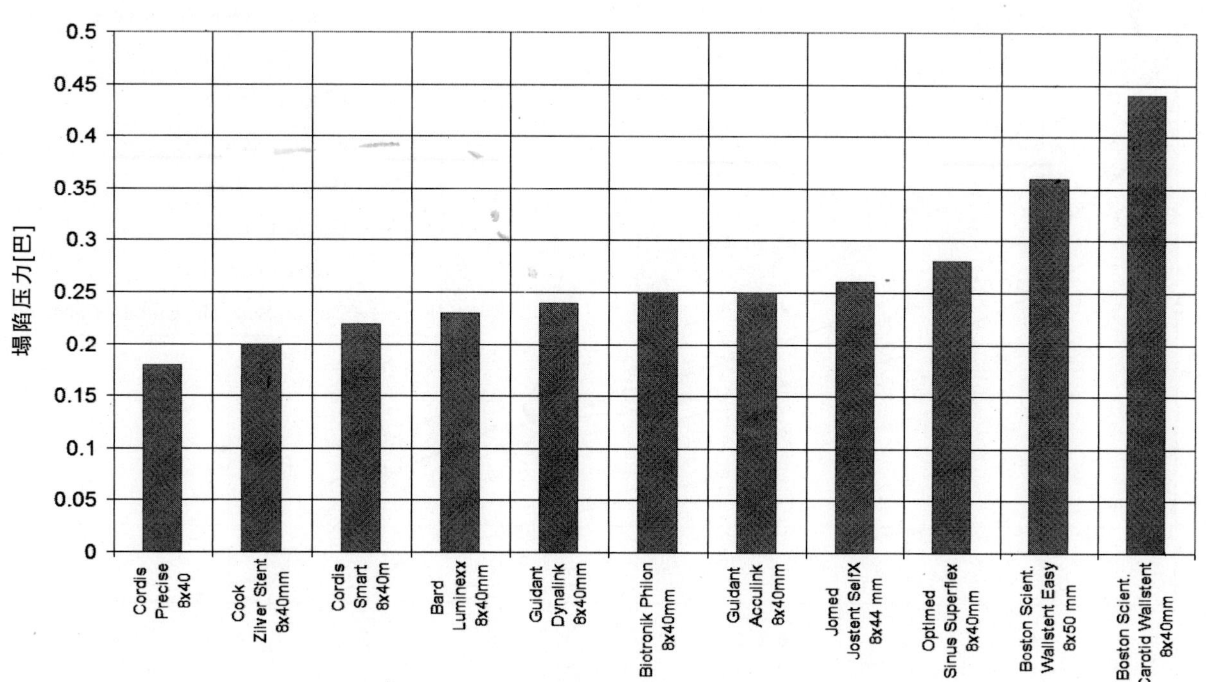

图 5.31 对几种自膨胀式支架(标称直径为 8.0 mm)测量出的塌陷压力值。

图 5.33 示出几种自膨胀支架径向支撑力的测量结果。为便于对比,对这些数值按支架标称长度进行了标准化。几乎所有的自膨胀支架都是由镍钛诺(镍和钛的非磁性合金) 制成，这是一种弹性极好的记忆合金；Carotid Wallstent 支架是一个例外，该支架由一种所谓的拉制包镶制管合金制成[28]。

扩张后支架的弯曲强度

支架的柔韧性(或者从技术上更准确地应称之为弯曲强度,它与柔韧性成反比)被认为是支架在解剖结构复杂和扭曲的血管中推送和循迹起决定性作用的机械参数。此外,支架的柔韧性还可以避免将血管拉直、在支架和血管间移行部位产生机械摩擦，以及阻断血流,因此可改善支架的长期效果。

支架的弯曲强度可以通过多种方法测定[6, 8, 9, 17]。最常用的方法已在前面的章节做了描述。这种方法的基本思想是测量使支架发生规定形变所需的力。为了把支架保持在卡钳内，支架要用卡钳中的一根内杆加以支撑。这根内杆对卡钳外的支架弯曲强度没有影响。

装在球囊扩张导管或支架输送系统上的支架与扩张后的支架在弯曲强度上有明显差异。图 5.34 示出在自膨胀支架及其递送系统内测出的两组参数的差异。差异可能很明显,但是冠状动脉支架输送系统比颈动脉支架输送系统的差异明显要小。冠状动脉支架系统和冠状动脉支架的柔韧性更好。

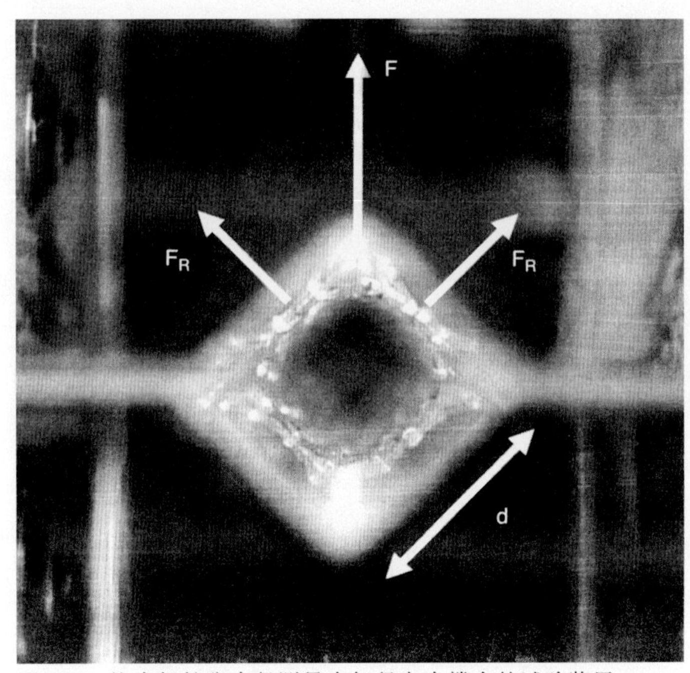

图 5.32 按支架扩张直径测量支架径向支撑力的试验装置。

扩张时,支架的结构会发生巨大变化,可能会使弯曲强度完全不同。多孔型支架的改变会更明显一些。模块式支架的弯曲强度改变会低一些,因为其空间几何结构仅在较硬的节段之间有几处弹性很好的连接。由此可见,只有优化支架各部件的几何结构才能使其具有较好的柔韧性同时又能提供足够的径向强度[29]。

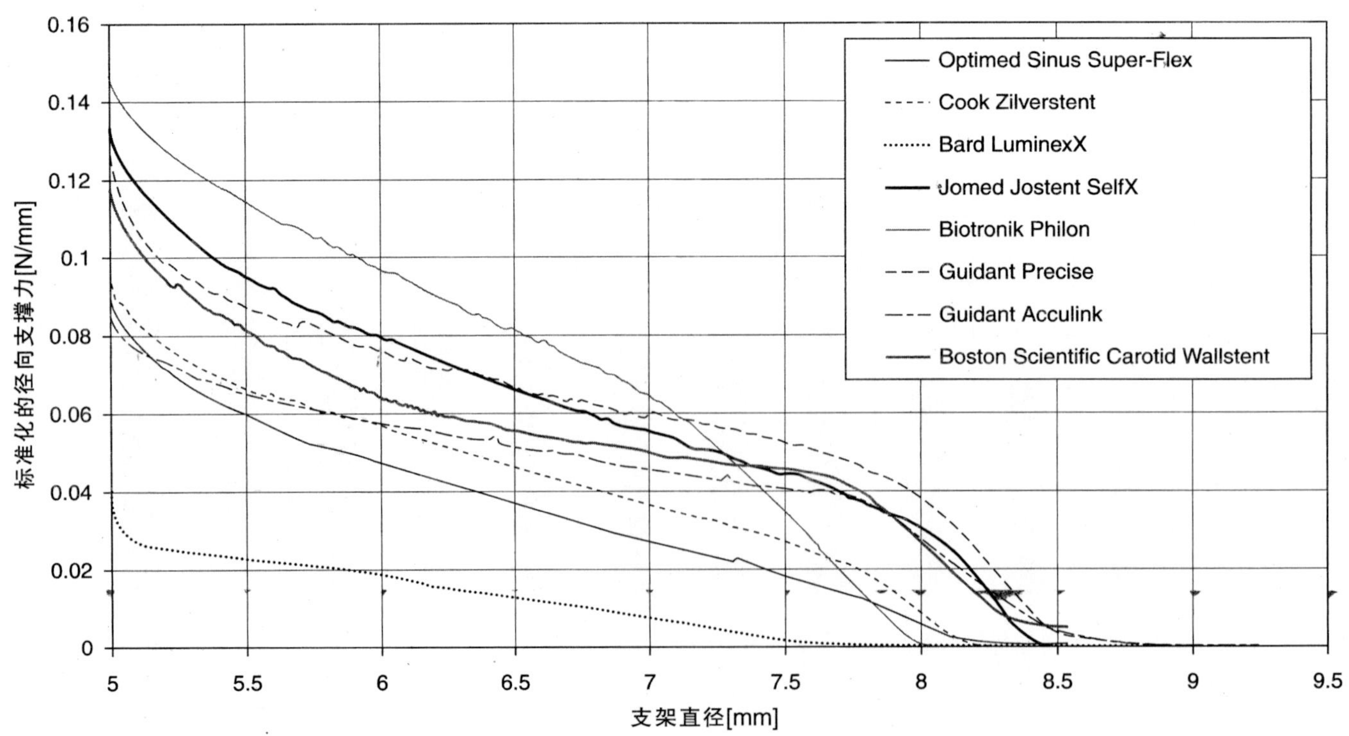

图 5.33 不同自膨胀式支架的径向支撑力,已按支架长度进行了标准化(膨胀后标称直径为 8.0 mm)。

除了弯曲强度以外，支架在弯曲和成角处的几何结构也决定着支架输送系统整体的临床性能。支架在弯曲节段局部伸直(被称为鱼鳞现象)可能使阻力增加，而且伸出的支架丝还会造成血管壁损伤。

不透射线(可视性)

经导管血管再通过程球囊导管、支架系统和扩张后支架的可视性取决于其 X 线不透性。由于大多数聚合物部件的 X 线衰减系数较低，这意味着它们在 X 线片上通常是不可见的，因此球囊导管和支架输送系统需要有不透 X 线的标志物才能显示。这些标志物是由高原子量的金属(如钽、金、铂)或其他化合物(如硫酸钡)等制成的，而且其内部边缘通常标出扩张球囊和(或)安装后支架全长的起点和终点。然而大多数金属支架具有足够的可视性，因此不需要任何不透 X 线的标志物。不过那些由薄支架丝或不透过 X 线较差的材料(钴镉合金、镍钛合金)制成的支架也可能需要用额外的标志物。

支架和相关输送系统的可视性没有专门的测试方法。其他一些测试方法，例如用于测试医用塑料的方法，可用于这项测试而且可提供符合要求的测试结果。美国试验与材料协会(ASTM)标准[30]描述了膜状、片状、杆状、管状器械以及塑型件的测试装置和测试方法，以便明确这种部件置入人体内的可能性。这套装置由标准化配置的 X 线球管、滤光器、人体模型和减少散射效应的滤线栅组成。大多数现行标准[31, 32]都是以膜状系统为基础测试和评估其光密度的(图 5.35)。

现代数字式 X 线系统也可以采用类似的配置，但分析的是测试样本和标准测试样品（如不同厚度铝模型)的数字灰阶值。

图 5.36 示出几种外周自膨胀支架。可见支架体的不透射线性稍有差异。四种支架上的透 X 线标志物标出了支架的端头，明显提高了可视性。通常，球囊导管或支架输送系统上的标志物的不透射线性大大高于支架本身的不透射线性。

疲劳性分析

血管支架是永久性置入物，终身要承受各种各样的负荷。即使支架能经受住初始负荷，但长期的周期性负荷可能会引起疲劳性断裂。因此，在产品上市之前，必须进行详细的体外疲劳分析。国内和国际产品标准或指南均要求进行这种测试[21, 27, 32]。所有这些测试均为非破坏性测试。试验的目的是为了表明该产品在长期承受生理负荷下不会发生分解因而丧失功能。但是由于测试仪器和测试流程存在极大的差异，各种测量结果之间几乎不可能进行直接比较。不过目前讨论所涉及的负荷类型具有代表性，完全能模拟与支架应用相关的生理负荷。

通常认为，来自于动脉脉压(舒张压和收缩压的压力差)的径向负荷作用于所有的动脉支架。关于脉动负

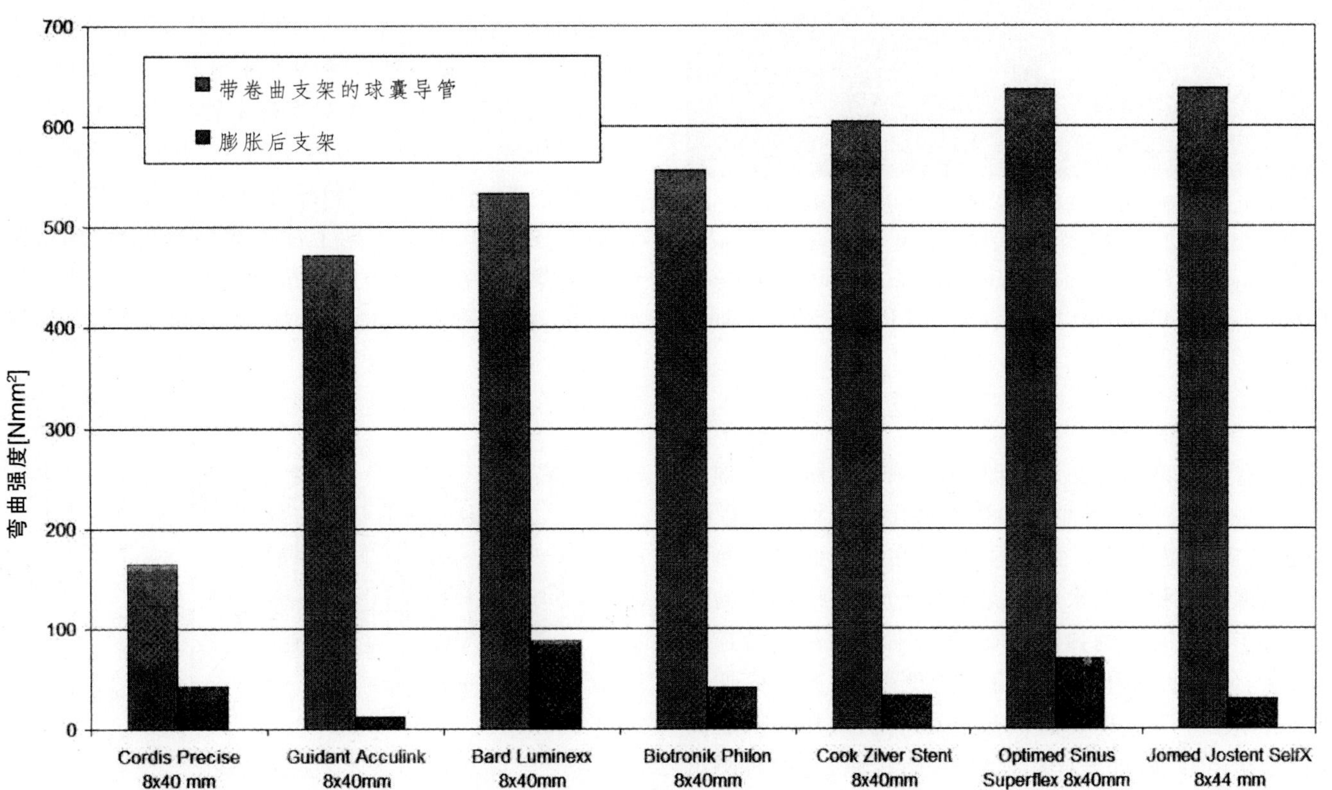

图 5.34 装有支架的支架推送系统与膨胀后支架(自膨胀支架)的弯曲强度对比。

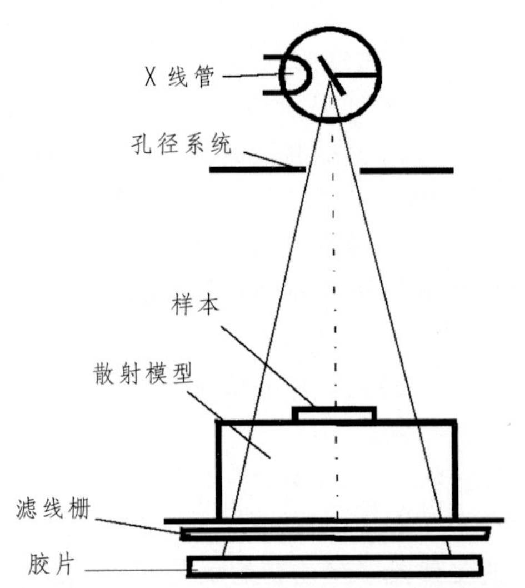

图 5.35 按照 DIN 13273-7 检测 X 线对比度的成像设备。

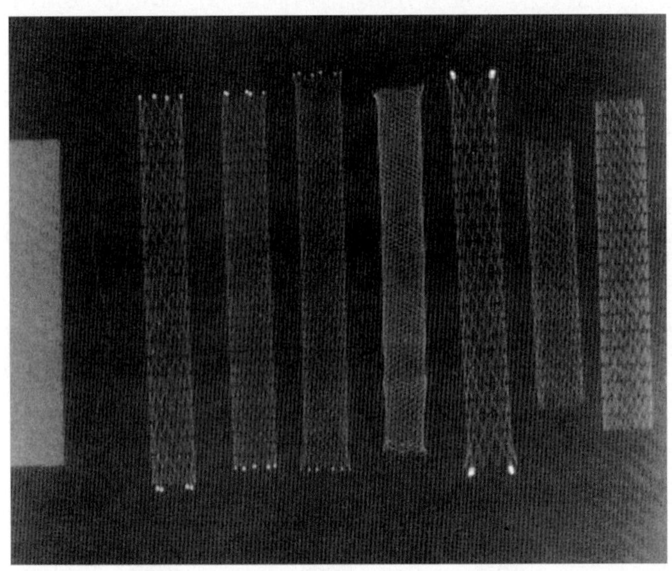

图 5.36 几种外周自膨胀支架的 X 线影像。从左至右分别为：10 mm 厚聚甲基异丁烯酸基准样品；80 μm 钨丝；Biotronik Astron；Cook Zilverstent；Cordis Smart Control；Boston Scientific Wallstent RP；Bard Luminexx；Guidant Dynalink；Jomed Jostent SelfX（Siemens Mobilett，70 kV，10 mAs）。

荷已知有三种不同的测试原理。第一种方法称为生理压力测试法，它使用一种生理参数类似于天然血管的模拟动脉，将支架置入模拟血管内，然后在模拟血管内通过施加生理静态和动态水压给支架加上负荷[33]。支架的负荷来自于模拟动脉的弹性特质。第二种方法是直径控制测试法，使用的动脉模型比真实的更硬，在血管内加压使血管壁产生与生理负荷状态相关的位移。压力引起的直径变化由外部（即激光扫描仪）进行控制。这两种测试方法的局限性在于测试负荷的频率取决于试管的材料特性[36]。

第三种方法是外部加压测试法，生理负荷是由外加的水压以及静态和动态压力施加到支架上的[37]。过度扩张插入在薄壁聚合物测试管中的支架可以提供额外的负荷。调整过度扩张的程度及水压，使负荷与标定的生理压力相等（图 5.37）。测试结果表明，这种方法的频率限制只取决于支架结构，因此可以在 100 Hz 或更高的频率下快速测试（图 5.38[38]）。

外周血管支架可能要承受额外的负荷，如弯曲、纵向拉伸及扭旋负荷。模拟这些负荷的测试方法还没有标准化，但其原型已经正在研发。必须认识到，对于置入诸如股动脉和膝下动脉这种受力区内的支架，支架抗疲劳性将面临更大的挑战。

目前支架研发的特殊测试要求

从功能参数的角度看，在支架科技领域目前有两大研发项目，即药物洗脱支架和生物可降解支架。甚至有可能将两种理念综合在一起，而且已处于研发阶段。

药物洗脱支架 药物洗脱支架的研发旨在通过局部释放能抑制血管平滑肌细胞增生和迁徙的药物来解决再狭窄问题。已经设计成几种药物储存和控释的方法。大多数情况下采用一种生物可降解或不可降解的聚合物基质来作为药物载体。也有的将支架丝上的小腔作为药物储存库。还曾把少量药物直接涂在支架表面上。文献中有关药物洗脱支架的结构设计和所选药物的综述，诸如不可降解的聚合物：聚氨基甲酸乙酯[39]、硅[40]、聚有机磷酸酯[41]、聚甲基丙烯酸甲酯[42]、聚乙烯对苯二酸酯[43]和磷酸胆碱[44]。此外，还对多种生物可降解聚合物基质进行了研究，包括：聚（1-丙交酯）[45]、聚（3-羟基丁酸）、聚己酸内酯、聚原酸酯[40]和纤维蛋白[46]。为了避免支架置入后血栓形成，有的支架上涂有聚多糖肝素，用以抑制血液凝集[47]。在用于释放的抗增殖药物中，最重要的药物包括：抗炎药物（即地塞米松、甲泼尼龙）[41,48]，抑制细

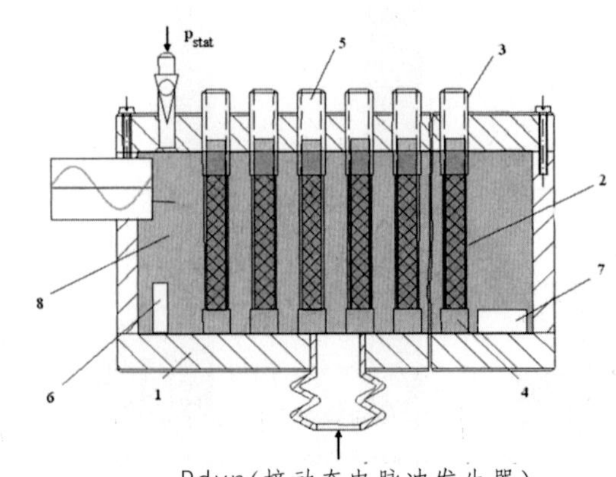

图 5.37 外部加压测试法疲劳性测试装置。

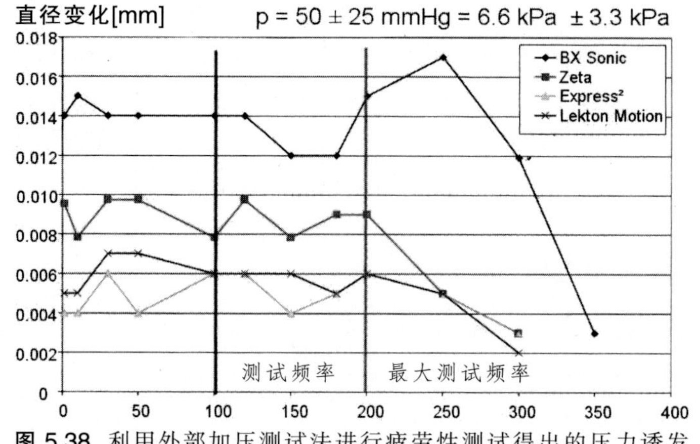

图 5.38 利用外部加压测试法进行疲劳性测试得出的压力诱发支架位移与测试频率的关系曲线。

胞生长药物(紫杉醇、秋水仙碱、放线菌素-D、甲氨蝶呤)[49-52],以及免疫抑制剂(雷帕霉素、他克莫司、环孢菌素 A、麦考酚酸)[53, 54]。为了防止血栓形成,还曾把抗血栓形成的抑制剂如阿昔单抗或依洛前列素[55, 56]添加到聚合物基质中。

从技术角度看,药物洗脱支架给支架测试提出了新的要求。虽然预计薄的聚合物涂层不会明显改变支架的结构特性,如径向支撑力或弯曲强度,但其他一些特性差异是可以测出的:

- 与摩擦力相关的通过性和循迹性改变;
- 卷曲支架附着于输送球囊上;
- 涂层的结构完整性,尤其是在弯曲血管或病变狭窄处模拟使用之后,支架扩张之后以及耐久性测试之后。

检查涂层的完整性需要用电子扫描显微镜和其他一些高分辨率的成像设备。

生物可降解支架 生物可降解支架仅在愈合过程所需的时间内对血管提供支撑,而在规定的时间期限过去之后支架将自动消失。根据这个作用原理,可以消除血管内长期存在的异物所引起的并发症,如血栓形成、永久性机械刺激以及妨碍正性重塑。

已报道过一些可降解聚合物支架的结构设计,大多数采用聚(L-乳酸)(PLLA),但也有一些采用聚(D,L-乳酸)(PDLA)、聚(e-己内酯)(PCL)和聚(羟基乙酸)(PGA)材料的(图 5.39)[57, 58]。除了考虑置入物和周围血液及组织的生物相互作用以外,还必须考虑聚合物的特殊性能,因为这些性能会受到生产和消毒工艺过程的影响[58]。

根据 Labinaz 等人的总结[59],理想的血管内支架应具备的重要特性需包括:外径小,柔韧性好,以及有一定非顺应性的球囊。支架要具备不易导致血栓形成、可视性好和可靠的扩张的性能,而且卷曲后直径和扩张后直径之比要大。支架要能完全贴壁。抗腐蚀性和机械耐用性对传统金属支架是当然的要求,而对可降解植入物则不太重要。从技术角度看,均匀一致的降解过程十分关键,同时还必须具备全面的生物相容性和降解产物的无毒性。

在机械性能方面,传统的支架和可聚合物支架应该用相同的参数标准来进行对比。因此,那些即使通过特殊的扩展方法仍不能达到最佳结果的展开特性(例如,利用加热染料进行球囊扩张[60, 61],卷曲状态下外径偏大,径向支撑力小,弹性回缩率高),对于可降解支架的临床验收是至关重要的[62]。

为了克服聚合物支架的技术局限性,已研发出各种生物可降解金属支架模型。这些模型用的是镁合金(图 5.40)[63]或铁[64]这类可腐蚀的材料[64]。在对镁基可吸收金属支架进行了首次动物试验之后[65],又对其结构设计和材料进行了最优化,目前已首次置入到人类膝下动脉,而且 12 个月后临床效果很好[66]。第一例人类冠状动脉临床试验(PROGRESS)也已经开始。这些试验证实,镁基金属支架具有优良的 MRI 兼容性,这是其一项额外的优点[67]。

生物可降解支架在扩展时需要符合传统支架扩展所要求的机械标准。因为降解是随着血流中的腐蚀过程进行的,因此可以通过体外腐蚀测试来确定其降解动力学特性。就生物稳定性材料的测试而言,生物材料的腐蚀性测试是为了鉴别腐蚀产物[68]。这些测试的假定条件是腐蚀速度较慢。因此必须对测试方法进行修改,以适应短期可降解金属。对耐久性测试应特别关注。很明显,并不要求生物可降解支架在置入后持续存留数年之久,因此必须将其使用寿命规定得短一些。此外还要求测试时要在生理腐蚀性环境下施加机械负荷。因为降解和腐蚀过程都与时间有关,因此加速测试仅限于使用较低的测试频率。这就意味着,在以正常脉动频率进行的实时测试期间支架的疲劳同时伴有腐蚀和降解。

为了能进行严格的性能和质量控制,应采用适应短寿命支架的标准化测试方法,来对比测试生物可降解支架和传统金属裸支架的机械性能。

结论与展望

血管内介入治疗需要在复杂的解剖环境下在数厘米至一米多的距离范围内精确操控小型器械。介入手术的成功实施主要依靠术者的专业技能和精细而熟练的

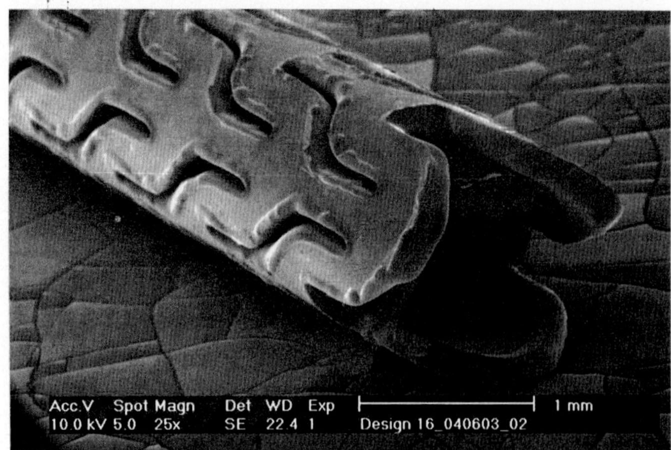

图 5.39 PLLA 支架样品的扫描电子显微照片。PLLA：聚（L–乳酸）。(Reproduced from Grabow N, Schlun M, Sternberg K, et al. Mechanical properties of laser cut poly (L–lactide) micro–specimens: implications for stent design, manufacture, and sterilization.J Biomech Eng. 2005;127:25–31, with permission from American Society of Medical Engineers, ASME.)

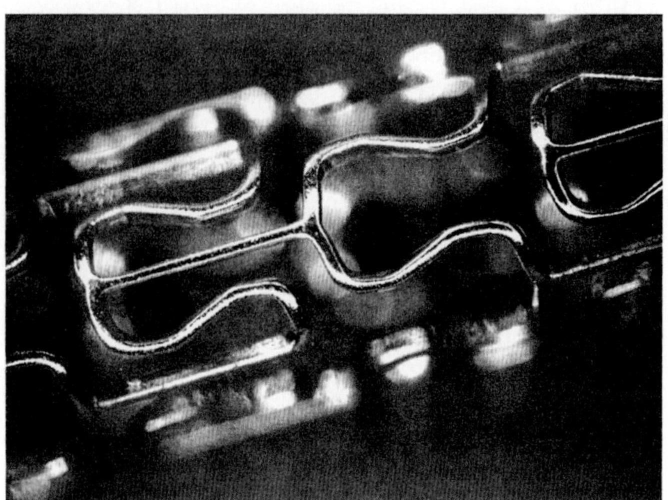

图 5.40 Biotronik 可吸收金属支架(AMS)(生物可腐蚀镁合金)。

操作以及合适和优质的器械。微创器械在结构设计和性能方面所面临的挑战是,克服因靶血管系统扭曲弯折且刚硬以及病理性变性的血管内表面结构相当复杂所带来的各种不利因素。

对介入器械的机械和生物学性能要求最高的是无创推进、精确定位以及克服介入部位的局部障碍。大多数性能可以在标准化的高度可重复的条件下进行测试并可用于评价器械的性能特征。在这些严格控制和明确规定的条件下测出的性能参数,为不同器械间系统性对比提供了基本框架,因而为了高性能介入器械的研发提供了可能。此外,对介入器械客观测得的参数也是熟练术者实际经验的客观反映,这使术者能更好地了解他们所用的器械,使他们在临床实践中对器械操控更加得心应手。用于预防再狭窄的新型支架的研发,以及能使血管在暂时性支撑后自然重塑的生物可吸收介入器械,将会极大地提高机械和生物学相结合的血管修复。

参考文献

1. King III SB, Meier B. Interventional treatment of coronary heart disease and peripheral vascular disease. *Circulation*. 2000;102:IV-81–IV-86.
2. Geddes KA, Geddes LE. *The Catheter Introducers*. Chicago: Mobium Press, 1983.
3. Duda SH, Wiskirchen J, Tepe G, et al. Physical properties of endovascular stents: an experimental comparison. *J Vasc Intervent Radiol*. 2000;11(5):645–654.
4. Dumoulin C, Cochelin B. Mechanical behaviour modelling of balloon-expandable stents. *J Biomech*. 2000;33(11):1461–1470.
5. Dyet JF, Watts WG, Ettles DF, et al. Mechanical properties of metallic stents: How do these properties influence the choice of stent for specific lesions? *Cardiovasc Intervent Radiol*. 2000;23:47–54.
6. Ormiston JA, Dixon SR, Webster MWI, et al. Stent longitudinal flexibility: a comparison of 13 stent designs before and after balloon expansion. *Cathet Cardiovasc Intervent*. 2000;50:120–124.
7. Rieu R, Barragan P, Garitey V, et al. Assessment of the trackability, flexibility, and conformability of coronary stents: a comparative analysis. *Cathet Cardiovasc Intervent*. 2003;59:496–503.
8. Schmidt W, Andresen R, Behrens P, et al. Characteristic mechanical properties of balloon expandable peripheral stent systems. *Fortschr Röntgenstr*. 2002);174:1430–1437.
9. Schmidt W, Behrens P, Behrend D, et al. Measurement of mechanical properties of coronary stents according to the European Standard prEN 12006–3. *Prog Biomed Res*. 1999;4:45–51.
10. Schmidt W, Behrens P, Kaminsky J, et al. Methodenspektrum zur strukturmechanischen Charakterisierung von Kathetern und Stents für arterielle Blutgefäfble. *Biomed Technik*. 2003;48:394–395.
11. Schmidt W, Grabow N, Behrens P, et al. Trackability, crossability, and pushability of coronary stent systems—an experimental approach *Biomed. Technik*. 2002;47:124–126.
12. Schmitz K-P, Behrens P, Schmidt W, et al. Quality determining parameters of balloon angioplasty catheters. *J Invasive Cardiol*. 1996;8(4):144–152.
13. Schmitz K-P, Behrend D, Behrens P, et al. Entwicklung von Koronarstents und experimentelle Untersuchungen der strukturmechanischen Eigenschaften. *VDI Ber*. 1999;1463:79–84.
14. Schmitz K-P, Behrend D, Behrens P, et al. Comparative studies of different stent designs. *Prog Biomed Res*. 1999;4:52–58.
15. Schmitz K-P, Schmidt W, Behrens P, et al. In-vitro examination of clinically relevant stent parameters. *Prog Biomed Res*. 2000;5:197–203.
16. Stöckel D, Pelton A, Duerig T. Self-expanding nitinol stents: material and design considerations. *Eur Radiol*. 2004;14:292–301.
17. Wehrmeyer B, Kuhn F-P. Experimental studies of the pressure stability of vascular endoprostheses. *Fortschr Röntgenstr*. 1993;158(3):242–246.
18. ISO 1110: Plastics—Polyamides—Accelerated conditioning of test specimens.
19. ISO 291: Plastics—Standard atmospheres for conditioning and testing.
20. Saab, MA. Applications of high-pressure balloons in the medical device industry. *Med Dev Diagn Ind Mag*. 2000;9:86.
21. FDA, Non-clinical tests and recommended labeling for intravascular stents and associated delivery systems, guidance for industry and FDA staff. U.S. Department of Health and Human Services, Food and Drug Administration, Center for Devices and Radiological Health, January 13, 2005.
22. Young WC, Budynas RG. *Roark's Formulas for Stress and Strain*. 7th ed. New York: McGraw-Hill, 2002. *General Engineering Series*.
23. Wiskirchen J, Pusich B, Kramer U, et al. Stent struts and articulations: their impact on balloon-expandable stents' hoop strength, pushability, and radiopacity in an experimental setting. *Invest Radiol*. 2002;37:356–362.
24. Grewe PH, Machraoui A, Deneke T, et al. Structural analysis of 16 different coronary stent systems. *Z Kardiol*. 1997;86:990–999.
25. Lau KW, Mak KH, Hung JS, et al. Clinical impact of stent construction and design in percutaneous coronary intervention. *Am Heart J*. 2004;147:764–773.
26. Mahr P, Fischer A, Brauer H, et al. Biophysical study of coronary stents: which factors influence the dilatation and recoil behavior? *Z Kardiol*. 2000;89:513–521.
27. EN 14299:2004. Non-active surgical implants—Particular requirements for cardiac and vascular implants—specific requirements for arterial stents and endovascular prostheses.
28. Boston Scientific. Carotid Wallstent Monorail Carotid Endoprosthesis, instructions for use.
29. Schmitz K-P, Behrend D, Behrens P, et al. Interaction of radial strength and flexibility of coronary stents. *Biomed Technik*. 1998;43:376–377.
30. ASTM F640–79(2000). Standard test methods for radiopacity of plastics for medical use.
31. DIN 13273–7:2003–08. Katheter für den medizinischen Bereich—Teil 7: Bestimmung der Röntgenstrahlenschwächung von Kathetern; Anforderungen und Prüfung.
32. EN 12006–3:1998. Non-active surgical implants—Particular requirements for cardiac and vascular implants—Part 3: endovascular devices.
33. High frequency intravascular prosthesis fatigue tester. US patent 5 670 708. 1997.
34. Conti JC, Strope ER, Goldenberg LM, et al. The durability of silicone versus latex mock arteries. *Biomed Sci Instrum*. 2001;37:305–312.

35. Conti JC, Strope ER, Price KS, et al. The high frequency testing of vascular grafts and vascular stents: influence of sample dimensions on maximum allowable frequency. *Biomed Sci Instrum.* 1999;35:339–346.
36. Glenn R, Lee J. Accelerated pulsatile fatigue testing of Ni-Ti coronary stents. Available at: http://www.enduratec.com/techpapers.
37. Arrangement and method for testing of vascular implants. DE 19903476.1.
38. Schmidt W, Behrens P, Behrend D, et al. Fatigue analysis of coronary stents. *J Med Biol Eng Comput.* 1999;37(suppl 2):594–595.
39. Lambert TL, Dev V, Rechavia E, et al. Localized arterial wall drug delivery from a polymer-coated removable metallic stent. Kinetics, distribution, and bioactivity of forskolin. *Circulation.* 1994;90:1003.
40. van der Giessen WJ, Lincoff AM, Schwartz RS, et al. Marked inflammatory sequelae to implantation of biodegradable and nonbiodegradable polymers in porcine coronary arteries. *Circulation.* 1996;94:1690.
41. de Scheerder I, Wang K, Wilczek K, et al. Local methylprednisolone inhibition of foreign body response to coated intracoronary stents. *Coron Artery Dis.* 1996;7:161.
42. Suzuki T, Kopia G, Hayashi S, et al. Stent-based delivery of sirolimus reduces neointimal formation in a porcine coronary model. *Circulation.* 2001;104:1188–1193.
43. Schellhammer F, Walter M, Berlis A, et al. Polyethylene terephthalate and polyurethane coatings for endovascular stents: preliminary results in canine experimental arteriovenous fistulas. *Radiology.* 1999;211:169.
44. Chronos NAF, Robinson KA, Kelly AB, et al. Thromboresistant phosphorylcholine coating for coronary stents. *Circulation.* 1995;92:I-685.
45. Zilberman M, Schwade ND, Meidell RS, et al. Structured drug-loaded bioresorbable films for support structures. *J Biomater Sci.* 2001;12:875.
46. Holmes D, Camrud AR, Jorgenson MA, et al. Polymeric stenting in the porcine coronary artery model: differential outcome of exogenous fibrin sleeves versus polyurethane-coated stents. *J Am Coll Cardiol.* 1994;24:525–531.
47. Beythien C, Gutensohn K, Bau J, et al. Influence of stent length and heparin coating on platelet activation: a flow cytometric analysis in a pulsed floating model. *Thromb Res.* 1999;94:79–86.
48. Lincoff A, Furst JG, Ellis SG, et al. Sustained local delivery of dexamethasone by a novel intravascular eluting stent to prevent restenosis in the porcine coronary injury model. *J Am Coll Cardiol.* 1997;29:808–816
49. Drachman DE, Rogers C. Stent based release of paclitaxel to prevent restenosis. *Z Kardiol.* 2002;91:III/42.
50. Serruys PW, Ormiston JA, Sianos G, et al. Actinomycin-eluting stent for coronary revascularization: a randomized feasibility and safety study: the ACTION trial. *J Am Coll Cardiol.* 2004;44(7): 1363–1367.
51. Tanabe K, Serruys PW, Grube E, et al. TAXUS III Trial: in-stent restenosis treated with stent-based delivery of paclitaxel incorporated in a slow-release polymer formulation. *Circulation.* 2003;107(4):559–564.
52. Huang Y, Salu K, Liu X, et al. Methotrexate loaded SAE coated coronary stents reduce neointimal hyperplasia in a porcine coronary model. *Heart.* 2004;90(2):195–199.
53. Regar E, Sianos G, Serruys PW. Stent development and local drug delivery. *Br Med Bull.* 2001;59:227–248.
54. Mohacsi PJ, Tuller D, Hulliger B, et al. Different inhibitory effects of immunosuppressive drugs on human and rat aortic smooth muscle and endothelial cell proliferation stimulated by platelet-derived growth factor or endothelial cell growth factor. *J Heart Lung Transplant.* 1997;16:484–492.
55. Fontaine AB, Borsa JJ, Dos Passos S, et al. Evaluation of local abciximab delivery from the surface of a polymer-coated covered stent: in vivo canine studies. *J Vasc Intervent Radiol.* 2001;12:487–492.
56. Alt E, Haehnel I, Beilharz C, et al. Inhibition of neointima formation after experimental coronary artery stenting: a new biodegradable stent coating releasing hirudin and the prostacyclin analogue iloprost. *Circulation.* 2000;101:1453–1458.
57. Eberhart RC, Su S-H, Ngyen KT, et al. Bioresorbable polymeric stents: current status and future promise. *J Biomater Sci Polym Ed.* 2003;14(4):299–312.
58. Grabow N, Schlun M, Sternberg K, et al. Mechanical properties of laser cut poly(L-lactide) micro-specimens: implications for stent design, manufacture, and sterilization. *J Biomech Eng.* 2005;127:25–31.
59. Labinaz M, Zidar JP, Stack RS, et al. Biodegradable stents: the future of interventional cardiology? *J Intervent Cardiol.* 1995;8(4):395–405.
60. Tamai H, Igaki K, Kyo E, et al. Initial and 6–month results of biodegradable poly-L-lactic acid coronary stents in humans. *Circulation.* 2000;102:399–404.
61. Tamai H, Igaki K, Tsuji T, et al. A biodegradable poly-L-lactic acid coronary stent in porcine coronary artery. *J Intervent Cardiol.* 1999;12(6):443–450.
62. Venkatraman S, Poh TL, Vinalia T, et al. Collapse pressure of biodegradable stents. *Biomaterials.* 2003;24:2105–2111.
63. Di Mario C, Griffiths H, Goktekin O, et al. Drug-eluting bioabsorbable magnesium stent. *J Intervent Cardiol.* 2004;17(6):391–395.
64. Peuster M, Wohlsein P, Brugmann M, et al. A novel approach to temporary stenting: degradable cardiovascular stents produced from corrodible metal—results 6–18 months after implantation into New Zealand white rabbits. *Heart.* 2001;86(5):563–569.
65. Heublein B, Rohde R, Kaese V, et al. Biocorrosion of magnesium alloys: a new principle in cardiovascular implant technology? *Heart.* 2003; 89:651–656.
66. Peeters P, Bosiers M, Verbist J, et al. Preliminary results after application of absorbable metal stents in patients with critical limb ischemia. *J Endovasc Ther.* 2005;12(1):1–5.
67. Eggebrecht H, Rodermann J, Hunold P, et al. Novel magnetic resonance–compatible coronary stent: the absorbable magnesium-alloy stent. *Circulation.* 2005;112:e303–e304.
68. ISO 10993–15: 2000–12: Biological evaluation of medical devices—Part 15: Identification and quantification of degradation products from metals and alloys.

Hans Henkes
Jörg Reinartz
Elina Miloslavski
Steven Lowens
Dietmar Kühne

第6章

颅内血管

神经血管性疾病的介入治疗始于20世纪60年代早期[1]，但直到80年代中期才有了进一步发展。在近20年里，个别医师和工程师经过共同努力，开创了一门全新的技术。

神经血管治疗的临床操作至今尚未形成标准化规程。各治疗中心之间甚至各医师之间，在治疗适应证、治疗原理、治疗策略、治疗技术和治疗结果方面都有很大不同。这种情况在本章中也有所反映。本章总结了两位进行过或监督过几千例血管内治疗的资深编者的一些个人经验。读者在本章内不会找到如何进行血管内介入治疗的万能“食谱”，所述内容只是对本领域的看法和展望。部分结论以科学记载的证据为依据，但大部分结论只经过笔者本人临床实践的证实，甚至有些结论是推测性的，仅靠个人观察证实的。

培训要求和质量保证

尽管已提出了几项有关进行神经血管介入治疗的指南，但目前就像没有神经血管介入的质量标准一样，尚没有关于训练和培训要求的正式标准或指南[2]。对于谁有资格进行神经血管介入的问题还没有明确答案。两个主要的管理机制（法医学系统和赔偿政策）以及各专业协会的工作刚开始发挥作用。例如，欧洲神经放射学会（ESNR）和美国神经放射学会（ASNR）的立法提案仍处于早期阶段[3, 4]。

在过去的15~20年内，全球已成立了一些神经血管介入治疗中心。在提供正规培训的各治疗中心每年进行的颅内介入治疗应不少于200例，而且这些手术的技术成果和临床结果（包括并发症）应按标准的报告格式加以记录，以便进行质量的控制和保证。

神经血管内治疗的技术结果和临床结果取决于许多因素，包括患者适应证的选择、技术设备和操作水平。然而，最重要的是术者的经验和技能以及整个团队的能力[5]。不属于任何正式标准范畴但却至关重要的一点是术者是否具有分析临床和解剖事件的认知能力、得出正确结论的能力以及处理和运用血管内治疗设备的能力。由于神经血管内治疗引起的并发症常出现致残甚至致死性严重后果，因此进行这种手术的内科医师应在专门的大型治疗中心最少接受2年的全职培训。请记住，在神经外科医师能够而且允许进行颅内动脉瘤手术之前仍要求这样做。

目前普遍认同的是，急诊血管内治疗，如选择性动脉内溶栓或动脉瘤破裂后的盘管闭合，均应在神经放射部门进行神经外科和神经内科联合治疗。尚未解决的问题是如何进行更专业化的治疗，例如没有急性颅内出血的大脑动静脉畸形（AVM）的栓化治疗，以及如何进行一些不常见的手术操作，例如采用支架的经皮腔内血管成形术（支架PTA）治疗颅内动脉粥样硬化样狭窄或新生儿的Galen静脉畸形。因此人们预计，大型治疗中心以及那些有本中心病史资料可查阅的治疗中心治疗效果较好[6]。

综合考虑

本章所描述的大多数血管内操作可在一定程度上规范化，但仍会留下一些个人的偏好和观点。

技术标准可使手术操作更容易，并能减少误操作或错误。这些标准目前可能在一定范围内适用于某些个体和机构，今后可能成为我们“共识”的基础。

用高分辨率数字减影血管造影(DSA)代替胶片式血管造影技术，用制成品微型导管替代自组装导管，以及在动脉瘤治疗中用可分离盘管取代球囊，这些仅仅是制定技术标准的部分实例。

手术操作时间是一项决定性的质量因素。每例血管内治疗均应在尽可能短的合理时间内完成，并应避免任何随意的拖延。坚持简单化原则有助于避免并发症的发生。虽然在治疗复杂病变时有时需同时应用几个微型导管、球囊和导丝，但在大多数病例中只用一个微型导管就足以取得治疗的成功。熟悉X线成像设备，能摄制和分析可供诊断的高质量血管造影像[7]，并能熟练操控血管内治疗设备，是取得血管内介入治疗成功的先决条件。必须认识到，幸亏这种不断提供的用于神经血管内介入治疗的新设备都设定有新的学习曲线，而这只能通过技术和临床结果得到改进的回顾研究中加以证实。熟练的使用经过仔细选择和熟悉的导管、导丝、线圈和栓塞材料制剂虽然保守一些，但要比盲目追求使用未经验证的新器械要好。这种保守的选择对于处在学习阶段的缺乏经验的术者来说尤为重要。对临床和技术结果的认真仔细评价是获得知识的最好来源，也是制定和验证新技术标准的最好方法。对于传授和分享认知技能而言，随访血管造影片的价值和由此了解的知识要比治疗过程的技术演示更加重要。对并发症的认真分析是避免其反复发生的唯一手段。

介入治疗前的患者评估

并非送到治疗中心的所有患者都适合进行介入治疗，但有时这要到回顾时才能明确。为了尽可能多的了解患者情况，包括病情、治疗史及其要求，需要进行详细的文字记录。与患者及其家属交谈是关键。患者的病历必须包括神经病科情况，包括左右利手、脑卒中和癫痫病史以及其家族史。要主动获取曾患疾病（家属和个人）、用药、此前期影像结果和既往手术治疗(外科手术治疗、放疗和血管内介入治疗)方面的信息。仅仅收集患者自发提供的病史是远远不够的。以往检查的影像资料有时也很有价值，应尽量获取。实验室检验结果应尽可能是近期的，例如血浆电解质、肌酐、甲状腺激素水平和标准凝血试验的结果。在介入治疗前，应由神经内科或神经外科医师进行检查，神经麻醉医师的检验也很有必要。从法律角度来看，认真详实地记录病例是非常重要的。

神经血管内介入治疗的患者同意书

所有择期手术必须得到患者同意，但有时却难以实现[4,8]。在紧急的情况下医师会认为介入治疗对患者有好处，而对择期手术需持相反的态度。应全面告知患者的病情、病程发展的方方面面以及各种可用的治疗方案及其利弊。在治疗开始之前患者必须有足够的时间(至少1天)来考虑。最好在门诊患者首次会诊时征得同意。所有解释应尽可能简单。

提供给患者的所有信息应包括客观和主观上对病情的分析，明确表明治愈或至少是改善的可能性。略有差异结果会截然不同。例如，如果对此后手术切除的枕叶的无症状AVM行栓化治疗，尽管以后潜在的严重出血风险已被消除，但患者会认为预期的视野受限是其原有疾病的危害。

有关治疗带来的风险的信息应尽可能准确。所有神经血管诊断和治疗的常见风险包括：

- 穿刺部位：出血，感染，血管夹层和(或)闭塞，必要时需行外科手术治疗；
- 对比剂的应用：严重甚至致命性过敏反应，肾功能损害，肾衰竭，引发甲状腺功能亢进，对大脑的毒性作用，包括短暂性严重的神经功能障碍（例如偏瘫、失语、失明）；
- 腹股沟内血管损伤，或者对骨盆、腹部、胸部、颈部或颅内血管的损伤，以及判断并发症发生的血管闭塞和(或)出血；
- 涉及颅内血管的手术直接或间接引起的脑缺血或脑内出血；
- 颅内血管内手术直接引起或潜在引发的血管闭塞或血管穿孔；
- 缺血性或出血性脑卒中；
- 短暂性或永久性神经功能缺失；
- 临时或长期生活不能自理；
- 死亡。

应告知这些风险的统计学概率。例如主动脉上血管和颅内血管诊断性造影，其持久发病率和死亡率的累计风险应为0.1%或更少[9]。

还应告知患者和家属，神经血管内治疗的成功性难以保证。无法预料的失败仍然存在。

告知同意书还应包括：可能需要扩大手术范围（例如开颅手术），需要暂时或长期应用某种药物（例如抗血小板聚集药物），或者需要使用这种特殊适应证未经验证的医用材料（例如未批准用于神经血管的聚合组织胶或冠状动脉支架）[10]。

各种特定手术过程的潜在并发症在下文详述，而且也应列入告知患者的项目表中。

患者对具有所述风险和可能性的治疗方案的要求应记录在病历中并让患者签字。应采用专为某种疾病设计的印刷好的表格进行记录，个别内容用手写加以补充。与患者谈话并征得手术同意的医师应该是后期进行手术的同一名医师。

神经血管成像的原理

只有高分辨率（即 1024×1024 像素矩阵）DSA 成像系统才能用于神经血管介入治疗[4]。在 DSA 装置中，图像是由伦琴射线产生的，射线在穿透组织后会受到不同程度的衰减，并可用电子影像增强器进行测量。将来自增强器的信号传输给计算机进而生成为血管造影图像。

高质量系统拥有强大的内存可以存储几千幅图像。标准的成像频率（帧频）为 2 张/秒，至少可成像 40 秒。对于某些特殊用途（例如某种高流量病理状况），应将帧频增加到 6~10 帧/秒。系统的对比度设定和空间分辨率随着时间会变坏，因此要由有经验的技术人员进行维护。通常要求有较高的放大倍数。目前可用的影像增强器的标称直径为 6.5 cm，完全可以显示与血管内介入治疗相关的绝大多数颅内血管。“路图”是 DSA 系统的一个重要电子功能[11]。它是在对比剂注入相关血管后形成的，以相反的对比度显示的（即，血管随后呈现白色）。在随后的操作中，这个“路图”将叠加在实际的 X 线透视图像上。在“路图”和 X 线透视引导介入治疗中，应尽可能避免患者或检查床的任何移动。在 DSA 间歇运行期间要把“路图”存储起来。高放大倍数的“路图”有时会发生几何图形的误记录。关于神经血管造影的标准投照体位和血管造影的血管解剖可参考现有的教科书[12, 13]。

现代 DSA 装置提供有以旋转或血管造影为基础的三维图像重建任选功能。虽然这项技术的价值往往会被高估，但对于快速明确动脉瘤及其母体动脉与周围血管的位置关系这项技术十分有用[14]。

典型的血管造影表现及其解释

颅内动脉瘤

颅内动脉瘤通常是血管壁的囊性扩大。动脉瘤大多位于 Willis 环及其周围。常好发于颅内动脉的后交通动脉起始部、前交通动脉和大脑中动脉分叉处（图 6.1）。

动脉瘤的直径可变，小的不足 2 mm，大的可超过 20 mm。治疗中同样重要的是动脉瘤颈部（即，动脉瘤至母体动脉的过渡区）以及动脉瘤基底与其颈部的关系。基底与颈部之比≤1 或颈部宽度>4 mm，通常不适于单纯线圈闭塞治疗。对于这种病例，在线圈闭塞前进行球囊重塑或支架置入能大大改进血管内治疗的效果。动脉瘤的破裂部位或瘤壁的薄弱点常表现为动脉瘤四周的小胞（子动脉瘤）。这些部位在动脉瘤置管时不要用微导管或微导丝触碰。插入动脉瘤基底部的线圈要设法覆盖住子动脉瘤。

大的动脉瘤内常含有动脉瘤内血栓。对比剂增强 CT 以及 T1 和 T2 加权 MRI 可以把这种血栓显示为未灌注的动脉瘤腔室。部分血栓性动脉瘤往往需要行多期介入治疗。母体动脉在邻近动脉瘤处的局限性缩窄，可能合并有梭形非囊状血管扩大，提示潜在的夹层是动脉瘤形成的重要原因（图 6.2）。夹层动脉瘤有出血、再出血以及血管内治疗后再增大的高度危险性。

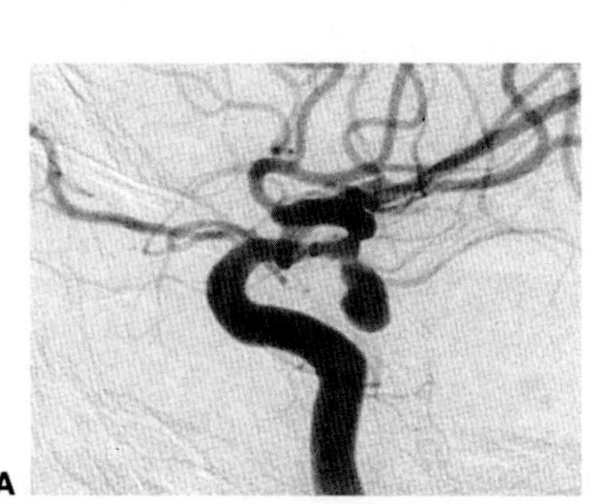

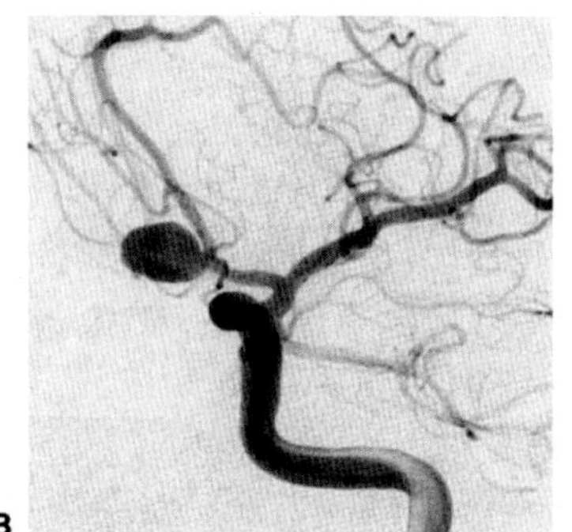

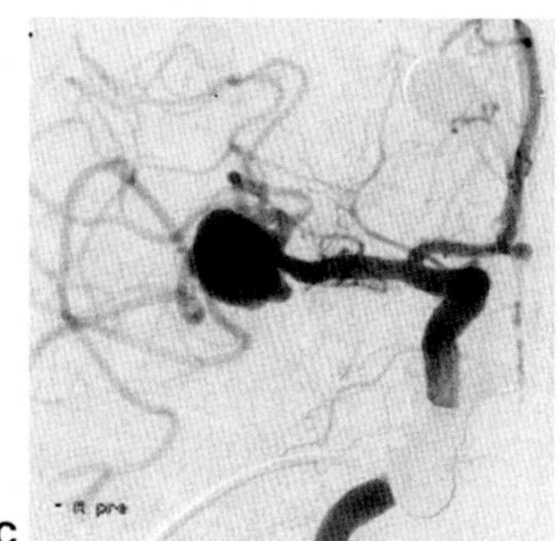

图 6.1 颈内动脉动脉瘤：(A)后交通动脉起始部；(B)前交通动脉起始部；(C)大脑中动脉分叉处。

脑动静脉畸形

脑 AVM 是软膜动脉和局部引流静脉的先天性直接相通(动静脉短路,AV 短路)。其血管造影的主要表现为动脉早期相静脉浓染造影(图 6.3)。根本原因在于大脑的容积可变区毛细血管缺失。AV 短路可伴有血流阻力局部减小和血流量增加。脑 AVM 的大小不一,从几毫米到整个大脑半球。大多数 AVM 的供血动脉和引流静脉的直径都会增大。

动静脉之间的连接(病灶)往往有一个病理血管网(丛状病灶)。也可见管径可变的直接连接 (大小瘘管)(图 6.4)。许多 AVM 的病灶这两种瘘管都有。值得关注的其他表现是其伴发的动脉瘤,可见于 Willis 环的一些典型部位(近端)。靠近或位于 AVM 病灶内的(病灶旁,病灶内)动脉瘤有时不太明显。病灶旁和病灶内动脉瘤出血危险性高,因此可作为栓化的主要目标。

除了直接供血外, 柔脑膜吻合也可形成 AV 短路。这种类型常伴有皮层分支的近端闭塞。AVM 的柔脑膜并行侧支不适宜行血管内闭塞,但在 AVM 的显微外科切除术中比较容易彻底切除。部分栓化或不完全切除后,不管是否进行过前期治疗,经硬膜的供血动脉均可引起 AV 短路。这些血管大多数可以通过血管内治疗毫无困难地清除。通过分析 AVM 的引流静脉有时可发现该引流静脉有狭窄或囊状扩大(静脉曲张),这两种表现均提示其出血风险增大。由于引流静脉的路径对策划外科切除方案十分重要,必须正确获取其静脉造影资料。

颅内血管急性血栓栓塞

颅内动脉的血栓可部分或全部闭塞血管腔 (图 6.5),血管造影在急诊手术时几乎总要进行可显示动脉闭塞的部位。如果血管腔完全充满了血栓,将无法显示出血栓的长度。在考虑进一步行血管内治疗之前需要对所有的颅内血管进行血管造影。诊断性检查应显示出闭塞动脉的有效侧支和最终伴发的病变(如,主动脉上血管的动脉粥样硬化性闭塞,颅内动脉瘤)。慢性闭塞不同于急性血栓性闭塞,不适于进行血管再通,可通过存在有广泛的侧支来识别。血管内治疗时,这种血栓几乎都可以用合适的微导管穿透。在血栓远端轻度注入对比剂即可显示出血管闭塞的长度(图 6.5 C)。在血栓性血管闭塞水平或其近端的动脉粥样硬化性狭窄在局部纤维蛋白溶解后应行支架 PTA,以防早期发生再闭塞。

颅内动脉粥样硬化性狭窄

适于介入治疗的粥样硬化性狭窄涉及颈内动脉颅内段、大脑中动脉近心端、椎动脉颅内段和基底动脉(图

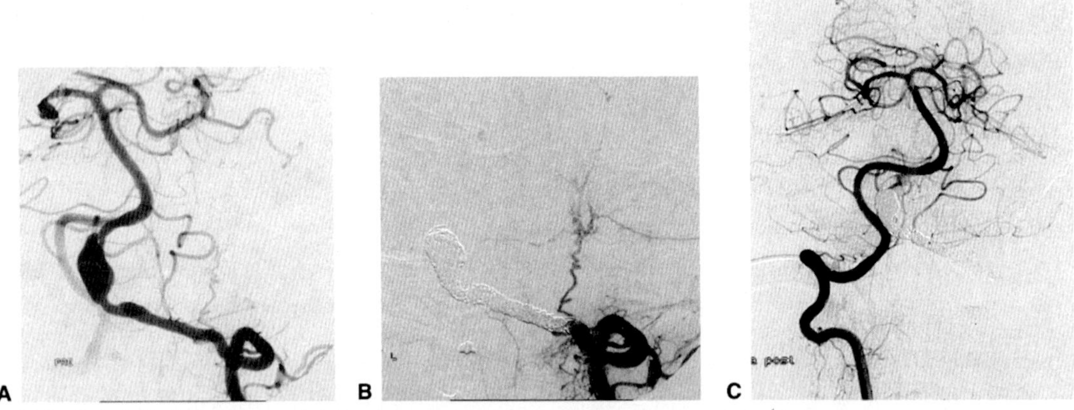

图 6.2 (A)椎动脉的融合夹层动脉瘤。(B)线圈闭塞后的动脉瘤及载瘤动脉。(C)对侧椎动脉向脑干及小脑供血。

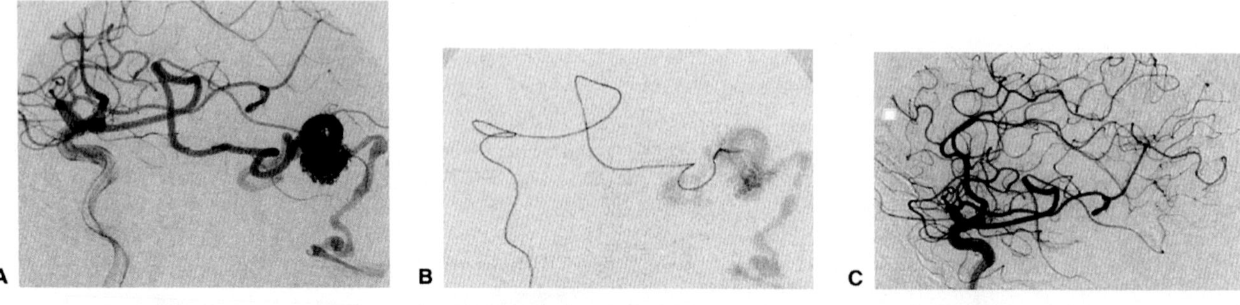

图 6.3 (A)(上图)脑动静脉畸形(AVM)的丛状病灶和引流静脉的早期造影。(B)供血动脉内置入 Marathon 微导管。(C)随后注射聚合胶(Histoacryl/Lipiodol 合剂,1:5),导致动静脉短路完全阻断。

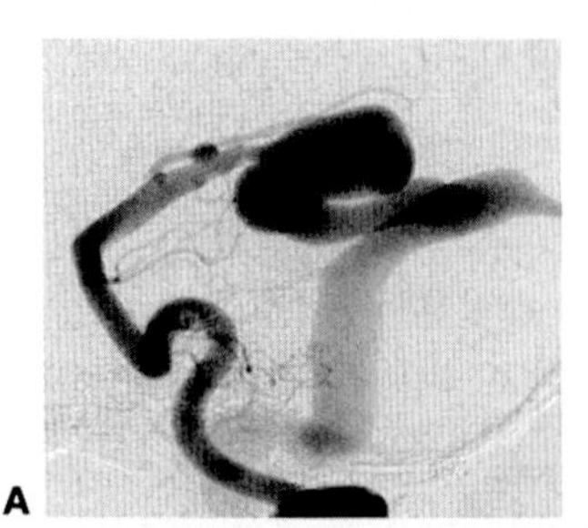
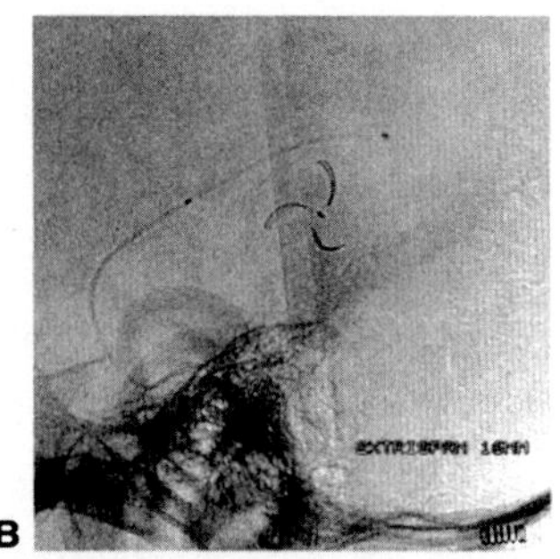
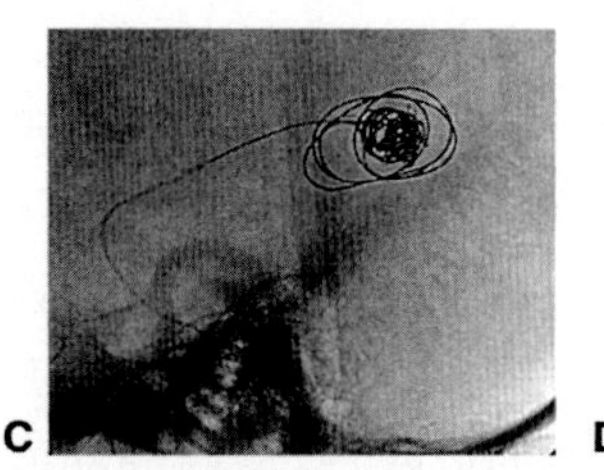
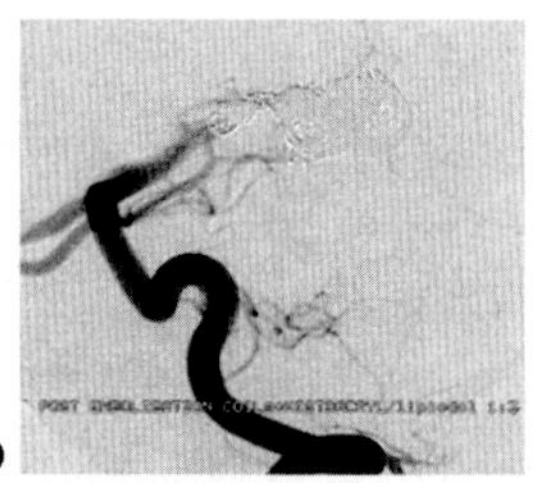

图 6.4 (A)一位(中国)儿童的大瘘管型 AVM 病灶。大脑左后动脉和引流静脉之间的大管径直接连接。(B)2 个 TriSpan 线圈(16 mm)被放置在瘘管附近的扩张静脉内。(C)TriSpan 装置防止了随后插入的规则线圈发生静脉逃逸。(D)动静脉瘘管连接处和曲张静脉内的线圈使分流明显减少。注射 0.1 mL Histoacryl/Lipiodol 1:3 后该瘘管完全闭塞。AVM:动静脉畸形。

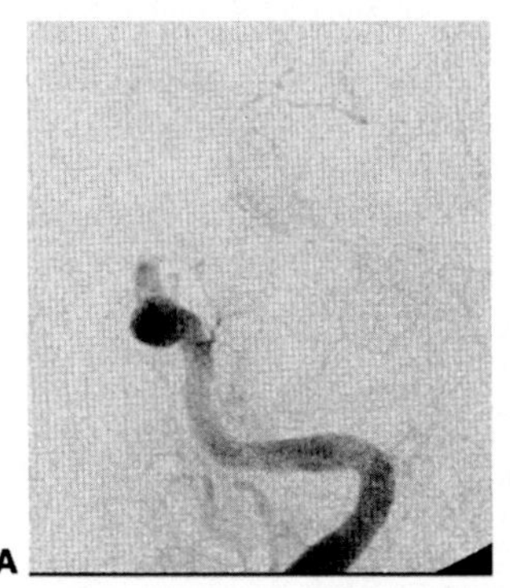
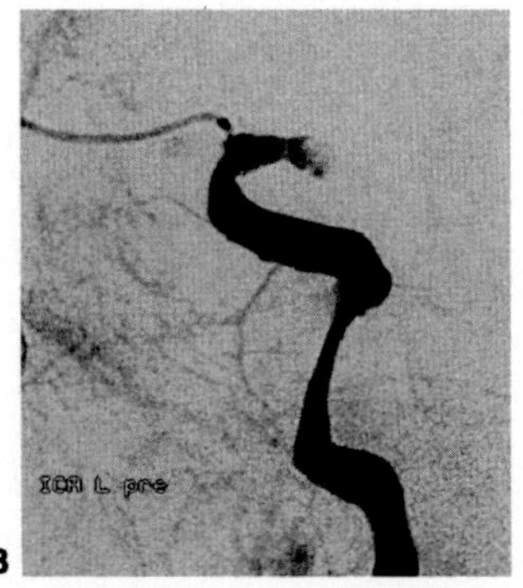
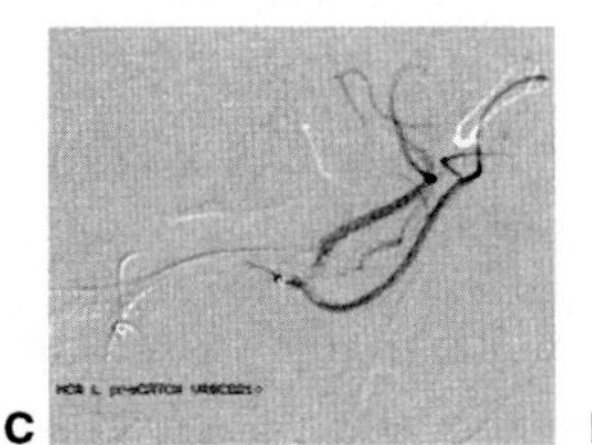
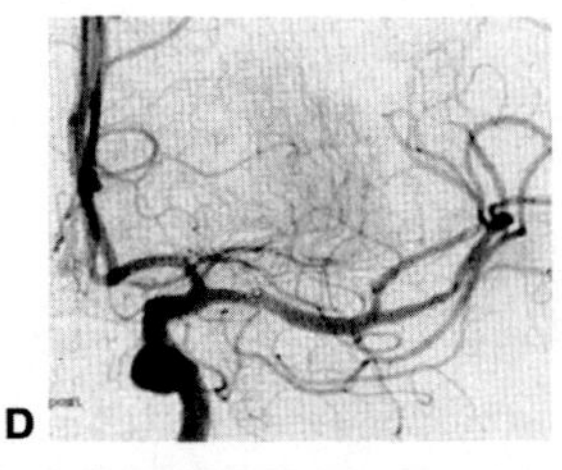

图 6.5 (A,B)分别为被血栓闭塞的颈内动脉(ICA)和大脑中动脉(MCA)的后视图和侧视图。左侧颈内动脉注射对比剂后显示出眼动脉远端血管的血栓性闭塞。(C)微导管轻易穿透该血栓。(D)Catch 装置使血栓分裂,4 F 抽吸导管(Penumbra 装置)将部分血栓清除,以及近端 MI 狭窄处的扩张,导致 ICA 和 MCA 完全恢复畅通。

6.6)。血管造影可显示出狭窄程度、长度和轮廓。了解狭窄段的侧支循环及其近端和远端的血管系统尤为重要。血管过于弯曲或者狭窄段太长(>10 mm)且不规则的病例不适于介入治疗。必须通过血管造影图像确认狭窄段未出现前方短缩,而且没有重叠的血管。因为血管解剖常有变异,因此进行血管造影时没有标准的投照位,准确测定狭窄部位近端和远端的血管直径有助于确定球囊和支架的尺寸规格。大部分 DSA 装置都设有测量软件,用于按校准后血管直径来定量确定狭窄的程度。

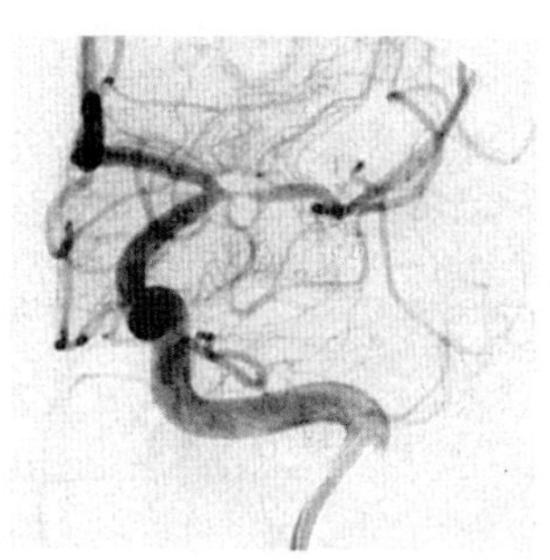
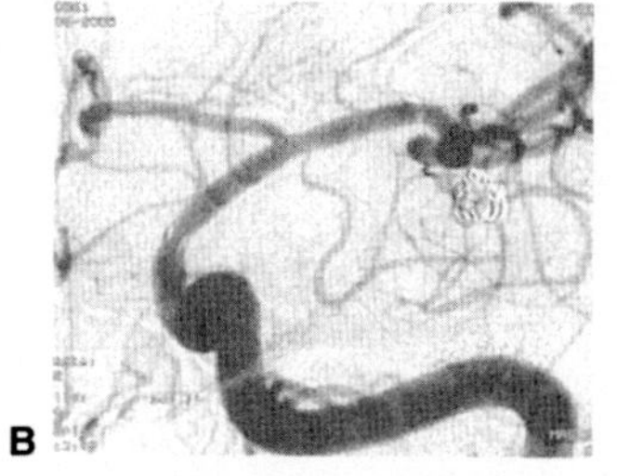

图 6.6 (A)左侧大脑中动脉狭窄,病情进展迅速随访血管造影偶然发现,此前 MCA 分叉处动脉瘤破裂并在该处置入弹簧圈。(B)对狭窄进行了成功的治疗,术中用小球囊在狭窄处扩张后置入一枚自膨式 Neuroform 支架。MCA:大脑中动脉。

枕部硬脑膜动静脉瘘

枕部硬脑膜动静脉瘘,同侧颈外动脉造影显示乙状窦/横窦早期浓染(图 6.7)。潜在的供血分支包括枕动脉(经乳突)、茎乳突动脉、耳后动脉、咽耳动脉(脑膜支)、脑膜中/后动脉和脑膜垂体干的小脑幕分支。其他侧支来自椎动脉的脑膜支和软脑膜动脉(例如,后交通动脉)。枕窦可完全开放并与瘘口相通。有时可存在早期血栓,会部分闭塞枕窦。这会引起瘘口通过枕窦沿逆行方向(经窦汇而不经颈静脉球部)引流。瘘的供血动脉出口位于静脉窦的血管壁上,毗邻引流静脉。直接 AV 瘘可使供血动脉直接进入皮层静脉。这种皮层引流方式大大增加了静脉窦的栓塞机会。表浅静脉的反向(即,远离硬脑膜静脉窦方向)过度灌注是皮层引流静脉的关键表现,并伴有颅内出血的危险增高。

颈动脉和海绵窦之间的动静脉瘘

颈动脉与海绵窦之间的瘘(即颈动脉海绵窦瘘,CCF)的常见特点是 AV 分流进入海绵窦和传入静脉内。直接瘘口的形成源自外伤造成的颈内动脉壁的损伤,或是海绵窦内颈内动脉海绵窦段的动脉瘤破裂(图 6.8)。

硬脑膜瘘在本质上与此完全不同。它的血供来自一侧或双侧颈内动脉和颈外动脉的脑膜支。瘘口通常位于一侧海绵窦的后部或腔间窦上。dCCF 的分流量变化很大，但大部分仅仅是直接 CCF 分流量的一部分。引流通常经过眼上静脉/眼下静脉，这两条静脉是逆行灌注（即从海绵窦到内眦静脉）。其他引流途径还有与海绵窦相连的各条静脉（如，岩上窦、岩下窦、蝶顶窦）（图 6.9）。CCF 经皮层静脉引流可增加颅内出血的风险。眶静脉的栓塞后改变可伴发分流量降低和较严重的眼部症状。

标准操作

开始任何血管内治疗之前都要根据对 CT、MRI/MRA 和 DSA 检查结果的分析制定出治疗计划。其他决策包括：术前药物治疗（例如，支架成形术前抗凝治疗），全麻或局麻的术前准备，以及指引导管的型号和数量。开始治疗时先要明确需行一期手术还是多期手术。如果需行一期手术，则应先处理最危险的病变部分。但是往往必须先处理次级危险病变以便在良好控制下进入主要病变部位。这种情况的典型例子是颈内动脉近端狭窄处的 PTA 后置入支架，以便为颅内动脉瘤的导管置入和线圈闭塞提供最优化条件。

主要操作步骤可采用标准化的穿刺制品进行，包括 6 F 或 8 F 鞘管（11 cm 长，例如 Cordis）、6 F 或 8 F 指引导管（例如 Guider Softip,Boston Scientific）和 0.035 英寸导丝（例如 Radiofocus,Terumo）。就可操控的微导管而言，笔者首选 Nautica、Echelon14 和 Echelon10，并联合应用 Silverspeed16、14 或 10 微导丝（MTI/ev3）。其他带有优良无创伤性头端的微导管还有 Synchro14 或 10（Boston Scientific）。

Neuroform（Boston Scientific）和 Leo(Balt)是颅内血管最常用的两种自膨式支架。Neuroform 支架采用开间隔设计，被预装在双微导丝内，具有良好的柔韧性和无创伤性。缺点是其需要内径 0.010 英寸或 0.014 英寸的微导丝（X-celerator10, MTI/ev3，性能最好）。令人担心的是这种导丝可能会造成远端血管损伤。支架本身并非非常稳定，强行置入导管后容易使其毁坏。

网状 Leo 支架可通过无导丝的微导管（Vasco,Balt）

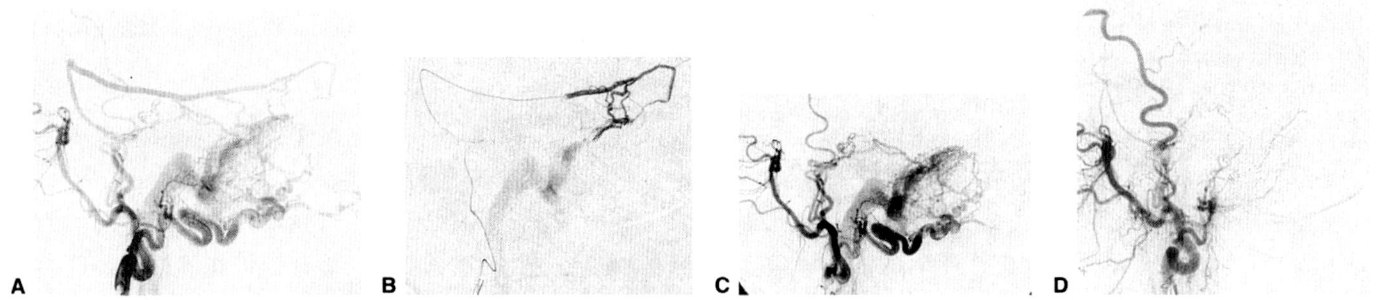

图 6.7 枕部硬脑膜动静脉瘘。(A)左侧 ECA 血管造影显示脑膜中动脉和枕动脉扩张，有多条分支进入乙状窦。(B,C)乙状窦腔内仍可见此前残留的血栓闭塞，表现为条纹状浓染。静脉引流直接通向颈静脉，不通过皮层引流。通过脑膜中动脉和枕动脉选择性置入导管并注射 Histoacryl/Lipidol 后血供明显减少。(D)乙状窦填入弹簧圈后瘘管被完全闭塞。ECA：颈外动脉。

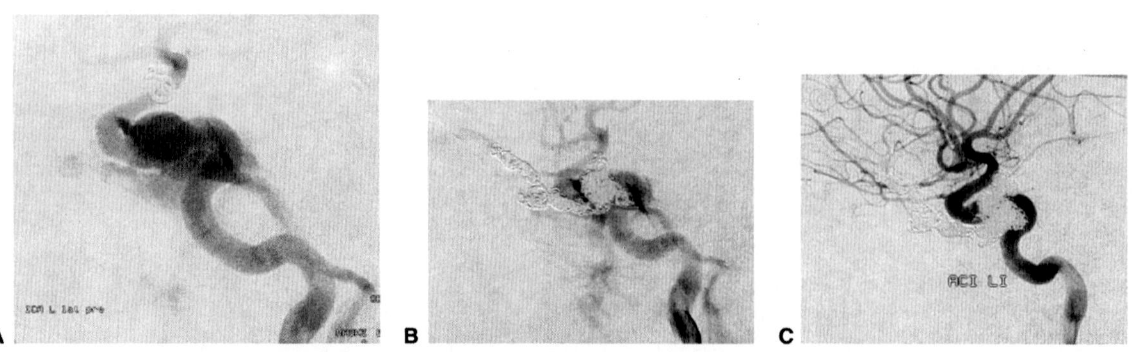

图 6.8 (A)一位 14 岁男孩在车祸中头部受伤后形成直接颈动脉海绵窦瘘，表现为左眼球突出和结膜水肿。左侧 ICA 血管造影显示海绵窦和颞下窦周围早期充盈显影。(投照在远端 ICA 上的线圈位于右侧 ICA 的分隔性动脉瘤内。)(B)左眼上下静脉和左海绵窦通过颞下窦的静脉入口，被纤维弹簧圈闭塞。(C)尽管静脉充盈，但手术期间未使动静脉分流完全中断。2 周后随访血管造影确认左侧 ICA 保持开放但动静脉瘘完全闭塞。眼部症状缓解。ICA：颈内动脉。

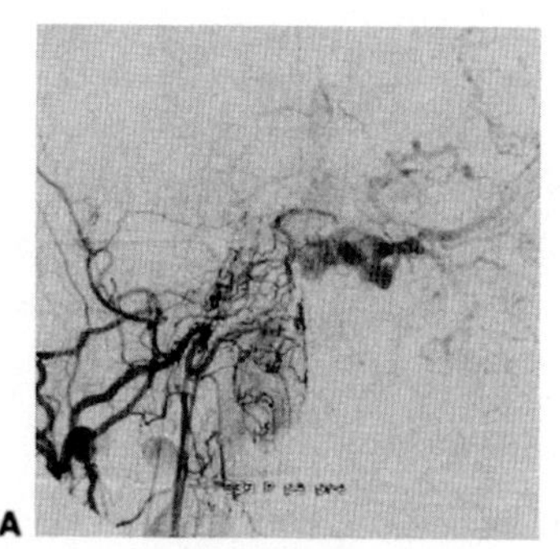
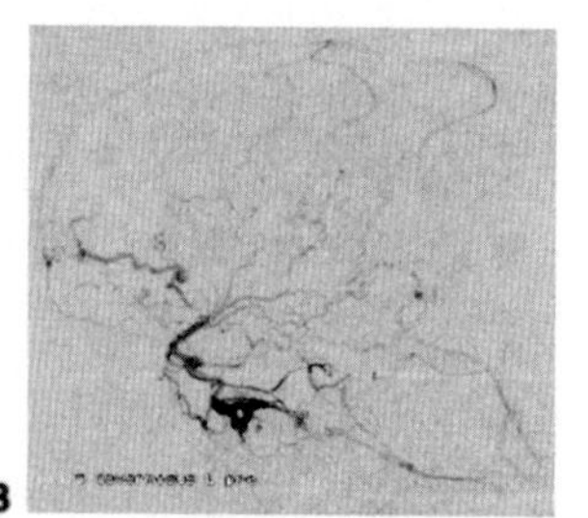

图 6.9 (A)硬膜颈动脉海绵窦瘘,无眼部引流但有广泛的皮层引流。右 ECA 血管造影(正视图)显示有几条硬膜分支引入左海绵窦,经皮质静脉引流。(B)左海绵窦微导管注射血管造影证实左眼静脉完全血栓性闭塞且通过蝶窦和 Rosenthal 基底静脉引流。ECA:颈外动脉。

置入,强度较硬,两端有不透射线的标记物。Leo 支架非常适合封堵动脉瘤。用于这种支架的 Vasco 微导管 Neuroform 导管(Renegade Hi Flo, Boston Scientific)的柔韧性差,因此 Leo 支架的损伤性大且易形成血栓。可供选用的线圈系统有多种,它们在解离方式以及植入物的形状、刚性和表面材料上各有不同。电解解离方式方便可靠。生物活性线圈表面(例如 Matrix, Boston Scientific)和水凝胶涂层线圈(Hydrocoils microvention)的功效尚未肯定。具有鲜明三维形状的线圈对治疗宽颈动脉瘤尤为有用(例如 Micrus 或 MTI/ev3)。几家公司提供有软性线圈(例如 Boston Scientific, Micrus, MTI/ev3)。笔者用可解离的尼龙纤维线圈(MTI/ev3)已获得了良好的效果。

颅内动脉瘤

颅内动脉瘤在普通人群中的发生率估计为 3%~6%[15]。动脉瘤性蛛网膜下腔出血 (SAH) 的年发生率为 6/10 万~10/10 万。SAH 的死亡率约为 50%[16, 17]。虽然继发于此前未破裂动脉瘤的颅内出血的发病率和临床相关性近几年已成为争论的焦点,但目前尚不能提供结论性的建议。对于直径≤10 mm 的动脉瘤,最初报道的破裂率非常低[18],但这些数据此后进行了更新,而且实际的破裂率可能更高。报道的破裂率取决于动脉瘤的部位和大小以及患者特殊的危险因素[19]。

颅内动脉瘤可通过对比增强 CT 或 MRI 检查来确诊[20]。CT 血管造影术已有明显的提高,目前已广泛用于诊断中。但最终决策仍主要依据选择性导管下血管造影。血管造影像应包括一系列斜位投照经放大的动脉瘤图像。带三维标绘的旋转血管造影有时非常有用。术前血管造影片应清楚地显示出目标动脉瘤的大小、形状、部位及相邻血管。

动脉瘤已破裂的患者必须进行治疗。经验数据表明,已破裂动脉瘤介入治疗后的临床结果优于外科夹闭术[21]。未破裂动脉瘤的治疗方案必须综合考虑多种因素。统计数据对个体患者的帮助有限。在治疗未破裂动脉瘤的手术中发现,血管造影表现基本相同的动脉瘤有些纤维壁较厚,因此破裂的可能性小;而其他一些则瘤壁很薄且易碎。因为现有的诊断技术无法判断出厚壁和薄壁动脉瘤,因此这个特性只能在手术准备完成后进行评价。目前大部分患者对这种治疗方案都表示欢迎。

要考虑的其他重要因素还有患者的年龄、并发症以及通过外科手术或介入治疗切除给定动脉瘤的预计技术能力。但最终的治疗选择取决于患者本人。总之,我们建议未破裂动脉瘤(无论动脉瘤大小)患者只要技术上可行,外科手术或介入治疗都可以考虑。动脉瘤的部位与介入治疗的成功机会和风险无关。技术困难预计发生在弯曲明显的近端血管病倒,小动脉瘤(即直径≤2 mm)、巨大动脉瘤(直径>25 mm)、宽颈(>4 mm)动脉瘤以及基底/瘤颈的值<1 的病例。无严重动脉粥样硬化的近端血管和瘤颈分界清楚的动脉瘤最适宜行血管内弹簧圈闭塞。

颅内动脉瘤线圈闭塞的技术要点

导引导丝在进入主动脉上各动脉时应具有平稳性、无创性和易操作性。在右/左股动脉穿刺点置入动脉鞘管之后,用 0.035 英寸导丝,例如 Radiofocus(Terumo),置入 90 cm 或 100 cm 长的标准 5 F 或 6 F 直径的指引导管(如 Guider Softip,Boston Scientific)。此后需通过旋转止血瓣膜(RHV)用肝素化盐水持续进行冲洗以防止血栓形成。

一些自装配同轴系统可供选择, 例如 100 cm 长的 6 F 指引导管置入另一个 90 cm 长的 8 F 指引导管,或 100 cm 长的 8 F 指引导管置入 90 cm 长的 10 F 指引导管。使用 LeaderCath G14 (Vygon)直接穿刺颈总动脉,可提供更好的支撑性和稳定性,可用于外周血管进入有困难的病例。由于颈总动脉直接穿刺可造成血管破裂和脑卒中,要求在透视下精确穿刺并轻柔置入导丝和 Teflon 导管鞘。进入后循环的路径可选用 6 F 导管鞘进入腋动脉以及使用 6 F 乳内动脉指引导管。

治疗开始前,要认真分析目标动脉瘤的血管造影图像。最重要的是获得合适的手术投照位,以便尽可能显示出动脉瘤的全长、上面无覆盖血管而且载瘤动脉和源自其近端的血管关系明确。虽然带有三维制图的旋转血管造影有时有助于确定动脉瘤的有无、部位和几何形状[22],但其功能似乎被夸大了。血管内介入治疗动脉瘤取得成功的最重要因素是图像放大倍数高、图像噪声低、空间分辨率最佳以及具有良好对比度的路图效果。

一旦确定了合适的血管造影术中投照方案，应根据目标动脉瘤的位置和几何形状选择双标记微导管(即带有两个不透射线的标记，一个位于微导管的远端头部，另一个位于距微导管近端 3 cm 处)。微导管的外径(OD)在大部分病例中不太重要。但微导管随后的定位要稳定，其头端应在动脉瘤内或其附近。在插入线圈过程中可能要推进或拉出微导管，而且进行这些操作时应尽量精确。内径(ID)太小可能会限制对器械的选择。符合这些要求的微导管如 Nautica (外径 2.2 F, 0.71 mm; 内径 0.018 英寸, 0.46 mm, MTI/ev3) 或 Excelsior 1018 (外径 2.0 F,0.66 mm; 内径 0.019 英寸 0.48 mm, Boston Scientific)。诸如 Echelon14(MTI/ev3)之类预塑形微导管，其头端可为 45°或 90°成角，在这个位置上相当稳定。管腔本来就小的血管或者由于血管痉挛而变细的血管应选择较细的微导管。Echelon 10 (外径 1.7 F,0.57 mm; 内径 0.017 英寸,0.43 mm, MTI/ev3) 和 Excelsior SL-10(外径 1.7 F,0.56 mm; 内径 0.0165 英寸,0.43 mm, Boston Scientific)就比较适合。如果使用直头微导管，适当塑形非常重要。导管头端必须按微导管的预定路径用蒸汽或干热进行塑形，以便最终进入动脉瘤，塑形时还要考虑微导管进入动脉瘤颈的角度。不合适的塑形将导致动脉瘤的盘绕闭塞失败。正确的塑形依赖于技术和经验。

微导管内用的微导丝应完全不透射线，应精确地跟随施加的扭力移动，而且在微导管内或血管内不得引起明显的摩擦。头端的无创性极为重要。Silverspeed 10 和 Silverspeed 14 导丝(MTI/ev3)是标准微导丝。Synchro 10 和 Synchro 14 微导丝(Boston Scientific)具有良好的操控性，头端也非常柔软。Synchro 导丝建议用于置入难度更大的血管。所有这些导丝都是直头的，因此需要个体化塑形。只要导丝的弯曲度和形状与微导管类似通常就适合使用。

然后用上述投照位在路图透视下进行动脉瘤内导管置入。微导管和微导丝必须缓慢推进。大多数情况下，在微导丝轻微向前推进后再推送微导管，同时轻微回拉导丝。准确控制好两者的配合推送是关键。发现任何阻力都应及时找出原因并及时解决。阻力增加可能源于微导管近端无意间打弯、指引导管头端从颈内动脉移位到颈外动脉或者微导管路径中出现的血管痉挛。任何情况下操作者都不要试图能过强行推进术克服阻力。

然后将微导丝头端部分推入动脉瘤。应避免导丝头与瘤壁的任何接触。子动脉瘤(即膨出到动脉瘤轮廓外的小型囊状突起)非常脆弱，因此于不能让导丝或随后的微导管头端触及它。大多数情况下微导管头端的理想位置是位于动脉瘤的颈部水平。给动脉瘤装上弹簧圈时要从瘤颈部开始向里充填(图 6.10)。这再一次强调了微导管稳定的重要性，而且说明了为什么动脉瘤直径和微导管型号的选择无关。

选择插入的弹簧圈时必须注意以下问题。最常用的植入装置是电解可分离式铂线圈 (GDC, Boston Scientific,NXT MTI/ev3)，其采用直流电流将铂线圈与插入的导丝分离开。施加直流电流的最初目的是为了引起电解性血栓形成 (也用于分离线圈)，但结果往往不起作用[23]。机械式可分离线圈(Detach,Cook)不适用于动脉瘤闭塞。这种线圈会通过缠绕系在插入导丝上。此时要想使二者分离只能反着线圈方向插入导丝，把转动潜在传递到线圈使其松开。两种线圈均依靠液压动力来分离(Microvention,Cordis)。线圈采用远程阀机制装在一根细管上。打开阀门，通过注射生理盐水或稀释对比剂使线圈脱开。Micrus 线圈采用电热机制(即通过电加热导丝使聚合物纤维断开)使线圈分离[24]。

给动脉瘤装填线圈的过程可从规则线圈开始，或者在宽颈动脉瘤(>4 mm)的病例中从三维形状的线圈开始[25,26]。动脉瘤的囊径应当等于第一个线圈的直径。然后插入随后的线圈并一一分离，直到动脉瘤囊内再也不能装入为止。为了使治疗效果稳定，必须填塞紧密。在宽颈动脉瘤病例中，载瘤动脉可通过给不可解脱的球囊充气暂时保护起来(图 6.11)[27]。Hyperglide 和 Hyperform(MTI/ev3)能很好达到这一目的[28]。在这种“球囊重塑”过程中载瘤血管的闭塞间期应小于 3 分钟，特别是在受累动脉的侧支循环缺如或不充分时。球囊重塑通常经 8 F 指引导管进行。有时先将球囊导管置于动脉瘤前方再将微导管置

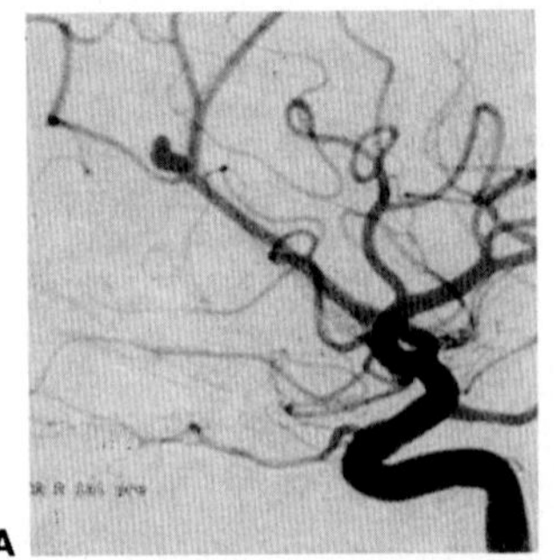

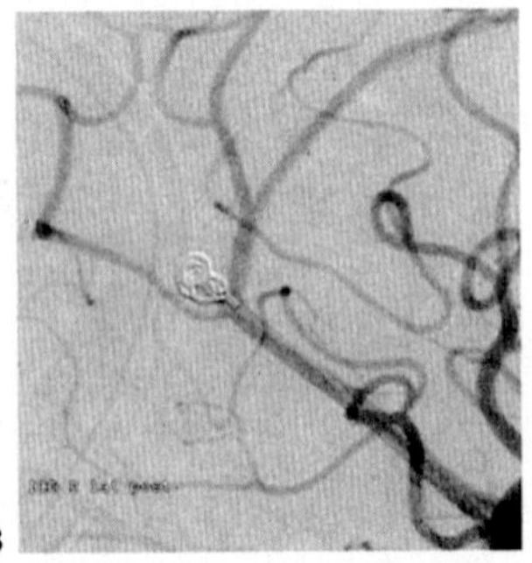

图 6.10 右胼胝体周围动脉的小动脉瘤(A)。微导管头端在整个治疗过程中都要保持在邻近瘤颈部但在瘤囊外的位置上(B)。这要求微导管在稳定位置上对“反冲”效应具有很好的复原性。

入瘤腔内会使操作更加容易。有文献称,球囊重塑术式会使并发症(栓塞或血管破裂)的发生率增高[29]。

自膨式支架可用于宽颈动脉瘤弹簧圈的辅助治疗。Neuroform(Boston Scientific)是由镍钛合金制作的柔软的开环式、自膨式支架[30](图 6.12)。Leo 支架(Balt)是一种更稳定而且更易于形成血栓的闭环支架[31]。Solo 支架可通过电解分离并可完全回收(图 6.13)。支架置入前必须进行抗血小板凝集药物治疗。治疗前 3 天常规应用负荷剂量 500 mg 的阿司匹林和 300 mg 的氯吡格雷。抗血小板药物治疗使支架辅助手术不适用于动脉瘤破裂急性期的治疗。使用这两种装置时都可以先置入支架,而后再将微导管置入动脉瘤内[32]。这种情况下对于未破裂动脉瘤建议在支架置入 6~8 周后再进行弹簧圈闭塞。在此期间,支架将与载瘤动脉壁紧密结合在一起。当然也可以先给动脉瘤置入微导管,再将支架放置在动脉瘤口,然后再给动脉瘤置入线圈(封堵导管)。不管怎样总可以从载瘤动脉中撤出微导管。

TriSpan(Boston Scientific)是一种有 3 个不透射线镍钛合金侧翼的改良弹簧圈[33](图 6.14)。将这些侧翼放置在动脉瘤颈部水平,打开后呈花朵状。这种治疗方案特别适用于分叉处的宽颈动脉瘤。TriSpan 弹簧垫圈通过大口径坚固的微导管(例如 RapidTransit, Cordis;Excelsior1018, Boston Scientific;Nautica,MTI/ev3)置入并保持就位。为送入弹簧垫圈,应置入另一根微导管。同时置入两根微导管需要使用有双 RHV 的 8 F 指引导管。在完成线圈插入之前 TriSpan 一直要与插入导丝连在一起。为防止 TriSpan 过早分离,TriSpan 的分离部分始终要被微导管包裹,一直到自行分离。笔者通常在最终闭塞位近端打开 Trispan。经第二根微导管插入尺寸稍小的一个三维弹簧圈(如 Boston Scientific,Micrus,MTI/ev3)。一旦将这个三维弹簧圈完全推送到微导管之外,就应轻轻推送 TriSpan 装置连同相关的微导管,直到三维弹簧圈开始被压紧。当 TriSpan 装置稳定之后,三维弹簧圈便会分离。在随后的弹簧圈插入过程中,可适当操控 TriSpan 线圈,以避免线圈从动脉瘤内移出进入载瘤动脉。纤维弹簧圈(MTI/ev3)在治疗这类动脉瘤中非常有效。纤维有助于使 TriSpan 侧翼固定在线圈的网眼上并可防止由于线圈致密而导致复发。

用于治疗梭形夹层动脉瘤的方法是用线圈进行载瘤血管闭塞(PVO),这种方法目前尚在研究中。PVO 的前提是要有丰富的侧支循环。只要至少一条后交通动脉和相关的 P1 段具有足够大的直径,甚至基底动脉干上的梭形动脉瘤也可以用 PVO 来治疗[34](图 6.15)。真菌性动脉瘤大多是由脑动脉中受感染的心源性栓子所致。载瘤动脉的短暂栓塞是一种特异性发病机制。对于这些病变,适当的治疗方法是用弹簧圈或(和)聚合胶来闭塞动脉瘤和载瘤动脉[35]。

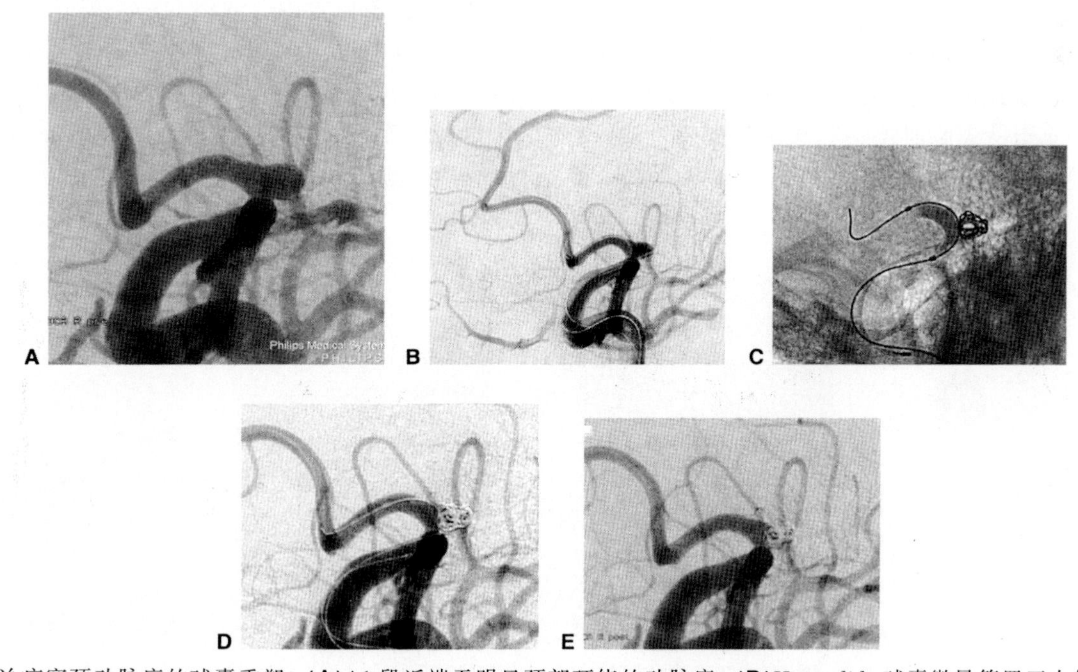

图 6.11 用于治疗宽颈动脉瘤的球囊重塑。(A)A1 段近端无明显颈部环绕的动脉瘤。(B)Hyperglide 球囊微导管置于右侧大脑前动脉,另一根微导管的头端已在瘤囊内。(C)在将弹簧圈置入动脉瘤时先暂时充盈球囊。(D)动脉瘤内已填塞弹簧圈,但球囊导管和微导管仍要留在原处数分钟。(E)在轻轻回撤两个导管之后,载瘤动脉保持开放而动脉瘤完全闭塞。ACA:大脑前动脉。

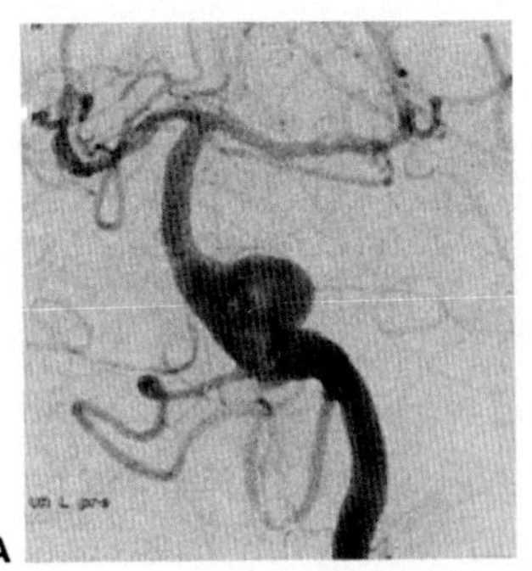
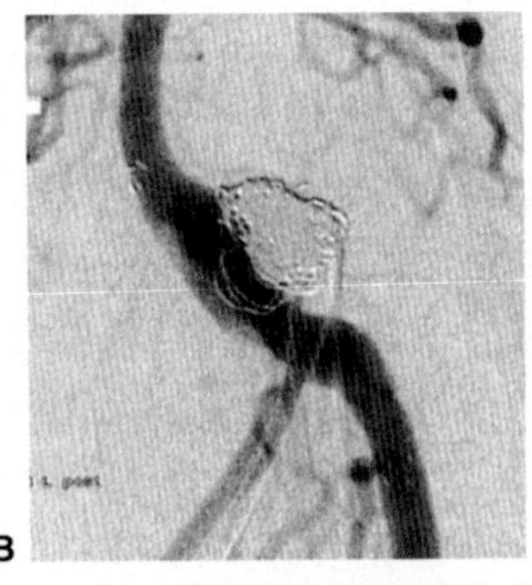

图 6.12 通过支架辅助弹簧圈闭塞治疗近端基底动脉近端的宽颈动脉瘤。(A)左侧椎动脉造影显示椎动脉连接处远端有一宽颈动脉瘤。(B)在释放 Neuroform 自膨式支架之后,动脉瘤内装入铂弹簧圈。

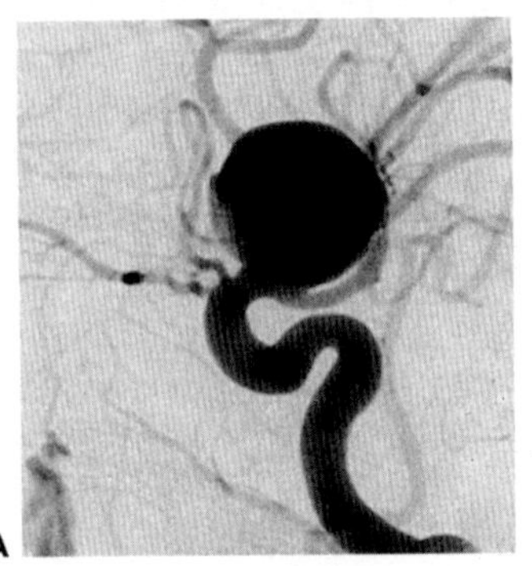
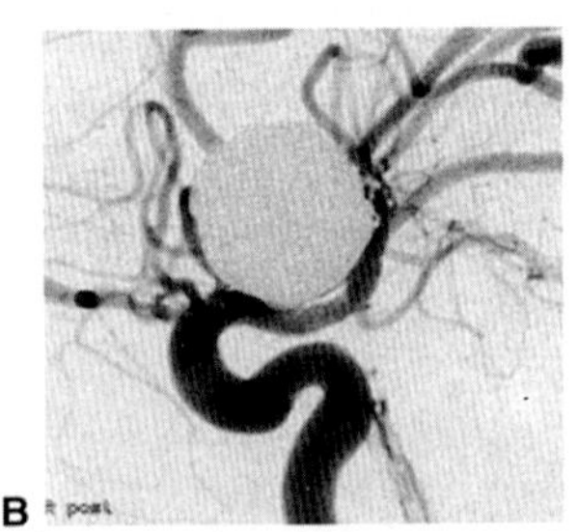

图 6.13 用 Solo 支架治疗宽颈动脉瘤。(A)眼周围的右颈内动脉巨大宽颈动脉瘤。(B)先置入自膨式支架,随后充填弹簧圈完全闭塞动脉瘤。

弹簧圈闭塞的替代方法

曾有几位学者提出,采用液体栓塞剂 Onyx HD500 (MTI/ev3)联合使用球囊临时保护载瘤动脉来进行治疗,但因为其并发症发生率过高,目前已被废弃[36]。目前可用于颅内的支架(例如 GraftMaster, Abbott)效果不佳。其强度太硬而且需要较大的膨胀压力(16 atm),因此只有在对颅内动脉瘤进行其他治疗失败时才采用[37]。如果别无选择只能用这种支架,则需要用抗血小板药物(负荷量为 500 mg 的阿司匹林及 300 mg 氯吡格雷)。指引导管必须要有足够的支撑力。可以采用同轴系统,外面是 100 cm 长的 6 F 导管,里面是 90 cm 长的 8 F 指引导管。可通过预备性置入自膨式支架(例如,7 mm/40 mm Protege, ev3)有助于使颈内动脉颅外段变直变硬。用 14G Leader Catheter(Vygon)直接穿刺颈总动脉可以提供较好的支撑,但其较经股动脉入路创伤性大。尼莫地平持续冲洗指引导管(1000 mL 生理盐水加 15 mL 尼莫地平)和预防性注射三硝酸甘油(每次注射 2 mg,用 8 mL 生理盐水稀释)也有帮助。要将直径 0.014 英寸的导丝经中交通动脉或后交通动脉向远端插入到皮层支,但常常会造成血管损伤。寰椎和颈内动脉海绵窦段相比,支架更容易通过前者。短支架(例如 9 mm 或 12 mm)较长支架更易放置。

注射速凝胶来治疗颅内动脉瘤具有很大的潜力。与沉淀性 Onyx HD500 相比,速凝胶与动脉瘤壁附着牢固,而后者与瘤壁是分离的。虽然应用此项技术能使颅内动脉瘤闭塞,但注射剂量能否精确控制和如何避免速凝胶外渗到远端血管的问题尚未解决[38]。

动脉瘤血管内介入治疗的并发症

动脉瘤瘤壁穿孔和载瘤动脉或远端动脉的栓塞性闭塞是动脉瘤血管内介入治疗的主要并发症[39]。

动脉瘤瘤壁穿孔的发病率为 3%~4%。众多因素可导致动脉瘤瘤壁穿孔,其中包括:前期破裂,近端血管过长,动脉瘤形状不规则,动脉瘤囊与载瘤动脉长轴之间的角度不理想,投照体位不当使动脉瘤被遮挡或只显示

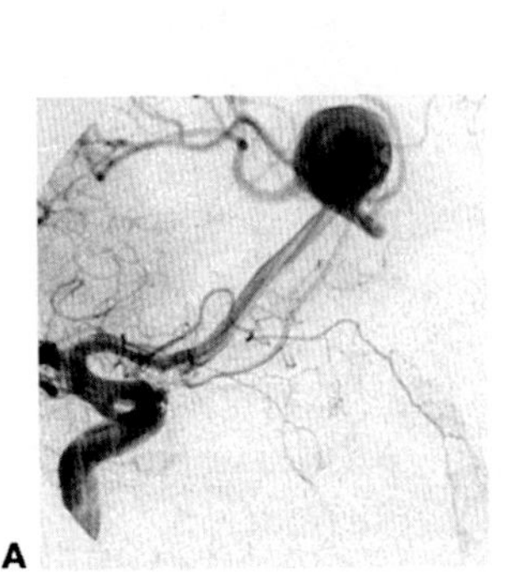
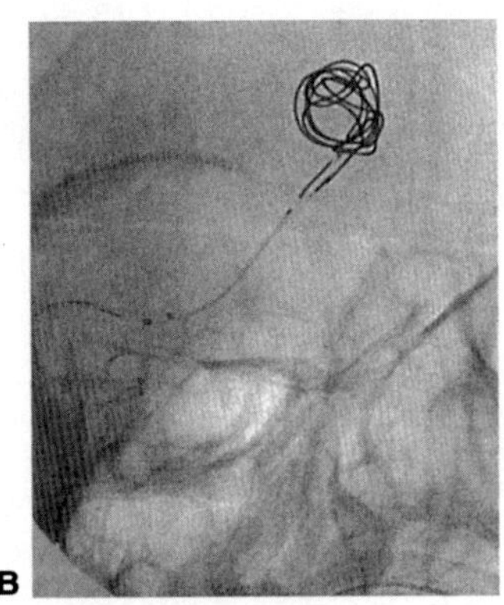
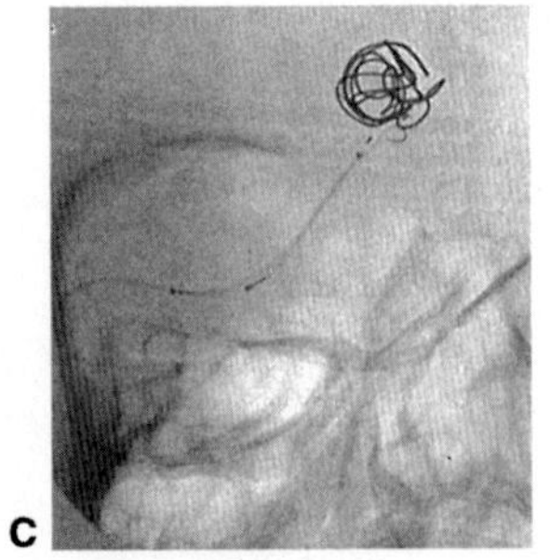
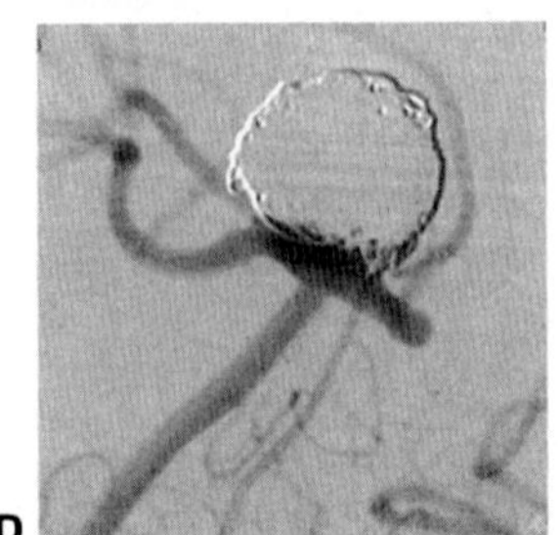

图 6.14 用于血管内介入治疗宽颈分叉动脉瘤的 TriSpan 方法。(A)右侧 ICA 造影显示,ACA(A2)动脉瘤位于 ICA 分叉处。(B,C)动脉瘤内置入两根微导管。将 3D 弹簧圈插入动脉瘤内,保持就位,偶尔用 TriSpan 线圈施压。(D)ICA 的最后造影证实动脉瘤已完全填塞,且载瘤动脉分叉处已重建。ICA:颈内动脉;ACA:大脑前动脉。

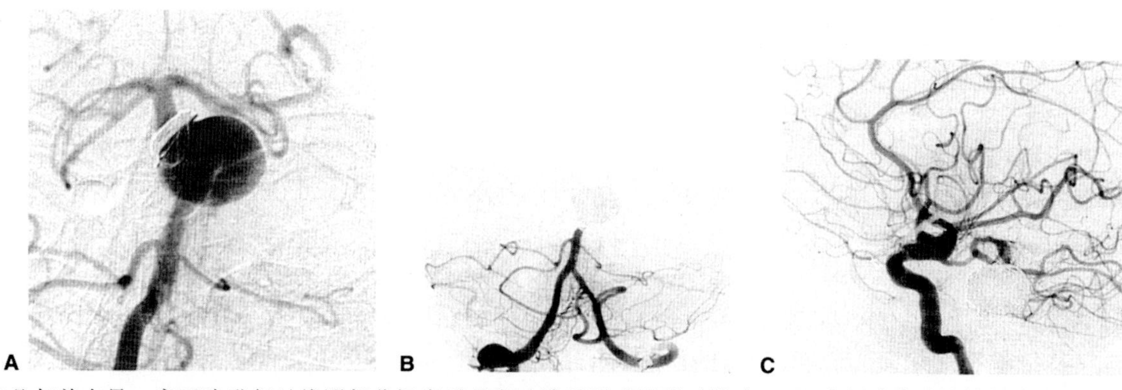

图 6.15 (A)几年前在另一家医院进行过线圈部分闭塞后基底动脉干形成梭形动脉瘤。(B)在用球囊试验性闭塞后通过血管内线圈闭塞载瘤动脉和动脉动脉瘤从循环中排除。(C)基底动脉的上部和双侧小脑上动脉由后交通动脉供血。

了一部分,微导管置入不稳定,微导丝或弹簧圈插入时与瘤壁垂直,对子动脉瘤的任何冲击,弹簧圈过大或过硬,弹簧圈插入时用力过大[40, 41]。

即使在全麻状态下,也可即刻观察到心率增快和血压升高。通过指引导管注射对比剂可证实穿孔。如果颅内压增加到临界水平,此后不久脑循环延迟就会表现出来。如果已证实动脉瘤穿孔,只有尽快采取一系列有效治疗措施才能挽救患者的生命。麻醉师必须让患者处于深度麻醉,使肌肉完全舒张,并添加巴比土酸盐(1000 mg 硫喷妥钠)。患者立即会处于低血压状态(收缩压≤70 mmHg)。必须静脉注射鱼精蛋白以抵消此前给予的肝素的作用(1 mL 鱼精蛋白可中和 1000 U 肝素)。如果术前给予了抗小板药物,应静脉注射醋酸去氨加压素(Minirin,0.3 μg/kg)以恢复血小板功能[42]。然后动脉或静脉内注射尼莫地平[43]。神经系放射学医生立即就会发现动脉瘤穿孔的部位。如果微导管头端位于蛛网膜下腔,可引入一根 2 mm 螺旋线和一个 2~6 cm 长的尼龙纤维可分离线圈。在蛛网膜下腔置入一两圈后,可将微导管轻轻撤回到动脉瘤囊内,在此将剩余线圈插入。如果微导管不在蛛网膜下腔,应将纤维弹簧圈塞入动脉瘤囊内,开始时应尽量靠近破裂部位。如果穿孔位于动脉瘤颈部,那么要保护未闭的载瘤动脉通常是不可能的,因为此时载瘤动脉已被纤维线圈闭塞,因此联合注射小剂量高浓度的正丁腈基丙烯酸酯 (nBCA)(Histoacryl, Braun)可能是最好的选择。当外渗停止后,必须重新确立正常血压。CT 检查可显示出脑沟和脑实质内的出血量。通常需要行脑室外引流治疗。占位性颅内血肿一般不用开颅清除。

动脉瘤血管内介入治疗中或其后出院血栓栓塞及并发症的概率为 10%~20%[44]。治疗后常可在弥散加权或灌注加权 MRI 上发现。一些无症状小病变,文献报道的一些适当发生率对有经验的血管内治疗不具代表性[45]。有症状的脑缺血(包括一过性症状)的发生率应该小于 5%[46]。

载瘤动脉血栓形成和栓子易感远端血管系统的因素包括:动脉瘤近端血管的粥样硬化,出血后血管痉挛,动脉瘤腔的部分栓塞,血栓形成倾向,血管术中破损,应用球囊重塑,动脉瘤填充不全,线圈从动脉瘤移位至载瘤动脉腔内,手术时间过长。

抗血小板凝集的预防治疗固然有益,但在出现术中血管损伤或动脉瘤穿孔的情况下封堵破裂部位增加了一定难度。防止血栓栓塞并发症发生的最常用预防措施包括全身肝素化化疗,首剂 5000 U 肝素,手术每延长 1 小时增加 1000 U 肝素[47]。对于未破裂的动脉瘤,在引入鞘管之后应立即给予肝素。在治疗破裂的动脉瘤中,必须等到动脉瘤至少部分填塞之后才能给予肝素。对于未破裂的动脉瘤,静脉注射 500 mg ASA(Aspisol)在可买到这种药的各国已普遍采用。在动脉瘤破裂后的急性期,如果此后需行脑室外引流,静脉注射 ASA 会引起出血并发症。治疗后根据与体重相适应的剂量再应用低分子肝素 2 天,并且再口服 100 mg ASA 持续 10 天。快速简单的治疗过程和“完全”闭塞动脉瘤非常重要。如果血栓形成明显,应立即采取应对措施。在治疗破裂的动脉瘤中只要认为动脉瘤没有再破裂的危险即可开始肝素化治疗,不要再犹豫不决。静脉内团注与体重相适合剂量的 abciximab(ReoPro)相当有效[48]。动脉内注射这种药物是否效果更好尚不明确[49]。也可以应用尿激酶或重组组织型纤维蛋白溶酶原激活剂(rtPA)进行动脉内局部纤维蛋白溶解[50]。联合应用这些药物(如,肝素和 abciximab 或者 abciximab 和尿激酶)会明显增加出血性并发症的风险。笔者目前赞同应用 abciximab。当其他动脉瘤尚未治疗而需要采取这类措施时,应在同期手术中对这些病变进行血管内闭塞。如果发生的出血性并发症需进行外科治疗,可通过输血小板来中和 abciximab。

如果血栓形成显然与置入弹簧圈无关,而与微导管及微导丝等异物表面有关,那么血栓形成倾向可能是主要原因 [51]。此时,尽早撤出微导管并停止全身性应用abciximab,其效果往往要比尽力实现局部再通好得多。

虽然整个或部分线圈从动脉瘤移位到载瘤动脉或远端血管系统内的情况相当少见,但有时可见于宽颈动脉瘤的治疗。可使弹簧圈发生移位的其他因素还有:微导管位置不稳定(例如在治疗前交通动脉瘤过程中微导管偏移至中交通动脉或大脑中动脉),使用的线圈尺寸偏小,以及在二维线圈分离后又插入一个三维线圈。把线圈插入到部分填塞的动脉瘤内可使已经分离开的一个线圈或其一部分发生移位。优先使用较长的线圈可形成更加稳定的线圈网孔,从而可防止线圈移位。然而,试图插入过长的线圈可能会引起其他的困难。例如,线圈既不能完全插入动脉瘤内也不能从动脉瘤中撤出,出现这种情况时将迫使操作者把线圈延伸到载瘤动脉内,并可能将其放置在微型支架处(例如,Neuroform)。有时可以把突出的线圈环退回到动脉瘤内,例如使用小的不易弯曲三维线圈或纤维弹簧圈。在动脉瘤上放置自膨式支架也是一种有效方法[52]。如果操作失败或不可能进行,只要不是纤维线圈,建议将线圈留在原处并开始静脉内肝素化治疗或皮下注射与体重相适合的低分子肝素持续 2 周。

出血后血管痉挛可能会有所增多。如果在治疗时血管造影片上已显示有痉挛,这种风险会特别高。有时无症状性血管痉挛可转变为症状性血管痉挛,而在血管造影片上没有任何改变。选择延期治疗往往会有再出血的风险。此时可以通过导引导丝往动脉内注射尼莫地平(1000 mL 肝素化盐水中加入 15 mL 尼莫地平进行滴注),必要时还可以联合应用硝酸甘油动脉内注射(注射剂量为 10 mL 盐水加 2 mg 硝酸甘油)(图 6.16)。仔细限制对比剂注射量有助于防止血管痉挛的发生率增高。

在巨大动脉瘤中有时可观察到其周围占位效应增加和脑实质水肿[53, 54]。虽然脑水肿往往无症状,但占位效应增加可引起或加重颅神经麻痹或因脑干压迫而引起症状。占位效应可见于颈内动脉的海绵窦、眶周和床突旁动脉瘤以及椎动脉、椎基底动脉交界处和基底动脉干动脉瘤。动脉瘤囊填充不完全且弹簧圈间留有过大空隙,往往会使占位效应增大。相对动脉瘤顶填充松散且瘤颈和基底相邻部位弹簧圈填充紧密可防止术后动脉瘤肿胀。

对比剂的毒性反应现在已少见。表现为患者在血管造影术后出现局灶性神经功能缺失,但在弥散加权和灌注加权 MRI 上无相关表现。不过这些缺失几天后会自行消除。

颅内动脉瘤在线圈闭塞后很少有出血,据报道每年的发生率<1%[55]。这种出血的预后较差。相关因素包括有闭塞不完全、血流再通和潜在的血管壁分隔。只要及时发现动脉瘤再通并进行血管内治疗或外科治疗,动脉瘤线圈闭塞后的潜在致命性出血大多可以避免。

随访方案

无涂层铂弹簧圈闭塞治疗后,大约 20%~30%的颅内动脉瘤显示有不同程度的再灌注或再通,大约 10%需要再次治疗。线圈的压缩作用是动脉瘤再灌注最常见的发生机制(图 6.17)。其他机制也起着重要作用,但有时难以发现。在动脉瘤增大中尤其如此(图 6.18)。因此对于颅内动脉瘤经血管内线圈闭塞治疗的患者必须定期进行随访复查。一些学者建议采用 MRA 进行无创性复查[56,57]。我们对大多数患者则喜欢用导管血管造影检查。通过直接比较

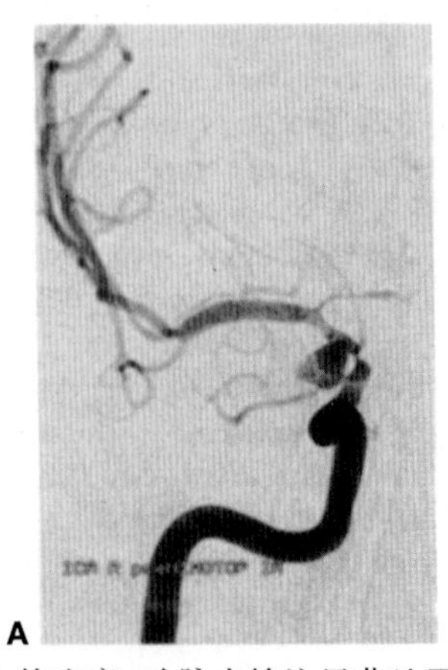

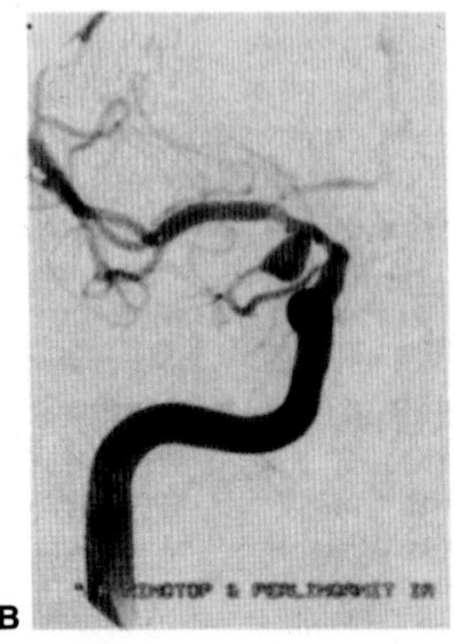

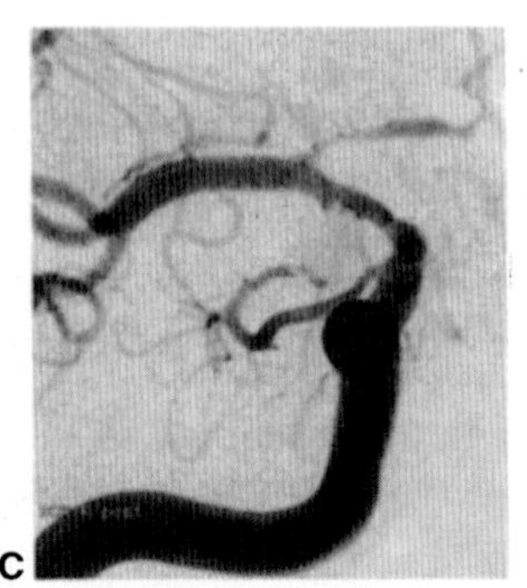

图 6.16 出血后颅内血管痉挛,动脉内输注尼莫地平和硝酸甘油后缓解。(A)右颈内动脉的床突旁动脉瘤破裂,伴邻近载瘤血管的严重痉挛。(B)动脉内注射尼莫地平和硝酸甘油后,可见血管径明显增粗。(C)此后动脉瘤被线圈顺利而完全的填塞。

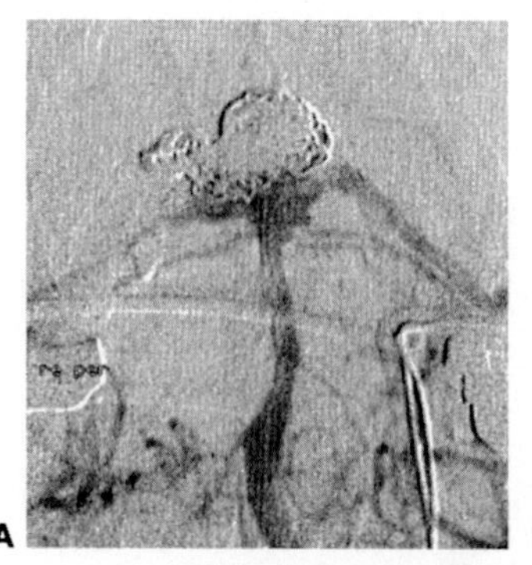
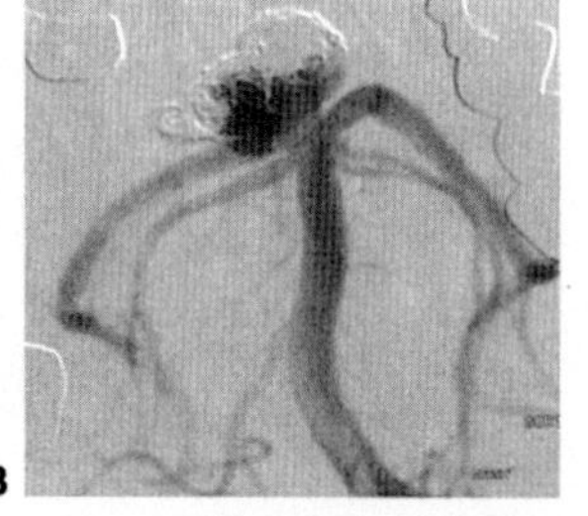

图 6.17 弹簧圈压塞导致动脉瘤复发。在出血后急性期进行治疗的基底动脉宽颈动脉瘤。(A)周围血管痉挛。(B)5 个月后,血管痉挛完全消除。由于线圈压缩动脉瘤囊内只有不足 50%填充了铂线圈。

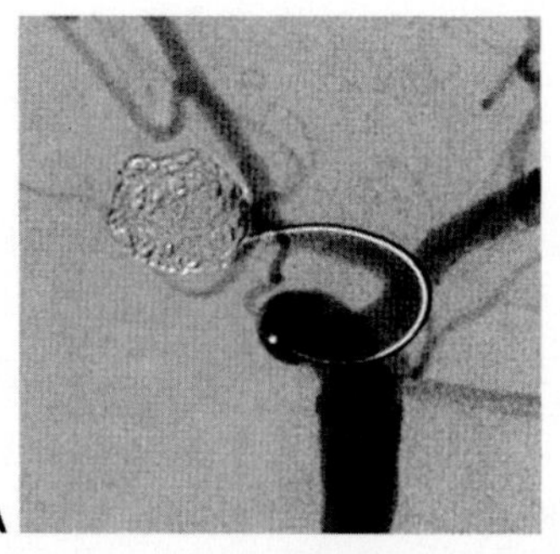
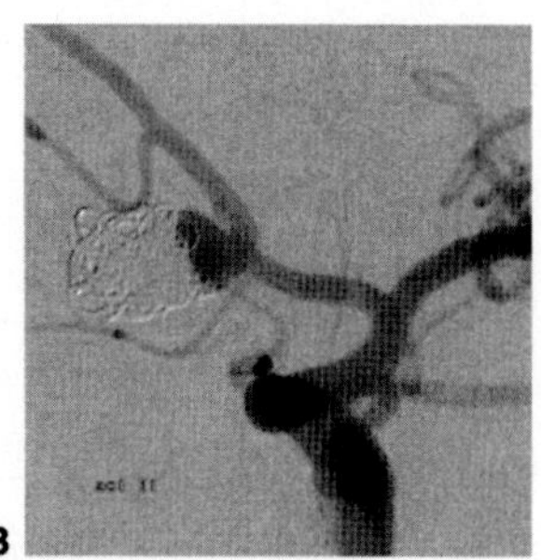

图 6.18 由于动脉瘤囊扩大导致动脉瘤复发。前交通动脉的动脉瘤已破裂。(A)动脉瘤 SAH 急性期,用弹簧圈对瘤囊进行了次全闭塞。(B)6 个月后因瘤囊扩大,使动脉瘤再灌注。SAH,蛛网膜下腔出血。

治疗前后的血管造影图像,可以更清楚地了解术后早期达到的和此后保持的动脉瘤闭塞率。复查的时间安排取决于各种因素。标准的时间安排包括治疗后 6 个月和 24 个月的 DSA 检查。对于夹层动脉瘤,由于其发生再通的时间往往很早,必须在术后 1~2 周内进行首次血管造影复查。对于部分形成血栓的巨大动脉瘤,4~6 周后进行的 DSA 检查往往就能显示出一定程度的灌注,需要行二期治疗。再次治疗后应重新开始随访程序。对于有并发症的或不完全闭塞的动脉瘤患者,随访程序应遵循“个体化”原则。如果 2 年内动脉瘤闭塞完全且没有发生改变,即可认为动脉瘤与循环已永久隔离。

几种特殊的神经血管异常

脑部动静脉畸形(AVM)

脑部 AVM 被认为是相对罕见的先天性疾病。由于无症状带病者人数不确定因此准确的发病率尚不明确,但确诊的脑部 AVM 与颅内动脉瘤的病例比例约为 1:10。癫痫和颅内(大多为脑实质内)出血是其两种最常见的临床表现。特大的 AVM 可引起进展性神经功能障碍,也可导致智能的进展性降低。AVM 患者的头痛与枕叶内病变或硬膜外血供受损有关。

AVM 的所谓病灶实质上是脑动静脉之间没有毛细血管连接的病理性血管团。出血源自病灶或引流静脉,大部分是动脉压力升高所致[58]。病灶内动脉瘤常伴有出血率增大[59, 60]。癫痫可因周围脑组织中神经胶质的改变而引起,这种改变可能与动静脉分流造成脑组织营养不良有关[61]。

治疗目标通常是完全阻断 AV 分流。这是消除出血危险的关键。AVM 完全治愈的患者中约有 70%没有癫痫发作[62]。上述两种患者的头痛症状通常可得到明显改善。可引起进展性偏瘫和其他局灶性神经功能障碍的巨大 AVM,完全闭塞几乎不可能,但一些患者报告称至少主观症状暂时性有所改善。总之,姑息性(即局部性)栓塞的远期疗效尚不确定[63]。

阻断软脑膜 AV 分流可通过如下方法实现:显微外科切除畸形血管,大剂量立体定向放疗,血管内栓塞,以及上述两种或三种方法联合治疗[64]。如果 AVM 较小,位于脑表面或其附近,而且不在主要脑区内,由经验丰富的外科医生行外科治疗可取得满意的效果[65–67]。如果以上条件不具备,对 AVM 行手术治疗即使不失败也极具挑战性。可通过立体定向放疗对任何部位的小型 AVM 进行治疗[68]。如果瘤灶直径>2 cm,闭塞率将降低到难以接受的程度。另一个不利条件是在治疗和最终结果之间有一个 2~3 年的发病潜伏期。在此期间内患者仍有 AVM 出血的危险,尤其是在 AVM 血管尚未完全消失之前[69]。即便在最好的条件下,对 AVM 立体定向放疗的失败率仍大约为 20%。

血管内治疗脑部 AVM 后,可使这类病变的显微外科和放射外科治疗更加有效[70]。血管内治疗可以永久性完全阻断 AV 分流。血管内完全闭塞的报道成功率相当不一致。栓塞治疗的实际估计成功率为 20%~30%;而小的单蒂 AVM 通常可获得成功治疗[71]。成功率>50%毫无疑问是难以达到的。

脑部 AVM 的术前栓塞必须由血管神经外科医生来完成[72, 73]。这样有助于闭塞来自大脑深部的供血动脉侧支、大的 AV 连接(巨型瘘)或超大跨膜供血血管。相反,若在术中闭塞柔脑膜吻合支而不明显损伤邻近的脑实质,效果更好。大多数情况下,只要将分流降低 80%~90%就可以顺利完成 AVM 的手术切除。

为后续的 AVM 立体定向放疗做准备的血管内治

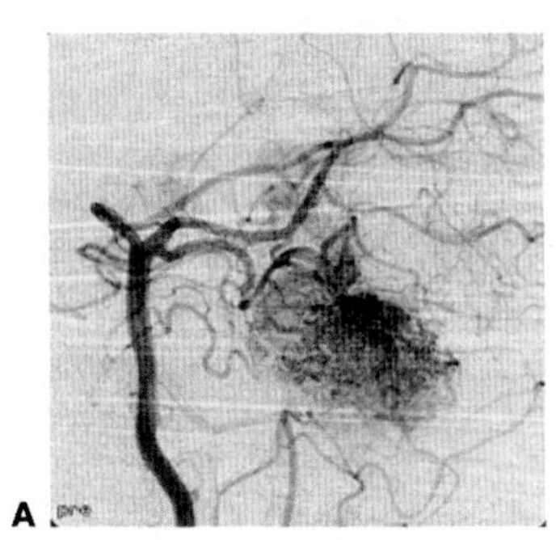

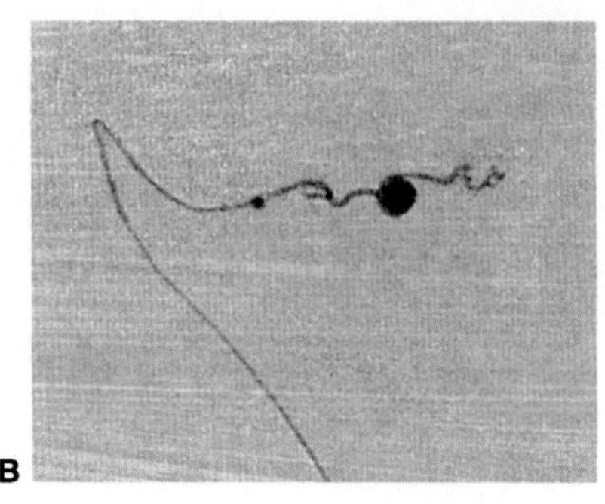

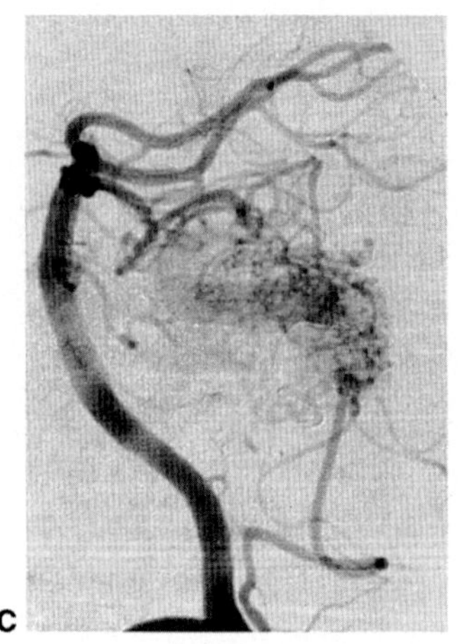

图 6.19 在紧邻脑干的小脑内大型 AVM 中，对病灶内动脉瘤进行了血管内闭塞。(A)小脑内中等大小的 AVM 病灶，由小脑左上、前下和后下动脉供血。(B)通过小脑右前下动脉给灶内动脉瘤置入导管。(C)血管内介入术后病灶尺寸明显减小。AVM：动静脉畸形；AICA：小脑前下动脉。

疗，包括病灶周围和病灶内动脉瘤及假性动脉瘤的闭塞，因为这些病变与放疗间歇期间的出血风险增加明显相关(图 6.19)。巨型瘘和柔脑膜侧支在放疗后通常不会消失，因此在进行立体定向放疗之前必须通过血管内介入术加以闭塞。放射外科的关键是靶区要达到规定的照射量。因此放疗前的血管内介入治疗要尽量减少开放的 AVM 血管和病灶内蓄积的血量。将一个完整的 AVM 病灶分成若干部分对于预后没有意义。

如果 AVM 的供血动脉管腔足够大且只有 1 条或几条，通常可进行有效的栓塞。如果供血动脉有多条，尤其是管腔细小或者经豆状核纹状体血管或穿行血管到达病灶的动脉，可靠地完全栓塞 AVM 的成功率会大大降低。

上文已介绍过多种栓塞脑部 AVM 的方法。建议在全麻或安定麻醉下进行治疗。除非要使用多个微导管，否则 6 F 指引导管即可满足需要。由流量控制的热塑形微导管(例如 Magic 1.5 和 Magic 1.2，Balt)具有快速和无创性，但要求流向 AVM 的血流量要足够大。这些微导管以及下文所述的其他微导管交付时都是直的，因此必须经过热塑形。弯个小的陡弯即可满足要求。然后将带有插入导丝(通管丝)的微导管推入到经过连续冲洗的指引导管内。导丝头端非常尖锐，不能与血管壁有任何接触。当指引导管内可看见微导管头端时，必须将导丝后撤。然后 Magic 导管将顺着血流向里行进，可能需要一定的时间才能结束。可操控的 Ultraflow 和 Marathon 微导管(MTI/ev3)要和微导丝(Mirage 0.008 英寸，MTI/ev3)联合应用。这些导管不受流量差的影响，即使在分流大大减小之后也可快速而顺利地置入到远端。

一旦到达供血动脉内合适的位置之后，对该血管进行选择性对比剂血管造影将有助于确定应使用何种栓塞剂。巨大瘘最好用细而柔松的铂弹簧圈（易变线圈，Boston Scientific)进行闭塞。闭塞 AV 分流时，可选用正丁腈基丙烯酸酯类聚合胶 Trufill n-BCA(Cordis)、Histoacryl(Braun Melsungen)和 Glubran 2(GEM)，用适当量的含油对比剂 Lipiodal (Guerbet) 稀释[74, 75]。在大多数情况下，Histoacryl 和 Lipiodol 以 1:4 至 1:6 的比例，而 Glubran 2 和 Lipiodol 以 1:2 至 1:3 的比例混合较为合适。液态栓塞剂必须在无菌环境下进行混合。必须避免这类液体或导管与血液、对比剂或生理盐水的任何接触。为了使溶液均匀一致，应在封闭的、部分注满的注射器内一起摇这两种液体。注射液体栓塞剂之前，微导管(包括管头）必须进行仔细清洗，并用无菌葡萄糖溶液(浓度 5%或更高)冲洗。然后在连续透视下开始注射液体栓塞剂。非常缓慢的受控下注射非常重要。经静脉注射时注射速度应更加缓慢。微导管内缓慢推进的胶柱将在微导管头端形成液滴并带有一个固化面。如果液滴已充分形成，它将会在某一点上破裂，进一步局部固化的栓塞剂将会充塞血管管腔。使用高度稀释的聚合胶(例如 Histoacryl 和 Lipiodol 的混合比为 1:6；Glubran 2 和 Lipiodol 的混合比为 1:3)时，微导管头端附近 1~2 cm 的回流不会引起微导管与血管相粘边的危险。栓塞剂在微导管头端周围有限的回流和部分固化可防止近端的扩散，且有利于栓塞剂向更远端渗入。再次强调，避免经静脉路径注入栓塞剂以及由此而引起的引流静脉闭塞，对于防止引发 AVM 出血非常重要。

Onyx(MTI/ev3)也是一种液态栓塞剂。它是一种次乙烯醇异分子聚合物，制备时溶于二甲基亚砜（DMSO）中并添加钽。它没有聚合作用。与血液接触后它便开始沉淀。因为有 DMSO，因此只能使用对这种溶剂有回弹性的微导管来注射 Onyx。这项技术早期即可在微导管周围自动形成回流而且随后能向远端注射，因此可通过单支动脉填塞大容量的 AVM[76]。尽管 Onyx 刚刚问世，但作为脑部 AVM 栓塞剂已被广泛应用。

Ethibloc（Ethicon）仅被少数医师用于 AVM 治疗。远未达到聚合胶和 Onyx 的应用程度。

在绝大多数治疗中心，AVM 栓塞是分多期完成的。一个治疗期内要栓塞多少 AVM 以及血管内治疗要达到多远，很难总结出一套标准的指导原则。在单个治疗期内，分流量减少和血管栓塞量过多容易引起病灶周围水肿。位于脑部重要区内的 AVM，每期应栓塞 1~2 个供血血管。如果 AVM 位于脑部不太重要的区域或者既往脑出血已引起固定的神经功能缺陷，治疗期数可以更多一些。

对于由多条大管径供血动脉供血的 AVM，最好同时给其中的一条以上动脉置入导管。同时注射聚合胶能使聚合胶更均匀地渗入病灶内，此后供血的天然入口将受到抑制。

如果随后要进行放射外科治疗或者神经外科医生认为这项操作有必要，则应对大的径硬膜供血动脉进行栓塞。笔者首先用聚合胶来栓塞经硬膜供血动脉，因为这种栓塞是永久性的。

AVM 患者中有 20%或更多的患者有颅内动脉瘤[77]。偶尔有人断言 AV 分流消失后这些动脉瘤会自行栓塞，这种说法是不可靠的。相反，这些动脉瘤可能会破裂，而且会引起极高的致残率和致死率。因此要将 Willis 环上或其周围的动脉瘤栓塞或夹闭。可通过注射液体栓塞剂将病灶内和其周围的动脉瘤连同载瘤动脉一起闭塞[78]。

完全闭塞的 AVM 术后要通过血管造影进行随访复查。因为可能会发生再通，有效栓塞后最少要在 2 个月和 6 个月进行随访复查。在行外科手术完全切除 AVM 后，应在术后 2 周内应进行第一次血管造影。通常应 1 年后进行第二次随访血管造影，以便了解此时已被阻断的原有供血动脉的状况，比如在切除边缘邻近部位是否出现了反应性过度血管化。如果神经外科医生不能肯定 AVM 是否完全切除，术中血管造影是最好的选择[79]。放射治疗后，首次随访应进行 MRI 和 MRA 检查。如果没发现 AVM 血管，则要进行血管造影。如果放疗后 3 年 AVM 仍未明显消除，则需通过血管造影来确定进一步治疗方案。

脑部 AVM 血管内治疗的并发症与采用的操作技术和 AVM 在脑内的部位有关[80]。病灶周围水肿并不少见，但大多数没有任何症状。给予类固醇（例如地塞米松 8 mg，每天 3~4 次，连用 10 天）通常即可使有症状水肿消退。如果注射的栓塞剂离病灶太远，或者进入滋养血管，可发生症状性脑缺血。如果皮层支分为两个血管，一支供应 AVM，另一支供应大脑皮层，则常会发生脑缺血。经豆状核纹状体穿动脉进行栓塞后，缺血性神经功能缺损的危险性会明显增加。大多数迟发性脑卒中的另一个发生机制与此前供血的大管腔动脉的退行性血栓形成有关[81]。AVM 栓塞后发生出血的最常见原因是经静脉注入栓塞剂以及引流静脉闭塞[82]。这种情况好发于带瘘管的 AVM 和通过单支静脉引流的 AVM。在治疗过程或随后几周内的任何时刻均可发生此类出血。如果在可进行手术的 AVM 中发现有静脉闭塞，立即手术切除可能要比等待出血的发生好得多。对一些不适合手术治疗的病变（如基底神经节病变），在不损伤大脑的前提下排除血肿可能是非常困难的。血管损伤是操作过程中颅内出血比较少见的原因。导引导丝穿破血管以及微导管近端断裂引起的血管剥离也都有可能。其明确的发生机制是微导管绞缠绕或栓塞剂在连续注射时凝固在微导管内。其技术上的因素主要是，由于固化中的栓塞剂在导管头端周围回流而使微导管固定于穿管动脉内。此时不应该也不必用力抽拉导管近端。处理这种情况的最好办法是，在小心地撤出指引导管后将微导管在其伸出导管鞘处切断。然后将这段微导管再推入到鞘内。根据体重给予 10 天低分子肝素。这项操作的缺血性后遗症发生率较低，而且 2 个月内导管将与血管壁融合在一起。

颅内溶栓和取栓术

颅内大动脉的急性血栓栓塞需急诊处理。栓子可能来源于心脏，也可能是闭塞动脉近端的动脉。根据受累动脉的位置和直径，常会立即出现相应的临床症状。一些失去灌注的脑组织将在几分钟内发生不可逆性坏死。这种坏死腔隙可能被局部缺血组织所包绕。因为血供严重下降，虽然剩余的代谢活动在一定时间内仍可维持细胞的结构，但这部分脑组织的功能已经停止。局部缺血组织（即半影区）是血管再通努力的目标。因为直接血供被中断，因此相关脑组织区的半影区大小将与柔脑膜侧支循环的范围相关。大脑表面的侧支循环如果广泛则能改善血管再通后的临床预后，反之则预后不良。

重组组织型纤维蛋白溶酶原激活剂（rtPA）将纤维蛋白溶酶原转变为纤维蛋白溶酶，而且主要依赖于纤维

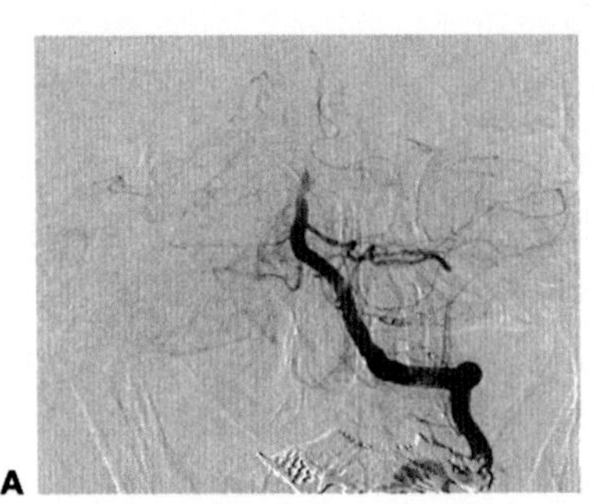

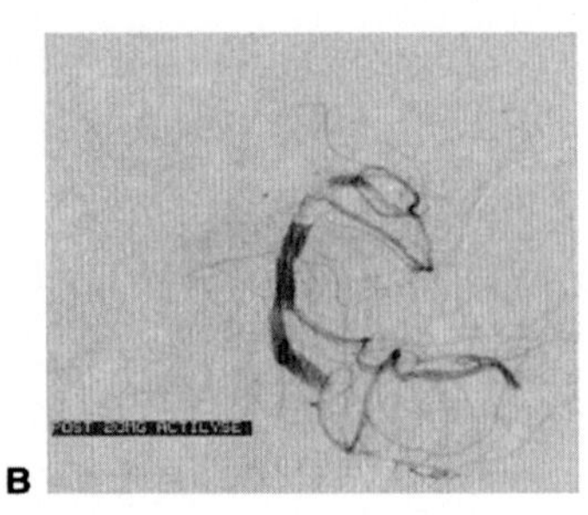

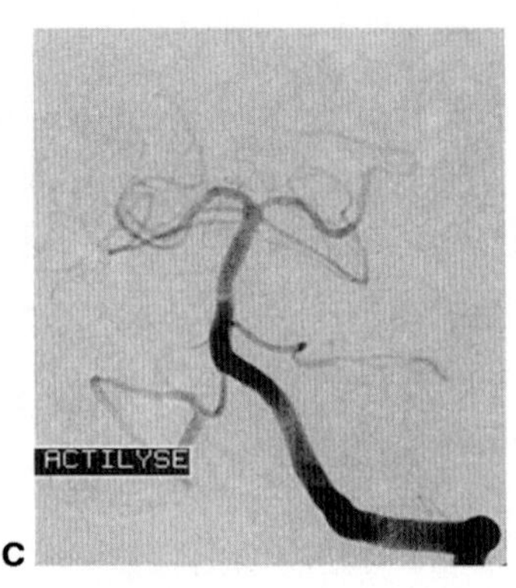

图 6.20 基底动脉急性血栓形成的局部动脉内纤维蛋白溶解术。(A)左椎动脉造影显示基底动脉远端 1/3 处急性血栓闭塞。(B)局部手推注射 20 mg rtPA 后血栓明显浸软。(C)给予 40 mg rtPA 和基底动脉不完全开通后,小脑上动脉和小脑下动脉均再通。

蛋白。尿激酶具有相同的功效,但不依赖纤维蛋白。

在选定的患者中,如果在出现临床症状后 3 小时内开始静脉注射 rtPA (1 mg/kg),对急性闭塞动脉的再通往往有效。此后可采用保守治疗、二级预防和血管内治疗。静脉给予 rtPA 后联合行局部动脉内纤维蛋白溶解(LIF)是积极可行的[83]。

颅内动脉急性血栓栓塞的血管内治疗目前只限于闭塞远端颈内动脉、大脑中动脉近段或邻近大血管,椎动脉颅内段以及基底动脉主干及分支(图 6.20)。脑实质损伤和结构破坏几乎与动脉闭塞同时开始。即使血管内治疗开始得很早 (几乎不可能早于血管闭塞开始后的 60 分钟以内),脑实质的命运仍依赖于侧支循环对闭塞血管的供血功能效率[84]。最好在临床症状出现之后或临床上明显恶化之前的给定时间范围内安排患者进行血管内治疗。

前循环使用纤溶剂的血管内治疗应在临床症状出现后的 6 小时以内进行。而后循环的血管内治疗则没有规定的时间限制,主要是因为基底动脉血栓形成的预后较差。然而,昏迷是脑卒中血管内治疗的禁忌证。在开始血管造影检查之前,应进行 CT 检查以排除大脑中动脉供血区 1/3 以上脑实质的低密度影、中线移位和颅内出血。弥散和灌注 MR 成像所显示的损伤区大小上的差异可能与半影区有关。其他检查没有必要,只是在浪费时间。

一旦证实上述一条血管出现急性血栓栓塞性闭塞,应立即开始血管内治疗。这项操作最好在全麻下进行,并应毫不延误地开始溶栓治疗。首先应在 5 分钟内完成对主动脉上的有 4 条血管的血管造影检查。对侧支循环以及动脉闭塞位置和范围的分析尤为重要。同时应通过在栓子处及其周围局部注射尿激酶(最大剂量 120 万单位)或 rtPA(最大剂量 40 mg)进行酶溶栓治疗。

可选用 6 F 指引导管和带有浅的热塑形弯曲度的标准微导管 (例如 RapidTransit, Cordis, Nautica, MTI/ev3)。最通用的无创性导丝是 Synchro 14(Boston Scientific)。如果需要用更坚硬的导丝,建议选用 SilverSpeed 16(MTI/ev3)。当鞘管插入股动脉之后,立即静脉内注射 5000 U 的肝素。此后血管造影可显示出动脉闭塞的部位。向前推进微导管使其靠近血栓。轻推微导丝即可使其通过血栓。此后开始给血栓远端注射溶栓剂。持续机械注射 rtPA 或尿激酶的效果反而不如小剂量人工重复注射。进一步的治疗是通过微导丝或微导管用可回收勒除器和小型 PTCA 球囊反复穿入血栓。LIF 的效果往往很明显,有时过一段时间后即可达到完全再通。然而其成功率仍有一定不确定性,许多医师认为对血栓还是要采取物理性取栓方法。下面几种装置近来已得到临床应用。单独应用血栓吸除管 (Pronto,Vascular Solutions; Proboscis, Medical Braiding)的功效似乎太低。Concentric Medical 的一种镍钛诺导丝(MERCI Retriever)已获得 FDA 的认证,可利用其形状记忆特性来抓获血栓[85]。Alligator 回收装置(Chestnut Medical)主要用于去除异物,但也可用于从脑动脉中取出牢固的血栓。改良型自膨式 Leo 支架是由 Balt (CATCH)提供的,其远端关闭,近端附着于插入导丝。目前来判断这些装置在急性缺血性脑卒中的血管内治疗中是否更有效还为时过早。

如果达到了完全再通而且血管造影显示颅内粥样硬化性狭窄位于此前闭塞处的近端,为了避免血管再闭塞,有必要对这种狭窄进行支架 PTA 治疗。

LIF 的术中和术后并发症主要与颅内出血有关。这种出血更常见于延期治疗之后。其表现轻者为脑实质内弥散性渗出,重者为颅内实性血肿。伴有占位效应或中线移位大型血肿在治疗上非常棘手,而且外科切除后效果不甚理想。在操控微导管和微导丝通过曲折复杂的血管时会增加机械性损伤血管的风险，而且在使用上述装置时造成损伤的风险会更高。

如果患者在用 LIF 或其他某种方法治疗后出现占位性应梗死，行减压颅骨切除术可能会挽救生命。但其功能性预后往往较差[86]。

颅内动脉粥样硬化性狭窄

8%~10%的缺血性脑卒中是由于颅内动脉粥样硬化性狭窄引起的。主要发病机制可能是血液动力学因素引起的脑组织供血不足，但栓子不断脱落也可能起一定作用。无症状性颅内狭窄的天然病史有时是相对良性的，但未经治疗的症状性或进展性病变却是一种持续的威胁，而且完全不能肯定首发症状是短暂性脑缺血发作而不是完全性脑卒中。症状性病变(特别是在尽管应用了抗血小板聚集药物或抗凝药物后仍出现症状时)以及随着时间而增加的病变必须进行治疗，因为其发生脑卒中的风险每年至少可达 11%。应用阿司匹林和一种二代化合物(例如氯吡格雷)有时就能治疗。但在临床试验中脑卒中的风险仍然较高。用香豆素进行抗凝治疗更具保护性，但有效抗凝治疗的长期出血并发症风险超出其对脑卒中的近期保护作用[87]。外科治疗对颈内动脉远段和中交通动脉近段的狭窄，可通过建立颅内外旁路进行手术治疗，但通畅率变化很大而且手术治疗的难度也相当大。

总之，对于下述部位的症状性狭窄预期可进行血管内治疗：颈内动脉的岩部段、海绵窦部段和硬膜内段，椎动脉的硬膜内段，以及基底动脉[88]。有多种技术方法可用于这些动脉狭窄的血管内治疗。

一些治疗中心从 20 世纪 90 年代中期就开始应用球囊扩张术[89]。在以往 10 年间主要是为了满足心脏病科的需求而缩小了球囊的外形并改进了球囊导管的柔韧性。然而这些改进仍未解决球囊所引发的血管壁破裂和弹性回缩问题。这两种现象都可能会引起术后血管闭塞。由于下述原因，我们对那些由于某种原因不能放置支架的颅内狭窄仍采用不用支架的球囊扩张术。

球囊可扩张冠状动脉支架早期曾用于治疗颅内狭窄。这些支架在提供时都已预装在单轨 PTCA 球囊导管上。由于其硬度较大，长度在 10 mm 以上的支架在应用中有时很困难，特别是在前循环部位。更为重要的是必须使用型号非常合适的球囊可扩张支架。颅内血管一定不能允许过度扩张，因为这些血管都很细薄，而且在蛛网膜下腔没有周围组织支持。使用球囊可扩张支架在膨胀压力等于或大于 6 atm 时往往会发生过度扩张。球囊可扩张支架尺寸偏小会使置入的支架不稳定，其在血管内的作用相当于一个可移动的异物。由于内膜增生会造成支架内狭窄，这使得某些治疗中心开始使用药物涂层冠状动脉支架[90]。但其术中和术后益处尚未在大样本研究中得到证实。

近年来血管内治疗颅内狭窄的安全有效方案是联合应用小型扩张球囊和大型的自膨式记忆合金支架[91](图 6.21)。笔者将这种方法用于上述局灶症状性颅内狭窄经充分药物治疗仍有症状的患者，或者乐于接受血管内治疗的患者。对于无症状性患者，赞同不赞同血管内治疗的争议焦点是能否证实狭窄已有进展，或者是否能预见到解剖环境所导致的风险(例如失去侧支循环)。

术前准备需要行相关的全项实验室检查，其中包括排除血管炎作为狭窄可能原因的各项检查。需对大腔行多普勒超声、MRI 和 MRA 检查以明确术前状态。术前 3 天，每天口服负荷剂量的阿司匹林 500 mg 及氯吡格雷 300 mg；术后每天口服阿司匹林 100 mg 及氯吡格雷 75 mg。治疗通常在完全肌肉松弛状态的全麻下进行。一旦将 6 F 导管鞘插入股动脉后，立即经静脉注射 5000 U 肝素。操作时间延长后，维持肝素化需要每小时补充 1000 U 肝素。通过重复测定全血活化凝固时间(ACT)以确认已达到充分肝素化。如果患者此前没有进行肝素化，达到初始 ACT 值的两倍即认为已充分肝素化。

在操作之前或操作开始时应通过椎动脉和颈内动脉注射获得诊断性血管造影片。然后将 6 F 指引导管插入弓上动脉(椎动脉或颈内动脉)。冲洗液中加入尼莫地平有助于防止机械诱发性血管痉挛。如果未能起效，可以将 2 mg 硝酸甘油加入到 10 mL 生理盐水中进行缓慢注射。麻醉师应及时提防和处理引发的心动过速和全身性血压降低。然后通过血管造影评估目标狭窄区。

可能需要多体位投照，直至显示的狭窄区没缩短或

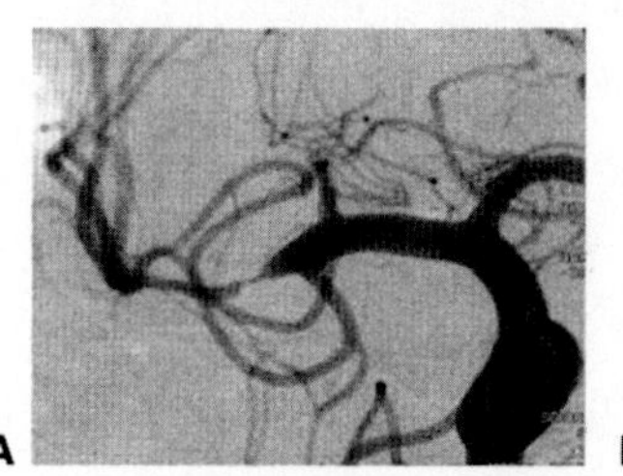

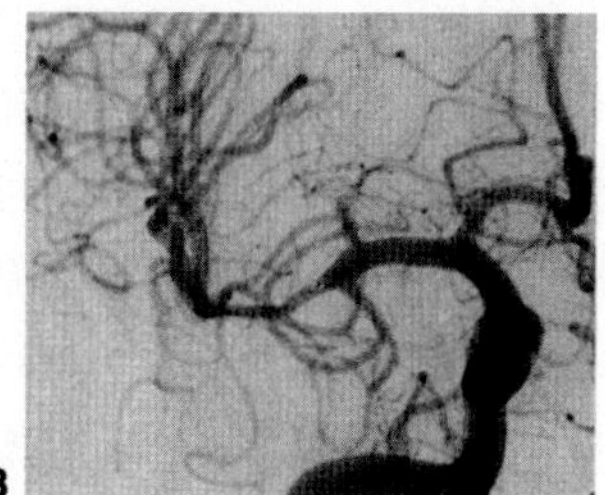

图 6.21 右侧 MCA(M1)高度症状性狭窄。(A)狭窄位于豆纹动脉和 temoro 极分支的起端与 MCA 分叉处之间。因为受累血管段不规则变细，因此预计行支架 PTA 技术难度大。(B)用 1.5 mm/20 mm(8 atm)和 2 mm/9 mm 球囊(4 atm)扩张狭窄。然后置入 2.5 mm/15 mm Neuroform 支架。MCA：大脑中动脉。

重叠的血管。需要进行高倍放大以便清楚地了解所有的解剖细节。理想的血管造影应能显示出狭窄的全长、指引导管的远端和狭窄远端的血管系统。将标准微导管（例如 Echelon10，45°角）配合适当的导引导丝（例如 SiliverSpeed10 或 Synchro 10）通过狭窄处引入。远端定位时，最好选择狭窄部位以远管腔最大和弯度成角最大的血管。对于颈内动脉和大脑中交通动脉的狭窄，常定位在角回动脉内。治疗 V4 及基底动脉狭窄时，最好定位于 P1 段最大的后交通动脉。如果双侧后交通动脉大致相等，则应选择右侧后交通动脉，因为右侧引入导线引发的出血或局部缺血后遗症相对较轻。一旦微导管达到远端定位后，便可将微导丝换成 X-celerator 10 导丝（300 cm）（MTI/ev3）。这根导丝就位后，便可撤出微导管。然后经交换导丝引入球囊导管。Avion (Invatec)和 Maverick（Boston Scientific）球囊导管均可胜任。操作成功的关键在于要选择大小合适的球囊。为此必须同时考虑病变血管的正常直径和狭窄部分的残留腔径。颈内动脉海绵窦段的“正常”直径为 5 mm，颈内动脉入颅段的“正常”直径为 3~4 mm，大脑中动脉段约为 2.5 mm，基底动脉干约为 3.5 mm。球囊的大小最好不要超过这些数值，而且实际上有意识的扩张不足是安全的。因为血流大小与血管直径成 4 次方关系，所以血管直径较小扩张即可引起血流明显增加。我们发现，将颈内动脉处扩张至 3~4 mm，大脑中动脉扩张至 2 mm，基底动脉扩张至 3 mm 是一种既起到防护作用又具有疗效的折中方案。如果遗留的血管腔十分狭窄，建议使用两个直径渐大的球囊先后进行扩张。球囊的长度必须覆盖狭窄部分的远端和近端。任何一端超出的太多都毫无意义甚至会增加不必要的血管损伤风险。用等量对比剂和生理盐水混合液来进行压力可控球囊的扩张。球囊扩张必须缓慢进行，整个过程需 1.5~2 分钟。分段扩张和排空球囊逐渐增大到最大压力的方法或许有益。我们通常将球囊扩张到刚好完全伸直即可。在将球囊完全扩空后，球囊会稍微向后撤回几厘米，而微导丝仍保持在原位。在球囊撤回指引导管之前应尽早缓慢地注入对比剂。如果注射时发现血管撕裂或穿孔，则可将球囊再次插入到原先扩张的节段以便暂时封闭血管。如果狭窄部位被充分扩张并且确认血管完整，即可撤出球囊导管。然后引入自膨式支架。Wingspan 和 Neuroform（Boston Scientific）均为合适之选。Wingspan 的径向压力两倍于 Neuroform 的径向压力，其支架导管类似于微型的 Wallstent 系统。两种支架中哪一种效果更好尚不明确。选择支架长度时要求覆盖住狭窄部分的远端和近端并稍有突出（即支架长度为 15 或 20 mm）。支架的直径要比先前用的球囊直径略大些，支架的标称直径通常要和血管正常直径相当或略大（即颈内动脉为 4.5 mm，大脑中动脉为 2.5~3 mm，基底动脉为 3.5~4 mm）。自膨式支架展开后必须进行血管造影，以证实治疗结果和受累血管的完整性。我们可在此时将 X-celerator 导丝和指引导管撤出，或者再等 10~15 分钟做完最终的血管造影检查后再决定是否撤出。

手术完成后将导管鞘撤出并终止全身麻醉。对患者至少应监护 24 小时。术后用药包括：按体重计应用 2 天的低分子肝素，永久应用阿司匹林每天 100 mg，以及氯吡格雷 75 mg 连续应用 2 个月。治疗数日后开始进行 MRI/MRA 随访检查，可联合行 CTA。如果经治疗的血管段易于进行经颅多普勒超声检查，建议在治疗后第 2 天以及第 1、2、3、6 个月时进行超声随访检查。应在治疗后第 2 个月（如果不能做多普勒检查）、6 个月和 12 个月进行血管造影随访检查。

CTA 对于这些患者是一种简洁而无创的随访检查方法。如果在随访过程中任何时刻发现内膜增生以及由此引起的血管狭窄，早期再扩张治疗优于晚期。如果由于某种原因决定延期再扩张治疗，则应频繁地进行随访复查。虽然内膜增生相当少见而且主要影响前循环，但进展性内膜增生在几周内即可引起血管闭塞。如果发现得足够早，支架内的内膜增生可用球囊再扩张消除。据报道，Neuroform 支架在展开后 8 周内将与血管壁结合在一起，因此有利于球囊导管的通过。

采用上述方法并细心操作可减少并发症的发生。即使采用药物治疗血管痉挛也会发生。在此情况下最好停止初期手术并让患者静脉应用尼莫地平 2~3 天，然后进行再次尝试。由导丝或微导管造成的远端血管破裂或穿孔应按照上述操作规程进行处理。病变血管或狭窄处的穿孔或破裂可用扩张时用的球囊导管暂时将其封闭。应立即开始停用肝素和抗凝药物。麻醉师必须降低体循环血压并加深麻醉。如果采取这些措施后外渗仍持续存在，则应考虑对破裂部位远端及近端受损血管进行血管内闭塞。当外渗停止之后，脑室外引流有助于降低颅内压。如果患者幸免于血管穿孔，应在此后 1 周内开始进行反复的随访检查，以了解在此血管壁损伤部位发生壁间动脉瘤的风险性。这类动脉瘤发生破裂的风险较高，应当同其他颅内夹层动脉瘤一样进行处理。

采用这种方法操作过程中血栓栓塞并发症的发生率较低。侧支闭塞更罕见。一旦发生几乎没有补救措施。术前正确的药物预防治疗通常可避免支架内或其周围发生血栓形成。不过一旦发生首先应静脉内滴注糖蛋白 IIb/IIIa 拮抗剂,如阿伯西马(ReoPro)。给药后 10~15 分钟内即可明显见效。如果血栓形成进一步发展或者支架(或血管)已闭塞,应开始机械式再通术。如果导丝仍在原位,可将细球囊穿过展开的支架,然后轻轻扩张栓塞的血管段。如果导丝已撤出,将第二根导丝插入穿过支架以远会有一定作用。采用这种手法时应特别注意,展开的支架(Wingspan, Neuroform)非常脆,因此容易发生移位和断裂。联合应用糖蛋白 IIb/IIIa 拮抗剂与大剂量肝素或抗凝剂可能会大大增加颅内出血并发症的风险,因此应该避免。

如果长期严重的脑缺血恢复到正常状态,可能会发生脑实质出血。出血的位置可能在远离此前狭窄的部位而且可能累及操作过程未涉及的脑部区域。这种现象有时可用“正常灌注压突破”(NPPB)理论来解释[92]。这种理论的基础是,在长期低灌注状态下毛细血管需最大限度扩张才能补偿降低的灌注压。当这些的毛细血管对这种扩张产生了形态学适应性改变之后,一旦承受增高的灌注压,它们就不能再收缩从而造成血管破裂。该理论自从出现之后就一直成为争论的对象。NPPB 现象在颅内支架PTA 后很少发生,但其预后通常较差。避免发生的最好方法是在术后 1~2 天内严密监测患者血压,并用药物控制升高的体循环动脉血压。

硬脑膜动静脉瘘

硬脑膜动静脉瘘(dAVF)是位于硬膜内的硬脑膜动脉与引流静脉之间的获得性交通。既往静脉窦栓塞、感染、创伤或手术均可成为易感因素。然而大部分患者找不出这些易感因素。

临床症状和体征与瘘口位置及静脉引流横式密切相关,而与动脉血供无明显关系。

dAVF 可发生于颅内脑膜的任何部位,但发生率有所不同。

颅内出血的风险性与瘘口的皮质引流静脉相关[93]。非出血性表现可能因静脉压增高导致脑脊液 (CSF)循环紊乱和所属脑区域(如眼眶、颞叶或脊髓)充血所致。耳鸣或杂音显然与由颞骨周围的颈外动脉(例如枕动脉 、茎突乳突动脉、耳后动脉)供血的滋养血管内血流增加有关。

小脑幕和筛骨 dAVF 通常由许多细小动脉供血,这使得血管内治疗难以进入。外科切除瘘口周围的引流静脉是最为直接的方法[94]。

位于乙状窦的 dAVF(即所谓枕叶 dAVF)或位于海绵窦的 dAVF(即硬脑膜颈动脉海绵窦瘘,dCCF),应用血管内治疗可获得良好的效果。对于其他部位较少发生的 dAVF,可应用类似的治疗原则。

枕叶硬脑膜动静脉瘘

所谓的“枕叶”硬脑膜动静脉瘘实际上位于横乙状窦的壁上并可延伸至颈静脉球部[95]。在众多患者中,可发现受累静脉窦血栓形成或既往静脉窦血栓形成的残余(例如局部血栓再通后形成不规则窦壁)。大多数患者表现为与心搏同步的耳鸣或颅内出血。经皮层静脉引流的瘘通常会发生出血。动脉血供来自颈外动脉的枕动脉和远端分支(例如茎突乳突动脉、耳后动脉、咽升动脉)以及椎动脉和大脑后动脉的脑膜支。

可将这种瘘看做是窦壁上的单个陷凹或一组陷凹。从这里引流进入乙状窦或者通过局部皮层静脉引流。如果该窦至少被部分栓塞,经皮层静脉引流的可能性则大大增加。治疗时首先要减小 AV 分流,这可通过闭塞颈外动脉的供血分支来实现。聚(乙烯醇)(PVA)颗粒是暂时性血管闭塞的理想栓塞剂。如果把聚合胶(Histoacryl, Braun,Glubran 2,GEM)用乙酯碘油(Lipiodol,Guerbet)稀释,其操控性和耐久性会更好[96]。如果未见到皮层静脉引流而且患者的唯一症状是杂音,那么经动脉闭塞枕动脉的局部栓塞术即可奏效。

在皮质静脉引流或颅内出血病例中,必须完全阻断 AV 分流。在颈外动脉只有一两条滋养分支的少见病例中,在静脉通路受限下经动脉注入聚合胶便可将瘘口闭塞。如果瘘是由颈外动脉的多条分支供血,则向其中一个分支注射聚合胶往往不会闭塞引流静脉的近端,因为来自其他分支的血流将会稀释聚合胶或阻止其透入静脉。

经静脉治疗枕叶硬膜 AV 瘘可采用不同的方法。如果认真仔细地分析颈外动脉和椎动脉的动脉造影图像可明确瘘位于枕窦的具体部位,经静脉弹簧圈闭塞该部位枕窦即可消除硬脑膜瘘。如果乙状窦未被栓塞,则可直接经静脉插入导管并闭塞该窦部。但这种闭塞并不会减少颞叶或小脑的静脉引流。在确定弹簧圈闭塞的可接受范围之前,必须分析颈内动脉和椎动脉注射造影剂后的静脉期造影图像。只有发现从上下方进入乙状窦的引流出口并确认其保持开放,对窦部进行闭塞才是安全的。

但是还有其他一些方法可供选择。如果乙状窦完全开放,有时可确定瘘陷凹在窦壁内。对这种病例经静脉选择性插管再用弹簧圈闭塞陷凹会成功[97]。乙状窦内置入支架可以像治疗瘘那样治疗静脉囊[98]。正常大小的乙状窦需用较大的支架。从颈静脉球部进入乙状窦的这段弯曲度较大，操作起来会有困难，但我们用 Wallstent (Boston Scientific)曾多次成功地通过。现有支架的径向力不足以从乙状窦内对窦囊进行必要的压缩。因此必须用一个足够大的球囊来扩张支架。如果瘘所在的这部分乙状窦已完全血栓栓塞,则只有在血管内再通后才能进行经静脉治疗。一旦进入窦内后,即可采用上述方法消除带瘘的静脉囊。也可用直径逐渐增大的多个球囊栓塞的窦囊,将栓塞物压入囊内,不过这种方法技术含量高、难度大。

血管内闭塞枕叶 dAVF 后的随访检查主要依靠血管造影。如果治疗的枕叶 dAVF 带有皮层静脉引流,则需要进行侵入性随访检查。如果治疗的病变部位没有皮层静脉引流,已进行了完全闭塞,而且患者只表现有杂音而无复发,则进行临床随访就足够了。

经静脉闭塞乙状窦在而使颞叶和小脑引流静脉出口受损,可引起受累及脑区内静脉充血以及随后发生的静脉出血。在经静脉闭塞乙状窦期间弹簧圈滑脱后可随血流移位最终引起肺动脉栓塞。经动脉注射的聚合胶如果过多地进入静脉,其后果是非常危险的。皮层静脉的不慎闭塞可引起静脉充血和出血。如果硬脑膜瘘存在多条皮质静脉引流,那么闭塞其中一支静脉会使其引流的血流进入另一支静脉,最终导致该血管破裂。

硬脑膜颈总动脉海绵窦瘘

自发性或硬脑膜颈总动脉海绵窦瘘(dCCF)发病相对少,好发于高龄女性[99]。其发病机制尚不明确,而且海绵窦血栓形成前的病史大多靠推测。在大多数病例中单侧发现的临床症状和体征包括:眶周疼痛,球结膜水肿,突眼,眼内压升高,视力受损,以及第 3、4、5、6 对颅神经麻痹伴复视。对比剂增强 CT 和 MRI 显示患侧眼的眼上静脉扩张(图 6.22)[100]。需行导管血管造影来评估动脉血供和静脉引流的模式。双侧颈内动脉和颈外动脉的脑膜支对 AV 分流起一定作用。

Barrow 依据动脉血供将 CCF 分为：颈内动脉主干和海绵窦之间的高流量直接分流(A 型),颈内动脉脑膜分支和海绵窦之间的硬脑膜分流(B 型),颈外动脉脑膜分支和海绵窦之间的硬脑膜分流(C 型),以及颈内动脉和颈外动脉的脑膜分支与海绵窦之间的硬脑膜分流(D 型)[101]。

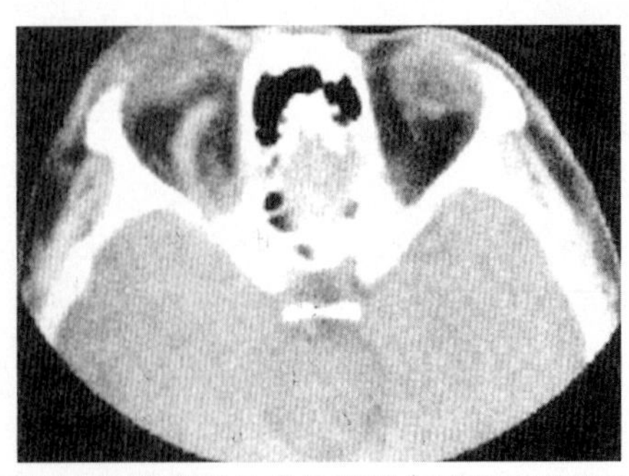

图 6.22 CT 显示硬脑膜颈总动脉海绵窦瘘患者的眼上静脉扩张。

瘘口常位于海绵窦的后方。从瘘口引流要经过海绵窦本身,然后再经过一侧的眼上静脉和眼下静脉。岩上窦和岩下窦可显影也可不显影。经蝶顶窦引流相当于皮层引流,可伴发颅内出血[102]。眼部症状的严重程度与静脉血栓形成的程度正相关而与分流量的多少负相关。相对于大部分引流静脉都有血栓形成的瘘而言,那些没有或仅有轻微静脉(如眼上静脉)血栓形成因而具有较大分流量且静脉引流不受限的瘘,上述的眼压和其他症状通常不如前者明显。

应尽早对 dCCF 进行治疗。自发性血栓形成或人工压迫颈总动脉引发的血栓形成,其可能性都非常小。如果 AV 分流已存在数周或数月,颅神经麻痹或视力下降则会成为永久性表现。遗憾的是,许多患者在经过数月保守治疗或药物治疗无效后才行血管造影检查和血管内介入治疗。

如果 AV 分流显然是完全由颈外动脉分支供血,则可通过粒子组合栓化这些血管开始血管内介入治疗[103]。在患者的配合下，颈外动脉分支的栓化可在局麻下进行。通过 6 F 指引导管,将合适的预塑形或自塑形可控微导管(例如,Excelsior 1018, Boston Scientific, Nautica, MTI/ev3)引入颈外动脉的病变分支。需给病变血管选择性注射药剂以确认微导管的正确位置和缺如远端侧支。

闭塞血管时应缓慢注射用等量生理盐水和对比剂充分稀释的 PVA （粒子规格为 250~350 μm,Contour, Boston Scientific)。整个注射过程需在 X 线透视监控下进行。PVA 粒子载液的回流、强力推注以及注射粒子量不当或粒子大小可造成大脑、颅神经和框结构的供血血管不慎闭塞。颈外动脉和颅内血管的任何吻合都应被考虑在内(例如脑膜中动脉–眼动脉,上颌动脉–大脑中动脉)。如果血管造影显示经颈外动脉分支粒子组合栓化导致 AV 分流完全阻断,则必须进行严密临床随访和血管造影检查,因为前期不明显的颈内动脉脑膜小分支有管径增大及持续 dCCF 的危险。

大多数 dCCF 最好选用经静脉弹簧圈闭塞[104]。如果瘘口至少部分是由颈内动脉的脑膜支供血,通常就属于这种病例。这种病例通常有许多供血小血管,因此难以进行经动脉治疗。由于经静脉弹簧圈闭塞海绵窦既费时又痛苦,治疗过程需在全麻下进行。

4 F 鞘管插入右侧股动脉足以保证瘘口供血动脉

的间歇显影。将6 F鞘管插入同侧或对侧的股静脉内。可在可触及的股动脉内侧2 cm处穿刺股静脉。我们通常将两个鞘管都放置在右侧腹股沟,从未发生过股动静脉瘘。

血管内介入治疗开始时通常先进行双侧颈总动脉注射。此时必须明确瘘口的位置和选定的经静脉入路的位置。然后撤除动脉导管。将6 F指引导管插入静脉鞘管内,最好选用具有MPA构型的(Cordis)6 F Brite头端指引导管。指引导管进入颈内静脉有时会受到其静脉瓣的阻碍。由麻醉师手动进行的Valsalva操作有助于肺扩张。一旦将指引导管引入颈静脉球部之后,导管头端就应位于岩下窦底端的对侧。到达这个位置时导管头端应位于颈静脉球部的顶端,侧位观指向外耳道,后前位观指向45°内上方。在此位置将0.035英寸指引导管(如Radiofocus 45°,Terumo)轻轻插入颞下窦(图6.23)。在大部分病例中甚至可进入到海绵窦的后部。在导丝就位后可启动空白路由图。随后撤出导丝将产生颞下窦的正向路由图像。这将用于引导浅曲线热塑形微导管(如Nautica, MTI/ev3; Excelsior1018, Boston Scientific)的插入。静脉内部分血栓形成和纤维组织会使导管插入术变得十分困难。推荐用于此项操作的微导丝有Synchro 14、Transend 14、Choice PT extra support(Boston Scientific)和SilverSpeed 14或SilverSpeed 16(MTI/ev3)。

理论上讲,弹簧圈闭塞最佳部位是紧邻瘘口的海绵窦腔隙。但该腔隙通常难以确定。闭塞圈的插入可能会妨碍后期在海绵窦内和周围静脉内移动微导管。所以我们首先在眼上静脉内插管然后再开始在其全长的中间进行弹簧圈闭塞。纤维化弹簧圈的血栓生成率提高对治疗同样有益。首先从眼上静脉开始,继而眼下静脉和海绵窦,应依次将其尽可能填满纤维化弹簧圈。应尽量避免遗漏未闭塞的腔隙。一旦到达海绵窦后端并用弹簧圈将其闭塞之后,注入造影剂的颈总动脉造影将立即证实dCCF是否已消失。此时便可发现前期未发现或单独的海绵囊腔隙,并将其闭塞。这项操作要一直进行不再显示早期曾显影的眼静脉或脑静脉为止。这需要对双侧颈总动脉造影,如果仍有疑问还需对颈内和颈外动脉造影。在经静脉插管操作中,可将冲洗过的动脉导管仍保留在颈总动脉或颈内动脉内。如果经静脉闭塞dCCF已完成,短期内临床症状即可明显改善。在这种情况下我们不进行常规血管造影随访检查。如果2周内症状无改善,则必须进行血管造影检查。进一步治疗取决于这次血管造影的检查结果。

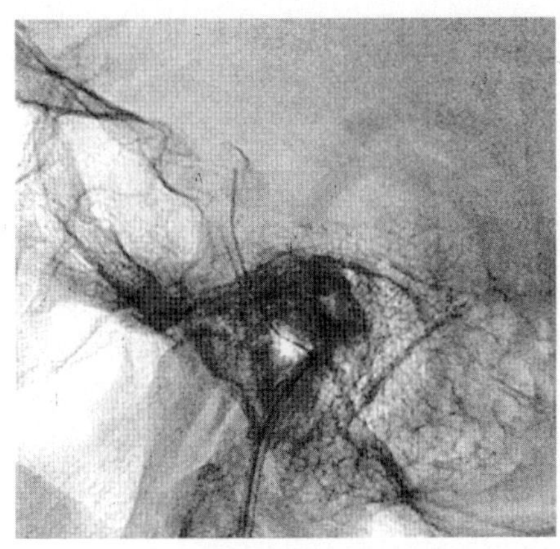

图6.23 颅底侧位像。6 F Brite头部指引导管位于颞下窦(IPS)口附近。IPS内置入带0.035英寸Terumo Radiofocus导丝的导管。

进入海绵窦的另一个途径是经岩上窦[105]、眼上静脉[106]和翼状静脉丛进入[107]。

这项操作的并发症很少发生。试图进行海绵窦插管往往失败,因为这需要有一定水平的临床实践经验。dCCF闭塞之后,会发现眼部症状会反常加重。通常可在1~2周内自行恢复。在给海绵窦和眼上静脉置入导管中可能会出现静脉穿孔。眶内静脉损伤会引起血肿,但依我们的经验这不会引起持久性临床症状。硬膜内静脉穿孔可引起蛛网膜下静脉出血,其预后通常不良。如果弹簧圈闭塞海绵窦未能使dCCF闭塞而微导管已经撤出,则将完全不可能再给海绵窦插入导管。如果插入的弹簧圈使静脉引流从眼上静脉改为蝶顶窦而且伴有颅内出血的危险,症状还会加重。在此情况下,经卵圆孔直接穿刺海绵窦可能是最终的选择。经静脉置入股静脉的鞘管可能成为静脉血栓形成进而导致肺动脉栓塞的根源。虽然在治疗过程中我们一般不用肝素,但建议在术后2天内根据体重应用低分子肝素进行肝素化治疗。

直接型颈动脉海绵窦瘘

颈内动脉海绵窦段和周围海绵窦之间的直接AV连接可由颈内动脉海绵窦段的动脉瘤破裂或由头部创伤(这种机械因素可造成病理性AV连接)造成[108, 109]。颈内动脉壁破裂口的大小决定了分流量的不同。临床后遗症可因所属半球的缺血所致,但更多见的是海绵窦的静脉血管内存在动脉压,其可导致第3、4、5和6对颅神经功能障碍、球结膜水肿、突眼和眼压升高。

如果存在这些临床症状和体征,并有医疗史以及主观和客观可闻及的、与脉搏同步的颅内杂音,即可明确诊断。对比剂增强CT和MRI可显示眼上静脉增粗。DSA可明确AV分流并显示静脉引流的模式。如果瘘口较大而且未闭的侧支循环通过Willis环,受累的颈内动脉可能会只给AV分流供血。提高扫描帧频(例如6帧/

秒)有时对准确识别瘘口位置有帮助。人为压迫受累的颈总动脉并在椎内动脉或对侧颈内动脉注入造影剂可使瘘口通过后方或前方交通动脉而显影,并可降低血容量,这也有助于精确确定连接口的位置。此诊断方法常在局麻下进行。

血管内介入治疗是这种病变唯一可选择的治疗方法。该操作的技术要求高且耗时较长,因此需在全麻下进行。只有在打算放置支架或支架移植时术前才进行抗凝治疗;否则的话它会妨碍对窦口进行必要的血栓栓塞。通常用6 F指引导管已足够,但8 F指引导管可提供更多的技术选择。经对侧股动脉放置第二支4 F鞘管有助于通过血管造影不定期监测可能的侧支循环。

过去,大多数直接型dCCF是通过经动脉球囊闭塞术治疗的[110]。将带有内置瓣膜的硅胶或乳胶球囊放置于充有对比剂并用常规微导丝变硬的微导管的远端。在将球囊送入靠近瘘口的颈内动脉海绵窦段之后,将微导丝撤出,给球囊内轻轻地充入少量对比剂。如果颈内动脉壁的开口足够大而且AV分流流速足够强,则部分充满的球囊可从颈内动脉管腔移入到海绵窦内。此时,缓慢或分步向球囊内注入等渗对比剂并向颈内动脉间歇注入对比剂,即可闭塞瘘口,而且不会损伤颈内动脉[111]。通过突然或缓慢拉动微导管可将球囊分离开。最好能让球囊留置于海绵窦内,抵在颈内动脉壁上。

此刻,球囊有时难以避免会移入颈内动脉管腔内或深入到海绵窦内。其他可能的并发症还有:球囊在颈内动脉管腔内提前脱离从而移到中交通动脉,膨胀的球囊压迫海绵窦壁内的颅神经,或者分离后的球囊提前缩小(例如由刺入海绵窦的骨碎片所致)使瘘口重现[112, 113]。由于已不再生产可分离硅胶球囊(Boston Scientific),目前只能使用乳胶球囊。

覆膜支架或支架移植物被认为是闭塞直接型CCF的理想装置。目前唯一可用的支架移植物是两个支架管之间具有PTTE膜的球囊扩张型双通道支架(GraftMaster, Abbott)。这种支架硬度较大,其所需的16 atm膨胀压力可能超出了颅内血管的安全极限。因此只有在其他方法无效或预期无效时才建议使用这种支架[37]。使用这种支架的技术要求在“动脉瘤”一节介绍。

经动脉和(或)经静脉用弹簧圈闭塞海绵窦是治疗直接型CCF技术上最简单旦最容易操控的方法[114, 115]。为了避免无意间闭塞颈内动脉,必须获得DSA,以便清楚地显示出颈内动脉的走行、AV连接部位和海绵窦的边界。如果不可能的话,例如由于在所有可行的血管造影投照位上海绵窦均与颈内动脉管腔重叠,我们建议对颈内动脉管腔加以保护,可采用球囊导管(例如Hyperglide, MTI)或者早期置入多孔自膨胀支架(例如Neuroform, Boston Scientific; Leo, Balt)。在海绵窦内插入任何型号和品牌的常规双标记微导管。由于海绵窦的闭塞必须非常密实才能封闭CCF,血栓形成率较低的无被覆弹簧圈达不到这项要求。尼龙纤维制的电解分离式弹簧圈闭塞效果非常好。由于海绵窦的空间可能很大,特别是CCF存在时间较长时,需要大量弹簧圈才能将其填满。为使AV分流完全阻断通常需要在1~2周内进行两期或多期治疗。弹簧圈早期压实较常见,应通过补完插入加以补偿。

AV分流阻断后,眼部症状常在几天内明显改善。原先的球结膜水肿有时可在治疗后很快消退。颅神经麻痹有时会持续较长时间,而其功能恢复只能是不完全的,特别是治疗前症状已持续存在数周或数月时。

血管内闭塞直接型CCF之后主要进行临床随访检查。只有当患者症状没有改善或者在短暂好转后症状和体征又复发时,才需要进行血管造影。

海绵窦经弹簧圈闭塞后很少发生并发症。可发生颈内动脉的意外闭塞或分离后的弹簧圈从海绵窦移入到远端动脉系统内。因海绵窦内插入弹簧圈而导致的新发或加重的颅神经麻痹到目前为止我们还未遇见。症状反常加重明显比dCCF时少见。

异物取出

微导丝、微导管碎片和弹簧圈都可能成为“异物”。微导丝头端的意外电解脱离已有报道。在自膨胀开孔式镍钛合金支架(Nenroform)打开后,微导丝可能会与支架紧紧结合在一起,可能是因部分导丝与支架角件缠绕所致。如果导丝碎片漂在血管中,可用微型网套或微型镊子将其取出(见下文)。此处的解剖情况有助于确定该操作是否有效。如果血管非常弯曲或很细或者易于发生血管痉挛,往往效果不佳。Nenroform支架最好能留在原位,否则会造成血管破裂、支架移位或支架损毁[116]。在这种情况下,应将微导管从微导丝上轻轻拉出。然后让微导丝处于轻微张力下并将其恰好在鞘管膜处切断。应用内置0.035英寸导丝的鞘管扩张器,有助于将剩下的微导丝推入到鞘管内再由此推入到髂外动脉或股动脉内。在此后的数周或数月内,导丝会在其从头到腹股沟的某处路径发生断裂,导丝碎段将留置于血管腔内。当其到达皮肤时,可将松散的碎段在无菌条件下取出。残余部分将在内皮愈合。

有关微导管被回流的固化栓塞剂固定住的问题已

在有关 AVM 的章节中进行了论述[117]。可将断裂微导管的游离碎片取出(见下文)。

移位的弹簧圈和环圈可能是最常见的颅内异物。如果有 1 个或几个线圈离开其正常位置,它们很容易闭塞将其截留在内的血管。有几种装置可用来取出这些弹簧圈。

Attractor 装置 (Target Therapeuics/Boston Scientific) 实际上是一种系有长纤维的不可脱弹簧圈。这种装置因性能不佳已停止供应。可即时取出装置 (In-Time Retrieval Device)(Target Therapeuics/Boston Scientific)是一种镍钛合金双篮结构,由于质地太硬而难以通过颈部动脉虹管。Retriever 微导管 (Target Therapeuics/Boston Scientific)是一种将微导管和微导丝机械固定在一起的结合装置。它的功能基本上相当于一个网套,但是如果微导管和回收装置彼此分离的话则容易进入远端目标血管。Microvena 网套(ev3)是用钢丝制成的,其末端装有一个不透射线的镍钛合金环套[118]。在不受限条件下,环套导丝成 90°角。有两种环套规格(2 mm 和4 mm)适用于颅内血管。该装置最好配用一个 0.021 英寸内径的微导管(例如 RapidTransit, Cordis)。当认定目标物进入开放的环套内之后,轻拉导丝即可将微导管末端上的环套收紧从而套住异物。

如果目标物完全不透射线, 而且近端或远端易接近,这各微型网罩用起来简单易行。然而用它来回收装置(例如线圈)即使可能也极为困难。在一些小血管中可用的管腔往往不能完全打开网套。在通过血管弯曲处拉出环套时,环套中的异物很容易从环套内脱开。短吻可回收装置(Chestnut Medical)是由 0.016 英寸的不锈钢内置钢丝制成的,其头端装有精细加工的精密抓取臂[119]。颅内应用时最好选用长度为 2 mm 或 4 mm 的抓取臂 (图 6.24)。抓取臂不透射线并可在显示屏上看到。通过内径为 0.021 英寸的微导管插入微型镊子。在距离异物 3 mm 时,将抓取臂从微导管末端伸出直至其完全张开。进一步送入微导管和 Alligator 装置,使抓取臂接近目标。把 Alligator 装置保持在固定位置并将微导管轻轻送入,即可闭合抓取臂。收紧 Alligator 钢丝以便将目标物取出。该装置非常适合从颅内血管中取出金属异物。

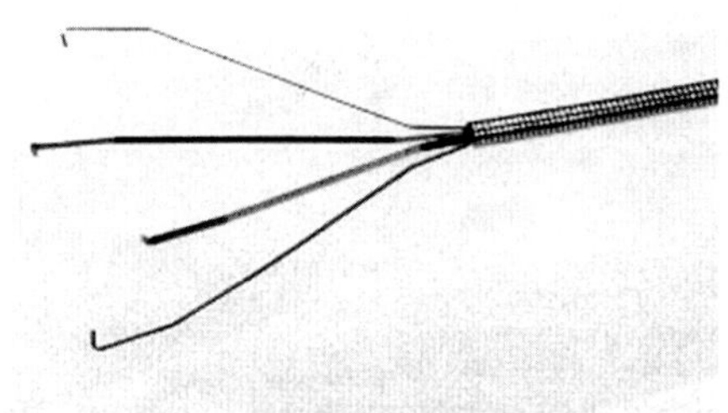

图 6.24 短吻可回收装置,适用于抓取颅内动脉中的异物。

最终评价

要想对颅内和脊髓血管病变进行成功的血管内介入治疗,至少应在大规模的专科治疗中心接受 2 年专业集中培训。

介入专家必须在刻板的保守主义和非理性的实验主义之间另辟蹊径。

神经放射介入学家必须依赖于足够数量的大型医院、训练有素且治学严谨的团队、与医疗器械公司保持良好的关系,以及可靠的中长期随访。

注意

无商标应用: 文中所述几种产品的应用既没有 CE 标记也没有得到 FDA 认证。

参考文献

1. Luessenhop AJ, Kachman R, Shevlin W, et al. Clinical evaluation of artificial embolization in the management of large cerebral arteriovenous malformations. *J Neurosurg.* 1965;23:400–417.
2. Barr JD, Connors JJ III, Sacks D et al. Quality improvement guidelines for the performance of cervical carotid angioplasty and stent placement. *J Vasc Intervent Radiol.* 2003;14:321–335.
3. Higashida RT, Hopkins LN, Berenstein A, et al. Program requirements for residency/fellowship education in neuroendovascular surgery/interventional neuroradiology: a special report on graduate medical education. *AJNR Am J Neuroradiol.* 2000;21:1153–1159.
4. American Society of Interventional and Therapeutic Neuroradiology (ASITN). General considerations for endovascular surgical neuroradiologic procedures. *AJNR Am J Neuroradiol.* 2001;22:1–3.
5. Singh V, Gress DR, Higashida RT, et al. The learning curve for coil embolization of unruptured intracranial aneurysms. *AJNR Am J Neuroradiol.* 2002;23:768–771.
6. Turjman F, Massoud TF, Sayre J, et al. Predictors of aneurysmal occlusion in the period immediately after endovascular treatment with detachable coils: a multivariate analysis. *AJNR Am J Neuroradiol.* 1998;19:1645–1651.
7. Citron SJ, Wallace RC, Lewis CA, et al. Quality improvement guidelines for adult diagnostic neuroangiography; cooperative study between ASITN, ASNR, and SIR. *J Vasc Intervent Radiol.* 2003;14:257–262.
8. Picard L. Medicolegal aspects in neuroradiologic emergencies. *J Neuroradiol.* 2004;31:340–346.
9. Grzyska U, Freitag J, Zeumer H. Selective cerebral intraarterial DSA. Complication rate and control of risk factors. *Neuroradiology.* 1990;32:296–299.
10. Smith JJ, Jensen ME, Dion JE. FDA medical device regulation and informed consent. *Am J Neuroradiol.* 1998;19:1815–1817.
11. Turski PA, Stieghorst MF, Strother CM, et al. Digital subtraction angiography "road map." *AJR Am J Roentgenol.* 1982;139:1233–1234.
12. Krayenbühl H, Yasargil MG, Huber P. *Cerebral Angiography.* Thieme Medical Publishers, 1982.
13. Osborn AG. *Diagnostic Cerebral Angiography.* Lippincott Williams & Wilkins, 1998.
14. Anxionnat R, Bracard S, Ducrocq X, et al. Intracranial aneurysms: clinical value of 3D digital subtraction angiography in the therapeutic decision and endovascular treatment. *Radiology.* 2001;218:799–808.
15. Wardlaw JM, White PM. The detection and management of unruptured intracranial aneurysms. *Brain.* 2000;123:205–221.
16. ACROSS Australasian Cooperative Research on Subarachnoid Hemorrhage Study: epidemiology of aneurysmal subarachnoid hemorrhage in Australia and New Zealand: incidence and case fatality from the Australasian Cooperative Research on Subarachnoid Hemorrhage Study (ACROSS). *Stroke.* 2000;31:1843–1850.
17. Keris V, Buks M, Macane I, et al. Aneurysmal subarachnoid hemorrhage in Baltic population: experience from Latvia (1996–2000). *Eur J Neurol.* 2002;9:601–607.
18. Anonymous. Unruptured intracranial aneurysms—risk of rupture and risks of surgical intervention. International Study of Unruptured Intracranial Aneurysms Investigators. *N Engl J Med.* 1998;339:1725–1733.
19. Wiebers DO, Whisnant JP, Huston J 3rd, et al. International Study of Unruptured Intracranial Aneurysms Investigators. Unruptured intracranial aneurysms: natural history, clinical outcome, and risks of surgical and endovascular treatment. *Lancet.* 2003;362:103–110.
20. Villablanca JP, Martin N, Jahan R, et al. Volume-rendered helical computerized tomography angiography in the detection and characterization of intracranial aneurysms.

J Neurosurg. 2000;93:254–264.
21. Molyneux AJ, Kerr RS, Yu LM, et al. International Subarachnoid Aneurysm Trial (ISAT) Collaborative Group. International subarachnoid aneurysm trial (ISAT) of neurosurgical clipping versus endovascular coiling in 2143 patients with ruptured intracranial aneurysms: a randomised comparison of effects on survival, dependency, seizures, rebleeding, subgroups, and aneurysm occlusion. *Lancet.* 2005;366:809–817.
22. Hochmuth A, Spetzger U, Schumacher M. Comparison of three-dimensional rotational angiography with digital subtraction angiography in the assessment of ruptured cerebral aneurysms. *AJNR Am J Neuroradiol.* 2002;23:1199–1205.
23. Henkes H, Brew S, Felber S, et al. In vitro and in vivo studies of the extent of electrothrombotic deposition of blood elements on the surface of electrolytically detachable coils. *Intervent Neuroradiol.* 2004;10:189–201.
24. Pierot L, Flandroy P, Turman F, et al. Selective endovascular treatment of intracranial aneurysms using micrus microcoils: preliminary results in a series of 78 patients. *J Neuroradiol.* 2002:29:114–121.
25. Cloft HJ, Joseph GJ, Tong FC, et al. Use of three-dimensional Guglielmi detachable coils in the treatment of wide-necked cerebral aneurysms. *AJNR Am J Neuroradiol.* 2000; 21:1312–1314.
26. Vallee JN, Pierot L, Bonafe A, et al. Endovascular treatment of intracranial wide-necked aneurysms using three-dimensional coils: predictors of immediate anatomic and clinical results. *AJNR Am J Neuroradiol.* 2004;25:298–306.
27. Moret J, Cognard C, Weill A, et al. Reconstruction technique in the treatment of wide-neck intracranial aneurysms. Long-term angiographic and clinical results. Apropos of 56 cases. *J Neuroradiol.* 1997;24:30–44.
28. Lubicz B, Leclerc X, Gauvrit JY, et al. HyperForm remodeling-balloon for endovascular treatment of wide-neck intracranial aneurysms. *AJNR Am J Neuroradiol.* 2004;25:1381–1383.
29. Malek AM, Halbach VV, Phatouros CC, et al. Balloon-assist technique for endovascular coil embolization of geometrically difficult intracranial aneurysms. *Neurosurgery.* 2000; 46:1397–1407.
30. Henkes H, Bose A, Felber S, et al. Endovascular coil occlusion of intracranial aneurysms assisted by a novel self-expandable nitinol microstent (Neuroform). *Intervent Neuroradiol.* 2002;8:107–119.
31. Pumar JM, Blanco M, Vazquez F, et al. Preliminary experience with LEO self-expanding stent for the treatment of intracranial aneurysms. *AJNR Am J Neuroradiol.* 2005; 26:2573–2577.
32. Fiorella D, Albuquerque FC, Deshmukh VR, et al. Usefulness of the Neuroform stent for the treatment of cerebral aneurysms: results at initial (3–6-mo) follow-up. *Neurosurgery.* 2005;56(6):1191–1201.
33. Raymond J, Guilbert F, Roy D. Neck-bridge device for endovascular treatment of wide-neck bifurcation aneurysms: initial experience. *Radiology.* 2001;221:318–326.
34. Henkes H, Liebig T, Reinartz J, et al. Endovascular occlusion of the basilar artery for the treatment of dissecting and dysplastic fusiform aneurysms. *Nervenarzt.* 2005;77(2):194–196;198–200.
35. Chapot R, Houdart E, Saint-Maurice JP, et al. Endovascular treatment of cerebral mycotic aneurysms. *Radiology.* 2002;222:389–396.
36. Molyneux AJ, Cekirge S, Saatci I, et al. Cerebral Aneurysm Multicenter European Onyx (CAMEO) trial: results of a prospective observational study in 20 European centers. *AJNR Am J Neuroradiol.* 2004;25:39–51.
37. Felber S, Henkes H, Weber W, et al. Treatment of extracranial and intracranial aneurysms and arteriovenous fistulae using stent grafts. *Neurosurgery.* 2004;55:631–638.
38. Henkes H, Reinartz J, Preiss H, et al. Endovascular treatment of small intracranial aneurysms: three alternatives to coil occlusion. *Minim Invasive Neurosurg.* 2006. In press.
39. Henkes H, Fischer S, Weber W, et al. Endovascular coil occlusion of 1811 intracranial aneurysms: early angiographic and clinical results. *Neurosurgery.* 2004;54:268–280.
40. Cloft HJ, Kallmes DF. Cerebral aneurysm perforations complicating therapy with Guglielmi detachable coils: a meta-analysis. *AJNR Am J Neuroradiol.* 2002;23:1706–1709.
41. Peltier J, Nowtash A, Toussaint P, et al. Aneurysmal rupture during embolization with Guglielmi detachable coils. *Neurochirurgie.* 2004;50(4):454–460.
42. Lethagen S. Desmopressin (DDAVP) and hemostasis. *Ann Hematol.* 1994;69:173–180.
43. Biondi A, Ricciardi GK, Puybasset L, et al. Intra-arterial nimodipine for the treatment of symptomatic cerebral vasospasm after aneurysmal subarachnoid hemorrhage: preliminary results. *AJNR Am J Neuroradiol.* 2004;25:1067–1076.
44. Ross IB, Dhillon GS. Complications of endovascular treatment of cerebral aneurysms. *Surg Neurol.* 2005;64:12–18.
45. Soeda A, Sakai N, Sakai H, et al. Thromboembolic events associated with Guglielmi detachable coil embolization of asymptomatic cerebral aneurysms: evaluation of 66 consecutive cases with use of diffusion-weighted MR imaging. *AJNR Am J Neuroradiol.* 2003; 24(1):127–132.
46. Brilstra EH, Rinkel GJ, van der Graaf Y, et al. Treatment of intracranial aneurysms by embolization with coils: a systematic review. *Stroke.* 1999;30:470–476.
47. Batista LL, Mahadevan J, Sachet M, et al: 5-year angiographic and clinical follow-up of coil-embolised intradural saccular aneurysms. A single center experience. *Intervent Neuroradiol.* 2002;8:349–366.
48. Bendok BR, Padalino DJ, Levy EI, et al. Intravenous abciximab for parent vessel thrombus during basilar apex aneurysm coil embolization: case report and literature review. *Surg Neurol.* 2004;62:304–311.
49. Mounayer C, Piotin M, Baldi S, et al. Intraarterial administration of abciximab for thromboembolic events occurring during aneurysm coil placement. *AJNR Am J Neuroradiol.* 2003;24:2039–2043.
50. Cronqvist M, Pierot L, Boulin A, et al. Local intraarterial fibrinolysis of thromboemboli occurring during endovascular treatment of intracerebral aneurysm: a comparison of anatomic results and clinical outcome. *AJNR Am J Neuroradiol.* 1998;19:157–165.
51. Berg-Dammer E, Henkes H, Trobisch H, et al. Sticky platelet syndrome: a cause of neurovascular thrombosis and thrombo-embolism. *Intervent Neuroradiol.* 1997;3:145–154.
52. Fessler RD, Ringer AJ, Qureshi AI, et al. Intracranial stent placement to trap an extruded coil during endovascular aneurysm treatment: technical note. *Neurosurgery.* 2000; 46:248–251.
53. Blanc R, Weill A, Piotin M, et al. Delayed stroke secondary to increasing mass effect after endovascular treatment of a giant aneurysm by parent vessel occlusion. *AJNR Am J Neuroradiol.* 2001;22:1841–1843.
54. Russell SM, Nelson PK, Jafar JJ. Neurological deterioration after coil embolization of a giant basilar apex aneurysm with resolution following parent artery clip ligation. Case report and review of the literature. *J Neurosurg.* 2002;97:705–708.
55. Byrne JV, Sohn MJ, Molyneux AJ, et al. Five-year experience in using coil embolization for ruptured intracranial aneurysms: outcomes and incidence of late rebleeding. *J Neurosurg.* 1999;90:656–663.
56. Derdeyn CP, Graves VB, Turski PA, et al. MR angiography of saccular aneurysms after treatment with Guglielmi detachable coils: preliminary experience. *AJNR Am J Neuroradiol.* 1997;18:279–286.
57. Anzalone N, Righi C, Simionato F, et al. Three-dimensional time-of-flight MR angiography in the evaluation of intracranial aneurysms treated with Guglielmi detachable coils. *AJNR Am J Neuroradiol.* 2000;21:746–752.
58. Duong DH, Young WL, Vang MC, et al. Feeding artery pressure and venous drainage pattern are primary determinants of hemorrhage from cerebral arteriovenous malformations. *Stroke.* 1998;29:1167–1176.
59. Redekop G, TerBrugge K, Montanera W, et al. Arterial aneurysms associated with cerebral arteriovenous malformations: classification, incidence, and risk of hemorrhage. *J Neurosurg.* 1998;89:539–546.
60. Hirai S, Mine S, Yamakami I, et al. Angioarchitecture related to hemorrhage in cerebral arteriovenous malformations. *Neurol Med Chir (Tokyo).* 1998;38(suppl):165–170.
61. Yeh HS, Kashiwagi S, Tew JM Jr, et al. Surgical management of epilepsy associated with cerebral arteriovenous malformations. *J Neurosurg.* 1990;72:216–223.
62. Piepgras DG, Sundt TM Jr, Ragoowansi AT, et al. Seizure outcome in patients with surgically treated cerebral arteriovenous malformations. *J Neurosurg.* 1993;78:5–11.
63. Kwon OK, Han DH, Han MH, et al. Palliatively treated cerebral arteriovenous malformations: follow-up results. *J Clin Neurosci.* 2000;7(suppl 1):69–72.
64. Henkes H. Endovaskuläre Behandlung zerebraler arteriovenöser Malformationen. Konzepte und Ergebnisse: Landsberg, Germany. *Ecomed.* 2000.
65. Schaller C, Pavlidis C, Schramm J. Differential therapy of cerebral arteriovenous malformations. An analysis with reference to personal microsurgery experiences. *Nervenarzt.* 1996;67:860–869.
66. Hassler W, Hejazi N. Complications of angioma surgery—personal experience in 191 patients with cerebral angiomas. *Neurol Med Chir (Tokyo).* 1998;38(suppl):238–244.
67. Han PP, Ponce FA, Spetzler RF. Intention-to-treat analysis of Spetzler-Martin grades IV and V arteriovenous malformations: natural history and treatment paradigm. *J Neurosurg.* 2003;98:3–7.
68. Karlsson B, Lindquist C, Steiner L. Prediction of obliteration after gamma knife surgery for cerebral arteriovenous malformations. *Neurosurgery.* 1997;40:425–430.
69. Maruyama K, Kawahara N, Shin M, et al. The risk of hemorrhage after radiosurgery for cerebral arteriovenous malformations. *N Engl J Med.* 2005;352:146–153.
70. Henkes H, Nahser HC, Berg-Dammer E, et al. Endovascular therapy of brain AVMs prior to radiosurgery. *Neurol Res.* 1998;20:479–492.
71. Yu SC, Chan MS, Lam JM, et al. Complete obliteration of intracranial arteriovenous malformation with endovascular cyanoacrylate embolization: initial success and rate of permanent cure. *AJNR Am J Neuroradiol.* 2004;25:1139–1143.
72. Vinuela F, Dion JE, Duckwiler G, et al. Combined endovascular embolization and surgery in the management of cerebral arteriovenous malformations: experience with 101 cases. *J Neurosurg.* 1991;75:856–864.
73. Jafar JJ, Davis AJ, Berenstein A, et al. The effect of embolization with N-butyl cyanoacrylate prior to surgical resection of cerebral arteriovenous malformations. *J Neurosurg.* 1993;78:60–69.
74. n-BCA Trail Investigators. *N*-Butyl cyanoacrylate embolization of cerebral arteriovenous malformations: results of a prospective, randomized, multi-center trial. *AJNR Am J Neuroradiol.* 2002;23:748–755.
75. Leonardi M, Barbara C, Simonetti L, et al. Glubran2: A new acrylic glue for neuroradiological endovascular use. Experimental study on animals. *Intervent Neuroradiol.* 2002 8:245.
76. Jahan R, Murayama Y, Gobin YP, et al. Embolization of arteriovenous malformations with Onyx: clinicopathological experience in 23 patients. *Neurosurgery.* 2001;48:984–995.
77. Kim EJ, Halim AX, Dowd CF, et al. The relationship of coexisting extranidal aneurysms to intracranial hemorrhage in patients harboring brain arteriovenous malformations. *Neurosurgery.* 2004;54:1349–1357.
78. Ezura M, Takahashi A, Jokura H, et al. Endovascular treatment of aneurysms associated with cerebral arteriovenous malformations: experiences after the introduction of Guglielmi detachable coils. *J Clin Neurosci.* 2000;7(suppl 1):14–18.
79. Pietilä TA, Stendel R, Jansons J, et al. The value of intraoperative angiography for surgical treatment of cerebral arteriovenous malformations in eloquent brain areas. *Acta Neurochir (Wien).* 1998;140:1161–1165.
80. Taylor CL, Dutton K, Rappard G, et al. Complications of preoperative embolization of cerebral arteriovenous malformations. *J Neurosurg.* 2004;100:810–812.
81. Miyasaka Y, Kurata A, Tanaka R, et al. The significance of retrograde thrombosis following removal of arteriovenous malformations in elderly patients. *Surg Neurol.* 1998;49 399–405.
82. Keller E, Yonekawa Y, Imhof HG, et al. Intensive care management of patients with severe intracerebral haemorrhage after endovascular treatment of brain arteriovenous malformations. *Neuroradiology.* 2002;44:513–521.
83. Lee KY, Kim DI, Kim SH, et al. Sequential combination of intravenous recombinant tissue plasminogen activator and intra-arterial urokinase in acute ischemic stroke. *AJNR Am J Neuroradiol.* 2004;25:1470–1475.
84. Brekenfeld C, Remonda L, Nedeltchev K, et al. Endovascular neuroradiological treatmen

of acute ischemic stroke: techniques and results in 350 patients. *Neurol Res.* 2005;27(suppl 1):S29–35.

85. Smith WS, Sung G, Starkman S, et al. MERCI Trial Investigators. Safety and efficacy of mechanical embolectomy in acute ischemic stroke: results of the MERCI trial. *Stroke.* 2005;36:1432–1438.
86. Kilincer C, Asil T, Utku U, et al. Factors affecting the outcome of decompressive craniectomy for large hemispheric infarctions: a prospective cohort study. *Acta Neurochir (Wien).* 2005;147:587–594.
87. Chimowitz MI, Lynn MJ, Howlett-Smith H, et al. Warfarin-Aspirin Symptomatic Intracranial Disease Trial Investigators. Comparison of warfarin and aspirin for symptomatic intracranial arterial stenosis. *N Engl J Med.* 2005;352:1305–1316.
88. Higashida RT, Meyers PM, Connors JJ 3rd, et al. American Society of Interventional and Therapeutic Neuroradiology; Society of Interventional Radiology; American Society of Neuroradiology. Intracranial angioplasty and stenting for cerebral atherosclerosis: a position statement of the American Society of Interventional and Therapeutic Neuroradiology, Society of Interventional Radiology, and the American Society of Neuroradiology. *AJNR Am J Neuroradiol.* 2005;26:2323–2327.
89. Berg-Dammer E, Henkes H, Weber B., et al. Percutaneous transluminal angioplasty of intracranial artery stenosis: clinical results in 24 patients. *Neurosurg Focus.* 1998;5: Article 13.
90. Abou-Chebl A, Bashir Q, Yadav JS. Drug-eluting stents for the treatment of intracranial atherosclerosis. Initial experience and midterm angiographic follow-up. *Stroke.* 2005;36(12):e165–168.
91. Henkes H, Miloslavski E, Lowens S, et al. Treatment of intracranial atherosclerotic stenoses with balloon dilatation and self-expanding stent deployment (WingSpan). *Neuroradiology.* 2005;47:222–228.
92. Spetzler RF, Wilson CB, Weinstein P, et al. Normal perfusion pressure breakthrough theory. *Clin Neurosurg.* 1978;25:651–672.
93. Sarma D, ter Brugge K. Management of intracranial dural arteriovenous shunts in adults. *Eur J Radiol.* 2003;46:206–220.
94. Tomak PR, Cloft HJ, Kaga A, et al. Evolution of the management of tentorial dural arteriovenous malformations. *Neurosurgery.* 2003;52:750–760.
95. Naito I, Iwai T, Shimaguchi H, et al. Percutaneous transvenous embolisation through the occluded sinus for transverse-sigmoid dural arteriovenous fistulas with sinus occlusion. *Neuroradiology.* 2001;43:672–676.
96. Nelson PK, Russell SM, Woo HH, et al. Use of a wedged microcatheter for curative transarterial embolization of complex intracranial dural arteriovenous fistulas: indications, endovascular technique, and outcome in 21 patients. *J Neurosurg.* 2003;98:498–506.
97. Mironov A. Selective transvenous embolization of dural fistulas without occlusion of the dural sinus. *AJNR Am J Neuroradiol.* 1998;19:389–391.
98. Liebig T, Henkes H, Brew S, et al. Reconstructive treatment of dural arteriovenous fistulas of the transverse and sigmoid sinus: transvenous angioplasty and stent deployment. *Neuroradiology.* 2005;47:543–551.
99. Phatouros CC, Meyers PM, Dowd CF, et al. Carotid artery cavernous fistulas. *Neurosurg Clin N Am.* 2000;11:67–84.
100. Wei R, Cai J, Ma X, et al. Imaging diagnosis of enlarged superior ophthalmic vein. *Zhonghua Yan Ke Za Zhi.* 2002;38:402–404.
101. Barrow DL, Spector RH, Braun IF, et al. Classification and treatment of spontaneous carotid-cavernous sinus fistulas. *J Neurosurg.* 1985;62:248–256.
102. Brown RD Jr, Wiebers DO, Nichols DA. Intracranial dural arteriovenous fistulae: angiographic predictors of intracranial hemorrhage and clinical outcome in nonsurgical patients. *J Neurosurg.* 1994;81:531–538.
103. Liu HM, Wang YH, Chen YF, et al. Long-term clinical outcome of spontaneous carotid cavernous sinus fistulae supplied by dural branches of the internal carotid artery. *Neuroradiology.* 2001;43:1007–1014.
104. Meyers PM, Halbach VV, Dowd CF, et al. Dural carotid cavernous fistula: definitive endovascular management and long-term follow-up. *Am J Ophthalmol.* 2002;134:85–92.
105. Mounayer C, Piotin M, Spelle L, et al. Superior petrosal sinus catheterization for transvenous embolization of a dural carotid cavernous sinus fistula. *AJNR Am J Neuroradiol.* 2002;23:1153–1155.
106. Miller NR, Monsein LH, Debrun GM, et al. Treatment of carotid-cavernous sinus fistulas using a superior ophthalmic vein approach. *J Neurosurg.* 1995;83:838–842.
107. Jahan R, Gobin YP, Glenn B, et al. Transvenous embolization of a dural arteriovenous fistula of the cavernous sinus through the contralateral pterygoid plexus. *Neuroradiology.* 1998;40:189–193.
108. Debrun GM. Angiographic workup of a carotid cavernous sinus fistula (CCF) or what information does the interventionalist need for treatment? *Surg Neurol.* 1995;44:75–79.
109. Kobayashi N, Miyachi S, Negoro M, et al. Endovascular treatment strategy for direct carotid-cavernous fistulas resulting from rupture of intracavernous carotid aneurysms. *AJNR Am J Neuroradiol.* 2003;24:1789–1796.
110. Kwon BJ, Han MH, Kang HS, et al. Endovascular occlusion of direct carotid cavernous fistula with detachable balloons: usefulness of 3D angiography. *Neuroradiology.* 2005; 47:271–281.
111. Weber W, Henkes H, Berg-Dammer E, et al. Cure of a direct carotid cavernous fistula by endovascular stent deployment. *Cerebrovasc Dis.* 2001;12:272–275.
112. Kendall B. Results of treatment of arteriovenous fistulae with the Debrun technique. *AJNR Am J Neuroradiol.* 1983;4:405–408.
113. Lewis AI, Tomsick TA, Tew JM Jr. Management of 100 consecutive direct carotid-cavernous fistulas: results of treatment with detachable balloons. *Neurosurgery.* 1995;36:239–244.
114. Nishio A, Nishijima Y, Tsuruno T, et al. Direct carotid-cavernous sinus fistula due to ruptured intracavernous aneurysm treated with electrodetachable coils—case report. *Neurol Med Chir (Tokyo).* 1999;39:681–684.
115. Chun GF, Tomsick TA. Transvenous embolization of a direct carotid cavernous fistula through the pterygoid plexus. *AJNR Am J Neuroradiol.* 2002;23:1156–1159.
116. Henkes H, Kirsch M, Mariushi W, et al. Coil treatment of a fusiform upper basilar trunk aneurysm with a combination of "kissing" neuroform stents, TriSpan-, 3D- and fibered coils, and permanent implantation of the microguidewires. *Neuroradiology.* 2004; 46:464–468.
117. Debrun GM, Aletich V, Ausman JI, et al. Embolization of the nidus of brain arteriovenous malformations with *n*-butyl cyanoacrylate. *Neurosurgery.* 1997;40:112–120.
118. Prestigiacomo CJ, Fidlow K, Pile-Spellman J. Retrieval of a fractured Guglielmi detachable coil with use of the Goose Neck snare "twist" technique. *J Vasc Intervent Radiol.* 1999;10:1243–1247.
119. Henkes H, Lowens S, Preiss H, et al. A new device for endovascular coil retrieval from intracranial vessels (Alligator Retrieval Device, ARD). Technical note. *AJNR Am J Neuroradiol.* 2006. In press.

Peter Lanzer
Ralf Weser

第7章

颈内动脉

颈动脉疾病和脑卒中

脑卒中是由局部或全脑缺血(约80%)或脑出血(约20%)造成的脑组织损伤。缺血性脑卒中大部分是因血栓或栓子造成的局部动脉闭塞所致,极少数是因脑部低灌注或者凝血功能障碍所致。出血性脑卒中是由于颅内出血(颅内小血管破裂)或者蛛网膜下腔出血(动脉瘤破裂)所致。

缺血性脑卒中的主要原因是动脉内血栓和颈动脉颅外段血栓性疾病,其他少见原因是血管病理学改变,包括自发性夹层、动脉炎、肌纤维发育不良、动脉迂曲、动脉瘤及头颈部肿瘤的并发症。颅内小血管的其他病变,如非炎症性退行性病变、Moyamoya病与持续性血管痉挛,也可是其发病原因。

栓塞大多由血栓引起,相关的心脑血栓源包括:房颤或左房黏液瘤患者的左心房,急性心肌梗死或严重左心室功能不全患者的左心室,以及心内膜炎或退行性瓣膜病变患者的主动脉瓣或二尖瓣。其他可能的血栓栓塞源包括:卵圆孔未闭或室间隔缺损患者的外周深静脉,以及全身性严重粥样动脉硬化患者的升主动脉动脉性血栓疾病。非血栓性栓子发生率很低,如动脉粥样硬化性碎片、空气、氮气泡、脂肪栓子、脓毒性栓子或肿瘤组织等引起的栓子,大多伴发于心脏手术、严重外伤和突然减压(例如Caisson病)等特殊情况。

脑部低灌注与伴有大循环损伤的状态有关,如心脏骤停、心源性休克或严重心律失常(有关脑卒中病因学回顾,见参考文献1和2)。此外,许多与脑卒中相关的基因位点也已经明确[3]。

美国脑卒中协会(ASA)和美国心脏协会(AHA)2002年的一项研究表明,在调查的700 000名脑卒中患者中,500 000名为初发病,200 000名为再发病;88%的病例为缺血性,12%为出血性(9%为脑内出血,3%为蛛网膜下腔出血)。按年龄校正后的脑卒中初发率在白人男性为167/100 000,白人女性为138/100 000,黑人男性为323/100 000,黑人女性为260/100 000[4]。

脑卒中主要的不可改变危险因素包括年龄、性别、种族和遗传;缺血性脑卒中主要的可改变危险因素包括高血压、心脏疾病(主要为心房颤动、左心室功能不全和瓣膜疾病)、糖尿病、脂蛋白异常、吸烟、饮酒、吸毒、不良的生活习惯、避孕药应用,以及(可能更重要)无症状性颈动脉疾病和短暂性脑缺血发作。颅内出血的主要危险因素包括高血压、吸烟和酗酒[5]。

在19世纪后半期,一些著名的病理学家和临床医师已认识到颈动脉疾病是导致脑卒中的原因之一,然而直到20世纪,大多数临床医师还坚信颅内血管疾病是引起脑卒中的原因[6]。在对阐明脑卒中颅外发病机制作出重大贡献的学者中,必须提及J.Ramsay Hunt(1872–1937),他明确阐明了一侧颈动脉部分或全部闭塞与对侧临床症状之间的关系[7]。在近代,C.Miller Fisher(生于1913)为我们了解颈动脉粥样硬化性疾病在脑卒中发病机制中所起的主要作用做出了重大贡献[8]。

除了脑卒中传统的和新的危险因素以外，一些局部因素，如颈动脉分流处的血流不稳定[9] 伴低剪切力[10]以及周期性机械劳损[11, 12]，也是颈动脉颅外段粥样硬化病变定位、发展和演变的重要因素。

颈动脉疾病的发病机制和临床表现的基础是，它有因局部动脉血栓形成或外周栓塞形成而减缓血流的倾向。早期认为，脑卒中病因学中最关键的因素是局部病变的严重性，但现在越来越清楚地认识到，颈内动脉病变起着重要作用，除了其严重性以外其造成栓塞的可能性也是重要因素。颈动脉斑块质地脆、富含脂质和巨噬细胞，利用集成反向散射超声可显示低集成反向散射的无回声动脉粥样硬化斑块[13, 14]。此外还证实斑块溃疡可导致栓塞[15]。近来，血管造影检查发现，斑块表面的不规则是各种狭窄程度下，同侧缺血性脑卒中的可预见性危险因素，而且狭窄程度越严重预见能力越高[16]。尽管血管造影可以测定狭窄的严重程度，而且已确定了可比性的测量标准[17, 18]，但形态学标准却难以客观地界定。事实上现已发现，颈动脉造影和术中检查在确定颈动脉斑块溃疡方面的相符程度很低（表 7.1）[19]。但最近的一项研究表明，组织学和血管造影所显示的颈动脉表面形态学之间紧密相关。有 4 种不同形态类型的颈动脉溃疡(1~4 型)，以及 2 种不同类型的颈动脉表面不规则(a,b)，被认为是斑块不稳定的明显标志(图 7.1)[20]。

颈内动脉的完全或不完全闭塞或者其分支的闭塞可能没有任何临床表现，也可能产生特异性的通常是突发的临床神经系统综合征，其特征是位于脑缺血或脑梗死的部位。大约 50%的病例在脑卒中前有短暂性脑缺血发作。在颈动脉疾病患者中，大脑中动脉综合征的特征表现为：对侧面部、上肢和下肢的运动和感觉功能减退，视力减退（通常为同侧偏盲或同侧象限盲）或对侧共轭凝视麻痹（患者向梗死侧注视）。如果病变位于大脑的优势半球，可能会出现失语症。相反，如果病变位于大脑的非优势半球，可能会出现单侧忽略和失认症，或者出现大脑前动脉综合征，伴对侧下肢运动和感觉减退，导致步态和姿势异常。除了半球综合征（偶尔为双侧综合征）以外，还可由于眼动脉的血流减少出现单眼视力减退。

表 7.1 血管造影颈动脉斑块表面形态学与病理学的对比研究

	斑块数	血管造影溃疡例数(%)	盲法	病理学特点	结果	
					敏感性	特异性
组织学形态研究						
Estol, 1991	36	12(33)	是	破裂	56%	89%
Kim, 2000	55	46(84)	是	破裂	86%	33%
Croft, 1980	64	2(3)	是	破裂	无资料	
Endo, 1996	40	6(15)	否	破裂血栓，出血	发现 6 个溃疡中有 4 个斑块破裂、出血和局部血栓	
大体外观形态研究						
Maddison,1969	45	38(84)	否	肉眼可见溃疡	88%	0%
Houser,1974	349	139(40)	否	肉眼可见溃疡	无资料	100%
Blaisdell,1974	50	38(76)	否	肉眼可见溃疡	100%	63%
Edwards,1979	50	29(58)	否	肉眼可见溃疡	60%	43%
O′Donnell,1985	79	30(38)	是	肉眼可见溃疡	59%	73%
Eikelboom,1983	155	84(54)	否	肉眼可见溃疡	73%	62%
Ricotta,1986	84	54(64)	是	肉眼可见溃疡	78%	56%
Comerota,1990	126	44(35)	否	肉眼可见溃疡	53%	92%
Streifler,1994	480	181(38)	否	肉眼可见溃疡	46%	74%
Kagawa,1996	48	24(50)	否	肉眼可见溃疡	57%	73%
Liberopoulos,1996	52	25(48)小溃疡 16(30)大溃疡	否	肉眼可见溃疡	93%小溃疡 100%大溃疡	无资料
Rothwell,2000	1671	1066(63.8) 不规则或溃疡	否	肉眼可见溃疡 肉眼可见血栓	69%(溃疡) 72%(血栓)	47%溃疡 40%(血栓)

From Streifler JY, Eliasziw M, Fox AJ, et al. Angiographic detection of carotid plaque ulceration. Comparison with surgical observations in multicenter study. *Stroke*. 1994;25:1130–1132.

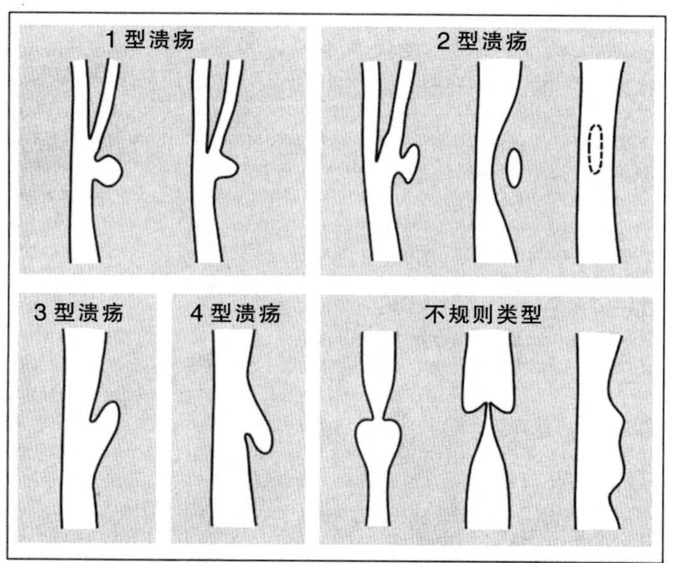

图 7.1 血管造影显示的颈动脉斑块表面溃疡(1~4 型)和表面不规则类型(a,狭窄前后扩张;b,血管壁不规则),伴有斑块不稳定。(Redrawn from Lovett JK, Gallagher PJ, Hands LJ, et al. Histological correlates of carotid plaque surface morphology on lumen contrast imaging. *Circulation*. 2004;110:2190–2197.)

继发于颈动脉疾病的大脑后动脉循环缺血综合征较罕见(关于与颈动脉疾病相关的神经综合征,见参考文献 2)。行颈动脉介入的术者必须完全熟悉与颈动脉颅外段疾病的血栓栓塞性并发症相关的主要神经病性表现。

诊断评价

除了采集病史和体格检查外,颈动脉疾病的诊断应同时基于颈动脉有效的影像学手段直接显示。颈动脉超声、磁共振血管成像(MRA)、计算机体层成像血管造影(CTA)可作为初步诊断的常规手段。然而,考虑血管重建术或介入围术期的检查只有常规造影和数字减影(DSA)适用。

多普勒超声(多普勒血流测量加 B 超成像)是基于对收缩期峰值和舒张末期速度以及光谱散布的测量从功能和形态上评估颈动脉狭窄,颈动脉指数是颈内动脉狭窄后收缩期峰值速度与颈总动脉收缩期峰值速度的比值[21],还可直视下评估全程颈总动脉,以及一定程度地评估颈外动脉及颈内动脉的颅外段。动脉粥样硬化斑块在 B 超下表现为潜在的不稳定无回声区, 这一点具有特殊的临床意义[13, 22]。重要的是,依据北美颈动脉内膜切除术试验(NASCET)的标准[23],颈动脉指数>4.0 对提示颈动脉高度(70%~90%)狭窄有很高的准确性。多普勒超声也有局限性,它对操作者的要求较高、不易发现轻微病变并且高估病变严重程度[24]。经颅多普勒使用经颞叶窗、经眶窗、经孔窗和经颌下窗进行检查来评估颅外动脉疾病对颅内血流动力学的影响,例如评价大脑动脉环的侧支血流、眼动脉和大脑前动脉间的反向血流、眼动脉和颈动脉虹吸血流的消失、大脑中动脉血流速度和搏动的降低[25]。另外,经颅多普勒更广泛地用于对于脑血管疾病病理生理学方面的评估, 包括检出微栓子[26]。三维和复合超声成像技术能更好地显示颈动脉粥样硬化斑块,并且如参考文献 24 和 27 所述,临床可结合 MR、CT 的神经影像与 CTA、MRA 技术来评估颈动脉疾病。

尽管 1927 年出现的 X 线颈动脉造影术[28]有很多缺点,但继经皮的动脉入路[29]、导管装置[30]以及数字显影技术[31]后,已得到了普遍的应用,并成为神经血管成像的金标准和颈动脉介入治疗中唯一有效的血管造影技术指南。

神经血管造影用来评估颅内和颅外的头颈部血液循环,随后进行靶动脉的选择性导管治疗。神经血管造影的适应证列于表 7.2 中[32]。诊断性神经血管造影技术和图像判读已在文献中详细回顾[33-35]。

为了评估颈动脉颅外段血管重建术的患者,可以应用标准的成像程序,包括主动脉弓和主动脉胸颈段血管造影, 以及选择性双侧颈动脉颅外段和颅内段造影,至少有两个成直角的投照体位。对于脑血管解剖结构复杂和侧支通路多样的患者,四条颈部动脉、颈动脉和椎动脉必须都选择性血管造影以便充分评估颅内血供情况。

评估患者是否适合颈动脉支架术(CAS),必须选择

表 7.2 诊断性脑血管造影的适应证

明确有血管阻塞性疾病和血栓栓塞性表现
1. 明确出血原因(蛛网膜下腔、脑室内、脑实质内、颅面部)
2. 明确颅内动脉瘤和血管畸形存在与否、位置、解剖特点
3. 评估与蛛网膜下腔出血相关的血管痉挛
4. 明确脑血管损伤的存在和程度(如夹层、假性动脉瘤)
5. 明确肿瘤血供
6. 明确血管炎的存在和程度(感染性、炎性、药物所致)
7. 诊断和/或明确先天性或解剖异常(如:Galen 静脉瘘)
8. 明确阻塞性静脉疾病的存在(如硬膜窦、皮层、深部)
9. 为计划和确定有效治疗方案而评估血管解剖
10.脑功能的生理测定

From Citron SJ, Wallace RC, Lewis CA, et al., for the Joint Standars of Pr 活化时间 ice Task Force of the Society of Interventional Radiology, the American Society of Interventional and Therapuetic Neuroradiography. Quality improvement guidelines for adult diagnostic neuroradiography. Coopererative study between ASITN, ASNR,and SIR. J Vasc Intervent Radiol. 2003;14:S257–S262.

合适的股动脉穿刺点，而且确保到达并通过靶血管的技术是安全的。要确定从哪侧股动脉穿刺能到达颈内动脉靶病变，需要评估同侧髂动脉、降主动脉、主动脉弓、头臂干以及颈总动脉的走行和形态。

特别注意的是要评估主动脉弓，确定它的外形、长度以及颈总动脉开口的角度。尤其在横膈抬高和动脉延伸的患者中，整个主动脉弓可以上移，升主动脉升支常向侧方移位，形成一个很陡的角度，这样的主动脉弓往往使到达靶血管难度增加。此外，评估时还要注意伴随的主动脉弓病变和非靶病变血管的情况。

评估目标颈总动脉以确定开口的角度、分叉的水平和相关病变存在与否。评估颈外动脉主要是看它的分支，选择适于放置导丝的分支，有无异常的血管交通、胚胎桥或侧支(注意：这是远端或颅内动脉栓塞的危险所在)，注意有无先前存在的栓塞。评估颈内动脉的全程以确定它的走行、分支类型、主要分支、侧支(包括大脑动脉环的组成)，异常血流存在的类型(包括竞争血流)，确定相关的畸形比如胚胎血管、相关病变、眼动脉起源的解剖位置以及T形颈动脉的外形，用来评估导丝或远端保护装置(DPD)可能带来的创伤风险。狭窄可伴随迂曲、扭曲及打结，需采取数个投射体位来确定解剖结构。靶病变近端的扭曲节段会影响术者放置DPD的安全性。此外，如果置入的支架纵轴弹性欠佳会导致颈内动脉过度迂曲延伸。为了评估支架的影响，从多个头部体位显示颈内动脉的影像是有意义的。图7.2显示了脑血管循环的常见侧支，其可作为颅内栓塞术的潜在路径[36]。

为选择支架大小，要评估颈内动脉病变及其近、远端节段，测量狭窄的严重程度，确定靶病变的形态学。颈内动脉狭窄程度以最狭窄节段直径狭窄率来表示。最常用的是自动边界检测算法或密度定量分析技术，也可以用卡尺手工描绘计算。由于延髓水平颈内动脉直径变异很大，采用的精确测量方法要有重复性。根据NASCET方法，比较最狭窄处的两个前缘间的距离与其邻近正常节段的内径。根据欧洲颈动脉外科测验(ECST)方法，比较最狭窄处的管腔内径与该处假定的正常内径。最后，可选用颈总动脉(CC)方法，拿最狭窄处的管腔直径与颈总动脉近端直径相比。虽然这三种方法各自得出的绝对值不一样，但其结果是一致的，呈线性关系，NASCET方法狭窄50%相当于ECST和CC方法狭窄65%，NASCET方法狭窄70%相当于ECST和CC方法狭窄82%[24,37]。图7.3显示了评估颈内动脉狭窄的三种方法模式图。与颈动脉支架相关的病变形态学特征包括有无血栓、表面形态(溃疡)、钙化和斑块负荷。

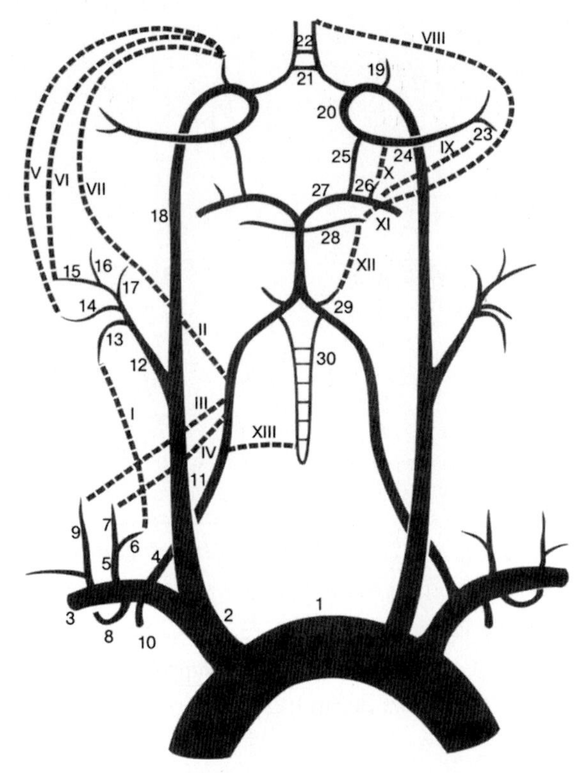

图7.2 脑血管侧支循环。I、II，颈外动脉(ECA)和锁骨下动脉及ECA和椎动脉(VA)之间的侧支循环；III、IV，锁骨下动脉和椎动脉之间的侧支循环；V–VII，颈内动脉(ICA)和ECA之间；VIII–X，ICA和VA；XI、XII，VA和基底动脉；XIII，VA和脊髓动脉。1，主动脉弓；2，头臂干；3，锁骨下动脉；4，VA；5，甲状颈干；6，甲状腺下动脉；7，颈升动脉；8，肋甲动脉；9，颈深动脉；10，胸内动脉；11，颈总动脉；12，ECA；13，甲状腺上动脉；14，面动脉；15，上颌动脉；16，颞浅动脉；17，枕动脉；18，ICA；19，眼动脉；20，大脑前动脉；21，前交通动脉；22，胼周动脉；23，大脑中动脉(顶枕支)；24，前脉络膜动脉；25，后交通动脉；26，后脉络膜动脉；27，大脑后动脉；28，小脑后动脉；29，小脑后下动脉；30，脊髓动脉。(Redrawn from Lusza G. X-ray Anatomy of the Vascular System. Philadelphia: JB Lippincott Co, 1963.)

基于获得的解剖学信息，来评估CAS的技术可行性和策略以及潜在的风险。主要问题包括建立用以克服近端血管通路解剖变异性的稳定和备用的支持系统，明确相关颈外动脉分支用以安全连接支持系统并分析介入治疗的位点，包括分割血流(支架大小和位置)处的外形、周围情况以及几何形状、使用导丝时靶病变的特点(残腔的直径和位置与颈动脉球壁的关系，存在溃疡及组织内囊)、DPD通过性和是否需要预扩张等。DPD安全通过及其与病变间的合适应用是克服操作风险的关键。

为保证质量，要求符合标准操作程序[32]。虽然期望

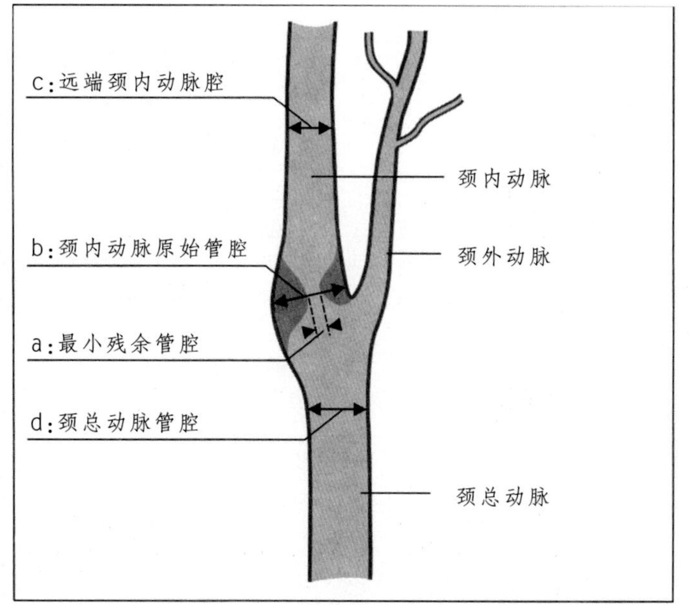

图 7.3 三种不同方法定量测量颈内动脉的狭窄程度。ESCT 法:狭窄=[1-(a/b)]×100;NASCET 法:狭窄=[1-(a/c)]×100;颈总动脉方法:狭窄=[1-(a/d)]×100。测量 b 是测量最大狭窄处(不一定是球状)的颈内动脉原始管腔,并且是估计值。在原文中用卡尺测量。(Redrawn from Young GR, Humphrey PRD, Nixon TE, et al. Variability in measurements of extracranial internal carotid artery stenosis as displayed by both digital subtr 活化时间 ion and magnetic resonance angiography. An assessment of three caliper techniques and visual impression of stenosis. Stroke. 1996;27:467–473.)

结果完美,100%成功,0%并发症,但好的手术标准仍允许有一定的并发症发生。以预后限定阈值的程序性指标来确定基准点。为了保证预后报告的一致性,必须明确限定如并发症等的程序性指标(表 7.3)。表 7.4 和表 7.5 列出了由介入放射协会、美国神经病学介入治疗协会和美国神经病学协会提出的,在成人诊断性脑血管造影中出现的神经系统和非神经系统并发症的标准。为了明确神经并发症的严重程度,应发布改良的 Rankin 残疾评分(表 7.6)。

诊断性脑血管造影片应由介入医师、血管外科医师和神经病学专家共同评估,为治疗选择最佳方案,是药物还是颈动脉内膜剥脱术(CAE),或是 CAS,整个小组要有一致的决定。如果某个病例介入治疗和外科治疗都可行,具体选择哪一种血管重建术(CAE 与 CAS)要根据介入治疗或外科手术的风险程度(如并发症、须冠状动脉旁路移植术[CABG]等),颈部情况和靶病变的血管造影情况而定。

表 7.3 结果定义:神经系统并发症,主要和次要并发症

- ·短暂性脑缺血发作(TIA):神经异常持续不到 24h
- ·脑卒中:神经异常超过 24h
- ·可逆性脑卒中:神经异常在 7 天内恢复
- ·永久性脑卒中:神经异常超过 7 天以上
- ·次要并发症:不需治疗,无后遗症,只要观察一晚
- ·主要并发症:需要治疗,住院时间不足 48h;需要较多治疗,增加护理等级,住院时间长于 48h;永久性后遗症;死亡

From Citron SJ, Wallace RC, Lewis CA, et al., for the Joint Standars of Practice Task Force of the Society of Interventional Radiology, the American Society of Interventional and Therapuetic Neuroradiography. Quality improvement guidelines for adult diagnostic neuroradiography. Coopererative study between ASITN, ASNR,and SIR. J Vasc Intervent Radiol. 2003;14:S257–S262.

血管重建术选择

临床中常常要区分症状性和无症状性颈动脉狭窄。根据病史和体格检查确定,有颈动脉狭窄记录,但无神经定位症状和体征者,被认为是无症状性,包括那些 CT 或 MR 成像检测到的“静息的”梗死,且不论梗死灶的大小和数量。但在临床上颈内动脉狭窄区域有缺血性损害的影像学表现者被视为不稳定病变,需要二级预防和血管重建术。血管重建术的原则是外科手术或 CAS。

1954 年,Eastcott 和同事报道了首例颈动脉血管重建术,手术切除了 3cm 长的狭窄节段,然后进行了端-端吻合[38]。1956 年,Debakey 报道了首例 CAE[39]。文献中大量报告了为预防脑卒中而做的颈动脉手术[6, 40]。直到 1991 年,两个大型前瞻性随机研究,ECST[41]和 NASCET[42]才报告了 CAE 在有症状患者中的价值,两项研究的最终结果和建议于 1998 年发表[43, 44]。近来,支持 CAE 在症

表 7.4 成人脑血管造影操作后果标准:神经系统并发症

	报告发生率	建议并发症发生率阈值
可逆性神经损害(包括短暂性脑缺血发作和可疑性脑卒中)	0~2.3%	2.5%
永久性神经损害	0~5%	1%

From Citron SJ, Wallace RC, Lewis CA, et al., for the Joint Standars of Practice Task Force of the Society of Interventional Radiology, the American Society of Interventional and Therapuetic Neuroradiography. Quality improvement guidelines for adult diagnostic neuroradiography. Coopererative study between ASITN, ASNR,and SIR. J Vasc Intervent Radiol. 2003;14:S257–S262.

表 7.5 成人脑血管造影操作后果标准：非神经系统并发症

	报告发生率	建议并发症发生率阈值
肾功能衰竭	0%~0.15%	0.2%
动脉闭塞需体外血栓切除术或溶栓治疗	0%~0.4%	0.2%
动静脉瘘/假性动脉瘤	0.01%~0.22%	0.2%
血肿需输血或外科手术	0.26%~1.5%	0.5%

From Citron SJ, Wallace RC, Lewis CA, et al., for the Joint Standars of Practice Task Force of the Society of Interventional Radiology, the American Society of Interventional and Therapuetic Neuroradiography. Quality improvement guidelines for adult diagnostic neuroradiography. Coopererative study between ASITN, ASNR,and SIR. J Vasc Intervent Radiol. 2003;14:S257–S262.

表 7.6 改良的 Rankin 残疾评分

0 = 级别	无症状或体征
1 = 级别	无明显残疾；日常生活可自理(不需帮助)。注意：不排除虚弱、感觉丧失、失语等，但是这些症状是轻微的，并不限制患者的日常活动(如、患者现在仍能从事以前的工作)
2 = 级别	轻微残疾；不能从事以前的某些活动，但不需很多帮助能料理自己的事务(如、不能从事以前的工作；不能从事家务，但日常生活能自理)
3 = 级别	中度残疾；需要一些帮助，但无帮助下可自行走路(如、日常生活需要帮助；穿衣、个人卫生之类的小事需要帮助；不能阅读或正常交流。注意：足-踝部矫正或拄拐杖可以走路，不需要帮助)
4 = 级别	中重度残疾；无帮助不能行走或料理自己的事情(如、日常生活需要全天 24h 帮助，有些日常活动需要较大帮助，但是仍有些活动可以自理，或者需要较小帮助)
5 = 级别	重度残疾；卧床，时刻需要护理或帮助。
6 = 级别	脑卒中、死亡
9 = 未知	(从病史或随访未得到资料)

From Citron SJ, Wallace RC, Lewis CA, et al., for the Joint Standars of Practice Task Force of the Society of Interventional Radiology, the American Society of Interventional and Therapuetic Neuroradiography. Quality improvement guidelines for adult diagnostic neuroradiography. Coopererative study between ASITN, ASNR,and SIR. J Vasc Intervent Radiol. 2003;14:S257–S262.

状性颈动脉疾病中使用的亚组数据得到了评论与发表[45]。关于 CAE 在无症状的颈动脉疾病中的数据由两个大的试验提供，分别是无症状颈动脉粥样硬化研究(A-CAS)[46]和无症状颈动脉手术试验(ACST)[47]。两个试验的结果都已发表[48]。

根据美国心脏协会(AHA)现行指南，CAE 对有症状的颈动脉狭窄 70%~99%的患者有益，报告并发症率≤3%。对 30%~69%狭窄(NASCET 法测量)的作用还未定。对无症状狭窄≥60%的患者 CAE 也有益，手术风险≤3%，寿命延长≥5 年。以上均未考虑对侧颈动脉(已证实的指征)的情况，同样颈动脉狭窄≥60%的患者，不论对侧颈动脉情况如何，都应同时行 CABG 术(可接受的指征)[49]。然而，对 1972 年提出的后一种治疗策略[50]已持有相反的观点[51]。根据美国神经病学协会建议，重度症状性狭窄(70%~99%)适于行 CAE。50%~69%的有症状狭窄患者也可从中部分获益，<50%狭窄患者不适于行 CAE，整个围术期相关的脑卒中和死亡率<3%。学会认为 60%~99%狭窄的无症状患者比有症状患者获益小，要根据情况进行个体化治疗[52]。目前 CAE 是有症状和无症状颈动脉颅外段狭窄的标准治疗方案。

1977 年 Mathias 首次报道了经皮介入治疗人类颈动脉狭窄[53]。随后，有散在的颈动脉球囊血管成形术的相关报道，技术成功率为 79%~98%，脑卒中危险为 4%~6%[54–57]。1994 年首次报道颈动脉支架治疗，应用了 Palmaz 支架 (Cordis，Miami，FL，USA)，Flex 支架(Cook，Bloomington，IN，USA) 和 Wallstents 支架(Schneider，Zurich，Switzerland)[58]。1996 年引入了远端保护装置(DPD)[59]，增加了手术的安全性，降低了神经并发症的发病率[60–62]。随后许多单中心或多中心的研究，提高了血管内操作的技术和工艺，完善了 CAS 的技术[63]。基于这些研究，形成了早期 AHA 的治疗策略[64]和近期对 CAS 的操作指南[65]。

基于 CAE 对有症状和无症状患者的适应证 (表 7.7)和一些相关的研究证据，2003 年美国介入和治疗神经放射学会以及介入放射学协会提出了 CAS 的适应证和禁忌证(表7.8)[65]。

表 7.7　颈动脉内膜剥脱术的适应证

颈动脉状态	适应证级别	
	已证明	可接受
有症状	狭窄≥70%	狭窄 50%~69%
	死亡危险和主要	死亡危险和主要
	并发症率<6%	并发症率<6%
无症状	狭窄≥60%	狭窄≥60%
	死亡危险和主要	拟行冠状动脉旁
	并发症率<3%	路移植术

From Barr JD,Connors JJ,Sacks D,et al.,for the ASITN,ASNR,and SIR Standards of Practice Cmmittees.Quality improvement guidelines for the performance of cervical carotid angioplasty and stent placement.Developed by a Collaborative Panel of the American Society of Interventional and Therapeutic Neuroadiology,the American Society of Teuroradiology,and the Society of the Interventional Radiology. J Vasc Intervent Radiol.2003;14:S321–S335.

颈动脉支架:冠状动脉样入路

在不到 10 年内,CAS 技术取得了重要的进展,包括把高性能 0.035 英寸和 0.014 英寸导丝、小外径球囊及支架通过设计的改进,提供了较强的径向支撑力、良好的通过性和支架性能以及有效而创伤小的远端保护装置。CAS 的冠状动脉样入路也得到发展,包括远程同轴技术,使用小外径装置直接抵达病变,快速交换后完成血管重建[66, 67]。

CAE 是颈动脉疾病的标准治疗,CAS 则为高手术风险患者、颈部不适合的患者(如高位在 C2 上方,锁骨下颈内动脉狭窄,曾有颈部放射治疗,颈部术后,颈椎制动,肥胖患者颈短,气管造瘘)和外科预后差的患者(如 CAE 后再狭窄)提供了合理的选择,也可用于外科手术风险高的患者。外科干预的高危患者文献限定不同,包括需要 CABG 手术的冠心病患者、药物治疗的不稳定性心绞痛患者、近期(30 天内)心肌梗死患者;充血性心力衰竭、未控制的高血压、对侧颈动脉闭塞、肾功能不全或肌酐>1.5mg/dL 的患者以及控制不佳的糖尿病患者[68–71]。

到目前为止,只有一项前瞻性随机试验直接对 CAS 和 CAE 进行了比较[72, 73]。该试验中,从 1999~2002 年,29 个医疗中心共有 747 例患者接受了颈内动脉闭塞的血管重建的评估。334 例患者中随机 310 例接受了治疗;406 例接受了非随机 CAS 治疗,7 例为非随机 CAE 治疗。入选和排除标准见表 7.9 和表 7.10。

主要终点是术后 30 天内全因死亡、脑卒中、心肌梗死以及术后 31~360 天内全因死亡和同侧脑卒中。

表 7.8　颈动脉支架(CAS)的适应证和禁忌证

CAS 适应证	CAS 相对禁忌证	CAS 绝对禁忌证
1.有症状,严重狭窄,手术难以到达(如大分叉,需下颌骨移位)	1.任何程度的无症状狭窄,除了如前所述的情况	1.颈动脉狭窄伴血管造影腔内可见血栓
2.有症状,严重狭窄,有明显内科疾病,而手术风险大	2.有症状狭窄,伴颅内血管畸形	2.狭窄,但经血管内操作难以安全到达或通过
3.有症状,严重狭窄,伴下列情况之一:	3.有症状狭窄,伴亚急性脑梗死	
a.一连串明显的病变需血管内治疗	4.有症状狭窄,伴血管造影的明显禁忌证	
b.放射所致狭窄		
c.颈动脉内膜剥脱术后再狭窄		
d.患者知情同意后拒绝 CAE		
e.继发于动脉夹层的狭窄		
f.继发于肌纤维发育不良的狭窄		
g.继发于 Takawasu 动脉炎的狭窄		
4.严重狭窄伴对侧颈动脉闭塞,心脏手术前需要治疗		
5.急性脑梗死溶栓后,颈动脉闭塞再通发现颈动脉存在严重狭窄		
6.假性动脉瘤		
7.无症状,次全闭塞,符合前 3 条		

定义:严重狭窄指 NASCET 法测量≥70%。次全闭塞指NASCET 法≥90%或定义为“几乎闭塞”。

From Barr JD, Connors JJ, Sacks D, et al., for the ASITN, ASNR, and AIR Standards of Practice Committees. Quality improvement guidelines for the performance of cervical carotid angioplasty and stent placement. Developed by a Collabortive Panel of the American Society of Interventional and Therapeutic Neuroradiology, the American Society of Neuroradiology, and the Society the Interventional Radiology. J Vasc Intervent Radiol. 2003;14:S321–335.

表 7.9 SAPPHIRE 试验:入选标准

有症状,狭窄≥50%的患者

无症状,先天性一侧颈总动脉或颈内动脉经超声或血管造影检查显示狭窄≥80%

由介入医师、神经科医师和外科医师组成的委员会一致通过

有 1 个以上可能增加颈动脉内膜剥脱术风险的并发症存在

1.解剖因素(对侧颈动脉闭塞,对侧喉神经麻痹,颈部放射治疗,颈动脉内膜剥脱术后再发狭窄,手术难以到达,严重的一连串病变)

2.医疗因素 [充血性心力衰竭(III /IV 级)和 /或严重左心室功能不全,即左心室射血分数<30%;6 周内行开胸手术;心肌梗死 1 天至 4 周内;严重心绞痛或不稳定型心绞痛(加拿大心血管学会分级 III /IV 级);严重肺部疾病;年龄>80 岁]

From Yadav JS, Wholey MH, Kuntz RE, et al. Protected carotid-artery stenting versus endarterectomy in high-risk patients. N Engl J Med. 2004;351:1493-1501, and Ouriel K. SAPPHIRE pivotal study. Available at: http://www.fda.gov/ohrms/dockets/ac/04/briefing/4033b1.htm. Accessed November 15,2005.

表 7.10 SAPPHIRE 实验:排除标准

48h 内缺血性脑卒中

腔内存在血栓

靶血管完全闭塞

血管病变不适于导管治疗

颅内动脉瘤直径>9mm

需要 2 个以上支架

出血病史

30 天内拟行经皮介入术或外科手术

预计生存期<1 年

颈总动脉或头臂动脉开口病变

From Yadav JS,Wholey MH,Kuntz RE,et al.Protected carotid-artery stenting versus endarterectomy in high-risk patients.N Engl J Med. 2004;351:1493-1501.

支架输送系统 (precise, nitinol stent, Cordis Corp, Miama Lakes, FL, USA) 技术成功率为 99.4%(残余狭窄<50%) 和 91.2%(残余狭窄<30%)。保护装置(Angioguard-XP, Cordis Corp, Miami Lakes, FL, USA)放置技术成功率为 98.1%。

CAS 和 CAE 两组中,一年累计死亡率分别为 7.4%比 13.5%,累计脑卒中发生率分别为 6.2%比 7.9%。两组中总的不良事件 (MAE) 发生率分别为 4.8%比 9.8%。MAE 30 天和 360 天发生率显示于图 7.4 和图 7.5 中。图 7.6 和表 7.11 显示 CAS 和 CAE 组治疗 1 年内累计 MAE 发生率。图 7.7 显示了 MAE 720 天内累计发生率。表 7.12 显示 360 天内再狭窄和靶血管重建治疗情况。2

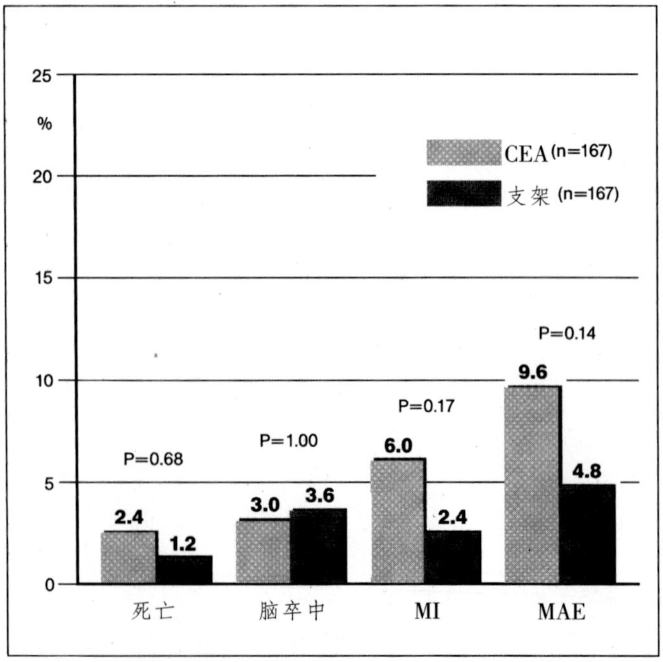

图 7.4 SAPPHIRE 实验:30 天主要不良影响。(Redrawn from Ouriel K.SAPPHIRE pivotal study.Availableat:http://www.fda.gov/ohrms/dockets/ac/04/briefing/4033b1.htm.Accessed November 15,2005.)

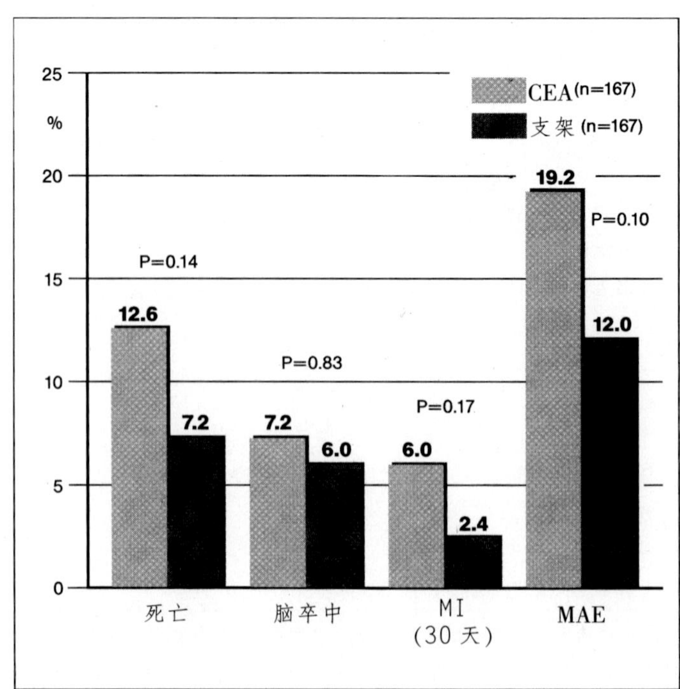

图 7.5 SAPPHIRE 实验:360 天主要不良影响。(Redrawn from Ouriel K.SAPPHIRE pivotal study.Availableat:http://www.fda.gov/ohrms/dockets/ac/04/briefing/4033b1.htm.Accessed November 15,2005.)

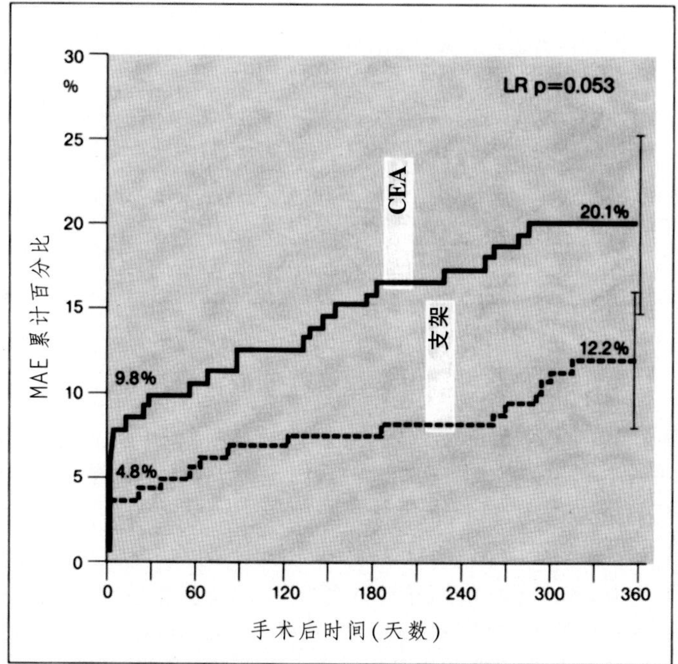

图 7.6 SAPPHIRE 实验:360 天内主要不良事件累计百分比，Kaplan-Meier 分析。(Redrawn from Ouriel K. SAPPHIRE pivotal study. Available at:http://www.fda.gov/ohrms/dockets/ac/04/briefing/4033b1.htm. Accessed November 15,2005.)

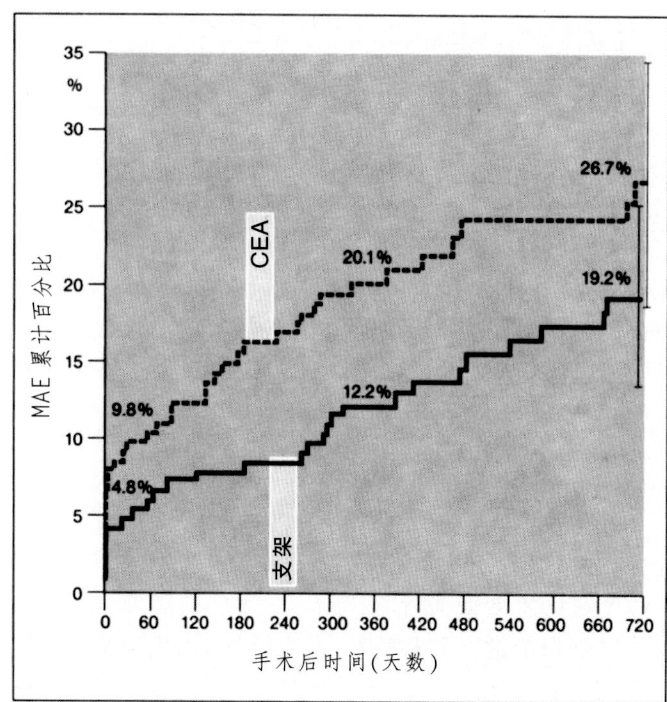

图 7.7 SAPPHIRE 实验:720 天内主要不良事件累计发生率，Kaplan-Meier 分析。(Redrawn from Ouriel K.SAPPHIRE pivotal study.Available at:http://www.fda.gov/ohrms/dockets/ac/04/briefing/4033b1.htm.Accessed November 15,2005.)

表 7.11 SAPPHIRE 实验颈动脉支架及颈动脉内膜剥脱术随访 1 年内不良事件累计发生率

事件	需治疗分析 [例数(%)]			实际治疗分析 [例数(%)]		
	支架 (n=167)	内膜剥脱术 (n=167)	P 值	支架 (n=159)	内膜剥脱术 (n=151)	P 值
死亡	12(7.4)	21(13.5)	0.08	11(7.0)	19(12.9)	0.08
脑卒中	10(6.2	12(7.9)	0.60	9(5.8)	11(7.7)	0.52
主要同侧的	1(0.6)	5(3.3)	0.09	0	5(3.5)	0.02
主要非同侧的	1(0.6)	2(1.4)	0.53	1(0.6)	1(0.7)	0.97
次要同侧的	6(3.7)	3(2.0)	0.34	6(3.8)	3(2.2)	0.37
次要非同侧的	3(1.9)	4(2.7)	0.64	3(2.0)	3(2.1)	0.89
心肌梗死	5(3.0)	12(7.5)	0.07	4(2.5)	12(8.1)	0.03
Q 波	0	2(1.2)	0.15	0	2(1.3)	0.15
非 Q 波	5(3.0)	10(6.2)	0.17	4(2.5)	10(6.7)	0.08
颅神经麻痹	0	8(4.9)	0.004	0	8(5.3)	0.003
靶血管重建	1(0.6)	6(4.3)	0.04	1(0.7)	6(4.6)	0.04
常规终点(30 天死亡或脑卒中加 31 天到 1 年内的同侧脑卒中或神经源性死亡)	9(5.5)	13(8.4)	0.36	8(5.1)	11(7.5)	0.40
主要终点(30 天死亡、脑卒中、心肌梗死加 31 天至 1 年内同侧脑卒中或神经源性死亡)	20(12.2)	32(20.1)	0.05	19(12.0)	30(20.1)	0.05

From Yadav JS,Wholey MH,Kuntz RE,et al.Protected carotid–artery stenting versus endarterectomy in high-risk patients.N Engl J Med.2004;351:1493–1501.

表 7.12 SAPPHIRE 实验，360 天内再狭窄率和靶病变血管重建(TLR)

超声显示血管内再狭窄	支架(n=167)	内膜剥脱术(n=167)	P 值
直径狭窄>50%[a]	19.7%(24/122)	31.3(30/96)	0.06
直径狭窄>70%	0.8%(1/122)	5.2%(5/96)	0.09
直径狭窄>80%	0.8%(1/122)	4.2%(4/96)	0.17
360 天内 TLR	0.6%(1/167)	3.6%(6/167)	0.12

CAE，颈动脉内膜剥脱术；U/S，超声。

[a] 协议中的定义。

From Ouriel K. SAPPHIRE pivotal study.Available at:http//www.fda.gov/ohrms/dockets/ac/04/briefing/4033b1.htm.Accessed November 15,2005.

年观察到 CAS 的再狭窄率高于 CAE 组 (38.7% 比 26.6%)。

其他早期比较 CAS 和 CAE 随机实验，不是所有主要的指标都符合，尤其是没要求可靠的前期预审，所以造成明显的术者偏倚[74-76]。

基于目前的不完整资料，各专业团队、供应商、卫生服务部门对应用 CAS 冠状动脉样技术的建议不同。表 7.13 至表 7.15 列出了卫生服务部门目前具有代表性的适应证、高危状态的定义及研究机构的要求[77]。为了回答 CAS 的长期有效性和安全性等问题，几个大型前瞻性随机试验已经启动，包括 CREST、CAVATAS II、EVA-3S 和 SPACE，结果将在其后的 3~5 年内得出。在有明确的询证医学证据之前，临床应用 CAS 和 CAE 的情况还是依术者及研究机构的具体情况而定。有丰富的 CAE 和 CAS 经验的小组，按照统一国际标准的手术适应证，在目前环境下，暂时应该是颈动脉疾病患者优化治疗安全的策略[78]。

质量保证

安全有效的 CAS 操作需要选择合适的患者和经验丰富的术者。医师资格和通过培训和实践而得到医师资格的方法已由神经血管协会发表的几个指南和建议中提出[65,79,80]。此外，也提出了关于 CAS 的设备质量、预后报告和记录的标准[65]。表 7.16 至表 7.19 列出颈动脉支架的相关标准。表 7.20 和表 7.21 列出颈动脉支架的预后标准。医师除了对 CAS 有兴趣外，还要对临床背景知识和专业有足够的了解，保证患者安全，取得最大获益是最重要的前提。由于 CAS 操作中存在永久神经功能缺失和死亡的危险，对进行 CAS 介入医师的能力要客观评估，并优化学习曲线。除了有精良的血管内治疗中心提供的全部临床实践支持外，与实际相近的培训器械也是好的选择，用来保证为颅外颈动脉疾病患者提供优良的服务[80,81]。

表 7.13 颈动脉支架适应证

- 颈动脉内膜剥脱术(CAE)高危及颈动脉狭窄≥70%的有症状患者，要使用 FDA 批准的支架系统和血栓防护装置
- CAE 高危及颈动脉狭窄 50%~70%的有症状患者，符合 Category B IDE 临床试验标准(42 CFR 405.201)，根据临床试验政策(医学护理 NCD 手册 310.1)作为常规成本，或符合关于 CAS 已证实的试验(医学护理 NCD 手册 20.7)的国家保险规定
- CAE 高危及颈动脉狭窄≥80%的无症状患者，符合 Category B IDE 临床实验标准(42 CFR 405.201)，根据临床试验政策(医学护理 NCD 手册 310.1)作为常规成本，或符合关于 CAS 已证实的试验(医学护理 NCD 手册 20.7)的国家保险规定

From Decision memo for carotid artery stenting (CAG-00085R);Decision summary.Available at:http://www.cms.hhs.gov/mcd/viewdecisionmemo.asp?id=157.

表 7.14 颈动脉内膜剥脱术(CEA)高危患者的定义

CAE 高危患者定义为具有明显的并发症和/或解剖危险因素(即，再狭窄和 /或曾患颈动脉夹层)，外科医师认为无法行 CAE。合并有(但不限于)如下疾病：

- 充血性心力衰竭(CHF)Ⅲ /Ⅳ级
- 左心室射血分数<30%
- 不稳定性心绞痛
- 对侧颈动脉闭塞
- 近期心肌梗死
- 曾行 CAE 伴再狭窄
- 曾有颈部放疗史
- 在以前颈动脉支架术试验和研究如 ARCHER、CABERNET、SAPPHIRE、BEACH 和 MAVERIC Ⅱ 试验中提到的有关确定 CAE 高危患者的其他情况

From Decision memo for carotid artery stenting(CAG-00085R);Deciison summary. Available at:http://www.cms.hhs.gov/mcd/viewdecision-memo.asp?id=157.

表 7.15 CMS 规定的高危患者行颈动脉支架术的最低标准设施(达到保险承保范围)

- 设施包括基本的影像设备、装置器械和人员,能够完成精细的颈动脉支架置入操作。颈动脉介入设施中尤其要有高质量的 X 线影像设备,如高分辨率的数字成像系统,具有减影、放大、路图制作和正交成角等功能。
- 介入中心拥有完善的生理监护设施,包括实时显示和存储生理、血流动力学以及心律等指标的监护仪,还要有能随时解读各种结果的专业人员。
- 急诊处理设备和系统必须随时备好,包括复苏设备、除颤仪、血管活性药物和抗心律失常药物,气管插管和麻醉等。
- 每个机构应有一套明确的程序准予颈动脉支架术的资格及介入医师的质量且包含整个操作过程。管理这套程序的委员会有权确认每个术者拥有手术资格的最小手术量和在暂停资格或制定补救措施之前允许的那个机构的并发症的限制量。委员会采用当前发表的由美国各专业协会确认的标准来确认医师是否有足够的资格。标准及临床能力指南包括 2004 年 12 月美国神经放射学杂志上发表的版本和 2004 年 8 月 18 日发表在美国心脏病学院杂志上的版本。
- 为了能在此决定下继续获得医保对 CAS 的赔付,设施或设施的合同者必须收集在此设施下颈动脉支架术操作的全部数据。要定期分析数据确保患者安全,这些数据还要用于再次证明设施的可信性。CMS 会在需要时要求要把这些数据呈送上去。数据分析的周期取决于设施本身,但间期不能少于 6 个月。

From Decision memo for carotid artery stenting (CAG -00085R); Deciison summary. Available at:http://www.cms.hhs.gov/mcd/viewdecision-memo.asp?id=157.

表 7.16 举例说明完成颈动脉支架术所需的识别要求[a]

Ⅰ.颈动脉疾病和脑卒中的病理生理学
  a.脑卒中病因
    ⅰ.栓塞(心源性,颈源性,主动脉源性,其他)
    ⅱ.血管炎
    ⅲ.动静脉畸形
    ⅳ.颅内出血(硬膜下,硬膜外)
    ⅴ.占位病变
  b.颈动脉狭窄病因
    ⅰ.动脉粥样硬化
    ⅱ.肌纤维发育不良
    ⅲ.自发夹层
    ⅳ.其他
  c.动脉粥样硬化形成(发病机制与危险因素)
Ⅱ.脑卒中临床表现
  a.脑卒中综合征方面的知识(典型的和不典型的)
  b.前循环和后循环事件的区别
Ⅲ.颈动脉疾病的自然病史
Ⅳ.相关的病理学(如:冠状动脉和外周动脉疾病)
Ⅴ.脑卒中和颈动脉疾病的诊断
  a.病史和体格检查
    ⅰ.神经系统
    ⅱ.非神经系统(心脏,其他)
  b.无创影像学检查
    ⅰ.多普勒超声
    ⅱ.MRA
    ⅲ.CTA
Ⅵ.血管造影显示解剖(弓、颅外、颅内、基底侧支循环,常见变异和非动脉粥样硬化病理过程)
Ⅶ.颈动脉狭窄治疗方法和结果(即刻成功,风险,长期效果)
  a.药物治疗(如抗血小板药,抗凝药,降脂药治疗)
  b.颈动脉内膜剥脱术
    ⅰ.主要实验结果(NASCET,ACAS,ECST,ACST)
    ⅱ.手术风险高的患者的结果
  c.支架血管重建术
    ⅰ.有和无远端保护装置的结果
Ⅷ.病例选择
  a.预防脑卒中而行血管重建的适应证和禁忌证
  b.颈动脉内膜剥脱术高风险标准
  c.经皮腔内介入高风险标准
Ⅸ.术后随访和管理的作用

[a] 识别要求包括有关脑血管疾病基础知识、自然病史、病理生理、诊断方法和可选择的治疗方法。

[b] 除外在任职文件中所完成的基线识别技能。

From Clinical competnce statement on carotid stenting:training and credentialing for carotid stenting multispecialty consensus recommendations.A report of the SCAI/SVMB/SVS Writing Committee to develp a clinical competence statement on carotid interventions.Cathet Cardiovasc Intervent.2005;64:1-11

标准操作步骤

器械

为每一位患者选择合适的器械是计划和完成 CAS 的重要组成部分。为了避免术中并发症,术者必须完全熟悉他要使用的每个器械的技术特点。有时还要特别培训。

导管鞘。采用腹股沟下股总动脉为穿刺点,常规使用 6F 或 7F,80~90cm 的有稳定支撑的长鞘(Arrow International, Corp. Reading, PA, USA, or Cook, Inc., Bloomington, IL, USA);有时,特别是需要增加导管在血管中活动能力时可用 8F 鞘。

导丝。为获得稳定支撑,可以使用 0.035 英寸亲水、软头和超硬导丝 (Roadrunner, Cook, Inc., Bloomington, IL, USA;Glidewire-regular or stiff, Terumo Cardiovascular Systems., Somerset, NJ,

表 7.17 举例说明完成颈动脉支架术的技术要求

完成操作的最少例数：
- I.诊断性颈颅脑血管造影：30(初学者要≥半数)[b]
- II.颈动脉支架术：25(初学者要≥半数)[a]

完成诊断性血管造影和介入操作的主要技术：
- I.抗血小板和抗凝治疗经验丰富
- II.血管造影技巧
  - a.血管穿刺技巧
  - b.导丝和血管造影导管的选择
  - c.导丝和导管的正确操作
  - d."闭合系统"多支管的使用
  - e.具备正常血管造影解剖和常见变异的知识
  - f.具备大脑动脉环和典型/不典型侧支路径的知识
  - g.正确评估主动脉弓形状，明确它是否影响颈动脉介入
  - h.熟悉操作各种体位成像以及恰当移动 X 线球管
- III.介入治疗技巧
  - a.导引导丝/鞘的放置
  - b.血栓保护装置的释放和回收
  - c.预扩张和后扩张
  - d.支架定位和释放
- IV.术中并发症的辨认和处理
  - a.脑血管事件
    - i.脑卒中或脑血管缺血
    - ii.栓塞
    - iii.出血
    - iv.血栓形成
    - v.夹层
    - vi.抽搐和意识丧失
  - b.心血管事件
    - i.心律失常
    - ii.低血压
    - iii.高血压
    - iv.心肌缺血/心肌梗死
  - c.血管入路事件
    - i.出血
    - ii.缺血
    - iii.血栓形成
- V.血管入路管理
  - a.拔除鞘管和止血
  - b.缝合装置的使用

[a] 除外在任职文件中所完成的基线识别技能。

[b] 血管造影和支架操作可以在同一位置进行（比如为同一患者），初学者作为初步手术者在放置第一枚支架之前要经过 15 次血管造影操作。

From Clinical competnce statement on carotid stenting:training and credentialing for carotid stenting multispecialty consensus recommen-dations.A report of the SCAI/SVMB/SVS Writing Committee to develp a clinical competence statement on carotid interventions. Cathet Cardiovasc Intervent.2005;64:1–11.

表 7.18 举例说明完成颈动脉支架术的临床要求[a]

- I.确定患者手术中的风险/获益
- II.门诊处理
  - a.术前调整药物
  - b.与患者和家属商讨
- III.住院处理
  - a.办理住院
  - b.签订手术同意书
  - c.术前、术后住院护理
    - i.手术前后神经功能评估
    - ii.术后药物治疗
    - iii.血流动力学和心律监测
- IV.支架术后管理和门诊随访

a 临床因素，包括对住院和门诊患者的护理能力。

b 除外在任职文件中所完成的基线识别技能。

From Clinical competnce statement on carotid stenting:training and credentialing for carotid stenting multispecialty consensus recommen-dations.A report of the SCAI/SVMB/SVS Writing Committee to develp a clinical competence statement on carotid interventions.Cathet Cardiovasc Intervent.2005;64:1–11.

表 7.19 举例说明培训要求

对于无导管操作经验的医师，要完成至少 200 例符合文件中规定适应证的诊断性颈颅脑血管造影(在有资格医师指导下，初次术者要操作至少 50%)，或有周围血管介入经验，符合 AHA 要求的医师要完成至少 100 例符合文件中规定适应证的颈颅脑血管造影。

动脉支架术经验指以下二点：

1.完成 25 例非颈动脉支架，参加关于 CAS 操作的"动手"课程，在有资格医师现场指导下作为主要术者至少成功完成 4 例 CAS，且无并发症。该课程必须是全面的课程，参加者要能获得至少 16h AMA I 类继续教育学分或

2.在有资格医师现场指导下，作为主要术者连续成功完成 10 例符合文件规定适应证的患者的 CAS 手术，且并发症发生率在此指南和 ACR 关于颈颅脑血管造影指南的规定限制内。

培训机构的科室主任、医学团体主任或证书委员会主席要书面证明受训人已接受培训操作要求受训和培训机构手术小组对下列各项事宜熟练掌握：CAS 的适应证和禁忌证；术前评估、术中生理、脑血管和神经各指标监测；正确使用透视、放射、数字减影等设施；放射保护，放射暴露对患者和医务人员的损害以及放射监测要求；脑血管系统的解剖、生理和病理；对比剂(对比剂)和抗心律失常药物的药理作用以及对副作用的辨认和处理；与 CAS 有关的心律失常的鉴别和治疗；CAS 技术；鉴别与 CAS 操作相关的所有脑血管异常或并发症；术后患者的管理，特别是手术并发症的鉴别与初步处理。

CAS，颈动脉支架；AHA，美国心脏协会；AMA，美国医学会；ACR，美国放射学会

From Barr JD,Connors JJ,Sacks D,et al.,for the ASITN,ASNR,and SIR Standards of Practice Committees.Quality improvement guidelines for the performance of cervical carotid angioplasty and stent placement. Developed by a Collaborative Panel of the American Society of Inetrventional and Therapeutsc Neuroradiology,the American Society of Neuroiadiology,and the Society of the Inetrventional Radiology.J Vasc Intervent Radiol.2003;14:S321–S335.

USA);有时为通过病变也可使用 0.014 英寸的冠状动脉弹性导丝。

表 7.20 颈动脉支架并发症后果的定义

神经源性并发症:明确的神经功能减退,NIHSS 评为增加 1 分以上
一过性损害:神经并发症于 24h 之内完全恢复
可逆性脑卒中:神经并发症持续 24h 以上至 30 天
永久性脑卒中:神经并发症持续 30 天以上
微小损害:NIHSS 评分神经功能减退少于 4 分,没有失语和偏盲
严重损害:NIHSS 评分神经功能减退 4 分以上,伴失语和偏盲
技术成功:采用 NASCET 测量标准,血管造影球囊扩张 /支架释放后颈动脉狭窄改善 20%以上,残余狭窄小于 50%

NIHSS,美国国立卫生研究所脑卒中评分

From Barr JD, Connors JJ, Sacks D, et al., for the ASITN, ASNR, and SIR Standards of Practice Committees. Quality improvement guidelines for the performance of cervical carotid angioplasty and stent placement. Developed by a Collaborative Panel of the American Society of International and Therapeutic Neuroradiology, the American Society of Neuroradiology, and the Society of the International Radiology. J Vasc Intervent Radiol. 2003;14:S321–S335.

表 7.21 颈动脉支架结果建议阈值

神经并发症	并发症阈值	
	无症状患者(%)	有症状患者(%)
一过性小损害	*	*
一过性大损害	*	*
可逆性小的脑卒中	3.5	6
可逆性大的脑卒中	2	3
永久性小的脑卒中	3	4.5
永久性大的脑卒中	2	3
死亡	O+	O+
适应证		
符合表 7.8 所列的指征		95%
技术成功		90%

From Barr JD, Connors JJ, Sacks D, et al., for the ASITN, ASNR, and SIR Standards of Practice Committees. Quality improvement guidelines for the performance of cervical carotid angioplasty and stent placement. Developed by a Collaborative Panel of the American Society of International and Therapeutic Neuroradiology, the American Society of Neuroradiology, and the Society of the International Radiology. J Vasc Intervent Radiol. 2003;14:S321–S335.

导引导丝。取决于到达靶病变所需的技术,可以选用常规的冠状动脉导管,如 JR3 或 JR4,与鞘管一起改善导管系统和稳定性,增加稳定性和推送性,跨过不良的血管解剖部位(参考下面所述的远程同轴技术),或者不用鞘直接输送导管。此外,通过导引导丝,输送远端保护装置导丝到远端会有用,送冠状动脉导丝通过复杂病变或严重偏心病变也会有帮助。

球囊扩张导管。球囊扩张导管在支架释放过程中可用来预扩张和后扩张。通常预扩张球囊适用直径约为 1.5~3.5mm 的可快速交换、外径小、回抱好的冠状动脉球囊扩张导管。后扩张球囊适用围血管快速交换球囊,回抱能力也要好,后扩张球囊直径为 5~6mm 大小。有时也用 7mm,如果颈总动脉要后扩张,要选合适的大小(8~10mm)匹配血管直径。

支架。颈动脉支架种类很多,包括很多直的和渐变性的设计,可以使用"over-the-wire"或快速交换传递系统。已有许多经过临床实验,用于临床实践,经批准可以临床使用的支架,如下:

- Carotid Wallstent Monorail Endoprosthesis (Boston Scientific, Natick, MA,USA)used in the BEACH trail
- OTW and RX Acculink (Guidant, Indianapolis, IN, USA)used in the ARCHeR 1 –3, CREATE II, CREST, CAPTURE trails
- Precise, nitinol stent (Cordis Corp., Miami Lacks, FL, USA)used in the SAPPHIRE trails
- Xact Carotid Stent System(Abbott Vascular Device, Redwood City, CA, USA)used in the SECuRITY trail

现在并无支架对比试验,选择某种支架基于支架所描述的特性,如通过性能,纵向承重力,长轴弹性,血管适应性,由设计和材料所决定的折叠性能等。支架大小取决于靶血管的正常直径,靶病变的长度和术者想要通过放置支架达到的颈内动脉(和颈总动脉)直径。典型的支架大小是直径 5~10mm,长度 20~50mm。支架输送系统的直径和鞘管的内径必须要考虑到。

远端保护装置。DPD 已经是 CAS 介入过程中必须使用的组成部分,并且是通过靶病变时的经典装置,一般要在其他操作之前应用。依基本操作原则不同可以适用远端球囊闭塞装置,远端滤器和

近端球囊闭塞装置。批准用于临床的颈动脉DPD列于下面：

- RX Accunet (Guidant, Indianapolis, IN, USA)used in the ARCHeR 3 trail
- FilterWire EX and EZ (EndoTex Interventional Systems, Inc., Cupertino, CA, USA)used in the BEACH and CABERNET trails
- Spider RX (ev3, Plymouth, MN, USA)used in the CREATE II trail
- Angioguard–XP (Cordis Corp., Miami Lacks, FL, USA)used in the SAPPHIRE and CASES trails
- EmboShield (Abbott Vascular Device, Redwood City, CA, USA)used in the SECuRITY trail
- Rubicon Filter (Rubicon Medical Corp., Salt Lake City, UT, USA)used in the RULE Carotid trail
- MOMA (Invatec, Brescia, Italy)used in the MOMA and PRIAMUS trails

选择DPD时，要着重考虑DPD放置水平的血管的正常大小(注意：DPD大小如果与靶血管不匹配，会影响密封效果或可能造成机械性的血管壁激惹、痉挛和/或损伤！)、小外径、无创释放、血管壁顺应症、篮的体积、膜孔大小(常为100~150mm)、回收的难易和系统的准备与操作。

颈内动脉介入的基本构成

CAS的基本介入构成与其他经皮介入相似，包括开始准备、主要介入步骤和结束。CAS是可重复的过程，要以最低的风险最少的步骤达到良好的血管重建效果。介入步骤的多寡反应了病变的复杂性和术者的技术。CAS中有许多步骤都要求术者考虑持续的风险和获益(见第4章)。

从专业角度来说，类冠状动脉CAS由两部分组成，直接用长鞘到达病变或用冠状动脉导引导丝到达颈动脉靶病变，然后进行血管重建治疗。这些步骤与冠状动脉介入治疗相似。CAS和冠状动脉介入的区别是更难到达靶病变部位、对术者经验要求更多并且DPD导丝跨过靶病变更关键。以下章节中将描述类冠状动脉CAS中所用的同轴伸缩调节技术。

开始准备

本章开始部分从评估血管入路开始到把长鞘和导引导丝头端放置于靶病变处。所有的CAS都采用腹股沟下股总动脉入路。介入系统到颈总动脉靶病变处的关键是选择合适的长鞘和将导管安全稳定的放置到位。主要取决于穿刺部位和颈动脉间的血管解剖，尤其是主动脉弓。术者必须预估技术难度，选择合适的策略和装置。为克服血管难题，同轴伸缩方法是一个有效的方法。同轴装置包括0.035英寸硬导丝、冠状动脉造影导管(常是JRC)和带扩张鞘的长鞘。基本设置是用一根超硬导丝换掉硬导丝，用冠状动脉诊断导管换掉扩张鞘。在特别困难的病例中，用带或不带附加支持的诊断导管替代扩张鞘进行引导。第一步是把软头冠状动脉诊断导管和亲水软头0.035英寸导丝一起放于颈外动脉的分支，然后用超硬0.035英寸导丝换下诊断导管。一旦安全定位整个操作过程中不要移动，以免引起颈外动脉痉挛或损伤。

一旦硬的或超硬的0.035英寸导丝安全位于颈外动脉分支中，同轴伸缩技术就成功达到了介入靶病变位点。在困难病例中，前送导管时可稍微后撤内部的导管。除了有时需要用力，大部分时间需要轻柔操作导管，避免不可控制的碰撞。特别注意的是系统内不要贮存力量，避免不可控制的滑动。一旦克服血管途径的难题，鞘的头端要置于颈总动脉远端，大约在靶病变近端2cm处。鞘安全到位后，可把0.035英寸导丝和内部导管撤出。颅外颈动脉术前血管造影后进入实际的血管重建阶段。图7.8显示了在颈总动脉远端放鞘的同轴伸缩控制技术。

主要介入步骤：评估、介入、重复

本章中介入步骤从探寻和通过靶病变开始到决定介入结束为止。基于先前的血管造影图像，选取颈内动脉球后一段较直的部分放置DPD。DPD和靶病变之间也要有充足的空间释放支架。根据病变形态为DPD导丝头端塑形以便探寻和通过病变。必须非常轻柔地探寻病变入口处，以免撕裂或栓塞。导丝通过病变后送DPD至最后部位，在远端颅底释放。整个释放过程要在透视下清晰见到。DPD通过病变的路径是介入的关键，常决定技术的结果。如果DPD不能通过病变，手术通常就可以终止了。极少情况下，术者先用一根0.014英寸软导丝通过病变，用小球囊(直径≤2mm)预扩张，然后通过DPD，但这会增加整个过程的风险。图7.9显示了因DPD不能通过病变而中止的一例CAS。

放置DPD后，术者必须决定是否预扩张或直接释放支架。大多数病变和几乎所有复杂的高度病变都要预扩张，只有少数病变可以安全通过支架直接释放。预扩张要用小外径的冠状球囊导管，其允许大压力扩张并能快速回缩。成功预扩显示病变颈部膨胀性，对支架释放

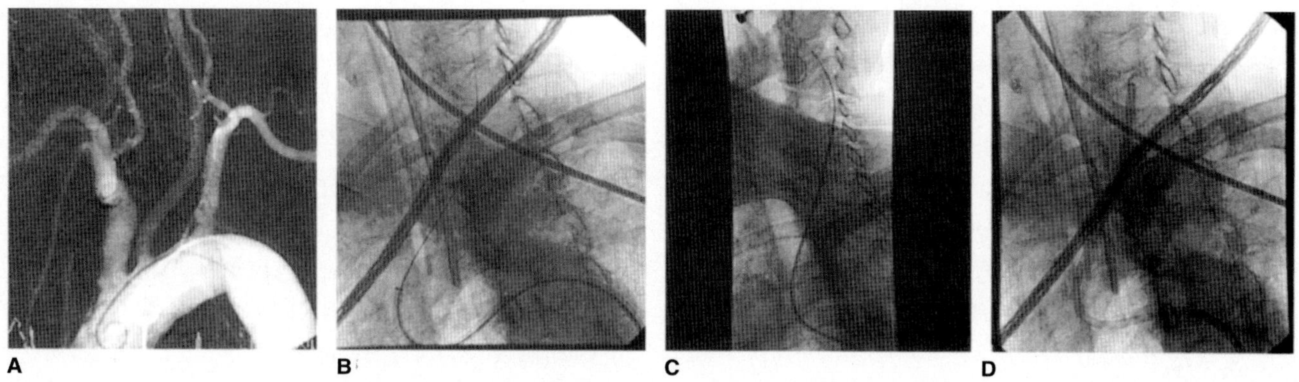

图 7.8 一位左侧颈内动脉(ICA)狭窄患者,同轴远端控制技术放鞘于颈总动脉远段。(A)左前斜位(LAO)主动脉弓造影,显示远段迂曲,抬高,头臂干动脉起始于后头侧,技术难度大。(B)送 0.035 英寸亲水导丝于左颈外动脉(ECA)。长引导鞘的头端置于颈总动脉(CCA)开口处。(C)通过诊断性右侧 Judkins4 导管交换 0.035 英寸亲水导丝,置 0.035 英寸超硬导丝到 ECA 分支甲状腺上动脉,长鞘头端就在 CCA 末端的位置。(D)小心撤出 0.035 英寸超硬导丝和诊断性导管,长引导鞘头端置于 CCA 远端,重新开始 ICA 介入之前准备行血管造影。

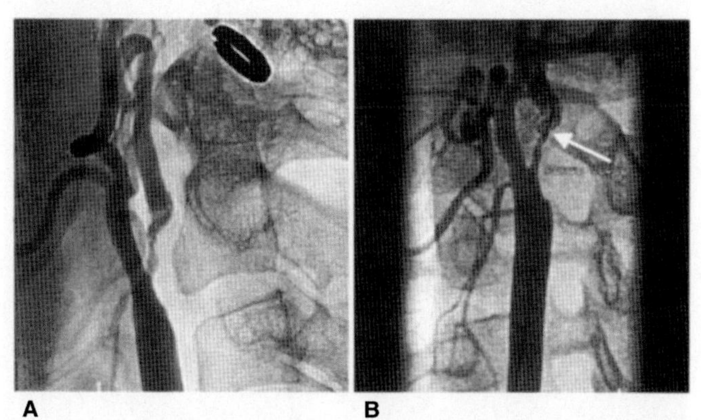

图 7.9 一位 45 岁男性患者被迫取消颈动脉支架。(A)颈内动脉(ICA)球部水平高度狭长的复杂病变。(B)远端保护装置(percusurge, Medtronic, Inc, Santa Rosa, CA, USA)显示“冻结”,不能直接通过病变(箭头处)。

有帮助,此外也可从中知道颈动脉窦对机械刺激的敏感性和相应的血流动力学反应。血压和心率的反应程度决定是否需要用阿托品或临时起搏。不建议常规右心室起搏。极少数病例中,高压扩张(20bar 以上)失败,则中止手术。某些病变不需预扩即可直接置入支架,如中重度狭窄伴溃疡、内膜瓣、缝线开裂及夹层。

下一步就是将快速交换自膨胀支架传递系统小心地送至靶病变,不透 X 线的标志物可协助准确定位,保证病变完全被覆盖。锡钛支架释放后长轴短缩很少,所以近端标志的部位与支架释放后基本一样。而 Carotid Wallstent 支架缩短明显,只有 2/3 的支架长度可以覆盖病变。由于颈总动脉内径粗大,还会造成不对称短缩。需要注意的是,目前只有 Carotid Wallstent 支架允许释放后再纠正支架的位置,而锡钛合金支架一旦释放不能移位。为了更好地与血管壁相适应,支架近端应置于颈总动脉,远端应置于相对正常的节段,如果可能,最好在相对直的颈内动脉中放置。短支架可用于球后局部狭窄或术后斑痕狭窄的血管重建。这种情况下,支架近端应置于球的中后部,颈动脉分叉处尽量不覆盖支架,因为颈总动脉腔和颈内动脉腔的大小差别很大,逐渐变细的支架会更好地与血管壁相适应。没有完全膨胀的支架用介入方法取出来是不安全的。因为尽管严格抗凝,远端栓塞的风险仍很大,手术取出支架时须与血管外科医师进一步探讨。

为了使支架丝和血管壁良好贴合,常要求行后扩张,尤其是存在支架贴壁不良、组织囊袋形成和残余狭窄时。虽然目标是 0%残余狭窄,但直径残余狭窄 30%以内还是可以接受的。后扩张采用短球囊(≤20 mm)快速(5~20 s)高压扩张可以完全回缩。为避免损伤,在血管造影上显示获得良好结果,后扩张常不覆盖夹层,支架几何形状规则,血流正常,有适当的内膜瓣支架和钙化斑块的漂浮碎屑,无残余狭窄病例。一些患者因为病变长或斑块突出,需要在支架内再置入支架(“sandwich technique”),后扩张和其他机械操作是禁忌。

颈动脉支架与解剖结构的适应性变异很大。尤其是在伸长迂曲节段,任何介入装置、DPD 或支架都会延伸血管节段。由于血管总长度是一样的,则会产生新的迂曲。在这样的节段中,诱发扭曲和痉挛尤其普遍。这些解剖结构改变常是暂时和可恢复的,撤出装置后即可缓解。大多数病例中支架远端新产生的迂曲常无明显病理改变。然而,最好是支架放置后没有解剖结构改变,依靠血管造影结果,时刻观察患者状态,术者决定是否行后扩张或中止手术。根据美国介入治疗神经病学、神经放射学会、介入放射学会的建议,支架置入后狭窄改善至少 20%，残余狭窄<50%，使用 NASCET 测量标准，即可认为技术成功[65]。终止介入前，术者要确认支架的完整性、完全释放、支架丝的对称以及整个的几何形状。

图 7.10 到 7.14 举例说明了几种 CAS 支架材料的特点。图 7.10 显示在一例颈内动脉明显迂曲的支架良好适应。图 7.11 显示一例支架在大斑块、极度不规则表面的良好适应。图 7.12 显示在不同管径血管中的适应。图 7.13 显示迂曲血管解剖学改变。图 7.14 显示大斑块病变中支架次佳适应。

结束过程

本章中结束过程从血管造影的最终结果开始到鞘管的移除。获得最后结果后，以与开始相反的顺序撤出器械。为避免后续步骤引起栓塞，回撤 DPD 前要从鞘管和颈内动脉回抽血液。回撤 DPD 时为避免损伤支架，要小心避免 DPD 与支架的摩擦。撤出 DPD 以后，通过鞘管行最后的血管造影，包括 2 个体位的颅内、颅外颈动脉 DSA 影像。为避免近端撕裂，再次送入 0.035 英寸导丝造影导管或扩张管，再撤长鞘，撤鞘时避免碰撞鞘管。图 7.15~图 7.18 显示了采用类冠状动脉 4 种不同方法的经典颈动脉支架举例。

围介入术期患者护理

围介入术期患者护理包括术前、术中和术后管理与护理。术前患者评估包括非颈动脉介入的一般过程(见第 8 章)和颈动脉特异性组成。后者需要检查患者术前神经功能状态，包括近期靶病变的血管造影文件，近期颅内血管的 CT 或 MR 脑成像，最好由神经科医师完成。DSA 影像包括双侧颈动脉选择性血管造影，复杂的脑血管解剖以及行双侧椎动脉选择性血管造影。

术前知情同意书是介入医疗记录的重要部分。同意书表格要与现行法律、机构政策相一致。所列出的风险要包括介入步骤的典型并发症(见第 8 章)。此外，一过性和永久性脑损害的风险和死亡风险要明确列出。除了参考文献中报道的数据外，当地医院主要并发症的发生率也要说明。每一个独立的有创检查和介入都应有相应的同意书。签了字的同意书是病例的重要部分。

术前患者要进行水化，预防性置入尿管会增加术中舒适度。表 7.22 列出了术前管理的一些要求[65, 82, 83]。

根据要求术中要监护心血管和呼吸功能 (见第 8 章)。整个过程中要与患者关系密切，神经状态有任何变化要能立即辨认。术中不要求有神经病学家在场。经颅多普勒(TCD)可以应用，但不增加任何直接优势。经验丰富、无创伤工作模式和精力集中远比任何监测技术重要。然而，TCD 在评估 CAS 新技术方面发挥了重要作用，并且是临床研究中的一项组成部分。表 7.23 列出了术中管理的内容。

术后，大多数患者采用缝合装置来止血，然后转入监护病房，观察 24h。无并发症者，建议尽早活动改善舒适度，减轻症状和经常遇到的术后低血压。虽然血压和 ECG 监护要持续 12~24h，但只要成功应用缝合且无并发症，鼓励术后 2~4h 内床旁和室内活动。表 7.24 列出了颈动脉支架术后护理的建议。

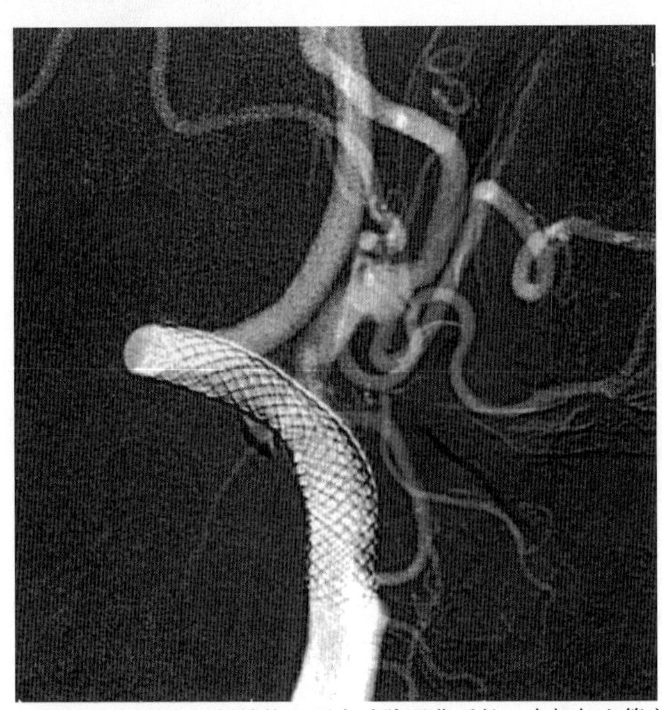

图 7.10 支架顺应解剖结构。颈内动脉迂曲延长。支架与血管良好适应。

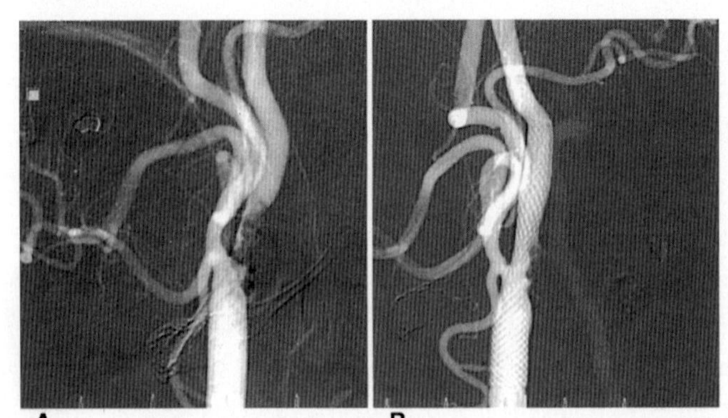

图 7.11 支架顺应解剖结构。(A)颈内动脉近段高度复杂狭窄病变。(B)支架很好地适应了高度不规则的病变表面。规则的支架丝状结构得以保留。完全覆盖了大斑块。支架轴向支撑力可以对抗弹性回缩，保证管腔通畅和层状血流。由于颈动脉 Wallstent 支架的 mesh 结构使支架很好地与不规则表面贴合(见第 5 章)。

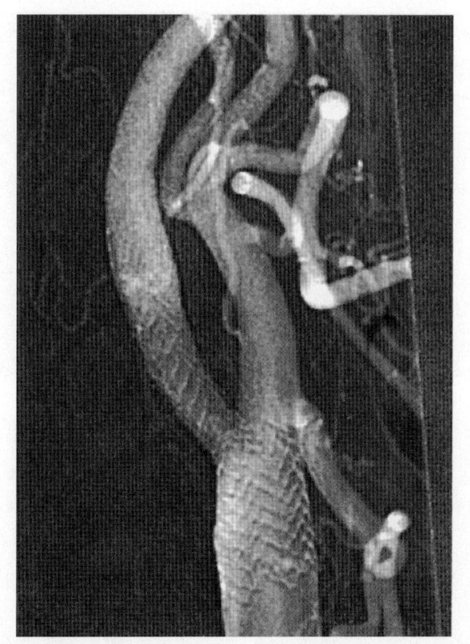

图 7.12 支架顺应解剖结构。支架极好地适应了颈总动脉和颈内动脉的管径和差异。

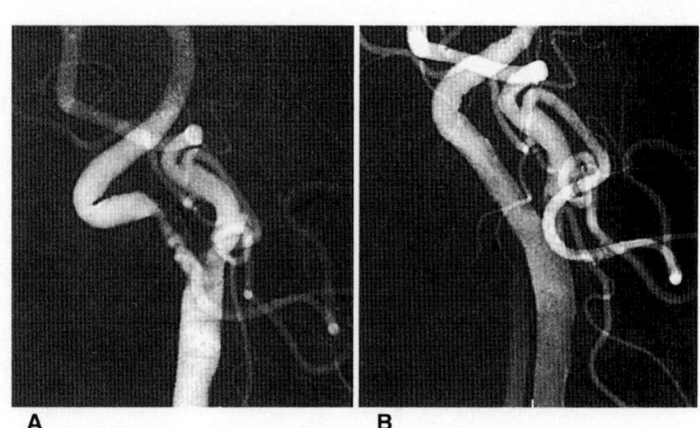

图 7.13 支架纠正解剖结构。(A)颈内动脉近段严重狭窄。(B)支架把迂曲的近段拉长,并向远处延伸。

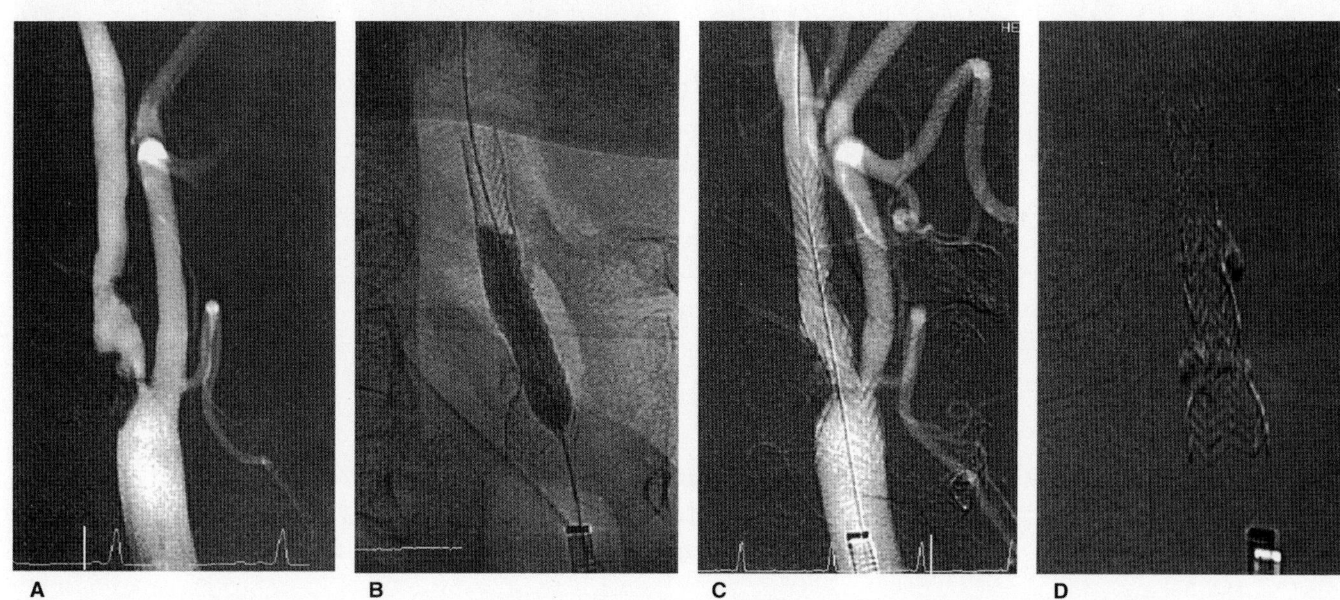

图 7.14 支架在大斑块解剖结构的次佳适应。(A)颈内动脉近段复杂的高度狭窄,斑块负荷大,不规则分布,血管造影中度钙化。(B)高压后扩张显示基本完全膨胀。(C)后扩张,正常支架位置和管腔扩张。在支架的支撑力和血管壁局部回缩的相互作用下,导致大斑块负荷处支架受压回缩、变形。(D)无对比剂 DSA 成像显示,正常支架位置和管腔扩张,局部弹性回缩是源于斑块负荷,并造成部分支架变形。

联合药物治疗

拟行 CAS 的颈内动脉狭窄患者在术前 3 天开始接受每日阿司匹林 100 (70~300) mg 和氯比格雷 75 mg (为预防介入局部血栓形成,至少要提前 3 天开始口服,否则于手术当日给予 300~600 mg 负荷量)。其他推荐药物是他汀类和血管紧张素转换酶抑制剂,已证实对二级预防有益。

手术当日,除了降压药物(手术当日暂停),其他药物继续服用。

术前,给予患者 5000 u 普通肝素(UFH)负荷量,使活化时间达到 200~250 s;直接给予抗凝血酶制剂也有效。有低血压反应的患者,可以考虑预防性静脉给予阿托品 0.5 mg。基础心率在 80~90 次/分,血压在正常范围是比较理想的。对阿托品无反应或术前存在左主干病变等严重并发症,建议置入临时起搏电极。术中给予晶体

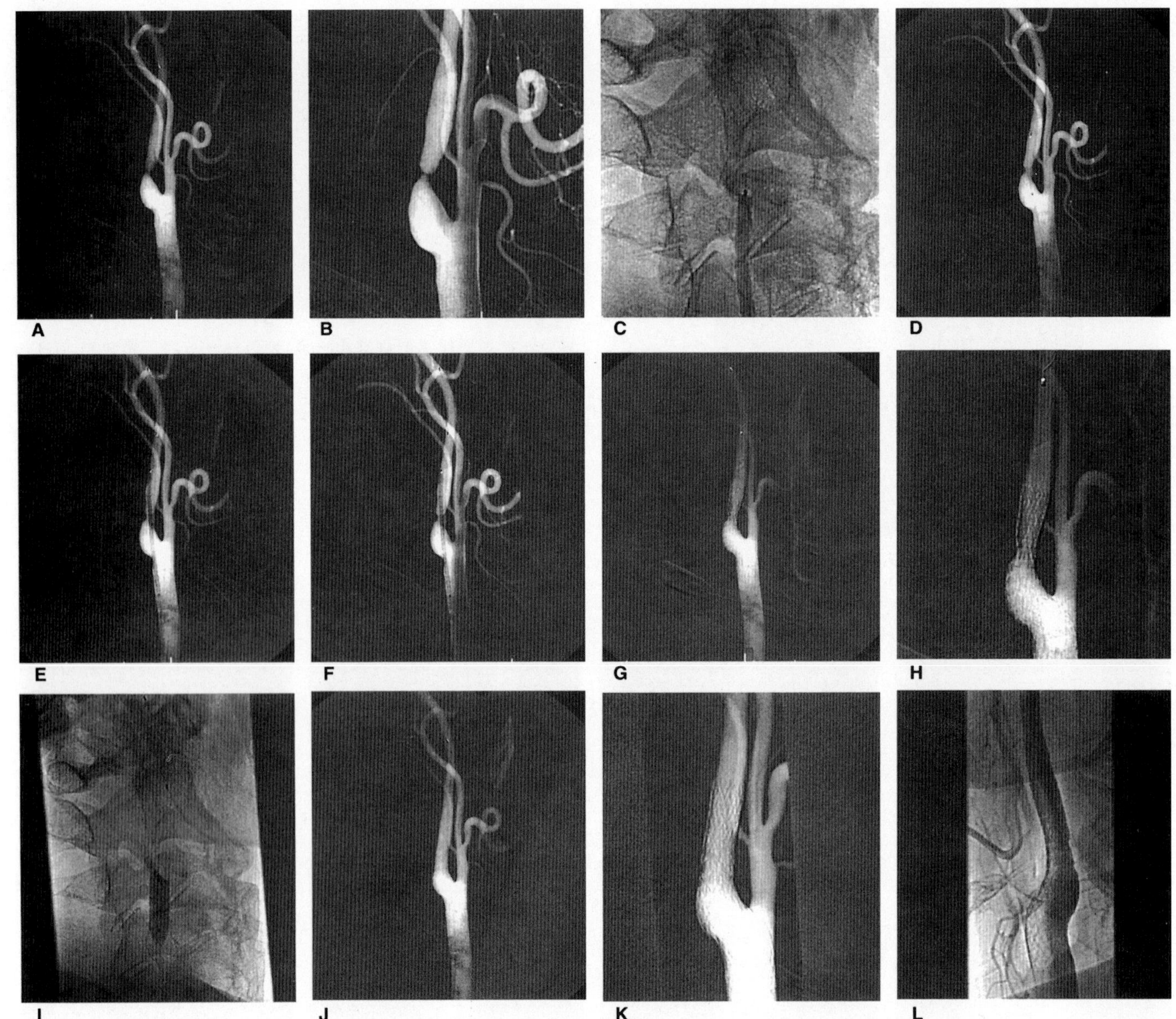

图 7.15 颈动脉支架标准步骤。颈动脉球部近段的严重狭窄。(A)数字减影血管造影(DSA)显示颈内动脉近段严重狭窄,已置入 DPD。(B)DSA 特写,影像确认。(C)预扩张。(D)预扩张结果。(E)支架定位。(F)支架释放前再定位。(G)支架释放后结果。(H)支架释放后结果的 DSA 特写。(I)后扩张。(J)最终结果。(K)特写,最终结果显示良好的解剖结构。(L)另一体位显示的最终结果。

溶液静脉点滴进行适当水化,通常 500~1000 mL 为宜。镇静药会掩盖神经系统症状,故不主张使用。

颈动脉支架术:降低风险和并发症处理

预防是最好的治疗,所有操作都要认真仔细地完成,要求有细致的介入技术。头臂动脉介入中优化决策,熟练操作是预防并发症的最重要方法。术者在手术中应避免任何分神,必须全神贯注于整个过程中的细节。

重要的是要认识到,与大多数其他的动脉介入治疗相反,头臂介入的栓塞是致命的。所以一定要避免远端损伤。TCD 监测可明确显示介入中存在的微栓塞(MES)信号。虽然 MES 无症状,但它们的出现明确地与介入操作有关,如鞘的放置、导丝的操作、DPD 的回撤等[84]。所以,介入中要最大程度地轻柔、小心。小心掌握和使用伸缩同轴技术可减少创伤程度。轻柔操作塑形后的导丝,使之与病变形态相适应,跨过病变和迂曲延长的血管,尽量无创伤地通过。这种轻柔操纵导丝的手工技术可与使用外磁性线圈的平滑立体导引导丝相比。DPD 释放要与血管壁贴合良好,避免术中不必要的移位。注射对比剂前要经常回抽鞘管和导管中的血液,回撤 DPD 前也要回抽血液以减少远端栓塞的风险。此外,术者要随时注意释放的支架有无形态异常,是否完全覆盖病变,因为这是晚期栓塞的潜在原因。对大斑块负荷的患者,

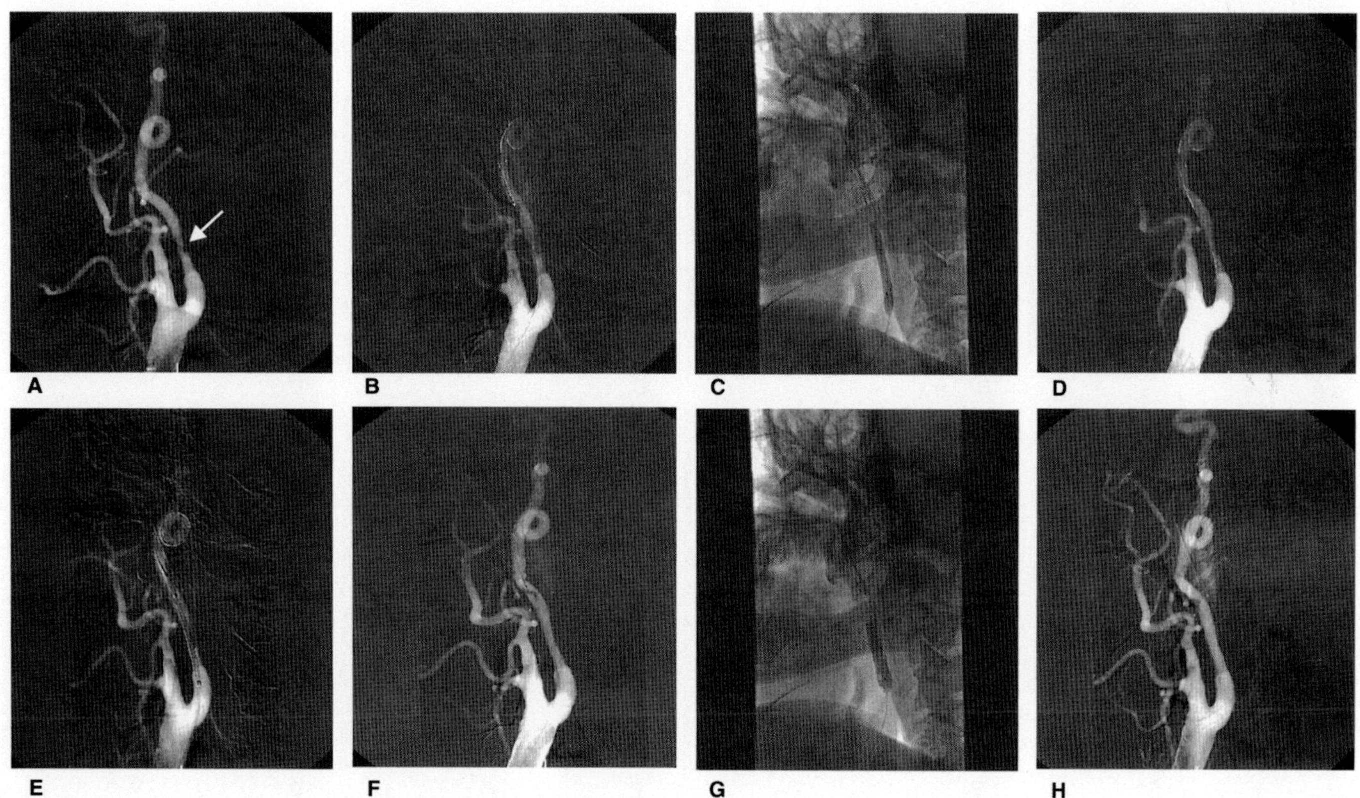

图 7.16 颈动脉支架术。颈内动脉狭窄伴血栓。(A)数字减影血管造影(DSA)显示颈内动脉近段高度狭窄,中心有血栓(箭头处)。注意下游卷曲。(B)置入远端保护装置。(C)预扩张。(D)预扩张后残余狭窄;血栓消失无症状。(E)跨过病变定位支架。(F)支架释放后的残余狭窄。(G)后扩张。(H)最终结果。

要不惜任何代价让支架与斑块表面形态吻合以便去除残余狭窄(图 7.11)。应该谨记,与大多数冠状动脉介入相反,撤除鞘管和导管也是介入过程的关键。采用反向同轴伸缩技术轻柔撤除可避免损伤和看似成功的介入的不可预料的晚期栓塞。

要牢记,CAS 术中术后会出现许多完全可逆性的改变,包括感觉,但无预后意义。因过度治疗会导致损伤,所以要重点避免。这些事件是一系列神经体液调节,循环反射的结果,与间歇性脑灌注不足、局部血管机械刺激和操作本身所致的创伤有关。这些可逆的事件包括介入操作一侧的颈部或颌下区“异物”感。这种感觉通常介入结束后数小时可以消失,不需特殊治疗。此外在球囊扩张时,尤其近颅底时会引起较严重的头痛,回撤后消失。CAS 常有术后低血压,大多数可耐受,补液治疗即可。无论如何,轻微低血压要比术后高血压或血压波动大更可取。同样,术后心动过缓也常能耐受,只有极少数病例需静脉用阿托品。

围介入术期疲劳是脑灌注不足的表现,血流动力学稳定后会消退。同样,一过性的、预后良好的突然意识丧失伴逆行性遗忘是源于球囊反复长时间 (>10~15 s)的扩张阻断脑灌注。球囊回缩后或短时间扩张都可使症状完全缓解。长时间扩张会导致缺血性假性抽搐和对侧肢体无力。这些症状在前向血流恢复后常可完全恢复。然而,所有出现局限性和非局限性神经系统症状的患者都需要密切观察直到完全恢复。

术前、术中、术后出现的任何持续性症状或并发症都是急需处理的紧急医疗事件, 以下章节中将对 CAS 有关的方案进行讨论。

血流动力学不稳定

与 CAE 有关的血液动力学和电学不稳定几年来已得到认识,这主要是由于腹侧压力感受器一过性功能异常所致,与切除组织时的机械刺激有关[85, 86]。术后早期出现的心动过缓和低血压与颈动脉窦神经活动增加或继发于机械牵张的颈动脉压力感受器活性增加有关[87]。CAS 术中一过性血流动力学不稳定也常发生, 有报道围术期低血压(收缩压<90 mmHg)、高血压(收缩压>160 mmHg)和心动过缓 (心率<60 次/分) 发生率分别是 22.4%、38.8%和 27.5%[88]。该研究中所有事件都是一过性的,平均 25.7h(18~43h)恢复。CAS 中血流动力学不稳定的相

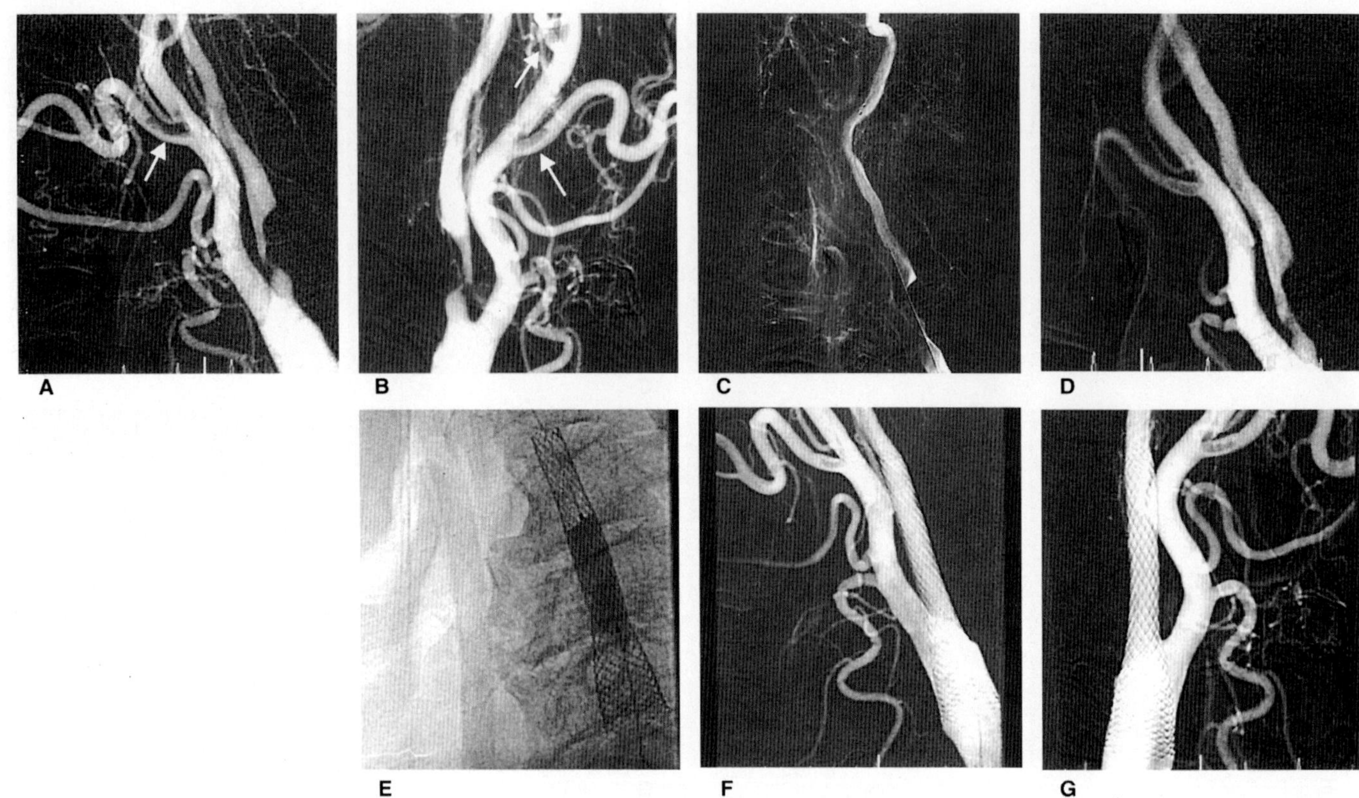

图 7.17 颈动脉支架术。颈内动脉狭窄伴有先前颈外动脉分布区的血栓症状。(A)颈内动脉近段高度偏心狭窄,血栓位于颈外动脉分叉处(箭头处)。(B)另一体位投照,2 个分叉处可见血栓(箭头处)。(C)置入 DPD。(D)预扩张结果。(E)支架置入后扩张。(F)最终结果。颈外动脉远端分叉处血栓影无改变。(G)最终结果,另一体位投照,颈外动脉血栓影无改变。

关原因有颈动脉窦内压力感受器受牵张刺激、延髓尾侧段的孤束核反射性抑制、传入交感神经纤维持续抑制等。大多数不需积极治疗。无并发症者早期活动可减轻症状,缩短血流动力学不稳定的时间[89]。

预防血流动力学不稳定包括手术当天暂停降压药,静脉入路适当水化,必要时静脉给予阿托品 0.5~1.0 mg。如果低血压持续存在(收缩压<80 mmHg)并有症状,要给予扩容剂,只有对极少数严重的患者才给予小剂量多巴酚酊胺,必要时联合用多巴胺。由于高血压风险,除非急需应避免给予肾上腺素和去甲肾上腺素。鼻导管吸氧可以稳定患者改善氧供。严重冠状动脉病变(左主干病变,多支病变)等待手术的患者、不稳定心动过缓的患者可以预防性置入起搏电极。这些患者中由心肌缺血所致的未控制的心动过缓或心搏停止的发作特别有害。

持续高血压(收缩压>160 mmHg)的患者可静脉给予硝酸甘油,但要避免血压过低和波动。

脑过度灌注综合征

CAE 可伴发同侧颅内出血, 发生率<1%(0.4%~2.7%)[90-92]。曾经认为是再灌注时脑血流自身调节打破("正常灌注压失衡"假说)[93]触发了颅内出血。实际上,严重高血压或慢性大脑半球低灌注并伴有自主神经调节障碍是围术期颅内出血的主要危险因素[94]。

过度灌注综合征在 CAS 患者中占 5.0%,发生于术后 2~18 h 内,伴有中重度头痛、感觉障碍、局部神经损害,虽无死亡报道,但大约 30%的患者有永久性神经功

表 7.22 术前护理要求举例

患者病历中必须记录病史、手术适应证、用药史、过敏史、出血疾病
记录生命体征(全身的和神经专科的)和体检结果
美国国立卫生研究所脑卒中评分(NIHSS[a])评估神经功能状态

[a]NIHSS, 美国国立卫生研究所脑卒中评分; 参见 Brott T, Adams HP Jr, Olinger CP, et al. Measurements of acute cerebral infarction: a clinical examination scale. Strok. 1989;20:864–870, 和 NIH Stroke Scale. Available at: http: // www. ninds. Nih. Gov / doctors / NIH Stroke Scale. pdf. Accessed November 18,2005.

From Barr JD, Connors JJ, Sacks D, et al., for the ASITN, ASNR, and SIR Standards of Practice Committees. Quality improvement guidelines for the performance of cervical carotid angioplasty and stent placement. Developed by a Collaborative Panel of the American Society of Interventional and Therapeutic Neuroradiology, the American Society of Neuroradiology, and the Society of the Interventional Radiology. J Vasc Intervent Radiol. 2003;14:S321–S335.

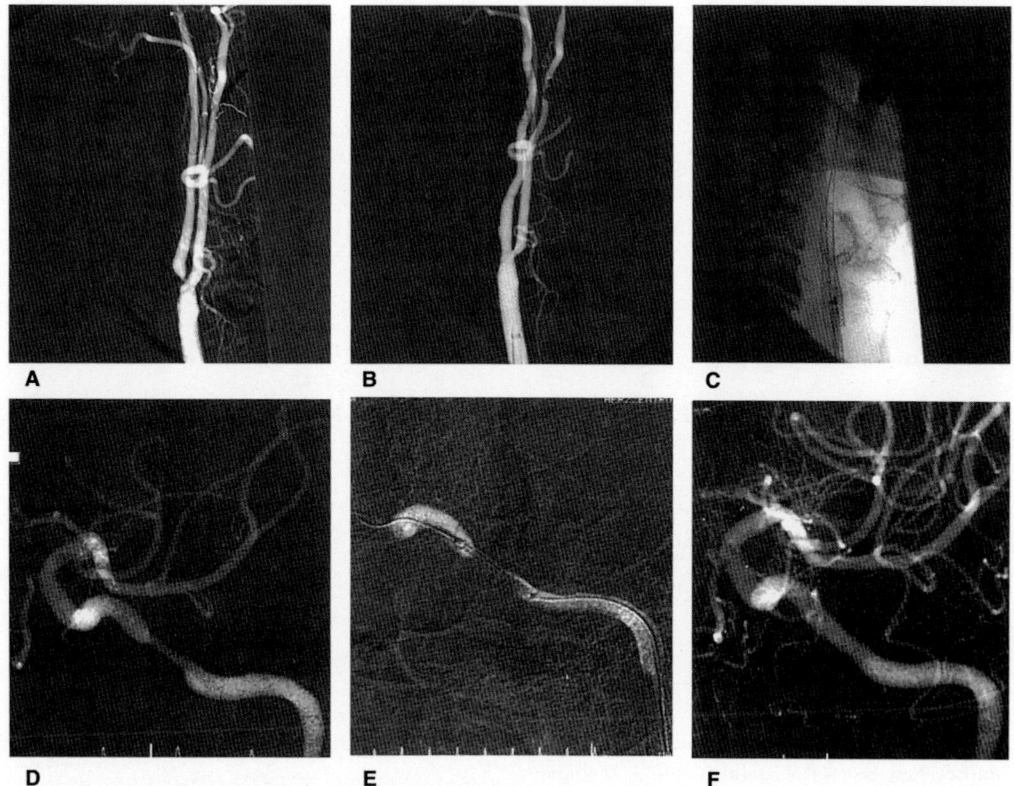

图 7.18 颈内动脉串联病变。(A)颈内动脉近段较短线状狭窄累及颈总动脉。(B)扩张后置入支架。(C)最终结果。(D)颈内动脉颅内段(岩部)向心性串联狭窄。(E)直接置入支架。(F)最终结果。

表 7.23 术中护理建议示例

术中观察生命体征并规律记录
连续监测心律
建立静脉通路以供给液体和药物
如果患者应用镇静,要监测血氧饱和度;根据 ACR 意识标准应用镇静药物;麻醉人员、注册护士或其他培训过的人员要在场,并负责监管患者;记录所用的药物剂量和时间
记录神经恶化状态并给予 NIHSS[a] 定量分析

ACR,美国放射学院。

[a]NIHSS,美国国立卫生研究所脑卒中评分;参见 Brott T, Adams HP Jr, Olinger CP, et al. Measurements of acute cerebral infarction: a clinical examination scale. Strok. 1989;20:864–870, 和 NIH Stroke Scale. Available at: http: // www. ninds. Nih. Gov / doctors / NIH Stroke Scale. pdf. Accessed November 18,2005.

From Barr JD, Connors JJ, Sacks D, et al., for the ASITN, ASNR, and SIR Standards of Practice Committees. Quality improvement guidelines for the performance of cervical carotid angioplasty and stent placement. Developed by a Collaborative Panel of the American Society of Interventional and Therapeutic Neuroradiology, the American Society of Neuroradiology, and the Society of the Interventional Radiology. J Vasc Intervent Radiol. 2003;14:S321–S335.

表 7.24 术后护理建议示例

病历中包含手术记录,记录手术过程,术中任何并发症,手术结束时患者状态。这些信息要尽可能与原主管医师交流,如果同一天有详细的正式报告,这个记录可简要些
术后要仔细观察所有患者。要由护士或有资格的人有规律地监测生命体征,神经检查,穿刺点,周围脉搏
术者或有资格的选派者(医师或护士)于术后要评估患者并记录在病历中,出院前后要继续照看患者

神经评估必须依据 NIHSS

NIHSS:美国国立卫生研究所脑卒中评分。

From Barr JD, Connors JJ, Sacks D, et al., for the ASITN, ASNR, and SIR Standards of Practice Committees. Quality improvement guidelines for the performance of cervical carotid angioplasty and stent placement. Developed by a Collaborative Panel of the American Society of Interventional and Therapeutic Neuroradiology, the American Society of Neuroradiology, and the Society of the Interventional Radiology. J Vasc Intervent Radiol. 2003;14:S321–S335.

能丧失[95]。近期有报道,过度灌注综合征于 CAS 术后 10 h 发生(6 h 至 4 天),发生率低(1.1%),但预后较差(死亡率 0.44%)[96]。

稳定控制血压是预防 CAS 相关的过度灌注综合征

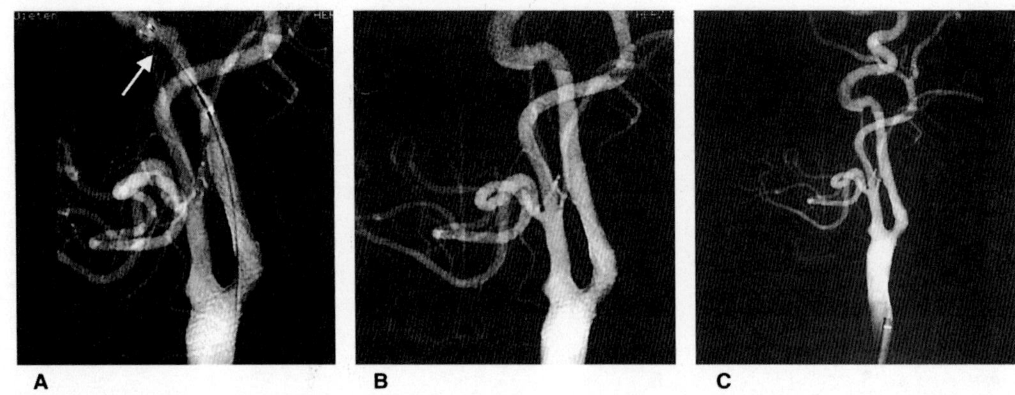

图 7.19 远端保护装置造成的颈内动脉痉挛。(A)远端保护滤器水平以远痉挛(箭头处)。(B)撤出远端保护装置后痉挛自行缓解。(C)观察血管造影显示形态正常。

表 7.25 颈内动脉支架术(CAS)颅内出血的相关情况

次全或完全闭塞处行 CAS
过度抗凝
高血压控制差
近期缺血性脑卒中处支架治疗(<3 周)
有易损的动脉瘤

From Vitek JJ, Roubin GS, New G, et al. Carotid stenting. Available at:http: // www. fac. Org. ar / scvc / llave / stoke / vitek / viteki. htm. Accessed January 6, 2006.

的最好方法。所有病例都要避免过分治疗血压。因为对有高血压或先前有脑灌注损伤的患者(如严重狭窄颅内侧支不丰富者)血压的医源性波动有时会是灾难性的。静脉点滴硝酸甘油或钙离子通道阻滞剂是控制血压较好的选择。开始药物治疗前,必须排除憋尿、疼痛、焦虑等升高血压的因素。过度灌注伴颅内出血者要马上停止手术,用鱼精蛋白逆转抗凝,急查头颅 CT。头痛后意识突然丧失,血管造影显示无血管闭塞,并出现后占位效应,术者应高度警惕此症。表 7.25 列出了与 CAS 相关的颅内出血情况[97]。

痉挛

颈内动脉痉挛常由血管壁机械性刺激引起。所以,靶动脉的血管内器械操作要轻柔,导丝和 DPD 一旦到位后就不要再移动,除非有必要(注意:由于同轴伸缩原理,导管外的移动会传到内部,移动导管和鞘管时,一定要固定住导丝)。此外,要与颈内动脉的正常管径相匹配,避免支架和 DPD 过大。如果颈内动脉远端痉挛,大多数患者不需治疗,因为撤出器械后痉挛会自行缓解。如果远端痉挛持续存在,需多体位造影排除有无夹层。有时患者血管迂曲延长,痉挛时会难以与夹层和血管扭曲区分。

确定痉挛后,可给予硝酸甘油(100~300 μg 颈内动脉团注)。为避免损伤血管,痉挛时不建议机械扩张血管。图 7.19 显示放置 DPD 后的血管痉挛,撤出器械后,痉挛自行缓解。

血流慢,无血流

与球囊扩张无关的血流减慢要立即辨别。根据出现的时间考虑如下原因:DPD 释放前,可能是严重痉挛,远端大血管栓塞或广泛夹层;DPD 释放后,可能是支架内急性血栓或滤器栓塞等。

如果确定是继发于夹层的血流减慢,要保持管腔内原始导丝头端在颅底,以保证下一步器械的安全顺利输送。一定要避免撤出原始导丝,再进入第二根导丝!注射对比剂显示解剖位置。小球囊低压力扩张闭塞部位,然后置入一弹性较好的支架可快速解决这一问题。

一项单中心的回顾性研究报道,插入远端保护滤器导致血流减弱占 10.1%(414 例中发生 42 例),而整个手术过程中为 9.3%(453 例中发生 42 例)[98]。与支架释放和后扩张有关的血流减慢,在 DPD 撤出后完全可逆。血流受损患者 30 天随访时脑卒中或死亡会升高 (9.5%比 2.9%),主要是脑卒中发生率高(9.5%比 1.7%)。虽然报道 CAS 术中 50%的微栓塞<100 μm[99],但滤膜的小孔径在阻塞大栓子的同时会增加血栓形成的机会[100]。经常从鞘管和 DPD 近端颈内动脉回抽血流会减少滤膜栓塞机会。同时,对巨大斑块的支撑及完全排除残余斑块组织,选取合适的支架是非常关键的。一旦发生栓塞,要撤出 DPD,有时是在半张开状态撤出。

支架内血栓是无血流的少见原因。表 7.26 列出了预防急性支架内血栓的建议[97]。

一旦发生大块栓塞导致的持续性血流受损,要努力进行血管重建,可机械取栓或溶栓,如果困难,可给予糖蛋白 IIb/ IIIA 受体拮抗剂。

表 7.26　预防颈动脉支架术急性支架血栓形成的建议

抗血小板药物辅助治疗的合理应用
细致的支架术技巧包括(1)无明显的内流或外流,只在有微小血流处放支架;(2)支架从正常节段到正常节段;及(3)确保支架大小合适(自膨支架要略大些),并小心贴壁

From Vitek JJ, Roubin GS, New G, et al. Carotid stenting. Available at:http: // www. fac. org. ar / scvc / llave / stoke / vitek / viteki. htm. Accessed January 6, 2006.

神经系统并发症

TCD[101]检测到的自发性 MES 可以是无症状的或有症状的,可通过病史或体检发现[102]。事实上,不论患者有[103]无症状[104],MES 检测是脑卒中风险的一个标志。有报道称无保护的颈动脉血管成形术,较 CAE 发生 MES 的比例高, 是 CAE 的 4 倍 [105]。DPD 应用后明显减少了 MES 的发生[84]。而且,已经有报道称即便是经验丰富的术者行无保护 CAS 手术, 也会造成 MR 弥散加权成像显示的脑缺血[106]。然而,MES 的临床意义尚不清楚。许多神经生理试验报道了 CAS 术后的神经损害[107]和改善[108]。随着新的数据的出现,MES 的临床意义很快就会明确。由于 TCD 不能区分血栓和粥样斑块, 为了预防更加强调抗栓治疗和细心操作。

微栓塞(直径约为 100 μm)不产生临床症状,但颅内血管的远端大栓塞会产生症状。表 7.27 总结了术中会增加远端栓塞的操作。其他引起远端栓塞的原因有:由于与管壁贴合不紧、DPD 不能有效抓住碎屑、DPD 回撤时碎屑从管中外泄、撤鞘时斑块和血栓脱落。整个介入过程中须高度注意所有细节,即使这样,在低风险无症状患者中行 CAS 术[104],神经并发症仍不可能<1%。表 7.20 列出了 CAS 中神经并发症的定义。表 7.11 列出了高危患者的发病率。整个过程中,能够行 CAS 治疗的机构要独立记录有关的神经并发症。

颅内血管大栓塞的患者, 需要确定血管栓塞部位。熟悉颅内介入技术的介入医师,会尝试进行栓子清除术或采用局部溶纤维蛋白药物疗法,这通常会伴随更不确定的结果。所有患者要求行急诊 CT 或 MRI[109],并加强神经系统护理。

再狭窄

与其他血管介入相比,CAS 支架内再狭窄发生少。从技术上讲,管腔重新狭窄>50%定义为再狭窄。

研究报道 CAE 术后再狭窄(≥70%)率从 0.1%(随访 7.1 年)[110] 至 7.7%(随访 5.9 年)[111]。每年做 CAE 手术>500 例的中心报道,狭窄>30%至>70%的再狭窄率在 0.1%~7.9%之间(见参考文献 110)。系统回顾有或无支

表 7.27　增加远端栓塞发生率的手术操作

很重要	较不重要
用大球囊预扩张	起始血管造影入路
强力推送支架通过病变(特别是钙化严重时)	导丝跨过病变
后扩张过大	
用鞘持续努力通过迂曲的、严重动脉粥样硬化的颈总动脉	

Modified from Vitek JJ, Roubin GS, New G, et al. Carotid stenting. Available at:http: // www. fac. org. ar / scvc / llave / stoke / vitek / viteki. htm. Accessed January 6, 2006.

架的颈动脉成形术的狭窄为≥50%和≤70%的再狭窄率在 1 和 2 年内分别是 6%和 7.5%。2 年时,狭窄≥70%的再狭窄率为 4%[112]。CAS 和 CAE 直接对比后研究显示 CAS 再狭窄率高些。CAVATAS 报道,CAS 术后支架内再狭窄≥70%的发生率为 18.5%,而 CAE 为 5.2%。表 7.12 列出了 SAPPHIRE 研究中支架内再狭窄的发生率[72, 73]。

血管造影显示支架内轻中度再狭窄(<70%)不是再次介入的指征。对无症状患者,建议密切超声随访(每 3~6 个月一次),有时 TCD 可找到更客观的证据。重度无症状支架内再狭窄和中度有症状支架内再狭窄,特别是对侧颈内动脉有明显病变者, 应再次介入治疗。图 7.20 和图 7.21 显示了支架内再狭窄的病例。

再介入治疗原则与原位狭窄介入治疗一样。虽然超

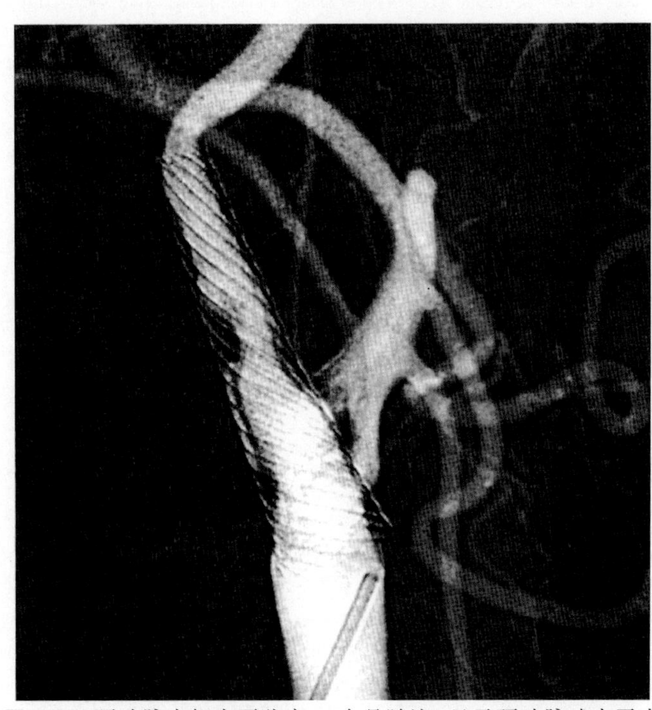

图 7.20　颈动脉支架内再狭窄,6 个月随访。显示颈动脉球水平中度弥漫性和中至重度局限性支架内再狭窄。

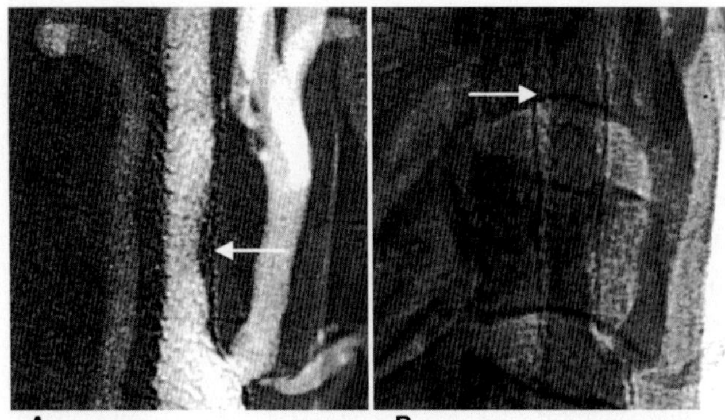

图 7.21 颈动脉支架内再狭窄，12 个月随访。数字减影血管造影(DSA)(箭头处)(A)和无蒙片的 DSA(箭头处)(B)显示平滑弥漫的新生内膜层伴轻度狭窄。

声和血管造影显示支架内再狭窄表面光滑，似乎不需远端保护，但小栓塞决不能完全排除。所以，所有患者都需应用 DPD。

参考文献

1. Mohr JP, Albers GW, Amarenco P, et al. Etiology of stroke. *Stroke.* 1997;28:1501–1506.
2. Barnett HJM, Mohr JP, Stein BM, et al. (eds.). *Stroke. Pathophysiology, Diagnosis and Management.* 3rd ed. New York: Churchill Livingstone, 1998:355–480.
3. Alberts MJ, Tournier-Lasserve E. Update on the genetics of stroke and cerebrovascular disease 2004. *Stroke.* 2005;36:179–181.
4. American Stroke Association and American Heart Association. Heart disease and stroke statistics—2005 update. Available at www.americanheart.org, Publications&Resources; Statistics. Accessed January 1, 2006.
5. Sacco RL, Benjamin EJ, Broderick JP, et al. Risk factors. *Stroke.* 1997;28:1507–1517.
6. Thompson JE. The evolution of surgery for the treatment and prevention of stroke. The Willis lecture. *Stroke.* 1996;27:1427–1434.
7. Hunt JR. The role of the carotid arteries in the causation of vascular lesions of the brain, with remarks on certain special features of the symptomatology. *Am J Med Sci.* 1914; 147:704–713.
8. Estol CJ. Dr C. Miller Fisher and the history of carotid artery disease. *Stroke.* 1996;27:559–566.
9. Giddens DP, Zarins CK, Glagov S, et al. Flow and atherogenesis in the human carotid bifurcation. In: Schettler C, Nerem RM, Schmid-Schönbein H, et al., eds. *Fluid Dynamics as a Localizing Factor for Atherosclerosis.* Berlin: Springer Verlag, 1983:38–45.
10. Caro CG, Fitz-Gerald JM, Schroter RC. Atheroma and arterial wall shear: observation, correlation and proposal of a shear dependent mass transfer mechanism of atherogenesis. *Proc R Soc Lond B Biol Sci.* 1971;177:109–159.
11. Wells DR, Archie JP Jr, Kleinstreuer C. Effect of carotid artery geometry on the magnitude and distribution of wall shear stress gradients. *J Vasc Surg.* 1996;23:667–678.
12. Younis HF, Kaazempur-Mofrad MR, Chan RC, et al. Hemodynamics and wall mechanics in human carotid bifurcation and its consequences for atherogenesis: investigation of inter-individual variation. *Biomechan Model Mechanobiol.* 2004;3:17–32.
13. Takiuchi S, Rakugi H, Honda K, et al. Quantitative ultrasonic tissue characterization can identify high-risk atherosclerotic alteration in human carotid arteries. *Circulation.* 2000; 102:766–770.
14. Gronholdt ML, Nordestgaard BG, Bentzon J, et al. Macrophages are associated with lipid-rich carotid artery plaques, echolucency on B-mode imaging, and elevated plasma lipid levels. *J Vasc Surg.* 2002;35:137–145.
15. Imbesi SG, Kerber CW. Why do ulcerated atherosclerotic carotid artery plaques embolize? A flow dynamic study. *AJNR Am J Neuroradiol.* 1998;19:761–766.
16. Rothwell PM, Gibson R, Warlow CP on behalf of the European Carotid Surgery Trialists's Collaborative Study. Interrelation between plaque surface morphology and degree of stenosis on carotid angiograms and the risk of ischemic stroke in patients with symptomatic carotid stenosis. *Stroke.* 2000;31:615–621.
17. European Carotid Surgery Trialists' Collaborative Group. MRC European Carotid Surgery Trial: Interim results for symptomatic patients with severe (70–99%) or with mild (0–29%) stenosis. *Lancet.* 1991;337:1235–1243.
18. North American Symptomatic Carotid Endarterectomy Trial Collaborators. Beneficial effect of carotid endarterectomy in symptomatic patients with high-grade carotid stenosis. *N Engl J Med.* 1991;325:445–453.
19. Streifler JY, Eliasziw M, Fox AJ, et al. Angiographic detection of carotid plaque ulceration. Comparison with surgical observations in multicenter study. *Stroke.* 1994;25:1130–1132.
20. Lovett JK, Gallagher PJ, Hands LJ, et al. Histological correlates of carotid plaque surface morphology on lumen contrast imaging. *Circulation.* 2004;110:2190–2197.
21. Huston J 3rd, James, EM, Brown, RD Jr, et al. Redefined duplex ultrasonographic criteria for diagnosis of carotid artery stenosis. *Mayo Clin Proc.* 2000; 75:1133–1141.
22. Mathiesen EB, Bonaa KH, Joakimsen O. Echolucent plaques are associated with high risk of ischemic cerebrovascular events in carotid stenosis: the tromso study. *Circulation.* 2001; 103:2171–2175.
23. Moneta GL, Edwards JM, Chitwood RW, et al. Correlation of North American Symptomatic Carotid Endarterectomy Trial (NASCET) angiographic definition of 70 percent to 99 percent internal carotid artery stenosis with duplex scanning. *J Vasc Surg.* 1993;17:152–158.
24. Wilterdink JL, Furie KL, Kistler JP. Evaluation of carotid artery stenosis. Available at: http://patients.uptodate.com/topic.asp?file=cva_dise/4600&title=Carotid+artery+stenosis. Accessed January 2, 2006.
25. Wilterdink JL, Feldmann E, Furie KL, et al. Transcranial Doppler ultrasound battery reliably identifies severe internal carotid artery stenosis. *Stroke.* 1997; 28:133–136.
26. Sloan MA, Alexandrov AV, Tegeler CH, et al. Assessment: Transcranial doppler ultrasonography. Report of the Therapeutics and Technology Assessment Subcommittee of the American Academy of Neurology. *Neurology.* 2004;62:1468–1491.
27. Oliviera-Filho J, Koroshetz WJ. Neuroimaging of acute ischemic stroke. Available at: http://patients.uptodate.com/topic.asp?file=cva_dise/12684&title=Neuroimaging. Accessed January 2, 2006.
28. Moniz E. L'encephalographic arterielle: son importance dans la localization des tumeurs cerebrales. *Rev Neurol (Paris).* 1927;2:72–90.
29. Seldinger SI. Catheter replacement of the needle in percutaneous arteriography. *Acta Radiol [Diagn] (Stockholm).* 1953;39:368–376.
30. Geddes LA, Geddes LE. *The Catheter Introducers.* Chicago: Mobius Press, 1993.
31. Brody R. Digital subtraction angiography. *IEEE Trans Nucl Sci.* 1982;29:1176–1180.
32. Citron SJ, Wallace RC, Lewis CA et al. for the Joint Standards of Practice Task Force of the Society of Interventional Radiology, the American Society of Interventional and Therapeutic Neuroradiology. Quality improvement guidelines for adult diagnostic neuroradiography. Cooperative study between ASITN, ASNR, and SIR. *J Vasc Intervent Radiol.* 2003;14:S257–S262.
33. Teitelbaum GP, Higashida RT. Cerebrovascular angiography. In: Lanzer P, Rösch J, eds. *Vascular Diagnostics: Periinterventional Evaluations.* Berlin: Springer Verlag, 1994:207–242.
34. Moran CJ, Kido DK, Cross DT III. Cerebral vascular angiography: indications, technique, and normal anatomy of head. In: Baum S, ed. *Abram's Angiography.* 4th ed. Boston: Little, Brown and Company,1997:241–283.
35. Morris P. *Practical Neuroangiography.* Philadelphia: Lippincott Williams & Wilkins, 1997.
36. Lusza G. *X-ray Anatomy of the Vascular System.* Philadelphia: JB Lippincott Co, 1963.
37. Young GR, Humphrey PRD, Nixon TE, et al. Variability in measurements of extracranial internal carotid artery stenosis as displayed by both digital subtraction and magnetic resonance angiography. An assessment of three caliper techniqu̧es and visual impression of stenosis. *Stroke.* 1996;27:467–473.
38. Eastcott HHG, Pickering GW, Rob CG. Reconstruction of internal carotid artery. *Lancet.* 1954;i:994–996.
39. DeBakey ME. Successful carotid endarterectomy for cerebrovascular insufficiency. Nineteen-year follow-up. *JAMA.* 1975;233:1083–1085.
40. Moore WS. Extracranial cerebrovascular disease: The carotid artery. In: Moore WE, ed. *Vascular Surgery: A Comprehensive Review.* 6th ed. Philadelphia: WB Saunders, 2002:585–626.
41. European Carotid Surgery Trialists' Collaborative Group. MRC European Carotid Surgery Trial: Interim results for symptomatic patients with severe (70–99%) or with mild (0–29%) stenosis. *Lancet.* 1991;337:1235–1243.
42. North American Symptomatic Carotid Endarterectomy Trial Collaborators. Beneficial effect of carotid endarterectomy in symptomatic patients with high-grade carotid stenosis. *N Engl J Med.* 1991;325:445–453.
43. European Carotid Surgery Trialists' Collaborative Group. Randomised trail of endarterectomy for recently symptomatic carotid stenosis: final results of the MRC European Carotid Surgery Trial (ECST). *Lancet.* 1998;351:1379–1387.
44. Barnett HJM, Taylor DW, Eliasziw M, et al. For the North American Symptomatic Carotid Endarterectomy Trial Collaborators. Benefit of carotid endarterectomy in patients with symptomatic moderate or severe stenosis. *N Engl J Med.* 1998;339:1415–1425.
45. Rothwell PM, Eliasziw M, Gutnikov SA, et al. Endarterectomy for symptomatic carotid stenosis in relation to clinical subgroups and timing of surgery. *Lancet.* 2004;363:915–924.
46. Executive Committee for the Asymptomatic Carotid Atherosclerosis Study. Endarterectomy for asymptomatic carotid artery stenosis. *JAMA.* 1995; 273:1421–1428.
47. MRC Asymptomatic Carotid Surgery Trial (ACST) Collaborative Group. Prevention of disabling and fatal strokes by successful carotid endarterectomy in patients without recent neurological symptoms: randomised controlled trial. *Lancet.* 2004;363:1491–1502.
48. Rothwell PM, Goldstein LB. Carotid endarterectomy for asymptomatic carotid stenosis. Asymptomatic carotid surgery trial. *Stroke.* 2004;35:2425–2427.
49. Biller J, Feinberg WM, Castaldo JE, et al. Guidelines for carotid endarterectomy. A statement for healthcare professionals from a special writing group of the Stroke Council, American Heart Association. *Circulation.* 1998;97:501–509.
50. Bernhard VM, Johnson WD, Peterson JJ. Carotid artery stenosis: association with surgery for coronary artery disease. *Arch Surg.* 1972;105:837–840.
51. Huh J, Wall J Jr., Soltero ER. Treatment of combined coronary and carotid artery disease. *Curr Opin Cardiol.* 2003;18:447–453.
52. Chaturvedi S, Bruno A, Feasby T, et al. Carotid endarterectomy—an evidence based review. Report on the therapeutics and technology assessment subcommittee of the American Academy of Neurology. *Neurology.* 2005;65:794–801.
53. Mathias K. Ein neuartiges Katheter-System zur perkutanen transluminalen Angioplastie von Karotisstenosen. *Fortschr Med.* 1977;95:1007–1011.
54. Tsai FY, Matovich V, Hieshima G, et al. Percutaneous transluminal angioplasty of the carotid artery. *AJNR Am J Neuroradiol.* 1986;7:349–358.
55. Kachel R, Basche S, Heerklotz I, et al. Percutaneous transluminal angioplasty (PTA) of

supra-aortic arteries especially the internal carotid artery. *Neuroradiology.* 1991;33:191–194.
56. Higashida RT, Tsai FY, Halbach W, et al. Cerebral percutaneous transluminal angioplasty. *Heart Dis Stroke.* 1993;2:497–502.
57. Kachel R. Results of balloon angioplasty in the carotid arteries. *J Endovasc Surg.* 1996;3:22–30.
58. Yadav JS, Roubin GS, Iyer S, et al. Electives tenting of the extracranial carotid arteries. *Circulation.* 1997;95:376–381.
59. Theron JG, Paylelle GG, Coskun O, et al. Carotid artery stenosis: treatment with protected balloon angioplasty and stent placement. *Radiology.* 1996;201:627–636.
60. Al-Mubarak N, Colombo A, Gaines PA, et al. Multicenter evaluation of carotid artery stenting with a filter protection system. *J Am Coll Cardiol.* 2002;39:841–846.
61. Kastrup A, Gröschel K, Krapf H, et al. Early outcome of carotid angioplasty and stenting with and without cerebral protection devices. A systematic review of the literature. *Stroke.* 2003;34:813–819.
62. Zahn R, Mark B, Niedermaier N, et al. for the Arbeitsgemeinschaft Leitende Kardiologische Krankenhausärzte (ALLK). Embolic protection devices for carotid artery stenting: better results than stenting without protection? *Eur Heart J.* 2004;25:1550–1558.
63. Coward LJ, Featherstone RL, Brown MM. Percutaneous transluminal angioplasty and stenting for carotid artery stenosis (Cochrane Review). Available at: www. Cochrane.org/ Cochrane/revabstr/AB000515.htm. Accessed November 14, 2005.
64. Bettmann MA, Katzen BT, Whisnant J, et al. Carotid stenting and angioplasty. A statement for healthcare professionals from the councils on Cardiovascular Radiology, Stroke, Cardio-Thoracic and Vascular Surgery, Epidemiology and Prevention, and Clinical Cardiology, AHA. *Circulation.* 1998;97:121–123.
65. Barr JD, Connors JJ, Sacks D, et al. for the ASITN, ASNR, and SIR Standards of Practice Committees. Quality improvement guidelines for the performance of cervical carotid angioplasty and stent placement. Developed by a Collaborative Panel of the American Society of Interventional and Therapeutic Neuroradiology, the American Society of Neuroradiology, and the Society of the Interventional Radiology. *J Vasc Intervent Radiol.* 2003;14:S321–S335.
66. Roubin GS, New G, Iyer SS, et al. Immediate and late clinical outcomes of carotid artery stenting in patients with symptomatic and asymptomatic carotid artery stenosis; a 5-year prospective analysis. *Circulation.* 2001;103:532–537.
67. New G, Roubin GS, Iyer SS, et al. Carotid artery stenting: rationale, indications, and results. *Compr Ther.* 1999;25:438–445.
68. Rothwell PM, Slattery J, Warlow CP. Clinical and angiographic predictors of stroke and death from carotid endarterectomy: systematic review. *BMJ.* 1997;317:1571–1577.
69. Sundt TM Jr, Sandok BA, Whisnant JP. Carotid endarterectomy. Complications and preoperative assessment of risk. *Mayo Clin Proc.* 1975;50:301–306.
70. McCrory DC, Goldstein LB, Samsa GP, et al. Predicting complications of carotid endarterectomy. *Stroke.* 1993;24:1285–1291.
71. Goldstein LG; Samsa GP, Matchar DB, et al. Multicenter review of preoperative risk factors for endarterectomy for asymptomatic carotid artery stenosis. *Stroke.* 1998;29:750–753.
72. Yadav JS, Wholey MH, Kuntz RE, et al. Protected carotid-artery stenting versus endarterectomy in high-risk patients. *N Engl J Med.* 2004;351:1493–1501.
73. Ouriel K. SAPPHIRE pivotal study. Available at: http://www.fda.gov/ohrms/dockets/ ac/04/briefing/4033b1.htm. Accessed November 15, 2005.
74. Carotid and Vertebral Artery Transluminal Angioplasty Study (CAVATAS) Investigators. Endovascular versus surgical treatment in patients with carotid stenosis in the Carotid and Vertebral Artery Transluminal Angioplasty Study (CAVATAS): a randomized trial. *Lancet.* 357:1729–1737.
75. Naylor AR, Bolia A, Abbott RJ, et al. Randomized study of carotid angioplasty and stenting versus carotid endarterectomy: a stopped trial. *J Vasc Surg.* 1998;28:326–334.
76. Brooks WH, McClure RR, Jones MR, et al. Carotid angioplasty and stenting versus carotid endarterectomy: randomized trial in a community hospital. *J Am Coll Cardiol.* 2001; 38:1589–1595.
77. Decision Memo for carotid artery stenting (CAG-00085R); Decision summary. Available at: http://www.cms.hhs.gov/mcd/viewdecisionmemo.asp?id=157.
78. Lanzer P, Weser R, Prettin C. Carotid-artery stenting in high risk patient population; single-center, single-operator results. *Clin Res Cardiol.* 2006;95:4–12.
79. Higashida RT, Hopkins LN, Berenstein A, et al. Program requirements for residency fellowship education in neuroendovascular surgery/interventional neuroradiology: a special report on graduate medical education. *AJNR Am J Neuroradiol.* 2000;21:1153–1159.
80. Clinical competence statement on carotid stenting: training and credentialing for carotid stenting multispecialty consensus recommendations. A report of the SCAI/SVMB/SVS Writing Committee to develop a clinical competence statement on carotid interventions. *Cathet Cardiovasc Intervent.* 2005;64:1–11.
81. Gallagher AG, Cates CU. Approval of virtual reality training for carotid stenting. *JAMA.* 2004;292:3024–3026.
82. Brott T, Adams HP Jr, Olinger CP, et al. Measurements of acute cerebral infarction: a clinical examination scale. *Stroke.* 1989; 20: 864–870.
83. NIH Stroke Scale. Available at: http://www.ninds.nih.gov/doctors/NIH_Stroke_Scale.pdf. Accessed November 18, 2005.
84. Al-Mubarak N, Roubin GS, Vitek JJ, et al. Effect of the distal-balloon protection system on microembolization during carotid stenting. *Circulation.* 2001;104:1999–2002.
85. Bove EL, Fry WJ, Gross WS, et al. Hypotension and hypertension as consequences of baroreceptor dysfunction following carotid endarterectomy. *Surgery.* 1979;85:633–637.
86. Satiani B, Vasko JS, Evans WE. Hypertension following carotid endarterectomy. *Surg Neurol.* 1979;11:357–359.
87. Tarlov E, Schmidek H, Scott RM, et al. Reflex hypotension following carotid endarterectomy: mechanism and management. *J Neurosurg.* 1973;39:323–327.
88. Qureshi AI, Luft AR, Sharma M, et al. Frequency and determinants of postprocedural hemodynamic instability after carotid angioplasty and stenting. *Stroke.* 1999;30:2086–2093.
89. Roubin GS. Rapid ambulation after CAS. *Endovasc Today.* April 2005; 45–46.
90. Ouriel K, Shortell CK, Illig KA, et al. Intracerebral hemorrhage after carotid endarterectomy: Incidence, contribution to neurologic morbidity, and predictive factors. *J Vasc Surg.* 1999;29:82–89.
91. Piepgras DG, Morgan MK, Sundt TF, et al. Intracerebral hemorrhage after carotid endarterectomy. *J Neurosurg.* 1988;68:532–536.
92. Solomon RA, Loftus CM, Quest DO, et al. Incidence and etiology of intracerebral hemorrhage following carotid endarterectomy. *J Neurosurg.* 1986;64:29–34.
93. Spetzler RF, Wilson CB, Weinstein P, et al. Normal perfusion pressure breakthrough theory. *Clin Neurosurg.* 1978;25:651–672.
94. Breen JC, Caplan LR, DeWitt LD, et al. Brain edema after carotid surgery. *Neurology.* 1996;46:175–181.
95. Meyers PM, Higashida RT, Phatouros CC, et al. Cerebral hyperperfusion syndrome after percutaneous transluminal stenting of the craniocervical arteries. *Neurosurgery.* 2000;47:335–345.
96. Abou-Chebl A, Yadav JS, Reginelli JP, et al. Intracranial hemorrhage and hyperperfusion syndrome following carotid artery stenting. *J Am Coll Cardiol.* 2004;43:1596–1601.
97. Vitek JJ, Roubin GS, New G, et al. Carotid stenting. Available at: http://www.fac.org.ar/ scvc/llave/stroke/vitek/viteki.htm . Accessed January 6, 2006.
98. Casserly IP, Abou-Chebl A, Fathi RB, et al. Slow-flow phenomenon during carotid artery intervention with embolic protection device. *J Am Coll Cardiol.* 2005;46:1466–1472.
99. Whitlow PL, Lylyk P, Londero H, et al. Carotid artery stenting protected with an emboli containment system. *Stroke.* 2003;33:1308–1314.
100. Kindel M, Spiller P. Transient occlusion of an Angioguard protection system by massive embolization during angioplasty of a degenerated aortocoronary saphenous vein graft. *Cathet Cardiovasc Intervent.* 2002;55:501–504.
101. Ringelstein EB, Droste DW, Babikian VL, et al. Consensus on microembolus detection by TCD. *Stroke.* 1998;29:725–729.
102. Markus HS. Microembolic signal detection in cerebrovascular disease. In: Babikian VL, Wechsler L, eds. *Transcranial Doppler Ultrasonography.* 2nd ed. Boston: Butterworth-Heinemann; 1999.
103. Markus HS, MacKinnon A. Asymptomatic embolization detected by Doppler ultrasound predicts stroke risk in symptomatic carotid artery stenosis. *Stroke.* 2005;36:971–975.
104. Spence JD, Tamayo A, Lownie SP, et al. Absence of microemboli on transcranial Doppler identifies low-risk patients with asymptomatic carotid stenosis. *Stroke.* 2005;36:2373–2378.
105. Crawley F, Clifton A, Buckenham T. Comparison of hemodynamic cerebral ischemia and microembolic signals detected during carotid endarterectomy and carotid angioplasty. *Stroke.* 1997;28:2460–2464.
106. Jaeger HJ, Mathias KD, Hauth E, et al. Cerebral ischemia detected with Diffusion-Weighted MR Imaging after stent implantation in the carotid artery. *AJNR Am J Neuroradiol.* 2002;23:200–207.
107. Crawley F, Stygall J, Lunn S, et al. Comparison of microembolism detected by transcranial Doppler and neuropsychological sequelae of carotid surgery and percutaneous transluminal angioplasty. *Stroke.* 2000;31:1329–1334.
108. Moftakhar R, Turk AS, Niemann DB, et al. Effects of carotid or vertebrobasilar stent placement on cerebral perfusion and cognition. *AJNR Am J Neuroradiol.* 2005;26: 1772–1780.
109. Oliviera-Filho J, Koroshetz WJ. Neuroimaging of acute ischemic stroke. Available at: http://patients.uptodate.com.
110. Ecker RD, Pichelmann MA, Meissner I, et al. Durability of carotid endarterectomy. *Stroke.* 2003;34:2941–2944.
111. LaMuraglia GM, Brewster DC, Moncure AC, et al. Carotid endarterectomy at the millennium: what interventional therapy must match. *Ann Surg.* 2004;240:535–544.
112. Gröschel K, Riecker A, Schulz JB, et al. Systematic review of early recurrent stenosis after carotid angioplasty and stenting. *Stroke.* 2005;36:367–373.
113. McCabe DJH, Pereira AC, Clifton A, et al. Restenosis after carotid angioplasty, stenting, or endarterectomy in the Carotid and Vertebral Artery Transluminal Angioplasty Study (CAVATAS). *Stroke.* 2005;36:281–286.

Peter Lanzer
L.D. Timmie Topoleski

第8章

冠状动脉

自从20世纪70年代末冠状动脉介入技术开展以来，其技术日臻成熟，安全性也越来越高。这主要是由于采用了小外径高科技含量的产品、支架和微导管技术。事实上，大量简便的冠状动脉内操作设备与一系列在血管内易损微环境下具有良好的操作性和可控性导管的结合，同样使之成为对那些不断增长的非冠状动脉的血管疾病进行干预的模式化方法。尽管设备的质量和易操作性很重要，但是操作者个人的专业技能仍然是冠状动脉内介入操作成功最关键的因素。专业技能是一种综合能力，包括对冠状动脉图像的采集和解读，对不同患者的风险和获益程度的判定，以及完成技术操作的技巧。本章回顾了应用于现实临床实践所必需的冠状动脉介入技术，传统教科书上所提到的已公认的医学事实以及单纯基于统计资料所提出的治疗建议并未涉及。此外，除了回顾历史，还涉及冠状动脉介入实际操作中的相关原则。本章分节讨论冠状动脉介入治疗的机械效应，冠状动脉介入操作目前所需的设备，对冠状动脉介入操作的要求，患者和与病变相关的危险因素，仪器设备，冠状动脉介入操作的基本步骤，并发症的处理，以及一般临床状况下的治疗策略。本章每一节都有独特内容，可以按顺序学习，对于有一定水平的读者也可以选择感兴趣的部分学习。

回顾

基于实验和尸检的研究[1, 2]，德国德累斯顿人Andreas Grüntzig 1976年在旧金山圣玛丽医院进行了首例人类经导管扩张冠状动脉术[3]。随后，在1977年9月16日，同样由Grüntzig在瑞士苏黎世大学医院的心导管室首次完成了冠状动脉介入术。1977年10月18日，于德国法兰克福大学医院，在助手Martin Kaltenbach的协助下，他成功完成了第二例手术。随后分别在苏黎世和法兰克福完成了第三例和第四例[4]。在手术过程中分别由苏黎世的Ake Senning和法兰克福大学的Peter Satter提供外科协助。

欧洲这些早期的经皮冠状动脉腔内成形术(PTCA)开展之后，很快美国旧金山圣玛丽医院的Richard Myler和纽约Lenox Hill医院的Simon Stertzer也开展了这一新技术。据报道1977年9月至1980年3月共完成了377例PTCA(其中苏黎世131例，法兰克福67例，旧金山94例，纽约85例)[5]。到1982年四个医院报道的例数均超过300例(苏黎世-亚特兰大，法兰克福，旧金山和纽约)[6]。

首例PTCA应用的是8F或9F的鞘和指引导管系统。球囊导管杆的直径为0.5~1.25mm(2F~4F)并且有两个腔，一个用于注射对比剂(对比剂)，另一个用于做球囊扩张。可扩张的聚氯乙烯(PVC)球囊的大小为3.0×10mm~3.8×10mm，位于导管杆的远端。在导管杆的远端有一个短的导丝作引导。经典的冠状动脉扩张是用5个大气压扩张15~20秒。扩张左主干和冠状动脉近段病变时，指引导管的操作存在困难[7, 8]。球囊位置固定的导管系统是由苏黎世的Schneider Meditang AG制造的，在

1977 年时每周可以生产 5 个无菌的球囊导管[9]。

PTCA 起步很慢并且受到怀疑和误解，然而，自从 1980 年 9 月 Grüntzig 调入亚特兰大大学，这一技术有了重大改进，PTCA 进入心脏病学的主流，并取得了我们已经看到的史无前例的成功[10]。下面我们将回顾几个重要的里程碑式的发展和技术改进。

1980 年，斯坦福大学的 John Simpson 和 Edward Robert 采用了一种灵活的 175cm 长的导引钢丝，它可以更好地指引球囊扩张系统，这一技术后来被称为 OTW 球囊[11]。于是，下一代扩张球囊导管就设计成同轴双腔（先进的心血管系统，ACS）或偏心(Schneider Meditang 和美国导管及器械股份有限公司，USCI）的导引钢丝导管。1984 年 Martin Kaltenbach 设计了超长(300cm)导引钢丝技术，使扩张球囊导管进行交换而无需再次穿过靶病变部位[12]。1986 年，出现了延长导丝，它可连接在普通长度导丝的远端。操作过程安全性的提高和多个球囊交换成为可能，明显改进了 PTCA 的应用，使更多的病变得到了更充分的治疗。PTCA 技术的一个重要发展是引入了远端带有可通过短导丝腔的球囊扩张导管。应用这种单轨或快速交换系统(由弗莱堡大学的 Tasilo Bonzel [13]设计)，使得用常规长度的导丝进行多球囊的迅速调换成为可能，这也大大减少了冠状动脉介入操作所需的时间。

1987 年，Ulrich Sigwart [14]和 Joel Puel [15]以及他们所领导的研究小组设计的冠状动脉支架在 PTCA 短暂而重要的发展史上起着最为重要的作用。冠状动脉支架置入起初用于对一些 PTCA 不成功的患者进行的一种“挽救措施”，在不足 20 年的时间里彻底改变了以导管为基础的冠状动脉治疗的基本方法。支架置入大大降低了再狭窄率。临床预后的改善，更安全的冠状动脉内介入治疗，开辟了由药物治疗[16]向支架技术转变的新时代。生物可吸收材料[17]的应用促进了血管内机械“管道工程”向生物血管修复的快速转变。然而，我们必须记住的很重要的一点就是，在临床中只有当血栓性和出血性并发症得到很好的控制时，才可能广泛地接受冠状动脉内支架治疗，控制上述并发症主要靠应用 ADP 受体拮抗剂和 GPⅡb/Ⅲa 受体拮抗剂[18,19]。

在临床实践中除了常规的“单纯球囊扩张血管成形术”(POBA)和必需时应用支架的 PTCA 外，还出现了几种新的冠状动脉血管重建术。1985 年，斯坦福大学的 John Simpson 采用了直接经皮冠状动脉腔内斑块切除术(DCA)来缩小动脉粥样硬化斑块突出的部分[20]。1987 年，芝加哥 Micheal Reese 医院的 Kenneth Kensey 和 John Nash 采用了另一种去除斑块的技术，即高速旋转的经皮冠状动脉腔内斑块旋磨术 [21]。1989 年，洛杉矶 Cedars-Sinai 医学中心的 Frank Litvack 采用激光冠状动脉腔内斑块切除术(ELCA)，这种方法可以移走部分斑块，通过软组织脱水使得斑块改变[22]。后来，冠状动脉内放射治疗(近距离放射治疗)的应用在有效改善冠状动脉内再狭窄方面迈出了重要的一步[23]。

这些对冠状动脉介入治疗的令人难忘的发展史的简短回顾可能并不全面，还有一些在急性冠状动脉血管重建术中有重要意义的事件没有提到。选择性冠状动脉内溶栓治疗是由 Göttingen 大学的 Peter Rentrop 及其领导的研究小组引入临床实践的[24]。随后，20 世纪 80 年代早期，柏林 Free 大学的 Rolf Schröder 及其领导的研究小组等将其系统应用于临床[25]。

经皮冠状动脉内介入治疗的原理

动脉粥样硬化是一种复杂的生物学反应，本质上主要是血管壁的炎症和血液成分对血管壁的损伤（“损伤反应学说”)[26]。在随后几十年的研究中，不断提出有关动脉粥样硬化病变的进展、分类和命名的新观点[27-29]。同样，各种导致粥样硬化斑块进展和破裂的生物学事件也逐步被阐明(见第 1 章)。其中，值得人们注意的是，从最初因果关系的发现(如血栓形成与心肌梗死[30]，血栓形成与斑块破裂)需要经历很多个阶段[31-35]，到临床公认的事件[36]并决定病因治疗的方案[24, 25]，这要走一条漫长而艰辛的道路。药物治疗的主要目的是解决事件链的最后环节血栓形成，以及最近提出的稳定斑块，而血管成形术和其他导管技术的目标主要是改善血液动力学和移除不稳定的动脉粥样硬化病变。血管成形术的原理是使血管壁进行急性的机械性伸展，随后进行生物学重塑。

冠状动脉病变的机械应答：几何形状，毗邻情况和物质特性

要想预测任何物质对外力的机械应答，都要充分理解以下三个基本要素：①物质的几何形状，②毗邻情况，这不仅包括作用的外力，还包括这一物质受到的其他的限制，③物质的机械特性。在血管成形术过程中，动脉粥样硬化病变要受到球囊扩张，要预测这一过程中的机械反应也要理解上述基本要素。在讨论某一特定病变变形之前，理解各种因素如何影响物体的变形是非常重要的。

尽管病变的几何形状是影响机械应答的三个基本

因素中最容易理解的,但它一点也不容易预测。动脉粥样硬化病变的组织学重建对于研究血管成形术中的机械反应非常重要,但对于患者的即刻影响却不大。尽管应用血管内超声技术(IVUS)可以提供关于动脉粥样硬化病变的非常重要的图像信息,但用超声来测定确切的几何形状和组织成分 (如一个钙化了的病变的厚度)还需要更多相关的知识,如物质的超声反射特性,不同物质中声音的传播速度以及临界波反射和传播特性(这取决于不同物质的声阻抗)。如果斑块包括两种或更多种不同组织(即部分纤维化、部分钙化),那么,如果不知道该物质的超声特性,超声重建图形将不能准确地反映其几何形状(最终导致判断失误)。

为了更好地解释物质在受到外力时几何形状的重要性,我们可以简单地想象为一个软的物质夹在两个硬盘之间, 就像三明治的果酱或果冻夹在两块饼干之间。如果果酱层很薄,两块饼干压得很紧,那么这个三明治的形状就像饼干的形状一样;如果果酱层很厚,那么受压时三明治就像只有果酱一样, 在压紧两块饼干时,果酱将被挤出。因此,在不知道物质的确切的几何形状和组织构成时,预测物质(即病变)受压时的反应是没有意义的。

因为斑块一般没有规则的形状,并且不规则地深埋入血管壁内,因此,光滑的扩张球囊的压力分布也是不规则的并且非常复杂。在一些力学系统中,外力和几何形状的简化模型对于设计或解决问题非常有用,常常是通过将各种不同的材料,不规则的形状和外力进行叠加得出平均的结果。然而,这种情况下物质局部的不规则对物质整体的性质并不会造成大的影响。但是,对于动脉粥样硬化病变,局部的几何形状对于斑块如何破裂以及何时破裂起着非常重要的作用[37, 38]。因为理解斑块局部的反应对于整个斑块如何反应至关重要,Holzapfel 等进行的研究[39–41],用复杂的数值模拟方法,如有限元法,研究斑块局部的反应。

有限元法(FEM,也被称为有限元分析或 FEA)是一种强有力的数字化技术用来预测物体在受到负荷时的压力和应力(实际上,FEM 也可以有其他的用处,包括流体力学和磁场)。这种方法是用形状规则的元素(常常是矩形和三角形)网络(称为网孔或网格)来表示形状不规则的物体(如动脉粥样斑块)(图 8.1)。二维和三维分析可以用于解决很多问题。对于 FEM 分析,病变的几何形状可以从组织切片中获得。整体的三维形状可以通过一系列组织切片重建获得。以一个一个的元素计算的压力和应力为基础,通过方程式来预测不同物质对压力负荷的反应,然后重建为整体的压力和应力。FEM 仅仅是一个物理模型,对于分析作用价值不大。作为一个有效的预测工具,FEM 主要依赖于它可以精确地重建被分析物体的几何形状、边界条件和物质特性。为了更好地解释 EFM 的结果,从而获得更有用的信息,尤其是在研究复杂系统(如生物组织)时,研究者应充分理解这一方法的局限性,并合理地解释研究的结果。如果将任何模型都当作“黑盒子”来对待,研究者不能充分认识模型的局限性,并将研究结果看做是绝对的事实,那将导致错误的甚至非常危险的结论。

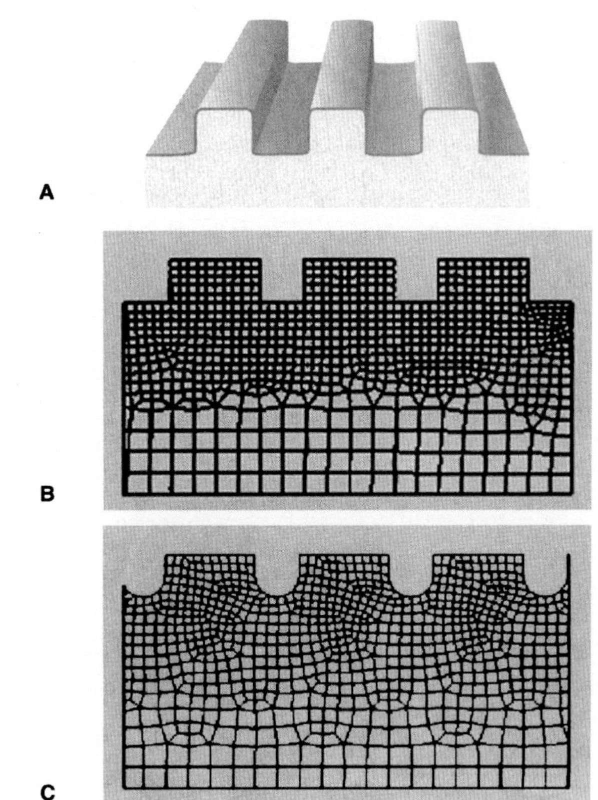

图 8.1 特定成分举例。(A)3D 绘制的简单的矩形沟槽。(B)将同一物质分割为许多独立的小元素(有限元素,网孔或网格)。(C)从不同的横断面看同一沟槽,可以表示为不同的有限元素。

在经皮球囊血管成形术过程中,压力是通过球囊导管传递到病变部位的。球囊导管是用来打开或扩张闭塞或狭窄的血管的。球囊当中充满生理盐水和对比剂的混合物迅速产生高压,压力可进而释放到血管壁,从而引起被扩部分的扩张,伴随有血管壁结构的松弛,有限内膜下层的撕裂,并使得斑块发生纵向的再分布。

边界条件包括作用于某一物体或结构的所有外力,以及所有导致物质变形的作用力。例如,一个很重的盒子放在圆桌的中央,这个桌子就受到一个压力,这是一个分散的压力, 分散于盒子与圆桌接触的每一个部位,圆桌的中心将垂直于地面向下。桌腿与地板接触,地板阻止桌子因受压而向下移位。从力学的角度说,桌腿在垂直方向的位移为零。这样说来,此例中同时存在力和位移的界面(分别为桌面与盒子间的作用,桌腿与地板间作用)。如果每个桌腿下的弹性或地板的类型不同,或者桌上的压力不均匀且压力不在中央,那么就很难预测桌子将如何移位。

球囊导管在扩张时是非常均匀并且是圆柱状的。这种力呈放射状,作用于病变部位,最初就像血管内压力一样作用于血管壁。然而,一个内在压力在任何部位都是均匀一致的,并且垂直作用于血管壁,但球囊作用于血管壁产生的压力可能不全是均匀一致的,因为球囊接触的血管表面是不规则的,而且病变的组成成分也存在异质性。

病变一般位于血管壁表面或血管壁内,因而血管壁的运动出现不协调或在病变部位出现变形,但由于血管壁不是坚硬的,在受到外力作用下也会产生变形。此时,病变下血管壁的机械特性就决定了病变的边界条件。要明确血管壁的情况,就必须清楚血管的几何形状和物理特性。血管周围组织构成就决定了血管边界条件的来源。如果血管附着于肌肉组织或在肌肉组织内,那么血管的边界条件,以及血管对压力的反应,将取决于肌肉是收缩还是舒张。

讨论边界条件是非常复杂的,因为病变血管不同的组织是相互关联的,如斑块帽、斑块下的病变、重构的中膜和管腔。各种物质之间的连接方式及相互作用形式在斑块对压力的反应中起重要作用。当斑块夹层或从血管壁脱落时这种相互影响显得更为重要。然而,人们对于斑块的组成成分之间的相互影响知之甚少,这对于理解病变的反应性和病变发生破裂或夹层尤为重要。

用高精尖的新的计算机分析技术来研究动脉粥样硬化病变对球囊扩张时压力的反应性,也受到了人们对病变成分性质和血管壁的认识程度的限制。如果不知道病变成分的性质,即使很清楚斑块的形状也不能准确地预测斑块对压力的反应。就像前面提到的例子,如果我们只知道三明治中果酱的厚度,却把它想象成坚硬的奶酪,我们也不能作出正确的预测。很少有学者研究动脉粥样硬化病变的机械特性[42, 43]。最近的实验研究发现很多斑块都具有一些共性:例如,其机械性反应是非线性的,且表现为滞后(图 8.2),也就是说在受压和非受压状态时是不同的。另外,很明确的一点是更加细节的反应在不同的病变是各异的。从这些研究也可以看出我们在斑块的机械特性方面知之甚少,还需要做更多的工作来更好地理解斑块的反应性。

当然,要研究生物组织的力学特性存在很多的限制。由于机械特性需要由机械实验来测定,所以病变对于外力反应的机械实验主要是在夹层的血管和病变上进行的。离体标本往往要从体内负荷的环境(如搏动的血流)中取出后数小时至两天后才进行测定。有资料证实正常的血管当从它原来负荷的环境中脱离后将处于"松弛状态"。研究者经常通过这种"负荷-去负荷"循环来制备"预处理模型",从而在理论上可以使离体标本恢复到生理状态。研究结果证实标本经过若干个负荷-去负荷循环后,其物理性质从一个循环到下一个循环时可以逐渐得到恢复,最终达到预处理的标准。有人推测(通过预处理)血管可以回到生理状态,尽管这种状态还不清楚。

在 Topoleski, Salunke, Humphrey 及 Mergner 等人进行的一系列的研究中[44, 45],我们发现了一个关于斑块机械特性的例子。将孤立的斑块从病变的血管上分离出来,测定其张力和抗压强度。标本接受 15 次负荷-去负荷循环(预处理),休息 15 分钟后,接受下一轮 15 次负荷-去负荷循环。通过首次负荷后的反应与第二次负荷后的反应间的关系可以预测该类型病变(动脉粥样硬化的、纤维化的或钙化的)的功能(图 8.2)。最近,Holzapfel 等[43]对分离的病变血管的不同成分(纤维帽、内膜、中膜和外膜)进行抗拉力测试来研究其机械特性。他们的结果再次强调了病变血管对外力反应性的高度复杂性。并再次强调要加深对动脉粥样硬化组织机械特性和反应性的认识。

对离体病变进行机械特性的测定可以为理解病变的局部性质提供有用的信息,但在体的病变往往与其下的血管组织紧密相连。目前,还没有很好的办法来预测或认识病变与其下组织的相互关系,因此,也无法预测经皮血管成形术过程中病变-组织系统对球囊产生的压力的反应性。然而,理解单个的病变或组织片段的性质是非常重要的,这是在不同的病理情况下理解病变血管损伤部位反应性的第一步。

几何形状、边界条件和物质特性共同作用,使病变整体上处于紧缩状态。只有很好地理解了各个细节因素所起的作用,我们才能真正清楚在血管成形术过程中,每个特定的病变在受到球囊扩张时的反应。然而,我们可以应用相对直观的模型来研究病变性质。球囊导管产生的压力可以导致病变部位和血管壁受到放射状的压迫,通常表现为压迫病变和血管壁。除了压迫血管壁,扩张的球囊产生的外向力也可以使血管直径扩张,并对血

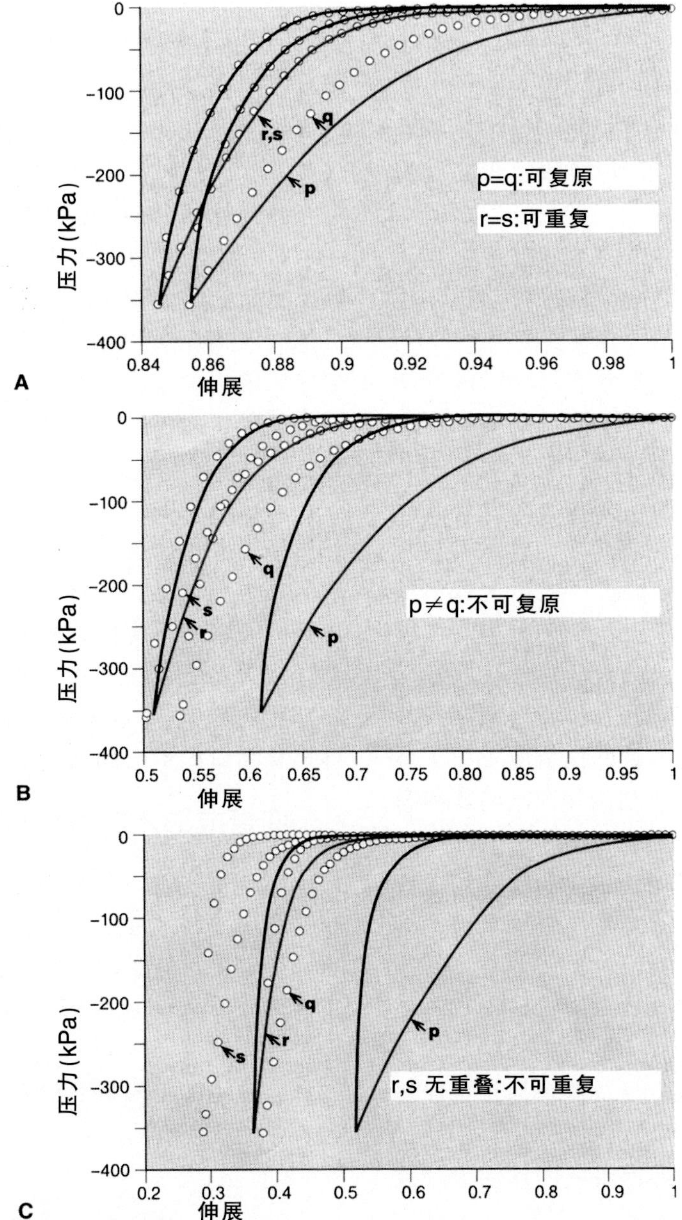

图 8.2 对动脉粥样硬化斑块的不同组成成分机械性质的离体研究。在这一系列的实验中,分离的斑块要接受 15 次迅速的压力负荷循环(阶段Ⅰ),然后"休息"10 分钟。分离的斑块再接受下一轮 15 次的循环(阶段Ⅱ)。在每幅图片中只用每个阶段的第 1 次和第 15 次循环的结果来说明问题。对于每例,在进行组织学分析之前,先将标本按机械性质进行分类。曲线 p 代表第一阶段的第 1次循环,r 第一阶段的第 15 次循环;曲线 q 代表第二节段的第 1 次循环,曲线 s 代表第二节段的第 15 次循环。(A) 曲线 p 和 q 在负荷时非常接近,而在去负荷时重叠,这种状态称为"可复原的",提示标本在静息阶段可以恢复到起始状态(如从曲线 r 到 q)。同时曲线 r 与 s 重叠(每个阶段的第 15 次循环),这称为"可重复的",提示在每一阶段的第 15 次循环压力-伸展状态达到同一水平(或达到了平衡状态)。(B) p 和 q 不重叠,因此标本在静息状态并不恢复原状,然而,r 和 s 重叠,提示标本虽然不能复原,但在不同的阶段第 15 次循环时可以达到相同的平衡状态。(C) p 和 q,r 和 s 均无相关,提示标本既不能在静息时复原,也不能在第 15 次循环时达到平衡。组织学分析显示,表现为 A 图的为钙化的斑块,钙化的斑块可能含有一些弹性成分使其在静息时可以复原。表现为 B 图的为纤维斑块,第一阶段的压力负荷超过了其可恢复的能力,但可以达到相同的平衡状态。表现为 C 图的为动脉粥样硬化斑块。在整个实验过程中黏滞的脂核被压迫到纤维组织网之外,因此,斑块既不能在静息时恢复,也不能达到相同的平衡。

管壁产生环形压力(或“压力环”)。球囊扩张与其长度相等的血管部分,也可以对血管产生纵向的压力,尤其是球囊肩部附近。球囊扩张时的移位同样可以对病变血管壁表面产生剪切力。这种看起来简单的分析,描述了球囊导管对血管壁复杂、多方向的压力,导致扩张的血管复杂的受压和变形,或牵张[46]。

经皮冠状动脉血管成形术的目的是使血管壁和动脉粥样硬化病变产生持久的变形(造成管径扩张)而不至于使血管破裂。

不考虑变形的复杂性,只要变形是有“弹性”的它就是可逆的。持久的(或“无弹性的”)变形(如病变撕裂或破裂,或通过其他的机制使得变形持久)对于管腔形状的改变是必不可少的。可以使得管腔发生持久变形并保持管腔开放的机制尚不清楚。如钙化病变的轻微撕裂是一种永久变形的可能机制,(这就像将一棵树上绿色的青枝弯曲,这个青枝将会出现裂纹,虽然弯曲,但却不像干了的树枝会被折断)。斑块或血管壁的“过度牵张”是另一种导致“非弹性”或持久变形的方法。过度牵张导致局部管腔开放的机制还不清楚;这就好比金属发生了弹性变形。关于金属发生弹性变形机制的知识已经使得材料学家和工程师利用这些机制进一步设计出更好的有特殊用途的材料。很好地理解了球囊扩张使闭塞的血管管腔保持扩张的机制将有助于采用更好的技术来改善血管成形术的预后。

如果利用非弹性变形的方法使得官腔保持开放,那么血管壁的张力将会增加。这种张力的范围和位置均不清楚,它将如何影响继发远期效应以及血管是否可能再闭塞也不清楚。

而且,尽管球囊导管对病变或血管壁的作用力呈放射状,但病变的反应不一定是受到压缩。例如,一个被称作“弹性底座上的横梁”的力学理论提示一个物体(beam)放在另一物体(elastic foundation)上而其表面也会承受外部压力。(参照 Haslach 和 Armstrong 提出的治疗例子[47])。尽管这样的举例不能完全准确地反映病变-血管壁系统,但这一理论的重要结果我们不能忽视。几何形状、边界条件和承受的压力,某种程度的结合的情况下,横梁部分(病变)实际上会有在血管壁上移位的趋势(图 8.3)。再次用青枝来比拟:如果一个人踩在放在水泥地上的青枝上,那么树枝不会有什么反应或变形。相反,如果青枝放在松软的泥土上,那么踩在青枝的中间,它的两端就会离开地面。同样,如果病变的两端离开其下的血管壁,那么斑块将会破裂,并在其裂隙上可能形成血栓。因此,如果我们运用了“弹性底座上的横梁”这个理论,那将有助于我们更好地理解病变的大小和球囊的大小(球囊的跨度)间的关系是如何影响特定血管特定病变的反应性的。

在目前的临床实践中,阻塞的部位在球囊扩张后常规放置支架。支架作为一个机械屏障来防止扩张的管腔潜在的弹性回缩,而不考虑弹性回缩来自斑块还是其下的血管。支架就是一堵“防卫墙”来保持管腔的通畅。实际上支架在病变周围造成了新的边界条件,尽管很显然可能同时在斑块和管壁上有残余张力的存在,但放置支架之后的力学改变仍不清楚。支架也和管腔一样接受相同的循环压力(脉压),在以后可能会因此而导致金属疲劳。

通过机械性的干预可以改变病变的几何形状,重新开放管腔改善血流。基于目前掌握的知识,病变血管复杂的几何形状,边界条件和机械特性使得我们不能很好地预测血管的反应性。然而,弄清这些因素之后,我们还必须针对特定的靶病变来制定临床方案并激活保持管腔开放的机制,抑制有潜在危害的机制,如改变可导致再狭窄和血栓形成的病变的几何形状。

血管成形术的机械效应

病变组织的一个特性就是组织反应性的局部变化可以导致持久的变形,从而使得经皮血管成形术获得成功。从工程材料学的角度来说,施加足够的压力就可以使物质发生持久地变形;每种物质都有这一特性,并需

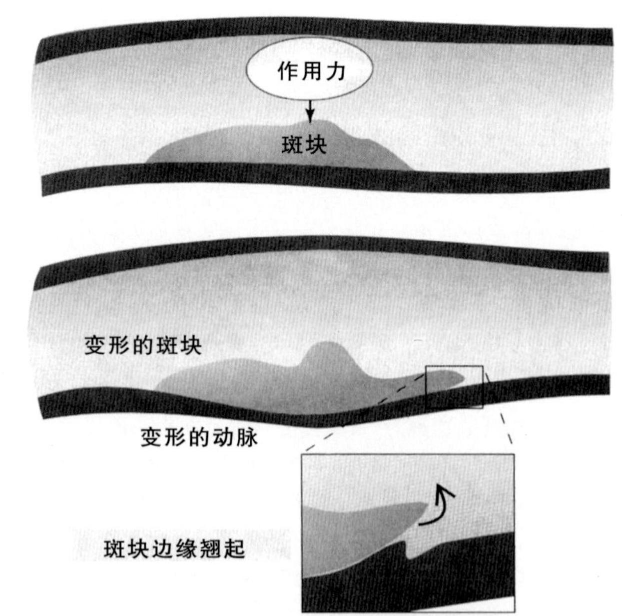

图 8.3 (上)一个集中的外力作用于不规则的斑块。这样的变形可以用来模拟分散的压力,如来自球囊表面的压力。(下)变形。(插图)不同物质即斑块和血管壁的末端分离。

要用实验的方法来测定。

Grüntzig 认为经皮冠状动脉血管成形术的基本原理就是压缩斑块（就像“雪地里的足迹”一样）。尽管 1978 年 Kaltenbach 最初在梅奥诊所的研究似乎证实了这一假设[48]，然而，最近的研究显示球囊扩张后使得血管拉伸，进而引起斑块破裂和重新分布才是狭窄扩张的主要机制[49, 50]。无论是冠状动脉，还是冠状动脉旁路移植术后的移植血管，局部斑块的破裂，血管壁的撕裂和管壁放射状以及纵向的拉伸三者共同构成了血管成形术的主要的结局[51-53]。而斑块的压缩和远端斑块破裂成分导致的微栓塞并不是血管扩张后的主要结果。经皮冠状动脉血管成形术中我们不愿意见到血管壁结构的完全破坏、严重的撕裂、血栓形成、血管闭塞和穿孔。成功的经皮血管成形术应激活保持管腔开放的机制并防止不良事件的发生。

人们对于球囊扩张时压力如何传到组织、组织如何被拉伸、特定组织会产生多大程度变形以及这种变形是永久的还是暂时的所知甚少。尽管还需要更广泛深入的研究，但是从简单的分析中我们可以得出一些基本的公认的概念。首先，血管壁的主要压力可以用拉普拉斯方程计算出来，圆周的 σ_θ，放射性的 σ_r 和纵向的（轴向的）σ_l 的压力分别为：

$$\sigma_\theta = pd/2t \tag{1a}$$

$$\sigma_l = pd/4t \tag{1b}$$

$$\sigma_r = p \tag{1c}$$

p 代表作用于管壁的血管内压，d 代表血管壁的直径，t 为管壁的平均厚度。根据这一方程，圆周和放射性的压力均大于纵向的压力。如果球囊充分扩张并且均匀地作用于血管壁，那我们可以用以下公式计算出血管壁的压力

$$\sigma_\theta^* = p_b d_b/2t \tag{2a}$$

$$\sigma_l^* = p_b d_b/4t \tag{2b}$$

$$\sigma_r^* = p_b \tag{2c}$$

p_b 和 d_b 分别表示球囊的扩张压力（N/cm^2）和此压力下球囊的直径（cm）。然而这一关系只有在球囊内部压力和球囊的直径与作用于血管壁的压力和血管的直径近似的情况下成立。因为，在用球囊扩张狭窄或闭塞的血管时，球囊的大小是根据非狭窄部位的邻近正常血管选择的，从而使得球囊直径和血管直径准确匹配，因此压力–直径关系基本上是线性的。然而，球囊内压力–直径关系可能是非线性的，因为，如遇到坚硬的、极不规则的狭窄时，球囊在扩张时由于顺应性降低可能有严重的变形。当压力–直径之间为非线性关系时，球囊的压力 p_b 就不能很好地代表作用于血管壁的压力。

在经皮冠状动脉血管成形术中，应用方程 1 和方程 2 有几个重要的条件。压力作用的物质（如有或无斑块的血管壁）必须是线性、同质、有弹性及均质的。从力学的角度讲，很重要的一点是，这里所说的弹性并不是医学文献中常说的弹性。弹性的意思是外力作用于物质可以使其发生变形（如动脉在受到内部压力作用时将被拉伸），当外力去除后，物质可以回到原来的状态；而不是常说的某物质可以被拉伸或有弹力。同质的意思是物质的机械性质以及在受到外力时各个部位的反应性都是一样的。如果物质的性质发生改变（如各个部分的成分不同），那么就不再是同质的了（称为“异质”）。均质的意思是无论从哪个方向施加外力，物质的性质和反应性都是一样的。如果物质的结构是有方向的，如不同的方向性质不同（如沿着纤维的方向和与其垂直的方向），那么这一物质就不是均质的（非均质）。事实上，血管壁不是线性、同质或均质的，因此，应用方程 1 和 2 只能对血管的压力进行大致的初步评估。

另外，方程 1 和方程 2 只适用于薄壁的血管，即血管壁的厚度最多为血管半径的 10%。该方程在假定血管壁受到的压力是一致的情况下成立，这只有在血管壁薄且同质的情况下是成立的（事实上，当血管壁厚度只有半径的 3%~5%时，管壁受到的压力就不完全一致了）。

如果血管壁厚，即大于管腔半径的 10%，大多数血管属于这一情况，那就需要用另一种方法来预测血管壁受到的压力：

$$\sigma_r^t = \frac{a^2 p_i}{b^2 - a^2}\left(1 - \frac{b^2}{r^2}\right) \tag{3a}$$

$$\sigma_\theta^t = \frac{a^2 p_i}{b^2 - a^2}\left(1 + \frac{b^2}{r^2}\right) \tag{3b}$$

a 和 b 分别表示血管的内径和外径，p_i 代表内部的压力（假定只有内部压力作用于血管）r 是指血管壁的半径（血管壁的中间 $r=a+(b-a)/2$）。

两组方程是由金属材料制成的圆柱体受到内部压力时得出的。这种压力造成的圆柱体的过度牵张和变形是很小的。由于用方程算出的结果非常精确，所以这种变形应该很小，“很小”的意思是变形小于 10%。无论是在血压作用下还是在经皮球囊血管成形术中，变形都不是很小，所以，这种情况下这一方程的预测价值是有限的。

血管壁和动脉粥样硬化病变绝对是非弹性、非同质且非均质的。而且，闭塞血管不规则的形状更增加了病变表面受力的复杂性。鉴于血管壁形状的不规则，作用力和机械性质的复杂性，要认识经皮球囊成形术中病变

的反应性以及在这一过程中导致持久变形的机制是一个很困难的问题，这推动了血管壁的生物-力学的现代研究。其中一个最早的且被普遍应用的理论是由Fung等在1979年提出的[54]。Humphrey对于无病变的血管壁所受的压力情况作了很好的总结[55]。最近，Gleason[56]和Haslach[57]又提出了影响广泛的关于无病变血管所受压力的理论。

压力血管理论的局限性可以用相关的例子从以下几个方面阐明。对于厚壁血管模型，扩张超过管壁直径的10%，其向四周的压力将增加10%。基于Fung等[54]建立的更加先进、更接近生理状况的模型说明，管腔直径增加10%可以导致压力增加23%※。进一步扩张，如达到管腔直径的30%，对于厚壁的模型压力将增加30%，而对于Fung等建立的模型压力将增加116%。然而，没有一个模型考虑到了动脉粥样硬化病变的不规则性，两种模型均假定血管时没有病变的。病变的存在增加了病变和血管压力及张力计算的复杂性。需要强调的是，无论应用哪种模型，球囊压力的增加都会导致相应的压力的增加，并增加破裂的风险。因此，研究制造出可以产生持续的压力并降低斑块破裂的风险的球囊是非常重要的。而且，对于经皮球囊血管成形术，上述模型中没有一个可以预测出产生持久变形的血管的压力变化。

球囊扩张后，冠状动脉血管壁由于其可塑性及弹性特点，将自然对抗球囊扩张所产生的变化。病变和血管在发生变形后仍然具有可塑性。相反，邻近的部分只产生弹性变形，在没有外力限制的情况下会恢复其原始状态，要加以避免。由此，病变和血管的内部可以产生新的残余压力。对于这种病变血管随之产生的残余压力的认识并不清楚。它们可能包括直接的和间接的生物学反应，包括血管壁重塑或内皮细胞增殖，以及远期的机械效应，如血液搏动作用会使病变疲劳，而此又可使得修复的病变易于破裂。

支架置入的机械效应

带有支架的球囊扩张后，与传统的球囊相比可使血管壁的支架部分发生持久的扩张。支架的弹性回缩可以忽略，因为这一对抗血管回缩的力可以持续到血管壁重塑结束以后。在支架的边缘，作用于血管壁的力有一个很大的变化，可以导致支架与相邻的非支架部分压力的重新分布。在很多机械系统中，压力阶差高的区域(压力在很短的距离内发生很大的变化)，时常会有压力的集中，从而易于导致治疗的失败和意外变形。这种压力的集中可导致支架部位内皮细胞的增殖。然而，血管壁受到的压力和生物学反应之间的关系还不清楚。

经皮球囊扩张血管成形术和支架置入的生物学效应

动脉血管壁的重塑是动脉粥样硬化部位生物适应性的结果[58]。依据形态测定，斑块负荷增加的三种基本反应为：扩大、不变和缩小，分别称为正性重塑、静息和负性重塑。应用IVUS，重塑率(RR)用病变部位外弹力膜(EEM)面积与近段正常部位EEM面积的比值表示[59]。罪犯病变部位的正性重塑常预示冠状动脉斑块不稳定[60]，大多数表现为纤维脂质斑块[61]。在冠状动脉血管重建后，一系列血管内超声的资料显示正性重塑，无重塑和负性重塑部位均存在一定的治疗缺陷。随访1~6个月，扩张最明显的部位再狭窄的程度就越重[62]。置入金属裸支架(BMS)可以有效地抑制置入支架部位的重塑，但是它不能阻止由于心肌内膜过度增生导致的支架内再狭窄。金属裸支架置入前有正性重塑者再狭窄的发生率较低[63](可以回顾第一章)。

经皮腔内冠状动脉介入治疗

经皮腔内冠状动脉介入治疗(PCI)是ST段抬高的急性心肌梗死症状发生后早期就诊(12~24h)患者及大多数非ST段抬高心肌梗死患者的首选急诊治疗方案。而且择期PCI也是慢性冠状动脉疾病患者重要的治疗方案。在以下的章节中，我们将回顾与PCI临床实践相关的治疗原则。但并不是回顾所有的相关文献。

引言

自从1977年开展经皮腔内冠状动脉成形术(PTCA)，也就是口语所说的单纯球囊扩张血管成形术(POBA)[3, 4]和1987年采用支架血管成形术，也就是众所周知的经皮冠状动脉介入治疗(PCI)[14, 15]以来，上述治疗方法在急性和慢性冠状动脉疾病(CAD)患者的常规治疗方案中起着越来越重要的作用。尽管实施这一治疗方法的具体数据很难统计，但是一些西方国家应用导管技术来治疗CAD的广泛程度足以说明这一方法的普及（表8.1和表8.2，图8.4~图8.6）[64, 65]。然而，应用这一技术的绝对例数在西方国家却逊色于经济迅速发展的中国和

※总结了一个在本章范围之外的更先进、更真实的动脉操作的治疗模型。重要的是要注意到Fung等建立的模型或其他模型的计算方法，这些计算方法必须基于物理的测量参数，而要获得这些正确的参数是困难的。

表 8.1 评估1995~2000年美国经皮腔内冠状动脉成形术的数量

年	1995	1996	1997	1998	1999	2000
数量	434 000	666 000	686 363	925 500	1 069 302	1 024 875

源自:http://www.tdrdata.com/IPD/IPD_Samples_Procedure.asp.

印度将来的例数。

证据

冠状动脉旁路移植术(CABG)[66]在 CAD 患者治疗中的有效性和与药物治疗相比的优越性已经得到证实[67,68]。图 8.7 和图 8.8 显示了所有 CABG 手术患者的获益和各个亚组的获益情况。

同样,PTCA[3,4]与药物治疗相比,CAD 患者在缓解心绞痛和改善生活质量方面的有效性和优越性也得到了证实[69]。目前的资料显示,PTCA 与 CABG 相比在死亡率和联合心脏终点(心脏性死亡和非致死性心肌梗死)方面没有统计学差异。然而,随机接受 CABG 的患者很少发生术后综合征,且随后需要血管重建术的发生率低(表 8.3)[67]。在亚组分析中,单支血管病变和双支但不伴有重度(≥95%)左前降支(LAD)病变的患者,PTCA 优于 CABG。三支血管病变和双支病变伴 LAD 狭窄≥95%的患者 CABG 优于 PTCA[67]。

比较金属裸支架(BMS)置入的冠状动脉血管成形术与 CABG,也得出了与 PTCA 和 CABG 研究相似的结论;只是需要血管重建术的发生率和总的心脏事件发生率之间的差距缩小了(表 8.4)[67]。

最近,动脉血管重建研究(ARTS)随机试验结果显示,在死亡率、脑卒中和心肌梗死发生率方面置入 BMS 的冠状动脉血管成形术和 CABG 是相似的,但对多支血管病变的患者随访 5 年,在减少需要血管重建术和心绞痛复发方面 CABG 更有优势(图 8.10)[70]。阿根廷人随机研究支架置入的冠状动脉血管成形术与冠状动脉旁路移植术比较试验(ERACI Ⅱ)也证实了这一结果[71]。

比较 PTCA 与置入 BMS 的血管成形术(MACE 研究),结果显示后者在降低主要不良心脏事件(MACE)方面更有优势,但是在高危的患者中 MACE 和再狭窄发生率是较高的。但是,这些研究还不足以说明置入 BMS 的血管成形术对死亡率和亚组的影响(图 8.11)[72]。

药物洗脱支架(DES)发明之后,大量的研究证实在降低支架内再狭窄发生率方面 DES 优于 BMS(图 8.12,图 8.13)。但是在死亡率和非致命性心肌梗死发生率方面却没有令人信服的优势[72]。最近一项回顾性研究进一步证实了上述结论[73],并提示不同的药物洗脱支架结果不同[74,75]。

比较药物洗脱支架(DES)置入术与 CABG 的试验如 SYNERGY、SYNTAX 和 ARTS 正在进行中,并将为目前不同的患者选择不同的冠状动脉血管重建术治疗策略(如介入治疗和外科治疗)提供更有利的依据。

培训

最初,学习冠状动脉成形术技术是非正规的,是在操作中学习。70 年代晚期和 80 年代早期,人们只是以普通的方式学习 Grüntzig 在苏黎士和亚特兰大的操作方法,并没有形成理论和系统。自从 20 世纪 80 年代中期开始,就已成功开展了血管成形术和介入心脏病学的正式培训课程。目前的介入心脏病学会员资格要求在正

表 8.2 德国1984~2002年登记的经皮冠状动脉介入治疗

年	PCI 报告例数	每年相对增加(%)
西德		
1984	2 809	
1985	4 491	+59.9
1986	7 999	+78.1
1987	12 083	+51.1
1988	16 923	+40.0
1989	23 360	+38.0
1990	32 459	+39.0
德国(统一后)		
1991	44 528	
1992	56 267	+26.4
1993	69 804	+24.0
1994	88 380	+26.6
1995	109 669	+11.5
1996	125 840	+8.0
1997	135 925	+12.7
1998	153 257	+8.4
1999	166 132	+8.5
2000	180 336	+8.3
2001	195 280	+6.6
2002	208 178	+6.6
2003	221 867	+6.6
2004	248 909	+11.2

Modified from van Buuren F, Horstkotte D. Ergebnisse der gemeinsamen Umfrage der Kommission für Klinische Kardiologie und Angiologie der Deutschen Gesellschaft für Kardiologie –Herz –und Kreislaufforschung über das Jahr 2004:21. Bericht über die Leistungszahlen der Herzkatheterlabore in der Bundesrepublik Deutschland.

源自:http://leitlinien.dgk.org/files/Leistungszahlen2004.pdf. Accessed May 21,2006.

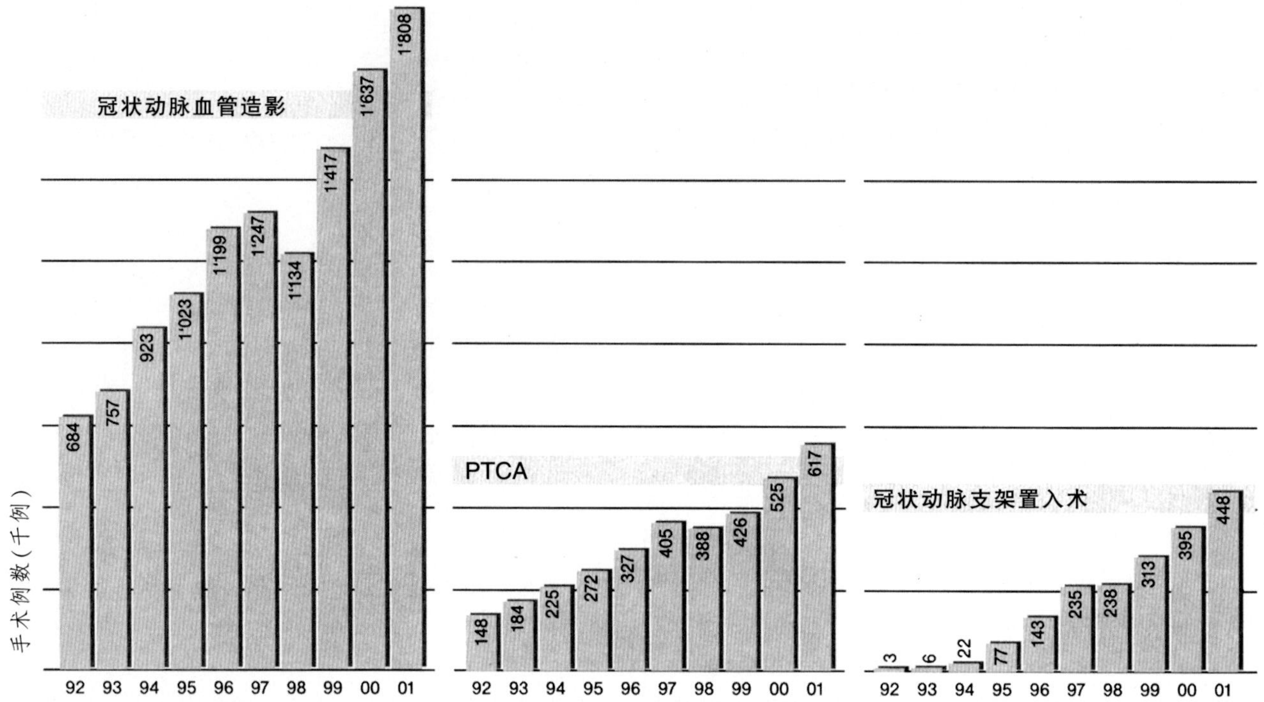

图 8.4 1992~2001 年欧洲的冠状动脉造影，经皮腔内冠状动脉成形术(PTCA)和冠状动脉支架置入术。(Modified from Togni M, Balmer F, Pfiffner D, et al. Percutaneous coronary interventions in Europe 1992–2001. Eur Heart J. 2004;25:1208–1213.)

规化的心脏病实践基础上进行至少 1 年的训练。例如，在美国，目前由美国内科医学委员会(ABIM)[76]制定的介入心脏病学培训指南包括了在 12 个月内行至少 250 例治疗性心脏介入操作作为公认的介入心脏病学资格培训要求。受训人员须(选择性摘录)：

- 取得了现行由 ABIM 认证的心血管疾病专业资格
- 已经成功完成了必须的培训
- 具有临床治疗方面的能力
- 符合执照的要求
- 通过了执照的安全考试
- 遵守规定的培训和实践流程

在培训流程中，为取得施行治疗性心脏介入操作的积分，受训人员必须达到以下标准：

- 参与了操作程序制定包括操作的适应证、操作步骤

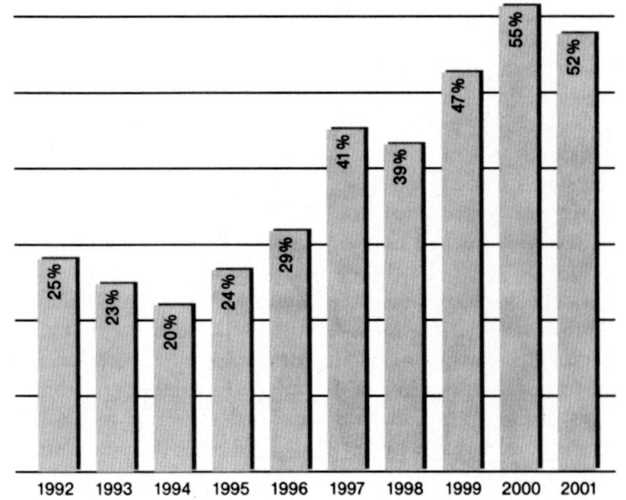

图 8.5 Ad hoc1992~2001 年欧洲经皮腔内冠状动脉血管成形术(PTCA)(占总数的百分比)(Modified from Togni M, Balmer F, Pfiffner D, et al. Percutaneous coronary interventions in Europe 1992–2001. Eur Heart J. 2004;25:1208–1213.)

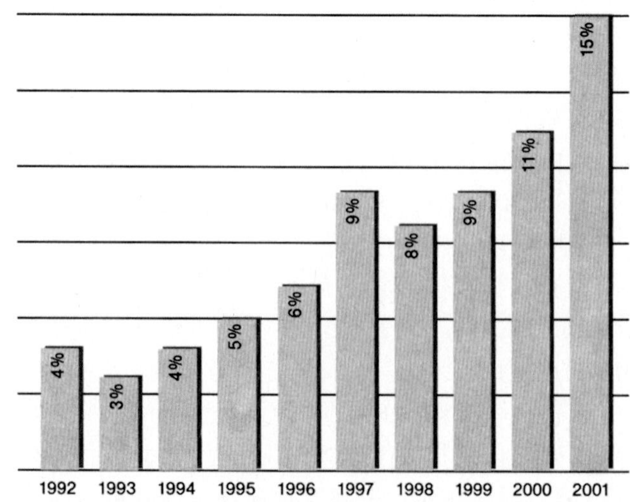

图 8.6 1992~2001 年欧洲急性心肌梗死患者经皮腔内冠状动脉成形术(PTCA)(占总数的百分比)(Modified from Togni M, Balmer F, Pfiffner D, et al. Percutaneous coronary interventions in Europe 1992–2001. Eur Heart J. 2004;25:1208–1213.)

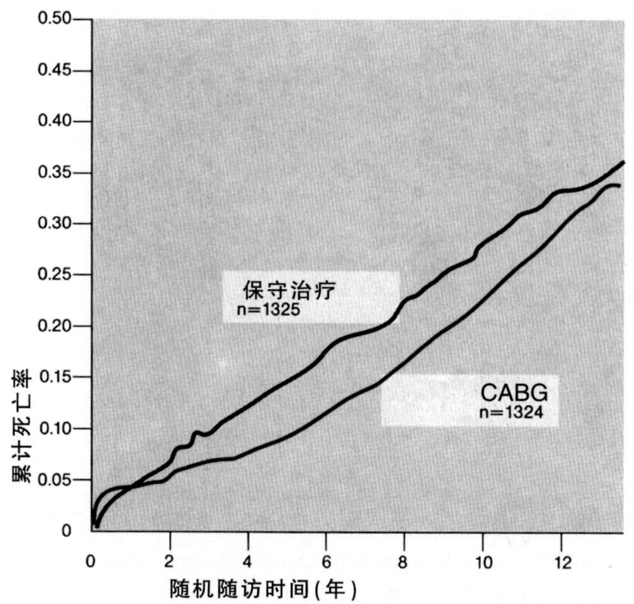

图 8.7 冠状动脉旁路移植术(CABG)与药物治疗试验累计死亡率曲线的比较。(Modified from Yusuf S,Zucker D,Peduzzi P,et al. Effects of coronary artery bypass graft surgery on survival:overview of 10-year results from randomized trials by the Coronary Artery Bypass Graft Surgery Trialists Collaboration. Lancet. 1994;344:563-570.)

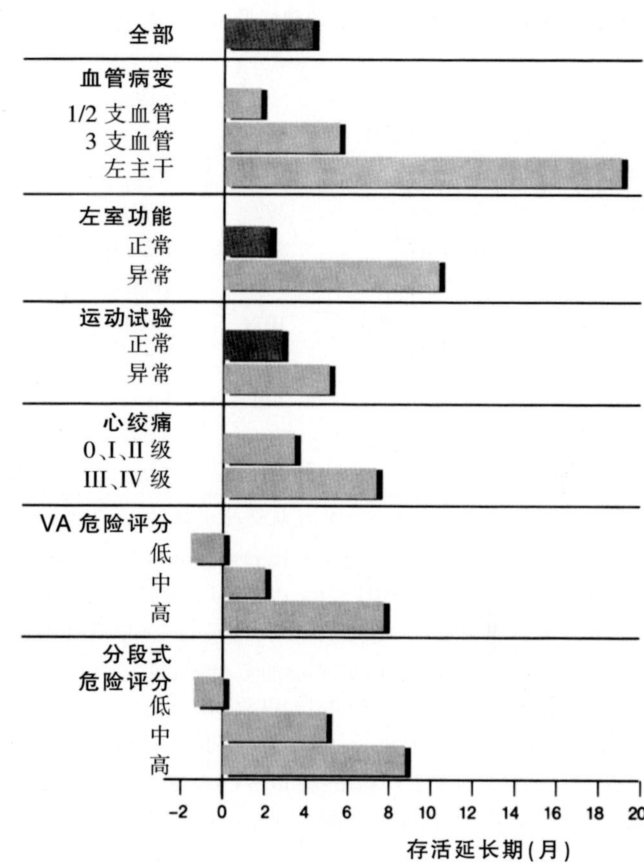

图 8.8 一项 7 个随机研究的荟萃分析结果：冠状动脉旁路移植术后多个亚组随访 10 年的生存率。LV,左室功能;VA,退伍军人管理局；心绞痛分级按照加拿大心脏病学会分级标准(Modified from Yusuf S,Zucker D,Peduzzi P,et al. Effects of coronary artery bypass graft surgery on survival:overview of 10-year results from randomized trials by the Coronary Artery Bypass Graft Surgery Trialists Collaboration. Lancet.1994;344:563-570.)

和仪器的选择

- 实施了对病例关键的技术操作（无论在一个病例中施行了多少操作,此病例仅被记为一个操作）
- 亲自进行对病例的操作后处理
- 负责人员(即使其他人也参与了操作,但仅有一人能获得积分)

为证实其临床能力,“委员会要求合格的候选者档案必须具备以下几点:①患者管理(包括医疗访谈、体格检查和操作技能),②医学知识,③基于实践的学习和提高,④人际关系与交流技能,⑤专业理论,⑥系统的实践。”

由于意识到了资格和能力的重要性,现在大多数美国医院要求介入心脏病学专家除有 ABIM 认证资格以外,还要通过对个人进行详细、广泛的考察和对其临床技能进行认证并记录其经历。

在欧洲,许多国家已经开设了多种多样的介入心脏病学课程,欧洲介入培训指南已经制定但还没有正式实施。欧洲课程要求 2 年的正规培训,必须在每年至少行 800 例操作的机构中进行,要求有至少两名监督者——他们至少已经完成了 1000 例的经皮冠状动脉介入术(PCI)或者有至少 5 年的介入心脏病学工作经验。选择性高级培训包括外周介入技术的正规培训[77]。其中有些概念在早期的出版物中曾提及[78]。

质量

已提出的基于国际标准（国际标准化组织 ISO)的质量控制原则,现正纳入多数介入心脏病学课程中。这些质量保证指南调节、标化和监督介入活动的全部主要方面。有着广泛的国际认可及影响国内和国际质量保证指南的重要例证包括：

- 心导管实验室设备和人员[80]
- 心导管实验室的放射防护[81]
- PCI 的适应证和实施[82, 83]
- 命名和建档[84]
- PCI 文档表格[85]

参与标准化注册的机构如 ACC-NCD[84]采用连续的

表 8.3 试验比较:经皮腔内冠状动脉成形术(PTCA)与冠状动脉旁路移植术(CABG)

试验	年龄/(%♀)	CAD	患者例数	死亡 CABG/PCI	Q–MI CABG/PCI	AP CABG/PCI	RR(%) CABG/PCI	主要终点	主要终点(总%) CABG/ PCI	随访(年)
BARI	61/26	MV	1829	15.6/19.1	19.6/21.3	—	7/1	D	15.6/19.1	8
EAST	61/26	MV	392	17/21	19.6/16.6	12/20	13/54	D+MI+T	27.3/28.8	8
GABI	—/20	MV	359	6.5/2.6	9.4/4.5	26/29	6/44	A	26/29	1
Toulouse	67/23	MV	152	10.5/13.2	1.3/5.3	5.3/21.1	9/29	A	5.2/21.1	5
RITA	57/19	SV+MV	1011	3.6/3.1	5.2/6.7	21.5/31.3	4/31	D+MI	8.6/9.8	2.5
ERACI	58/13	MV	127	4.7/9.5	7.8/7.8	3.2/4.8	6/37	D+MIDA+RR	23/53	3
MASS	56/42	SV(LAD)	142	—	—	2/18	0/22	D+MI+RR	3/24	3
Lausanne	56/20	SV(LAD)	134	1.5/0	1.5/2.9	5/6	3/25	D+MI+RR	7.6/36.8	2
CABRI	60/22	MV	1054	2.7/3.9	3.5/4.9	10.1/13.9	9/36	D	2.7/3.9	1

PCI,经皮冠状动脉介入术;CAD,冠状动脉疾病;QW,Q 波;MI,心肌梗死;Hosp CABG,PCI 后出院前需行 CABG;RR,重复血管重建;F/U, 随访;BARI,Bypass Angioplasty Revascularization Investigation;EAST,Emory Angioplasty Surgery Trail;GABI,German Angioplasty Bypass–surgery Investigation;RITA,Randomized Investigation Treatment of Angina;ERACI,Estudio Randomizado Argentino de Angioplastia vs Cirugia;MASS,Medicine, Angioplasty, or Surgery Study;CABRI,Coronary Angioplasty versus Bypass Revascularization Investigation;SoS,the Stent or Surgery Trail;ERACI II,Coronary Angioplasty with Stenting vs Conorary Artery Bypass in patients with MV disease;ARTS,Arterial Revascularization Therapies Study;AWESOME,Angina with Extremely Serious Operative Mortality Evaluation;SIMA,Stenting vs Internal Mammary Atery;LEIPZIG,Stenting vs Minimally Invasive Bypass Surgery;MV,多支血管;D,死亡;T,铊缺乏;A,心绞痛;SV,单支血管;LAD,冠状动脉左前降支。Modified from Eagle KA, Guyton RA, Daviddof R, et al. ACC/AHA 2004 guideline update for coronary artery bypass graft surgery. *Circulation*. 2004;100:e340–e437.仅显示近期结果。

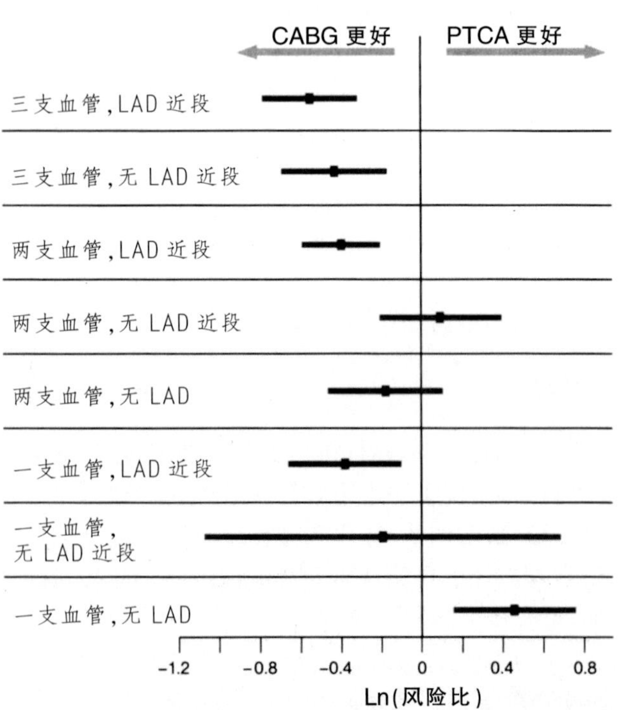

图 8.9 经皮腔内冠状动脉成形术(PTCA)与冠状动脉旁路移植术(CABG)在死亡率上的校正风险比(95%的可信区间)。(Modified from Eagle KA,Guyton RA,Davidoff R,et al. ACC/AHA 2004 guidline update for conorary artery bypass graft surgery. *Circulation*. 2004;110:e340–e347.)

基准测试和过程控制。在同行和市场竞争的压力下,对坚持进行标准化重要性的认识不断提高,这也强化了质量控制的重要性,尤其是在介入治疗中。

不同机构的内部数据和内部相互间的比较,至少要符合两个条件,即所有被评价的结果变量的精确定义和始终如实地报告。下面将回顾一些在介入心脏学中经常被用来评价结果的变量。

结果

为了能够可靠的评估冠状动脉介入治疗的结果,它必需确定明确的标准。标准包括成功、失败和并发症。

成功的定义。介入操作成功被定义为血管造影成功、操作成功和临床成功,适用于介入术后的特定时间或时期。

造影成功 有几种标准用来评价冠状动脉闭塞的消除情况。目前,血管造影成功大多指管腔直径的狭窄减少到 50%以下,即直径狭窄百分比%DS(界定)[85]。新近,最小管腔直径(MLD)作为一个持续性变量,可更好地用来评价残余狭窄渐进性的特点[86]。目前认为,残余狭窄为 0 是支架置入血管成形术的最佳结果, 而残余狭窄<30%是球囊血管成形术后可接受的类似支架的结果[87]。虽然造影计量的管腔横截面积可能是比线性测量更为精确的指标,但目前仍未在临床实践中广泛应用[88]。

表 8.4 试验比较:支架-经皮腔内冠状动脉成形术(PTCA)与冠状动脉旁路移植术(CABG)

试验	年龄/(%♀)	CAD	患者例数	死亡 CABG/PCI	Q-MI CABG/PCI	AP CABG/PCI	RR(%) CABG/PCI	主要终点	主要终点(总%) CABG/ PCI	随访(年)
SOS	61/21	MV	988	2/5	19.6/21.3	21/34	6/21	RR	6/21	1
ERACI Ⅱ	62/21	MV	450	8/3	19.6/16.6	8/15	5/17	D+MI+CVA+RR	19/23	1.6
ARTS	61/24	MV	1205	3/3	9.4/4.5	10/21	4/21	D+MI+CVA+RR	12/26	1
AWESOME	67/—	MV	454	2/5	—	—	—	D	21/20	3
SIMA	59/21	SV	121	3.6/3.1	4/2	5/9	0/24	D+MI+RR	7/31	2.4
LEIPZIG	62/25	SV	220	4.7/9.5	2/0	21/38	8/29	D+MI+RR	15/31	0.5

缩略语见表 8.3。

Modified from Eagle KA,Guyton RA, Davidoff R, et al. ACC/AHA 2004 guidline update for conorary artery bypass graft surgery. *Circulation*. 2004;110:e340–e347.

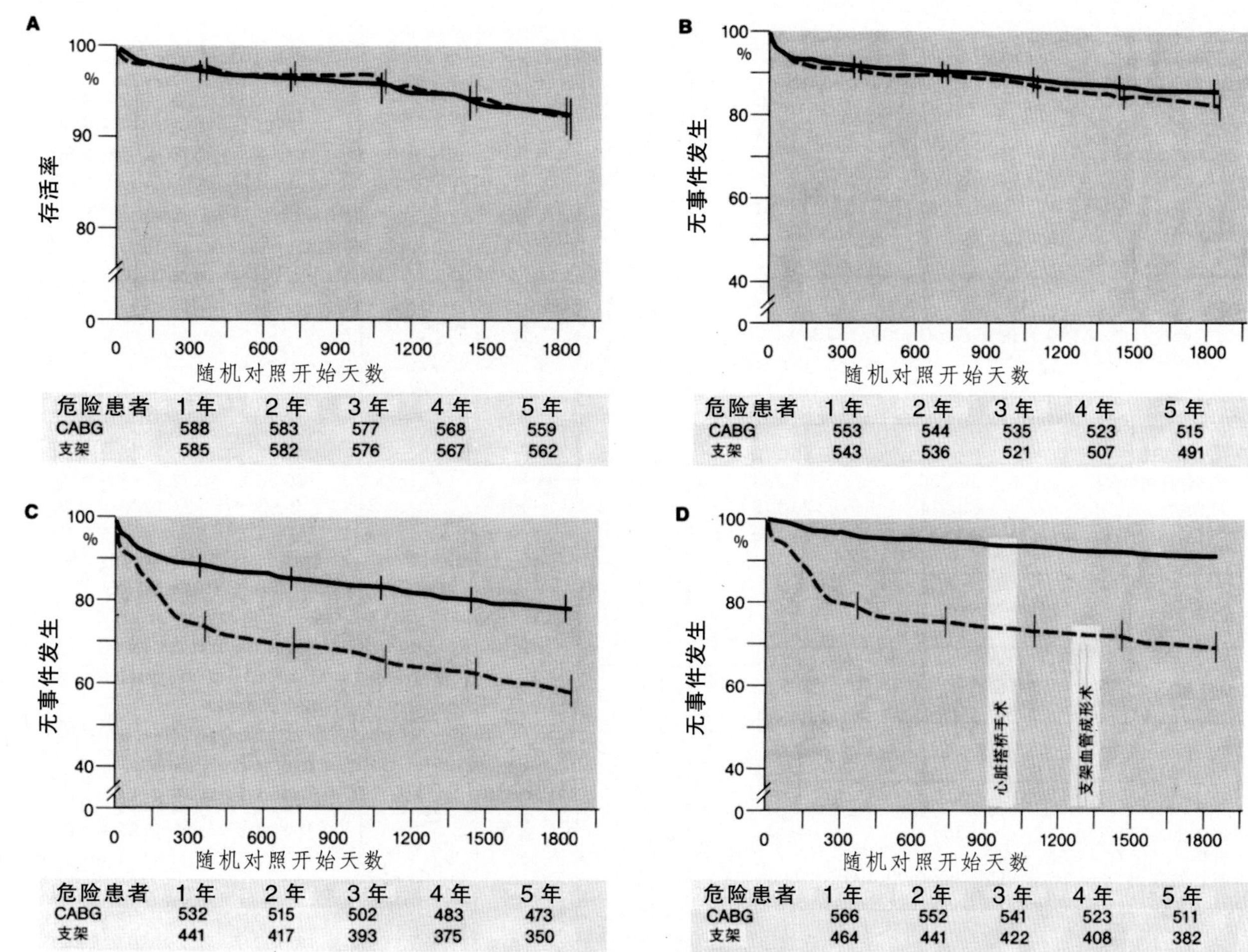

图 8.10 比较冠状动脉旁路移植术(CABG)与使用金属裸支架的经皮冠状动脉介入治疗(PCI)5 年的随访结果;动脉血管重建术研究(ARTS)随机试验结果。(A)Kaplan-Meier 曲线显示存活率。(B)Kaplan-Meier 曲线显示无死亡、脑血管事件、心肌梗死或血管重建术的生存曲线。(C)Kaplan-Meier 曲线显示无死亡、脑血管事件、心肌梗死或血管重建术的生存曲线。(D)Kaplan-Meier 曲线显示无血管重建术的生存曲线。(Modified from 自 Serruys PW, OngATL, van Herwerden LA, et al. Five-year outcomes after coronary stenting versus bypass surgery for the treatment of multivessel disease. The final analysis of the Arterial Revascularization Therapies Study (ARTS) randomized trial.*J Am Coll Cardiol*.2005;46:575-581.)

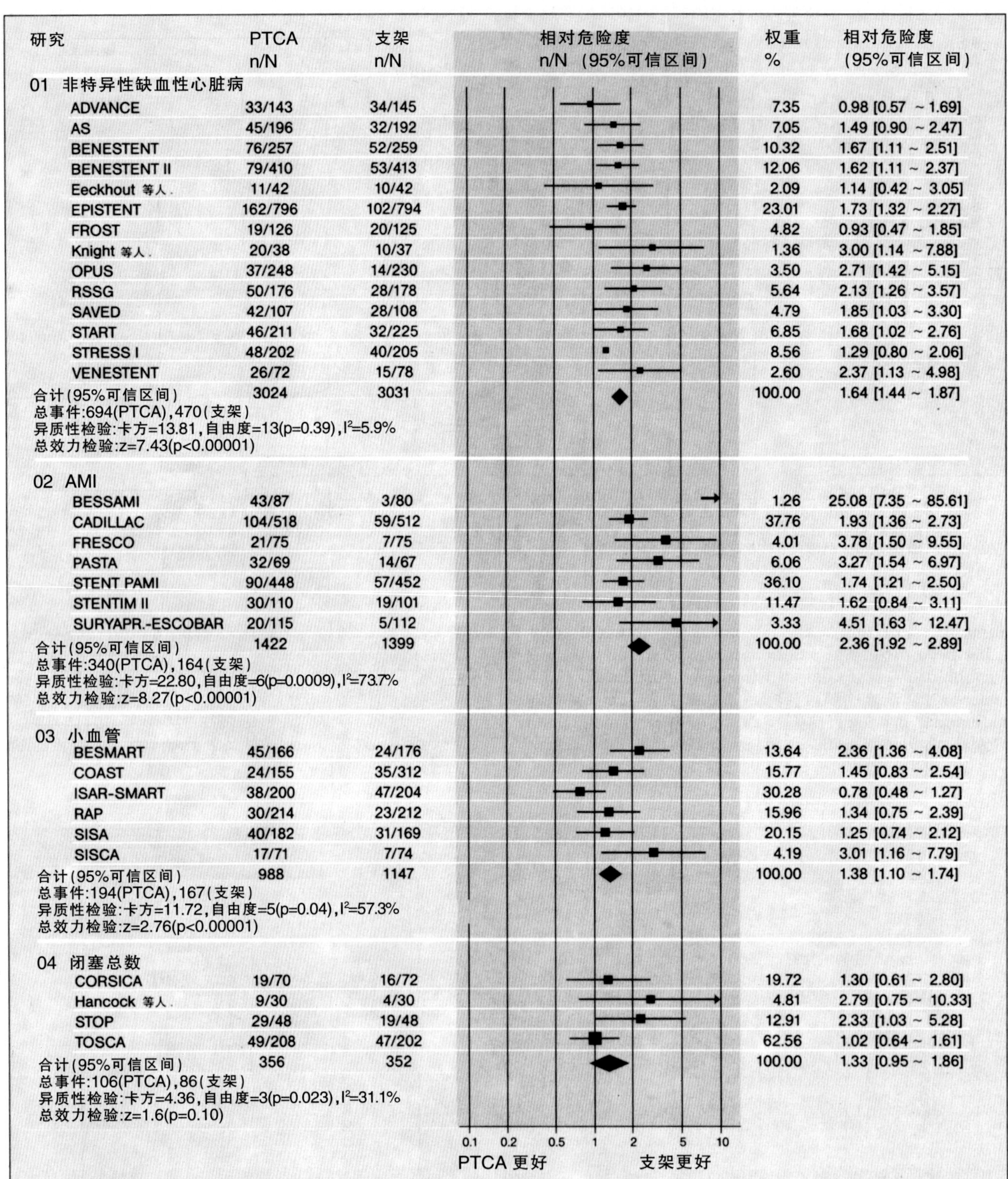

图 8.11 比较用与不用支架的经皮腔内冠状动脉成形术6 个月事件发生率。(Modified from Hill R,Bagust A, Bakhai A,et al.Coronary artery stents:a rapid systematic review and economic evaluation.*Health Technol Assesment*.2004;35.Available at:www.ncchta.org/execsumm/summ835.htm.Access September20,2005.)

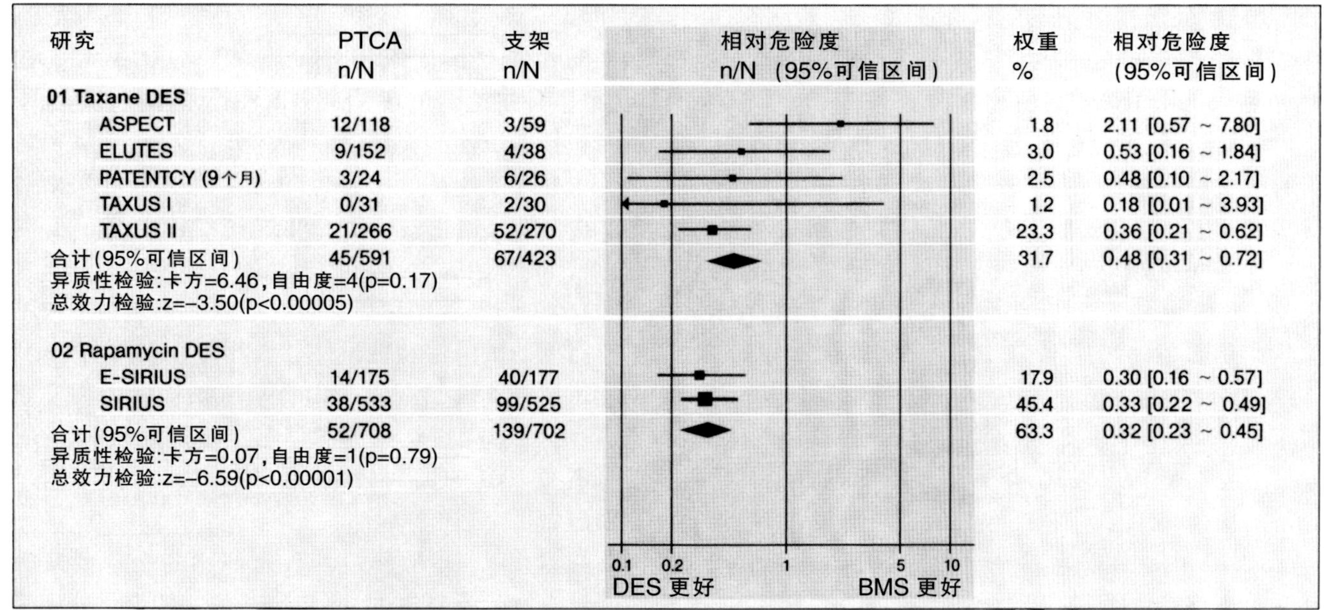

图 8.12 比较药物洗脱支架(DES)与金属裸支架(BMS)6 个月不良事件发生率的试验结果(n,事件数;N,病例数)。(Modified from Hill R, Bagust A, Bakhai A, et al. Coronary artery stents: a rapid systematic review and economic evaluation. *Health Tethnol Assessment*. 2004;35. Available at: www.ncchta.org/execsumm/summ835.htm. Accessed September 20,2005.)

同时靶血管正常的前向冠状动脉血流达到 TIMIⅢ级(心肌梗死溶栓试验,TIMIⅢ)。造影成功是介入操作后成功。通常进行血管成形术的患者,伴随扩张,即刻获得了最大的管腔,而当延迟测量时由于弹性回缩常会有轻度的下降("早期丢失")。

在随访期间(一般为 6 个月),可使用上述同样的参数来描述靶病变的再狭窄、支架内再狭窄以及靶血管血流 (%DS,MLD,TIMI)。再狭窄通常指再发生的任何狭窄>50%DS。此处>50%或<50%情况均指临界再狭窄,而它在特定的病变和/或患者群体的出现频率相应的被命名为临界再狭窄率(BRR)。或者也可以用扩张后即刻丢失("早期丢失")和随访期丢失("晚期丢失")的实际程

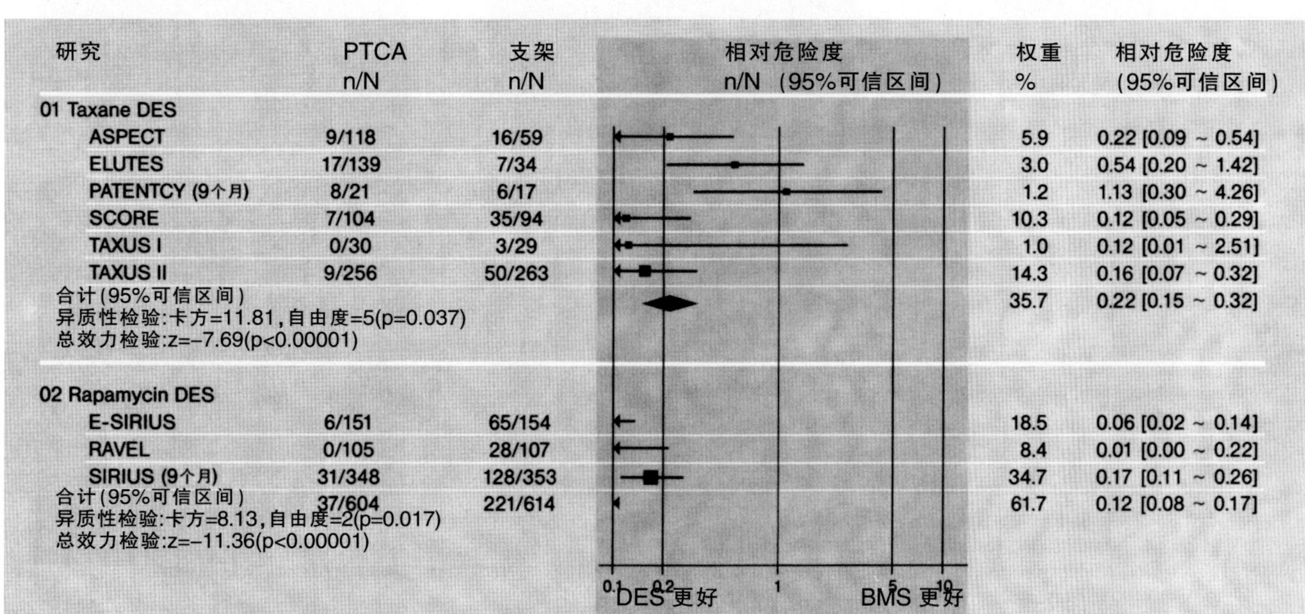

图 8.13 药物洗脱支架(DES)与金属裸支架(BMS)试验结果的比较——6 个月再狭窄(以>50%界定狭窄)发生率(n,事件数;N,病例数)。(Modified from Hill R, Bagust A, Bakhai A, et al. Coronary artery stents: a rapid systematic review and economic evaluation. *Health Tethnol Assessment*. 2004;35. Available at: www.ncchta.org/execsumm/summ835.htm. Accessed September 20,2005.)

度,即在特定的随访时间点用百分比或绝对数(通常是mm)来表示。当前,在靶病变最狭窄处测量获得的指标MLD是临床工作中最常用的参数。

目前,血管造影成功的定义不包括任何中间结果或相关的冠状动脉损伤,诸如边支闭塞,初始短病变的广泛支架或者危及非靶血管。似乎我们需要增加额外的造影成功标准来更好地辨别结果以便获得更好的预后信息,更好地评价新技术。图8.14和图8.15提供了隐含在目前造影成功定义背后的评价介入结果巨大差异的例子。

操作成功　指介入术后造影成功且没有任何相关的临床并发症。操作并发症大多是从质量保证和临床研究方案中总结概括出来的,作为主要不良心脏(和脑血管)事件(MAC[C]E),具体包括在提前界定的随访时间内(介入后24 h内、住院期、30天内、6个月内及其他)的心脏性和非心脏性死亡、非致命性心肌(和脑)梗死和靶血管重建(TVR)。穿刺部位的并发症包括出血和血管损伤。基于TIMI试验的相关定义,前者标化为大量出血(临床上明显的出血,血红蛋白Hb下降>5g/dl或红细胞压积下降>15%),小量出血(血红蛋白下降>3g/dl和≤5g/dl或红细胞压积下降>9%和≤15%)和无出血(出血事件未达到上述大量出血和小量出血的标准)[83]。后者包括医源性的夹层、瘘和假性动脉瘤。

围介入术期的心肌损伤(PMI)　指术后心肌酶(24~48h的心肌肌钙蛋白峰值,24h的CKMB峰值)升高超过正常上限(ULN [89])。有代表性的取样间隔为介入术后基线、6~9h、12~24h和必要时。心肌肌钙蛋白I和T由于有高度的敏感性和特异性被推荐为心肌损伤标记物。CKMB被推荐用于基线时即有心肌损伤标志物升高的患者,有利于观察其血清的动态演变过程(图8.16)[90]。近来有关PMI的发病、预后意义、原因、预防和治疗等方面已做了综述[91]。

临床成功　指操作成功伴有症状的缓解及其后长时间没有发生不良事件。再狭窄和旁路的退化分别是冠状动脉介入术和外科手术后影响远期临床成功的主要限制因素。

手术失败和并发症的定义　手术失败是指由于技

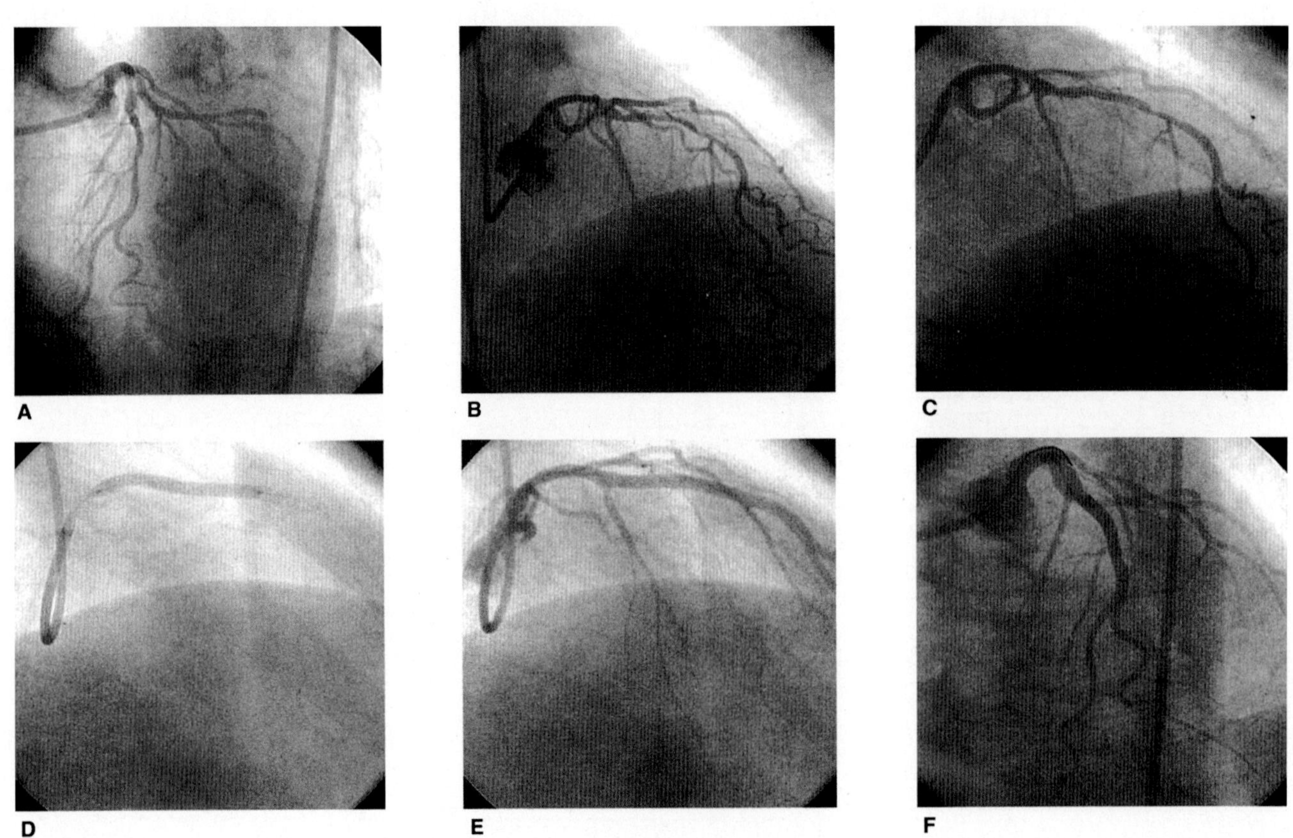

图8.14　前降支(LAD)近段长狭窄,药物洗脱支架(DES)。66岁男性患者,加拿大心脏学会(CCS)Ⅲ°劳累型心绞痛而且负荷超声心动图记录到前壁缺血。血管造影图像显示前降支近段长的高度狭窄达90%(A,B)。紧接着置入导引导丝 (C),3.5/32mm Taxus(Boston Scientific, Natick, MA, USA)支架以14巴的气压释放,后扩张改善支架贴壁、优化近段在自身血管壁和支架间的过渡(D)。最后的图像显示完全的LAD血管重建(E,F)。

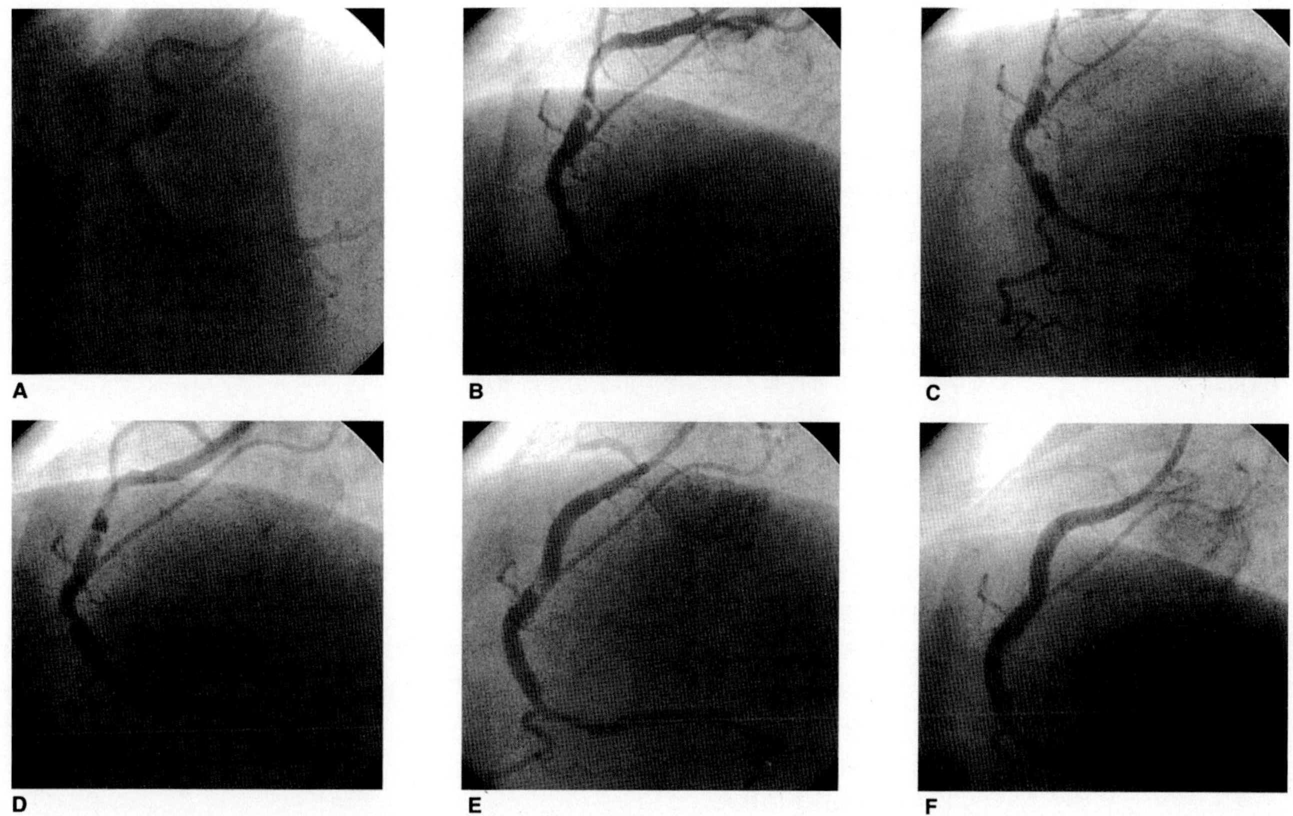

图 8.15 完全的金属管道冠状动脉重建:51 岁男性患者,下壁 ST 段抬高心肌梗死(STEMI)。血管造影显示单支冠状动脉病变,梗死相关动脉 RCA 病变弥漫,中度扭曲,其中"罪犯"病变位于节段 3(AHA 分段)(A)。导引导丝置入后,可以看到弥漫性动脉硬化病变伴多发斑块、痉挛和近段夹层(AHA 节段 1)(B)。使用 3.0/20mm 的球囊扩张"罪犯"病变导致 RCA 闭塞(C)。紧接着置入支架(3.0/18mm,10 个大气压释放),前向血流恢复(D)。随后,由于近段多发斑块和每次支架置入后的斑块移位,由远至近共成功的置入了 4 个支架(3.5/8mm,4.0/13mm2×,4.0/20mm,14 个大气压)(E)。最后,血管造影显示 AHA 节段 1、2RCA 和"罪犯"病变实现了完全的金属管道冠状动脉重建和点状罪犯病变的血管重建(F)。

术性的原因诸如不能通过或扩张靶病变而致靶病变的血管重建失败(靶血管治疗失败,TVF)。非技术的原因导致的血管重建失败诸如由于机体的不良反应(如对对比剂过敏)造成的介入的中断,不被认为是 TVF。手术失败可伴有前述的并发症。表 8.5 总结了一些常见的 ACC/AHA 指南中提到的手术并发症的定义[81]。患者、病变和手术相关的致 PMI 因素在其他章节回顾和讨论[91]。

介入质量的定义 现行的质量保证方案很难论证介入的技术质量。质量替代指标包括围手术期心肌损伤标志物浓度升高、手术和 X 线透视的时间,射线暴露和对比剂用量。表 8.6 和表 8.7 提供了这些替代指标测量的例子。更多论证的冠状动脉介入的技术质量的特异指标(如支架的贴壁不良、支架损伤、扩张不充分、病变覆盖不完全、边支闭塞和微循环损伤)可能会有助于结果的分析和数据的解释。然而花大量精力去论证这些结果在目前的临床实践中是不现实的,所以大力推广专业的介入技术或许是更可取的行动。

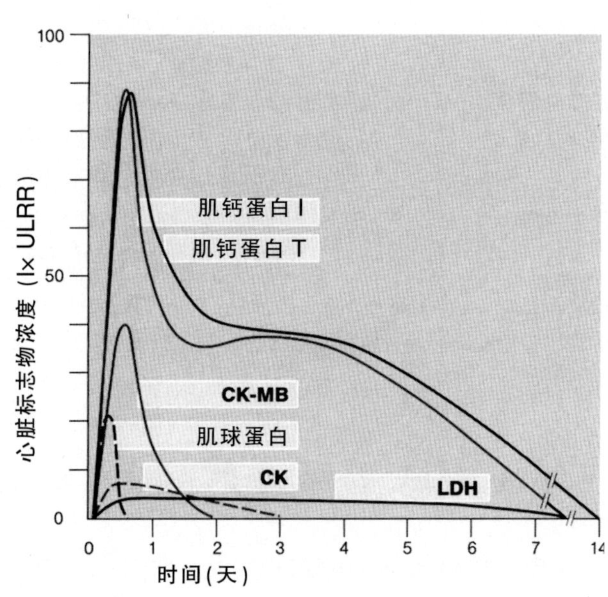

图 8.16 ST 段抬高心肌梗死心肌损伤标志蛋白的动态变化。(Modified from French JK, White HD. Clinical implications of the new definition of myocardial infarction. *Heart*. 2004;99:99-106.)

表 8.5 手术并发症的定义

手术并发症	定义
原发病死亡	患者在住院期间死亡
围手术期心肌梗死(MI)	至少符合下列标准之一的为新发心肌梗死 1.进展性的 ST 段抬高,在 2 个或更多连续的 ECG 导联有新的 Q 波形成,ECG 显示新发的或可能新发的左束支传导阻滞 2.心肌坏死的生物化学证据,可表现为①CK-MB≥3×正常上限值或如果没有 CK-MB②总的 CK≥3×正常上限值。因为不同测定方法正常范围不同,请核准所在化验室的 CK-MB 和总 CK 的正常范围
住院期间冠状动脉旁路移植术(CABG)	如果患者在住院期间接受 CABG,CABG 指征如下: Ⅰ.可择期的:手术可以推迟而不增加不良的心脏事件 Ⅱ.紧急的:下面任何情况均可遇到 A. 不可择期 B. 非急症 C. 需当次住院期间进行手术,使临床病情进一步恶化的机会减到最小 Ⅲ.急症:患者出现一下临床情况: A. 缺血性功能不全(如下情况之一) 1.进行性缺血包括静息心绞痛,尽管接受最大程度的药物治疗(药物和/ 或主动脉内球囊反搏术) 2.介入前 24h 内的急性进展性 MI 3.肺水肿需要插管 B. 机械性的功能不全(如下情况之一) 1. 有循环支持下的休克 2. 无循环支持下的休克 Ⅳ.抢救性的:患者在去手术室的途中进行心肺复苏(CPR)
脑血管事件(CVA/脑卒中)	患者发生 CVA 定义为因缺血导致部分神经功能的丧失,并且至少在发病 24 小时后仍有症状
血管并发症	
出血	动脉或静脉的穿刺部位出血,或所经动脉或静脉穿孔需要输血和/或延长住院时间,和/或引起血红蛋白下降>3.0mg/dL。血管出血在腹膜后形成直径≥10cm 的局限血肿或在腹膜外形成血肿
闭塞	穿刺部位的动脉完全闭塞需要外科手术修复。闭塞定义为由于血栓、夹层或其他机制动脉完全闭塞,通常在穿刺入口处,需外科修复术。闭塞往往伴有脉搏或多普勒信号的消失并伴有肢体缺血症状和体征而需外科干预
夹层	夹层发生在经皮穿刺的部位。夹层定义为动脉壁的破裂导致内膜层或内膜下层的分离
假性动脉瘤	假性动脉瘤定义为导管进入动脉部位发生瘤样扩张,可以用动脉造影检查或超声检查证实
动静脉瘘	动静脉瘘定义为穿刺动脉(如股动脉)或静脉(如股静脉)相连,可通过影像学检查证实(动脉造影检查或超声检查),且最常见特征性的连续性杂音
肾功能衰竭	从导管室回来后但在其他的手术之前:如果患者出现了急性肾功能不全导致血清肌酐较术前上升超过 2.0mg/dL(或升高超过异常基线的 50%以上),或需透析治疗

Reproduced with permission from Smith SC, Dove JT, Jacobs AK, et al. ACC/AHA guidelines for percutaneous coronary intervention(Revision of the 1993 PTCA guidelines)*J Am Coll Cardiol*.2001;37:2239-2300.

经皮冠状动脉介入治疗:组成

经皮冠状动脉介入治疗(PCI)是一个复杂的血管重建的过程,需要进行反复的循环操作,包括图像的获取、介入操作、再评价和终点结果。每次介入的进行与否取决于术者根据一系列连续不断的利益风险评价做出的继续进行或终止手术的决定。结果成功的最终标准是患者最大程度获益。介入术的结果受病变、患者和术者等相关因素的影响。既然这些因素无法完全明确且难以测量,那么就无法对 PCI 过程质量进行直接量化评估。替代标准如费用效益比必须要在个体介入术的背景下谨慎地诠释。

理想的 PCI 由手术初始操作、单一部位手术操作循

表 8.6 介入治疗质量的选择性替代指标(Coswig医疗中心,2004)

手术	平均(min)手术时间 [a]	平均 X 线透视和造影时间 ±SG(min)	平均 X 线暴露剂量±SD (cGy/cm²)	平均碘对比剂(mL)±SD
Ad hoc PCI	49.3±2839	11.3±8.1	3690±300	70±40

Ad hoc PCI 包括将近 2/3 的急诊病例和 1/3 的择期病例。
[a] 手术时间是指从搬运患者到导管床上至离开导管床的时间。
SD:标准差。

环和手术终止前操作构成。现实中理想的 PCI 是由手术初始操作、针对靶病变的最佳血管重建所需的最少操作的循环次数和手术终止前操作构成。与不依赖术者的数控自动化程序相反,PCI 高度依赖术者且其结果受大量的初始“隐含”变量的影响。简言之,PCI 术者通过行冠状动脉造影发现某些导管治疗的指征,决定介入治疗的策略而开始治疗。导引导丝置入前的最后一幅图像为初始化程序的终点,紧接着进行介入的主要的环节过程。在主环节过程中,术者执行介入操作,监视结果,基于其理解终止操作或进入下一个介入环节。术者的决定是基于其对预期效益和潜在操作风险的评估做出的。避免和预测即将来临的风险和解决具体现实的危急情况的能力是一个术者经验丰富的标志。此外,一些继发因素包括手术费用、潜在的合理的并发症、患者的预期结果、术者的心理状态及其他变量因素也影响术者的决定。与不熟练的术者相比,娴熟的术者能够避免不必要的风险和在困境下保持对手术的掌控,通常能够从用必须的最小量的反复环节来获得技术上、临床上的优异结果,而保持较低的材料花费和并发症的发生率。这些特点给人以似乎简单、率直和优雅的印象。第 4 章已经概括了 PCI 相关的策略事宜。以下部分将讨论涉及 PCI 的一般事项、患者与病变相关的因素。

常规注意事项

启动实施 PCI 阶段的初始步骤包括掌握适应证、获得知情同意和检查患者。

适应证

PCI 原则上是应用于那些有证据说明冠状动脉病变促发了心肌缺血或对预后产生不良影响的患者。如果有证据说明 PCI 比其他治疗对患者更有益,那么 PCI 即是适应证。适应证随着人们对 CAD 病理生理学认识进展而变化,同时亦是技术变革的结果。虽然对急性冠脉综合征患者行 PCI 其恰当性通常没有争议,但慢性冠脉综合征患者的 PCI 适应证就似乎不是很明了。虽然指南提供了 PCI 适应证的框架(表 8.8 到表 8.10)[67, 81, 82],但它们绝不能取代个别患者的特殊情况。通常,为了决定某个患者的最佳的治疗方法,在介入学者和外科医师间进行一场彻底的讨论而取得共识是必须的。

表 8.7 冠状动脉介入和诊断的平均透视和造影时间 (均数±SD)(Coswig心脏中心,2004)

介入	介入的例数	平均透视和造影时间 ±SD(min)
单纯 PCI	124	10.7±7.9
PCI 和冠状动脉造影	742	11.3±8.1
单纯冠状动脉造影	1436	2.9±2.8

知情同意

PCI 的实施需要患者的同意。因此,在欲行介入术前所有患者必须签署知情同意书。尤其是对于择期病例 24h 完成知情同意是足够的。对于病情严重或无意识的患者,常处于急症状况中的患者,这时要获得知情同意很困难。在这些情况下,通常认为医生要采取对他的患者最有益的行动。在此种状况下做出实施 PCI 决定的简洁的书面陈述是足够的。但是,由于任何没有患者明确的先前同意的介入干预可以有不同的法律诠释,术者应该清楚地明白其工作环境下通常的法律习俗。

在获得知情同意前,必须先与患者进行谈话而且要做核心的体格检查包括胸部听诊、外周脉搏的听诊和触诊以及拟行桡动脉操作时的 Allen 试验。通常使用印好的标准的知情同意书,必要时对于具体患者可行相应的修改。谈话的主要目的是告知患者有关已拟定治疗的预期益处和风险的全部信息。谈话应在一个安静的环境中从容地进行。全部信息都应该如实地、清楚地、明明白白地告知患者。对预期益处和风险的解释必须是完整、现实的。虽然可以从文献中获得手术风险的统计数据(表 8.11 和表 8.12[81, 92]),但使用术者所在机构的实际数据更为可取(表 8.13)。其他的个体风险亦应明确地告知。至于那些在单次住院期间接受多次介入干预的患者,每次介入术均需要签署单独的知情同意书。对于高危手术,明智的做法是在有第三方参加的情况下进行谈话,并在文件上联合署名。签署及填写日期的知情同意书已成为患者医疗文书的一部分,以保证其法律需要。

表 8.8 欧洲心脏病学会推荐经皮冠状动脉介入治疗(PCI)的适应证

适应证	推荐类别	证据水平
慢性冠脉综合征		
客观的大面积的心肌缺血(存在除不能通过的慢性完全闭塞以外的任何类型的病变)	Ⅰ	A
慢性完全闭塞	Ⅱa	C
外科手术风险高	Ⅱa	B
多支血管病变	Ⅱb	C
无保护的左主干病变无其他血管重建选择	Ⅱb	C
常规狭窄病变的支架置入;自身动脉,静脉桥	Ⅰ	A
急性冠脉综合征		
NSTEMI 和不稳定性心绞痛(早期 PCI,高危组)	Ⅰ	A
STEMI(首选 PCI,非择期的患者)	Ⅰ	A
STEMI(首选 PCI,溶栓治疗反指征)	Ⅰ	A
STEMI(首选 PCI,发病后 3-12h)	Ⅰ	A
STEMI(首选 PCI,常规支架置入)	Ⅰ	A
STEMI(溶栓后易化 PCI)	不推荐	-
STEMI(GPⅡb/Ⅲa 受体拮抗剂后易化 PCI)	不推荐	-
STEMI(溶栓失败后补救 PCI)	Ⅰ	B
STEMI(首选 PCI,心源性休克)	Ⅰ	C
STEMI(溶栓成功后常规血管造影)	Ⅰ	A
STEMI(溶栓成功后仍有缺血者行 PCI)	Ⅰ	B

NSTEMI,非 ST 段抬高心肌梗死;STEMI,ST 段抬高心肌梗死。

Modified from Silber A, Albertsson P, Aviles FF, et al. Guidlines for percutaneous coronary interventions. The Task Force for Percutaneous coronary interventions of the European Society of Cardiology. 2005;26:804-847.

表 8.9 ACC/AHA基于临床症状的冠状动脉介入治疗推荐:无症状的/CCS Ⅰ 级心绞痛患者

适应证	推荐类别	证据水平
未接受治疗的糖尿病患者出现无症状的缺血或轻度心绞痛，存在 1 或 2 支冠状动脉存在 1 处或更多处严重病变适合行 PCI,成功率高,发病率和死亡率低。被治疗的血管必须供应较大范围的存活心肌。	Ⅰ	B
与推荐级别Ⅰ具有相同的临床和解剖条件,但除外中等程度的缺血心肌范围或患者有正在接受治疗的糖尿病。	Ⅱa	B
无症状心肌缺血或轻度心绞痛患者有≥3 支冠状动脉狭窄适合行 PCI 治疗,成功率高,发病率和死亡率低。被治疗的血管至少供应中度范围的存活心肌。内科医师判断,该患者应有心电图运动试验、负荷核显像、负荷超声心动图、动态心电图监测,或冠状动脉内生理指标测定的缺血证据。	Ⅱb	B
无症状心肌缺血或轻度心绞痛患者不符合上述Ⅰ或Ⅱ类推荐的标准,并有以下情况者: a.只有小面积存活心肌处于危险状态 b.无客观缺血证据 c.病变扩张成功率低 d.轻度症状似乎不能归因于心肌缺血 e.伴有增加发病率和死亡率的危险因素 f.左主干病变 g.不明显的病变<50%	Ⅲ	C

Modified from Simth SC, Dove JT, Jacobs AK, et al. ACC/AHA guidelines for percutaneous coronary intervention (Revision of the 1993 PTCA guidelines). *J Am Coll Cardiol*. 2001;37:2239-2300

表 8.10 ACC/AHA基于临床症状的冠状动脉介入治疗推荐：正在接受药物治疗的CCS Ⅱ–Ⅳ级心绞痛伴有单支或多支冠状动脉疾病的患者

适应证	推荐类别	证据水平
患者在 1 支或多支冠状动脉有 1 处或多处适合行 PCI的病变，成功率高，发病率和死亡率低。被治疗的血管必须供应中度或较大范围的存活心肌，且处于高危。	Ⅰ	B
患者有静脉桥局部病变或有多处狭窄，不适于再次外科手术。	Ⅱa	C
患者有 1 处或多处病变需要治疗，成功率较低，或该血管供应小于中度范围的存活心肌。患者有 2 支或 3 支血管病变，伴有 LAD 近端严重狭窄及正在接受治疗的糖尿病或左室功能不全。	Ⅱb	B
1.患者无心肌损伤或缺血的客观检查证据，没有接受药物治疗或 a.只有很小范围的心肌处于危险状态 b.所有的病变或罪犯病变的形态致使治疗的成功率低 c.手术操作相关的发病率或死亡率高 2.患者无明显的冠状动脉狭窄（如，小于直径的 50%）。 3.患者有左主干病变适于行 CABG。	Ⅲ	C

Modified from Simth SC, Dove JT, Jacobs AK, et al. ACC/AHA guidelines for percutaneous coronary intervention (Revision of the 1993 PTCA guidelines). *J Am Coll Cardiol*. 2001;37:2239–2300

围PCI期间的准备和评估

在 PCI 之前，对所有患者都应进行标准的评估，包括静息 12 导联心电图和实验室检查（血钾、血肌酐、凝血酶原时间、血小板计数、TSH（促甲状腺激素）、血糖）（PCI 术前 24h 内）和胸部 X 线检查（可选择）。

PCI术前准备如下：

- 双侧腹股沟处或其他入路处须备皮准备
- 午夜以后禁食不禁水，下午进行手术者可进食少量的早餐。避免脱水！
- 维持给药，长效利尿剂和双胍类药物除外（二甲双胍，见后文讨论）
- 在进入导管室之前建立好静脉通路
- 让患者换好住院服并做好等候准备
- 应用镇静剂，如必要时给予地西泮 5mg 口服

无并发症的患者 PCI 术后，需进行 24 小时监护，一般 PCI 术后常规护理包括：

- 按时拔除动脉鞘管（如果患者没有症状）
- 止血
- 压迫数小时（如果没用封堵器）
- 记录穿刺部位出血情况
- 记录血压和脉搏，如每 15min×2，每 30min×4，每 60min×3h

表 8.11 主要并发症的住院发生率

研究	年	主要并发症发生率（%）				
		死亡	STEMI	急诊 CABG	主要神经系统的	主要血管的
NHLBI–DR	2000	1.9	2.8	0.4	0.3	3.8
SCA&I	2000	0.5	N/A	0.5	0.1	0.2
BARI	1996	0.7	2.8	4.1	0.2	0.2
NY State (Balloon)	1997	0.85	N/A	2.7	N/A	N/A
NY State (Stent)	1997	0.71	N/A	1.66	N/A	N/A
North, New England	1996	1.2	2.0	1.3	N/A	N/A
Medicare	1997	2.5	N/A	3.3	N/A	N/A
EPILOG (Abciximab)	1997	0.3	0.4	0.4	0.2	1.1
EPILOG (Placebo)	1997	0.8	0.8	1.7	0.0	1.1
EPISTENT (Abciximan)	1998	0.3	0.9	0.8	0.4	2.9
EPISTENT (Placebo)	1996	0.6	1.4	1.1	0.1	1.7

STEMI，ST 段抬高心肌梗死；CABG，冠状动脉旁路移植术。

Modified from Simth SC, Dove JT, Jacobs AK, et al. ACC/AHA guidelines for percutaneous coronary intervention (Revision of the 1993 PTCA guidelines). *J Am Coll Cardiol*. 2001;37:2239–2300

表 8.12 与严重冠状动脉疾病或操作相关的主要并发症的住院发生率

	心肌梗死(%)		TIA/脑卒中(%)		住院死亡(%)		进入部位(%)		肺栓塞(%)		CPR(%)	
指征	导管	PCI	导管	PCI	导管	PCI	导管	PCI	导管	PCI	导管	PCI
稳定性心绞痛	0.08	0.69	0.1	0.1	0.21	0.26	0.58	1.14	0.06	0.01	0.1	0.28
不稳定性心绞痛	0.26	0.59	0.17	0.13	0.48	0.55	0.39	1.43	0.1	0.1	0.3	0.26
NSTEMI	0.25	0.75	0.25	0.18	1.74	1.44	1.06	1.44	0.0	0.0	0.43	0.66
STEMI	0.34	1.68	0.05	0.22	2.84	4.27	0.77	1.4	0.0	0.4	0.87	2.07
心源性休克		4.08		0.68		33.11		0.68		0.0		18.82

NSTEMI,非 ST 段抬高心肌梗死;STEMI,ST 段抬高心肌梗死;TIA,短暂性脑缺血发作;CPR,心肺复苏;PCI,经皮冠状动脉介入治疗。

Modified from Zeymer U, Weber M, Zahn R, et al. Indications and complications of invasive diagnostic procedures and percutaneous interventions in the year 2003. *Z Kardial*. 2005;94:392–398

- 心电监护(数小时)
- 口服和/或静脉补液;如果尿量不足应用袢利尿剂
- 患者按时服用常规药物

接受复杂操作或有并发症的患者需转入完备监护的病床,通常在监护室(ICU)。PCI 术后要接受有计划的治疗。不稳定的患者在病情稳定之前不能离开导管室。

危险评估;与患者相关的因素

了解所有的危险因素对于评估介入治疗的风险是非常重要的。PCI 所有潜在风险(见第 4 章)主要包括与患者和病变相关的危险因素。介入治疗前了解与患者相关的危险因素可以通过预防和增加稳定因素来降低手术的风险,甚至可以消除某些患者的手术风险。我们回顾一下与患者相关的主要危险因素。

低危患者

没有任何患者相关的和病变相关的危险因素,这样的患者被认为是低危患者,如一个健康青年男性单支血管 CAD,病变在侧支的 A 型靶病变。然而,即使是低危患者,并发症的发生率也不是零,恰恰这组患者的一些主要并发症的发生率是成倍增加的。防止并发症发生的最好办法就是要向对待复杂病变一样竭尽全力去做。

表 8.13 住院期间经皮冠状动脉介入治疗(PCI)主要并发症的发生率

操作并发症	并发症发生率(%)
穿刺部位并发症[a]	0.4
心肌梗死	0.3
急诊冠状动脉手术	0.4
严重脑卒中	0.0
死亡	0.1

(Coswig心脏中心2003资料; 全部患者中1/3为择期PCI和2/3为急诊PCI)。

[a]表示基于TIMI分级的假性动脉瘤和瘘的重度和轻度出血的总和(ACC clinical data standards—reference guide. American College of Cardiology key data elements and definitions for measuring the clinical managenent and outcome of patients with acute coronary syndromes. Available at www. acc. org/clinical/data_ standards/acs/acs_index/htm.Accessed May 28,2005)。

左室功能不全的患者

左室功能(LVF)一般通过超声心动图或血管造影来测定。左室整体收缩功能不全可以分为三级:轻度(左心室射血分数,LVEF>45%)、中度(LVEF30%~45%)或重度(<30%)。局部 LVF 也可以测定[93],它与冠状动脉病变的分布有关。舒张性 LVF 在 PCI 之前不常规评估。

PCI 的潜在风险随着收缩性 LVF 的下降而增加。局部 LVF 对于区别正常心肌与功能不全的心肌和心肌瘢痕非常重要。某些病例需进行心肌存活力的测定。分析有冠状动脉病变的局部 LVF 可以更好地评估风险及预后,并有助于确定 PCI 的目标。表 8.14 提供的 Jeopardy 评分[94]法是基于 CAD 严重程度和局部 LVF 评估 PCI 风险的一种方法。

中重度收缩性 LV 功能不全的患者在进行选择性 PCI 之前需要很好地控制心力衰竭,包括充分的水化和稳定的药物治疗(ACE 抑制剂、β-受体阻断剂、利尿剂、醛固酮受体拮抗剂)。尽管接受最佳的药物治疗仍然持续心力衰竭 LVEF<20%至 30%和 jeopardy 评分>3 的患者,在 PCI 过程中要接受预防性的机械支持。在 PCI 之前需要尽量接受常规机械支持的患者是在急性冠脉综合征时血流动力学不稳定或心源性休克的患者,即收缩压<90mmHg,或低于基础血压值 30mmHg 持续最少 30min,动静脉含氧差增加(>5.5mL/dL),在肺毛细管楔压升高(>15 mmHg)时心指数下降[<2.2L(min·m^2)体表面积][95]。

除了严重的可逆的 LV 收缩功能不全,机械支持的适应证还包括:

- 多支冠状动脉病变且进行性心肌缺血,拟择期行延迟的血管重建术
- 多支冠状动脉病变且进行性心肌缺血,不可行血管

表 8.14 冠状动脉疾病患者左室功能不全的基线情况统计—Jeopardy 评分

冠状动脉节段	靶血管供应的左室区域	狭窄>70%的血管供应的左室区域	无狭窄血管供应的运动减低的左室区域
RIVA(LAD)	1	1	0.5
Rd	1	1	0.5
Rs	1	1	0.5
RCx(LCx)--边缘	1	1	0.5
RCx(LCx)--远端	1	1	0.5
RIVP(PDA)	1	1	0.5

RIVA,前室间隔支;LAD,左前降支;Rd,对角支;Rs,间隔支;RCx,旋支;LCx,左回旋支;RIVP,后室间隔支;PDA,后降支。

Modified from Almany SL. Interventional strategies in patients with left ventricular dysfunction. In: Freed M, Grines C, Safan RD, eds. *The New Manual of Interventional Cardiology*. Birmingham: Physcian's Press, 1997:157.

重建术(特定的病例)

- 高危 PCI 如在中重度左室功能不全的患者出现无保护左主干或复杂的多支血管病变

对于接受机械支持 PCI 的患者,在置入设备之前必须排除明显的主动脉和外周动脉闭塞性疾病。主动脉内球囊反搏术(IABP)[96]是导管室最常应用的机械支持设备[97]。尽管从股动脉逆行置入通常是直行,但仍然要考虑到如下限制:

- 血管内留置时间的限制(<3 天,最长 7~10 天)
- 对心律失常患者的效果将降低
- 对轻度主动脉瓣关闭不全的患者效果有限
- 需要残存一定的左室功能
- 需抗凝治疗
- 存在任何一种排除标准

对由于可逆的原因如急性的心肌缺血导致严重的难治的 LV 功能不全和/或心源性休克的患者,心肺支持(CPS)和体外膜氧合作用(ECMO)辅助设备可以提供很好的短期支持[98]。根据心肺支持(CPS)的导管型号和容量状态,如果不考虑心律和残存的射血功能,患者的循环支持可以维持一段较短的时间(<3 天)。但是,与 IABP 不同,CPS 不会减轻左室的负荷,也不会改善冠状动脉的灌注。有机械支持的 PCI 有更高的技术要求,需要在同一次完成完全的血管重建,要求最低的并发症发生率,因而只有有经验的术者才能完成。对长时间或不可逆的左室功能不全的患者,要脱离机械支持是很困难的,有时甚至是不可能的。其他的机械性左室功能支持设备,如左房-股动脉分流或外科置入左心室辅助装置,不能首选在导管室作为机械支持且不能在 PCI 中发挥重要作用[99]。

糖尿病患者

2 型糖尿病是多血管疾病发病的一个重要的危险因素[100],也是心血管事件的一个强的独立预测因子[101]。在 PCI 中,糖尿病与高发左主干病变、多支血管弥漫性病变、较重的斑块负荷和侧支循环差等密切相关[102-104]。相应的,接受 PCI 的糖尿病患者并发症的发生率、远期死亡率和再狭窄率均高于非糖尿病患者[105,106]。仅用球囊扩张的 PCI[107,108]和 BMS 与 GPⅡb/Ⅲa 拮抗剂同时应用的患者临床预后较接受外科手术的患者要差[109-111]。尽管对于糖尿病患者 DES 优于 BMS[112],但是 DES 与外科旁路移植术相比其有效性仍然是不确定的。一些重要的试验如 FREEDOM 和 BARI 2D 正在进行中,这些试验将明确对合并糖尿病多支血管病变(MVD)的 CAD 患者的最佳治疗方案。基于目前的证据,对糖尿病 MVD 患者的择期治疗,外科手术是较好的选择,尤其是内乳动脉(IMA)可以移植到 LAD 时[113]。对于单支非 LAD 近段的病变可以选择经皮 DES 与 GPⅡb/Ⅲa 受体拮抗剂同时应用,但对于 LAD 近段病变这两种血管重建术方案都可以选择[114]。急性冠脉综合征的患者,尤其是 ST 段抬高急性心肌梗死(STEMI),应选择 PCI 治疗[115]。

糖尿病患者由于多种功能失调而具有的血管形态学异常改变[116,117],使得在亚组分析中糖尿病患者 PCI 的预后较无糖尿病患者差[113,114],这就要求糖尿病患者与非糖尿病患者相比在选择 PCI 时要考虑到如下情况:

- 很有可能低估冠状动脉病变的严重程度和病变范围
- 很可能有多支血管或多器官受累
- 代谢不稳定性
- 相对多的对比剂肾病
- 药物治疗的副作用可能更多,尤其是双胍类
- 免疫功能不全和治疗缺陷的概率更高

糖尿病患者行 PCI 的最佳的治疗,要求所有已明确的危险因素均得到很好的控制,精细的 PCI 技术和严密的术后观察。因有对比剂肾病(CIN)的危险,尤其是对于先前有肾功能不全的患者,在围介入治疗期要严密监测肾功能(表 8.15)[118]和充分的水化治疗。为了防止代谢

性的并发症，严密的代谢监测和药物治疗的调整也是非常重要的。表 8.16 提供了糖尿病患者进行 PCI 治疗的注意问题。

肾脏疾病患者

先前存在肾脏疾病是患者进行 PCI[119,120]和 CABG[121,122]预后不良的预测因子。尽管肾功能不全的患者可以从冠状动脉置入支架[123]和外科旁路移植术[124]中获益，但是肾病对预后的不良影响依然存在[125]。对于终末期肾病患者，CABG 优于经皮冠状动脉成形术[122]。但是，目前还没有使用当今血管重建术策略来比较 PCI 与 CABG 这两种治疗的结论。因此，目前这两种冠状动脉血管重建术策略均可考虑，然而，应该选择损伤最小的完全血管重建术方案。国际肾病基金会提供了对于血液透析患者行血管重建术的指南[126]。

在临床实践中，在 PCI 之前检出肾脏疾病并精确的定义肾功能不全的程度对于降低对比剂肾病（CIN）的危险是非常重要的，CIN 定义为应用对比剂后 48h 内血清肌酐清除率较基础水平增加≥25%或绝对值增加 44.2 μmol/L(0.5 mg/dL)，持续至少两天[127,128]。易患 CIN 的患者包括：

- 先前有肾脏疾病的患者
- 无论年龄大小的 2 型糖尿病患者
- 老年、高龄和脱水的患者
- 应用肾毒性药物的患者
- 长时间低血压的患者
- 应用大剂量对比剂(>200mL)的患者，反复地使用对比剂，或应用高渗对比剂的患者

表 8.17 中列出预防 CIN 的方法。

对于高危 CIN 接受 PCI 的患者住院及操作规则包括：

表 8.15 2型糖尿病患者肾功能不全的病程

病程	白蛋白 (mg/L)	肌酐清除率 [mL(min·1.73m²)]
1.保存排泄功能的肾脏损害		
1a. 微量白蛋白尿	20~200	>90
1b. 大量白蛋白尿	>200	>90
2.排泄功能不全的肾脏损害		
2a. 轻度	>200	60~89
2b. 中度	>200	30~59
2c. 重度	下降	15~29
2d. 终末期	下降	<15

Modified from National Kidney Foundation——K/DOQL. Clinical practice guidelines for chronic kidney disease evaluation, classification and stratification. *Am J Kidney Dis*. 2002;39:S1–266.

- PCI 之前 2 天住院
- 充分地水化并慎用利尿剂！
- 诊断性冠状动脉造影和 PCI 之间的时间间隔应>10 天
- 避免其他应用对比剂的操作
- 如果可能的话用双平面冠状动脉造影
- 对于高危患者应用大剂量对比剂时预防性应用血液透析[129]

对于尽管应用预防措施仍出现 CIN 的患者，可以用肾小球滤过率（GFR）或用 Cockcroft 和 Gault 方程[130]计算肌酐清除率的方法来评估肾功能不全的严重程度：肌酐清除率(mL/min)=(140−年龄)×体重(kg)/72×血清肌酐浓度 (mg/100mL)。当血清肌酐清除率用 SI 单位(μmol/L)来表示时，上述结果在男性要乘以 0.82，女性要乘以 0.85[131]。表 8.18 总结了基于 GFR 测定的慢性肾功能不全的分级。

已确诊 CIN 患者的处理包括：

- 转入可以进行紧急血液透析的重症监护室
- 严密监测出入量
- 必要时每天监测肌酐、尿素氮、电解质，持续 5 天
- 必要时请肾病专家会诊

表 8.19 总结了治疗 CIN 的推荐方法。

肾功能不全除了对预后的不良影响外，这些患者严重的冠状动脉钙化的发生率也较高，因此在决定这些患者的血管重建术策略时也要考虑到上述因素[132,133]。

伴有甲状腺疾病的患者

应用碘对比剂进行 PCI 时会伴随大量的碘暴露。但是，尽管应用了 15~100g 碘，相当于人体内总的碘含量的 1500~10 000 倍，但其中仅一小部分约 0.1~0.001%(0.5~36μg/mL)是生理活性的游离无机碘的。此外，一些游离碘是由有机结合碘脱碘产生的（暴露 1h 约有应用总剂量的 0.1~0.2%脱碘）[134]。游离的碘在易感患者中可以诱导甲状腺毒性，如甲状腺功能亢进症患者、免疫性甲状腺疾病、或自发性甲状腺疾病，以及居住于碘缺乏地区的结节性甲状腺肿患者，和因使用特殊的药物(如胺碘酮，祛痰剂)与有异食癖(如食用海草灰)的患者。

碘诱导的甲状腺毒性(IIT)可能与持续存在的不良心血管效应有关，包括房性和室性心律失常、传导异常和心力衰竭。一般状况差的患者可以出现持续的心力衰竭和恶性心律失常这些有生命危险的情况[135,136]。

为了减少 IIT，在进行 PCI 之前要进行系统的筛查。一个标准的检查表包括：

- 评估甲状腺疾病史
- 排除有损害的药物

表 8.16　2型糖尿病住院患者行PCI的推荐检查

时间	推荐	备注
介入治疗前一天	住院	检查并使其稳定
	实验室检查	
	血糖	正常范围 80~120mg%(4.4~6.7mmol/L);血糖>140mg%(6.7mmol/L)必要时 2h 内核实并复查血糖
	糖化血红蛋白(HbA_{1c})	HbA_{1c}≥6.5%长期血糖控制不满意,提示代谢较不稳定
	尿白蛋白定量	正常范围 20~200μg/min; 白蛋白>200μg/min 或>300mg/24h 或>200mg/L 提示存在肾病
	肌酐清除率	正常范围>90mL/min, 肌酐清除率<15mL/min 提示终末期肾功能衰竭
	药物治疗	
	继续所有的标准药物治疗	
	脱水患者停用长效利尿剂	鼓励水摄入
		和(或)对于严重缺水的患者开始静脉补液
	PCI 术前 24h 至术后 24h 停用双胍类(二甲双胍!)	继发于双胍类药物的少见的但确定的有乳酸酸中毒伴潜在难控制的休克的风险。
	处方乙酰半胱氨酸 600mg/d,3 周	
	时间安排	
	PCI 拟定于清晨进行	
PCI 当天	在清晨进行 PCI	
	实验室检查	
	每 2~4h 测定一次血糖	用静脉或皮下注射短效胰岛素或必要时静脉输注 5%的葡萄糖来纠正
	肌酐、肌酐清除率、尿素氮、钾、钠	用液体和/或电解质来纠正
	必要时测定尿量(mL/h)	必要时留置导尿管
	严重的肾功能不全患者要严格记录出入量尿量(mL/h)	必要时安排 PCI 术后血液透析
	药物治疗	
	继续所有的药物治疗除外双胍类	
	当患者禁食水时给予常规剂量半量的胰岛素	
PCI 术后 1 天	鼓励水的摄入,必要时进行水化	
	实验室检查	
	必要时每 6h 测定一次血糖	
	为达到基线功能,PCI 后每天测定肌酐、肌酐清除率、尿素氮、钾和钠	
	药物治疗	
	继续所有的药物治疗除了双胍类	

• 甲状腺的触诊

• 实验室检查(测定促甲状腺激素[TSH],如果低于正常,可以测定游离的三碘甲状原氨酸[T3],四碘甲状原氨酸[T4]一般很少测定)。

有 IIT 危险的患者在进行 PCI 之前推荐进行预防性的检查。对于危重的患者和那些具有甲状腺毒性却同时具有 PCI 重要指征的患者进行进一步的药物治疗是必须的(表 8.20)。对于病情稳定伴甲状腺功能亢进的患者,须待甲状腺功能正常后再行 PCI。

过敏反应患者

尽管大多数患者对碘对比剂(ICA)不良反应很轻微,不良反应在患者中的发生率为 5%~10%。中至重度的不良反应约为 1%~2%, 致命性的不良反应为应用 ICA 患者的 0.001%(0.0003%~0.0026%)。应用非离子低渗对比剂患者

表 8.17 对比剂肾病(CIN)的预防

问题	措施
肾毒性药物，长效利尿剂	停用所有不必要的有可能造成损害的药物，如非甾体类抗炎药(NSAID)
	在 PCI 之前 48~72h 停用长效利尿剂；警惕：心力衰竭患者
对比剂	用等渗、二聚体、非离子碘对比剂(如碘克沙醇)
	避免应用高渗对比剂
	应用最小剂量
水化	鼓励水的摄入
	给予静脉输液，如 0.9%NaCl 1mL(kg·h)，PCI 术前 6~8h 及术后 12~24h；警惕：心力衰竭的患者
N-乙酰半胱氨酸	600 bid p.o. 或 150mg/kg IV 30min 输入
实验室检查	PCI 术后 2~3 天每天测定肌酐和电解质
利尿	PCI 术后 2~3 天每天记录出入量

Modified from Gleeson TG, O'Dwyer J, Bulugahapitiya S, et al. Contrast-induced nephropathy. *Br J Cardiol*. 2004;11:53-61.

的不良反应较少并更加安全[137]。因为事件的发生率很低，试验显示不同对比剂之间的差异没有统计学意义[138]。

有下列病史的患者较易有类似过敏反应或过敏反应：

- 哮喘
- 对于含碘的海鲜或贝类食物过敏(如扇贝和虾)
- 金属过敏，如镍、钴、锰
- 药物过敏史

在易感患者中，症状不常发生但往往很严重。

尽管 ICA 不良反应的确切机制还没有被阐明，通常分为非过敏性反应的(化学毒性的、血管迷走神经性的和特发性的)和过敏性反应的(异质性的"类过敏反应"和真正的过敏反应)不良反应。非过敏性化学毒性的不良反应可能是剂量依赖性的，包括原发的肾毒性和神经毒性，以及一些对心血管的作用(如致心律失常作用)。过敏性的不良反应可能是对目前尚不明确的物质的非特异性反应，也可能是由抗体(IgE)或 T 淋巴细胞介导的非特异性反应。几乎所有严重的不良反应都发生在 ICA 使用后数分钟内(≤20min)。在一些迟发反应(7

表 8.18 慢性肾功能不全(CRI)的分级

级别	描述	GFR[mL/(min·1.73m²)]
1	肾损害伴 GFR 正常或升高	≥90
2	肾损害伴 GFR 轻度降低	60~89
3	肾损害伴 GFR 中度降低	30~59
4	肾损害伴 GFR 重度降低	15~29
5	肾功能衰竭	<15

GFR，肾小球滤过率。

Modified from National Kidney Foundation. K/DOQ2. clinical practice guidelines for chronic kidney disease: evaluation, classification and stratification. *Am J Kidney Dis*. 2002;39(2suppll):S1-S266.

表 8.19 对比剂肾病(CIN)患者的推荐治疗

问题	措施
高钾血症	
<5.0mmol/L	严格控制饮食的摄入(<40mmol/day)，停用保钾利尿剂
5.0~6.5 mmol/L	给予钾结合离子交换树脂(如 15g 聚苯乙烯磺酸钠每日三或四次)
	给予袢利尿剂(警惕：少尿症)
>6.5 mmol/L	给予胰岛素-葡萄糖 IV 输注(10U 短效胰岛素加入 50mL50%的葡萄糖)
	给予碳酸氢钠 50~100mmol IV 输注
	给予 10%葡萄糖酸钙 10mL 短期静脉输注，大于 5min
	如果治疗抵抗和/或心律失常考虑血液透析
容量超负荷	限制液体摄入(<1L/d)
	限制 NaCl(2~4g/d)
	必要时给予袢利尿剂或噻嗪类利尿剂
	如果治疗抵抗和/或存在心力衰竭可考虑血液透析
代谢性酸中毒	限制蛋白摄入[0.6~0.8g/(kg·d)]
	必要时给予碳酸氢钠静脉输注使 pH>7.2
高磷酸盐血症	限制磷酸盐摄入(<800mg/d)
	给予磷酸盐结合剂(如碳酸钙或氢氧化铝)
急性肾功能衰竭	尿素氮和肌酐迅速升高，尿量突然减少(少尿 100~400mL/d，无尿<100mL/d；如果<0.5mL/(kg·h)持续>2h，应严密观察尿量！如果肌酐>500~1000μmol/L，尿素氮>20mmol/L，血钾>7.5mmol/L，代谢性酸中毒 pH<7.2，尽早请肾病专家会诊，并计划行血液透析)

Modified from Kolonko A, Wiecek A. Contrast-associated nephropathy-old clinical problem, and new therapeutic perspectives. *Nephrol Dial Trasplant*. 1998;13:803-806.

表 8.20 对于行经皮冠状动脉介入治疗患者预防碘诱发甲状腺功能亢进症

易感患者的预防	高氯酸盐 900mg (20 滴 每日三次)(300mg=1mL=20 滴)
	在接受对比剂前至少 2~4h 应用
	持续应用 14 天
明显甲状腺功能亢进症患者的预防	高氯酸盐 900mg(20 滴每日三次)/甲巯咪唑 20~80mg/d
	在接受对比剂前至少 2~4h 应用
	必要时持续应用

天或更长时间)的病例中,常常包括轻度的荨麻疹、支气管痉挛或肾功能不全。

基于临床症状，其严重程度可以分为几个等级。1级大部分的反应是轻微的,包括荨麻疹,瘙痒和出汗,而没有全身症状。2 级伴有由于喉部水肿或支气管痉挛所致的轻至中度的呼吸困难,由于血管舒张所致的低血压和腹部症状(恶心,呕吐,腹痛)。3 级有中至重度的呼吸困难和进行性血压下降。4 级为严重的心脏循环和肺功能衰竭和/或心肺骤停。

对于所有易感患者和以前对 ICA 有不良反应的患者建议行药物预防。口服药物治疗方案包括：

- 在使用对比剂前 12、6 和 1h 服用泼尼松 50mg
- 在使用对比剂前 12h 和 1h 服用苯海拉明,H1-抗组胺药 50mg
- 在使用对比剂前 1h 服用雷尼替丁,H2-组胺受体阻断剂 50mg

对不能口服药物的患者可选择静脉用药。

在 PCI 时出现症状提示可能为 ICA 的不良反应时须采取紧急的处理。对于出现中重度症状的患者,应迅速给予氧气、静脉输液和肌肉注射肾上腺素(0.5mL,1:1000 稀释)。因为有潜在的心肺骤停的危险,尽管可能性小,PCI 的术者必须完全清楚过敏性休克的表现和处理,以及所有的复苏措施[139-141]。表 8.21 总结了对 ICA 不良反应的推荐处理。

对于在 PCI 中出现血管迷走神经反应的患者,经典的处理方法包括：

- 静脉输液补充晶体溶液(如林格乳酸盐)或血浆扩容(包括淀粉衍生物如 HAES6%)
- 阿托品 0.5~1.0mg IV
- 必要时儿茶酚胺类(多巴胺,多巴酚丁胺)IV

对于完全无症状的过敏患者在血压（收缩压≥100mmHg)和心律恢复正常之前 PCI 不能再继续。

老年和高龄患者

目前接受 PCI 的患者大部分在 60~75 岁之间，但>75 岁患者(包括 85 岁以上的患者)的比例逐渐增加。在单纯的球囊扩张患者[142, 143]和支架置入术患者[144, 145],高龄均与不良预后相关。事实上,年龄增长作为一个连续变量,又是一个离散变量[146],它与不良预后相关。介入治疗患者年龄增长对冠状动脉介入治疗结果的经典例子见表 8.22 和表 8.23 及图 8.17。

尽管它本身不一定是一个危险因素,但年龄已作为一个冠状动脉疾病进展(CAD 更加复杂,多支血管病变比例增加)的病理生理标志,并伴有并发症的增加,详见表 8.24[147]。

尽管最近 ACC/AHA PCI 指南没有对高龄患者进行 PCI 给予特殊的建议 [81](只对心源性休克患者首次 PCI 给予了特殊建议),但是很明显,老年和高龄患者这一特殊人群接受冠状动脉介入治疗需考虑到其特殊性,并应采取特殊的治疗方案,包括要考虑到完全的血管重建还是部分的血管重建,介入治疗的时机,早期活动,进而减少介入治疗的风险。

多支血管病变患者

至少两支主要血管存在临床上严重疾病的患者(多血管病变患者）大部分是各个年龄段的糖尿病患者,老年患者(65~75 岁)介入治疗的风险更高[100, 148]。PCI 术前需要更多的检查来了解多血管病变状态从而采取风险小的治疗方案很重要。此外,对于多支血管病变患者,整体血管重建的全血管治疗策略或联合治疗策略可以降低总的操作风险,应考虑在所有相关疾病患者中应用此策略[149]。

严重疾病患者

严重的和终末期疾病患者（预期生存率≤6 个月）包括慢性终末疾病患者合并 CAD 以及患有威胁生命的 CAD 合并主要神经系统疾病的患者，和/或先前没有终末期疾病但目前有多脏器功能衰竭的患者。

终末期疾病合并 CAD 的患者常常不考虑行外科血管重建术，大多数患者可以采取完全或部分的 PCI 治疗。患有威胁生命的 CAD 患者,经皮介入治疗常是首选的治疗方案。与传统的急诊 PCI 相比,这些严重疾病患者的靶病变与所有的严重病变血管均应同期实现血管重建。为了避免治疗失败,必须经各学科间会诊取得一致意见并取得患者的知情同意。在制定决策时需考虑到以下情况：

- 血液动力学和电活动紊乱的严重程度以及预期的可逆转程度
- CAD 的严重程度、复杂程度以及技术的可行性
- 左室功能不全的严重程度以及预期的可逆转程度
- 终末期疾病所处的阶段
- 存在的主要神经系统疾病以及可能的恢复情况
- 合并存在的其他疾病以及严重程度
- 主要的风险和获益评估

终末期疾病患者合并严重的 CAD，所有的药物治疗和该疾病相关的社会问题以及下一步的治疗方案均需进一步讨论。

表 8.21 对碘对比剂不良反应的推荐预防和治疗措施

预防(高危患者)	苯海拉明 50mg 或等量抗组胺药 iv 西咪替丁 300mg 或等量 H2-受体拮抗剂 iv 泼尼松龙 50mg 或等量皮质类固醇

治疗

症状	严重程度		
	轻度	中度	重度
荨麻疹	苯海拉明 50mg 或等量抗组胺药 IV	苯海拉明 50mg 或等量抗组胺药 IV 西咪替丁 300mg 或类似的 H2-受体拮抗剂 IV 50mg 泼尼松龙或等量皮质类固醇	苯海拉明 50mg 或等量抗组胺药 IV 西咪替丁 300mg 或类似的 H2-受体拮抗剂 IV 125mg 泼尼松龙或等量皮质类固醇
支气管痉挛	吸氧 2~4L/min 经鼻吸入支气管扩张药,如 β-2 受体激动剂非诺特罗 2 喷	面罩吸氧 肾上腺素 1:1000(1mg=1mL)0.1~0.3mL 滴速 每 10~15分钟至 1mL(=1mg 肾上腺素)	面罩吸氧 肾上腺素 1:1000 (1mg=1mL 用 0.9%的 NaCl 稀释至10mL 得到 1:10000 的溶液)10mL IV 大于 5 分钟, 必要时每 10 分钟重复一次,准备插管和机械通气
喉头水肿	面罩吸氧 肾上腺素 1:1000 (1mg=1mL) 0.1~0.3mL 滴速 每 10~15 分钟至 1mL(=1mg 肾上腺素)	面罩吸氧 肾上腺素 1:1000 (1mg=1mL)0.1~0.3mL 滴速 每 10~15分钟至 1mL(=1mg 肾上腺素),准备插管和机械通气	肾上腺素 1:1000(1mg=1mL 用 0.9% NaCl 稀释至 10mL 得到 1:10000 的溶液) 10mL IV 大于 5 分钟, 必要时每 10 分钟重复一次插管
严重呼吸困难、低血压、意识不清、失禁	休克处理包括扩容和儿茶酚胺类药物		
心肺骤停	心肺复苏术		

Modified from Siddiqui NH. Contrast medium reactions, recognition and treatment. Available at: www.emedicine.com/radio/topic864.htm.

风险评估;靶病变相关因素

对拟行 PCI 的患者,诊断性冠状动脉造影的评价包括对靶介入位点(靶病变、靶血管和靶血管开口)和非靶血管的状态的评估(详见第 3B 章)。此外,也应该对左室功能、升主动脉、主动脉弓和从入路到靶血管开口的介入血管通路进行评价。基于上述因素决定介入的策略、选择相应的器械。介入策略的选择取决于对风险与获益的清醒认识。器械选择取决于对满足解剖要求的血管内器械操作特点的理解。在介入技术中缺乏对介入位点的直视观察(与外科手术相反)这一点足以解释介入心脏学者会面临错综复杂局面的原因。因此, 就最佳 PCI 而言,正确地阅读和理解造影结果是设计和实施每个介入操作过程中最关键的问题。即使在准备计划阶段,基于自身以往经验的术者要做理论上的设想,而在介入实施的过程中他必须结合造影术(设备成像)、视觉(眼)、解释(大脑)和操作的触觉反馈(手)整合成实时的、频繁的瞬息动作。要使之最终成为一种熟能生巧的直觉熟练动作,那么一个优秀的术者对操作过程的每一步都必须是深刻理解、精通和熟练的。

由于冠状动脉介入治疗的预后与靶病变和靶血管的形态学相关,1988 年 ACC/AHA 造影分级将冠状动脉病变分为 A~C 型 [150]。当时,A 型病变的手术预期成功率>85%,B 型中度复杂病变为 60~85%, 复杂的 C 型病变<60%。成功的血管成形术被定义为管腔直径增加≥20%且最终直径狭窄<50%,同时未发生主要并发症,包括死亡、急性心肌梗死或需行急诊外科旁路移植术[150]。几个研究调查已经证明了 ACC/AHA 病变分型的临床预测价值[151–153]。Ellis 等建议将 B 型病变进一步分成 B1(即病变符合 B 型标准中的一项)和 B2(即病变符合 B 型标准一项以上)亚型[151]。同一研究还强调指出高度狭窄病变、弯曲病变及分叉狭窄病变、慢性完全闭塞病变和男性是阴性预测因子。Myler 等还介绍了 C 型病变的亚型分析[152]。在这一研究中,血栓、长病变、弥漫性病变、

表 8.22 PCI患者按年龄分层30天和1年结果

	年龄(岁)				
	<55	55~65	65~75	>75	*p*
患者数	749	590	470	273	
30 天结果,%					
死亡	0.8	1.2	3.6	4.8	<0.0001
再梗死	0.8	1.0	1.1	0.0	0.41
脑卒中残疾	0.0	0.2	0.2	0.4	0.52
缺血靶血管重建	3.5	3.2	3.2	4.1	0.91
主要复合事件	4.6	4.8	7.3	8.8[a]	0.02
亚急性血栓形成	1.1	0.7	1.3	0.4	0.55
中度/重度出血	1.7	3.6	4.1	6.3	0.002
所有脑卒中	0.4	0.5	1.9	1.1	0.027
颅内出血	0.0	0.0	0.2	0.0	0.32
1 年结果,%					
死亡	1.6	2.1	7.1	11.1	<0.0001
心源性	1.1	1.2	5.1	7.2	<0.0001
非心源性	0.5	0.9	2.0	3.9	0.0005
再梗死	1.9	2.6	3.4	1.6	0.35
脑卒中残疾	0.3	0.3	0.9	1.2[b]	0.23
缺血靶血管重建	15.4	11.8	11.7	13.3	0.15
主要复合事件	17.5	14.1	18.9	23.6	0.004
亚急性或迟发血栓形成	1.1	0.7	1.5	0.4	0.40
中度/重度出血	2.2	3.6	5.1	8.0	0003
所有脑卒中	0.7	1.0	3.3	3.1	0.001
颅内出血,	0.0	0.5	0.6	0.8	0.14

年龄<55 岁,[a]p<0.01。

年龄<55 岁,[b]p=0.08。

Reproduced with permission from Guagliumi G, Stone GW, Cox DA, et al. Outcome in elderly patients undergoing primary coronary intervention for acute myocardial infarction: results from the controlled abciximab and device investigation to lower late angioplasty complications (CADILLAC) trail. *Circulation.* 2004;110:1598–1604.

表 8.23 按年龄分层PCI术后1年结果

	发生率(%)		
不良事件	<65 岁 (n=2377)	65~79 岁 (n=1690)	≥80 岁 (n=286)
死亡	2.1	4.9	11.0
MI	5.8	7.0	9.4
CABG	6.5	7.1	6.4
死亡/MI	6.8	10.1	16.7
死亡/MI/CABG	12.2	16.3	22.6

MI,心肌梗死;CABG,冠状动脉旁路移植术。

Modified from Cohen HA, Williams DO, Holmes DR Jr, et al. Impect of age on procedural and 1-year outcome in percutaneous transluminal coronary angioplasty: a report from the NHLBI dynamic registry. *Am Heart J.* 2003;146:513–519.

钙化、成角病变、高度狭窄(>95%)和分叉病变被判定为阴性预测因子。

为提高血管造影对冠状动脉病变的预测价值,冠状动脉造影和介入协会(SCAI)将病变分为Ⅰ~Ⅳ型[154]。但随着支架的广泛应用,器械的不断改进和操作技术技能的提高,病变形态学的预测价值也开始随之改变,降低了病变复杂分型的意义。因此,虽然对于技术成功和远期结果方面不同的病变分型仍然与不同的预后相关,但支架应用和抗血小板治疗已明显降低了病变形态学的预测价值。目前,大多数冠状动脉病变(>90%)能够取得与 ACC/AHA A 型病变相似的血管重建结果。其余 10%的病变技术上较难处理, 而且发生并发症的风险也较高。对于前一组病变,术者的经验和技巧或许不是那么重要;但对于后一组病变,它们是结果的最关键的决定

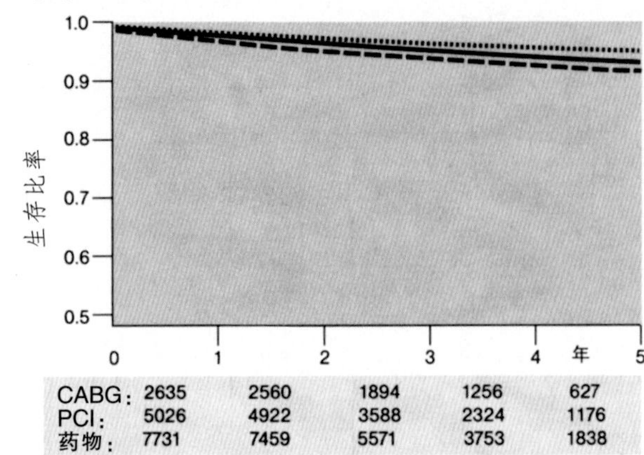

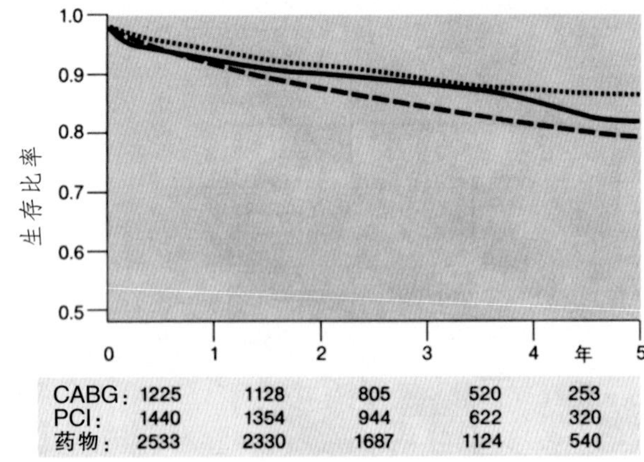

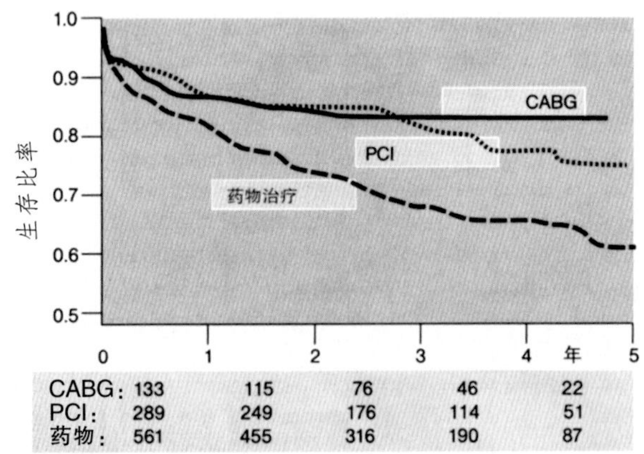

图 8.17 PCI 术后三个不同年龄组(A~C)患者的 Kaplan-Meier 生存曲线。(Modified from Graham MM, Ghali, WA, Faris PD, et al. Survival after coronary revascularization in the elderly. *Circulation*. 2002;105:2378.)

因素。与 20 世纪 80 年代相似,目前对于慢性完全闭塞病变(CTO)——闭塞时间超过 3 个月者,血管重建的技术成功率依然是最低的。

非复杂病变

ACC/AHA 的 A 型病变[150]和 SCAI 的 I 型病变[154]被认为是非复杂病变,其技术和操作成功率>90%。大多数直接支架 PCI 术是在这一病变亚型中进行的。但由于支架特别是 DES 的有效性已经拓展了病变的适应范围,现在这些病变可以与非复杂病变有同样的预后。图 8.14 提供了一个病例,典型的 ACC/AHA C 型病变 (病变>20mm)认为现在适于行直接支架术。因此,不伴有血栓、重度钙化和/或高度复杂形态的病变可被认为与非复杂病变有同等的预后。应该牢记如果近端通过很困难,那么非复杂病变也会变得相对复杂。此外,血管造影图像或许没有告知我们全部的真相:那些被认为非复杂病变的惊人的复杂程度可能仅仅在介入过程中才显露出来(反之亦然)。接受介入操作病变的动态改变最终取决于它们的本质。对于那些最初被定为良性的病变,仔细注意在介入过程中的造影的即刻变化是很重要的,因为这些病变可能在介入过程中急转直下。

血栓性病变

在 ACC/AHA 分型中,有血栓形成的病变被认为是高危的 B 型或 C 型病变[150, 152, 155]。虽然支架和抗血小板药物的出现已经减轻了与机械和生物的不稳定的血栓病变相关的不良事件[156, 157],但对于它们的治疗仍会带来较高的并发症风险。实际上,由于近端(靶病变位点)和远端(微循环)血栓病变的并发症的全部预后意义也仅仅是最近才被全面认识到的[158]。血栓形成病变不稳定,在急性冠脉综合征患者中这几乎是必然的。但是,与冠状动脉血管内检查相比,冠状动脉造影检测血栓的能力是有限的(图 8.18 到图 8.20)[159]。以冠状动脉血管内检查为参照,造影仅能检出约 20%的血栓[160,161]。虽然血栓的存在与冠状动脉介入风险的增加如再闭塞、再梗死和死亡呈正相关,但是实际的风险度可以有相当大的变化[155-157]。除最初造影发现的原发性血栓之外,有时在某些患者的介入操作过程中也可见到继发性血栓形成,这些患者往往有多发危险病变、冠状动脉血流差、左室功能低下、高凝状态或抗凝治疗不充分,以及患者经历了长时、复杂的介入操作。

急性完全闭塞的冠状动脉血栓被显示为完全闭塞的血管且缺乏侧支,次全闭塞的冠状动脉血栓显示为狭窄节段管腔内的固定或漂浮的充盈缺损。在多支冠状动脉闭塞患者的急诊介入术中,对术者而言,最关键的是鉴别出急性闭塞的罪犯血管。对高危患者尝试对慢性完全闭塞病变进行血管重建术而不干预梗死相关的病变其结果可以是致命的。无侧支血管存在时,区分急性闭塞和 CTO 可能是十分困难的。因此,在开始介入治疗前仔细观察造影图像是非常关键的。在难以通过病变时,

表 8.24 多发病发病率随年龄增长而增加

变量与多发病发病率	年龄		
	<65 岁(n=2537)	65~79 岁(n=1776)	≥80 岁(n=307)
女性(%)[a]	27.7	43.6	59.0
先前 PCI(%)	27.4	31.8	26.4
先前 CABG(%)[a]	12.3	22.3	19.9
先前 MI(%)	35.4	37.1	35.8
糖尿病史	27.3	29.8	26.6
CHF 病史(%)[a]	5.4	13.5	25.2
住院期间 CHF(%)[a]	5.1	10.5	15.8
高血压病史(%)[a]	55.6	68.9	70.7
高胆固醇血症病史(%)[a]	65.3	60.5	44.8
无心脏病(%)[a]	24.0	40.0	47.0
脑血管病(%)[a]	3.8	8.5	12.8
肾病(%)[a]	3.0	5.4	6.6
周围血管病(%)[a]	5.2	9.5	11.2
肺病(%)[a]	5.9	9.6	13.2
癌症(%)[a]	2.9	9.5	14.8

[a]p <0.001。

表中示出选择性人口统计的临床特征(1997~1999 年间经 PCI 治疗的 4620 例患者,按<65 岁、65~79 岁和≥80 岁分层)CABG,冠状动脉旁路移植术;MI,心肌梗死;CHF,充血性心力衰竭。

Modified from Cohen HA, Williams DO, Holmers DR Jr, et al. Impat of age on procedural and 1-yea outcome in percutaneous transluminal coronary angioplasty: a report from the NHLBI dynamic registry. *Am Heart J.* 2003;146:513-519.

再次认真审视图像可以为术者提供某些线索以调整 PCI 的策略。

特别是在那些高危和入院前过程拖延的患者中可以发现大量的血栓。一些血栓可以被明确地区别开来,而其他血栓显示为管腔内的模糊影。甚至在一些病例中,大量血栓仅仅通过造影显示为间接征象如“无复流”或“慢血流”。血栓与栓子间的造影区别是不可靠的。无动脉粥样硬化的造影证据(血管内皮表面光滑)、存在心律失常或心腔内团块提示栓子存在。

主要的治疗方法包括机械性血栓抽吸,球囊扩张/支架术同时应用血小板糖蛋白 IIb/ IIIa 受体拮抗剂,溶栓或上述方法的联合,用或不用血栓保护装置。

如果是有经验的术者进行操作,对于血管近端新鲜的完全闭塞血栓机械性抽吸成功的希望较大。在应用血栓切除装置前,应该先评估操作的可行性以及发生机械损伤和下游栓塞的风险。对于大多数装置,≥7F 的导管系统是必须的,而且若无禁忌证需要同时应用 GⅡb/Ⅲa 血小板拮抗剂。对远端血栓、弥漫性病变、难通过的血管近段或斑块负荷重的患者,不推荐行机械血栓切除术。图 8.21 提供了一例远端病变行机械血栓切除术失败的病例。

目前大多数血栓病变的主要治疗是早期应用血小板糖蛋白Ⅱb/Ⅲa 受体拮抗剂,应用导引导丝和球囊使闭塞血管再通和对“罪犯”病变行支架术。在下列一些病变介入治疗时应考虑使用远端保护装置(DPD),包括大隐静脉桥(SVG)(除外弥漫退行性变的 SVG)的介入术及存在大量的血栓团块时,要尽可能地在“最后残存”的血管、左室功能低下或存在大量濒危残余心肌的患者中加以应用。要成功地放置 DPD,靶血管必须足够大(直径≥3.5mm)以允许其放置至靶病变远端。

与 PCI 相比溶栓药效力低,因此在导管室几乎不用它来治疗血栓病变。但在高度弥漫性冠状动脉疾病,多发血栓病变和 PCI 未能进入靶病变的患者可能是例外。无禁忌证时,应该考虑对这些患者行高度选择性的或局部的冠状动脉内溶栓。对这些患者可经 OTW 导管给予一种第二代或第三代的选择性溶栓药。但是对那些远端栓塞、远端次全闭塞和前向血流缓慢的患者,溶栓药作为一种最后的手段,其功效是可疑的。相反,对所有患者都必须考虑出血并发症的确切风险。

若 PCI 术中出现继发性原位血栓形成则必须立即分析造影图像,以排除机械性原因(内膜分离、夹层、支架变形)。另外,要检测活化凝血时间(ACT)。血栓形成的机械性原因必须立即找出并加以消除。当 ACT<250s 时应该追加 UFH(可到 5000U)校正 ACT。另外,若无禁忌证应该使用血小板糖蛋白Ⅱb/Ⅲa 受体拮抗剂,优选冠状动脉内途径给药。溶栓药通常是不适宜的。而在一些罕见的病例中,持续血栓形成伴临床症状不稳定的病例必须立即请心外科医师会诊,讨论手术事宜。

钙化病变

血管钙化是羟磷灰石结晶在内膜和偶尔在中膜的沉积[162],源于被动的物理化学过程和主动的细胞过程[163]。

冠状动脉病变常常是钙化的,只是由于血管造影的敏感性较低使它们难以被发现。因此,与 IVUS 相比,冠状动脉造影仅能检出 25%的 1/4 象限钙化病变,50%的 2/4 象限钙化病变,60%的 3/4 象限钙化病变和 85%的全周病变(表 8.25 和图 8.22)。此外,浅表的钙化和广泛的圆周钙化有较好的造影可见度(图 8.23,图 8.24)[164]。

因为钙化物质的衰减系数大于软组织[165],故在冠状动脉显影过程中钙沉积通常表现为暗色\形状不规则的圆点或“铁轨”征。它们通常位于冠状动脉的近段至中段。随 X 线放射能量(千电子伏,KeV)的增加,钙化物质与软组织间衰减系数的区别缩小,使检查出钙化更加困难,正如在肥胖患者中见到的一样。

钙化病变可以是“坏”消息,也可以是“好”消息[166,167]。它们通过增加横贯动脉壁的应力分布的不均一性(主要可能在浅表钙化的斑块)可以使病变变得不稳定;也可通过“自然支撑”的效果增加病变的机械稳定性(多数可能在深部钙化病变)。此外,预防正性重塑或许确实有助于稳定斑块(见第一章)。

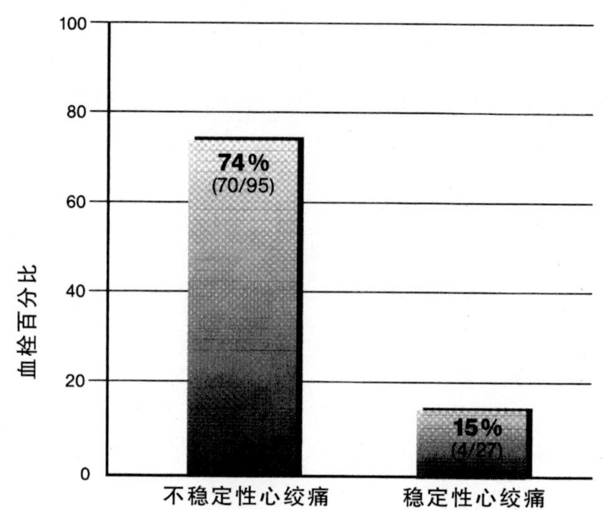

图 8.19 不稳定性心绞痛与稳定性心绞痛患者血管内镜检查血栓的发生率。(Modified from White CJ, Ramee SR, Collins TJ, et al. Coronary thrombi increase PTCA risk: angioscopy as a clinical tool. *Circulation.* 1996;93:253–258.)

重度钙化病变是僵硬的,因此更难以扩张。需要更高的扩张压且技术成功率较低[168],而并发症的风险更高[169],特别是撕裂夹层[170]。

对近端高度广泛钙化的病变,应该考虑使用 IVUS 以评价介入的可行性和风险。然而,在这些病变 IVUS 导管经常难以进入,因此术者只能依靠冠状动脉造影而没有其他办法。严重钙化、高度狭窄的 LAD 近端病变难以评价,为降低风险,应该对此类大多数患者进行手术。钙化病变程度不严重的患者,通常可以安全进行标准的 DES 血管成形术。径向力较大的支架可被用来抵消部分

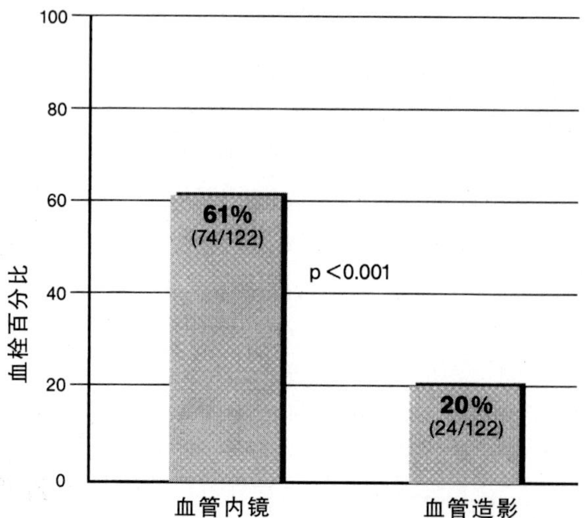

图 8.18 血管造影检查与血管内镜检查的血栓发生率。(Modified from White CJ, Ramee SR, Collins TJ, et al. Coronary thrombi increase PTCA risk: angioscopy as a clinical tool. *Circulation.* 1996; 93:253–258.)

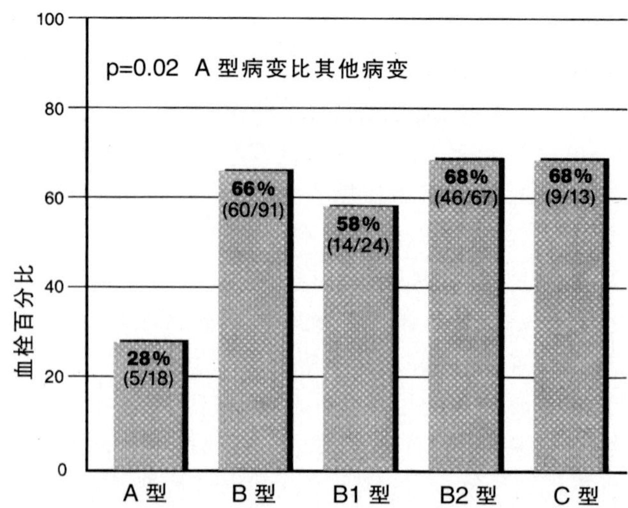

图 8.20 根据 ACC/AHA 病变分型的血管内镜检查血栓发生率。(Modified from White CJ, Ramee SR, Collins TJ, et al. Coronary thrombi increase PTCA risk: angioscopy as a clinical tool. *Circulation.* 1996;93:253–258.)

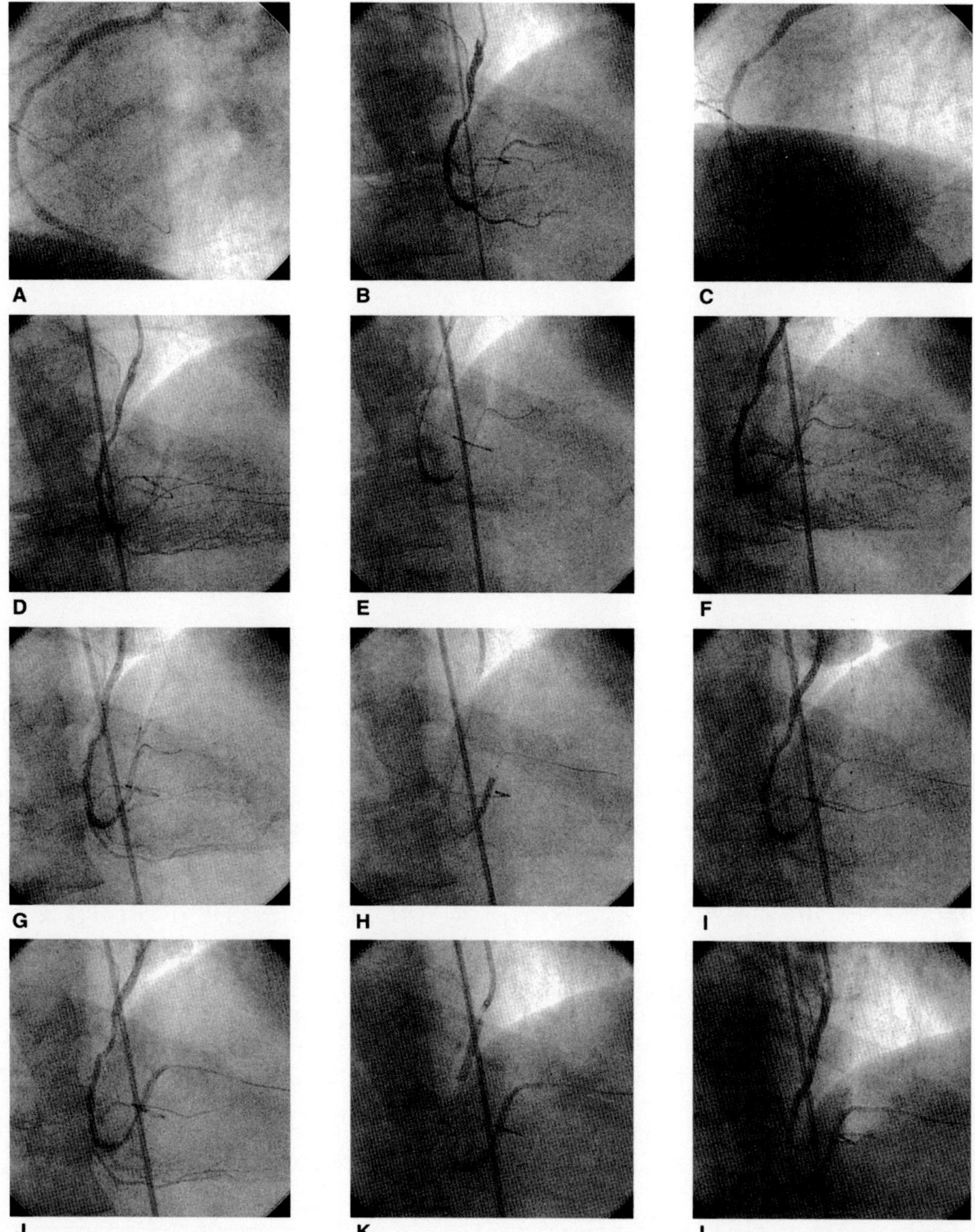

图 8.21 失败的右冠状动脉(RCA)经皮冠状动脉介入(PCI)血栓去除术。男性,49 岁,急性下壁 ST 段抬高心肌梗死(STEMI),累及右室,出现完全的房室传导阻滞需行经静脉起搏,节律不稳定和严重的血流动力学紊乱需大量儿茶酚胺支持,入院前行溶栓治疗。主动脉内球囊反搏术(IABP)后,冠状动脉造影显示为双支病变(RCA 和左前降支,LAD),显著的右优势型。梗死相关动脉(IRA)RCA 可见弥漫性血管病变,远端血栓性次全闭塞(A~C)。导引导丝放至 RCA 的下壁室间支和后侧支(D)。由于门诊溶栓治疗失败,因此决定使用血栓去除装置行血栓抽吸术(Pronto,Vascular Solutions)。随着置入该装置(E),血栓被清除,装置撤回。随后血管造影显示广泛夹层远至十字交叉,伴有后侧支夹层闭塞及下壁室间支夹层次全闭塞(F)。为置入支架,先撤出放在下壁室间支的导引导丝,然后在后侧支置入两枚支架(Lekton motion 3.0/25mm 和 3.5/25mm,10bar,Biotronik)出现"无复流"(G~I)。随后在近端撕裂处(J)置入支架(3.5/25mm Coroflex Braun,12bar)(K),后侧支血流恢复为TIMI Ⅱ°,下壁室间支持续性闭塞。尽管进行了反复多次的再扩张和多方面的药物治疗包括两次弹丸式冠状动脉内注射依替巴肽,后侧支"慢血流"和下壁室间支"无复流"无改善(L)。随后请心外科医师会诊,建议患者立即行冠状动脉旁路移植术。

表 8.25 冠状动脉病变钙化类型的血管造影定义与血管内超声定义之间的关系

	冠状动脉造影			
	无/轻度	中度	重度	P
病变数量	715	306	134	
血管内超声				
靶病变钙化,n(%)	436(61)	274(90)	141(98)	<0.0001
钙化弧度,度	71±83	165±106	238±104	<0.0001
钙化长度,mm	2.5±3.2	4.5±3.5	6.2±4.7	<0.0001
浅表钙化,n(%)	261(37)	219(72)	123(92)	<0.0001
浅表钙化弧度,度	44±74	124±110	215±119	<0.0001
浅表钙化长度,mm	1.5±2.6	3.2±3.1	5.7±5.0	<0.0001
参考钙化弧度,度	25±63	61±93	87±98	<0.0001
参考钙化长度,mm	1.0±2.6	2.6±4.8	3.3±4.1	<0.0001
总钙化长度,mm	3.6±4.4	7.2±6.4	9.7±6.4	<0.0001

Modified from Mintz GS,Popma JJ,Pichard AD,et al.Patterns of calcification in coronary artery disease:a statistical analysis of intravascular ultrasound and coronary angiography in 1155 lesions. *Circulation.*1995;91:1959–1965.

源自扩张的钙化病变的机械不稳定性。一些病例可以考虑行经皮冠状动脉旋切术去除斑块[171, 172]。

轻度狭窄(<50%)的近端钙化病变可使进入较远端高度狭窄靶病变(钙化或非钙化病变)的过程变得更加复杂化。通过选择外形最小的可用器械,同时应用柔和、精细的操作技术和尽可能少的器械进出,以避免对这些近端位点的"计划外"介入手术。要实施 PCI 同时尽量减小其损伤,选择最适合的导引导丝非常重要。大多数病例应该优选头端中等硬度、保持高度塑形和超滑的导引导丝。病变越复杂对导丝通过性能的要求就越高,继而要求杆部须有较高的硬度和较好的推送力。但如果杆部太硬,他们则会通过导引前进装置进入管壁而使动脉伸展开。如果是那样,术者不仅增加了推送的阻力(需要克服的阻力), 而且也会使撕裂的风险更高。在这些病例中,应该尝试使用不同的介入策略,譬如使用双导丝。一旦导丝通过靶病变被安全的放置, 外形小且示踪性好的球囊扩张导管和外形小且坚固的支架递送系统是成功的关键。欲对钙化病变行直接支架术须提前评价病变的扩张性。大多数病例用小球囊行预扩张更为可取。

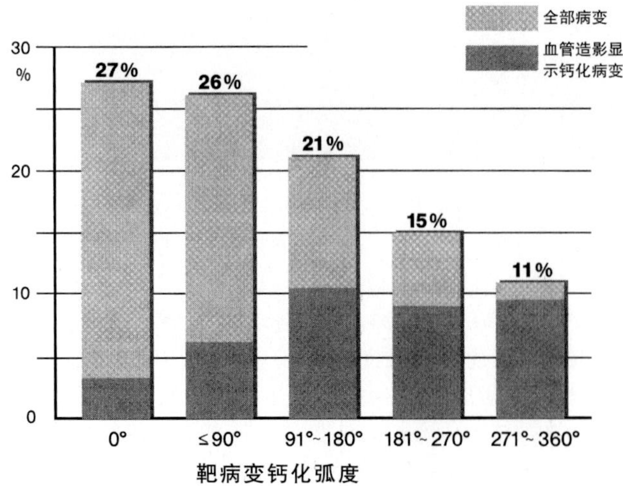

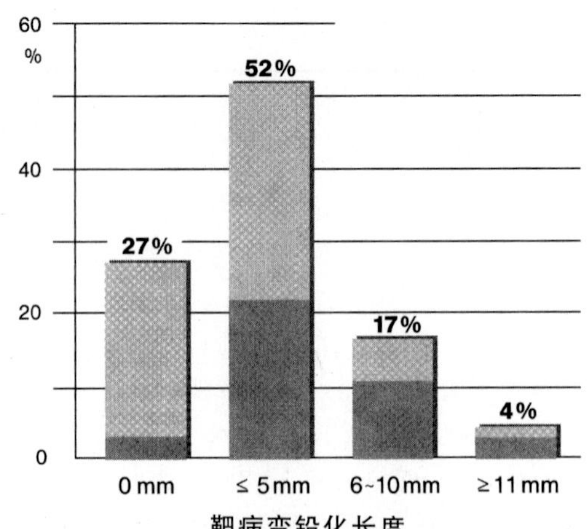

图 8.22 冠状动脉钙化的局部分布。(左图)血管内超声检出的靶病变最大钙化弧度的分布频率。冠状动脉造影能检出 25%的 1/4 象限钙化病变,50%的 2/4 象限钙化病变,60%的 3/4 象限钙化病变和 85%的全周病变。(右图)血管内超声检出的靶病变钙化长度的分布频率。冠状动脉造影检出 42%的长度≤5mm 的钙化病变,63%的长度在 6~10mm 间的钙化病变,61%的长度≥11mm 的钙化病变。(Modified from Mintz GS,Popma JJ,Pichard AD,et al.Patterns of calcification in coronary artery disease:a statistical analysis of intravascular ultrasound and coronary angiography in 1155 lesions.*Circulation*.1995;91:1959–1965.)

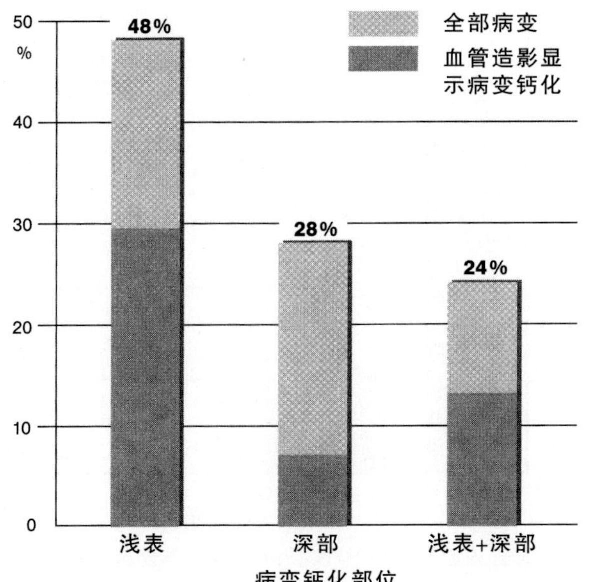

图 8.23 病变钙化深度的局部分布。冠状动脉造影能检出浅表靶病变钙化——单独的（敏感性,60%）或与深部钙化共同存在的（敏感性,54%）,均多于单独的深部靶病变钙化（敏感性,24%，p<0.0001）(Modified from Mintz GS,Popma JJ,Pichard AD,et al.Patterns of calcification in coronary artery disease:a statistical analysis of intravascu lar ultrasound and coronary angiography in 1155 lesions.*Circulation.*1995;91:1959-1965.)

广泛、弥漫性钙化的患者是 PCI 和冠状动脉手术的较差手术候选对象,介入医师和外科医师共同商讨决定其采用何种最佳的治疗方法。对那些拟行 PCI 的患者，基本的治疗建议是行局部、姑息的冠状动脉修复,使用激光血管成形术或应用 DES 的广泛支架术。

高负荷斑块病变

动脉扩张可以使高度的粥样硬化斑块“隐藏”,而不侵占管腔内[173],故使之不能通过血管造影发现。

此外,与 IVUS 相比,血管造影检测病变几何形态的能力有限。尤其是横断面几何形状（表 8.26 和表 8.27;图 8.25)[174],动脉粥样硬化病变长度[175]和重塑(图 8.26)不能被血管造影完全显示[176]。因此,在诠释冠状动脉造影图像时,术者必须清楚地认识到这一事实,即我们或许会低估粥样硬化病变的壁内浸润范围和严重程度,曲解实际的病变形态。

大斑块负荷的动脉粥样硬化病变可以是局灶的或弥漫的。局灶高度狭窄病变的扩张顺应性取决于它们的组织构成和管周分布状态。其扩张性随硬度和管周分布的增加而下降,同时并发症、夹层和破裂的风险却增加。由于血管造影检测扩张性的两个决定因素的能力有限,推荐对近端局灶高斑块负荷病变补充性应用 IVUS 指导。当这样的病变跨越整个管周时,应考虑血管重建旁路术。还可选择的方法是使用 DCA 行斑块去除术较为合理—用或不用 IVUS 指导[177-179]。

冠状动脉造影不能检测出弥漫分布的大斑块负荷病变(图 8.27)。某些病例有弥漫性散在的管腔内膜不规则病变,尤其是供应较大区域心肌血供的远端狭窄或弥漫性狭窄的动脉时,表明为严重的弥漫性疾病。对这些

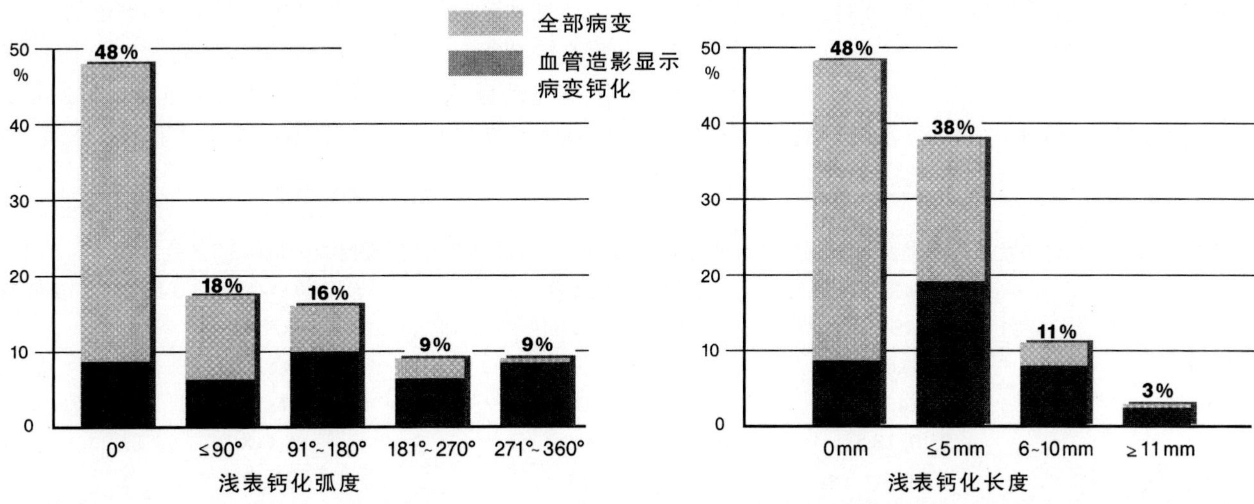

图 8.24 冠状动脉钙化的局部分布。(左图)靶病变浅表钙化弧度的频率分布。冠状动脉造影能检出 34%的 1/4 象限浅表钙化病变,59%的 2/4 象限浅表钙化病变,69%的 3/4 象限浅表钙化病变和 86%的浅表全周病变。(右图)靶病变浅表钙化长度的频率分布。冠状动脉造影能检出 50%的长度≤5mm 的浅表钙化病变,67%的长度在6~10mm 间的浅表钙化病变,65%的长度≥11mm 的浅表钙化病变。因此,冠状动脉造影的敏感性随浅表钙化病变的弧度或长度的增加而增加(均 $p<0.0001$)。(Modified from Mintz GS,Popma JJ,Pichard AD,et al. Patterns of calcification in coronary artery disease:a statistical analysis of intravascular ultrasound and coronary angiography in 1155 lesions. *Circulation.*1995;91:1959-1965.)

患者,血流压力导丝测量技术有助于决定最佳的血管重建术方案。应用回撤技术能够测定局灶性与弥漫性疾病间的血流动力学关联。对那些远端血流贮备分数(FFR)下降的患者,回撤时逐渐正常化,表明治疗有效。而对那些局部 FFR 显著下降的患者,传统 PCI 似乎是合理的。对那些弥漫性和局部性 FFR 均下降的患者,其他因素诸如限制性症状、风险概况和既往对治疗的反应有助于确定最需要的进一步的治疗方法。拟行 PCI 的患者需要局部的最小创伤的修复和最大程度的预防。

器械

血管造影结果决定了术者对器械的选择,而最佳器械对于技术成功、缩短操作时间、降低材料花费和手术风险是至关重要的。这一节将回顾冠状动脉介入术的器械选择,而第 5 章进行了更深入的讨论。

穿刺针、导引导丝和导引鞘管

穿刺针

用途 穿刺针被设计用来平滑地穿透皮肤和皮下组织,尽量减小创伤地刺入血管前壁,使头端稳定的定位于管腔内。

规格要求 理想的穿刺针是锋利的、相对较硬,以便平滑地刺入和更好掌控,即使是高度纤维化或钙化的组织。需要有大的针孔以便获得最佳的血流喷射,后者表明完全的血管壁刺入和无闭塞的腔内就位。

材料和设计 穿刺针是一种金属管,有一个锋利的头端、便于牢固抓握的塑料针柄和 Luer-Lok 连接部。大多数是由不锈钢制成的薄壁大腔管。两件式(外部针和管心针)和三件式针(外部针、管心针和通芯)目前已很少应用。

偶尔会使用软的两件式聚四氟乙烯套管针,可以安全应用亲水的指引导管。

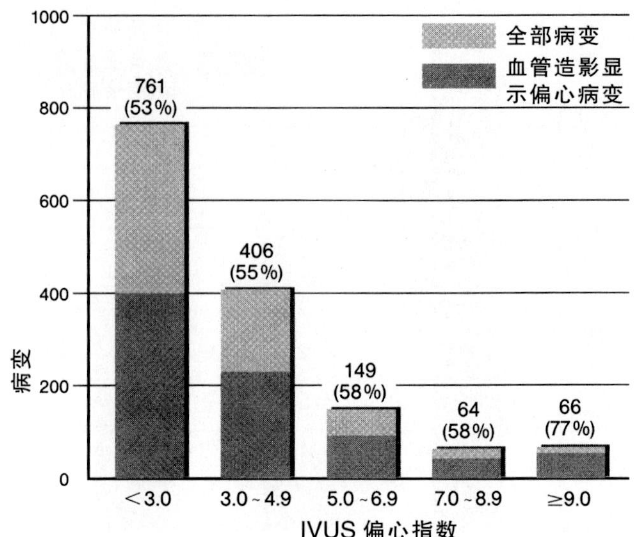

图 8.25 血管内超声(IVUS)偏心指数的频率分布。数字为每组 IVUS 病变的总数,括弧中为血管造影显示偏心病变所占的百分比。(Modified from Mintz GS, Popma JJ, Pichard AD, et al. Linitations of angiography in the assessment of plaque distribution in coronary artery disease a systematic study of target lesion eccentricity in 1446 lesions. *Circulation* 1996;93:924–931.)

股动脉、肱动脉和腋动脉入路的标准穿刺针为 9~10cm 长,桡动脉入路的穿刺针大约是 5cm 长。穿刺针的外径和内径通常以标准度量标明(最初是在 19 世纪的英格兰,应用于工业上测量导丝直径)。标准度量的大小(G)以英寸的大小表示(1 英寸=2.54cm)(见表 8.28)。

股动脉、肱动脉和腋动脉入路的标准穿刺针和聚四氟乙烯套管针是 18G(外径 0.049 英寸,内径 0.042 英寸),桡动脉入路的穿刺针是 21G(外径 0.032 英寸,内径 0.022 英寸),分别允许 0.035 英寸和 0.021 英寸的导

表 8.26 血管内超声(IVUS)与定量冠状动脉造影测定的病变比较(根据IVUS偏心指数的严重程度≥3.0与<3.0区分)

	病变内动脉壁弧度正常(1 组,n=219)	IVUS 偏心指数≥3.0 组(2 组,n=441)	IVUS 偏心指数<3.0 组(3 组,n=786)	ANOVA *p*
EEM CSA,mm^2	16.1±6.8	19.2±6.7	18.8±6.3	<0.0001
管腔 CSA,mm^2	4.1±4.7	2.5±2.3	2.1±1.8	<0.0001
CSN,%	75.0±18.5	86.9±9.2	88.1±8.1	<0.0001
钙化弧度,度	62±68	95±93	121±108	<0.0001
QCA 参考管腔直径	3.11±0.66	3.15±0.57	3.10±0.59	NS
QCA MLD	1.44±0.75	1.22±0.70	1.11±0.66	<0.0001
QCA 直径狭窄百分比	54±21	61±20	64±19	<0.0001

EEM,外弹力膜;CSA,横截面积;CSN,横截面狭窄;QCA,定量冠状动脉造影;MLD,最小管腔直径;ANOVA,方差分析。

Reproduced with permission from Mintz GS, Popma JJ, Pichard AD, et al. Linitations of angiography in the assessment of plaque distribution in coronary artery disease a systematic study of target lesion eccentricity in 1446 lesions. *Circulation* 1996;93:924–931.

表 8.27 用定量血管内超声(IVUS)参数比较血管造影偏心和向心病变

	血管造影偏心病变(n=795)	血管造影向心病变(n=651)	p
EEM CSA,mm^2	19.1±6.3	19.4±6.9	NS
管腔 CSA,mm^2	2.3±1.9	3.0±3.6	0.0002
CSN,%	87.4±10.0	84.7±13.0	0.0003
IVUS 偏心指数	3.8±2.7	3.2±2.3	0.0010
IVUS 偏心病变,n(%)	393(49)	267(41)	0.0048
正常的动脉壁弧度,n(%)	126(15)	93(14)	NS

EEM,外弹力膜;CSA,横截面积;CSN,横截面狭窄;QCA,定量冠状动脉造影;MLD,最小管腔直径。

Reproduced with permission from Mintz GS, Popma JJ, Pichard AD, et al. Linitations of angiography in the assessment of plaque distribution in coronary artery disease a systematic study of target lesion eccentricity in 1446 lesions. *Circulation* 1996;93:924-931.

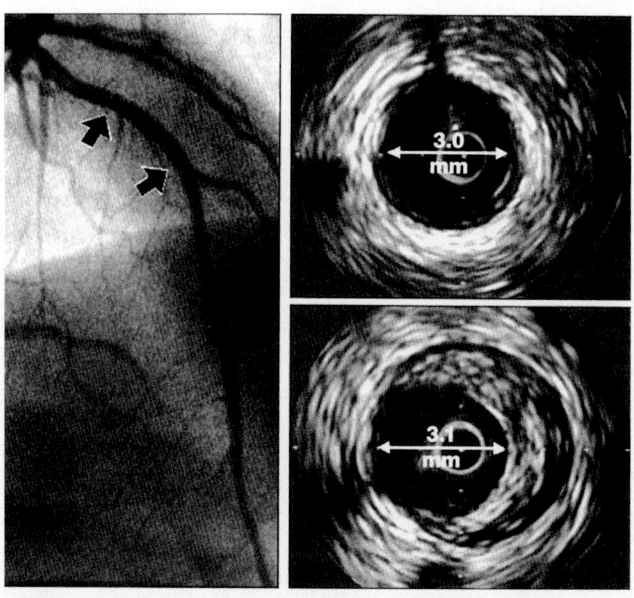

图 8.26 冠状动脉重构。(左图)造影正常的左前降支(LAD)在如图所示的两个位点，行 IVUS 检查发现分别有轻度的向心性粥样硬化(右上图)和中度的偏心性粥样硬化(右下图)。较远端位点的正性重塑(右下图)妨碍了血管造影的动脉粥样硬化检测。(Reproduced with permission from Nissen SE, Yock P. Intravascular ultrasound novel pathophysiological insights and current clinical applications. Circulation. 2001;103:604-616.)

引导丝顺利通过。

导引导丝

用途 血管穿刺成功后，置入 J 形导引导丝撤出穿刺针以固定血管入路，该操作随后以发明者名字命名，称为 seldinger 法[180]。

规格要求 对于导引导丝,最重要的是应设计得尽量减小创伤,有足够的长度和支撑力以便于鞘管导入。

材料和设计 典型的导引导丝是 30cm 长，直径为 0.018 英寸(桡动脉)、0.021 英寸或 0.035 英寸(其他部位)。通常是由不锈钢或聚合物制成的,有 J 形头端。

导引鞘管

用途 管腔内置入导引导丝后,应用鞘管建立稳定的经皮血管入路,以便于安全地导入或更换导管。

规格要求 鞘管应该尽量减小创伤地通过组织,包括血管壁。要求其具备高的弹性、抗缠结性、软的低创伤头端和生物相容性好(包括低血栓形成率)。

材料和设计 典型鞘管是由带气体封闭口、侧臂的杆部和内扩张器组成。这两部分之间必须具备固定或锁扣机制以防在推进过程中鞘管和扩张器分离。标准的导引鞘管是 15cm 长。内径型号在 4F 到 5F 间的(法式标度单位 F, 为纪念 19 世纪法国手术器械制造商 Joseph-Frederic-Benoit Charriere 而命名,1F 相当于 0.33mm)通常用于诊断性冠状动脉造影;内径型号在 5F 到 7F 间的通常用于经皮冠状动脉介入治疗。更长(30、45、65、80 和 90cm)和更大(直至 26F)的导引鞘管有助于帮助通过扩张的或扭曲的血管通路而进入靶血管,或允许在血管内介入术中使用更大的器械。

指引导管

机械特性 屈曲硬度(柔顺性)是血管内器械的一个最重要的特性。成功的治疗需要其具备宽量程的屈曲性能。通常,器械的近端部分需要有较大的硬度以使术者手部的动作精确地传递至器械的头端,而器械的远端尾部必须较为柔软、屈曲硬度小且延展性高以避免损伤。血管内器械成功通过血管系统所必备的机械性能与术者操作的灵巧性之间的完美结合将决定操作的成功。

决定指引导管屈曲硬度的主要因素包括其外径和内径、管壁厚度、材料的机械性能和它们不同的分布。图 8.28 显示了一种测量血管内器械屈曲硬度的简单方法。弯曲力 F_{bend} 垂直作用于样品的游离末端,引起弯曲偏移 δ。用一根细金属丝传递弯曲力(F_{bend})作用于待测样本。为客观地定义弯曲过程，避免下垂，弯曲长度 α 要短(α≈50mm 或更短)。在 δ 值较小时,F_{bend} 对于弯曲偏移 δ 成一直线。因此,当 δ≤0.1α 时,屈曲刚度系数 S_{bend} 可以通过如下公式计算,

$$S_{bend}=\frac{\alpha^3\triangle F_{bend}}{3\triangle\delta}$$

此处 $\frac{\triangle F_{bend}}{\triangle\delta}$ 为在弯曲偏移线性范围内已测定的弯曲力对弯曲偏移的函数行直线拟和所得出的斜率（图

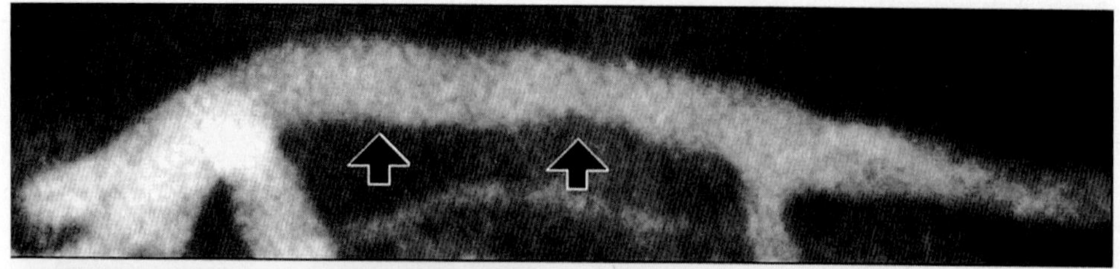

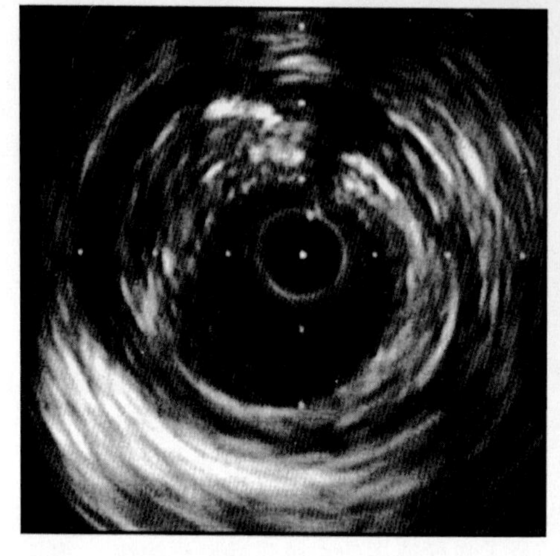

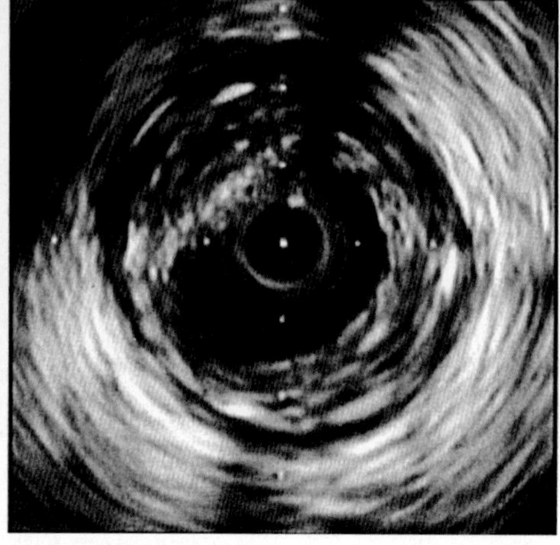

图 8.27 血管造影低估了动脉粥样硬化的程度。血管造影显示轻微的管腔不规则(上图,箭头所指的两个位点),行血管内超声(IVUS)检查显示是弥漫性的粥样硬化,显示的是箭头处的两个位点。(Reproduced with permission from Nissen SE, Yock P. Intravascular ultrasound novel pathophysiological insights and current clinical applications. *Circulation*. 2001; 103:604–616.)

8.29)。通过求解斜率,因重力产生的样品弯曲也被抵消。S_{bend} 的单位是 N mm²。既然弯曲刚度数取决于弯曲度的立方,因此,弯曲长度 α 必须精确设定。指引导管的缠绕特性可以通过每次缠结发生时的弯曲偏移 δ 来测量。其他机械性特性包括杆部的抗压性——定义为压扁导管所需的力量,以及曲度保持——以一定量的使用后相对于原始形状发生的角度偏移表示。表 8.29 和图 8.30 显示了不同指引导管的弯曲刚度系数测量值。

用途 指引导管提供了传送血管内器械到靶血管开口的通道,提高了对血管内器械的操纵性。确保介入过程的支撑力。要更好的执行上述功能,指引导管必须具备以下要素:

表 8.28 按规格号、英寸和毫米表示的穿刺针大小

规格号	外径		内径	
	英寸	mm	英寸	mm
12	0.104	2.6	0.091	2.3
13	0.092	2.3	0.077	1.9
14	0.080	2.0	0.071	1.8
15	0.072	1.8	0.059	1.5
16	0.064	1.6	0.052	1.3
17	0.056	1.4	0.046	1.1
18	0.048	1.2	0.042	1.0
19	0.040	1.0	0.031	0.8
20	0.036	0.9	0.025	0.6
21	0.032	0.8	0.022	0.6

- 最佳的形状以适应个体患者的主动脉弓和常见血管开口的局部解剖学形态。
- 无创伤的插入开口,必要时进入腔内
- 即使在困难和长时间操作过程中依然能提供稳定的支持力并保持形态不变
- 抗缠结性和抗压缩性
- 较大的内径以传送较大的血管内器械和较小的外径以减小穿刺入路的损伤
- 管腔表面摩擦力低
- 血栓形成率低,同时生物相容性高

材料、设计和外形 有两种基本的指引导管设计:传统型和全壁型。传统设计中,导管管壁由三层组成:

- 外壳层由柔软、光滑的材料制成,如尼龙、聚酯体、硅酮等。
- 由圆形或扁平的不锈钢丝组成的编织层
- 内壳层的材料与外壳层相同,并涂上低摩擦力的材料如特氟隆(聚四氟乙烯,PTFE)或硅酮。

在管壁一体型设计中,为增加柔韧性和扭控力,同时最大程度地增加抗缠结性和抗压性,故将内壳层与外壳层铸成一体,用扁平钢丝编织包围起来。为降低摩擦,聚合物的内表面通常覆盖硅胶。为改善可视性,加入硫酸钡、碳酸钡或铋。为适应不同的需要如最佳的支持力(参见后面被动弯曲部分的讨论)需较大的硬度,无创伤的开口插入(主动弯曲)需要柔软的头端,所以需要几段硬度逐渐改变的过渡区。图 8.31 显示了传统型和全壁

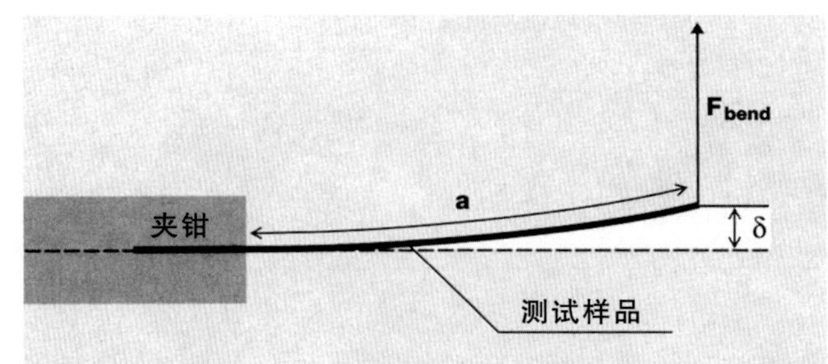

图 8.28 以两点法测量弯曲刚度系数的图示。α 代表弯曲长度，δ 表示弯曲偏移，F_{bend} 为弯曲力。样品的左末端被水平的小心夹住而不改变该段导管的外形。(Courtesy Dr. Wünsche, Kunstoff-Zentrum, Leipzig.)

型设计的指引导管管壁。图 8.32 显示了导管远端过渡区设计。

标准的指引导管 100cm(90~115cm)长，其外径在 5F~10F 之间。它们由近端柄、一个长直段和定形的同轴段组成。直杆部主要负责扭控和定位时抗缠结、抗压缩功能。相反，过渡区同轴段和带头端的同轴段的构造和形状是指引导管支持力和插入开口的决定性因素。已经设计了众多的导管形状和型号以适应特殊的主动脉弓和冠状动脉开口的解剖形态，确保获得最佳的插入和支持力。应用于冠状动脉介入术中的基本导管形状是由 Mason Sones[181]、Melvin Judkins[182]和 Kurt Amplatz[183]设计的。图 8.33 显示了经典的 Judkins 左、右冠状动脉导管的构型。这些经典的设计已经被众多工程师和术者重新

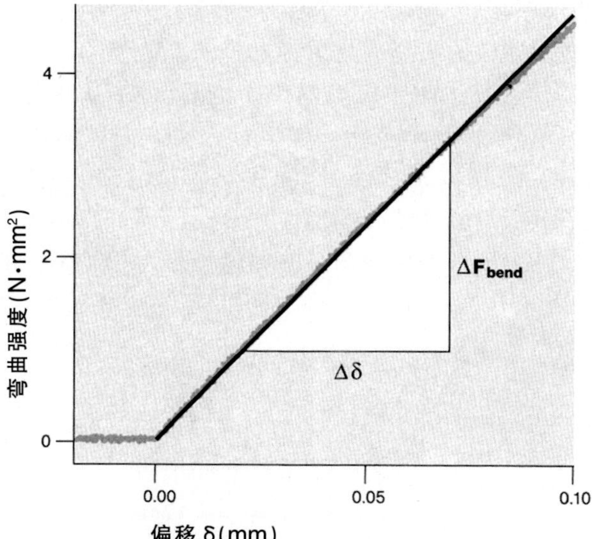

图 8.29 细导丝两点弯曲实验测量。粗糙的曲线代表测量点，直线是按公式 $S_{bend}=\frac{\alpha^3\Delta F_{bend}}{3\Delta\delta}$ 计算得出的直线拟合。开始的水平部源自器械末端与力量传导器之间的连接过程。本例中，S_{bend}=123 N·mm²。(Courtesy Dr. Wünsche, Kunstoff-Zentrum, Leipzig.)

表 8.29 四种扩张导管的弯曲刚度

导管	直径(French)	弯曲刚度(N·mm²)	
		远端	近端
1	6	420	410
2	6	340	520
3	8	1490	2270
4	8	580	640

Courtesy Dr. Wünsche, Kunstoff-Zentrum, Leipzig.

设计或改良了。新的设计依然继续在导管表面、复杂困难开口的插管、同轴性或支持力方面做改进。为使靶血管在介入过程中保留血液灌注，导管同轴段可带有侧孔。侧孔的缺点是应用更多的对比剂(50%~80%)，造影图像质量较差且有损伤导丝头端的潜在风险。严重近端病变的患者，应用超软或短头的指引导管有助于避免插入时损伤血管开口。

指引导管的大小是其屈曲刚度系数、扭控力和抗缠结、压缩特性的主要决定因素。相反，导管的内径是决定其可传送的血管内器械的最大直径的因素。虽然大多数 PCI 使用 6F 指引导管，但 5F 导管对于简单的介入是足够的。而技术要求更高的操作通常需要 7F 系统。表 8.30 比较了选定的指引导管内径。“双球囊”技术所需的指引导管最小内径是 0.071 英寸。但为方便操作，获得更好的影像质量，通常选择具有较大内径的指引导管。

对于特定患者，特别的指引导管是否适合取决于其所需的机械特性与导管提供的机械性能之间的一致程度。选择标准包括：

- 入路（大多数指引导管的设计是经股动脉途径，适合该血管入路的解剖结构并具有最佳的推送力）

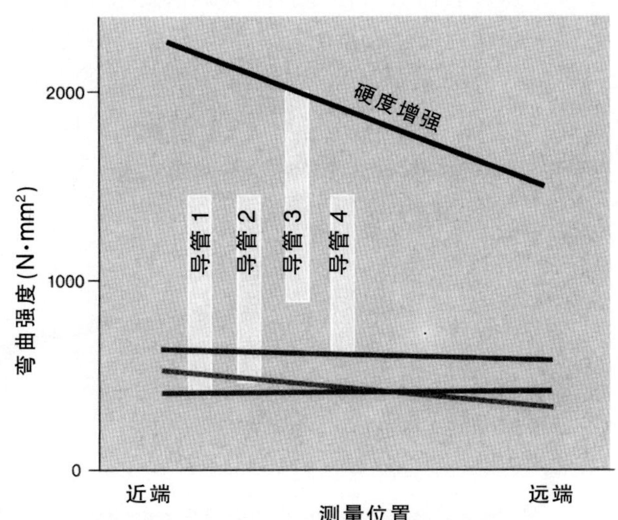

图 8.30 8F 指引导管(上线)与 6F 指引导管的弯曲刚度比较。

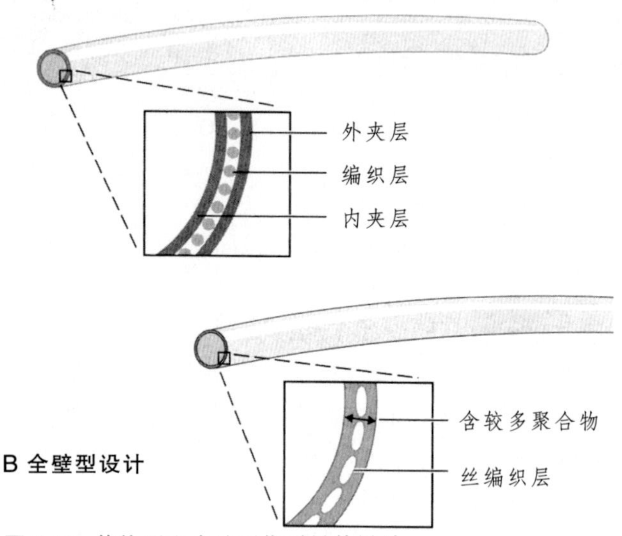

图 8.31 传统型和全壁型指引导管设计。

- 预期的病变复杂程度(大号指引导管行 PCI 时更加自如,通常对复杂病变操作更容易)
- 主动脉弓和靶血管开口的解剖形态(要考虑对特殊的病例使用特异形状和型号的指引导管,但首先从最简单的形状用起)
- 预期必要的支持力(考虑选用有最佳的形状保持、提供额外支撑的指引导管,对需要较大支持力的复杂病变选用可深插的导管)

对大多数患者而言,标准的指引导管型号是足够的。而那些血管入路解剖形态复杂或畸形的患者需要更长的鞘管和提供额外支撑力的特异指引导管型号。选择指引导管型号时应遵循标准的推荐程序(表 8.31)。对复杂病变,“尝试–失败”方法是最后使用的策略。对解剖复杂、难以通过的狭窄或闭塞病变,具备额外支撑力的指引导管会非常有用。这些导管能够提供更大的支撑力,因为它们在开口对面的动脉壁上施以更大的水平压力。此类指引导管的例子是针对左冠状动脉开口的 EBU 构型和针对右冠状动脉开口的 ECR 构型(Medtronic, Santa Rosa, CA, USA)。但术者在插入这些导管时必须格外小心,因为它们导致开口撕裂的风险很高。

表 8.30 比较几种指引导管的内径

指引导管	*5F(in.)*	*6F(in.)*	*7F(in.)*	*8F(in.)*
Zuma (Medtronic)	0.058	0.068	0.081	0.091
Z2 (Medtronic)	0.058	0.070	0.081	0.091
Launcher (Medtronic)	0.058	0.071	0.081	0.090
Viking (Guidant)		0.068	0.078	0.091
Heartrail (Terumo)	0.059	0.071	0.081	0.091

F 大小指外径。

最佳的导管插入以完美的同轴对准开口和靶血管近段,弹性好而插入牢固为特征。插入太牢会有撕裂夹层的风险和难以避免的后果,而插入太松或不同轴会使支持力较差、操作中脱位和不稳定。对于开口狭窄、痉挛或不稳定的患者可使用带侧孔的指引导管,此种导管可实现持续的冠状动脉灌注,但同时会降低冠状动脉的可视性,并且需要较多的对比剂,有损伤导丝的潜在风险。系统的坚固程度主要是由其大小决定的,支持力也是第一、第二弯曲的总体硬度的结果(更大的硬度提供更强的支持)。指引导管第一和第二弯曲的硬度与柔顺性之间的相互作用决定了其被动插入(开口外部)和主动插入(开口深部)的特性。较软的第一弯曲和较硬的第二弯曲允许深插,同时保留有合理的支持力。主动插入时,损伤风险随导管的硬度和尺寸的增加而增加。例如,与 5F 相比, 选择 6F 的 Z2 和 Launcher 指引导管将分别使同轴段的硬度增加 33%和 64%。通过非商业检验机构对指引导管的相关机械特性行客观分级,将有助于我们增进对其操作和选择的认识和理解。图 8.32 提供了一个将三种市面上的指引导管分级的例子。此外,术者们都非常希望公司提供一整套标准的指引导管临床操作说明,囊括器械的市场信息以助选择。标识“适合所有情况的型号”可以适用于标准的 PCI 情况,但不适于复杂病例。一套操作说明包括长度(cm)、外形、内径和外径(in 和 mm)、硬度以及杆部、同轴段和头端的硬度变化率、热稳定性、抗缠结性和固形性。在获得某产品更加客观的数据前,认真评价该产品的临床操作性仍是唯一的选择。表 8.33 总结了一些 5F、6F 和 7F 指引导管的优、缺点。

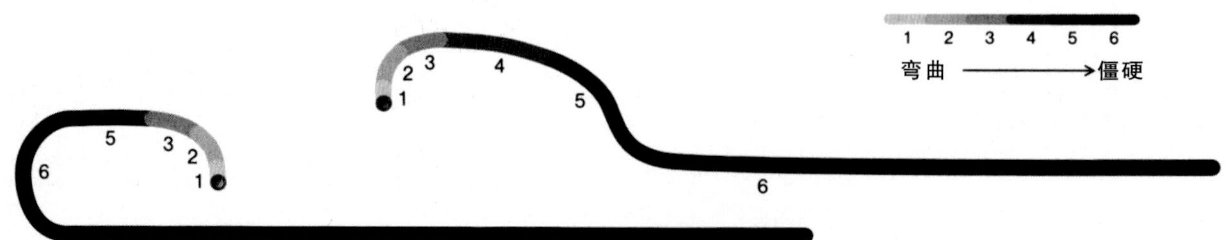

图 8.32 两种不同的指引导管的过渡区。

正常左开口

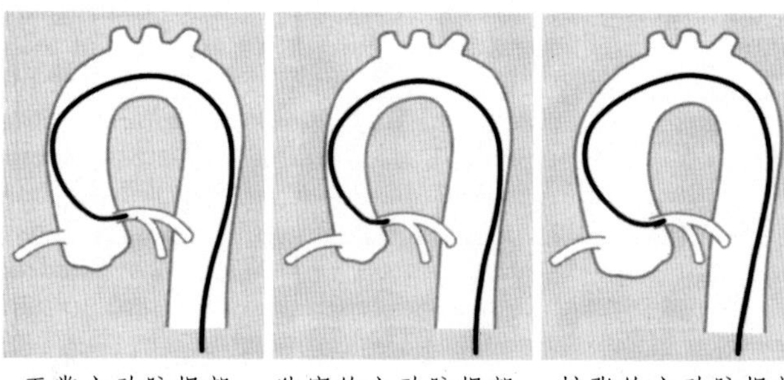

正常右开口

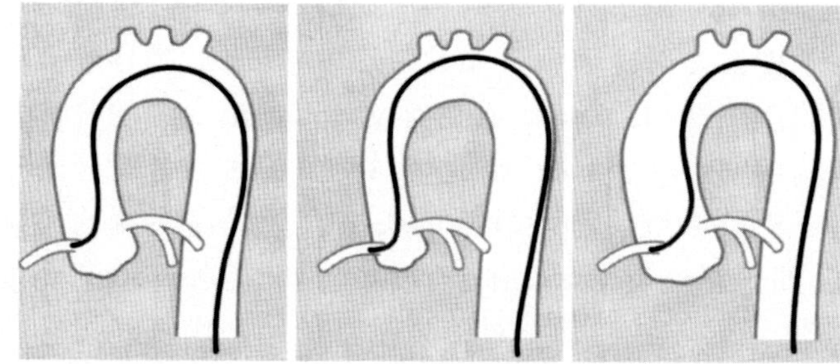

图 8.33 左、右 Judkins 导管

导丝

用途 导引导丝被设计用来帮助安全的置入血管内器械。虽然看起来是相对简单的装置,但导丝有相当多的特性和特征以允许其在人身体的任何血管领域安全地通过。导丝可以安全地循血管内途径行进,克服障碍,这需要沿整根导丝全长不同部分的弹性和硬度独特地组合,后者取决于产品的规格要求。而要强化一个想要的特性往往需要在其他性能方面做出让步,导丝的设计和制造属于高难度技术型的企业。评价导丝的最终标准包括示踪能力、支撑力和安全性。区分导丝的最简单方法是根据它们的粗细度,通常以 in(英寸)标明。最常用的导丝是 0.035 英寸 (0.89mm) 和 0.014 英寸(0.36mm)(相比较人类头发的直径大约是 0.001 英寸或 0.0254mm)。

材料和设计 市面上导引导丝的粗细度在 0.007 英寸(0.178mm)到 0.078 英寸(1.98mm)之间,长度在 140~450cm 之间。但经典的快速交换器械的导丝长约 170cm(140~190cm 之间),整体交换型(OTW)器械的导引导丝长度在 260~300cm 之间。为实现从快速交换型介入操作到 OTW 操作的转变,可连接到导丝末端的延长导丝是非常有用的。

标准的导引导丝制成直头或预定形的头端。但就操控性而言,直头必须被塑形。头端的形状取决于靶血管的解剖特点和靶病变的形态。

0.035 英寸导引导丝. 导引导丝的粗度为 0.035 英寸,有 J 形或直的头端,主要用于导引诊断性导管和指引导管到达靶血管开口的近端。此外,介入用的 0.035 英寸导引导丝设计用来通过靶血管,穿过靶病变,支撑介入器械的到位。

图 8.34 显示了标准的 0.035 英寸导引导丝(Cook Inc., Bloomington, IN)。0.035 英寸的硬导丝或超硬导丝包括 Amplatz 超硬导丝(Boston Scintific, Natick, MA)和 Lunderquist(Cook Inc., Bloomington, IN),能够为引导更大的器械提供较好的支撑。

介入用的 0.035 英寸导引导丝被设计用来提供更好的支撑力、操控性和通过力,摩擦力更小。例如

表 8.31 对PCI相关的常见解剖变异,推荐选择的指引导管型号

开口局部解剖	左冠状动脉开口	右冠状动脉开口
前开口	Amplatz 左 1 或左 2	Amplatz 左 1,Amplatz 右 2
后开口	EBU 型	Amplatz 左 1,Amplatz 右 2
高位开口	Judkins 左 3.0 或左 3.5, Amplatz 左 3, 多用型	Amplatz 右 2,Judkins 右 3.0 或右 3.5 多用型
向上开口	Amplatz 左 2 短头 EBU3.5 型或更大	Amplatz 左 1,Amplatz 右 2 Hockey 刺型 3D 右冠状动脉型
向下开口	Judkins 左 4(改良型)	Judkins 右 4(改良型)
移植血管—主动脉吻合术	左冠状动脉旁路型 多用型 Judkins 右 4.0 Amplatz 右 1	多用型 Judkins 右 4.0、 Amplatz 右 1
移植血管—内乳动脉吻合术	内乳动脉型	内乳动脉型、Judkins 右 3.5 或右 4.0

表 8.32 几种指引导管相关操作参数的比较

产品	抗内部滑动性(低–高)	头端可弯曲性(低–高)	杆部硬度(高–低)	抗压性(高–低)	抗缠结性(高–低)
Z/M	3	2	3	3	3
V/G	2	3	1	1	1
H/T	1	1	2	2	2

分级简易单位 1~3;同样 Fronch 规格导管的比较(未注明来源)。

Roadrunner (Cook Inc., Bloomington, IN) 和 Terumo (Terumo, Shibuya-ku, Tokyo)。

0.014 英寸导引导丝. 粗细度为 0.014 英寸。尽管其在其他血管领域中的应用也在逐渐增多,但 0.014 英寸导引导丝几乎无一例外地用在冠状动脉介入术中。仅仅在高度专业化的介入中应用 0.007、0.009、0.010、0.011、0.012 和 0.018 英寸导丝。因为杆部和头端有着显著不同的设计和机械特性,可以将它们区别开来。

杆部 杆部由轴芯及其周围缠绕的弹簧圈或涂有亲水性或疏水性物质的聚合物外壳组成。杆部的基本物理性质包括硬度、纵向柔顺性和扭控力,是由轴芯的材料(例如 304v 不锈钢,镍钛及其合金)、它的粗细度和逐渐变细的程度决定的。杆部的硬度亦即其抗弯曲或抗缠结的性能,可用使导丝弯曲的力量(g/mm)来测量。

导丝杆部的硬度主要决定其对血管内器械示踪性能所提供的支撑力。按照杆部硬度的不同,导丝可分为四类:低硬度、标准硬度、硬和超硬导丝(表 8.34)。包裹轴芯的外壳由金属线圈(如 304v 不锈钢、铂或铂–镍合金)或多聚酯组成(如聚氨酯、硅胶、特氟隆)。导丝的外层由亲水或疏水涂层组成,决定其滑动性、光滑性和生物相容性。

头端 导丝的远头端主要决定其示踪性和通过能力。头端有轴芯直达头端和成型丝两种基本设计形式。前一种设计以杆部到头端的轴芯为特征。此类导丝有更好的扭控性和操控性。成型丝设计以逐渐变细的杆部及远端牢附着细金属板或细丝为特征。此种设计的导丝提供了更具柔顺性和柔软性的头端。为提高头端的柔顺性,轴芯到远端逐渐变细。传统设计为阶梯式逐渐变细模式,而抛物线设计中过渡区是平滑的。抛物线设计改善了扭控性能。锥形变细段的长度也影响导丝的性能。锥形变细部分越长,则示踪性越好。而在狭窄急转弯曲或扭结病变时常见的导丝脱垂现象发生的倾向较低。与杆部相似,头端的硬度亦可用使头端发生一定偏移的力来衡量。头端的轴芯被覆紧密缠绕的线圈或有涂层的多聚酯。为改善放射成像的可视性,吸收 X 线物质如钨亦被掺入到多聚酯头端。要操控导丝,其头端必须被塑型。塑型可以使用塑形工具,通常是导丝导引器,或者通过在拇指导管头部按压导丝头端来实现。塑型时必须轻柔以保留导丝头端的机械性能。简短(2mm 长)的弯曲,约成 45°~60°角圆弧的头端通常可获得最佳的操控性。对

表 8.33 5F、6F、7F指引导管的优点和局限性

	优点	缺点
5F	主动进入开口	对被动衔接开口支撑力不佳
	可深插以获得更大的支持力	由于对比剂流量低,可视性差
	在某些严重的开口病变避免使用带侧孔的指引导管	对复杂的操作和并发症,有显著的局限性
	外周并发症发生率低	妨碍更复杂技术的应用(如双导丝,"对吻"扩张)
6F	非常适于标准介入术	使用复杂技术的局限性(如"对吻"扩张)
	可用有侧孔的指引导管	使用较大直径器械的局限性,因须使其内径与介入器械的直径相匹配(如>3.25mm"切割球囊",血栓切除导管)
7F	对被动衔接开口提供最佳的支持力	主动进入开口受限
	在任何介入术中选择所需器械和进行复杂操作时有最大的自由度	指引导管深插受限
	当器械在位时有足够对比剂的可视性	外周并发症发生率高
	可用有侧孔的指引导管	

于更加复杂的靶血管解剖,行头端塑型的术者应该考虑其解剖学特征，诸如靶血管的开口和靶血管的角度,靶血管近段的形态和靶病变的复杂程度。直径较大的血管(>3.5mm)和锐角开口需要较大的弯曲,而弯曲的垂直长度应该较靶血管直径小约 15%~20%，以允许头端在向靶病变推进时更为容易。行头端塑型的一些基本规则包括:

- 轻柔地处理头端
- 简单塑型;多个弯曲很少真有帮助
- 避免再塑型;如果解剖复杂,塑型应该根据最关键的特征进行
- 弯曲应该是圆形的;避免扭结
- 交换导丝前观察导丝头端的形状是否改变

图 8.35 显示了 0.014 英寸轴心直达头端和成型丝设计的导引导丝，图 8.36 展示了传统头端设计和抛物线设计。

理想的导引导丝应具备以下极好的特征:

- 示踪性
- 通过性
- 操控性
- 支撑力
- 无创的导航和路径功能
- 高生物相容性

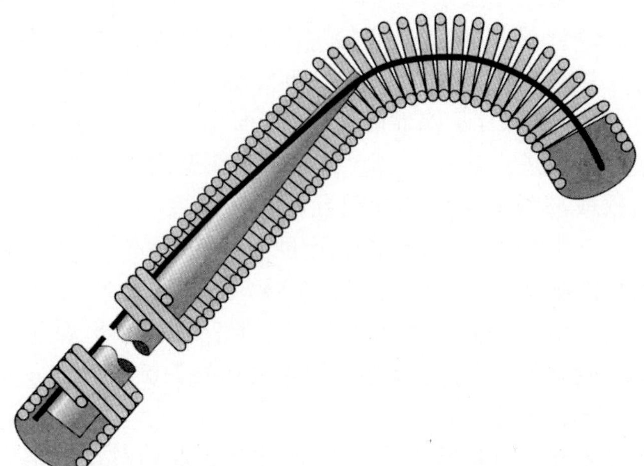

图 8.34 标准的 0.035 英寸指引导管(Cook, Inc., Bloomington, IN, USA)。导丝由 0.21 英寸粗的轴芯组成,且在最后 15cm 段直径逐渐变细到 0.012 英寸,同时附有一根 0.005~0.002 英寸的细丝。轴芯的材料和粗度主要决定导丝的硬度和支持力;细丝使头端具有可塑形的特性。轴芯被 0.024~0.052 英寸的金属线圈缠绕直到头端。轴芯和线圈在远端以半球形焊接在一起。在末端,相对细丝而言,螺旋是可轻度移动的,因而允许在向后牵拉时 J 形头端可以伸直。软末端约 15cm 长,导丝的各组分均由不锈钢制成。线圈被有硅胶的涂层包被。

表 8.34 0.014英寸导丝的杆部和头端硬度的简单分级1~4

产品名称	杆部硬度/支撑力(1~4 级)	头端硬度(1~4 级)
标准导丝		
Balance	2	1
Middeweight		
Universal Balance	1	1
高支撑力导丝		
Balance Heavyweight	3	2
Extra S'Port	4	2
高强度导丝		
Whisper LS	1	1
Whisper MS	1	2
再通导丝		
Cross-It 100XT	2	3
Cross-It 200XT	2	4
HT Pilot 150	2	3

Modified from Guidant, Indianapolis, IN, USA.

这些操作参数需要:

- 均衡的杆部与头端的硬度和柔顺性
- 扭控和推送的稳定性
- 无创的设计
- 杆部和头端的低摩擦力
- 头端形状不变形
- 抗缠结头端

将这些参数模化、整合、转译成高性能的产品对产品企业来讲依然是一项艰巨的任务。而就术者而言,需要完成两项主要任务:

- 选择(“最好的一着”)
- 操控(“最好的运用”)

导引导丝(头端和杆部)应该与靶位点的要求相匹配。因此,它应该能够安全地导航和通过病变,而同时要对血管内器械的前后、穿梭往返提供最佳的支撑力。某些病例或许需要多根导丝以满足解剖的要求。通常术者对于导引导丝的最初选择是基于对靶血管和靶病变的评价,同时考虑其示踪性、操控性、通过性、推送性、支撑力和易损性。

对于大多数解剖上并不复杂的病例,“通用”导丝是有效的安全的,应该是可选的。对于其他病例,特殊的导丝更为可取:

- 扭曲的近段节段:需要具备优良示踪能力的导引导丝
- 弥漫性病变:需要无创伤的软头端
- 高度狭窄的靶血管:对操控力和头端的形态保持

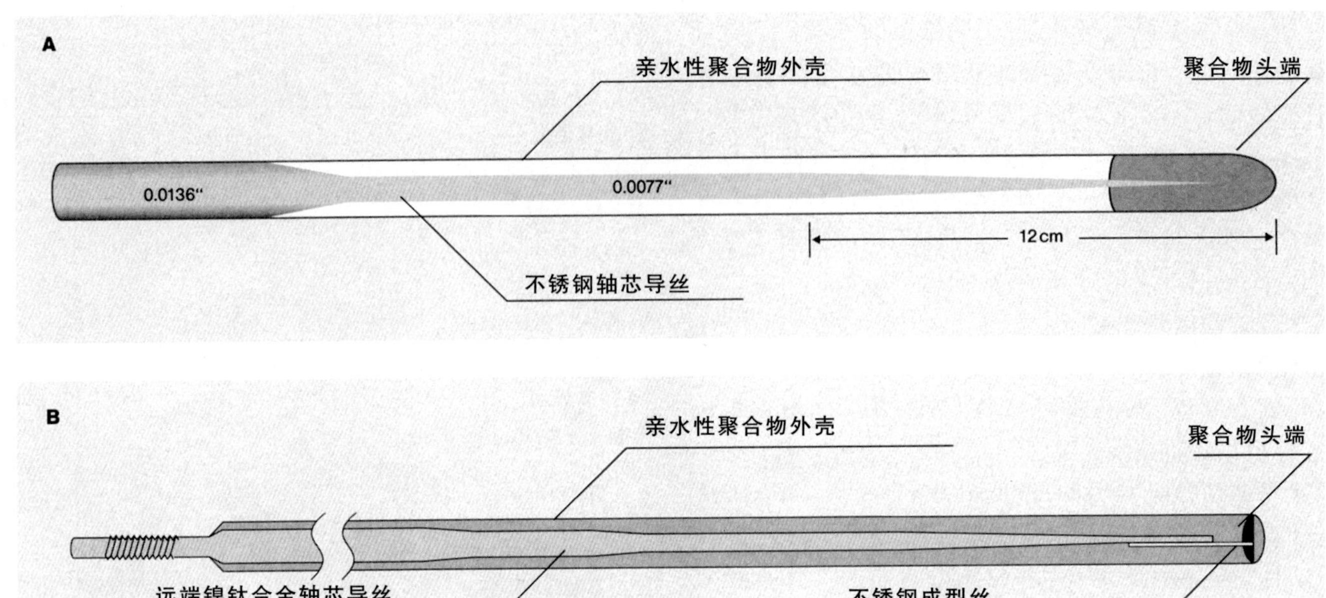

图 8.35 带有轴芯到头端和成型丝设计的 0.014 英寸导引导丝。

要求较高

- 长的狭窄病变:需要将有效的扭控力传递至头端
- 极度成角的开口:至导丝头端硬度逐渐降低,以避免导丝脱垂
- 慢性闭塞病变:经常需要多根导引导丝,与 OTW 系统联用更可取

虽然在大多数情况下,按照系统地方法可能选择最恰当的导引导丝,但术者偶尔必须求助于尝试–失败方法。

导引导丝头端要仔细地塑型以获得最佳的操控性,简单的弯曲有助于头端保持灵巧性。弯曲的角度和长度取决于靶血管直径和达到靶病变前须克服的分支角度。表 8.35 列出了典型临床情况下所需的导引导丝的特性。

应该看到的是选择了一种特性可能会导致其他性能方面的妥协。因此,导引导丝的选择应该主要根据其通过靶病变的能力这一最重要的参数,同时斟酌其安全性。由于硬的头端和不恰当的移动导致的夹层或穿孔可以抵消近端靶血管的修复成果。较硬的杆部可以通过拉伸血管提供更好的支撑力,但如果它超过了指引导管的支撑也可以降低系统的稳定性。导丝过硬也可以使导丝顶到血管壁上,使导丝直接进入斑块,导致夹层。指引导管头端较硬的导引导丝可以更好地传递推送力和扭转力,但会损害其示踪性能。另一方面,头端较软的导引导丝也可以进入病变,但会"冻结",卡在里面。此外,对于超软或超滑的头端的导引导丝用力过度亦会使其钻入斑块下引起夹层。硬杆部和更硬头端的导引导丝不会有明显的阻力感,易造成穿孔。对特定的 PCI 情形,选择适当的导引导丝需要在其他许多性能上做出让步,然而这是有收益的,因为这经常是介入成功的关键。

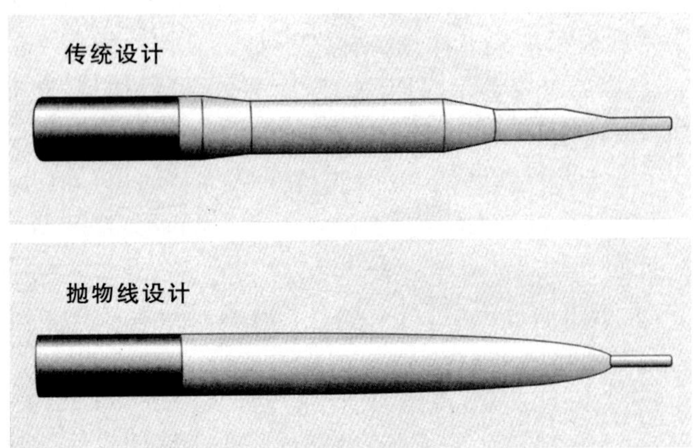

图 8.36 带有传统的和抛物线设计的 0.014 英寸导引导丝。

球囊扩张导管

用途 球囊导管是一种通过使盐水和对比剂混合物充盈的小纵向球囊膨胀,恢复闭塞或狭窄动脉的正常血流供应的装置。高压力的球囊扩张于动脉壁上施加环形(辐射状)和纵向(轴向)的力量,使其伸展,重分布,压迫狭窄组织,最理想状态是恢复血管内腔。

通常应用 2~14bar,但要扩张高度纤维化或钙化病变,压力须加到 24bar。当然,随着扩张压的增加,球囊破裂或导致血管壁夹层或破裂的风险也增加。破裂球囊释放的压力主要在纵向上,撕裂大多发生在球囊的末端而

表 8.35 典型临床情况下对于0.014英寸导引导丝性能要求的举例

临床情况	主要性能要求		说明
	杆部	头端	
严重狭窄,复杂的靶病变	高的扭控性	柔顺性,强化的	需要较好操控性和推送力
远端的严重狭窄,复杂的靶病变	高的扭控性,硬度	扭转力传送至头端;高的形状保持	需要优良的操控性和推送力; 在扭曲的靶血管考虑使用第二根导丝
高度钙化病变	高硬度	柔顺,加强的;固形性好;低摩擦	通过病变需要较好的推送力和保持形态
急性完全闭塞病变	中等硬度	软,较好的操控性	小心试探,避免损伤
亚急性完全闭塞	中等硬度	中等柔顺性;中等操控性	需要较好的推送力和较广泛的试探
慢性完全闭塞病变	中等到高硬度	中等到高硬度	需要推送力传至头端,慢下决定,不断地试探
易损的靶血管/弥漫性病变	高柔顺性	高柔顺性	动作轻柔, 通过障碍时要将轻推和头端旋转结合起来
靶血管开口成角	中等硬度	高的推送力传至头端,最高的固形性	指头端的硬度下降要平滑, 以免脱垂或偏离到非靶血管
迂曲的靶血管	中等硬度	高的柔顺性	或许需要另一根导丝直达靶血管

不是中部,因而减轻了血管壁损伤的风险。要使扩张有效,球囊(包括其肩部)必须在辐射状方向和纵向上均匀的膨胀,且要与管壁表面紧密接触。在球囊放气和回撤过程中,球囊必须被再次完全地折叠起来,球囊导管要在 X 线透视下小心地回缩, 以避免损伤血管壁和释放的支架。

理想的球囊导管必须具备以下的特征 (H-高,L-低)

- 推送性(H):施加在远端的力量完全传递到头端
- 示踪性(H):操纵通过扭曲血管的能力
- 通过性(H):克服严重狭窄的能力
- 球囊顺应性(L):在高压力和硬病变时其大小和外形的变化最小
- 抗压性(H):在高膨胀压时抗破裂能力
- 再折叠性能(H):反复膨胀后完全而快速的再折叠
- 无创性能(H):示踪导丝往返运动而不引起管壁损伤的能力

材料和设计 球囊导管有两种基本的设计,分别为 OTW 系统和快速交换型(Rx)或称单轨型系统。OTW 是一个较老的系统,从 20 世纪 80 年代早期就上市了。它利用了一个连续的近端到远端的导丝内腔和一个单独的球囊膨胀内腔。Rx 系统是 20 世纪 80 年代中期上市的,它有一个短的远端导丝腔,导丝在头端进入杆部,出口约在 30cm 长处,还有一个单独的球囊扩张腔。在标准介入中, 最初伴或不伴头端导丝附着的固定导丝球囊,单腔导管已经被淘汰了。

OTW 球囊导管的优点包括①由于导丝加强了杆部,因此有更好的支持力;允许更好的推送和扭转力传递,②球囊在管腔内稳定的放置,允许多次导丝交换,可以使导丝安全地前行且不需要重新穿越病变,③能够经导丝腔超选择性给予的对比剂或药物。与 Rx 系统相比,其主要的缺点是球囊交换更加麻烦,需要使用导丝的延长部分或长的交换导丝。Rx 系统在血管内介入技术中更为常用,因为其球囊交换快速且容易操作。

球囊导管的基本组成部分:

- 近端塑料柄座
- 近端长的双腔(OTW)或单腔(Rx)直杆部,由被覆 PTFE 的管腔组成, 通常用不锈钢加强或聚合物制成
- 过渡区
- 远端的同轴的(OTW 和 Rx 系统)多聚酯杆部,杆部常为尼龙,一般用不锈钢加强,扩张球囊紧紧缠绕住杆部,并有逐渐变细的头端

在 OTW 系统,近段杆部包括两个腔:导丝腔和球囊充-放气腔,而 Rx 系统只有一个球囊充-放气腔。通常其远端跨度约 30cm 的同轴杆部更加柔韧,两个系统均包含两腔。球囊导管的全长约 140cm。近段杆部外径在 2.0F~2.5F 之间; 含球囊的远端杆部外径通常在 2.5F~3.2F 之间。为降低外部摩擦,杆部通常有硅油涂层或包被有亲水聚合物。Rx 系统的导丝出口端通常位于距导管头端约 25~30cm 处,带有一个不透 X 线的标志。

标准的球囊有圆柱状的体部,其近段和远端为锥体和颈部。输送药物的球囊肩部常定形为不同的形状以具备不同的重要特性:如通过时的低摩擦力和较少的球囊滑动。圆形的、圆锥形的、偏置的颈部产生了不同的球囊形状(圆锥形/方形、圆锥形/球形、锥形、方形、长球形、偏

置的或其他形状)。冠状动脉的扩张球囊通常为10~30mm长,带有一个中央标记或两个外侧的不透X线的标记来帮助定位。球囊是由大量非顺应性、半顺应性及顺应性的聚合物制成的,其支持扩张压范围在2~24bar。球囊导管的同轴段通常覆盖一层抗磨损抗刺穿的涂层以增加或降低滑动性,允许药物输送或释放。

扩张球囊具备以下特性:

- 直径 扩张到命名压时的球囊直径
- 球囊长度是指球囊完全的工作长度或笔直段长度
- 球囊(通过)外径,即当球囊在导管中固定包裹排气状态下的最大直径
- 球囊(进入)外径,通常指在球囊头端或接近头端处的最小直径
- 命名压,即将球囊扩张到其额定大小所需的压力
- 额定爆破压,指在球囊不破裂安全的前提下可被扩张的最大压力,定义为体外正常体温(37℃)时,行40次膨胀,保证99.9%球囊不会破裂的最大压力水平,95%的可信区间。
- 平均爆破压,球囊破裂所需的平均压力
- 球囊顺应性,增加充气时球囊直径的变化率

球囊完成既定任务到达、通过、成功扩张靶病变且不损伤靶血管或其分支的能力取决于其设计、材料和生产质量。图8.37显示了一个成功的扩张球囊技术的实例(Ryujin catheter, Terumo, Shibuya-ku, Tokyo)。更详细深入的讨论详见第5章。

冠状动脉扩张球囊通常为10~30mm长。选定的球囊长度应该与狭窄长度相匹配,以便球囊的平坦部分可以跨越病变全长,球囊的肩部越过其边缘。推荐应用非顺应性球囊和短肩部的球囊,以便降低边缘损伤的风险。为获得想要的目标直径,也就是说在靶病变位点的靶血管额定直径,使用低压力的大球囊还是高压力的小球囊依然缺乏合理的依据,且应用扩张压的加速度和最佳持续时间同样如此。直观地说,对于非弥漫性非钙化性病变,推荐应用大直径的球囊;而对于弥漫性严重钙化的病变,小直径球囊似乎更合适。但是,使用大球囊高压力的扩张将带来夹层和破裂的风险,应避免。扩张球囊的直径选择通常以大小尺寸命名。一般使用目测估计,定量冠状动脉造影(QCA)或IVUS估计球囊直径。在日常临床实践中,最终常应用目测估计。球囊扩张通常持续20~120s之间。对于不能置入支架的冠状动脉撕裂的病变,可能需要较长的扩张时间将撕裂的内膜片贴到管壁上。在这些病例中,有前向血流冠状动脉血流灌注的球囊导管更为可取。

支架

用途 支架是圆柱形的,一般为金属置入物,通过覆盖支架支撑血管阻止弹性回缩,以消除狭窄,预防再狭窄,且使扩张后内膜表面光滑。

材料和设计 支架是圆柱状的结构,由重复出现的小连接体构成的小孔组成,以确保最佳的支撑覆盖。支架通过其传递系统传送至靶血管处,亦即通常折叠卷曲在常规的球囊导管上。释放时支架自膨胀或被扩张到其折叠直径的2~4倍。在生物学复杂的环境中,永久置入的支架通常暴露在高机械应力下,需具备以下特性:

- 辐射张力:具有一定的弹力,对抗由于搏动的和非搏动的血管壁运动反复作用于置入支架的力导致支架紧张、扭转和弯曲,阻止弹性回缩
- 伸张强度:使用最小量的材料(细骨架,最佳的网眼大小)获得最高的辐射张力
- 急剧的硬化速率:膨胀过程中最佳的硬度增加速度

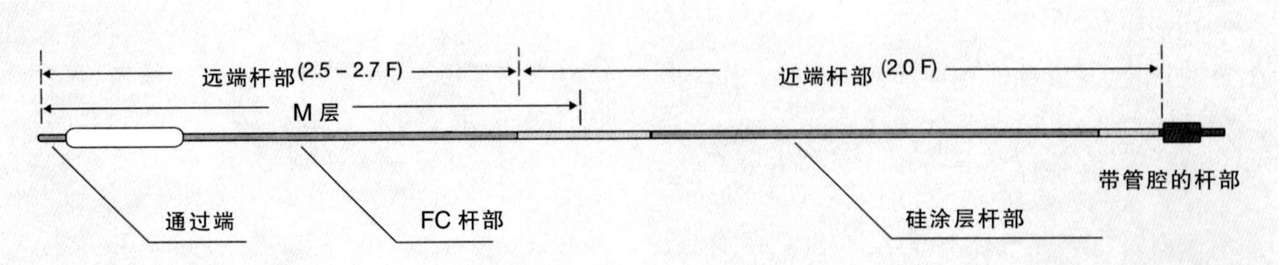

图8.37 Ryujin球囊扩张导管(Terumo, Shibuya-ku, Tokyo)。该导管是由硅涂层的带管腔的杆部和具有不同的不显涂层的过渡区以及远端同轴杆部组成,以便摩擦力减至最低。为使力量传递至头端的速率(推送性)达到最大,同时保留高柔韧性(示踪性),已经提出了新的柔韧的波状的2.5F~2.7F的同轴杆部设计,该设计使到头端的柔韧性逐渐增加而又保留了需要的推送力。该球囊具有双圆锥形颈部,其中近段颈部更长,更渐进(2.5~5mm,球囊直径1.25~3.25mm),而远端颈部相对较短较陡直(2.5~4mm,球囊直径1.25~3.25mm),球囊杆至头端的光滑过渡段长为3mm。直径1.5~4.0mm的球囊其球囊进入外径为0.43mm,最大的球囊外径波动在0.66mm(0.026英寸)至0.94mm(0.037英寸)。标准放气时间波动在0.7s(1.25×15mm的球囊)到6.0s(4.0×16mm球囊)之间。

- 柔韧性：能够沿任何血管通路抵抗前向和侧向负荷力输送完整的支架到达任何想到的血管位置
- 顺应性：以波纹状的表面实现与血管壁完全的环圈接触(覆着)
- 可塑性：抗膨胀时的变形
- 最佳的顺应强度：能够牢固地折叠卷曲在递送系统上(需要高的支架回缩力)，而在可接受的球囊扩张压下支架膨胀。
- 寿命：提供长期支撑，避免腐蚀和疲劳(生物降解支架除外)
- 不透射线性：以实现支架精确的定位和识别。
- 生物相容性：最低的血栓形成率、炎症反应和再狭窄率。
- 保护：边支开口的保护
- 适应性：可作为传送药物的平台、覆盖穿孔位点和其他功能。
- 较大的应变率：最佳的压力应变关系(超弹性性能)
- 最佳的滞后：在充盈与卸载之间的最佳的滞后，平衡最小压缩，对抗最大形状恢复力的性能

为满足这些部分矛盾、彼此排斥的性能需求，一系列不断改进的支架设计和支架材料已经提出和市场化了。下面将讨论常见的支架材料。

金属

- 不锈钢* (例如 316L 以及 18%铬，14%镍，2.9%钼，2.0%锰，0.75%硅，0.03%碳)
- 钴合金 (例如钴以及 20%铬，35%镍，10%钼，1%钛，1%铁，0.15%锰，0.15%硅，0.025%碳)
- 钛合金
- 镍钛合金(Martensitic, 冷轧 40%，超弹性)**
- 镁

聚合物

- 聚硅酮
- 聚四氯乙烯
- 聚乙烯
- 聚异氰酸酯

可生物降解聚合物

- 聚(羟乙酸)
- 聚(乳酸)
- 类金属的

目前的大多数球囊膨胀支架是由不锈钢合金制成的，大多数自膨胀支架是由镍钛合金制成的。通常由支架骨架直接支撑的面积约占总支撑面积的 17%~19%，不同骨架的厚度范围在 80μm~140μm 之间，按照制造商的信息支架递送系统(SDS)球囊的放气时间在 2s~7s 之间。不同的产品从 SDS 上取回或移走支架的力量变动在 1.4N~4.3N 之间。特别的设计包括适于开口置入的增强支架，改善穿过边支的支架，分叉支架，封闭夹层和破裂血管的被膜支架，释放药物的支架(DES)和生物降解支架。和体内环境相互作用的支架表面，可包被起来以增加平滑性和亲水性，改变电荷，阻止可滤过的物质进入体内。

就 PCI 的远景而言，理想支架应：

- 技术上更容易更安全的传送
- 容易释放
- 经久耐用，抗疲劳，抗折断、裂缝、磨损、移位和腐蚀
- 最佳的可视性
- 高度生物相容性
- 有长期的治疗效果而没有再狭窄
- 与磁共振成像(MRI)和计算机体层显像(CT)环境相容

对于扭曲弥漫粥样硬化的冠状动脉，若要使得 SDS 技术上容易、安全地将支架完整地传送到其远端严重钙化的分叉病变(等于是术者的噩梦)，支架本身必须有高度的柔韧性，牢固的折叠于球囊上和较小的外径，且载体球囊导管必须有优良的跟踪性和推送性。进一步的要求是弯曲处应该有光滑的、纵向的几何形态，以避免“鱼鳞”效应(弯曲处的骨架翘起)，满意的贴壁，避免“喇叭”效应(末端不对称的支架膨胀)，可以满意的进入边支。在其他临床情况下，另外的特别的要求可能变得很重要的，因而：

- 在高度纤维化的和/或钙化的开口病变和位于壁内段的病变需要更大的辐射张力
- 在跨关节处和其他身体部位的血管节段，需要更高的可恢复的应力
- 对肥胖患者关键病变行支架术，高度可视性更为关键
- 在有大量斑块负荷的病变和有组织碎片脱垂时，小网眼支架更为有利
- 在复杂的纤维化、钙化病变，特别是静脉桥病变时，膨胀支架的硬度与支架传送系统的均一的膨胀特征之间的最适宜的相互作用，对于支架的均

* 含锰铬的不锈钢替代镍是可用的。

** Martensitic——可扩张球囊，加热时收缩，因有较长的最初低水平的应力应变平台期及其随后硬度急剧增加，所以特别柔韧。冷轧：40%高弹性、大的恢复性应力和可塑性。超弹性：高度可恢复的应力，通过调整工序和改变镍钛比例关系来实现。

匀贴壁是非常关键的

- 弥漫性病变的血管,避免"狗骨头"(有长肩部和/或高顺应性的球囊支架,超过支架边缘的球囊的过度膨胀)特别重要
- 球囊的快速、最佳几何形态的再折叠对预防细骨架的支架和易损血管的损伤起着关键的作用

对术者而言，能够在任何临床情形下选择最佳支架,就必须认识和理解支架的操作特性。要求制造商提供的界定临床相关的操作参数的信息将有助于达到这一目标。一些临床相关操作参数如下：

- 命名压下[bar]支架完全膨胀的直径[mm]
- 支架的长度[mm],通常相当于球囊内部标记
- 命名压下支架完全膨胀后径向(回缩)和纵向的缩短[%直径,%长度]
- 折叠于导管放气后球囊上支架的最大直径[F,in,mm](通过外径)
- 支架的最小直径，通常位于或接近 SDS 的头端[F,in,mm](进入外径)
- 骨架的厚度[in,mm]
- 支架覆盖面积[mm^2]
- 未支撑的表面积(USA)[mm^2]
- 金属-动脉比[%]
- 命名压下支架完全膨胀的辐射张力
- 支架(硬化)膨胀时的动力学[应力-应变曲线]
- 纵向柔韧性[N]
- 折叠牢固性(移走的力)[N]
- 再通过性能
- 边支可进入的能力(命名压下完全膨胀支架的网眼大小均匀性)
- 材料,合金完整的化学定义
- 材料表面特性(腐蚀性、滤过性、电荷、生物相容性)
- 不透射线的特性
- 支架贴壁的几何形态:网眼在直的和弯曲的血管段的印迹
- 传送球囊的命名压,命名爆破压,平均爆破压[bar]
- 传送球囊的顺应性
- 传送球囊的再折叠特性(再折叠机制,完全折叠的时间)[s]
- 已证实的再狭窄率
- 预期的寿命(材料疲劳前负荷周期的数量)

随着 DES 的出现,BMS 主要作为传送药物的平台和支架置入困难时的支持系统。然而,不论将来的设计如何,DES 永久的或生物可降解平台将保留机械特性。

冠状动脉血管成形术中,一直未深入讨论有关适当的球囊或支架"尺寸估计"的问题。为预防损伤,最初扩张球囊被估计到由血管造影估计确定的靶血管的正常直径[184]。难以处理的病变用较病变血管直径略大的尺寸的球囊和/或重复高压力或延长时间来扩张。但过大的球囊扩张有促发夹层和其他操作并发症发生的风险,结果令人沮丧[185–187]。但 PTCA 获得的最小管腔直径(MLD)的数据是发生再狭窄的强有力的预测因子,因此,在早期支架时代建议以取得最大管腔直径作为预防再狭窄的靶目标("越大越好"假说)[188–192]。为降低风险,同时尽量增加超大扩张的效果,在 IVUS 指导下已经证明可改善造影的结果[193–197],但不一定改善临床结局[198]。目前在血管造影和介入术中,球囊和支架被扩张到邻近靶病变的靶血管直径±10%。对 IVUS 指导而言,MUSIC 或 CLOUT 试验标准代表了可接受的标准[194, 195]。运用可吸收生物支架的临时支架时代的来临将是实现了真正意义上的血管壁生物学修复[17]。

冠状动脉介入术的基本步骤

虽然 PCI 的实施应该高度个体化,但所有介入术均应具有一个共同的重复模式。这一节将详述这一总模式的三个基本组成部分:初始阶段、主要操作循环和结束手术。主要操作循环由评估、介入过程、再评估连接而成,是由术者决定的一系列重复操作,为的是应用最少的操作循环获得最佳的结果。操作循环的数量通常反映了疾病的复杂程度和术者的技术水平(参见第 4 章)。

初始阶段

结合本章上下文,初始阶段是以建立血管入路开始的。通过放置指引导管,将其头端接近靶冠状动脉或移植血管,提供介入的直接通路,随后采集介入前的冠状动脉造影图像为结尾。虽然实际的介入还没有开始,但是与鞘管放置和指引导管丝插入冠状动脉开口相关的操作风险已经在这一阶段体现出来了。因此,要更加注意避免并发症。高质量的基线的冠状动脉造影图像对选择合适的介入策略和器械相当关键。

血管入路

PCI 实施通常使用股总动脉、肱动脉和桡动脉[199–202](参见第 12 章)。绝大多数冠状动脉介入术是从右侧股总动脉(CFA)进行的。虽然已有报道对不同入路的并发症进行对比[203],但仍有相当大的差异。CFA 提供的入路粗大,用途广泛,允许超大号(可达 22F)的导管进入和

为冠状动脉介入提供最佳的支持力(大多数冠状动脉指引导管是预塑型的,其形状适合于冠状动脉开口形态和右股动脉入路的主动脉弓)。CFA 入路的典型并发症包括大的血肿(1.3%)、腹膜后血肿(0.4%)、假性动脉瘤(0.4%)、血管闭塞(0.1%)、感染(0.1%)和血栓形成(0.1%)[204]。有严重腹主动脉或髂股动脉疾病的患者或髂股动脉旁路术的患者应避免经股动脉入路。

与 CFA 入路相比,经肱动脉的入路相对较短,穿刺点更好控制,可以早活动。其局限性包括更易发生痉挛,器械尺寸受限(≤6F),不能提供最佳的支持力(除 LIMA PCI),需要介入术后立即拔除鞘管。对冠状动脉介入术,双侧肱动脉均可取;就冠状动脉操作而言,右侧肱动脉因其血管内通路较短通常更可取。但确实存在增加脑血管血栓栓塞并发症的风险,然而其发生率很低。

经桡动脉的入路已经被一些介入学者推广。临床相关的局限性包括显著的痉挛倾向,特别是在多导管交换时。不能满意地插入冠状动脉开口和支撑力不满意,应用器械大小的限制(5F,最大用 6F)。一旦桡动脉闭塞就会发生手部损伤,虽然风险较低,但不容忽视。此外,大量应用桡动脉作冠状动脉移植血管也限制了临床上使用这一入路。禁忌证包括严重广泛钙化、血液透析和多发血管病的患者。需要行 Allen 试验,尤其是双重检验,以检查侧枝循环的功能情况[205, 206]。

鞘管和系统的大小取决于介入器械的大小,也取决于病例预期的技术复杂程度。目前大多数 PCI 应用 6F 系统,而在应用对吻技术、多根导丝技术或辅助的血管重建术时,需要使用 7F 或更大的系统。简单病例 5F 系统就足够了。鞘管的选择取决于同侧骨盆动脉和主动脉的扭曲程度。大多数病例选择标准长度的鞘管,但对外周血管解剖结构不佳的患者,需要使用更长的鞘管(可达 90cm)以恢复指引导管的操控性能。

指引导管的放置

指引导管的选择是为了安全地传送介入器械到靶点,导管坐于冠状动脉的开口可以被看作是从外周动脉入路延伸到远端的介入位点的近端。指引导管无损伤地置入冠状动脉开口和最佳的支持力是整个介入过程中决定操作成功的两个关键因素。当导管头端与靶冠状动脉开口同轴并置时即获得了最佳的置入。当导管稳定而轻柔的插入开口,与对面的主动壁稳定接触,后者提供了合适的弹性,发挥了导管所需的被动和/或主动插入的“作用”,即获得了最佳的支撑力。最佳置入的血管造影标准包括:

- 头端刚好接触,施加了一个轻柔的前向力到靶血管开口上(被动置入)
- 头端插入管腔内,没有损伤或阻断靶血血流管(主动插入)
- 指引导管的第一弯曲和第二弯曲与靶血管的近端节段形成了一个单一的垂直方向的平面
- 指引导管的第一弯曲与靶血管近端节段同轴
- 第二弯曲完全形成,“斜”靠在开口对面的主动脉壁上,提供稳定性、弹性并且发挥作用

导管置入不佳需重新调整位置,选择不同的指引导管或在特殊情况下选择不同的入路。难以插入通常与以下情况有关:

- 主动根部异常(例如,宽大的根部、水平位的根部)和升主动脉异常(例如动脉瘤)
- 主动脉弓的异常(例如延长、平直或陡直的主动脉弓)和畸形(任何胚胎第四动脉弓发育异常)
- 主动脉和髂动脉的过分延长或扭曲
- 冠状动脉开口起源异常
- 主动脉斑块阻塞靶血管开口
- 开口病变
- 源于主动脉瓣疾病的喷流
- 以上任何情况联合出现

指引导管置入不满意会导致技术操作困难,因此鼓励在介入初始阶段加以早期纠正。置入不稳定、头端移位(“跳跃”)难以控制和对开口过度的压力会产生并发症,必须立即纠正。少数病例存在难以克服的解剖或功能性不利因素,导管置入不佳是可以接受的。

指引导管置入后压力曲线的心室化和明显的衰减或心肌缺血,表明有严重的并发症,应该立即澄清。如果头端斜顶在动脉壁上通常是无害的,可以很容易地纠正。但潜在的更严重的原因,尤其是在导管深插时,包括开口病变、开口或近端损伤和血栓形成,每一个都必须立即搞清楚。在多数情况下调整位置或更换指引导管可以解决问题。确定的损伤须立即修复。开口病变或插入时有缺血反应的患者应使用带侧孔的指引导管。

基线血管造影图像

指引导管置入后,获得一系列基线血管造影图像来记录基线状态,提供介入位点的最佳投影体位来指导介入治疗,介入位点的代表性图像被储存在监测器中,便于及时参考。

介入治疗的主要步骤:评估/介入和重复

评估

回顾分析基线血管造影来确定适应证和策略。

介入(和谐的四步曲)

冠状动脉介入治疗要求有规律的、稳定的流程,即在一狭小的时间内做出决定和将决定付诸实施并且周而复始。这种循环可以认为是四个步骤组成的交响曲。第一步,将指引导管放入 Tuohy-Borst 管口,使导丝的头端靠近指引导管的头端,然后放到位。在这个简单的步骤中要注意不要损坏已塑型的头端。为避免损伤头端和冠状动脉口,导引导丝在到达指引导管头端之前的20cm 时,其最后的前进应在 X 线指引下进行。当使用带侧孔的指引导管时这点尤其重要。将导丝轻轻送入冠状动脉口,通过轻微的试探和缓慢旋转推进使导丝进入血管下游。有柔软头端的导丝可以快速前进,但是一定要在可控的和小心的操作下。一旦头端到达靶病变,就与假定的病变入口对齐,然后再小心前进。如果通过受阻,要在不同的方向以轻微的前后运动探索地进入病变。在困难病例中,使用 OTW 系统可以提高操纵和通过的能力。当导丝通过病变后,前送导丝,使导丝的头端置于靶血管的远端以提供最大的支撑力。但是对技术操作困难病例,将导丝头端置于较近端或置于分支来避免导丝操作不慎所致的穿孔也是可取的。导丝的正确放置应由造影来证实。至少两幅不同投照体位的造影来证实正确的导引导丝的放置和无损伤。

第二步,所选择的扩张球囊导管或支架传送装置先进入到指引导管的头端,直接进入并置于病变处。用 X 线透视来观察这些装置进入冠状动脉和随后装置的任何运动。注意当向前推进装置所产生的力不只是传到头端而且通过阻力作用到导丝上,这些力沿着长轴向前传到头端并且反作用于指引导管。因此从机械的角度来讲,系统的功能应看作是一个整体。当装置前进的时候,要求有精确的触觉反馈来控制实施的力量克服前行的阻力并避免损伤。入口近端的解剖和形态,以及装置过靶病变的柔韧性、跟踪性、推送性和通过性决定了装置成功的运送。时刻铭记整个系统是一个机械整体的原则,才能在几乎所有的病例中,将装置成功地通过病变并放置到位。装置最后的位置应该用电影来证实一下。

第三步,实施实际的介入治疗,通常包括扩张球囊高压扩张,维持一个短时间,一般是 20~120s,然后放气。

第四步,装置回撤,采集电影看结果,根据结果决定是结束手术还是计划下一步的介入。回撤装置之前,释放负压以便球囊再摺起,使折痕变软,边缘光滑。为避免血管壁损伤和已打开支架的损伤,回撤装置的操作要在 X 线指导下小心谨慎地实施。当用 5F 系统的时候要求装置完全回撤;当用较大的系统时,部分回撤装置就足够有充分的对比剂通过。至少要有靶点的两个投照体位造影以便综合评价。

重复

介入治疗的过程和主要步骤的重复意味着操作的反复进行,从导丝的重新到位至整个系统的重新置入。但是,通常是执行球囊扩张,换用更大的球囊,高扩张压或释放支架。在少数病例中,可能需要重新操作一个次,包括建立一新的动脉通路。

结束

决定手术结束是介入治疗的关键步骤。然而,那些结果较好的病例决定结束是简单的,而那些需要重复操作和有多重靶病变需解决的患者做出结束的决定是很难的。当显示造影结果成功(无残余狭窄,TIMI 血流三级)无临床症状和稳定的患者介入治疗就可结束。但是,结束的标准也应适合那些稍差和只是姑息治疗的结果。

在介入治疗当中学会什么时候终止手术也是很重要的。在接受"好"的结果后适时地结束可以避免增加置入不必要的支架、无休止的重复介入的步骤和不确定的结果。尽管手术结束并把介入材料完全移出冠状动脉来证实结果,但对有些病例,导丝和装置只是部分回撤就可以无阻碍地看到介入治疗的位点,从而避免再次通过支架和不稳定病变部位。然而最后的造影图像要求至少两幅且不能有任何材料留在里面,最好使用标准的图像记录(见 3B 章)。偶尔最后的血管造影显示有并发症的话需要再次进行介入治疗。照完最后一张血管造影图像后,揭开手术单,拔除鞘管,止血,将患者送回病房监测12~24h。止血完成手术就结束。

支架置入术、药物辅助治疗、止血

自从 20 世纪 70 年代 PTCA(或经皮球囊扩张成形术 POBA)的引入,BMS 和 DES 冠状动脉内置入术已经成为了冠状动脉介入治疗必不可少的组成部分,同时有多种辅助药物的使用,接下来的篇幅将列出支架置入术的一些关键点和辅助药物。为更全面了解,读者可参阅这方面的文章[207, 208]。

冠状动脉内支架置入术

为那些血管成形术失败而引入的冠状动脉内支架置入术现在已变成了冠状动脉治疗的一个常规方法[14, 15]。随后出现一系列的缺陷包括急性支架内血栓形成的高发生率[209, 210],由于经历的抗凝治疗所致的晚期出血并发症[191, 192],而有效的抗血小板药的应用[7]为临床上广泛接受冠状动脉内支架置入术铺平了道路[211]。抗增殖药物支架的出现[16],生物可降解支架的发展[17]及两者的联合开创了介入治疗的新纪元。

有效证据证明,无论是支架置入术的结果(<30%残余狭窄)还是常规血管成形术的结果(<50%残余狭窄[212],BMS 支持的 PCI 都比 PTCA 要好。同样地,造影的和推测的结果 DES 要优于 BMS[72, 73]。然而有证据表明患者和有适应证亚组中无限制的 DES 支架的数量正在增加。由于以下原因在无限制地支架置入前应三思是明智的:

1. 目前 DES 相对地获益大,但是不可能在所有的临床环境中成功地应用。
2. DES 妨碍持久的正性血管重塑。
3. 无限制的冠状动脉内支架置入术会增加与多个支架置入有关的潜在血管损伤的发生率,尤其是在“完全金属外套”修复病例中。
4. 无害的支架相关的边缘损伤经常需要置入支架。
5. 如果将来有必要做外科搭桥,支架置入后会妨碍外科血管重建术。
6. 支架置入后病变进展患者的再介入治疗受影响。
7. 支架置入后会妨碍将来新技术使用,比如生物可吸收支架。

由于这些限制,不应该在临床实践中只以证据为基础无条件地支架置入,需要多种个体化治疗方法。比如,显然置入主干还是分支结果是不同的,先置入第一个还是第十个结果也是不同的。不幸的是,在血管成形术后行支架置入术的患者经 IVUS 和压力/血流导丝的数据生理指导下也不能改变支架的适应证[213–215]。因此直到有更好的支架和更多的判断标准成为可能之前,建议在每个支架置入前权衡利弊作出个体化的决定。尽管药物支架是大多数而不是全部病例的较好选择,但还要考虑比如复杂解剖的示踪能力和对辐射张力支撑的高要求,这些都会使得决定倾向于裸支架。

为了给特定的病变选择一个最好的支架包括支架大小的选择。在造影指导的介入治疗中,支架的规格与靶血管直径相差 10%是可以接受的。

在 IVUS 指导下的内支架置入术 MUSIC 研究 [195]或 CLOUT 研究[194]无残余狭窄(大的临床试验中平均 5%残余狭窄)是可以接受的。支架长度应该完全覆盖靶病变。

夹层的支架治疗,有些情况可以在入口近端置入就足够了。但是,由于入口位置的不确定性及由于在夹层处支架置入可引起第二个入口的可能性,通常需要完全的病变覆盖。

在长和/或不连续病变的治疗中,提倡置入一枚支架。如果长支架不能进入或者不连续病变长于 5mm 则要求置入多枚支架,可以重叠也可以不重叠。如果是重叠一般重叠一个支架环就足够了。多处病变一般先从最远端放置,以免再次通过支架。然而许多病例的远端病变意义不大或者是在近端狭窄解决后前向血流恢复了。因此反向的放置顺序(从最近端到最远端)也是可行的,尤其是急症有明显血管收缩的患者。

在所有的病例中,置入一枚完整的支架完全覆盖病变是很关键的。支架损害,支架脱载或由于“支架冻结”所致的病变覆盖不完全会引起严重的并发症。要求支架满意定位,支架释放完全及支架小梁良好的贴壁而且还要保持支架的三维几何形状。要了解更多的满意扩张压和 IVUS 指导等这方面的内容读者可查阅相关文章 [216-221]。应该强调一定要注意避免整个过程都可能发生支架骨梁的损坏。特别是由于过度操作,较薄骨架的支架易于损坏。关键因素包括小心仔细地送入支架以防形成阻力,支架完全释放后球囊的小心回撤(有些情况下球囊处于负压会造成再摺起不完全,从而导致球囊的硬褶损伤支架,尤其是在突然回撤时)。同时,为避免损坏已释放的支架,再次通过支架和后扩张都应减少。图 8.38 和图 8.39 分别是单一支架的介入和扩大支架置入导致过度支架金属覆盖的例子。

好的支架允许使用直接支架置入的方法[222–227]。目前在大容量的医疗中心大约 30%支架置入术是直接置入的,这种趋势正在上升。尽管直接支架置入术是对于相当一部分患者可选用的技术,但在支架置入术前仔细评价介入治疗的途径以及靶病变的严重程度和硬度仍是很必要的。高度复杂和硬病变的病例不推荐使用直接支架置入术。在这些病例中拟行直接支架置入术,及时回撤支架运送系统和预扩张可很好地防止并发症的发生。表 8.36 总结了一些直接支架置入术的优点和缺点。

药物辅助治疗

围介入术期的药物治疗集中在抗凝和抗血小板药。

当代早期,通常静脉给予 10 000U 普通肝素(UFH)来预防血栓。当代晚期,活化凝血时间(ACT)被用来更好地指导抗凝。依据外科医师[228]和介入治疗医师[229–231]的早期经验建立了冠状动脉血管成形术(例如 250~300s,HEMOTEC 装置和 300~350s,HEMOCHRON 装置)的 ACT 目标值。

随着支架的使用,支架内血栓和过度抗凝所致出血的发生激发了我们对围介入术期血栓治疗新的研究工作。自从新抗凝药如低分子肝素(LMWH)和水蛭素[232,233]的引入及抗血小板药使用增加趋势,围介入术期的抗血栓治疗已发展得更为复杂。证据显示[81,82],UFH和LMWH[234]有着同样的结果和出血并发症的发生率,围介入术期的抗血栓药被推荐使用。一般情况下,PCI术前给予静脉注射负荷量5000U或60U/kg(30~100U/kg)UFH。接受糖蛋白ⅡB/ⅢA受体拮抗剂治疗的患者肝素低剂量范围是合适的(目标ACT>200s)。未接受GPⅡB/ⅢA受体拮抗剂治疗的患者,推荐ACT目标值为250~350s。无并发症的选择病例,介入术后的抗凝治疗未明确指出。(不同临床详细情况见参考文献81,82和235。)

过去的二十年人们逐步认识到,血小板在急性血栓综合征的起始阶段[236]及围介入术期治疗[237,238]的并发症中起了重要作用。自从认识到阿司匹林在冠心病预防[239]中的重要性及血小板在血栓形成和急性冠脉综合征的病理生理的重要性[240]和急性冠脉综合征[241,243]后,有效的抗血栓治疗[244]已经被用于介入治疗[245]。在PCI治疗中乙

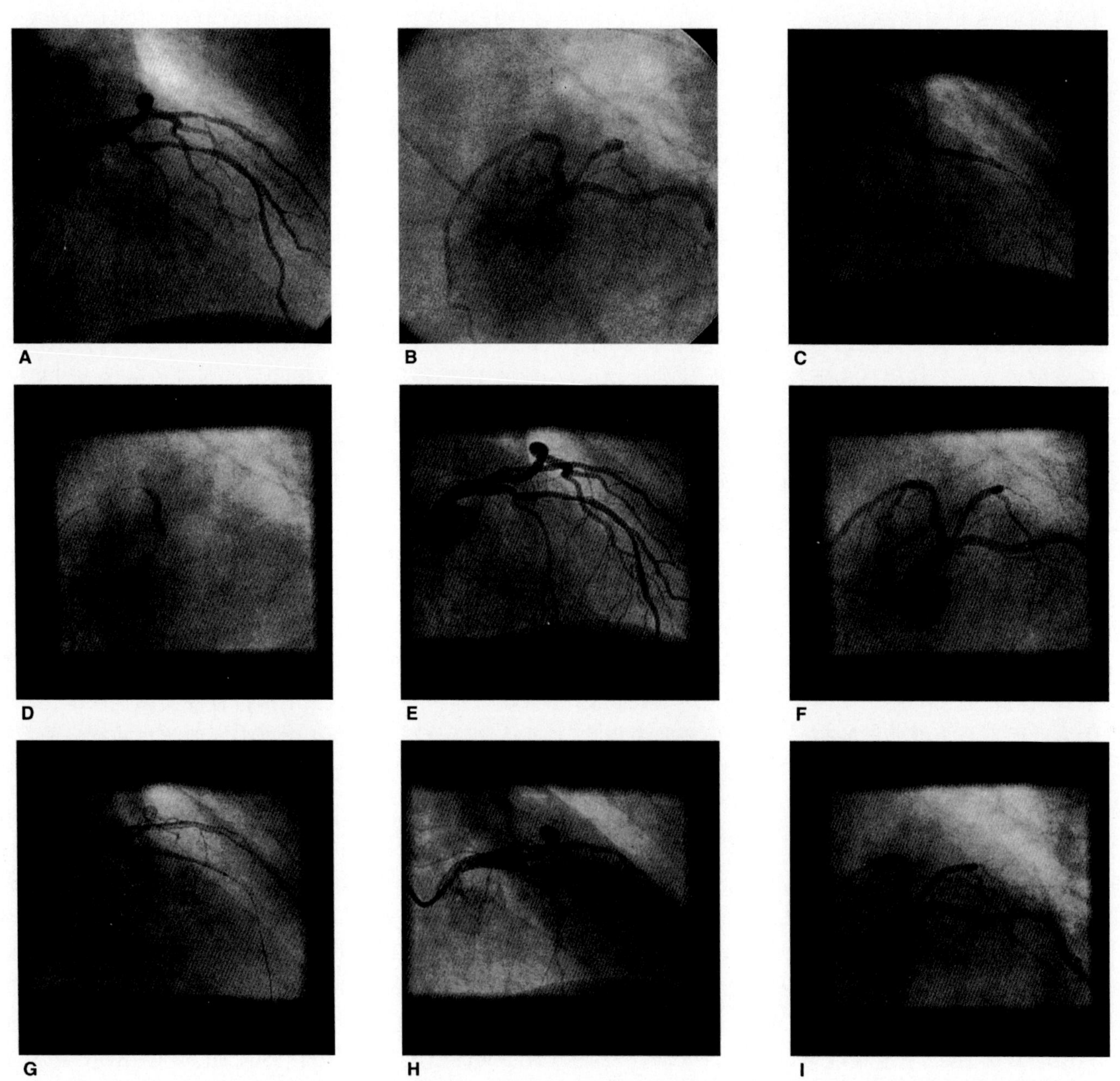

图8.38 直接支架置入术,无并发症的急诊PCI。患者女性62岁,非ST段抬高心肌梗死(NSTEMI)。急诊冠状动脉造影显示单支血管病变,LAD近端(AHA节段6)长病变,70%狭窄为"罪犯"病变(A,B)。用2.0/30mm球囊导管10bar预扩张(C,D)。随后血管造影显示50%残余狭窄(E,F)。置入3.0/30mmDriver(Medtronic)支架以12bar释放,残余狭窄0%(H,I)。在C~I中使用半透明遮光板减少介入术中X线曝光量。

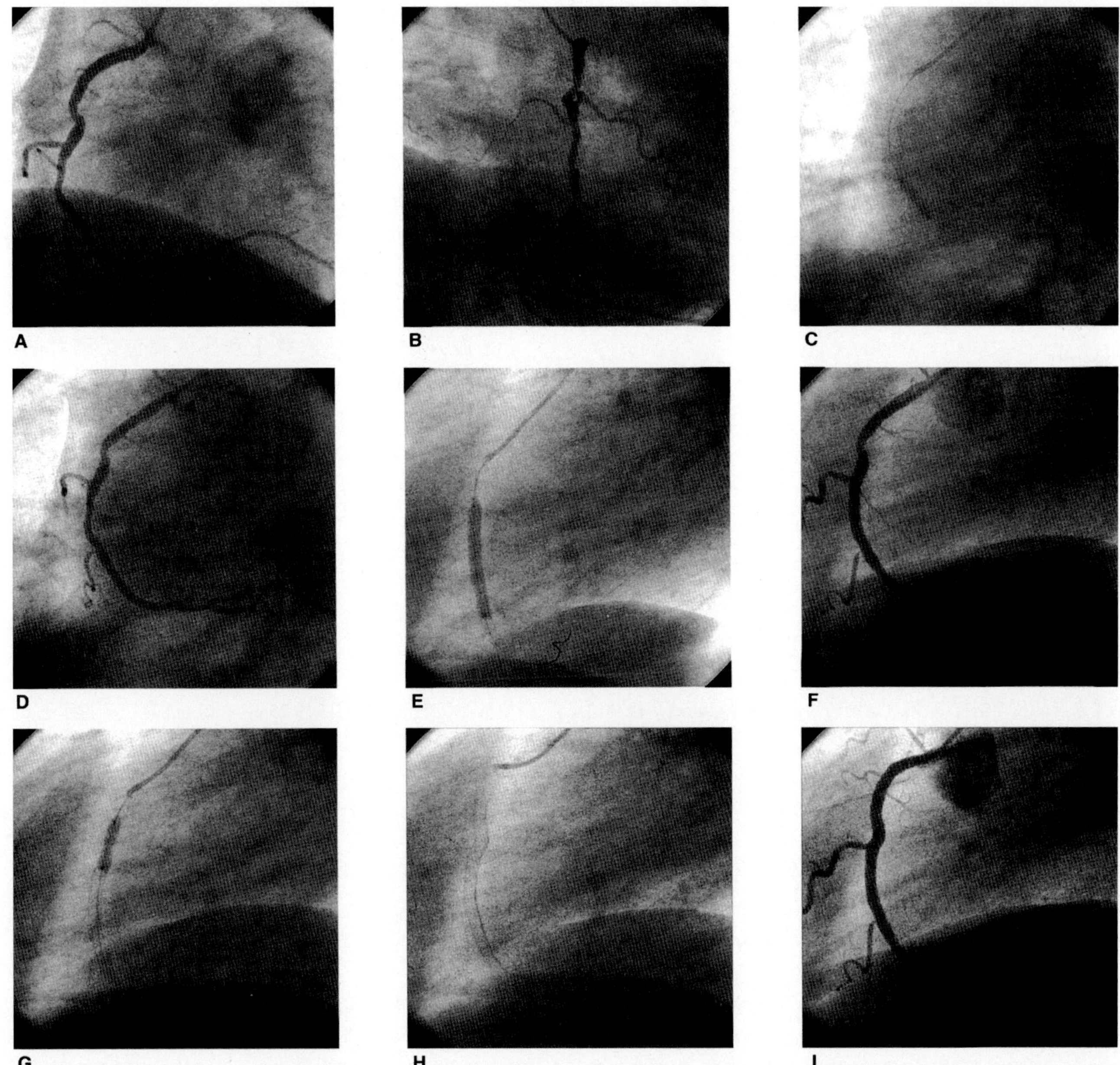

图 8.39 患者男性 51 岁，恶化型心绞痛，CCS 分级 III级，右冠状动脉行 PCI 治疗。(A)诊断性血管造影，右冠状动脉(RCA)，右前斜位(RAO)45°。RCA 远段 80%狭窄，RCA 中段弥漫性病变。(B)诊断性血管造影，RCA，左前斜位(LAO)30°。显示 RCA 中段弥漫性病变，投照缩短。(C)对 RCA 远段的靶病变直接支架置入。(D)靶病变成功地血管重建，RCA 中段的弥漫病变血管造影显示临界病变。(E)RCA 中段长节段的直接支架置入，与远段的支架重叠。(F)RCA 中段成功地血管重建，但伴有近段斑块移位使得原有狭窄加重。(G)直接支架置入。第二枚支架与第一枚支架相重叠，在命名压下，也可见到支架不完全释放。(H)整个的金属盔甲。RCA 中段成功地置入了支架，与原支架重叠(从远至近，常规通路)。(I)最后的血管造影。血管造影结果满意。无残余狭窄，TIMI 血流 3 级。

酰水杨酸[244]噻吩并吡啶[246]和 GPⅡB/ⅢA 受体拮抗剂[208,247-248]的使用在大多数指南中都是主题[81, 82, 235]。表 8.37[235]、表 8.38 和表 8.39[81, 82]提供了目前推荐的有代表性的例子。表 8.40 列出了 GPⅡB/ⅢA 受体拮抗剂的药代动力学、不良反应和费用比较。冠状动脉内 GPⅡB/ ⅢA 受体拮抗剂[249]和三联口服的抗血小板治疗(乙酰水杨酸，氯吡格雷，西洛他唑即选择性磷酸二酯酶Ⅲ拮抗剂)[250]的使用潜力正在进行临床观察。

为减少接受抗血栓治疗患者手术出血并发症的发生，我们推荐使用精确的、无创技术做动脉穿刺，使用小 F 号导管系统，早期拔除鞘管(不复杂病例<2h)，满意的止血。鱼精蛋白可拮抗肝素的作用 (1.0~1.3mg 每 1000IU UFH)；由于过敏反应的可能性(<2%)建议缓慢静脉注射[251]。接受 GPⅡB/ⅢA 受体拮抗剂治疗的外科冠状动脉旁路移植术的患者发生出血并发症的可能性大[252]，因此手术前或手术时停药且如果需要可获得所需

表 8.36 直接支架置入术的潜在优点和缺点

潜在优点	潜在缺点
避免多重交换	示踪失败
创伤少	不能精确定位,不完全释放支架
低无复流率	支架损坏和脱载
操作时间短	贴壁不完全
花费少	靶血管损伤
	计划外的支架置入

的新鲜血小板,那么手术是安全的[253]。

止血

尽管鞘管会在导管室被拔除及止血,但是在鞘管拔除之前对患者监测 2~4h 还是更安全的。鞘管拔除的标准包括症状的消失,心脏标记物阴性,收缩压<140mmHg,ACT<180s。完成止血的主要方法有:

- 机械性压迫止血,手压或用压迫器 ,如 Femostop (Radi Medical Systems, Ins)
- 用能提高自身止血的化学物质封住穿刺口,比如,Ⅰ型胶原蛋白(VasoSeal,Datascope Corp)
- 在生物可吸收的锚和明胶海绵之间用三明治方法覆盖穿刺口
- 缝合(如 Perclose 装置,Abbott Vascular)

止血方法的选择依赖于众多因素包括患者的状态和活动、动脉穿刺口的情况、血管壁的钙化、收缩压和患者的舒适程度。早期封闭血管入口和适时活动是防止并发症的有效途径,尽管封堵器可能不降低局部并发症的

表 8.37 围介入术期抗栓治疗建议摘要

PCI 患者:口服抗血小板药治疗

阿司匹林

1. PCI 术前,指南推荐介入治疗给予阿司匹林 75mg~325mg 预处理(I 类,证据水平 A)。
2. PCI 术后的长期治疗,指南推荐阿司匹林 75mg~162mg/d(I 类,证据水平 A)。
3. PCI 术后的长期治疗,服用抗血栓药物比如氯吡格雷或华法林的患者,指南推荐低剂量的阿司匹林 75mg~100mg/d(I 类,证据水平 C+)。

噻吩并吡啶衍生物

PCI 前用噻吩并吡啶治疗

1. 指南推荐在 PCI 术前至少 6h 给予氯吡格雷 300mg的负荷剂量(I 类,证据水平 B)。如果不够 6h,指南推荐给予氯吡格雷 600mg 的负荷剂量(II 类,证据水平 C)。
2. 如果用的是噻氯匹啶,指南推荐 PCI 术前至少 6h 给予 500mg 的负荷剂量(II 类,证据水平 C)。

不耐受阿司匹林的患者

1. 对于不能耐受阿司匹林的患者,指南推荐在 PCI 术前至少 24h 给予氯吡格雷负荷剂量(300mg)或噻氯匹啶(500mg)(II 类,证据水平 C)。

支架术后噻吩并吡啶治疗的持续时间

1. PCI 术后,指南建议,除应用阿司匹林,氯吡格雷75mg/d 至少 9~12 个月(I 类,证据水平 A)。
2. 如果 PCI 术后用噻氯匹啶代替氯吡格雷,指南建议置入金属裸支架的患者除应用阿司匹林外应用噻氯匹啶 2 周(I 类,证据水平 B)。
3. 低动脉粥样硬化风险的患者,比如那些孤立病变,指南推荐置入金属裸支架术后至少应用氯吡格雷 2 周(I类,证据水平 A),置入西罗莫司洗脱支架的患者要用 2~3 个月(I 类,证据水平 C+),置入紫杉醇洗脱支架的患者要用 6 个月(I 类,证据水平 C)。

PCI 患者:(GP)ⅡB/ⅢA 受体拮抗剂

1. 可用于所有 PCI 术后的患者,尤其是那些直接 PCI的,或那些恶化型不稳定性心绞痛(UA)或有其他高风险特征的患者,指南推荐使用 GPⅡB/ⅢA 拮抗剂(阿昔单抗或依替巴肽)(I 类,证据水平 A)。
2. ST 段抬高心肌梗死 PCI 患者,指南推荐阿昔单抗优于依替巴肽(I 类,证据水平 B)。

注意:阿昔单抗应在球囊扩张之前就开始应用。

3. 指南建议,阿昔单抗的用法是先给予 0.25mg/kg 负荷剂量,然后以 10μg/min 静脉点滴 12h(I 类,证据水平A)。依替巴肽的用法是给予双倍的负荷剂量,每次180mg/kg,间隔 10min。然后以 2.0μg(kg·min^{-1})静脉点滴 18h(I 类,证据水平 A)。
4. PCI 患者,指南建议不用替罗非班而使用阿昔单抗(I 类,证据水平 A)。
5. 以心肌梗死的血栓溶解评分(TIMI)为依据被划分为中到高危的非 ST 段抬高心肌梗死或 UA 患者,指南建议 GPⅡB/ⅢA 受体拮抗剂(依替巴肽或替罗非班)应在PCI 之前尽可能早的开始使用(I 类,证据水平 A)。
6. 接受替罗非班治疗的 NSTEMI/UA 患者,指南建议将PCI 推迟到静脉点滴替罗非班至少 4h 之后(I 类,证据水平 A)。
7. 准备行 PCI 治疗的肌钙蛋白升高的 NSTEMI/UA 的患者,指南建议阿昔单抗在介入之前 24h 之内应用(I类,证据水平 A)。

潜在的价值和优势:这些 GPⅡB/ⅢA 受体拮抗剂用法建议,在预防心脏事件方面有相对高的价值,而对花费和出血并发症则无明显优势。

(待续)

表 8.37（续）

PCI 患者：普通肝素（UFH）

1. 接受 GPⅡB/ⅢA 受体拮抗剂的患者，指南推荐肝素50~70 IU/kg 静脉点滴达到目标使 ACT>200s(I 类，证据水平 C)。
2. 未接受 GPⅡB/ⅢA 受体拮抗剂的患者，指南建议给予足够剂量的肝素使 ACT 达到 250~350s(I 类，证据水平 C+)。指南建议根据体重调整肝素的剂量 60~100 IU/kg(II 类，证据水平 C)。
3. PCI 术后无并发症患者，指南推荐术后不予常规肝素静脉点滴(I 类，证据水平 A)。

PCI 患者：低分子肝素（LMWH）

1. PCI 术前接受低分子肝素治疗的患者，指南建议是否予额外的抗凝治疗取决于最后使用 LMWH 的时间(I类，证据水平 C)。如果上次依诺肝素是在 PCI 术前 8h给予的，指南建议不再给予额外的抗凝药(II 类，证据水平 C)；如果上次依诺肝素是在 PCI 术前 8~12h 给予的，指南建议在手术时静脉予 0.3mg/kg(II 类，证据水平C)；如果上次依诺肝素是在 PCI 术前>12h 给予的，指南建议在 PCI 中给予常规抗凝治疗(II 类，证据水平 C)。

PCI 患者：直接给予凝血酶抑制剂

1. 未接受 GPⅡB/ⅢA 受体拮抗剂治疗的 PCI 患者，指南建议在 PCI 术中使用比伐卢定(0.75mg/kg 静注，然后在 PCI 术中 1.75mg(kg·h^{-1})静脉点滴)优于肝素(I 类，证据水平 A)。
2. 低并发症风险的 PCI 患者，指南建议用比伐卢定替代肝素作为 GPⅡB/ⅢA 受体拮抗剂的辅助药(I 类，证据水平 B)。
3. 高出血风险的 PCI 患者，指南建议比伐卢定优于肝素作为 GPⅡB/ⅢA 受体拮抗剂的辅助药(I 类，证据水平B)。

PCI 患者：维生素 K 拮抗剂

无系统抗凝治疗适应证的 PCI 患者，指南不推荐在 PCI术后常规应用华法林(或其他维生素 K 拮抗剂)(I 类，证据水平 A)

肾功能不全的患者，应根据产品说明书来调整依替巴肽或替罗非班的剂量。

Modified from Popma JJ, Berger P, Ohman EM, et al. Antithrombotic therapy during percutaneous coronary intervention. The Seventh ACCP Conference on Antithrombotic Therapy. Chest 2004;126:576S–599S.

发生[254]，但会大大改善术后的护理。过度肥胖和动脉钙化严重的患者不使用封堵器，有局部移植物的患者则属禁忌。

表 8.38 金属裸支架(BMS)与药物洗脱支架(DES)围介入术期建议双重抗血栓治疗

时间	药物	
	阿司匹林	氯吡格雷
介入前治疗	PCI>≥2h 予 100mg (75~325mg)口服或 500mg 静脉注射(经验性剂量)	≥6h 300mg <6h 600mg (负荷剂量)
PCI 期间	——	——
PCI 后长期治疗	100mg/d (75~162mg/d)；接受噻吩并吡啶的患者 75~100mg 终身服用	75mg /d 服用 6~12 个月，BMS 后 3~4 周，DES 后 6~12 个月，近距(放射)治疗后12 个月

PCI，经皮冠状动脉介入术。

Based on Sminth SC, Dove JT, Jacobs AK, et al. ACC/AHA guidelines for percutaneous coronary intervention (Revision of the 1993 PTCA guidelines). J *AM Coll Cardiol*. 2001:37:2239–2300; and Silber S., Albertson P, Aviles FF, et al. Guidelines for percutaneous coronary interventions. The Task Force for Percutaneous Coronary Interventions of the European Society of Cardiology. 2005;26:804–847.

随访

无并发症的 PCI 患者，拔除鞘管后 24h 出院。为保证患者的安全，门诊患者不推荐常规行 PCI，这与某些意见相反[255]。表 8.41 提供了 PCI 术后无并发症的处理。

复杂或有并发症的 PCI 按照计划好的手术过程，保留鞘管，把患者移送至监护室。由于外周血管并发症的风险，鞘管应该在 24h 内拔除。拔管前 4h 给予小剂量的肝素如 800 U/h UFH 可用于防止血栓栓塞。

并发症处理

并发症是不可预料的，与手术直接有关的不良事件是指介入术后短时间内(24~48h)发生的事件。相对较少的，晚期并发症的发生是由于动脉瘤，瘘管形成(数天)或材料老化(数月至数年)发生的事件。广义地说，即使小的技术错误比如无目的导丝回撤或必要时更换指引导管也被认为具有潜在并发症可能，可以导致临床事件，尤其是发生关键情况如在急诊手术时。但是，最佳策略和精湛的技术是防止并发症最好的方法。

目前缺乏并发症标准化的报道，PCI 术后心脏标记物的评价为监测并发症提供了一个好的方法[91]。术后心

表 8.39 介入术前使用GPⅡB/ⅢA受体拮抗剂抗血栓治疗的建议

适应证	药物	推荐/证据水平
稳定 CAD	阿昔单抗	Ⅱa/C
伴有复杂病变,有威胁的和急性的血管闭塞,可见血栓,无复流或血流慢	依替巴肽 替罗非班	
NSTEMI	阿昔单抗	Ⅰ/C
高危患者 PCI 之前即刻使用	依替巴肽	
NSTEMI		
高危患者诊断性血管造影和 PCI 前 48h 内	依替巴肽 替罗非班	Ⅰ/C
NSTEMI		
已知冠状动脉解剖的高危患者 24h 内择期 PCI	阿昔单抗	Ⅰ/C
STEMI	阿昔单抗	Ⅱa/A
行直接 PCI 的所有患者		

CAD,冠状动脉疾病;NSTEMI,非 ST 段抬高心肌梗死;PCI,经皮冠状动脉介入术;STEMI,ST 段抬高心肌梗死。

Based on Smith SC,Dove JT, Tacobs AK, et al. ACC/AHA guidelines for percutaneous coronary intervention (Revision of the 1993 PTCA guidelines). *J Am Coll Cardiol.* 2001;37:2239-2300; and Silber S, Albertsson P, Aviles FF et al. Guidelines for percutaneous coronary interventions. The task Force for Percutaneous Coronary Interventions of the European Society of Cardiology. 2005;26:804-847.

脏标记物升高预示着包括暂时的血管闭塞、分支闭塞、长时间痉挛、远端血栓形成、多支病变、大隐静脉移植术、高度狭窄、血流慢/无复流、冠状动脉夹层 NHLBI C 级以上、长时间无灌注球囊扩张、长时间局部缺血、血栓形成、血液动力学不稳定以及需要干预的急性冠脉综合征。另外,介入治疗医师的经验也非常重要[256-259]。术后心脏标记物升高的患者预后比无并发症 PCI 的患者差[260]。而且,预后与心脏标记物的升高幅度有关[261-263]。PCI 手术心脏标记物测量包括基线水平、术后 3~6h 和 12h。结果可列入 PCI 质量记录。介入手术引起并发症应立刻采取措施预防其进展。起源于急性左心衰、心律失常、心包填塞、外周血栓栓塞的并发症需要进行标准化处理[264]。表 8.42 和表 8.43 提供了 PCI 的常见和少见并发症。

斑块移位

不同病变之间斑块的弧度和长度变化很大。使用偏心性的病理定义(在整个斑块中存在非病变的血管壁),大多数冠状动脉病变都是偏心性的[265, 266]。血管造影的偏心性,以病变血管腔不对称来定义(B 型病变,ACC/ AHA 命名法),被认为是阴性的预后因素[150],但是血管造影所能识别的偏心性是有限的。依表 8.44 的定义和标准,偏心性斑块冠状动脉造影与 IVUS 相比一致性较差[267]。血管内超声中的偏心度指数是以最大与最小斑块的大小加中膜厚度的比值定义的。用指数≥3.0 为截点血管内超声和血管造影偏心度的一致性是 53.8%。但是,血管造影描述斑块分布的能力很低[268-271]。

血管成形术相关的可控损伤是指斑块移位、裂缝、破裂、夹层、血栓形成、受压、栓塞物及出血所致的急性斑块重塑[272]。根据血管壁所受应力的位置,斑块再分布(斑块移位或铲雪效应)主要发生在轴向位,放射状不明显。轴向的斑块移位使得斑块向病变周围和邻近部位再分布[273, 274]。血管造影能通过观察血管腔内的轮廓变化来描述一些斑块移位。但不能直接看到位置变化,术者需要完全依靠对图像的阅读和理解来判断。

因为病变形态学的血管造影定义是不满意的 (见 3B 章),做出恰当的治疗决定需要有丰富的经验。比如,小的斑块移位根本不需要修复,做出这样的决定依赖于对靶位点多部位血管造影的评价。而且在血管非近端顺行的轴向移位通常是良性的,不需要进一步干预,逆行的轴向移位可能是显著的,最终需要一枚支架覆盖。图 8.40 是远端轴向斑块移位需支架覆盖的一个典型例子。

血管壁夹层

血管成形术后常见的病理发现是局限性夹层[275],血管造影可发现大约 30%, 如果没有其他复杂的因素影

表 8.40 GPⅡB/ⅢA受体拮抗剂的药代动力学、不良反应和费用的比较

药物	推荐适应证	80%抑制的时间	血浆半衰期	结合血小板的半衰期	不良反应	费用
阿昔单抗	稳定性 CAD,NSTEMI,STEMI	<10min	30min	12~16h	B T A H	+++
依替巴肽	稳定性 CAD,NSTEMI	<15min(180 μg)	48~168min	数秒	B T — H	++
替罗非班	稳定性 CAD,NSTEMI	30min	72~120min	数秒	B T — —	++

B,出血;T,血小板减少症;A,过敏反应;H,低血压;NSTEMI,,非 ST 段抬高心肌梗死;STEMI,ST 段抬高心肌梗死;CAD,冠状动脉疾病。

Adapted from Brouse S, Roberts K. Medical advisory panel; Drug class review: Glycoprotein (GP) IIb/IIIa receptor inhibitors for use in Acute Coronary Syndromes (ACS) and Percutaneous Coronary Intervention (PCI). Available at: www.vapbm.org/reviews/glycoproteinreview.pdf. Accessed August 20,2005.

表 8.41 应用5F系统的无并发症PCI术后处理要求

ECG 监护/遥测	≤24h
12 导联 ECG	PCI 术后即刻和 6h 或必要时
实验室检测	如果基线水平正常，PCI 后 3 (6)h 和12h 查 CKMB 和肌酐也可查肌钙蛋白 T/I
股动脉鞘管拔除	ACT≤180s(PCI 术后 2~4h)
止血	人工压迫，2h 内每 30min 检查脉搏和出血情况，4h 后减压，敷料覆盖 5h，检查是否止血完全
活动	逐级活动，如去除敷料后 2h 坐起、走路
药物	阿司匹林 100mg 一天一次，氯吡格雷75mg 一天一次，或加上其他药物

CKMB，肌酸激酶 MB 同工酶；ACT，活化凝血时间；ASA，乙酰水杨酸。

响，很多病例都没有明显的阴性预后意义(比如再狭窄或临床不良事件)[276, 277]。由 IVUS 测量的夹层深度或范围与不良结果无关[278]。支架边缘小的夹层，可见于全部支架置入的 10.7%，一般无临床意义，IVUS 随访发现 6 个月可愈合[279]。血管造影中所见的医源性夹层的预期因素包括复合病变、钙化病变、长病变、偏心性病变和迂曲血管[280–284]。

根据 NHLBI PTCA 注册登记的夹层的血管造影分级是以腔内充盈缺损、对比剂外渗以及异常的腔周及腔外染色为基础(参见 3B 章)。以 IVUS 为基础的冠状动脉夹层分型如下：

- 内膜：局限于粥样斑块或 /和内膜
- 中膜：扩展至中膜
- 外膜：超过外弹力膜(EEM)
- 壁内血肿：血液积聚在中膜，会向内挤压弹性内膜，向外挤压弹性外膜，可见或观察不到入口和(或)出口
- 支架内：支架骨梁上新生内膜的分离，通常只见于支架内再狭窄治疗后

由 IVUS 证实的夹层用以下指标来描述其严重程度：

表 8.43 PCI术后少见并发症

并发症	发生率(%)
夹层	29
边支闭塞	1.7
室性心律失常需要直流电转复	1.5
急诊再介入治疗	0.8
股动脉通路修复	0.6
输血	0.3
冠状动脉栓塞	0.1
心脏填塞	0.1
脑卒中	0.03

Emory University Hospital. Available at: www.rjmatthewsmd.com/Definitions/angiogramm.htm. Accessed August 24, 2005.

1) 深度 (斑块内—只用于描述没到达中膜的内膜夹层)；2)周长(弧度)用测量器测管腔；3)长度用探头回撤测量；4)残余管腔的大小(CSA，横断面)；5)夹层腔内的 CSA。而且夹层的描述应包括是否有假腔、活动瓣的确定、夹层边缘钙化、支架边缘夹层[285]。

冠状动脉夹层有自发性和医源性两种。自发性夹层可能与冠状动脉疾病有关，少数情况下见于血管痉挛、胶原系统和免疫系统功能异常、胸部创伤、过度运动、滥用可卡因及其他情况[286]。与起源于内膜的粥样硬化夹层不同，自发性非粥样硬化夹层常发生在外层、中膜和外膜。可能与退行性变和炎症反应有关[287]。据报道围产期妇女的多数病例这种情况较明显[288]。

自发性粥样硬化夹层常与急性冠脉综合征有关。夹层可能会导致血管闭塞或部分闭塞。通常要求支架要跨越整个病变长度并且完全覆盖病变。对于血管远端大的夹层"罪犯"病变，术者需要决定是在入口(一般是在病变的最近段部分)置入支架还是在整个病变。由于观察的因素(忽略了多个入口，病变覆盖不完全)，那么入口处的支架介入治疗应该在 IVUS 引导下实施。如果需要多个支架来覆盖病变，大多数情况下应该先从远端置入

表 8.42 大样本中心的PCI术后常见并发症代表性的研究

年	1980~1987	1998~1991	1992~1995	1996~1998	总计
患者数	7254	6591	6367	6417	26 629
病变数	8885	9068	8321	8342	34 616
无并发症成功率(%)	88	90	90	94	91
急诊旁路移植术(%)	3.4	2.1	1.3	1.5	2.1
STEMI(%)	1.6	1.0	0.8	0.3	1.0
住院死亡(%)	11.2	0.5	0.6	0.7	0.5

治疗患者中，48%单支血管病变，52%多支血管病变；9%患者行多支血管 PCI。

Emory University Hospital. Available at: www.rjmatthewsmd.com/ Definitions.angiogramm.htm. Accessed August 24, 2005.

以免再次通过支架和避免夹层的膨出，造成二次损伤。支架重叠一般跨越一个环，避免内膜瓣套叠和继发夹层。为防止损伤部位的延续，推荐用型号偏小的支架或低压扩张。长支架置入的时候(≥20mm)，需要用短球囊后扩张要保证支架骨梁的贴壁满意。

医源性夹层是由导引导丝、指引导管及任何介入治疗的器械造成。图 8.41 是由于导丝和导管所致的医源性夹层。导引导丝相关的夹层是最常见的医源性夹层。导丝相关的夹层风险增加与导丝头端的硬度、杆的硬度、头端的光滑度及解剖的难度如完全和次全闭塞、复杂病变、严重的弥漫病变相关。其他易致夹层的因素包括高度易损的迂曲血管(长期高血压所致)、血管痉挛和小动脉。冠状动脉易损性可能存在性别差异，但这只是推测。

由于导丝进入是向前的，故冠状动脉介入治疗中大多数导丝相关的夹层是顺行的。顺行的夹层易于扩展，

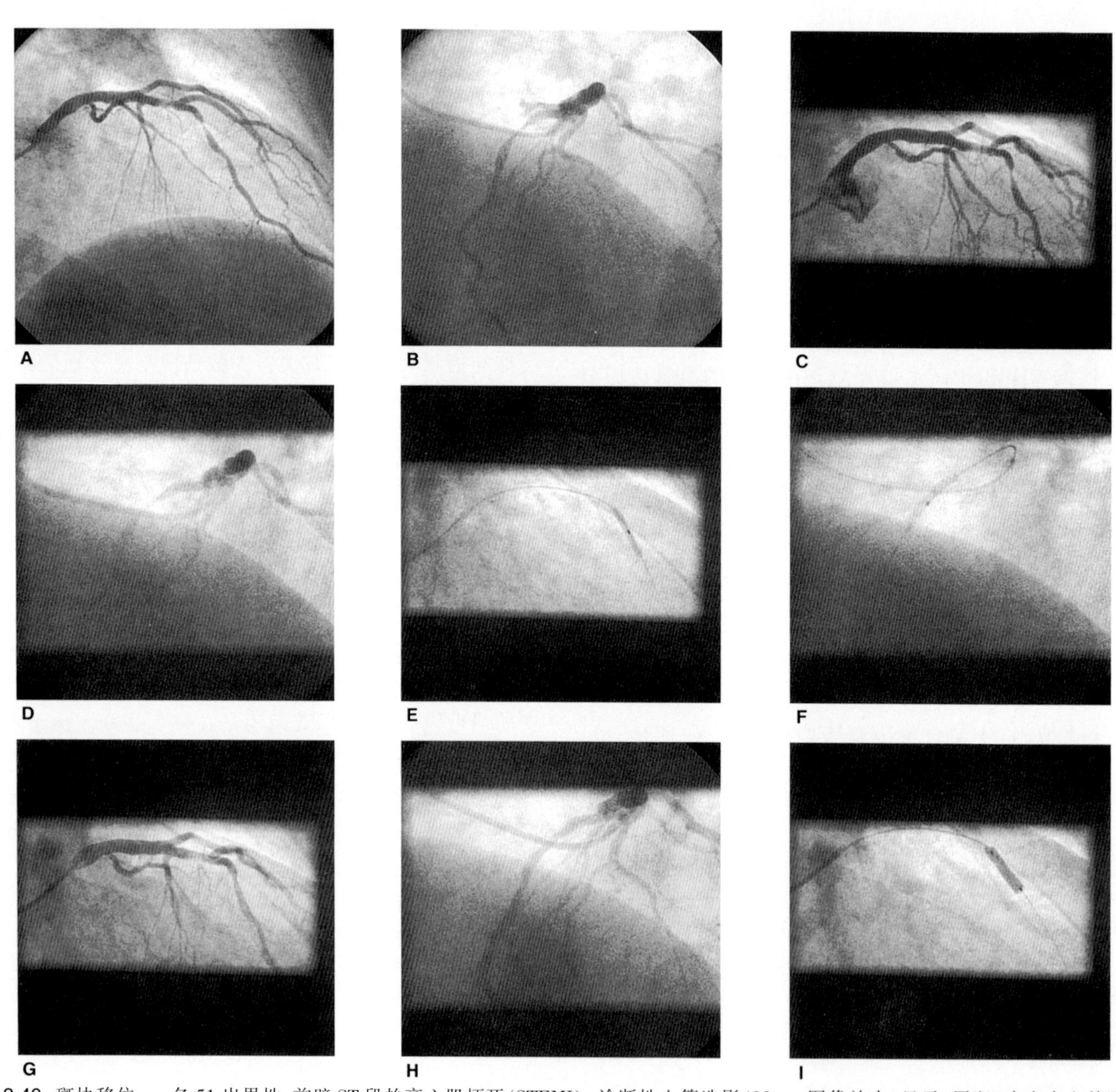

图 8.40 斑块移位。一名 51 岁男性，前壁 ST 段抬高心肌梗死(STEMI)。诊断性血管造影(23mm 图像放大)显示“罪犯”病变在左前降支(LAD)AHA 分段第 7 段 95%狭窄(A,B)。相应的经皮冠状动脉介入术(PCI)的图像用14cm 放大图像采集(C,D)，并开始 PCI 治疗。用 2.5/20mm 球囊以 7bar 预扩张(E,F)，残余狭窄 60%(G,H)，随后置入 3.5/18mm Vision 支架(Guidant)以 12bar 释放(I)。随后的血管造影显示斑块的中度远端移位需要覆盖第二枚支架(3.0/15mm Vision, Guidant, 10bar，远端重叠)(L,M)。(J,K)最后血管造影结果显示满意的血管重建效果(N,O)。

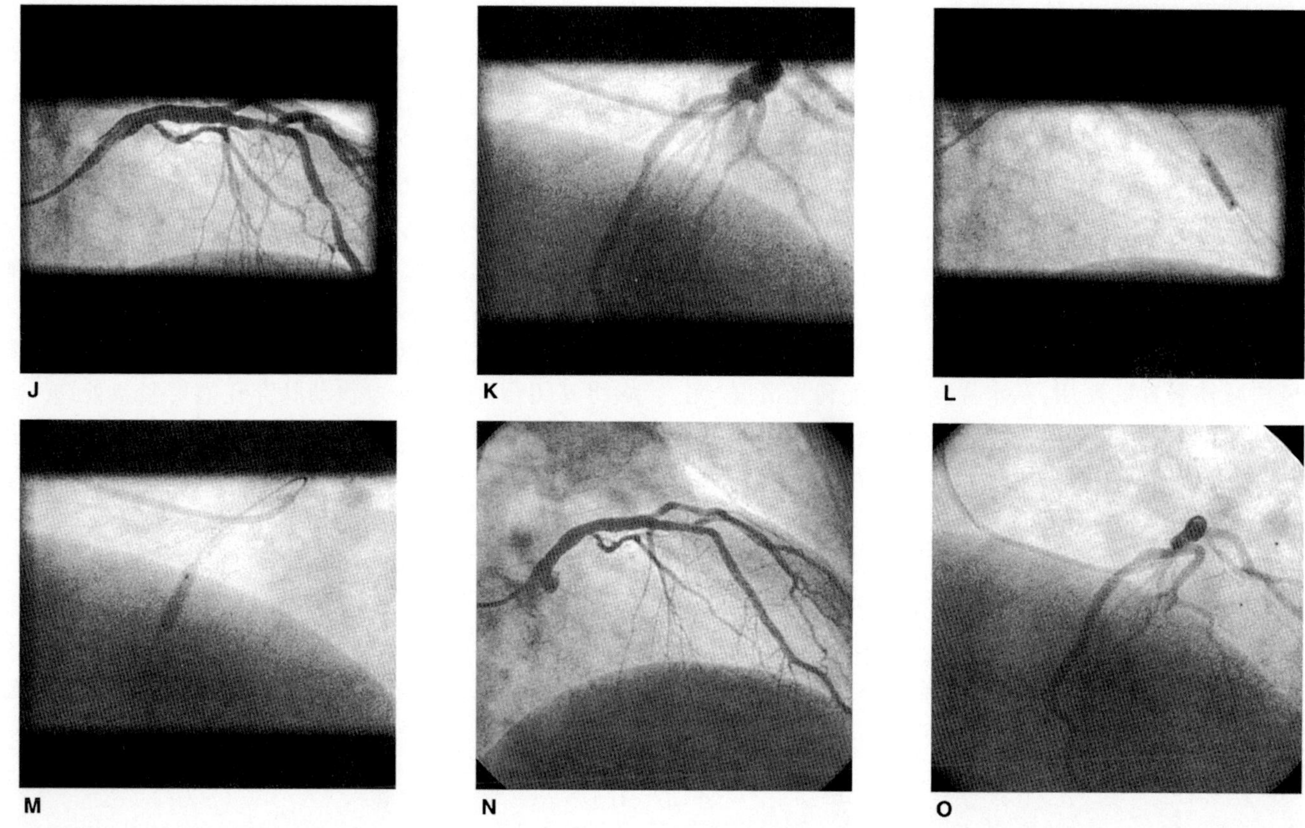

图 8.40（续）

在一些病例中可以导致远端血管闭塞，易于向远端传播。逆行的传播很少见，为减少夹层的风险，导丝头端和杆的硬度、推进的速度和力度、旋转向前运动的幅度都应随着解剖情况来调整。为防止损伤，头端应塑型而且要小心地进入导管（注意：避免重新塑型和形状变化）。导丝进入开口应在 X 线指引下，以免进入可能存在的指引导管的侧孔。快速进入血管会造成近端开口的夹层，应避免这样的情况发生。因此在导丝进入口之前，要确认血流通畅及鞘管头端和血管近段要同轴。为避免导引导丝头端进入斑块内（注意导丝头端的变形和弯曲）一定要在持续的 X 线指引下进行。如果导丝受阻弯曲，回撤导丝使其变直且头端摆动自如，然后再缓慢进入。一旦导丝头端到达目标病变的近端，为安全通过建议缓慢、轻柔、试探、旋转地前进。如果造成夹层，应回撤导丝，进行血管造影加以确认。除非涉及左主干、残存管腔或其他关键血管，夹层可以自发封口而不需要治疗。这些情况下建议用 IVUS 检查以除外血管造影看不到的夹层。持续的、稳定的无并发症的夹层（NHLBI A 型和 B 型）应用球囊扩张来治疗（1:1 的球囊，低压扩张）。如果是在大血管或会影响大面积的心肌，建议直接置入支架。持续的、不稳定的或扩展的 A 型和 B 型夹层和至少是 NHLBI C 型夹层要求立即予以支架修复。为保证进入血管的真腔，导丝应能自由地移动，旋转、并能够进入分支。并且在扩张或支架置入之前建议先用小球囊试探性地通过。

由指引导管所致的夹层常发生在血管开口或近端血管。在置入指引导管时，造成远端夹层也是可能的。当

表 8.44 血管造影和血管内超声的偏心性病变病理学量化比较

参数	血管造影偏心性 (n=795)	血管造影向心性 (n=651)	显著性 (*P*)
EEM CSA, mm^2	19.1±6.3	19.4±6.9	NS
管腔 CSA, mm^2	2.3±1.9	3.0±3.6	0.0002
CSN, %	87.4±10.0	84.7±13.0	0.0003
IVUS 偏心指数	3.8±2.7	3.2±2.3	0.0010
IVUS 偏心性, n(%)	393(49)	267(41)	0.0048
正常弧度的动脉壁, n(%)	126(15)	93(14)	NS

IVUS，血管内超声；EEM，外弹力膜；CSA，截断面积；CSN，截断面积狭窄；IVUS 偏心系数，最大与最小斑块加中膜厚度的比值（即，偏心系数为 1 即为向心性病变）。

Modified from Mintz GS, Popma JJ, Pichard AD, et al. Limitations of angiography in the assessment of plaque distribution in coronary artery disease. *Circulation.* 1996;93:924–931.

血管壁的损伤范围较广泛时，要求仔细血管造影评价随后即刻支架修复。

由“附着点”所致的夹层可以向任何方向扩展，也可能会很广泛。必须进行仔细的多角度血管造影评价来决定修复计划。

血管壁穿孔和破裂

冠状动脉血管壁穿孔和破裂是冠状动脉介入治疗的少见并发症[289]。影响因素包括器械型号过大、球囊破裂、斑块减体装置的使用，亲水导丝的硬度和光滑度、完全闭塞病变和复杂病变[290-294]。尽管 GPⅡB/ⅢA 受体拮抗剂和抗凝药的使用不会增加冠状动脉穿孔的发生，但很明确它会使小的不明显的裂隙更明显，可能会加重外渗的严重程度[295]。外渗的严重性(见 3B 章)[290]和治疗的有效性是预后的最主要决定因素。表 8.45 总结了四个研究中冠状动脉穿孔的临床结果。

在临床实践中大部分穿孔是由远端导丝穿孔引起的，大部分的血管破裂是由于在脆弱易损的血管中进行了过度扩张所致。冠状动脉穿孔可以自限也可以持续存在。小的导丝穿孔往往是自限性的，可以在数分钟内自行封闭。如血管造影显示没有外渗，超声心动图也显示没有出血或显示少量心包积液。但仍需反复用超声心动图检查并密切观察，不必常规停用抗栓治疗。Ellis 分型Ⅲ型闭合穿孔(对比剂渗到容器结构如心腔内)，临床表现良好；尽管它可能持续数年，但是不产生临床症状(也没有报道发生冠状动脉窃血)，因此在大多数病例中不必将其闭合。持续性冠状动脉穿孔需要紧急处理。治疗取决于血流动力学的严重性、外渗的程度和心包的出血以及技术的可行性。对血流动力学稳定的 EllisⅠ型穿孔且技术上可行的患者，可长时间的球囊扩张如果需要可以置入支架。对于血流动力学稳定的中度(EllisⅡ型)穿孔且技术上可行的病变快速血管造影确定穿孔部位，立即置入支架修复。对于有心包填塞体征的患者，急诊行心包穿刺并置入支架。如果技术上是可行病变，首选置

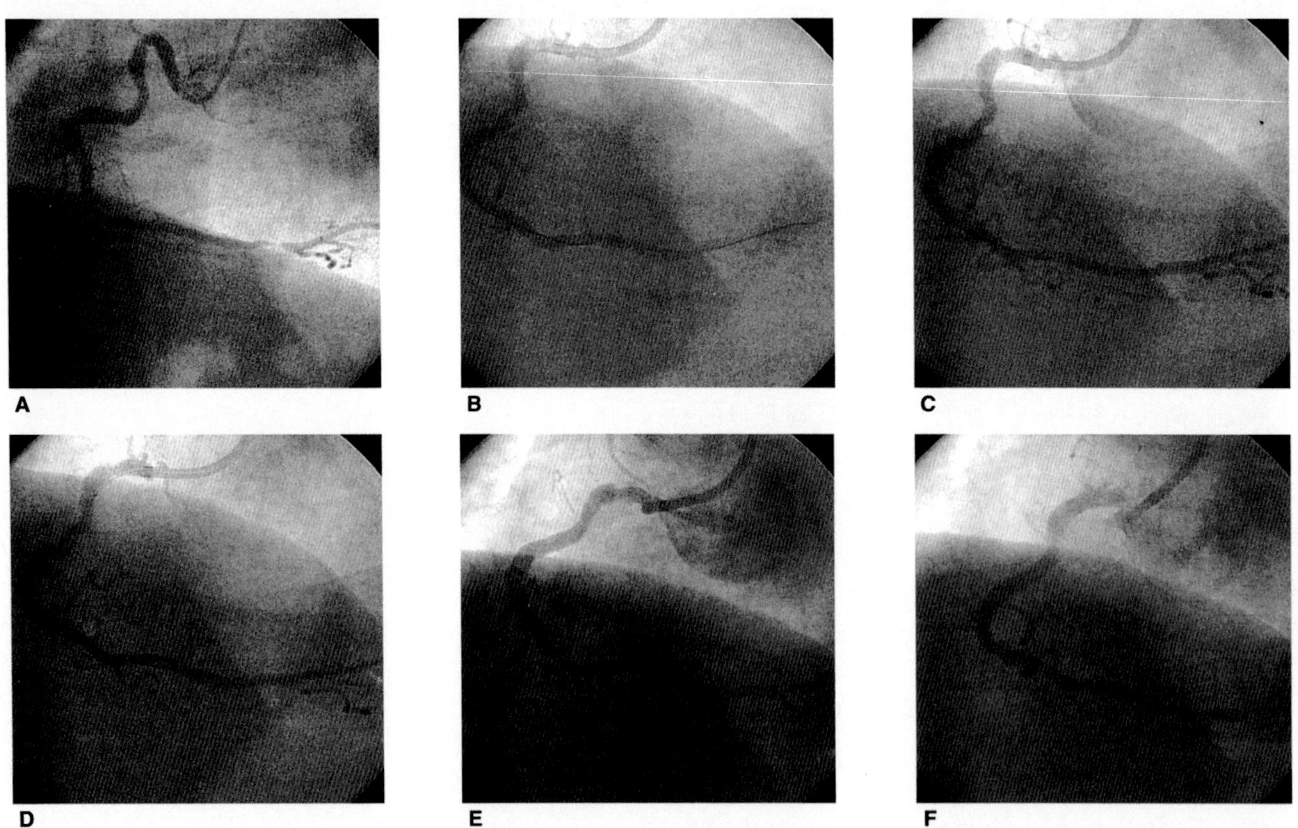

图 8.41 单支血管病变，扭曲血管，远端病变，导丝穿孔。一位 76 岁男性非 ST 段抬高心肌梗死(NSTEMI)患者持续胸痛。血管造影显示右冠状动脉(RCA)远端狭窄(AHA 第 3 段)并处于血管迂曲部位(A)。一根 Choice PT^2(Boston Scientific)导丝放入远端，同时，第二根导丝(Heavy weight, Guidant)置入第三段以更好地支撑并使靶血管伸直(B)。在有点难度的情况下，用 3.0/9mm 的Lecton motion 通过 PT^2 导丝到达病变并以 10bar 释放(C)。血管造影显示在由于导管深插入近端部分而导致夹层及中段由导丝所致的夹层(D、E)。在两个夹层处分别置入支架(3.5/15mm Lection motion，Biotronik 以14bar 释放和扭曲 4.0/18mm Driver，Medtronic 以 14bar释放)。最终血管造影显示完全的血管重建和完整的开口部(F)。

入带膜的支架。对于严重的穿通型(Ellis Ⅲ型)穿孔,心包填塞和心源性休克是非常急迫的,需要紧急的心包减压术,最好选用带膜的支架修复穿孔。如果失败(如大的带膜支架不能到位),用传统的金属裸支架,支架叠支架可以解决问题。如果心包穿刺术和支架置入失败,而用球囊扩张将靶血管闭塞,应立即将患者转往外科急诊手术。冠状动脉破裂或心源性休克患者,紧急心肺复苏和外科手术可能挽救生命。在所有成功治疗的穿孔患者中,抗血小板药物应停用 12~24h,以预防其再次发生。文献中提供了治疗冠状动脉穿孔的一些有效方法[296]。

血管闭塞和无复流

急性冠状动脉闭塞可以自行发生,也可以由介入手术引起。它可能是冠状动脉永久性、暂时的或间歇性的闭塞。血管闭塞的最常见原因包括:血栓形成、夹层(NHLBI 分型的 F 型)、弹性回缩或血管收缩。机械性或功能性血管闭塞导致心肌组织缺血,诸如心肌顿抑、心肌冬眠及心肌细胞坏死,这取决于缺血持续时间、先前存在的侧枝循环和其他因素[297-299]。

与介入手术相关的冠状动脉闭塞发生率在冠状动脉介入手术中<2%。其预测因素有狭窄的长度、狭窄处于血管弯度大于 45°的位置上或分叉部位、是否有血栓、同一血管其他部位存在狭窄、多支血管病变、女性以及其他因素[300]。有冠状动脉闭塞危险或已经发生真正的冠状动脉急性闭塞,是支架置入的首要适应证[14, 15],也是最有说服力的适应证[301]。

在临床实践中,几乎所有的发生自发性冠状动脉急性闭塞或有冠状动脉闭塞危险情况的患者多表现为 ST 段抬高急性心肌梗死,只有少部分为非 ST 段抬高急性心肌梗死。介入治疗包括放入导引导丝,并小心地通过病变(注:首选柔韧性好的导引导丝),将 1.25~2.0mm 直径的球囊小心地放到靶血管的远端部位,如果没有完全闭塞,预扩张使病变暴露,使前向血流到达闭塞的血管。对前向血流淤滞缓慢的患者,冠状动脉内使用 GPⅡb/Ⅲa 受体拮抗剂[302]可能会改善靶血管的灌注,并有助于介入手术成功。

“无复流”现象与急性血管闭塞的区别在于心外膜血管是通畅的[303]。在急性心肌梗死动物实验[304]中发现无复流之后,人们在临床中接受溶栓[305]和 PCI [306]的患者中也证实了无复流和慢复流的存在。其血管造影定义包括两部分:TIMI 血流 0 级或 TIMI 血流<Ⅲ级但无机械性闭塞。在 PCI 中无复流的发生率在 2%左右,大多数发生于急诊,静脉桥的介入治疗和消融介入治疗中,是一个不良的预后因子[307, 308]。虽然无复流的发生机制尚不清楚,但至少与冠状动脉微循环有关[309, 310]。

因为我们尚完全不清楚无复流的病理机制,所以在临床中处理无复流很大程度上仍然是经验性治疗。冠状动脉造影显示闭塞的患者,在放入导引导丝后,可以用直径≤2mm 的球囊试探性通过靶血管,以排除机械性闭塞。如果球囊扩张导管通过顺利,并且除外导引导丝在管腔外的可能,那就应实施多次地、顺序地、重叠地低压力(4~6bar)扩张,如果需要可用更大的球囊(≥3mm)

表 8.45 在4项研究中以Ellis等冠状动脉穿孔[a]的分类评价外渗的严重程度与临床预后的关系

研究者	Ellis 穿孔分级Ⅰ~Ⅲ(病例数)	心包填塞%	心肌梗死%	急诊 CABG%	死亡%
Ellis 等	Ⅰ(13)	8	0	15	0
	Ⅱ(31)	13	13	10	0
	Ⅲ(16)	63	51	63	19
	Ⅲ-渗入心腔内(2)	0	0	0	0
Ajluni 等	Ⅰ/Ⅱ(17)	6	29	24	6
	Ⅱ(10)	20	30	60	20
Gruberg 等	Ⅰ/Ⅱ/Ⅲ	31	35	39	10
Dippel 等	Ⅰ(0)	—	—	—	—
	Ⅱ(14)	5	—	0	0
	Ⅲ(14)	43	—	50	21
	Ⅲ-渗入心腔内(2)	0	—	0	0

CABG,冠状动脉旁路移植术。

[a]Ellis SG, Ajluni S, Arnold SZ, et al. Increased coronary perforation in the new device era. Incidence, classification, management, and outcome. *Circulation*. 1994;90:2725-2302.

Modified from Rogers JH, Lasala JM. Coronary artery dissection and perforation complicating percutaneous coronary intervention. *J Invasive Cardiol*. 2004;16:493-499.

扩张。某些撕裂的内膜片致近段闭塞,或弹性回缩严重的患者,须支架置入来保证重要的血流。然而,由于在支架置入过程中有可能发生无复流,在有可能发生无复流的情况下应限制支架置入。在证实了近段血管通畅后,血管扩张剂和抗血小板药物是经常使用的,包括维拉帕米 100μg[311]、罂粟碱 10mg[312]、腺苷 30~50μg[313, 314]或硝普钠 0.3~0.9μg/kg[315],这些药物均为冠状动脉内应用。另外,也可以冠状动脉内注射 GPⅡb/Ⅲa 受体拮抗剂阿昔单抗和依替巴肽 [316]。溶栓药和硝酸酯类药物不推荐使用。复杂的 PCI 和急性冠脉综合征合并无复流的患者,常规处理无效,可以考虑长时间(12h 内)经验性应用阿昔单抗。但一定要权衡增加出血并发症的风险和带来的益处。

边支的受压狭窄和闭塞

边支受压狭窄和闭塞可见于分叉病变,当主支血管扩张时可致边支受压闭塞,这可能直接是由于边支开口部附近球囊扩张或置入支架等操作导致径向斑块移位、夹层、痉挛或边支水肿,或间接受轴向斑块移位、夹层及痉挛影响。偶尔作为无关的边支会因非分叉病变介入影响而受压或闭塞。在这些情况下,边支受损是由于介入装置在血管内走行时或导引导丝有意无意进入边支时,给斑块以剪切力,导致边支受损。边支受损导致了局部心肌缺血或坏死。可能引起电或血流动力学不稳定,但相对少见。临床处理取决于很多因素,包括边支的大小,处于危险的心肌范围大小[317-319],也包括患者冠状动脉的状况,是急诊手术还是择期手术,技术可行性,病变可逆性及其他因素。

在估计边支大小时,要么用管腔直径(mm),要么用边支定性(有分支的,无分支的)估计。总之,直径小于 1.5(2)mm 的血管通常不用处理,而大于 2.0~2.5mm 的血管才考虑介入治疗。但有分支的边支可行补救性的血管重建术。濒死心肌的范围可用分节段的方法[93]以及相应冠状动脉供血范围来评估。边支受压后的功能影响是通过 TIMI 分级来估计的,TIMIⅠ°~Ⅱ°血流是功能性的,TIMIⅢ°是完全闭塞。对于有多支血管病变,左室功能受损及年轻患者,医源性的边支受压或闭塞需要进行血管重建。相对来说,对急诊患者自发性或医源性边支受损,血管重建是要耗费大量力气的,而可能使患者冒很大的风险,在进行具有潜在困难而无收益的介入之前应认真考虑。特别是在稳定的患者中,如果再因此损伤已经成功地血管重建的主干血管就更无益了。在急诊手术中,边支血管未完全闭塞可考虑择期手术,如果完全闭塞应考虑血管重建。

在恢复边支血流的介入治疗前,应使用硝酸甘油 100~300μg 静脉内注射,以解除开口部位的痉挛。然后回顾基线血管造影评估边支开口和远端病变。如果对于原有开口病变及远端弥漫性病变的分支受压血管,介入治疗可能影响主支时,对于无分支的小边支血管不主张介入治疗。在绝大多数情况下对于直径>2mm 的边支病变应进行干预,但应在不损伤主干情况下,尤其是主干是梗死相关动脉时,其治疗策略与标准分叉病变相似。

支架内血栓形成

在冠状动脉支架术开展早期,支架内血栓形成是一个常见的早期并发症[191, 192]。随着更有利的抗血栓药物应用,置入技术改良[321, 322]和支架设计改进[323],支架内血栓的发生率大幅下降[245,320]。

支架内血栓形成的发生机制可能是多因素的,包括支架的、患者的和病变的相关因素,如图 8.42 所示[324]。最近,与支架置入相关的血小板激活被认为是一个潜在的血栓形成的因素[325]。另外,支架不完全贴壁,扩张不足,残留严重狭窄,夹层的近端和远端未被支架完全覆盖,血管直径<3mm,最终血管造影 TIMI 血流<3 级,流入道或流出道阻塞,支架长度和数量[326-328],基因多态性[329],阿司匹林[247]和氯吡格雷[330]抵抗,这些均与支架内血栓形成的危险增加相关。此外,晚期支架内血栓形成的特异性危险因素有支架跨过主要分支开口,放射治疗,非支架部位斑块破裂,严重坏死病变支架置入,弥漫的支架内再狭窄[331]。

从发生时间上分,支架内血栓形成可以分为急性(支架后≤24h 内发生)、亚急性(24h 到 30 天)和晚期(>30 天)支架内血栓形成。在一个使用金属裸支架(BMS)的大规模的临床试验中,包括了 1995 年至 2003 年的 6058 例患者,支架内血栓形成发生率为 1.6%,发病时间的中位数为 8 天 (0~639 天),11%为急性,64%为亚急性,25%为晚期支架内血栓形成[332]。图 8.43 显示了置入 BMS 后血栓发生率的累计情况。在 10 个随机研究总的分析中,总体血栓形成发生率为 0.58%[333],表 8.46 显示了 DES 的 10 个随机试验时的血栓发生率。图 8.44 显示了在使用 DES 和 BMS 后总的和晚期支架内血栓形成发生率的比较。图 8.45 显示了支架长度(DES)在急性血栓形成中的影响。在临床实践中,支架(DES)内血栓形成的发生率比随机试验中的发生率要高(1.3%:0.58%),而且不同材质的支架其发生率也不相同(雷帕霉素洗脱支架 0.8%,紫杉醇洗脱支架 1.7%)。重要的是肾功能衰竭、糖尿病、左室功能不全也是血栓形成的重要危险因素。这在真实世界中更明显，而在试验研究中被排除[334]。表 8.47 和表 8.48 显示了置入 DES 随访 9 个月的血栓形成相关因素。

置入 BMS 后急性支架内血栓形成的患者，大多事件发生于置入术后的前几个小时[335, 336]，而操作过程中支架内血栓形成很少见(<0.01%)，并且主要与急性冠脉综合征和血栓性病变相关[337]。尽管晚期血栓形成事件与置入 DES 相关[338]仍需要进一步的长期随访来评估，但是就目前已有的证据而言，DES 与 BMS 间的区别远没有被证实。在近距离放射治疗中晚期支架内血栓发生率增加通过长期应用抗血小板治疗已经降低到与传统的支架置入相似的程度[339]。

预防措施是精湛的支架置入技术与优化的药物治疗相结合[235]。尽管支架内血栓发生率低，但是随着介入的增加，它的总的发生率还是在上升[324]。支架内血栓相关的不良的预后[326, 327]和高额的费用[340]促进了预防血栓形成策略的出现和改进[250]。

支架内血栓形成通常表现为不稳定型心绞痛、心肌梗死，甚至猝死[334]。尽管第一次手术成功率高达 90%，但 16%的患者可能在急诊手术后中位数在 5~8.5 天内再次发生血栓形成。急诊血管造影显示 83%为完全闭塞，17%为次全闭塞[332]。在球囊扩张成形术或血栓抽吸术后[341]再次恢复前向血流，这需要血管造影评估来排除机械性因素导致的血栓形成，如病变覆盖不完全、边缘夹层、支架支撑不完全产生组织片塌陷以及在支架重叠处有组织套叠等。在近端或远端边缘有夹层处应再放置一枚支架。如果出现疑似膨胀不全、支架贴壁不良或支架损伤等，仔细地进行高压力支架扩张可以解决这些问题。对于疑似支架支撑不全和组织塌陷的患者，最好用血管内超声(IVUS)来评估位置，通常需要再次高压扩张而后支架内再置入支架。对疑似组织套叠者，需要超声指导下置入支架或外科手术血管重建，尤其是有大的组织套叠时更需上述处理。所有支架内血栓形成的患者，都应尽早使用 GPⅡb/Ⅲa 受体拮抗剂和双重抗血小板(最少 6 个月)的强化治疗。

远端血栓栓塞

富含血小板的白色血栓和富含纤维蛋白原的红色血栓形成常与生理性创伤闭塞伴随发生[342]。血栓常在冠状动脉介入治疗时自发性或医源性斑块破裂的部位形成[159–161]。另外，周边的自发性栓塞常常继发于血小板聚集时较弱的黏附作用增强时[343]或由于机械性的操作引起的医源性栓塞[344, 345]。开始人们认为冠状动脉栓塞与特殊的介入治疗有关，如血栓性病变、急诊手术、退化的 SVG 以及旋切术[346–348]，而现在则认识到与许多介入治疗有关，这也包括对冠状动脉进行 PCI[158]。

远端血栓栓塞的保护措施包括优化术前药物治疗、

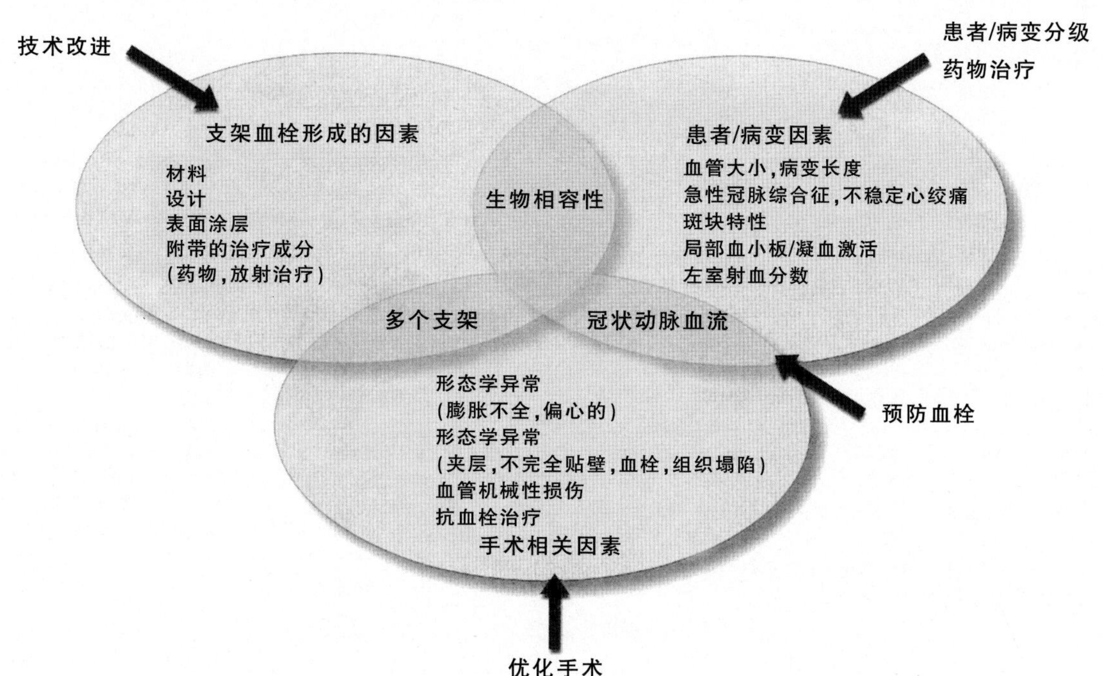

图 8.42 支架内血栓形成的危险因素及降低危险的方法(箭头处)。(Modified from Honda Y, Fitzgerald PJ. Stent thrombsis; an issue revisited in a changing world. Circulation. 2003;108:2–5.)

100
80
60
40
20
0
患者百分比
0
30
60
90
120
600
PCI 后天数

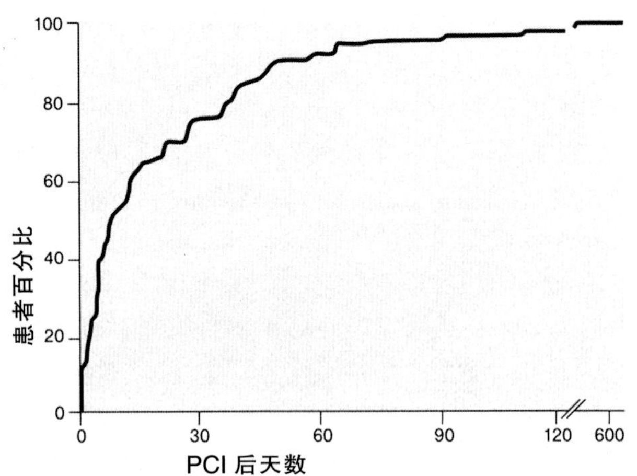

图 8.43 金属裸支架（BMS）置入后支架内血栓形成的累计发生率。(Adapted from Wenaweser P, Rey C, Eberli FR, et al. Stent thrombosis following bare-metal stent inplantation: success of emergency percutaneous coronary intervention and predictors of adverse outcome. Eur Heart J. 2005;26:1180–1187.)

精细的无创技术，尤其是对于脆弱的病变、弥漫病变、先前存在血栓的病变，另外在一些病例中 DPD 的使用。前两种措施的意义是毋庸置疑的，而 DPD 保护血栓栓塞及预防远端心肌损伤的效果还没有被完全证实。滤器、各种远端和近端阻塞器械以及血栓抽吸设备已经在一些研究中应用于 SVG 和急诊介入治疗[349]。虽然在 SVG 介入治疗中应用 DPD 改善了临床效果[350, 351]，但在急性冠脉综合征介入治疗中其有效性还未得到证实[352, 353]。目前正在进行中的试验应用了新一代的器械，如 RULE-SVG（Rubicon 过滤导丝）和 AMEthyst（Interceptor 过滤器），其试验结果可能会证实 DPD 在介入治疗中的作用。当然，对于每个患者个体而言，是否能从 DPD 中获益取决于无保护介入操作的栓塞风险及在置入 DPD 时损伤的风险。因此，尤其是对于复杂多支血管病变的患者，无创的易于操作的 DPD 以及操作者的技术水平将

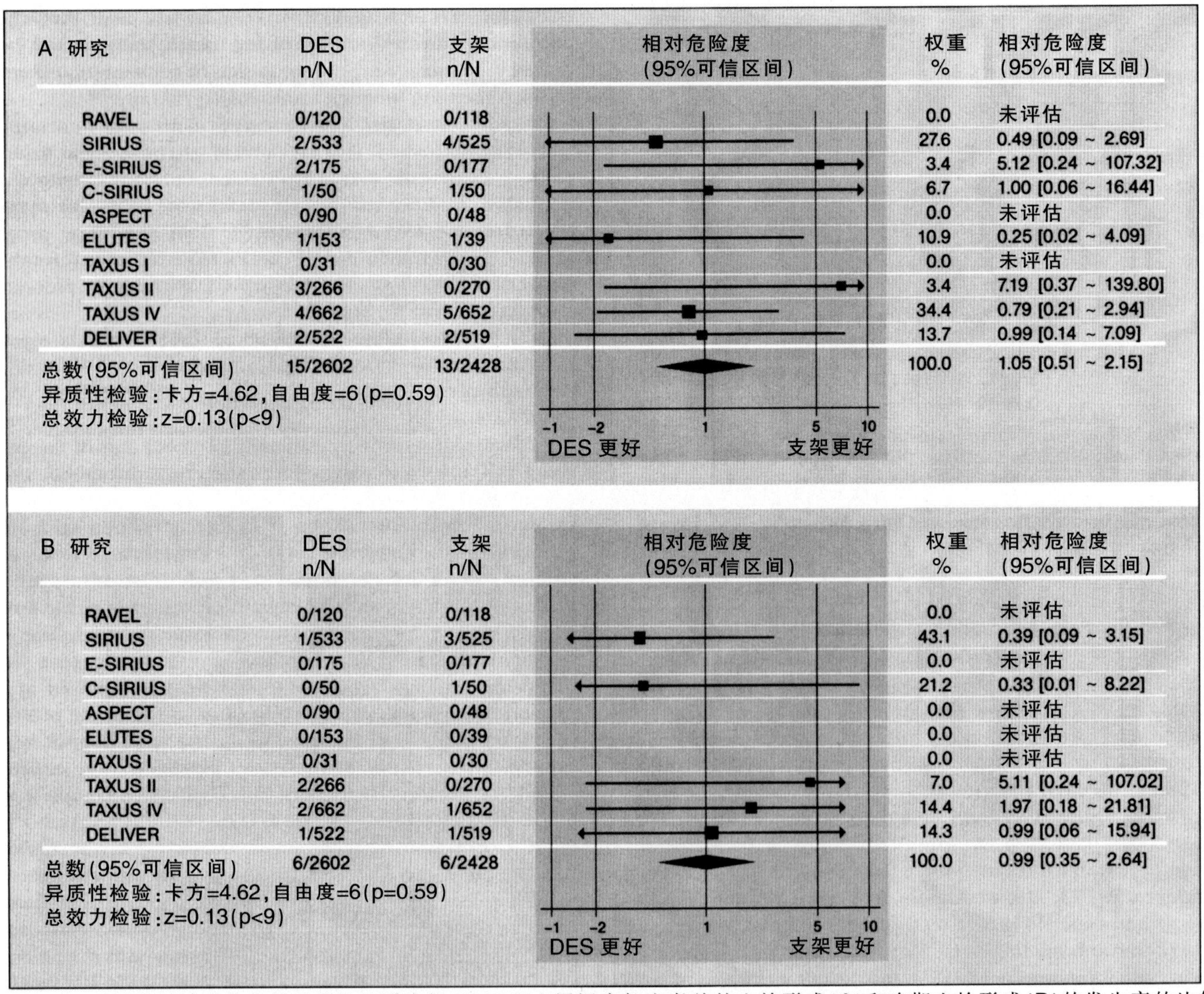

A 研究
DES n/N
支架 n/N
相对危险度 (95%可信区间)
权重 %
相对危险度 (95%可信区间)
RAVEL 0/120 0/118 0.0 未评估
SIRIUS 2/533 4/525 27.6 0.49 [0.09 ~ 2.69]
E-SIRIUS 2/175 0/177 3.4 5.12 [0.24 ~ 107.32]
C-SIRIUS 1/50 1/50 6.7 1.00 [0.06 ~ 16.44]
ASPECT 0/90 0/48 0.0 未评估
ELUTES 1/153 1/39 10.9 0.25 [0.02 ~ 4.09]
TAXUS I 0/31 0/30 0.0 未评估
TAXUS II 3/266 0/270 3.4 7.19 [0.37 ~ 139.80]
TAXUS IV 4/662 5/652 34.4 0.79 [0.21 ~ 2.94]
DELIVER 2/522 2/519 13.7 0.99 [0.14 ~ 7.09]
总数(95%可信区间) 15/2602 13/2428 100.0 1.05 [0.51 ~ 2.15]
异质性检验：卡方=4.62，自由度=6(p=0.59)
总效力检验：z=0.13(p<9)
-1 -2 1 5 10
DES 更好
支架更好
B 研究
DES n/N
支架 n/N
相对危险度 (95%可信区间)
权重 %
相对危险度 (95%可信区间)
RAVEL 0/120 0/118 0.0 未评估
SIRIUS 1/533 3/525 43.1 0.39 [0.09 ~ 3.15]
E-SIRIUS 0/175 0/177 0.0 未评估
C-SIRIUS 0/50 1/50 21.2 0.33 [0.01 ~ 8.22]
ASPECT 0/90 0/48 0.0 未评估
ELUTES 0/153 0/39 0.0 未评估
TAXUS I 0/31 0/30 0.0 未评估
TAXUS II 2/266 0/270 7.0 5.11 [0.24 ~ 107.02]
TAXUS IV 2/662 1/652 14.4 1.97 [0.18 ~ 21.81]
DELIVER 1/522 1/519 14.3 0.99 [0.06 ~ 15.94]
总数(95%可信区间) 6/2602 6/2428 100.0 0.99 [0.35 ~ 2.64]
异质性检验：卡方=4.62，自由度=6(p=0.59)
总效力检验：z=0.13(p<9)
-1 -2 1 5 10
DES 更好
支架更好

图 8.44 10 项随机试验总体中接受药物洗脱支架(DES)和金属裸支架患者总的血栓形成(A)和晚期血栓形成(B)的发生率的比较。(Adapted from Moreno R, Fernandez R, et al. Drug-eluting stent thrombosis. Results from a pooled analysis including 10 randomized studies. *J Am Coll Cardiol*. 2005;45:954–959.)

最终决定 DPD 的临床应用及预后。

众所周知,对于检测血栓,冠状动脉造影的敏感性低,这已经讨论过了。冠状动脉血流受损以及抗凝效果不佳的患者进行介入治疗偶尔可形成新生的血栓,应迅速改善血流或应用药物干预如冠状动脉内注射阿昔单抗,并要在调整 ACT 的指导下进行。严重病例,回撤血管腔内设备包括导丝,可以控制血栓过度形成。在粗大的血管或仅存的血管存在大的近端血栓时,在支架置入前应在远端保护下进行抽吸。在非血管近端病变和非致命性血管,血栓可在直接支架置入时"铆定"于血管壁上。对于解剖学上困难的病变以及远端的血栓形成,现有可用的 DPD 使用仍然存在问题。

罕见并发症

冠状动脉介入治疗的罕见并发症包括血管内器械的脱落或脱载、持续血管痉挛和空气栓塞。

支架脱载主要与手工卷曲支架装在球囊上有关。在完整的支架输送系统中,这种情况是罕见的[354]。其他冠状动脉内材料的丢失包括导引导丝头端的断裂、球囊导管的破裂以及输送器械的故障。

支架可能在向前输送的过程中从球囊上向后滑落掉,或更多情况下是在回撤的过程中丢失。在某些情况下可以尝试轻轻地再将球囊放回到支架内, 用 2~4bar 将球囊充气,并仔细地将部分固定的支架回撤到指引导管内。如果操作失败或导丝不能进入,一个抓取的装置即"鹅颈"拳套装置或抓取网篮可以送到支架的远端,并圈套住支架,抓取支架。对一些部分滑脱或难以抓取的支架可考虑将支架释放在非靶病变部位。圈套器抓取装置可用于所有因器械缺陷导致的冠状动脉内栓塞的患者,包括脱垂或折断的导丝(见 15 章)。

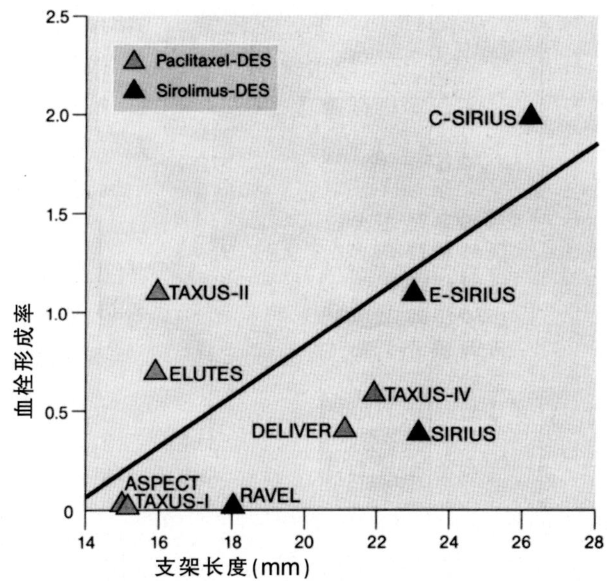

图 8.45 10 项随机研究中支架长度对支架内血栓形成的影响。(Adapted from Moreno R, Fernandez R, et al. Drug-eluting stent thrombosis. Results from a pooled analysis including 10 randomized studies. J Am Coll Cardiol. 2005;45:954-959.)

短暂的局部冠状动脉痉挛是常见的,大多数情况下与在易损的血管内进行机械操作有关[355]。减少痉挛的初步措施是药物干预,通常在冠状动脉内反复给予硝酸甘油 100~300μg 推注。其他冠状动脉扩张剂如硫酸镁、罂粟碱或钙离子拮抗剂的疗效尚未得到证实[356]。对有弹性病变的患者,导引导丝回撤到狭窄部位以外时,应考虑

表 8.46 10项随机研究中药物洗脱支架(DES)内血栓形成的发生率以及支架相关的和病变相关的因素

研究	DES 血栓形成	平均病变长度(mm)	平均支架长度(mm)	支架/病变长度比率	每位患者支架数	平均 RVD (mm)	术后平均 MLD(mm)	术后平均狭窄
RAVEL(1)	0.0%	9.60	18.0	1.88	1.00	2.60	2.43	11.90%
SIRIUS(2)	0.4%	14.40	21.5	1.49	1.40	2.80	2.67	5.40%
E-SIRIUS(3)	1.1%	14.90	23.0	1.70	1.50	2.55	2.43	7.70%
C-SIRIUS(4)	2.0%	14.50	26.2	1.80	1.60	2.65	2.53	6.10%
ASPECT(5)	0.0%	11.10	15.0	1.35	1.00	2.94	2.84	3.00%
ELUTES(6)	0.7%	10.80	16.0	1.48	1.07	2.90	2.70	9.60%
TAXUS-Ⅰ(7)	0.0%	10.70	15.0	1.40	1.00	2.99	2.95	13.56%
TAXUS-Ⅱ(8)	1.1%	10.40	15.9	1.52	1.06	2.75	2.53	10.90%
TAXUS-Ⅳ(9)	0.6%	13.40	21.7	1.58	1.08	2.75	2.26	19.10%
TAXUS-Ⅳ(10)	0.4	11.70	19.8	1.69	1.11	2.85	2.86	2.7%

MLD,最小管腔直径;RVD,参考血管直径。

Modified from Moreno R, Fernandez R, et al. Drug-eluting stent thrombosis. Results from a pooled analysis including 10 randomized studies. J Am Coll Cardiol. 2005;45:954-959.

到会再次进入困难，且有易进入潜在夹层的危险。另外，用小球囊低压力扩张可以用来试图解决痉挛的问题。尽管应用血管扩张剂并回撤了导引导丝，但如果狭窄持续存在，冠状动脉造影也很难鉴别痉挛和损伤。这时应考虑到可能有新出现的狭窄并需要处理。在易损的、弯曲的、长的并缺乏外界支撑的冠状动脉内引入血管内器械，尤其是硬的导丝，可能会导致靶冠状动脉血管的严重的皱褶、打折以及套叠（手风琴效应）[357-359]。尽管要避免不适当的支架置入，但对于解剖结构难于处理以及技术要求高的病例需鉴别是多内膜病变还是血管套叠，是否置入支架则要受到挑战。除了斑块和微夹层，外膜血肿也可以引起围介入术期的冠状动脉痉挛[360]。血管闭塞、由于弥漫性血管收缩导致的持续围介入术期痉挛以及明显的血流动力学障碍是罕见的[361]。对上述复杂的病例推荐应用 OTW 导管局部应用血管扩张剂[362]。

在冠状动脉介入治疗开展的早期人们就认识到了空气栓塞并注意避免其发生[363]。大多数严重的空气栓塞是由于指引导管回抽不完全、开口封闭不完全、损伤了扩张部分连接处或将指引导管放在了患者体外所致。危害较小的空气栓塞通常源于球囊的破裂或用于冠状动脉内注射的注射器内气泡未完全排出。其血流动力学反应可表现为无症状至心源性休克。反应的严重性取决于注入空气的多少、急性缺血心肌的范围和患者的基础状况。相对择期手术来说，急诊手术中出现空气栓塞可能更危险。在轻中度心肌缺血时，常规的支持措施如吸氧、扩容及抗心绞痛治疗应该是足够的。对于中重度心肌缺血的患者，必要时深插指引导管并立即抽吸、大量的儿茶酚胺支持和全面的复苏可以挽救生命。对于任何围介入术期并发症，最好的治疗措施是预防其发生。而最好的预防是持续警惕可能发生的器械故障，注射前反复抽

表 8.47 支架内血栓累计发生率的单变量预测因子

变量	支架内血栓的发生率 例数/总数(%)	危险比 (95%可信区间)	*P* 值
	分类变量		
早期停用抗血小板治疗	5/17(29)	152(152~442)	<0.001
近距离放射治疗	2/23(8.7)	7.49(1.78~31.49)	0.006
肾功能衰竭	8/127(6.2)	11.67(5.17~26.35)	<0.001
分叉病变置入两枚支架	13/336(3.9)	4.62(2.22~9.62)	<0.001
分叉病变	18/507(3.6)	6.50(3.02~13.89)	<0.001
无保护的左主干病变			
糖尿病			
血栓			
不稳定性心绞痛			
男性			
B2 或 C 型病变			
钙化			
雷帕霉素洗脱支架			
	连续变量[a]		
年龄，岁	68(10)	1.05(1.01~1.09)	0.004
球囊直径，mm	3.0(0.3)	1.22(0.54~2.72)	0.62
球囊/动脉比值	1.2(0.2)	2.71(0.82~8.97)	0.10
左室射血分数每下降 10%	45(9)	1.07(1.04~1.11)	<0.001
病变长度，mm	19.46(13.43)	1.01(0.98~1.03)	0.39
介入前参考血管直径，mm	2.55(0.44)	1.22(0.54~2.72)	0.22
介入后最小管腔直径，mm	2.30(0.71)	0.58(0.33~1.00)	0.06
支架长度，mm	33.67(23.24)	1.01(0.98~1.03)	0.32
每个病变支架率	1.37(0.6)	1.49(0.85~2.63)	0.16

[a] 连续变量是指支架内血栓形成进展的变量的平均值。

Reproduced with permission from Iakovou I, Schmidt T, Bonizzoni E, et al. Incidence, predictors, and outcome of thrombosis after successful implantation of drug-eluting stents. *JAMA*. 2005;293:2126-2130.

表 8.48 支架内血栓的独立预测因子

变量	危险比(95%可信区间)	P 值
亚急性支架内血栓		
早期停用抗血小板治疗	161.17(26.03~997.94)	<0.001
肾功能衰竭	10.06(3.13~32.35)	<0.001
分叉病变	5.96(1.90~18.68)	0.002
糖尿病	5.84(1.74~19.55)	0.004
左室射血分数每下降 10%	1.12(1.06~1.19)	<0.001
支架长度每增加 1mm	1.03(1.00~1.05)	0.01
晚期支架内血栓形成		
早期停用抗血小板治疗	57.13(14.84~219.96)	<0.001
分叉病变	8.11(2.50~26.26)	0.001
左室射血分数每下降 10%	1.06(1.01~1.12)	0.03
支架内血栓形成累计发生率		
早期停用抗血小板治疗	89.78(29.90~269.60)	<0.001
肾功能衰竭	6.49(2.60~16.15)	<0.001
分叉病变	6.42(2.93~14.07)	<0.001
糖尿病	3.71(1.74~7.89)	0.001
左室射血分数每下降 10%	1.09(1.05~1.13)	<0.001

Reproduced with permission from I lakovou I, Schmidt T, Bonizzoni E, et al. Incidence, predictors, and outcome of thrombosis after successful implantation of drug-eluting stents. *JAMA*. 2005;293:2126-2130.

吸或使用新的器械。

特定背景下的选择性冠状动脉介入术

冠状动脉内介入术策略是基于靶血管、靶病变的血管造影形态、患者的状态和术者这些决定因素而制定的。但主要的决定因素是病变的形态和介入的位点。下面将回顾典型背景下的介入策略。

左主干病变

考虑到药物治疗预后不良[364, 365],冠状动脉旁路移植术(CABG)已成为左主干病变(LMCAD)的标准治疗方案[366-369]。

Grüntzig 等[8]首先报道了对左主干病变患者成功实施 PTCA 术。但由于当时手术操作的风险较高,随即左主干病变被认为是 PTCA 的禁忌证[370]。然而,随着技术的进步和一些有经验的心脏中心的数据支持,左主干病变的介入治疗得以继续开展。尽管早期取得一些令人振奋的结果[371, 372],但是当代左主干病变介入治疗的效果并不是最佳的,所有适宜的患者均推荐行 CABG[373]。不同的亚组患者对于无保护的左主干病变进行介入治疗,BMS 的应用再次引起了学术争议和临床研究兴趣[374-378]。基于 25 个有经验的心脏中心从 1994~1996 年治疗左主干病变注册资料库中,在低风险患者亚组(年龄<65 岁,EF>30%,并且没有心源性休克和心肌梗死)观察到介入治疗结果与 CABG 结果相似[375],其他备选患者为不宜手术或手术风险高的患者[379]。表 8.49 显示了无保护的左主干病变基线冠状动脉造影特征,显示出高的危险评分和远端病变比例较高。表 8.50 显示了同一组患者 9 个月的结果。图 8.46 强调了对无保护左主干的急性心肌梗死急诊手术及左室功能不全是预后不良的独立预测指标。最初用雷帕霉素洗脱支架治疗无保护的 LMCAD 与 BMS 相比,随访 12 个月可以改善临床预后(无死亡、心肌梗死和靶病变的血管重建术)[380]。在另一个早期研究中,用雷帕霉素和紫杉醇洗脱支架治疗无保护的左主干病变, 与 BMS 对照组相比 DES 治疗组 6 个月的 MACE 发生率较低[381]。前瞻性的随机试验比较 DES 和 CABG 治疗 LMCAD (SYNTAX, Phase Ⅲ; Study of the German Heart Center Munich, Phase Ⅳ) 将有助于确定最佳的治疗理念和策略。在应用 DES 进行左主干病变(LMCAD)患者血管重建治疗的大型数据库建立起来之前,Dr. Samuel Johnson(1709~1784)的格言“不能强迫一个人去做他能做的所有事情”, 可能有助于人们决定治疗的适应证和治疗策略。

在无保护 LMCAD(没有移植血管存在)患者考虑介入治疗时, 在做最终决策前应考虑到几个重要的问题。

因为目的是客观评估对于每个个体两种治疗方法的风险与获益，这里涉及三方——介入医师、外科手术医师和患者，应达成一致的决定。风险-获益评估包括是急诊手术还是择期手术、左心室功能、多发病、年龄和预期的生存时间，以及血管造影结果、介入医师的经验和技术水平。以最佳的血管造影来确定无保护的LMCAD及主要冠状动脉分支的介入治疗部位对制定血管重建治疗策略非常必要。介入治疗的主要决定因素包括靶病变的严重性（中度，重度或次全闭塞）、复杂性（血栓，钙化，偏心病变）以及部位（开口部，体部，远端，受累侧支的数量）。另外，相关的次要靶病变和非靶病变的存在，其数量和部位也是重要的。根据导管操作风险的概念（见第4章），很明显，越是紧急的情况下需要紧急调整的情况越多见，尤其是在没有其他治疗方法可以选择时。我们应牢牢记住在进行复杂操作以及介入操作者缺乏经验时操作风险程度增加。因此，在急性冠脉综合征、血流动力学不稳定及血管造影显示复杂分叉的LMCAD病变的患者中操作的风险是明显增加的。这种高的风险与操作者熟练的技术水平无关，是很难避免的。相反，在大多数情况下，对于A型左主干病变患者由有经验的介入医师进行血管重建治疗，无论是择期手术还是急诊手术其风险都是可以接受的。在所有的LMCAD介入治疗时均推荐应有外科做后备支持，除非急诊介入治疗的医院不具备外科冠状动脉旁路移植术的条件。

表8.49 25个中心107例无保护的左主干病变患者介入治疗的基线冠状动脉造影特征

危险评分(0–6)，均数	4.7±1.0
病变长度，mm	4.7±3.0
病变部位[a]，%	
开口	43.7
中段	31.1
远端	61.2
LVEF，%	49±17
病变血管的支数，%	
两支	50.5
三支	49.5
参考直径，mm	3.9±.9
狭窄百分数，中位数/四分位数	58/69/81

LVEF，左室射血分数。

[a]>30%狭窄（总和>100%）。

Reproduced with permission from Ellis SG, Tamai H, Nobuyoshi M, et al. Contemporary percutaneous treatment of unprotected left main coronary stenoses. Initial results from a multicentre registry analysis 1994–1994. *Circulation*. 1997;96:3867–3872.

血管造影显示LMCAD效果不佳时[382, 383]，应用IVUS可以使得解剖结构显示得更清楚[384]，但是否改善手术结果还不明确[385]。而且，其应用在一些冠状动脉解剖结构不适宜介入治疗的患者中将受到限制，如血管扭曲、呈锐角的转折和开口，严重的狭窄尤其是钙化病变，会使得较硬的超声探头不能通过。尽管在置入支架前进行斑块旋切术可以有效地减轻斑块负荷并降低再狭窄的发生[386]，但是其临床效果尚不确定。因此，在标准的操作过程中并不常规进行斑块旋切术。

尽管LMCAD介入治疗的原则与非LMCAD相同，但是灵活的治疗策略，操作前预先的计划，仔细谨慎，快捷和没有伤害地实施每一步无误的操作，以及为了避免长时间的心肌缺血和冠状动脉血流淤滞而缩短充气放气的时间，均是保证介入治疗成功的关键。此外，维持抗凝水平在理想状态，在整个操作过程中使ACT维持在

表8.50 25个中心107例无保护左主干病变介入治疗9个月时的结果

	再狭窄 %	9个月存活，%	9个月 EFS，%
AMI	[a]	31.3±12.1	12.5±7.8
无AMI			
预备行CABG(n=68)	17.4	84.3±4.6	81.2±4.9
稳定性心绞痛(n=43)	9.8	90.6±4.4	87.9±4.6
初发型心绞痛(n=8)	28.6	85.7±12.8	85.7±12.8
恶化型/静息型心绞痛(n=17)	37.5	69.3±10.4	50.0±11.9
高危(n=25)	31.2	70.1±8.5	52.8±8.8
非高危(n=43)	10.0	84.5±4.9	85.8±4.9
LVEF≥40(n=51)	13.5	87.3±4.5	86.0±4.6
LVEF<40(n=9)	[a]	26.5±10.0	22.3±12.0
无预备行CABG(n=23)	[a]	29.5±9.6	26.5±9.7
行支架治疗(n=51)	14.3	70.5±6.6	62.8±6.1
行DCA治疗(n=25)	16.7	88.0±6.5	88.0±6.5
行PTCA治疗(n=9)	50.0	44.4±16.6	44.4±16.6
开口部(n=43)	30.8	66.6±7.2	65.6±7.3
远端(n=51)	14.8	69.7±6.5	66.3±6.8
支架(n=26)	12.5	68.0±8.3	60.0±8.5
DCA(n=17)	12.5	82.4±7.4	82.4±7.4
全部(n=107)	20.8	66.0±4.7	60.7±4.8

EFS，无事件存活；AMI，急性心肌梗死；CABG，冠状动脉旁路移植术；LVEF，左室射血分数；DCA，冠状动脉定向旋切术；PTCA，经皮腔内冠状动脉成形术。

[a]n<5有资料。

Modified from Ellis SG, Tamai H, Nobuyoshi M, et al. Contemporary percutaneous treatment of unprotected left main coronary stenoses. Initial results from a multicenter registry analysis 1994–1994. *Circulation*. 1997;96:3867–3872.

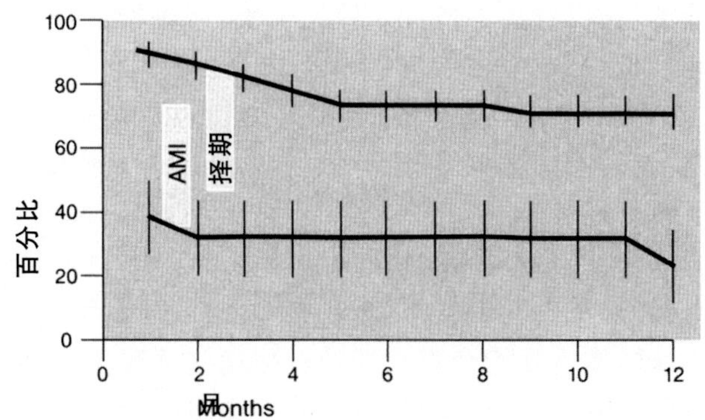

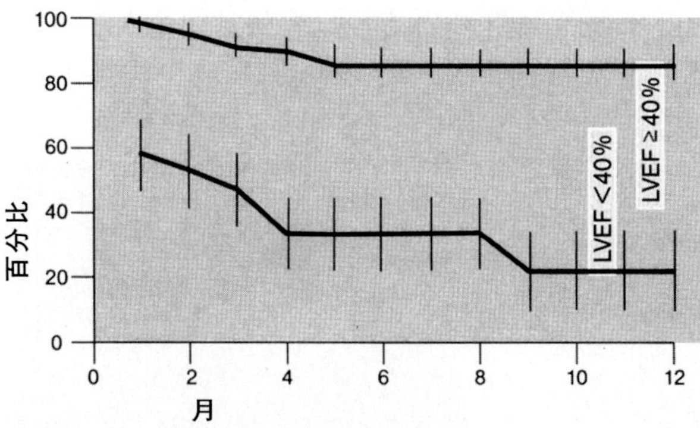

图 8.46 急性心肌梗死患者、择期患者以及左室射血分数(LVEF)大于和小于 40%患者的 Kaplan–Meier 生存曲线。(Reproduced with permission from Ellis SG, Tamai H, Nobuyoshi M, et al. Contemporary percutaneous treatment of unprotected left main coronary stenoses. Initial results from a multicenter registry analysis 1994–1994. Circulation. 1997;96:3867–3872.)

250~300s 之间也是非常关键的。为了最大满足术者操作灵活的需要,应尽量选择管腔较大的操作系统。因此,尽管 6F 系统对于操作就足够了,但仍然推荐使用 7F 动脉鞘管和指引导管,尤其对于操作过程复杂者。为了避免指引导管在术中脱位和重新放置,要使指引导管放置稳定。左主干开口病变往往需要用带侧孔的指引导管。如果技术上可行,直接置入支架可以缩短介入治疗的时间,事实上还增加了容易出现弹性回缩和夹层的病变操作的安全性。DES 是被极力推荐的,如果技术上可行,所有 LMCAD 患者的介入治疗都应该使用 DES。在并不复杂的 LMCAD 患者中预防性应用机械性左室功能支持装置并不能改善预后,因而不推荐使用。对于左主干(LM)狭窄不严重而冠状动脉远端狭窄的患者,跨越 LM 病变时应行小心仔细且无损伤操作,从而避免对 LM 进行计划外的干预。但是,在这些病例中,操作者应密切注意有进行计划外的 LM 介入治疗的可能,并应选择相应的操作系统。图 8.47 显示一例原本不严重的左主干病变患者逐步扩大的介入治疗。

开口病变

开口病变通常定义为主要冠状动脉开口 3mm 内的病变。对于主动脉–冠状动脉开口,主动脉–移植血管开口及分支开口病变应加以区分。主动脉冠状动脉开口和主动脉–移植血管开口病变是由于主动脉或动脉最近段节段的动脉粥样硬化所致。可能是由于弹性主动脉与肌性动脉在分支处组织成分不同[387],开口处的斑块存在更为致密的纤维化及钙化,因此更加坚硬,与非开口病变相比扩张后容易回缩、撕裂和再狭窄[388]。用斑块旋切设备[389]和支架[390, 391]可以改善急性期和远期的预后。临床上应用 DES 进一步降低了支架内再狭窄的发生 [392]。与 BMS 相比,DES 在降低 MACE 方面的优越性包括降低血管重建率,降低支架内再狭窄率,这强烈支持在开口病变介入治疗时应用 DES。目前的研究显示动脉粥样硬化斑块旋切术在临床中很少应用 (3.1%DES,6%BMS)。表 8.51 显示最近研究中患者的特点及病变的处理。表 8.52 及图 8.48 显示了同一研究的血管造影结果及临床预后。

自身的和与旁路移植相关的主动脉开口病变的治疗对技术要求更高有许多原因。主动脉斑块经常影响指引导管放置的稳定性和同轴性。偶尔需要多次尝试来放置指引导管,这就增加了夹层形成的风险。一旦指引导管成功地放置,随后可能因为在手术过程中出现开口闭塞、血流淤滞、血栓形成或严重的缺血需要调整位置甚至交换(不同形状,带侧孔或短头)指引导管。根据形状选择"最佳"的指引导管,可以减少尝试放置的次数,使得指引导管本身的弧度可以适应开口形状而平滑地过渡到开口部,避免深插和主动性支撑。为了获得稳定而且灵活的支撑力,指引导管的型号合适也很重要,这可以减少导管相关的并发症,并利于介入治疗的进行。必须避免指引导管头端在开口处施加过度的压力。轻柔地调整指引导管, 通过扭转或屈曲来减少导管能量的蓄积,可以有效地避免导管无控制的弹跳和对开口部的损伤。RCA 开口部的狭窄, 推荐在股静脉预防性放置 5F 鞘管,以便必要时迅速置入临时起搏电极。对于不稳定的心律失常患者,预防性置入临时起搏电极是非常有效的。在有经验的心脏中心开口病变往往不需外科手术准备,但在需要时外科必须能在短时间内到位。

一旦指引导管成功地置入了开口部,应密切观察导丝的走行和穿过病变的情况。由于残余管腔较小常常使得血管造影显影不佳并且使得导丝走行受限,因此导丝的操作应非常小心以避免近段夹层和闭塞。应用无损伤性、头端柔软、易于控制并且形状满意的导丝来进行操作并通过病变。但是，尽管应用头端柔软的导丝，粗暴和强力的操作可以导致指引导管从开口处回缩和易位，增加夹层的风险，并需要经常重新调整位置。一旦导丝安全地通过了开口病变，到达靶血管远段，就应该重新对开口进行血管造影以决定对病变是否需要旋切、旋磨或预扩张。通常应用小尺寸的球囊以高压力进行预扩张，这样有助于术者掌握病变的扩张性能，同时改善远段靶血管的可视性和有利于支架的传递。但是，开口预扩张的不利之处是有很大的回缩和夹层风险，可能导致致命性的或急性的血管闭塞，引起即刻的血流动力学的不稳定性。因而，当开口解剖结构适合支架通过并能在开口准确定位时，直接支架置入较为合适。否则的话，可能需要行预扩张或斑块旋切。使用一个装有 3~4 个0.18mm 高、0.70~0.76mm 厚纵行排列刀片的切割球囊对开口进行预扩张，有时在常规预扩张之后进行，可以使粥样斑块重新分布，降低夹层发生风险。病变预处理后，毫无例外地置入支架并用大的径向张力扩张。为传送一个完整的支架，避免支架骨架的损伤，在病变预处理后，仔细小心地深插指引导管会很有帮助。在这些情况下，深插的指引导管轻柔地沿着内部定位的支架回撤。紧接开口处释放支架，指引导管轻柔脱出，依然与开口紧密相接。支架近端的最终位置必须与开口严格地垂直相交，支架近端口应与开口平面相匹配。必须对开口行严格的垂直投

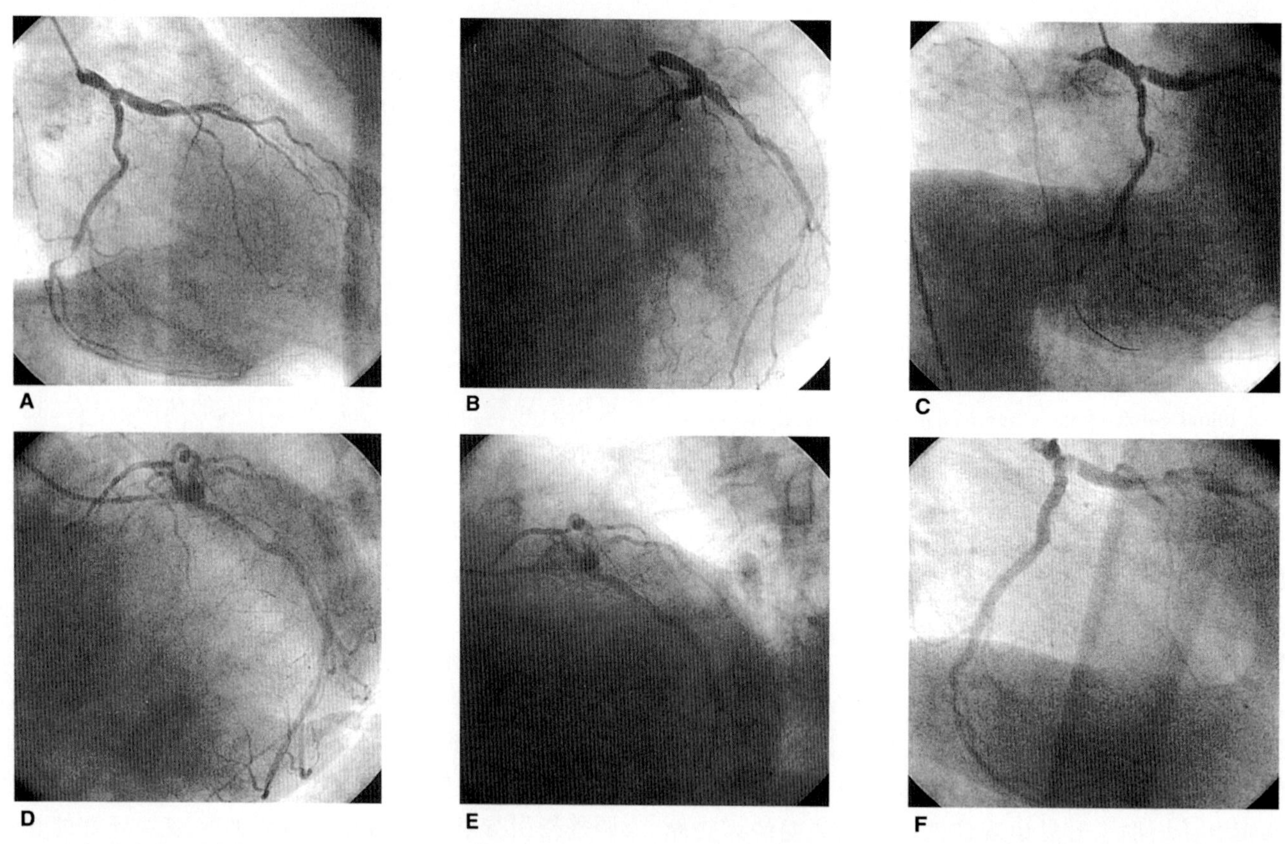

图 8.47 左主干病变，逐步扩大的介入治疗，(左回旋支，LCx，左主干，LM)。一名 61 岁男性，因急性非 ST 段抬高心肌梗死(NSTEMI)入院，在其指定医院行择期 LCx 介入术后 ECG 显示侧壁非特异性 ST–T 变化。血管造影显示严重的冠状动脉病变，LM 远端 50%狭窄，LCx 弥漫病变，第三后侧支近段处次全闭塞(“罪犯”病变)，近段对角支(Rd)80%狭窄，左前降支(LAD)弥漫病变，右冠状动脉(RCA)管壁不规则(A,B)。因为血管造影显示 LM处为临界病变，应用血管内超声(IVUS)显示为偏心斑块，中等程度钙化，56%横截面积狭窄，30%管腔直径狭窄。因为急性心肌梗死和 LM 狭窄并不引起血流动力学明显变化，最终决定对 LCx 进行经皮冠状动脉介入术(PCI)，应用 5F 导管系统，并对对角支进行 PCI。放置导丝，扩张 LCx 病变(2.5/20mm，8bar)，导致血管闭塞(C)。随后，再次扩张前向血流恢复，多次预扩张后，2.75/15mm Lekton motion(Biotronik)12bar 释放，成功放置了一枚支架。随后的血管造影发现，LCx 病变显示 AHA 第 11 节段处 70%狭窄，扩张(D)后置入支架(E)。再次血管造影发现 LM 狭窄较前加重(F)，右前斜位(RAO)加足位造影显示 LCx 开口处的有血流动力学意义的狭窄(G)需血管重建治疗。用 3.0/15mm 的球囊扩张 LM/ LCx开口，放置了一枚 4.0/15mm 的 Driver(Medtronic)支架，14bar 释放，导致 LCx 开口狭窄移位，主要的斑块移动到 LAD(H,I)。第二个导丝放入 LAD(J)，并用 3.0/15mm球囊 10bar 进行预扩张，用“culotte”技术在 LAD 开口病变处置入支架(4.0/15mm Driver，Medtronic 16 个大气压)(K)。由于受 5F 系统的限制，最终不能置入“对吻”球囊，LM 开口两枚支架先后用 14bar 进行扩张，最后血管造影显示重建的 LM 分叉(L)。(待续)

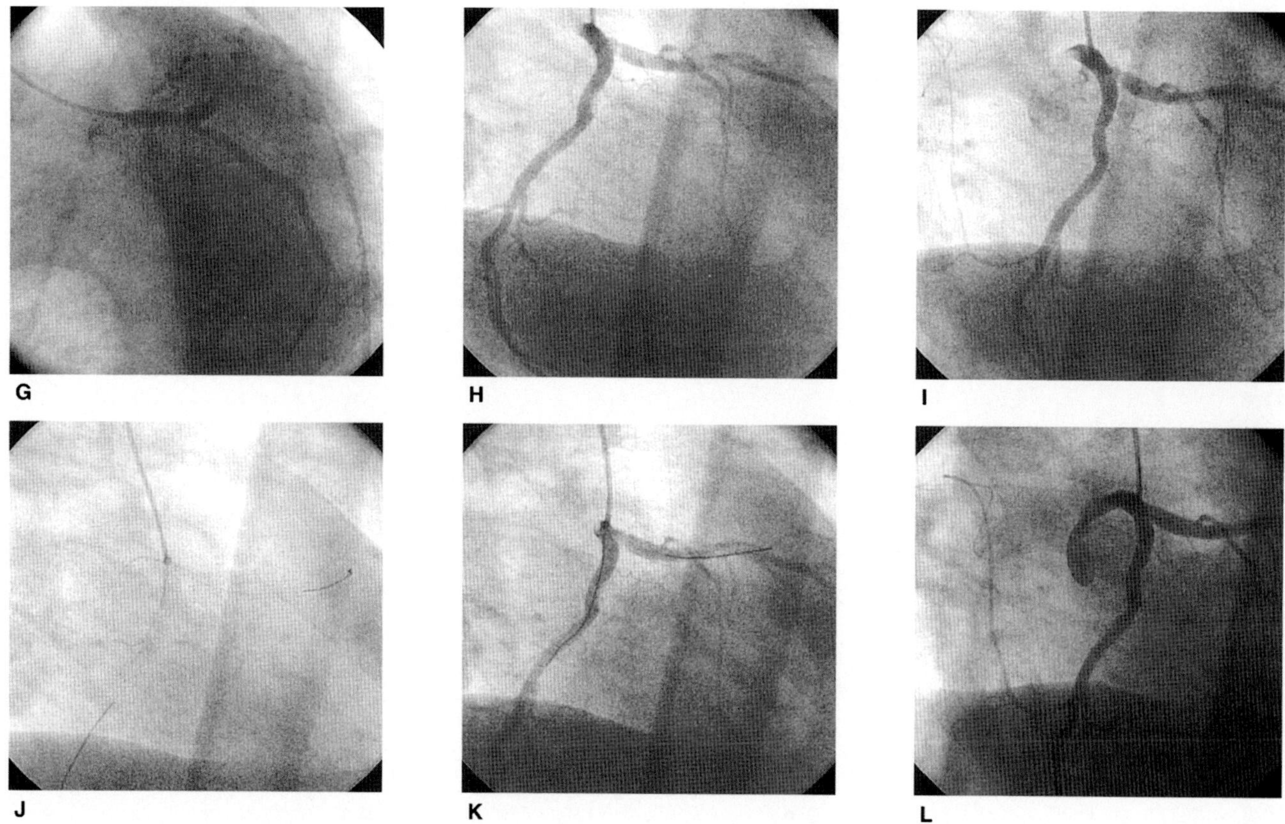

图 8.47 （续上）

影和支架的精确定位。指引导管完全的脱出或“弹出”不仅可导致导管完全回缩和脱离，而且支架递送系统亦会沿导丝弹出。在这种情况下应该回撤器械，小心地重新插入指引导管，并立即行血管造影评价状态，准备在靶血管重新置入导丝，继续进行介入治疗。开口扩张或动脉瘤的患者，要求更完全地覆盖开口，在指引导管轻度脱开的情况下，使用型号稍大的球囊以较高的扩张压力进行支架修整，需要球囊导管快速地移到开口周围进行扩张，以便对支架进行个体化的修整。

对于移植血管吻合口病变，必须区分是手术后慢性还是急性病变。慢性病变选用直径依次增大的球囊行成功的预扩张，来克服经常会出现的“缩窄性”纤维化病变的抵抗力，随后置入支架。在手术后急性开口病变时，由于静脉血管壁破裂的高风险和通常血管造影不能确定闭塞的原因，如果可能的话应尽可能避免行介入干预。试图对术后急性吻合口水肿或血栓形成的病变行扩张或许会带来灾难性的后果。如果为缓解严重的缺血必须行急诊介入，那么行血管成形术时应该使用相对较小的球囊和低的扩张压。由于在高度易损位点有机械损伤的风险，因此在急性情况下，应尽可能延迟行支架术。开口分支病变是分叉病变的一个亚组(参见下一节)。

分叉病变

分叉和分支处被认为是动脉粥样硬化的好发部位，紊乱的血流对粥样斑块形成影响的重要性已经得到公

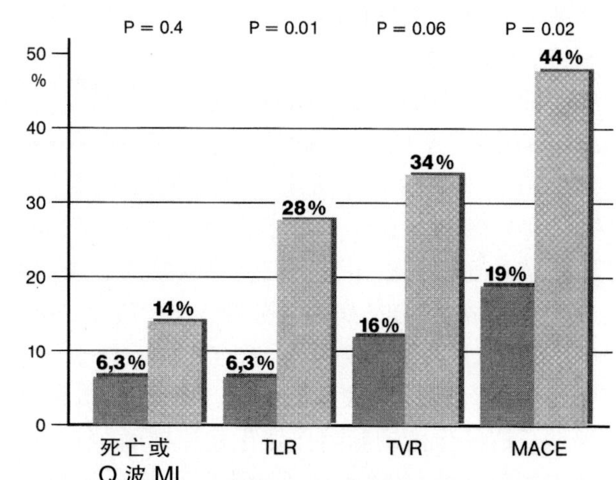

图 8.48 82 例患者开口病变裸支架和药物支架 10 个月随访临床研究结果。(深色)金属裸支架；(浅色)雷帕霉素药物洗脱支架。MACE，主要不良心脏事件；MI，心肌梗死；TLR，靶病变血管重建。(Modified from Iakovou I, et al. Clinical and angiographic outcome after sirolimus-eluting stent implantation in aorto-ostial lesions. *J Am Coll Cardiol*. 2004;44:967-971.)

表 8.51 82例开口病变患者置入金属裸支架与药物洗脱支架的患者特点及病变特点

	SES	BMS	*P* 值
患者特点			
患者(n)	32	50	
男性,n(%)	27(84)	41(82)	0.7
年龄(岁)	62±10	63±11	0.9
不稳定性心绞痛,n(%)	8(25)	22(44)	0.06
糖尿病,n(%)	3(9.4)	6(12)	0.7
多支血管病变,n(%)	22(69)	39(77)	0.7
左心室射血分数,n(%)	51±8	55±9	0.04
病变特点			
病变数(n)	32	50	
治疗的血管			0.4
左主干,n(%)	10(31)	10(20)	
右冠状动脉,n(%)	17(53)	28(56)	
大隐静脉移植血管,n(%)	5(16)	12(24)	
病变特点			
钙化,n(%)	4(13)	6(12)	0.9
偏心狭窄,n(%)	16(67)	32(64)	0.8
支架内再狭窄,n(%)	12(38)	11(22)	0.2
介入治疗前 TIMI 血流 0~2 级,n(%)	8(25)	6(12)	0.2
完全闭塞,n(%)	2(6)	1(2)	0.3
血栓形成,n(%)	0	3(6)	0.1

所提供的值为数量(相对百分数)或平均值±SD。

BMS,金属裸支架;MI,心肌梗死;PCI,经皮冠状动脉介入术;SES,雷帕霉素药物洗脱支架;TIMI,心肌梗死的溶栓血流分级。

Modified from Iakovou I, et al. Clinical and angiographic outcome after sirolimus-eluting stent implantation in aorto-ostial lesions. J Am Coll Cardiol. 2004;44:967-971.

认[397]。与最初的设想相反[398],低剪切力(就是血流对血管壁的摩擦力)被认为是致动脉粥样硬化作用的原因[399]。近年来,已认识到血流动力学影响冠状动脉[400]和颈动脉病变[401, 402]局部分布的重要作用并且进行广泛研究。

分叉病变是 AHA/ACC 病变分型 B 型的一个亚型[150],通常血管造影检查显示主支和/或边支狭窄程度>50%被认为有意义。直径大于 2mm 的边支或那些能够被旁路移植的血管可以作为血管重建的候选血管。根据主支与分支的成角,分叉病变可分为 Y 型(角度<70°,边支比较容易通过,斑块更易移位)和 T 型(角度>70°)。随着两个导引导丝进入两根血管,分叉的角度频繁地改变。根据分流导致的动脉粥样硬化在局部的分布,进行了多种不同的分类(图 8.49A~D)[403–406],并作为选择血管重建治疗策略的模板。

完全主支和分支的修复代表分叉病变血管重建治疗的临床指导原则。但是,尽管有大量支架治疗概念,分叉病变介入治疗与非分叉病变介入治疗相比仍然存在低成功率、高再狭窄率和较差的临床结果,并且最佳治疗方案总是难以实现[407–413]。尽管分叉病变介入治疗效果不佳的原因还没有阐明,但已经在临床试验中观察到主支和边支介入治疗的相互干扰,以及边支支架术后主支血管内不理想的血流动力学和负性重构[414],完全的血管重建是否明智受到了质疑[415]。

现在,单支架(主支)技术加或不加边支扩张和双支架(主支和边支)技术已经被区分开。令人惊奇的是,尽管双支架技术最初可以得到较好血管造影的结果,但其临床结果实际上比较差[416]。主要的双支架(裸支架)技术如下:V 支架技术[417]、同步对吻支架技术[418]、crush 技术(标准、分步、反式)[419]、T 支架技术(标准、改良、暂时性)[420]、Y 支架技术[421]、女裙[422]和裙裤[423]技术。当使用 DES 时单支架技术是最简单且最有希望的技术[424]。使用特定支架系统改良的单支架技术对适宜且易通过的病变进行治疗可能是一种有前途的选择[425]。对严重复杂病变治疗或使用外形较大的支架输送系统时,对病变进行预扩张可能是很关键的。斑块旋切术现在很少应用[426, 427]。

目前支架置入技术在技术方面的内容已经在文献

表 8.52 82例开口病变患者置入金属裸支架与药物洗脱支架的基线,介入术后及随访10个月冠状动脉造影定量结果

冠状动脉造影的定量资料	SES	BMS	*P* 值
病变(n)	32	50	
介入治疗前			
RVD(mm)	3.17±0.59	3.47±0.74	0.1
MLD(mm)	1.09±0.69	1.48±0.74	0.07
DS(%)	66±19	58±17	0.1
病变长度(mm)	10.20±7.27	8.47±4.01	0.1
介入术后			
RVD(mm)	3.59±0.52	3.97±0.51	0.01
MLD(mm)	3.18±0.55	3.66±0.53	0.005
DS(%)	11±7	9±7	0.2
随访			
再次血管造影,n(%)	28(88%)	35(70%)	0.1
RVD(mm)	3.61±0.43	3.5±0.83	0.6
MLD(mm)	3.13±0.59	1.60±1.36	<0.001
DS(%)	15±13	55±34	<0.001
晚期管腔丢失(mm)	0.21±0.31	2.06±1.37	<0.001
再狭窄,n(%)	3(11)	18(51)	0.001

所提供的值为数量(相对百分数)或平均值±SD。

DS,直径狭窄;MLD,最小管腔直径;RVD,参考管腔直径;SES,雷帕霉素药物洗脱支架;BMS,金属裸支架。

Modified from Iakovou I, et al. Clinical and angiographic outcome after sirolimus-eluting stent implantation in aorto-ostial lesions. *J Am Coll Cardiol.* 2004;44:967-971.

中系统地回顾,本文将不再重复。本文将介绍经皮分叉病变介入治疗实践方面的内容。

在任何介入治疗中,决定介入策略的是最初血管造影所发现的分叉病变的形态和局部解剖结构分布。除了常规的标准以外,还需要对近端通过性,血液分流的角度、斑块的局部解剖结构分布、边支的直径和临床状态(即,择期、急诊、外科准备)进行准确地评估。总之,在能够被旁路移植或边支的直径≥2~2.5mm 的情况下,应该使用两根导丝。基于介入专家的经验,首先考虑的是主支安全的血管重建和边支不干预的利弊。目前的证据支持在相当数量的分叉病变中最小的损伤处理方案——在最少步骤的介入治疗中置入一枚支架(DES),可能实际上产生最好的临床结果而不是血管造影结果,对当前分叉病变进行完全血管重建的观念提出严峻的挑战。如果确实主支和分支的介入被证明是必要的,非支架的血管成形术(必要时支架)策略被认为首选。若必须置入第二枚支架(事实上或威胁到边支闭塞),可能要基于当时血管造影结果和需要应用一种已经确立的双支架技术。在这里重申,应该选择损伤最小的处理方案。随着介入治疗不断增加的复杂性,最后球囊对吻扩张的需要变得很迫切。总之,有经验的术者多采用一种更加灵活的基于个体的分叉病变对起始介入治疗的反应的方案("go-with-the-flow"strategy),而不是严格地根据他们血管造影的形态结果而设想的一种精细的对分叉病变的血管重建策略("intention-to-treat"strategy)。这种灵活的处理方案是通过导丝给所有相关的分支提供安全保障,若有必要,用预扩张和斑块旋切术来修饰病变。由于介入技术的进步,会成功地缩小需要进一步介入治疗的范围。在每一阶段中,下一步最好的选择基于术者的经验。因为斑块有向最小阻力方向移动的趋势,通常是开口部。对吻球囊技术不仅应用于逐渐升级的分叉病变介入治疗也用于斑块修饰的阶段。对吻球囊技术早期谨慎的应用会产生可接受的结果,事实上也减少了边支支架的需要。最后双支架技术需要对吻球囊扩张确保支架完全打开与对合。应该使用具有理想放气特性的扩张球囊,而且为了避免损伤支架,须在 X 线的观察下小心撤回球囊。对吻球囊的长度应完整覆盖主支和边支病变,两个球囊直径之和应近似于主血管邻近段的直径。

很明显,为了改善分叉病变冠状动脉内治疗的策略和最终结果,我们需要对冠状动脉分流的生物机械学和血流动力学有更好的理解,而不仅仅是更好的支架设计。表 8.53 和表 8.54 是分叉病变介入治疗与非分叉病变介入治疗的血管造影和临床结果对比。

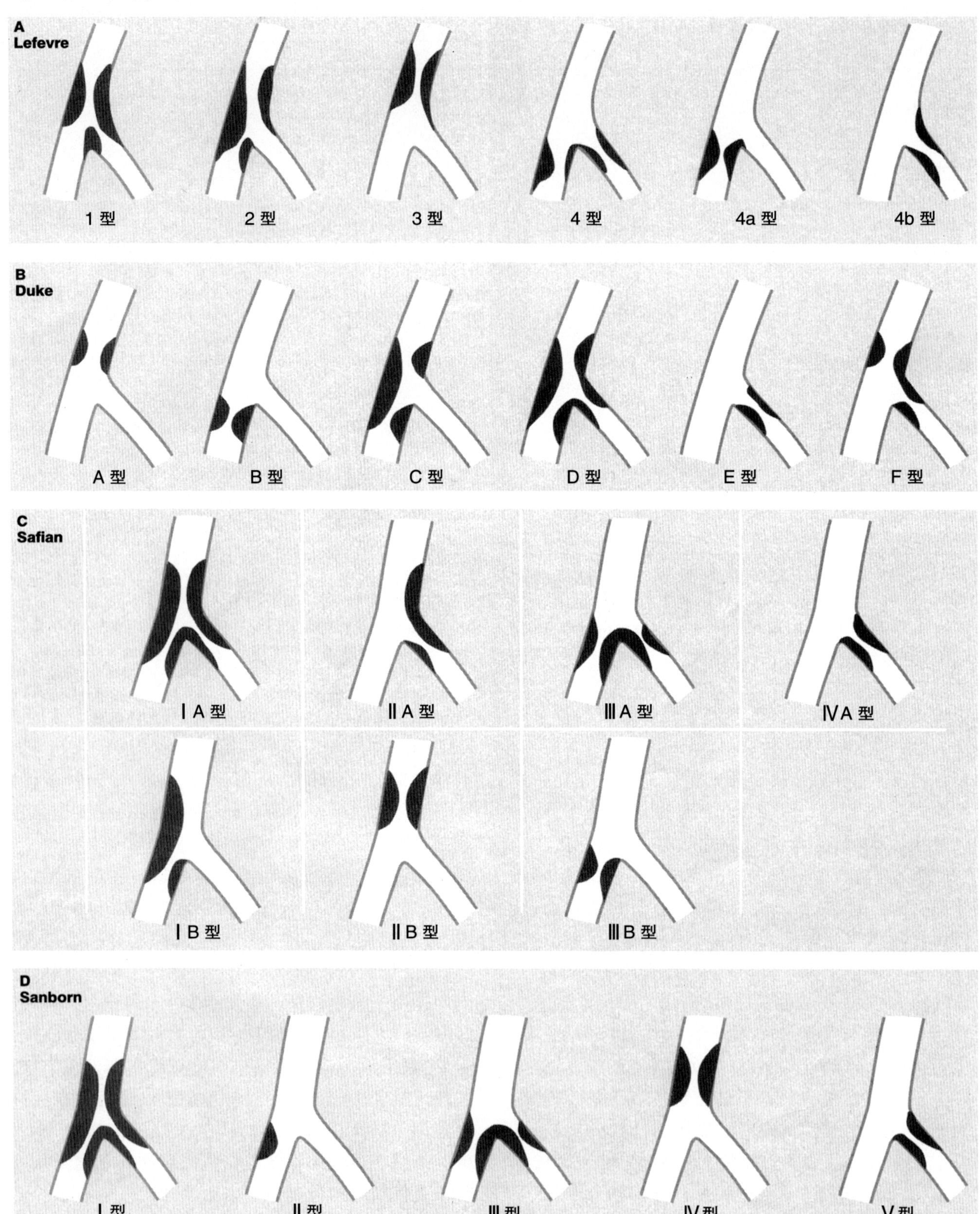

图 8.49 (A~D)：基于文献中报道的病变局部解剖分布特点进行的分叉病变分类。(Modified from Lefevre T, Louvard Y, Morice M-C, et al. Stenting of bifurcation lesions: a rational approach. *J Interv Cardiol*. 2001;14:573–586; Pompa J, Bashore T. Qualitative and quantitative angiography——Bifurcation lesions. In: Topol E, ed. *Textbook of Interventional Cardiography*. Philadelphia: WB Saunders, 1994:1055–1058; Kpller P, Safian RD. Bifurcation stenosis. In: Freed M, Grinces C, Safian RD, eds. *The New Manual of Interventional Cardiology*. Birmingham, MI: Physicians Predd, 1996:229–243;Apokojny AM, Sanborn TM. The bifurcation lesion. In: Ellis SG, Holmes DR, Jr., eds. *Stategic Approaches in Coronary Intervention*. Baltimore: Williams & Wilkins, 1996:288.)

隐静脉移植病变

主动脉-冠状动脉隐静脉移植(SVG)术[430, 431]的长期预后受限于早期移植血管功能丧失（约为 10%于出院前,5%~10%在 1~12 月内）和晚期移植血管功能丧失(最初年发生率约为 2%,6 年后,每年 4%~5%)[432]。早期移植血管功能丧失主要是靶动脉太小和功能退化的原因所致,晚期移植血管功能丧失是由于心肌内膜细胞增生伴有移植血管粥样硬化所致的再狭窄[433]。图 8.50 显示与内乳动脉移植长期的开通相比,SVG 的开通在所有时间段都会存在损失[434]。SVG 粥样硬化进展的预测因素包括移植年数,目前吸烟、高血压、血脂异常(高密度脂蛋白(HDL)低、低密度脂蛋白(LDL)高、甘油三脂高)、左室功能减低和既往心肌梗死[435, 436],然而糖尿病的重要性还不确定。抗血小板制剂、阿司匹林[437]和氯吡格雷[438]、降脂药[439]和血管紧张素转换酶(ACE)抑制剂[440]对保持 SVG 的长期开通有益。

随着时间推移,患者出现旁路移植术后的心绞痛或急性冠状动脉综合征，与原先冠状动脉病变进展相比,SVG 病变更可能是致病原因(图 8.51)[441]。对仍有不稳定心绞痛的患者治疗原则包括再次手术治疗或冠状动脉介入治疗。因为再次手术有较高风险[442],如果技术允许,对大多数患者来说,SVG 介入治疗是首选[443]。然而,与冠状动脉介入相比,SVG 的血管成形术有较差的结果和较高的并发症发生率(表 8.55;图 8.52)[444]。鉴于支架置入可以改善 SVG 介入的预后,5 个随机实验的荟萃分析发现糖蛋白 IIb/ IIIa 受体拮抗剂没有附加的益处[445]。

在一些大的医疗中心,SVG 介入占冠状动脉介入治疗的 10%以上,其中有 2/3 是择期手术。SVG 病变的患者血管造影结果包括高度狭窄,次全或完全闭塞伴有一个弥漫或局限的开口部及体部或末端吻合处的移植血管粥样硬化[446, 447]。尽管 SVG 介入并发症在性质上类似于冠状动脉介入所观察到的,但是“慢血流”和“无复流”[446, 447]、远端血栓形成[450]、围术期肌酸激酶同工酶 MB(CK-MB)显著升高(大于正常上限 3 倍)[451]发生更频繁,可能是因为移植血管病变更易受损和更脆弱[452]。明确的并发症的危险因素包括急诊手术、血栓和溃疡病变,大血管直径、慢血流、大体积斑块、重要血管的情况不佳、早期血管内治疗、病变的非开口位置、受累心肌范围大、最后残余血管、血管移植大于 3 年及弥漫性移植血管退化。其他危险因素包括旋切术设备的应用、患者年龄以及并发症。尽管大量技术的提出和应用减少了风险并改善了预后[453–456],但有限的经验证明 DPD[457, 458]和 DES[459]是有益的。图 8.53 显示在 SVG 病变中应用 DES

表 8.53 分叉与非分叉病变造影特点及介入治疗结果

	非分叉病变(n=2474)	一个或多个分叉病变(n=349)	*P* 值
PCI 前			
直径狭窄百分比	73.8±16.2	74.1±14.3	0.68
参考直径	2.9±0.6	2.8±0.6	0.020
最小管腔直径	0.8±0.5	0.7±0.4	0.14
PCI 后			
直径狭窄百分比	9.9±13.4	13.0±16.4	<0.001
参考直径	3.0±0.5	2.9±0.6	0.029
最小管腔直径	2.7±0.6	2.6±0.7	<0.001
即刻获得	1.9±0.7	1.8±0.7	0.008
随访(9 个月)			
≥50%获得丢失	798(32)	122(35)	0.31
晚期丢失	1.0±0.8	1.0±0.8	0.96
晚期丢失指数	0.5±0.5	0.5±0.6	0.44
≥50%狭窄	551(22)	97(28)	0.022

直径用 mm 表示;括号内数值为总百分比。

PCI,经皮冠状动脉介入治疗。

Reproduced with permission from Garot P, Lefevre T, Savage M, et al. Nine-month outcome of patiens treated by percutaneous coronary interventions for bifurcation lesions in the recent era. A report from the Prevention of Restenosis with Translast and Its Outcomes (PRESTO) Trail. *J Am Coll Cardiol.* 2005;46:606-612.

表 8.54 分叉或非分叉病变介入治疗随访9个月的主要心脏不良事件

变量/事件	非分叉病变 (n=10,068)	一个或多个分叉病变(n=1412)	P 值
死亡,MI 或 TVR	1499(15)	256(18)	0.002
死亡或 MI	247(2)	29(2)	0.36
死亡	119(1)	13(1)	0.39
MI	141(1)	17(1)	0.55
TVR	1367(14)	241(17)	<0.001
PTCA	1427(14)	229(16)	0.041
CABG	373(4)	81(6)	<0.001
PTCA 或 CABG	1711(17)	290(21)	0.001

括号内数值为总百分比。

MI,心肌梗死;TVR,靶血管重建;PTCA,经皮腔内冠状动脉成形术;CABG,冠状动脉旁路移植术。

Reproduced with permission from Garot P, Lefevre T, Savage M, et al. Nine-month outcome of patiens treated by percutaneous coronary interventions for bifurcation lesions in the recent era. A report from the Prevention of Restenosis with Tranislat and Its Outcomes (PRESTO) Trail. *J Am Coll Cardiol.* 2005;46:606–612.

的应用对比应用 BMS 能够改善临床预后。

评估介入治疗前 SVG 血管造影的重点应放在目标血管的状态(局部与弥漫性退化)、狭窄/闭塞的程度、目标病变的局部解剖结构和复杂性(开口部,体部、末端吻合处、决定性动脉和血栓)以及竞争血流的存在、另外,移植血管的解剖形态(上斜,扭曲,多弯)、静脉瓣的存在,在移植血管和自身血管间逐渐降低的程度也要被评价。此外,还需要评估被移植血管的自身冠状动脉的状态,并且还要考虑自身血管和移植血管血管重建治疗的风险和益处。介入策略应根据个体情况而制定。例如,弥漫性狭窄且慢性退化的 SVG 有很高的扩张弹性和回缩趋势。因为它们的硬度很高,这些移植血管对过度扩张有很高的敏感性并可能在操作时产生广泛的撕裂和破裂。相反,大的弥漫性退化的移植血管可能会充满大而脆弱的易导致血栓的斑块。远端保护装置和谨慎的无创操作可以降低栓塞形成和“无复流”的风险。中度退化和慢血流的大 SVG 易于形成血栓,需要严格抗凝、减少操作器械和缩短介入时间。另外,糖蛋白 IIb/IIIa 受体拮抗剂在这些情况下可考虑使用。

对远端移植血管吻合处病变,需要处理的移植血管和自身血管直径显著不同。可以采用第二根导丝来限制球囊的滑行(“西瓜子”现象)。成功的支架置入可能需要不同直径的两个支架重叠放置,因为现在应用的自膨胀支架的支撑强度不足以限制回缩和支架变形。早期移植血管功能丧失需要介入位置最合适的解剖学界定并在外科大夫的协助下解读发现的结果。因为高易损性,最保守的介入处理方案(小型号,低扩张压力)是必要的。在一些病例中,起始阶段姑息稳妥治疗的分阶段处理可能更有利。在有高竞争血流的病例中,为了使靶病变显影需要从不同位置对自身被移植血管的动脉进行投照。

动脉移植血管病变

在冠状动脉旁路移植术中应用内乳动脉 (IMA)始于直接心肌内血管重建(Vineberg procedure)[460],后来应

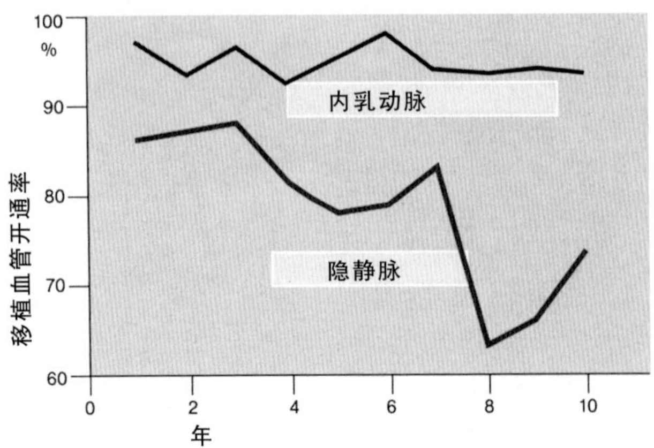

图 8.50 全部时间段隐静脉移植血管损伤与内乳动脉移植血管比较。(Adapted from Loop FD, Lytle BW, Cosgrove DM, et al. Influence of the internal-mammary-artery graft on 10-year survival and other cardiac event. *N Engl J Med.* 1986;314:1–6.)

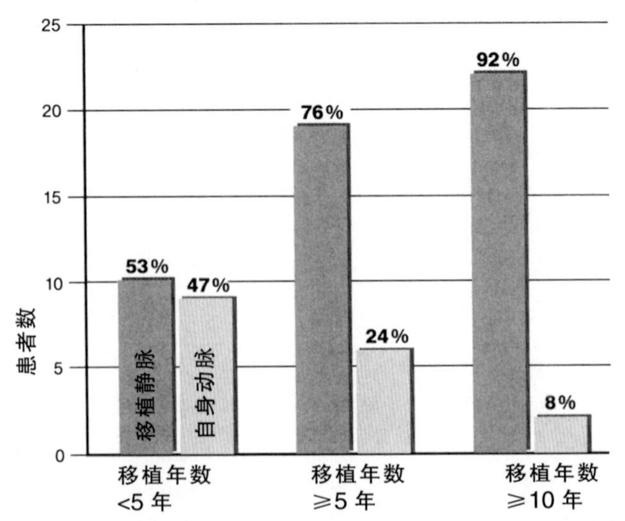

图 8.51 冠状动脉旁路移植术(CABG)后不稳定性心绞痛的病因学。自身血管疾病进展与隐静脉移植血管疾病进展相比较。(Modified from Chen L, Theroux P, Lesperance J, et al. Angiographic features od vein grafts versus ungrafted coronary arteries in patients with unstable angina and previous bypass surgery. *J Am Coll Cardiol.* 1996;28:1493–1499.)

表 8.55 隐静脉血管移植术后患者介入治疗单纯球囊扩张与支架置入后的操作结果与早期临床不良事件

变量	支架组 (n=108)	血管成形术组 (n=107)	P 值
操作结果 [a]			
血管造影成功(%)	97	86	<0.01
操作有效率(%)	92	69	<0.001
需覆盖支架(%)	—	7	—
住院时间(天)	7±6	4±7	<0.001
院内事件(%)			
死亡	2	2	0.79
Q 波心肌梗死	2	1	0.99
非 Q 波心肌梗死	2	7	0.10
CABG	2	4	0.45
急性血管闭塞	1	1	0.99
再次 PTCA	1	1	0.99
其他事件	6	11	0.13
0~30 天出血和血管并发症(%)			
脑卒中	0	0	0.99
血管外科手术	5	3	0.72
输血	15	3	<0.01
其他事件	17	5	<0.01

加减值是平均值±SD。CABG 表示冠状动脉旁路移植术,PTCA 表示经皮腔内冠状动脉成形术。最初入选的 220 名患者中有 5 名患者因违反协议而除外。

[a] 血管造影成功定义为操作后血管直径即刻残余狭窄<50%。有效定义为血管造影成功达到治疗目的且住院期间无主要并发症发生。

Reproduced with permission from Savage MP, Douglas JS, Fischman DL, et al. for the Saphenous Vein De Novo Trail Investigators, Stent placement compared with balloon angioplasty for obstructed coronary bypass grafts. *N Engl J Med*. 1997;337:740–747.

用于冠状动脉血管重建[461]。由于 SVG 用于冠状动脉手术中具有被普遍认可的统治地位[462–464],内乳动脉最初应用受限。然而,随着极好的长期开通证明,IMA 已经成为一条在冠状动脉手术中广泛应用的极好的移植血管[465,464]。一个最近的试验证实 IMA 移植血管具有 85%的 10 年开通率[467],和报道的用右内乳动脉作冠状动脉移植血管的结果相似[468]。桡动脉作为一种游离的移植血管(两端分别接在主动脉和冠状动脉上) 最早在 70 年代早期[469]应用于冠状动脉手术中,后来随着更好的准备技术,作为一条游离的、复合的(在 SVG 位置邻近的吻合)和直接的(冠状动脉与冠状动脉)的移植血管在 90 年代再次应用[470–472]。尽管存在有关长期开通率的矛盾报导[473–476],但一项随机试验证实桡动脉桥比 SVG 桥更具优势[477]。桡动脉移植血管功能丧失出现时,血管造影显示弥漫性移植血管狭窄("线样征")并且不适合 PCI 治疗。桡动脉移植血管功能丧失的原因还没确定,已经考虑与对大量血管收缩物质例如内皮素-1、血管紧张素、5-羟色氨酸[478]过度敏感和强烈的竞争血流有关[477]。在 90 年代早期 [479],右侧胃网膜动脉即一条胃十二指肠动脉的分

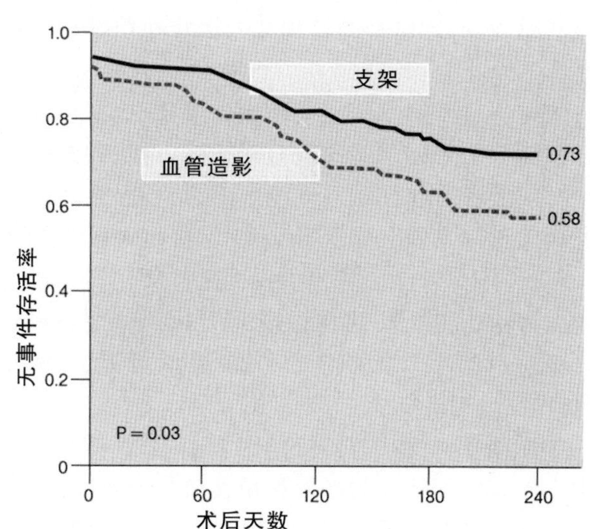

图 8.52 隐静脉移植(SVG)患者无心脏不良事件存活率,血管成形术与支架。随访 240 天无主要心脏事件的 Kaplan–Meier 存活曲线。(Modified from Savage MP, Douglas JS, Fischman DL, et al. for the Saphenous Vein De Novo Trail Investigators, Stent placement compared with balloon angioplasty for obstructed coronary bypass grafts. *N Engl J Med*. 1997;337:740–747.)

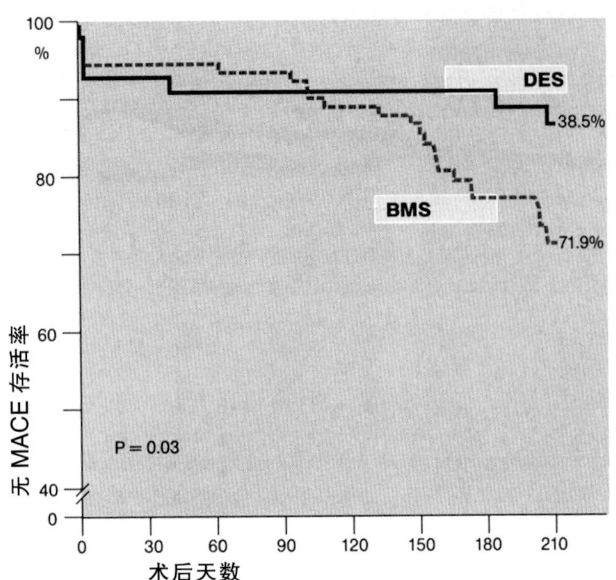

图 8.53 随访 6 个月无主要不良心脏事件（MACE）的 Kaplan-Meier 存活曲线。BMS，金属裸支架；DES，药物洗脱支架。（Modified from Ge L, Lakovou I, Sangiorgi GM, et al. Treatment of saphenous vein graft lesion with drug-eluting stents. Immediate and midterm outcome. *J Am Coll Cardiol*. 2005;45:989–994.）

支，作为一条带蒂的动脉（直径≥2mm）应用在单个动脉或连续动脉的血管移植手术中。尽管长期的结果比较理想[480]，但是由于需要开腹手术及实用性受限，原位胃网膜动脉血管移植没有受到广泛的接受[481]。因为解剖结构较长，从腹主动脉开口经肝总动脉和胃十二指肠动脉再到胃网膜动脉，此血管的经皮介入治疗在技术上没有可行性。

IMA 移植血管病变主要是吻合口狭窄，移植血管损伤（例如：剪切），欠佳的移植血管长度（过长导致扭曲狭窄；过短在肺扩张时缩短）或竞争血流。此外，边支不完全的切除比如大胸分支会导致 IMA 移植血管的功能障碍。相反，IMA 移植血管很少发生粥样硬化。尽管 IMA 移植血管功能丧失发生率很低，但是由于微创直接冠状动脉旁路移植术（MIDCAB）的采用主要是左 IMA 主 LAD，其发生率可能会升高[482]。

IMA 移植血管功能障碍的患者中，血管造影显示局部狭窄伴有或不伴有弥漫性移植血管狭窄，伴正常或减慢的前向血流的弥漫性狭窄移植血管没有明显的局限狭窄，或移植血管闭塞。开口、主干和吻合口处的 IMA 病变可以用血管内检查方法确认。大部分病变在吻合口，与插入斑块和技术问题密切相关。移植血管主干的病变通常位于扭曲段和钳夹段。开口处近段病变很少，原因还没确定，但是导管相关损伤应作为潜在的因素。保留前向血流的弥漫狭窄的 IMA 移植血管可以认为是对自身血管竞争血流存在导致慢血流的形态学适应。在一些患者中，移植血管的慢血流显然与移植血管末端吻合处的定位、自身血管的上游闭塞和支配小部分心肌有关。有微弱前向血流的弥漫狭窄的 IMA 移植血管通常被认为是继发于机械性闭塞、移植血管损伤及因强烈的竞争血流的存在而废用的 IMA 移植血管退化的晚期阶段。

IMA 移植血管成形术在技术上已经有较高的成功率，并且得到可接受的临床结果[483-486]。支架辅助的血管成形术改善了临床结果[487]。

作为 IMA 移植血管介入治疗的准备，对自身血管和移植血管进行血管造影，根据评估的结果来确定自身血管还是移植血管需要血管重建。考虑到技术上的可行性和目标血管病变的严重性，功能上更重要的血管应该采取血管重建。考虑要行 IMA 移植血管介入治疗的患者，存在右侧 IMA 移植血管病变时，必须评估同侧的锁骨下动脉和头臂干[488]，在冠状动脉介入前应对跨病变压力阶差≥20 mm Hg 的狭窄进行血管重建。对放置指引导管后限制血流的病变，可以不用考虑压力阶差而直接对狭窄进行血管重建。作为选择，可以考虑同侧肱动脉作为手术入路。

在设计 IMA 移植血管介入治疗方案时，术者应考虑 IMA 移植血管的易损性、血管痉挛倾向及局部血栓形成[489]。另外，术者应熟悉与导丝和扩张球囊放置后血管缩短相关的血管机械重叠的血管造影表现，有时描述为“六角手风琴”或“手风琴效应”[357-359]和“假性横断面”[490]。避免不必要的介入治疗的关键是区别机械刺激的功能性反应和血管壁的损伤。为了防止痉挛，在重新开始手术前，可根据经验冠状动脉内给予维拉帕米（如 100ug）和硝酸甘油（如 100ug）。另外，对于极度紧张和焦虑的患者，推荐早期应用镇静剂（如静脉给予安定 5mg）。为了避免血栓性并发症，在介入治疗前 ACT 应调至 250~300s 之间，而且整个手术期间都保持在这个水平。

高度灵活且小外径器械的使用，加上轻柔而精细的介入技术，通常可以避免机械刺激引起的血管痉挛。轻柔地放置指引导管，使用亲水软头和软-中等硬度的导丝，介入操作步骤和器械交换的最少化通常可以避免血管损伤。如果痉挛被诱发，在血管造影的区域难以除外夹层。因为抗痉挛的药物效果很差，需要撤出导丝甚至有时使指引导管脱离才能解除痉挛。然而，在出现夹层时，回撤导丝后再次向 IMA 送入导丝会很困难甚至出现危险，使用一个具有高示踪性的并且可以消除血管机械性伸缩以及远端注射对比剂评估远端通畅情况的微导管重新放置导丝是较好的选择[491]。根据这个方法和夹层的消失，痉挛通常会消除。在血管造影证明或提示夹层的情况下，通常需要对血管壁完全机械重建才能恢复前向血流和消除痉挛。在严重的进行性缺血和血流动力学不稳定的情况下，血管重建是迫切的。当完全 IMA 闭塞和彻底没有前向血流时，如果可能的话，需要第二条通路才能通过自身血管造影显示介入位点。通过血管造影确定目标位置，若可行的话，对靶病变进行直接支架置入是较好的。在少数疑难病例中，转换至自身血管，通常 RIVA，介入治疗可能成为必要。外科急救是最后的选择。图 8.54 显示一例在急诊 IMA 移植血管吻合口狭窄的血管重建过程中并发持续性血管痉挛。

IMA 移植血管的开口病变和夹层很少见。血管内治疗在技术上是可行的，短期预后好而远期预后差[492]。对这种病变最佳的治疗方案还没有明确。这种情况下应考虑外科血管重建。

慢性完全闭塞

严重的冠状动脉疾病患者行血管造影检查显示慢性完全闭塞（CTO，无血流>3 个月）高至 50%[493]。成功的 CTO 血管重建能够改善预后，而且经过 10 年随访依然有长期的临床获益[494]。最近的一项研究也证实了这些结果[495]。表 8.56 显示影响 CTO 血管重建成败的病变相关因素与人口统计之间的关系。图 8.55 显示成功进行 CTO 血管重建的患者 5 年临床结果的改善。

与此相反，很多为了证明急性冠脉综合征后闭塞冠状动脉的亚急性血管重建的"开通动脉假说"[496]，有效的试验得出了矛盾的结果[497–499]。目前正在进行一项由 NHLBI 资助的前瞻性和随机性试验，其目的是验证心肌梗死后 3~28 天开通闭塞的梗死相关动脉，将减少 3 年随访期间死亡、再发心肌梗死和纽约心脏协会标准下的Ⅳ级心力衰竭，该结果将解释有关急性期后完全闭塞血管重建临床获益的问题。

早期报道中，作为 ACC/AHA 分型的 C 型病变的 CTO[150]，其血管成形术与非 CTO 介入治疗相比在技术上成功率比较低且临床预后较差[500]。尽管使用 BMS[501] 可以改善预后，但主要表现在防止再狭窄、再次闭塞及靶血管重建等方面，与狭窄病变使用 BMS 介入治疗相比结果仍较差[502–510]。表 8.57 显示球囊血管成形术和 BMS 置入进行 CTO 血管重建的患者在即刻与随访 9.1±3.3 月血管造影结果的差别。表 8.58 显示四项有关 CTO 病变进行 PTCA 和 BMS 介入治疗的研究结果的总结。最初的资料显示与 BMS 比较使用 DES 可更加有效地改善血管造影及临床的结果[511, 512]。图 8.56 显示使用 DES 进行 CTO 血管重建 6 个月的临床获益高于 BMS。

患者情况、血管造影结果及术者经验决定是否行 CTO 血管重建以及所采取的技术方法。尽管根据统计学证据成功的 CTO 血管重建显示有益，但是对于未成功开通或者存在临床相关并发症的患者也许并不是这样[494, 495]。另外，对于 CTO 患者，成功血管再通后如果再发生闭塞，短暂的解剖上的成功开通也许是有害的，因为潜在的已建立的侧支循环可能会随之消失[513]。因此，在进行 CTO 血管重建之前要慎重考虑手术会给患者带来的利和弊。可以预测技术上的成功和治疗结果的血管造影图像包括靶血管残端的形态（圆钝的与逐渐变细的）、闭塞的长度、残余的前向血流、闭塞血管的逆向界定、侧支循环的存在，尤其是直接从靶血管残端发出的桥侧支。其他影响技术上的成功和治疗结果的关键因素还包括慢性闭塞的时间以及介入医师的技术水平和毅力[514–518]。因为进行性纤维钙化组织形成和血管腔内的重塑，较长时间的闭塞会更加不易通过[519]。功能性的闭塞（TIMI>0 级）相对于完全闭塞（TIMI 0 级），手术成功率更高。对于 CTO 病变如果解剖学形态良好（逐渐变细的残端，没有桥侧支，闭塞长度较短，闭塞时间<3 个月），技术上成功率可达 80%以上。相反，CTO 病变的解剖学形态较差（圆钝的闭塞，有桥侧支，长段闭塞，时间>3 个月），技术上成功率仅 20%。总之，CTO 病变>35mm 时再狭窄率很高。CTO 病变介入治疗中的并发症与非 CTO 病变标准的 PCI 相似，但是发生导丝所致的夹层或穿孔的概率更高。然而，如果避免扩张穿孔部位，这些穿孔部位往往是可以自限的，并不要求处理。

对于传统的 CTO 病变血管重建治疗，术者试图找到真腔并将其开通。尽管已经设计了许多血管内设备，并且上市了专门为 CTO 病变介入治疗设计的器械，但常规原则是相同的：接触、穿透和通过闭塞斑块的纤维帽，以及导丝从管内通过远端血管，随后需要考虑更远端"罪犯"病变并连续地扩张。术者可以用带有软的或中等硬度的头端且亲水性的导丝来确定病变最软的部位，也可试图用硬的或超硬的导丝穿过纤维帽。应用亲水性的导丝，可以小心地、轻柔地通过闭塞斑块纤维帽，避免夹层与穿孔。如果出现夹层，回撤导丝并重新进行检查。硬导丝可以用来穿过任何闭塞斑块纤维帽的适当部位，但付出的代价就是操控性差，远端血管壁损伤和夹层的风险高。尽管逐步增加介入器械（逐渐增加硬度的导丝

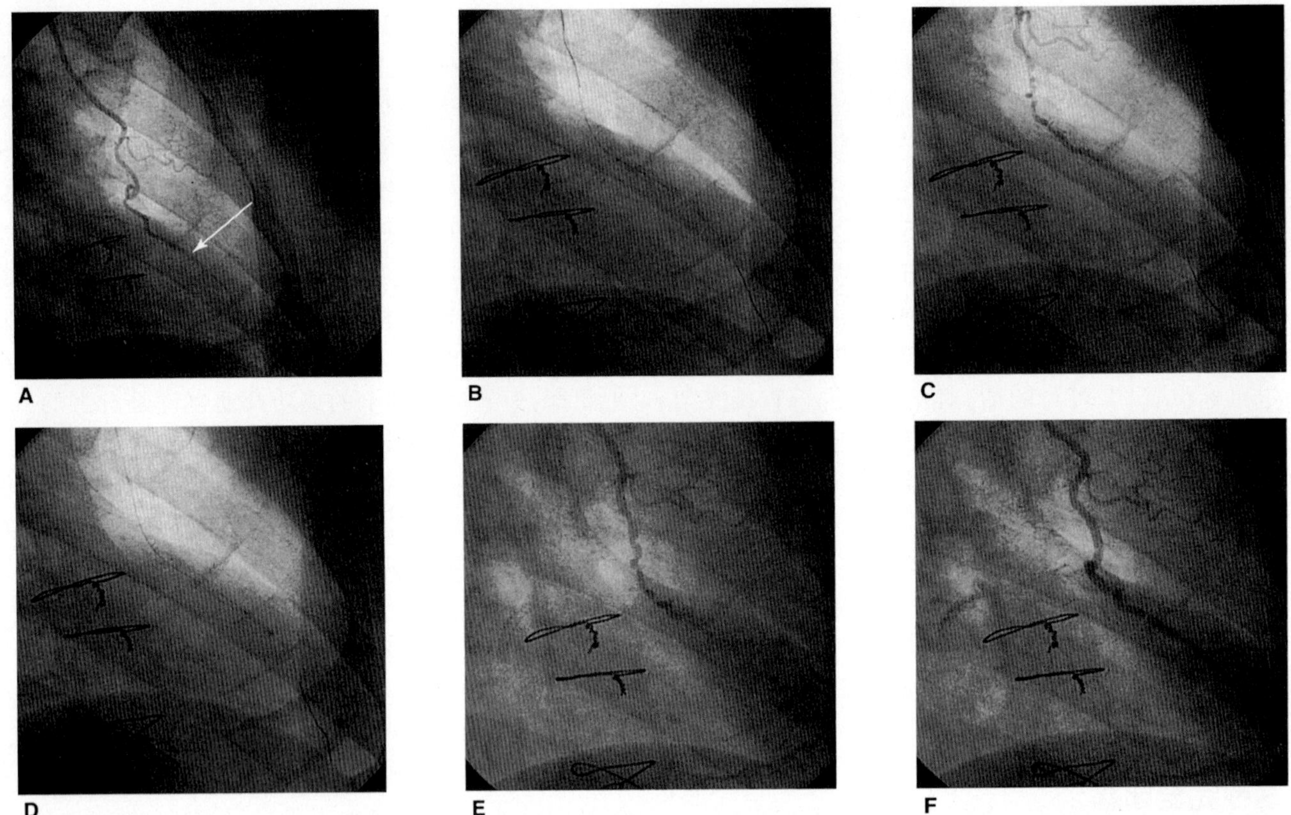

图 8.54 左内乳动脉(LIMA)经皮冠状动脉介入治疗(PCI)。一名 45 岁男性患者患有非 ST 段抬高心肌梗死(NSTEMI),行单支 LIMA 至前降支(LAD)动脉旁路移植治疗。急诊血管造影显示“罪犯”病变是 LIMA 远端吻合口 70%狭窄(箭头处)(A)。导丝放置后,使用 2.5/30mm 球囊以 8bar 扩张远端吻合口(B)。扩张后出现LAD 次全闭塞和 LIMA 广泛痉挛(C);硝酸甘油 200μg注入移植血管,3.0/18mm Driver 支架(Medtronic)以12bar 置入“罪犯”病变(D)。支架置入后 LIMA 痉挛部分缓解(E)。300μg 硝酸甘油冠状动脉内注射并撤出导丝后痉挛完全缓解(F)。

通过 OTW 快速交换)的分步方案可以降低风险,但在临床实践中,首选通过 OTW 的 CTO 导丝方案。成功接触及穿透闭塞近端时,导丝可能被“冻结”或在施加的压力作用下进入解剖外通道。仔细地探查,重新调整头端,推送 OTW 球囊导管头端靠近导丝的头端,可以增加通过的能力而不增加穿孔的风险。成功通过之后,将导丝送入靶血管的远端部分,同时探查边支,以确定管腔内的位置。接着,一个小外径的 OTW 球囊通过闭塞到达远端血管以确定管腔内导丝的位置。如果一个小外径小尺寸的(直径 1.25~2.0mm)OTW 球囊不能通过或遇到严重阻力,有时一个直径 0.8mm 的准分子激光探头或许可以有助于开通并重塑被开通的管腔。如果导丝进入假腔,那么非常重要的是必须确保导丝的头端在血管远端重新进入真腔,这可通过导丝头端在边支内无阻碍的运动来证实。确定导丝放置在管腔内之后,沿着由远至近的方向进行连续、重叠、小尺寸的球囊扩张(直径≤2mm)。如果血流不能恢复可以考虑用更大的球囊扩张。总的来说,在进行介入治疗之前必须排除阻碍血流的近端局部闭塞或内膜斑块。在局部置入支架之前,通过冠状动脉内给予硝酸甘油的方法来评估闭塞血管真正内径的大小。由于再闭塞率极高,无论何时都应尽量避免对 CTO 病变行广泛支架置入术。对那些具有充分的再灌注而无血流限制或不稳定病变的病例,在 8~12 周内行分期的血管重建或许会更好,以实现再灌注对靶血管的正性重塑。

血管内膜下示踪及重返(STAR)技术与股浅动脉慢性闭塞行血管重建所采用的技术相似 (参见第 12 章)。这是最近才引入的技术, 可以提高冠状动脉 CTO 介入治疗的成功率。STAR 采用部分解剖外血管重建,在远处某点重返血管腔,经由高示踪微导管超选注入对比剂以确定远端的重返[521]。这项技术需要有丰富的经验和熟练的技巧,而从有限的资料来看它较传统的方法在技术上的成功率更高。基于对 CTO 血管重建的临床重要性的认识,文献中已经提出和总结了许多新的方法[522]。

再狭窄与支架内再狭窄

单纯球囊扩张冠状动脉血管成形术导致即刻(急性

表 8.56 人口统计学和靶血管相关因素：对CTO血管重建治疗成功与失败的影响

	CTO 成功 (n=567)	CTO 失败 (n=304)	P 值
年龄(岁)	59.6±10.8	60.5±10.4	0.3
男性(%)	73.6	72.2	1.0
糖尿病(%)	12.0	9.1	0.2
高血压(%)	20.3	21.0	0.7
高胆固醇血症(%)	48.6	43.3	0.2
冠心病家族史(%)	21.9	18.8	0.3
左室功能受损(%)	32.5	38.1	0.5
心肌梗死病史(%)	55.7	49.2	0.2
曾行 PCI(%)	24.3	23.0	0.9
曾行 CABG(%)	8.7	10.4	0.4
血管疾病			0.03
单支血管(%)	46.0	32.6	
双支血管(%)	36.2	40.5	
三支血管(%)	17.8	27.0	
病变数	573	306	
靶血管病变			0.8
RCA(%)	42.2	52.6	
LAD(%)	33.2	26.5	
LCX(%)	24.4	20.6	
LMS(%)	0.2	0.3	

PCI，经皮冠状动脉介入术；CABG，冠状动脉旁路移植术；LAD，左前降支动脉；RCA，右冠状动脉；LCX，左回旋支动脉；LMS，左主干动脉。

Reproduced with permission from Hoye A, van Domburg RT, Sonnenscheun K, et al. Percutaneous coronary intervention for chronic total occlusions:The Thoraxcenter experience 1992–2002. *Eur Heart J* 2005;26:2630–2636).

期或早期得到的)的管腔扩张，随后，由于弹性回缩出现早期部分管腔丢失，而大约 30%~70%的病例由于晚期机械性(主要是弹性)和生物性(主要是心血管内膜过度增生)重塑造成再狭窄而出现晚期的管腔丢失。支架置入术有助于防止早期管腔丢失和负性重塑(假定实现完美的覆盖支撑)，而心肌内膜过度增生成为再狭窄的唯一原因。由机械性牵拉伸展和管壁损伤触发的生物学级联效应是复杂的，其具体细节人们仍未完全认识[523-525]。血管成形术后的冠状动脉管壁改变可以导致正性或负性重塑[526]。愈合和/或再狭窄的过程通常是在血管成形术损伤后的 3~6 个月内完成的，尽管有报道表明小的额外管腔丢失会一直延续到血管成形术后 3 年[527]。

表 8.59 列出了单纯球囊血管成形术前后以及随访的冠状动脉造影和 IVUS 定量测量结果。图 8.57 回顾了

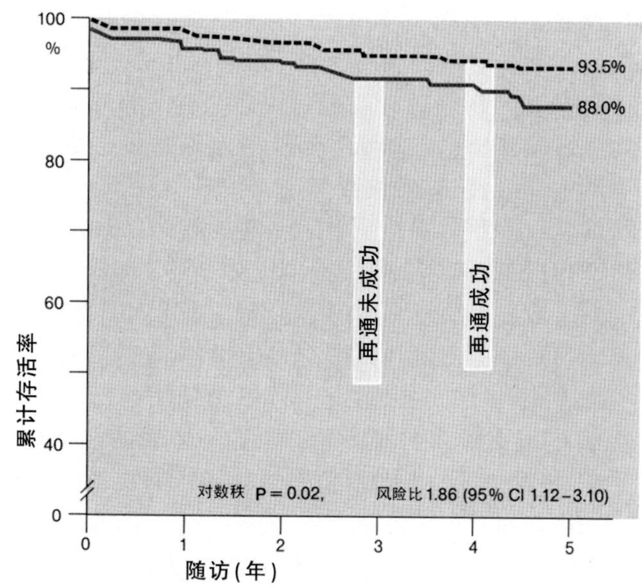

图 8.55 慢性闭塞病变(CTO)血管重建治疗再通 5 年的累计存活率。已经证实 CTO 成功血管重建治疗可以改善患者的预后。(Modified from Hoye A, van Domburg RT, Sonnenscheun K, et al. Percutaneous coronary intervention for chronic total occlusions:The Thoraxcenter experience 1992–2002. *Eur Heart J* 2005;26:2630–2636.)

血管成形术损伤后导致修复和再狭窄的主要生物学反应的时间顺序。再狭窄和支架内再狭窄的危险因素相似(表 8.60)。

血管造影再狭窄已被定义为管腔直径再狭窄>50%(再定义)[85]或在连续基础上最小管腔直径(MLD)的任何改变[86]。纵然有高度的可重复性，定量冠状动脉造影的测量结果也系统性低估了 IVUS 测量的 MLD[528, 529]。最近已经回顾了根据血管造影替代终点区别不同冠状动脉血管重建技术能力的问题[530]。

再狭窄是冠状动脉内介入治疗的主要缺点，报道的平均再狭窄率波动在 25%~50%之间，行单纯球囊血管成形术的高危人群再狭窄率可高达 70%以上[531, 532]。BMS 置入术已经降低了再狭窄的发生率[191, 192]。基于研究内容与支架的设计，文献报道在大多数研究中支架内再狭窄发生率波动在 15%~35%之间[533, 535]。支架结构越薄再狭窄率就越低[536]。图 8.58 列出了 BMS 与单纯球囊血管成形术 6 个月时再狭窄率的比较结果。

20 世纪 90 年代，利用冠状动脉内放置的点状放射性粒子、串状放射性粒子和放射性导丝发出的 γ (铱-192)和 β(钇-90，锶-90，磷-32，铼-188 或 186)射线的近距离放射治疗被成功地应用于防止和治疗再狭窄。几个前瞻性的随机试验报道了与非放射治疗组相比，放射

治疗组靶血管重建率下降了 36%~75%，6 个月时血管造影再狭窄率下降了 41%~66%，MACE 也显著下降。无论 γ 还是 β 放射后，被放射冠状动脉节段的近端和远端边缘再发狭窄（“包糖纸”效应）和晚期血栓形成是这一方法的局限性，这促使我们改变策略，包括延长放射节段的长度和手术治疗后抗血小板治疗的持续时间[527,537-540]。图 8.59 比较了使用 ^{192}Ir 与安慰剂随访 6 个月与 3 年的血管造影再狭窄率（直径>50%）。图 8.60 列出了近距离放射治疗与安慰剂相比，无 MACE 生存的获益。

与 BMS 相比，临床实践中 DES 的应用已经显著降低血管造影支架内再狭窄率、TVR 以及相应的 MACE 发生率，但全因死亡率没有降低[541]。通过药物洗脱[542]抑制支架内心血管内膜过度增生，使 6~9 个月时晚期管腔丢失较低（DES 组 0.2~0.4mm 对 BMS 组 0.9~1.0mm）[543-545]，报道的总体再狭窄率波动在 5%~10%之间[546, 547]。DES 置入 4 年（雷帕霉素）和 2 年（紫杉醇）的远期获益

表 8.57 97例患者（最初入选患者数的88%）单纯球囊血管成形术和金属裸支架置入术后随访9.1±3.3个月定量冠状动脉造影结果

	支架 (n=56)	PTCA (n=54)	*P* 值
操作前			
远端血管直径（mm）	3.02±0.69	2.92±0.48	0.37
操作后			
RD（mm）	3.01±0.48	2.92±0.55	0.34
MLD（mm）	2.46±0.50	1.91±0.49	<0.0001
DS（%）	18.2±11.2	34.5±10.3	<0.0001
随访			
RD（mm）	2.99±0.51	2.85±0.48	0.15
MLD（mm）	1.74±0.88	0.85±0.75	<0.0001
DS（%）	42.3±26.6	69.2±26.8	<0.0001
再狭窄率（% of pts）	32.0	68.1	0.0008
再闭塞率（% of pts）	8.0	34.0	0.0035
MLD 变化			
全部病变			
晚期管腔丢失（mm）	0.76±0.71	1.06±0.80	0.06
丢失指数	0.32±0.31	0.55±0.38	0.002
未闭塞血管随访			
晚期管腔丢失（mm）	0.61±0.52	0.55±0.36	0.54
丢失指数	0.26±0.24	0.30±0.21	0.03

平均值±SD 或患者百分比（pts）。

DS，直径狭窄；MLD，最小管腔直径；PTCA，经皮腔内冠状动脉成形术；RD，参考直径。

Reproduced with permission from Rubartelli P, Niccoli L, Verna E, et al. Stent implantation versus balloon angioplasty in chronic coronary occlusions: results from GISSOC trail. *J Am Coll Cardiol*. 1998; 32:90–6).

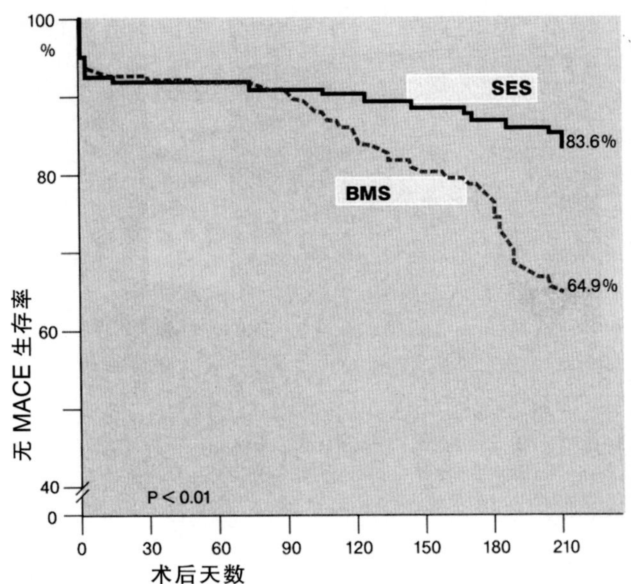

图 8.56 比较慢性完全闭塞（CTO）患者血管重建的临床结果：CTO 患者行 DES 置入与 BMS 置入随访 6 个月时无 MACE 的 Kaplan–Meier 生存曲线。（Modified from Ge L, Iakovou I, Cosgrave J, et al. Immediate and long-term outcomes of sirolimus-eluting stent implantation for chronic total occlusions. *Eur Heart J*. 2005;26: 1056–1062.）

也同样得到了证实[548, 549]。与置入雷帕霉素洗脱支架相关的支架内和支架周围再狭窄与支架覆盖的间隙，不充分的支架膨胀或手术相关的血管壁损伤相关[550-552]，强调了精细置入技术的重要性（也就是说平滑地送入靶血管，均匀的支架膨胀，完全的支架与管壁附着和完全的病变覆盖）。雷帕霉素洗脱支架的支架内再狭窄的其他预测因素包括支架内再狭窄靶病变、病变开口位置、长病变（>36mm）、小血管（<2.2mm）、并存 2 型糖尿病[553]以及

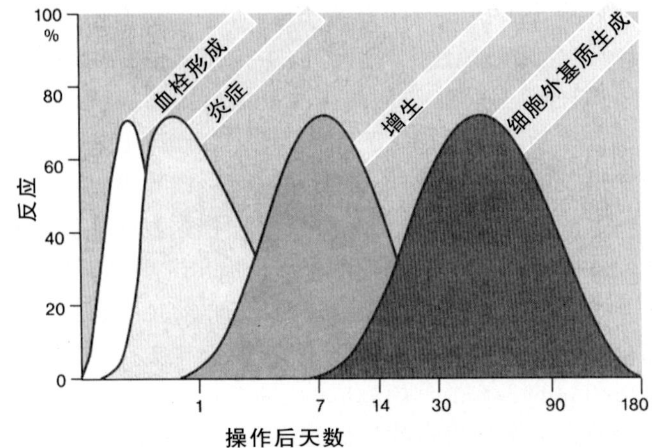

图 8.57 与再狭窄相关的主要生物学反应的时间顺序。（Modified from Nikol S, Huehns TY, Hofling B. Molecular biology and post-angioplasty restenosis. *Atherosclerosis*. 1996;123:17–31.）

表 8.58 非急性冠状动脉闭塞患者经皮腔内冠状动脉成形术(PTCA)与支架置入术的临床试验比较

试验	患者数	再闭塞			再狭窄			靶血管血管重建		
		PTCA	支架	*P* 值	PTCA	支架	*P* 值	PTCA	支架	*P* 值
慢性冠状动脉闭塞的支架置入手术 [a]	114	26%	16%	0.058	74%	32%	<0.001	42%	22%	0.025
Gruppo Italiano di Studio sulla Stent nelle Occlusioni oronariche[b]	110	34%	8%	0.004	68%	32%	0.0008	22%	5%	0.04
Mori et al.[c]	96	11%	7%	0.04	57%	28%	0.005	49%	28%	<0.05
慢性完全闭塞的支架置入术与经皮血管成形术 [d]	85	24%	3%	0.01	64%	32%	0.01	40%	25%	NS
加拿大的完全闭塞研究 [e]	410	20%	11%	0.02	70%	55%	<0.01	15%	8%	0.03

[a]Simes PA, Golf S, Myreng Y, et al. Stenting in Chronic Coronary Occlusion (SICCO) : a randomized , controlled trail of adding stent implantation after successful angioplasty. *J Am Coll Cardiol.* 1996;28:1444–1451.

[b]Rubartelli P, Niccoli L, Verna E, et al. Stent implantation versus balloon angioplasty in chronic coronary occlusions: results from GISSOC trail. *J. Am Coll Cardiol.* 1998;32:90–96.

[c]Mori M, Kurogane H, Hayashi T, et al. Comparison of results of intracoronary implantation of Palmaz–Schatz stent with conventional balloon angioplasty in chronic total coronary artery occlusion. *Am J Cardiol.* 1996;78:958–959.

[d]Hoher M, Wohrle J, Grebe OC, et al. Arandomized trail of elective stenting after balloon recanalization of chronic total occlusions. *J Am Coll Cardiol.* 1991;34:722–729.

[e]Buller CE, Dzavik V, Carere RG, et al. Primary stenting versus balloon angioplasty in occluded coronary arteries; the total occlusion study of Canada (TOSCA). *Circulation.* 1999;100:236–242.

Modified from Sadanandan S, Buller C, Menon V, et al. The late open artery hypothesis——a decade later. *Am Heart J.* 2001;142:411–421.

可能的支架重叠区域。直接比较雷帕霉素与紫杉醇洗脱支架的试验结果提示在血管造影再狭窄率和更高花费的 TVR 率方面，雷帕霉素洗脱支架优于紫杉醇洗脱支架[554–557]。直接比较雷帕霉素支架与薄结构支架的试验显示前者的优势可能仅仅在大血管(≥2.8mm)有边缘获益[558]。图 8.61 总结了在不同的研究中，包括 MACE、靶血管重建失败或无事件生存率的复合事件率作为主要研究终点比较 DES 与 BMS 的结果。

当代 DES 主要涂了两种抗增殖的药物，雷帕霉素和紫杉醇。雷帕霉素是一种大环内酯类抗生素，具有有效的抗真菌、免疫抑制和抗有丝分裂作用，它是由土壤中放线菌家族的吸湿性链霉菌生成的。雷帕霉素抑制了由抗原和细胞因子（IL–2、IL–4 和 IL–5）刺激导致的 T 淋巴细胞的激活和增殖。在细胞内部，雷帕霉素需要与一种仅仅出现于平滑肌细胞和 T 淋巴细胞的亲免素 FK 结合蛋白–12(FKBP12)结合才能发挥效应，生成一种免疫抑制复合物。雷帕霉素–FKBP12 复合物的抗有丝分裂活性表现为抑制细胞从 G1 期（细胞生长）向 S 期(DNA 复制)的转化，这一活性是通过抑制细胞因子依赖的激酶 mTOR(雷帕霉素的哺乳动物靶点)，一种关键性的调节激酶，继而抑制细胞因子促发的 T 细胞增殖来实现的[559]。支架的设计和药物释放的药代动力学已有报道 [560]。在最早发表的应用雷帕霉素洗脱的 Cypher BxVelocity 球囊扩张支架(Cordis Inc., Miama, FL, USA)治疗新发自身冠状动脉病变的随机试验(RAVEL)中，随访 6 个月，雷帕霉素洗脱支架组的再狭窄率为 0，而

表 8.59 单纯球囊扩张血管成形术基线时、介入术后及随访时定量冠状动脉造影与血管内超声的测量结果

	基线值	介入术后	随访	△(术后对随访)	*P*(术后对随访)
血管成形术结果					
MLD, mm	0.90±0.48	2.42±0.59	1.44±0.88	–0.94±0.79	<0.0001
DS, %	68±16	17±13	49±28	32±27	<0.0001
IVUS 结果					
EEM CSA, mm^2	18.5±6.3	20.1±6.4	18.2±6.4	–1.9±3.6	<0.0001
管腔 CSA, mm^2	1.7±0.9	6.6±2.5	1.0±3.7	–2.6±3.3	<.0001
P+M CSA, mm^2	16.8±6.2	13.5±5.5	14.2±5.4	0.7±2.3	<0.0001

DS，狭窄直径；MLD，最小管腔直径；EEM，外弹力膜；CSA，横截面积。

Adapted from Mintz GS, Popma JJ, Pichard AD, et al. Arterial remodeling after coronary angioplasty. *Circulation.* 1996;94:35–43.

表 8.60 经皮冠状动脉介入治疗术后再狭窄的危险因素

危险因素组	特异的因素
临床特征	男性
	老年
	不稳定性冠状动脉综合征
	糖尿病
	高血压
靶病变/靶血管相关特征	血栓
	再狭窄
	多支不规则病变
	长病变
	狭窄的数量
	LAD 的定位
	移植血管病变
	严重程度
	残余狭窄
	急性获益
	相对获益
	内膜撕裂消失
	斑块负荷(IVUS)
手术特点	支架的设计,支架的数量,支架的总长度,支架重叠情况,平均扩张时间,器械的类型
生物学相关的标志物	C-反应蛋白,血清淀粉蛋白 A,纤溶酶原激活物抑制剂-1,纤溶酶-纤溶酶抑制物复合物,P-选择素,内皮素,胰岛素,Lp(a),CMV 血清阳性
遗传因素	血管紧张素转换酶的基因多态性,血小板糖蛋白Ⅲa/Ⅱb 和Ⅰa,基质金属蛋白酶-3,载脂蛋白-E,白介素-1 受体拮抗剂

LAD,左前降支;IVUS,血管内超声;CMV,巨细胞病毒。
Modified from Agema WRP, Julema JW, Pomstone WN, et al. Genetic aspects of restenosis after percutaneous coronary interventions: towards more tailored therapy. *Eur Heart J.* 2001;22:2058-2074.

BMS 组为 27%;同时主要心血管事件发生率降低(5.8% 比 28.8%[561]。

紫杉醇是一种抗微管药物,最初是从紫杉树皮中分离提取出来的一种抗肿瘤药物,临床上主要用来治疗卵巢和乳腺肿瘤。紫杉醇通过促进从微管蛋白二聚体中聚合微管,阻抑他们解聚以稳定微管,从而抑制了微管网络的正常动态再生,而微管网络对于细胞在有丝分裂期间维持正常的功能至关重要。紫杉醇诱导微管的异常排列或“成束”阻碍了细胞增殖、迁移和细胞内信号传导[562]。紫杉醇已经被添加到 NIRx-Express 支架输送系统,支架设计和药物释放的药代动力学已经在产品说明书中加以详述[563]。在最早发表的使用紫杉醇洗脱 Taxus NIRx 球囊扩张支架治疗新发自身冠状动脉病变的随机试验(Taxus Ⅰ)中,随访 6 个月时,紫杉醇支架组再狭窄率为 0,而 BMS 组为 10%。并且在高度选择组患者随访 12 个月时主要心血管事件发生率降低(3%比 10%)[564]。

当然,为了降低再狭窄,已经提出并评估了大量的药物治疗方法,包括系统性应用糖蛋白Ⅱb/Ⅲa 受体拮抗剂[565]、普通肝素[566-568]、低分子肝素[569, 570]、口服抗凝剂[571]、肾上腺皮质类固醇[572, 573]、雷帕霉素[574, 575]、他汀类[576]、降同型半胱氨酸药物[577]、ACE 抑制剂[578, 579]、卡维地络[580]、曲匹地尔[581]、曲尼司特[582]等,但是,除了抗氧化剂普洛布考[583]外,这些临床试验的结果令人失望。最近有报道应用西洛他唑,一种有效的磷酸二酯酶-3 抑制剂和抗血栓药,取得了令人鼓舞的结果[584]。基因治疗可能通过多种机制来预防再狭窄,这一治疗方法具有很大的潜力,但有用的临床证据极为有限[585]。

虽然与 BMS 相比,DES 已被证明在许多亚组患者和特定情况下有更好的效果,包括左主干病变[380, 381, 386, 586]、LAD 病变[587, 588]涉及开口部位[589]、小血管病变[590, 591]、长病变[591, 592]、开口病变[392, 589],特别是糖尿病患者[593-595],但是其可能的局限性包括复杂病变[596]和分叉病变[424]治疗效果欠佳。此外,多个 DES 的应用、支架重叠、最佳的支架长度、晚期再狭窄和晚期血栓形成等问题需要进一步重视和评估[597-601]。

基于目前可用的证据,防止再狭窄、治疗再狭窄和支架内再狭窄的一线方法是 DES 支架置入术[602]。当前证据提示与紫杉醇洗脱支架相比,在某些血管造影和临床终点方面雷帕霉素洗脱支架有优势。但是,特定 DES 的选择取决于另外的因素包括输送性和费用[603]。在某些特定情况下,近距离放射治疗可能将对特定的反复再狭窄病例保留一定的作用[540]。其他推荐的实验性治疗策略的临床有效性,诸如:血管内超声、光力学治疗、腔内低能量激光和光泳依然有待确定。

治疗再狭窄的技术方法与治疗新发病变使用的方法相似。虽然与血管成形术后再狭窄相比支架内再狭窄的血管造影外观似乎是平滑的和模式化的,因而可能会更易通过[604],但必须小心谨慎地用导丝检查支架内再狭窄的进入位置和通过的限制范围,以避免支架下导丝通过。未识别的支架下导丝通过继而试用扩张将破坏支架,或许会导致技术上难度加大或无法挽救的血管闭塞。导丝放置后根据再狭窄的严重程度,实施伴或不伴预扩张的 DES 支架术。如果无法使用 DES,可对边缘再狭窄实施伴或不伴支架术的传统的或“切割”球囊血管成形术。斑块缩减技术目前很少被用于防止和治疗再狭窄。发展带有抗增殖药物的生物可吸收支架是防止和治疗再狭窄的新的有前途的目标。

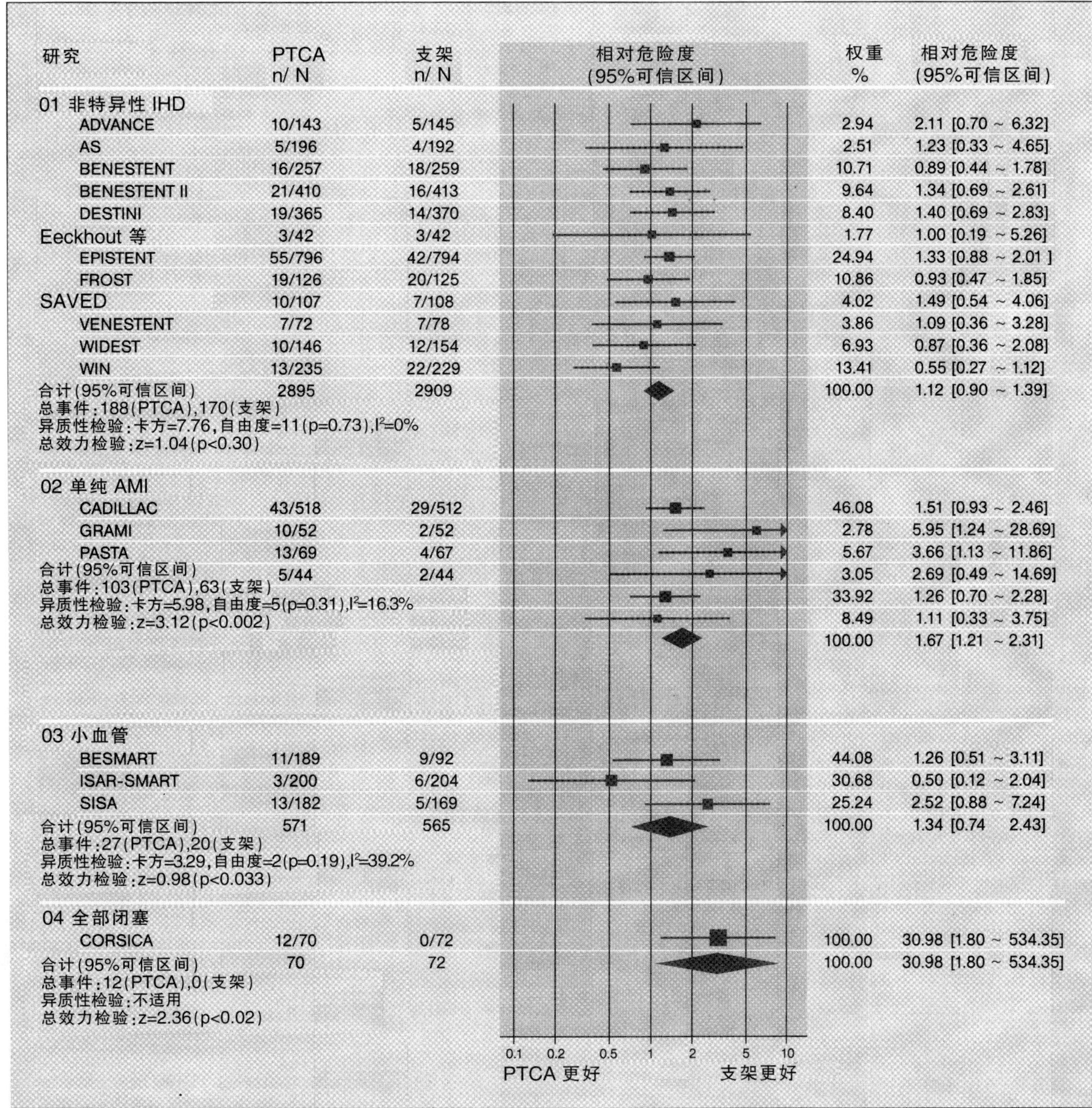

图 8.58 比较单纯球囊扩张血管成形术与支架置入术治疗冠状动脉疾病的荟萃分析。6 个月再狭窄率。(Adapted from Hill R, Bagust A, Bakhai A, et al. Coronary artery stents: a rapid systematic review and economic evaluation. Available at: www.ncctha.org/execsumm/summ835.htm. Accessed November 11,2005.)

单支血管的多重病变

冠状动脉粥样硬化是一个弥漫性过程,通常在一支血管中有多处简单的和复杂的病变[605, 606]。冠状动脉病变的分布是不均匀的,大多数与临床相关的斑块位于冠状动脉的近段,在 LAD 远端分布最少[607, 608]。病变主要好发的部位包括面对主支的血流分叉部位和弯曲的内侧边[609–612]。而且,急性冠脉综合征患者经 IVUS 检查证实与罪犯病变不同的是这些位点有多重的斑块和斑块破裂[613]。PCI 术后患者每年有约 6%发生了斑块从无症状发展到临床症状[614]的情况。

在临床中, 单支血管的多重病变相对较为常见,尤其是那些重病患者。为决定介入治疗的策略,要评价或估计各个病变的血流动力学相关性。通常仅狭窄大于直

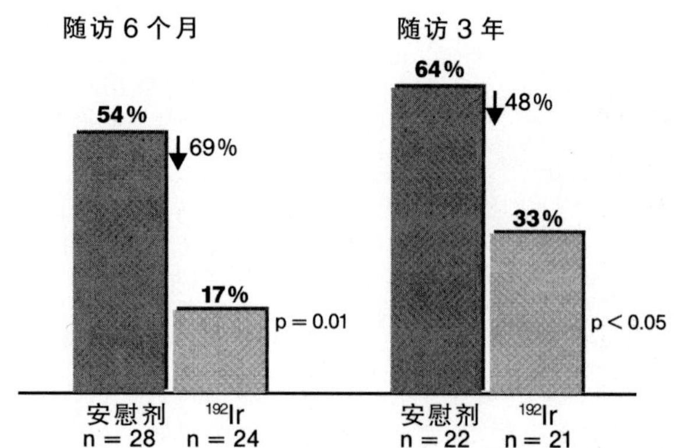

图 8.59 192Ir 与安慰剂组随访 6 个月和 3 年的血管造影再狭窄率(>50%直径的支架和/或支架边缘狭窄)。(Modified from Tierstein PS, Massullo V, Jani S, et al. Three-year clinical and angiographic follow-up after intracoronary radiation: results of a randomized clinical trial. *Circulation.* 2000;101:360–365.)

径 70%的病变被认为是介入治疗的对象。当单支冠状动脉出现一个以上的血流动力学相关的病变时,通常所有的病变均须同时行血管重建处理,从最远端的病变开始由远至近进行。这种方法的好处是避免了重新穿越已经血管重建的病变。但是,具有不完全的管周斑块延展和一系列斑块间明显交错的病变,因其动态的特征可能需要不同的介入治疗顺序。例如,介入可以首先从位于最近端的病变开始。冠状动脉前向血流重建可以改变远端病变的血管造影表现,从而重新安排介入顺序。在某些情况下,最初被认为严重的病变或许事实上"消失"了。考虑到病变的动态变化[615],应该在每次介入治疗前冠状动脉内应用硝酸甘油。在单支血管存在一个或多个中度("临界")病变的患者中,血管造影不能识别出限制血流的病变并指导介入治疗,故通常应用血流或压力导丝作为引导。在这种情况下,只治疗相关的局灶病变。对于跨病变压力持续下降的患者,不适宜行导管介入治疗,建议强化药物治疗。存在多处<50%狭窄的患者,不要对这些狭窄进行干预,同时加强二级预防。

存在远端显著病变的患者,通常采取无任何导管介入的保守治疗,主要因为存在损伤上游血管的风险,以防并发症和远端闭塞的发生。此外,使用 BMS 时,出现远端支架置入后伴随冠状动脉远端低血流,以及血管直径<2mm 的再狭窄风险高。间隔紧密纵行重叠的病变(间距<5mm)通常被作为单个病变来处理。弥漫性病变和多重重叠病变应该考虑外科治疗并需要与外科医师进行商讨。图 8.62 是一个具有多处病变的单支 RCA 急诊 PCI 的病例,需要多个连续支架置入。

不同血管的多重病变:多支病变

经典的定义中,多支病变(MVD)是一种冠状动脉疾病,它在三支主要的心外膜血管或其可行外科血管移植的分支的两支中有大于 50%的狭窄。当右冠状动脉为非优势型时,不能供应任何左室心肌,回旋支的前两个中等大小或大的钝圆支被认为是供应同一血管的范围,远端的钝圆支和后降支被认为是供应另一支不同血管的范围[616]。

其他的 MVD 的定义包括至少两支冠状动脉出现>70%的狭窄或一支冠状动脉有≥70%的狭窄且另一支冠状动脉有>50%的狭窄的冠状动脉疾病[617, 618]。

早期研究中没有关于冠状动脉病变的血流动力学严重程度和相应的心肌存活能力的客观证据,介入学者和外科医师将冠状动脉病变分为三类:

- 具有临床意义的:血管对缺血症状和体征负主要责任,管腔足够大并且经判定需行血管重建治疗
- 临界的:经判定不需行血管重建治疗
- 无关的:远端范围小或移植血管血管成形术血管重建调查(BARI)试验标准认为是不能存活的[619]

MVD 患者心肌血管重建策略的目标为:

- 完全的解剖学血管重建, 即所有直径>1.5mm,狭窄≥50%的冠状动脉节段的血管重建
- 不完全的解剖/充分的功能性血管重建,即所有供

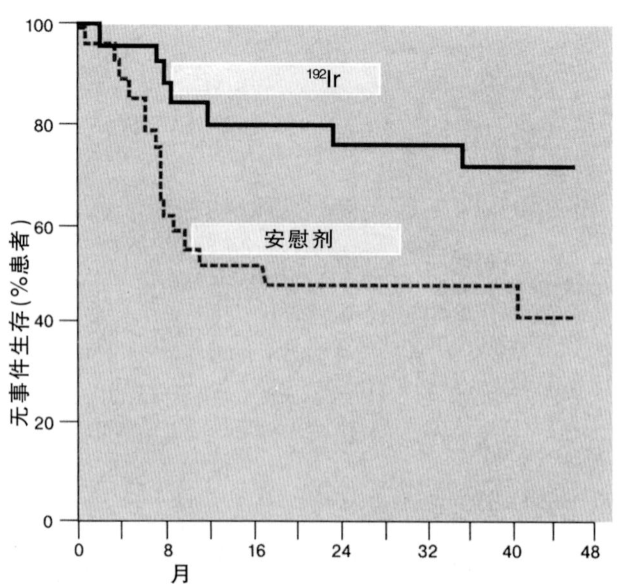

图 8.60 用 192Ir 冠状动脉内照射后与安慰剂相比,无主要心脏不良事件生存的 Kaplan-Meier 曲线;随访 3 年。(Redrawn from Tierstein PS, Massullo V, Jani S, et al. Three-year clinical and angiographic follow-up after intracoronary radiation: results of a randomized clinical trial. *Circulation.* 2000;101:360–365.)

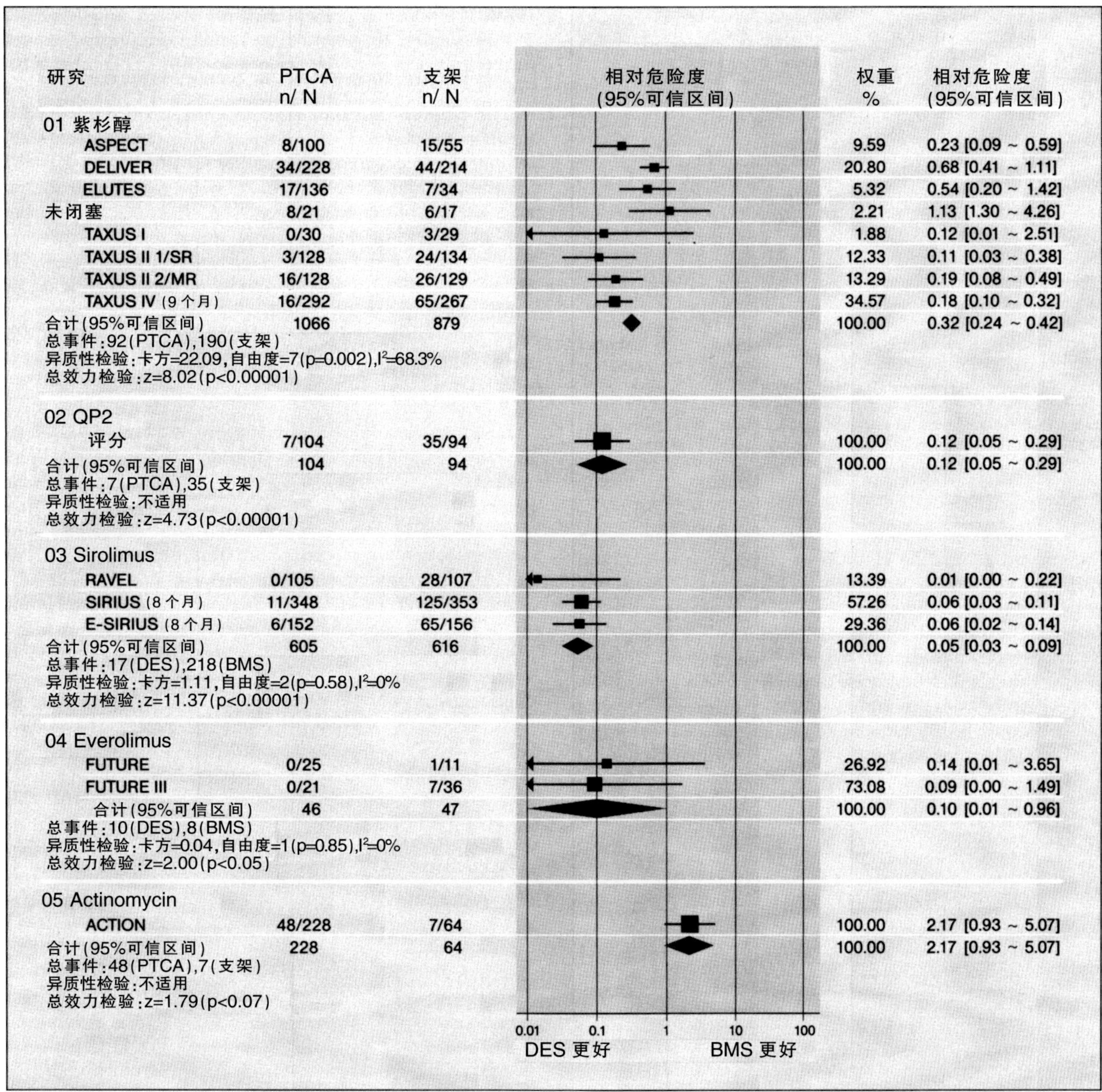

图 8.61 比较药物洗脱支架(DES)和金属裸支架(BMS)复合终点事件率在不同研究中的结果总结,复合终点事件定义为主要不良心脏事件(MACE),靶血管治疗失败,或无事件生存。(Redrawn from Hill RA, Dündar Y, Bakhai A, et al. Drug-eluting stents: an early systematic review to inform policy. *Eur Heart J.* 2004;25:902–919.)

应存活心肌的狭窄≥50%的冠状动脉节段的血管重建。

- 不完全的功能血管重建,即不能使所有供应存活心肌的狭窄≥50%的冠状动脉节段均实现血管重建[620]。

传统上 MVD 患者外科血管重建治疗的基本目标是完全的解剖学血管重建,以改善临床结果,包括更低的死亡率,较少的心绞痛症状,降低再次血管重建率[621,622]。但在过去 20 年间,这种方法的合理性已经受到质疑,大多数医疗机构最终采用了一种更加细化的方法。因而,在尽量降低广泛血管重建手术相关的风险时,通常要考虑各种因素,包括合并的糖尿病、肾脏疾病、左室功能障碍、手术指征、急诊与择期情况、年龄、患者的预期寿命和其他许多因素,最终形成个体化的治疗策略[620]。

血管成形术已经代替 MVD 患者行冠状动脉旁路移

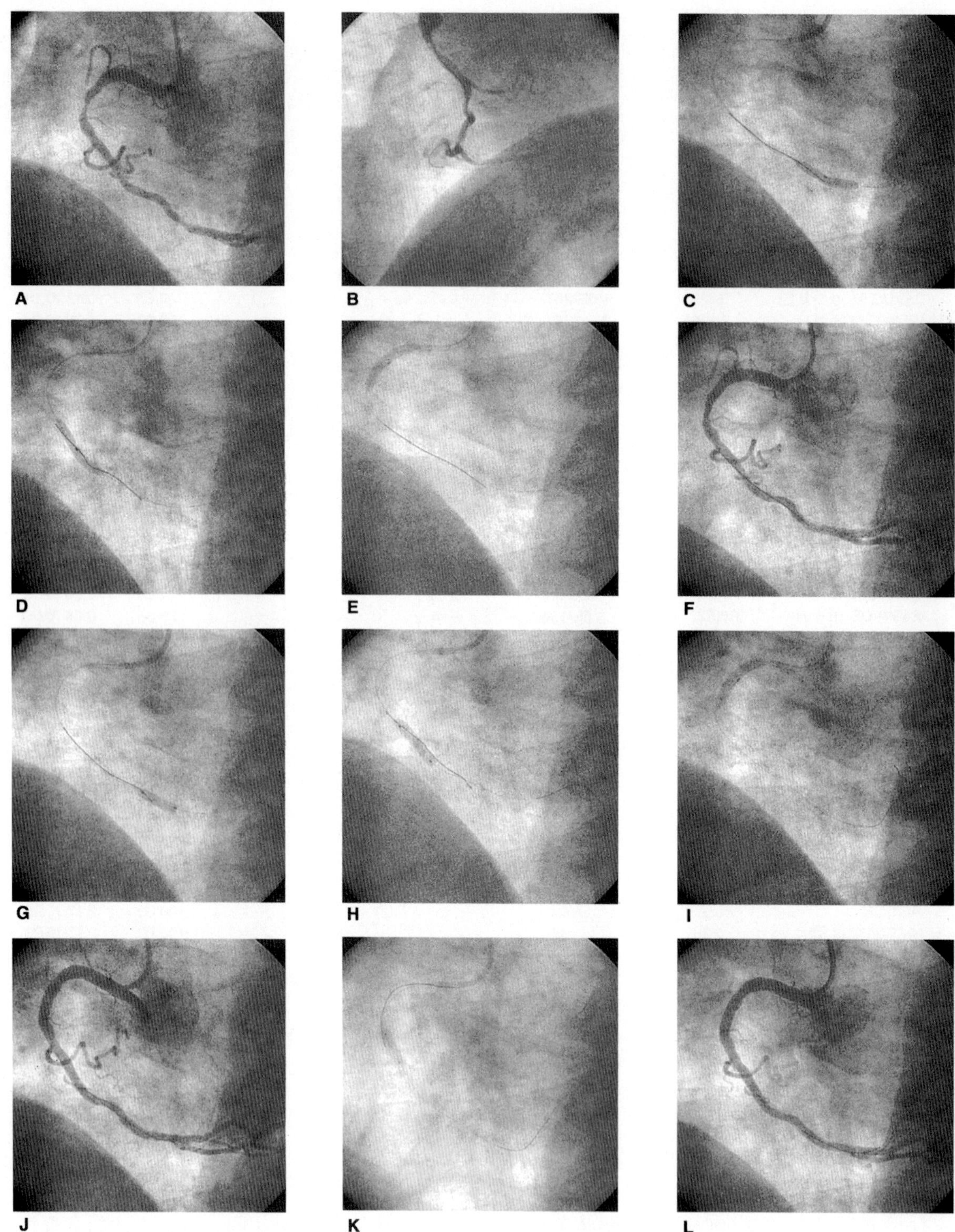

图 8.62 单支血管多处病变。68 岁男性,因无并发症的非 ST 段抬高心肌梗死(NSTEMI)入院。血管造影显示为单支右冠状动脉(RCA)病变,三处狭窄,近段(80%),中段(80%)和远段(70%)(AHA 分段 1、2 和 3)(A,B)。一根 Whisper M(Guidant)导丝置入远端,作为支撑将另一根导丝(Heavy-weight, Guidant)置于 RCA 中段。从远至近用 2.5/20mm 和 3.0×20mm 球囊以 8bar 对三处病变行连续的预扩张(C–E)。血管造影显示弥漫性病变特征,残余狭窄 40%和 50%(F),随后在 Whisper M 导丝指引下,于三处病变部位置入三枚支架(1 枚 3.5/12mm,2 枚4.0×15mm,均为 Driver, Medtronic, 14bar)(G–I),两个近段支架间出现夹层和斑块移位(J),需要置入第 4 枚支架(4.0/10mm Lecton motion, Biotronik)(K)。以广泛的支架术为代价实现完全的血管重建(L)。

植术20多年了[616, 623-625]。最初采用外科手术的方法，以及血管成形介入治疗以实现完全的解剖学血管重建[624]。因而，在20世纪80年代后期和90年代初期，许多导管室对10个以上的病变行介入治疗很常见。尽管有时所有的病变能被血管造影一起定位发现，但是与外科手术相比应用导管介入技术很少能获得完全的血管重建，尤其是CTO患者。随着对再狭窄过程、相关心肌存活能力的重要性、左室功能和远期临床结局的深入理解，MVD血管重建治疗的目标已经逐渐调整[626-628]。目前，对于大多数行PCI的MVD患者，充分的功能性血管重建是一个合理的治疗目标。

大量比较单纯球囊、BMS置入术与CABG治疗MVD患者的试验已经反复验证了外科手术方法在降低再发心绞痛和靶血管血管重建方面的优势[67, 73, 630]。甚至最近的两个比较BMS冠状动脉置入术与CABG治疗5年随访试验的结果也证实了这些结果(ARTS与ERACI Ⅱ试验[70, 71])。ARTS试验中，两组间再次血管重建的发生率和复合无事件生存率有显著差异：分别为支架组(30.3%)，CABG组(8.8%；$P<0.001$；相对危险度，3.46；95%可信区间，2.61~4.6)；支架组58.3%与CABG组78.2%($P<0.0001$；相对危险度1.91；95%可信区间，1.6~2.28)。总体无死亡、脑卒中或心肌梗死联合事件率两组间无显著性差异（支架组18.2%对手术组14.9%，$P=0.14$；相对危险度，1.22；95%可信区间，0.95~1.58)[70]。ERACI Ⅱ试验中，PCI组与CABG组两族间生存率和无非致死性心肌梗死事件率无显著的统计学差异(分别为92.8%比88.4%和97.3%比94%，$P=0.16$)。但无再次血管重建(PCI/CABG)率和无MACE发生率，PCI组显著低于CABG组，分别为（71.5%比92.4%，P=0.002和65.3%比76.4%，$P=0.013$[71]；图8.10)。但是应用药物洗脱支架治疗MVD患者可能会改变这种情况。在一个初步报告中，动脉血管重建治疗研究(ARTS Ⅱ试验)随访1年显示雷帕霉素洗脱支架PCI的结果（每人3.7个支架）与先前的ARTS Ⅰ试验结果相比显示有较好的结果，雷帕霉素洗脱支架PCI治疗后校正的MACE发生率比CABG和BMS PCI降低[631]。这一试验和随后试验结果的数据或许可以重新评价PCI在MVD患者血管重建治疗策略中的发展作用。考虑到目前证据尚不充分，每个患者的血管重建治疗策略的决定应该包括介入医师和外科医师间取得一致意见，这是基于较早提出的病变的弥漫性或局限性特征，心肌的功能状态和活力，左室功能和以前提到的与患者相关的因素。对某些患者混合的血管重建治疗方式或许是一种选择[632]。对所有选择行血管成形术的患者，应该使用DES。

充分的功能性经皮血管重建需要确定所有的靶病变及其大概的分级水平。此外，应该考虑靶病变所处的阶段。在行MVD介入时，通常先对血流动力学意义最重要的病变进行血管重建，其后按照重要性由高至低依次考虑其他病变。但以确定的靶病变顺序而言，有经验的介入医师处理起来可有较大的灵活性。例如在高危介入治疗中，论证的风险最低的病变或具有最高功能性收益的病变可首先进行血管重建，以改善心肌灌注，为较高危病变的介入做准备。有CTO病变的MVD患者，最初行CTO血管重建也可以降低介入操作的风险。对有限制性并发疾病的患者，其他需要考虑的因素如介入的需要时间、放射暴露、对比剂用量和患者的舒适度也是非常重要的。总之，MVD患者为选择最佳的个体化血管重建策略，除CAD的血管造影形态外，还必须考虑各种患者相关因素。影响策略选择的最重要的非冠状动脉因素包括2型糖尿病、肾功能不全、心功能和心肌活力。

急诊冠状动脉介入治疗

最初急诊冠状动脉介入治疗作为溶栓失败后为摆脱困境所采取的处理手段。但从80年代早期开始，已经逐渐认识和探索到PTCA作为急性冠脉综合征患者主要治疗手段的潜力[633, 634]。在第一个比较急诊冠状动脉介入治疗与溶栓治疗的随机试验后[635, 636]，急诊冠状动脉导管介入治疗已逐渐成为急性冠脉综合征患者的标准治疗方法[81, 82]。

在临床实践中，急诊PCI明显不同于择期冠状动脉介入治疗。其特征为手术的紧急性和更大的手术风险，并伴随进展的心肌缺血或梗死、患者病情的不稳定及对患者生命的潜在威胁。根据出现症状的严重性，急诊介入治疗的处理(范围和速度)必须被提高到包括在全部复苏术、血流动力学支持装置和机械通气条件下的介入治疗或被降低到较低的急诊水平。

急诊介入的标志是时间限制的，并处理不稳定病变和进展中的心肌缺血。为节省时间，确保所有的患者获得最佳的治疗，需要一套有效运行的营救链，包括早期预警、熟练的入院前处理、快速运送患者的院内绿色手术通道以及全天待命的专业医务团队。

明确的ST段抬高心肌梗死患者，直接进入导管室可以节省时间，降低并发症。对于需要复苏术或先进的血流动力学或呼吸支持装置的患者，除术者外，尚需要一名麻醉医师或别的有资格的内科医师来照顾患者，以

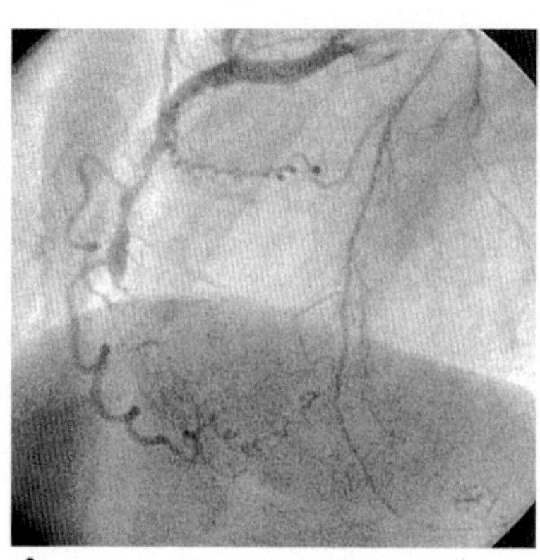

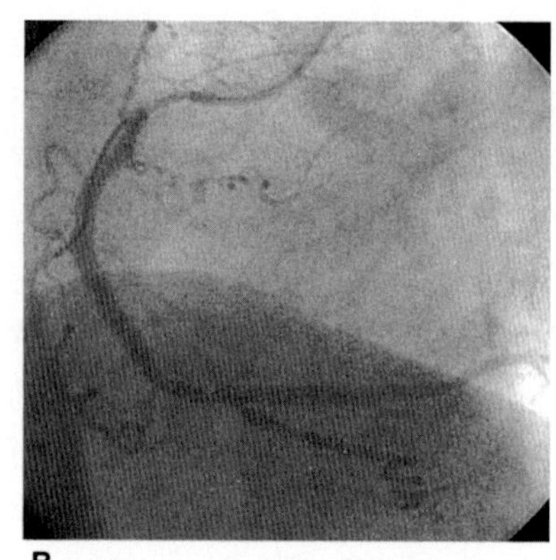

图 8.63 急诊“旁路移植术前”经皮冠状动脉介入治疗(PCI):右冠状动脉(RCA)和严重的心肌功能障碍。80岁女性,亚急性下壁 ST 段抬高心肌梗死(STEMI),严重的血流动力学损害,冠状动脉造影显示 RCA 血栓性闭塞(梗死相关动脉),闭塞的左前降支动脉(LAD)和经侧支部分 LAD 逆行灌注(**A**),置入导丝后,用 2.5/30mm 球囊以 8bar 行预扩张,以 18bar 置入 1 枚 3.5×38mm 的Driver 支架(Medtronic),最终出现一个可接受的血管造影结果(**B**)。患者的血流动力学很快稳定。

便术者可以不受限制地专注于介入治疗。稳定的非 ST 段抬高急性冠脉综合征患者要收入冠心病监护病房完成诊断,并为早期冠状动脉造影做准备。

一旦建立了动脉入路,则立即实施诊断性冠状动脉造影。通过几个有限的观察角度去鉴别“罪犯”病变,评价冠状动脉状况,确定左室功能。“罪犯”病变的确定非常关键,以避免对 CTO 行无效的血管重建的尝试或干预 MVD 患者的次要病变或过早的冠状动脉旁路移植术。对于血管造影发现有多处共存的潜在“罪犯”病变的患者,需要病史、心电图、超声心动图来帮助鉴别诊断。“罪犯”病变确定后,即可确定介入策略,干预病变。对于绝大多数患者,仅仅干预梗死相关动脉(IRA)的“罪犯”病变。在紧急情况下,除非绝对需要,应该抵制和延迟所有对 MVD 患者的非罪犯病变进行血管重建的尝试。例外的情况包括尽管对“罪犯”病变进行成功的血管重建治疗,血流动力学情况仍不稳定的患者,和严重 LV 障碍的患者并包括心源性休克的患者。另外,对于“罪犯”病变血管重建失败的不稳定患者,为了满足心肌灌注非“罪犯”病变可以考虑进行急诊血管重建。MVD 和 LV 功能障碍的不稳定患者,可供选择的策略包括急诊“罪犯”病变血管重建,应用具有短期“降温”和稳定作用的左室机械支持装置和通过 PCI 或外科旁路移植术分期完成血管重建。但这种方法将承受持续性和延发性多器官衰竭的风险,尤其是对那些不完全血管重建、进展的心肌缺血和之前有显著的 LV 功能障碍的患者。因此,对这些患者必须进行特别严密的监测,以避免发生无法挽回的事件。图 8.63 显示了对一位左室功能严重不全的多支病变患者行“旁路移植术前”急诊介入治疗。对于冠状动脉旁路移植术后不久行急诊血管造影的患者,应该与手术的外科医师保持密切的联系。由于外科手术或冠状动脉介入治疗的高风险,有必要取得一致的决定来确定最佳的手术方案。如果经皮介入治疗是最佳的方法,那么手术的重点是采取风险最小的介入策略,避免超大尺寸或高压力扩张。但在许多情况下,不稳定患者可能需要重复手术。

急诊 PCI 的实施不遵循择期手术中常见的病变分级,所有病变均按同等程度对待,必须予以立即修复和血管重建。为使患者尽快从进行性心肌缺血或进展性心肌梗死的危险区中脱离出来,介入治疗的策略应尽可能地简单和无创。很明显,在有限时间内要有效地处理具有潜在危险和不稳定患者的任意类型的不稳定病变,需要有经验的术者及有经验的导管室团队。这些有经验的术者和他们的团队将尽最大可能“在正确的时间,按正确的顺序,做正确的事情”,从而增加了急性冠脉综合征患者获得最佳治疗结果的最大机会。

参考文献

1. Grüntzig A, Riedhammer HH, Turina M, et al. Eine neue Methode zur perkutanen Dilatation von Koronarstenosen. Tierexperimentelle Prüfung. *Verh Dtsch Ges Kreislforsch.* 1976;42:282–385.
2. Grüntzig A, Schneider J. Die perkutane Dilatation chronischer Koronarstenosen—Experiment und Morphologie. *Schweiz Med Wschr.* 1977;107:1588.
3. Grüntzig A, Myler R, Hanna ES, et al. Coronary transluminal angioplasty. *Circulation.* 1977;56(Abstract):84.
4. Grüntzig A. Transluminal dilatation of coronary artery stenosis [letter]. *Lancet.* 1978;i:263.
5. Kaltenbach M, Kober G, Satter P, et al. Koronare Eingefäberkrankung. *Verh Dtsch Ges Herz Kreislforsch.* 1980;46:130–137.
6. Kaltenbach M. Evolution of interventional cardiology in Germany. *J Intervent Cardiol.* 2002;15:33–39.
7. Grüntzig A, Hirzel H, Goebel N, et al. Die perkutane transluminale Dilatation chronischer Koronarstenosen: erste Erfahrungen. *Schweiz Med Wschr.* 1978;108:1721–1723.
8. Grüntzig A, Senning A, Siegenthaler WE. Nonoperative dilation of coronary-artery stenoses. *N Engl J Med.* 1979,301:61–68.
9. Beck A, Grüntzig A. *Eine Idee verändert die Medizin.* Konstanz: Clio-Verlag, 1999:2373.
10. King SB III, Meier B. Interventional treatment of coronary heart disease and peripheral vascular disease. *Circulation.* 2000;102:IV-81-IV-86.

11. Simpson JB, Baim DS, Robert E, et al. A new catheter system for coronary angioplasty. *Am J Cardiol.* 1982;29:1216–1221.
12. Kaltenbach M. Neue Technik zur steuerbaren Ballondilatation von Kranzgefäßverengungen. *Z Kardiol.* 1984;73:699–673.
13. Bonzel T, Wollschläger H, Just H. Ein neues Kathersystem zu mechanischen Dilatation von Koronarstenosen mit austauschbaren intrakoronaren Kathetern, höherem Kontrastmittelluß und verbesserter Steuerbarkeit. *Biomed Technik.* 1986;21:195–201.
14. Sigwart U, Puel J, Mirkovitch V, et al. Intravascular stents to prevent occlusion and restenosis after transluminal angioplasty. *N Engl J Med.* 1987;316:701–706.
15. Puel J, Joffre F, Rousseau F, et al. Endo-protheses coronariennes auto-expansive dans le prevention des restenoses apres angioplastie transluminale. *Arch Mal Coeur.* 1987;8: 1311–1312.
16. Sousa JE, Costa MA, Abizaid A, et al. Lack of neointimal proliferation after implantation of sirolimus-coated stents in human coronary arteries: a quantitative coronary angiography and three-dimensional intravascular ultrasound study. *Circulation.* 2001;103:192–195.
17. Heublein B, Rohde R, Kaese V, et al. Biocorrosion of magnesium alloys: a new principle in cardiovascular implant technology? *Heart.* 2003;89:651–656.
18. Quinn MJ, Fitzgerald DJ. Ticlopidine and clopidogrel. *Circulation.* 1999;100:1667–1672.
19. Brophy JM, Joseph L. Medical decision making with incomplete evidence—choosing a platelet glycoprotein IIbIIIa receptor inhibitor for percutaneous coronary interventions. *Med Decis Making.* 2005;25:222–228.
20. Simpson JB, Johnson DE, Thapliyal HV, et al. Transluminal atherectomy: a new approach to the treatment of atherosclerotic vascular disease [abstract]. *Circulation.* 72(suppl II):111–146.
21. Kensey KR, Nash JE, Abrahams L, et al. Recanalization of obstructed arteries with a flexible, rotating tip catheter. *Radiology.* 1987,165:387–389.
22. Litvack F, Grundfest W, Hickey A, et al. Percutaneous coronary excimer laser angioplasty in animals and humans. *J Am Coll Cardiol.* 1989;13:61A.
23. Teierstein PC, Massullo V, Jani S, et al. Catheter-based radiotherapy to inhibit restenosis after coronary stenting. *N Engl J Med.* 1997;336:1697–1703.
24. Rentrop P, Blanke H, Karsch KR, et al. Selective intracoronary thrombolysis in acute myocardial infarction and unstable angina pectoris. *Circulation.* 1981;63:307–317.
25. Schröder R, Biamino G, Enz-Rudiger L. Intravenous short-term infusion of streptokinase in acute myocardial infarction. *Circulation.* 1983;63:536–548.
26. Ross R. Atherosclerosis: an inflammatory disease. *N Engl J Med.* 1999;340:115–126.
27. Stary HC, Chandler AB, Glagov S, et al. A definition of initial, fatty streak, and intermediate lesions of atherosclerosis: a report from the Committee on Vascular Lesions of the Council on Arteriosclerosis, American Heart Association. *Arterioscler Thromb.* 1994;14: 840–856.
28. Stary HC, Chandler AB, Dinsmore RE, et al. A definition of advanced types of atherosclerotic lesions and a histological classification of atherosclerosis: a report from the Committee on Vascular Lesions of the Council on Arteriosclerosis, American Heart Association. *Arterioscler Thromb.* 1995;15:1512–1531.
29. Stary HC. *Atlas of Atherosclerosis Progression and Regression.* New York: Parthenon, 1999.
30. Herrick JB. Clinical features of sudden obstruction of the coronary arteries. *JAMA.* 1912;23:2015–2020.
31. Benson RL. The present status of coronary arterial disease. *Arch Pathol.* 1926;2:876–916.
32. Duguid JB. Thrombosis as a factor in the pathogenesis of coronary atherosclerosis. *J Pathol.* 1946;58:207–212.
33. Chapman I. Morphogenesis of occluding coronary artery thrombosis. *Arch Pathol.* 1965;80:256–261.
34. Constantinides P. Plaque fissuring in human coronary thrombosis. *J Atheroscler Res.* 1966;6:1–17.
35. Chandler AB, Chapman I, Erhardt LR, et al. Coronary thrombosis in myocardial infarction. Report of a workshop on the role of coronary thrombosis in the pathogenesis of acute myocardial infarction. *Am J Cardiol.* 1974:34:823–833.
36. DeWood MA, Spores J, Notske R, et al. Prevalence of total coronary occlusion during the early hours of transmural myocardial infarction. *N Engl J Med.* 1980;303:897–902.
37. Richardson PD, Davies MJ, Born GVR. Influence of plaque configuration and stress distribution on fissuring of coronary atherosclerotic plaques. *Lancet.* 1989;i:941–944.
38. Richardson PD. Biomechanics of plaque rupture: progress, problems, and new frontiers. *Ann Biomech Eng.* 2002;3:524–536.
39. Holzapfel GA, Stadler M, Gasser TC. Towards a computational methodology for optimizing angioplasty treatments with stenting. In: Holzapfel GA, Ogden RW, eds. *Mechanics of Biological Tissue.* Heidelberg: Springer-Verlag, 2005:207–220.
40. Holzapfel GA, Stadler M, Gasser TC. Changes in the mechanical environment of stenotic arteries during interaction with stents: computational assessment of parametric stent designs. *ASME J Biomech Eng.* 2005;127:166–180.
41. Gasser TC, Holzapfel GA. A rate-independent elastoplastic constitutive model for (biological) fiber-reinforced composites at finite strains: continuum basis, algorithmic formulation and finite element implementation. *Comput Mech.* 2002;29:4–5, 340–360.
42. Salunke NV, Topoleski LDT. Biomechanics of atherosclerotic plaque. *Crit Rev Bioeng.* 1997;25(3):243–285.
43. Holzapfel GA, Sommer G, Regitnig P. Anisotropic mechanical properties of tissue components in human atherosclerotic plaques. *J Biomech Eng.* 2004;126:657–665.
44. Topoleski LDT, Salunke NV, Humphrey JD, et al. Composition- and history-dependent radial compressive behavior of human atherosclerotic plaque. *J Biomed Mat Res.* 1997;35(1):117–127.
45. Salunke NV, Topoleski LDT, Humphrey JD, et al. Compressive stress-relaxation of human atherosclerotic plaque. *J Biomed Mat Res.*2001;55(2):236–241.
46. Topoleski LDT. Biomechanics: mechanical properties and behavior of atherosclerotic plaque. In: Lanzer P, Topol EJ, eds. *PanVascular Medicine: Integrated Clinical Management.* Heidelberg: Springer Verlag, 2002:340–352.
47. Haslach HW Jr., Armstrong RW. *Deformable Bodies and Their Material Behavior.* New York: Wiley, 2004:193–199.
48. Kaltenbach M. The first angioplasties in Germany (personal communication).
49. Casteneda-Zuniga WR, Formanek A, Tadavarthy M, et al. The mechanism of balloon angioplasty. *Radiology.* 1980;135:565–571.
50. Block PC, Myler RK, Sterzer S, et al. Morphology after transluminal angioplasty in human beings. *N Engl J Med.* 1981;305:382–385.
51. Waller BF, Garfinkel HJ, Rogers FJ, et al. Early and late morphologic changes in major epicardial coronary arteries after percutaneous transluminal coronary angioplasty. *Am J Cardiol.* 1984;53:42C–47C.
52. Waller BF. Coronary luminal shape and the arc of disease-free wall: morphologic observations and clinical relevance. *J Am Coll Cardiol.* 1986;6:1100–1101.
53. Waller BF, Rothbaum DA, Garfinkel HJ, et al. Morphologic observations following percutaneous transluminal balloon angioplasty of early and late aortocoronary saphenous vein bypass grafts. *J Am Coll Cardiol.* 1984;4:784–792.
54. Fung YC, Fronek K, Patitucci P. Pseudoelasticity of arteries and the choice of its mathematical expression. *Am J Physiol.* 1979;237(5):H620-H631.
55. Humphrey JD. Mechanics of the arterial wall: review and directions. *Crit Rev Biomed Eng.* 1995;23(1–2):1–162.
56. Gleason RL, Hu JJ, Humphrey JD. Building a functional artery: issues from the perspective of mechanics. *Front Biosci.* 2004;9:2045–2055.
57. Haslach H. Nonlinear viscoelastic, thermodynamically consistent, models for biological soft tissue. *Biomech Model Mechanobiol.* 2005;3(3):172–189.
58. Glagov S, Weisenberg E, Zarins CK, et al. Compensatory enlargement of human atherosclerotic coronary arteries. *N Engl J Med.* 1987;316:1371–1375.
59. Pasterkamp G, Borst C, Gussenhoven EJ, et al. Remodeling of de novo atherosclerotic lesions in femoral arteries: impact on mechanism of balloon angioplasty. *J Am Coll Cardiol.* 1995;26:422–428.
60. Schoenhagen P, Ziada KM, Kapadia SR, et al. Extent and direction of arterial remodeling in stable versus unstable coronary syndromes. *Circulation.* 2000;101:598–603.
61. Fujii K, Carlier SG, Mintz GS, et al. Association of plaque characterization by intravascular ultrasound virtual histology and arterial remodeling. *Am J Cardiol.* 2005;96:1476–1483.
62. Mintz GS, Kimura T, Nobuyoshi M, et al. Relation between preintervention remodeling and late arterial responses to coronary angioplasty or atherectomy. *Am J Cardiol.* 2001;87:392–396.
63. Nakamura M, Yock PG, Bonneau HN, et al. Impact of peri-stent remodeling on restenosis. A volumetric intravascular ultrasound study. *Circulation.* 2001;103:2130–2132.
64. Togni M, Balmer F, Pfiffner D, et al. Percutaneous coronary interventions in Europe 1992–2001. *Eur Heart J.* 2004;25:1208–1213.
65. Buuren F, Horstkotte D. Ergebnisse der gemeinsamen Umfrage der Kommission für Klinische Kardiologie und Arbeitsgruppen Interventionelle Kardiologie (für die ESC) und Angiologie der Deutschen Gesellschaft für Kardiologie—Herz- und Kreislaufforschung über das Jahr 2004; 21. Bericht über die Leistungszahlen der Herzkatheterlabore in der Bundesrepublik Deutschland. Source: http://leitlinien.dgk.org/files/Leistungszahlen2004.pdf. Accessed May 21, 2006.
66. Garrett HE, Dennis EW, DeBakey ME. Aortocoronary bypass with saphenous vein graft. Seven-year follow up. *JAMA.* 1973;223:792–794.
67. Eagle KA, Guyton RA, Davidoff R, et al. ACC/AHA 2004 guideline update for coronary artery bypass graft surgery. *Circulation.* 2004;110:e340-e437.
68. Yusuf S, Zucker D, Peduzzi P, et al. Effects of coronary artery bypass graft surgery on survival: overview of 10-year results from randomized trials by the Coronary Artery Bypass Graft Surgery Trialists Collaboration. *Lancet.* 1994;344:563–570.
69. Sculpher MJ, Petticrew M, Kelland JL, et al. Resource allocation for chronic stable angina: a systematic review of effectiveness, costs and cost-effectiveness of alternative interventions. *Health Technol Assessment* 1998;2. Available at: www.ncchta.org/fullmono/mon210.pdf. Accessed September 20, 2005.
70. Serruys PW, Ong ATL, van Herwerden LA, et al. Five-year outcomes after coronary stenting versus bypass surgery for the treatment of multivessel disease. The final analysis of the Arterial Revascularization Therapies Study (ARTS) randomized trial. *J Am Coll Cardiol.* 2005;46:575–581.
71. Rodriquez AE, Baldi J, Pereira CF, et al. Five-year follow-up of the Argentine Randomized Study: Coronary Angioplasty with Stenting Versus Coronary Bypass Surgery in patients with multiple vessel disease (ERACI II) trial. *J Am Coll Cardiol.* 2005;46:582–588.
72. Hill R, Bagust A, Bakhai A, et al. Coronary artery stents: a rapid systematic review and economic evaluation. *Health Technol Assessment.* 2004;35. Available at: www.ncchta.org/execsumm/summ835.htm. Accessed September 20, 2005.
73. Hill RA, Dündar Y, Bakhai A, et al. Drug-eluting stents: an early systematic review to inform policy. *Eur Heart J.* 2004;25:902–919.
74. Dibra A, Kastrati A, Mehilli J, et al. Paclitaxel-eluting or sirolimus-eluting stents to prevent restenosis in diabetic patients. *N Engl J Med.* 2005;353:653–662.
75. Windecker S, Remondino A, Eberli FR, et al. Sirolimus-eluting and paclitaxel-eluting stents for coronary revascularization. *N Engl J Med.* 2005;353:663–670.
76. American Board of Internal Medicine. Policies for Added Qualifications in Interventional Cardiology: Eligibility for Certification and Board Policies. Available at: www.abim.org/cert/policiesaqic.shtm. Accessed August 27, 2005.
77. Kearney P. European Society of Cardiology (personal communication).
78. Rodevand O. The European cardiologist. *Circulation.* 1996;94:594–595.
79. Bashore TM, Bates ER, Berger PB, et al. American College of Cardiology/Society for Cardiac Angiography and Interventions clinical expert consensus document on cardiac catheterization laboratory standards: a report of the American College of Cardiology Task Force on Clinical Expert Consensus Document. *J Am Coll Cardiol.* 2001;37:2170–2214
80. Hirschfeld JW Jr., Balter S, Brinker JA, et al. ADDF/AHA/HRS/SCAI clinical competence statement on physician knowledge to optimize patient safety and image quality in fluoroscopically guided invasive cardiovascular procedures. *J Am Coll Cardiol.* 2004;44:2259.
81. Smith SC, Dove JT, Jacobs AK, et al. ACC/AHA guidelines for percutaneous coronary intervention (Revision of the 1993 PTCA guidelines). *J Am Coll Cardiol.* 2001;37:2239–2300.
82. Silber S, Albertsson P, Aviles FF, et al. Guidelines for percutaneous coronary interventions.

The Task Force for Percutaneous Coronary Interventions of the European Society of Cardiology. *Eur Heart J.* 2005;26:804–847.
83. ACC Clinical data standards—reference guide. American College of Cardiology key data elements and definitions for measuring the clinical management and outcome of patients with acute coronary syndromes. Available at: www.acc.org/clinical/data_standards/ACS/acs_index.htm. Accessed May 28, 2005.
84. ACC-National Cardiovascular Data Registry Cath Lab Module v3.04 Data Collection Form available at: www.accncdr.com/WebNCDR/NCDRDocuments/DataCollectionFormv30.pdf. Accessed May 28, 2005.
85. Roubin GS, King SB III, Douglas JS Jr. Restenosis after percutaneous transluminal coronary angioplasty: the Emory University Hospital experience. *Am J Cardiol.* 1987;60:39B-43B.
86. Umans VAWM, Strauss BH, Keane D, et al. Quantitative coronary angiography in interventional cardiology. In: Lanzer P, Rösch J, eds. *Vascular Diagnostics: Periinterventional Evaluations.* Berlin: Springer, 1994:277–293.
87. Anderson HV, Carabello BA. Provisional versus routine stenting. Routine stenting is there to stay. *Circulation.* 2000;102:2910–2914.
88. Wiesel J, Grunwald AM, Tobiasz C, et al. Quantitation of absolute area of a coronary arterial stenosis: experimental validation with a preparation in vivo. *Circulation.* 1986;74: 1099–1106.
89. Alpert JS, Thygessen K, Antman E, et al. Myocardial infarction redefined—a consensus document of the Joint European Society of Cardiology/American College of Cardiology Committee for the redefinition of myocardial infarction. *J Am Coll Cardiol.* 2000;36: 959–969.
90. French JK, White HD. Clinical implications of the new definition of myocardial infarction. *Heart.* 2004;90:99–106.
91. Herrmann J. Peri-procedural myocardial injury: 2005 update. *Eur Heart J.* 2005;26: 2493–2519.
92. Zeymer U, Weber M, Zahn R, et al. Indications and complications of invasive diagnostic procedures and percutaneous interventions in the year 2003. *Z Kardiol.* 2005;94:392–398.
93. Cerqueira MD, Weismann NJ, Dilsizian V, et al. A statement for healthcare professionals from the Cardiac Imaging Committee of the Council on Clinical Cardiology of the American Heart Association, American Heart Association Writing Group on Myocardial Segmentation and Registration for Cardiac Imaging: Standardized myocardial segmentation and nomenclature for tomographic imaging of the heart. *Circulation.* 2002;105: 539–542.
94. Almany SL. Interventional strategies in patients with left ventricular dysfunction. In: Freed M, Grines C, Safian RD, eds. The New Manual of Interventional Cardiology. Birmingham: Physician's Press, 1997:157.
95. Califf RM, Bengtson JR. Cardiogenic shock. *N Engl J Med.* 1994;330:1724–1730.
96. Kantrowitz A, Tjouneland S, Freed PS, et al. Initial clinical experience with intraaortic balloon pumping. *JAMA.* 1968;203:113–118.
97. Peterson JC, Cook DJ. Systematic review: intra-aortic balloon counterpulsation pump therapy: a critical appraisal of the evidence for patients with acute myocardial infarction. *Crit Care.* 1998;2:3–8.
98. Ludwig K, von Segesser LK. Cardiopulmonary support and extracorporeal membrane oxygenation for cardiac assist. *Ann Thorac Surg.* 1999;68:672–677.
99. Jessup M. Mechanical cardiac-support devices—dreams and devilish details. *N Engl J Med.* 2001;345:1490–1493.
100. Lanzer P. Vascular multimorbidity in patients with a documented coronary artery disease. *Z Kardiol.* 2003;92:650–659.
101. Resnick HE, Howard BV. Diabetes and cardiovascular risk. *Ann Rev Med.* 2002;53:245–267.
102. Waller BF, Palumbo PJ, Lie JT, et al. Status of the coronary arteries at necropsy in diabetes mellitus with onset of age 30 years: analysis of 229 diabetic patients with and without clinical evidence of coronary heart disease and comparison to 183 control subjects. *Am J Med.* 1980;69:498–506.
103. Ledru F, Ducimetiere P, Battaglia S, et al. New diagnostic criteria for diabetes and coronary artery disease: insights from an angiographic study. *J Am Coll Cardiol.* 2001;37: 1543–1550.
104. Goraya TY, Leibson CL, Palumbo PJ, et al. Coronary atherosclerosis in diabetes mellitus: a population based autopsy study. *J Am Coll Cardiol.* 2002;40:946–953.
105. Kip KE, Faxon DP, Detre KM, et al. Coronary angioplasty in diabetic patients: the National Heart, Lung and Blood Institute Percutaneous Transluminal Angioplasty Registry. *Circulation.* 1996;94:1818–1825.
106. Cutlip DE, Chauban MS, Baim DS, et al. Clinical restenosis after coronary stenting: perspectives from multicenter clinical trials. *J Am Coll Cardiol.* 2002;40:2082–2089.
107. Bypass Angioplasty Revascularization Investigation (BARI) Investigators. Comparison of coronary bypass surgery with angioplasty in patients with multivessel disease. *N Engl J Med.* 1996;335:217–225.
108. King SB, Kosinski AS, Guyton RA, et al., EAST Investigators. Eight-year mortality in the Emory Angioplasty versus Surgery Trial (EAST). *J Am Coll Cardiol.* 2000;35:1116–1121.
109. Sedlis SP, Morrison DA, Lorin JD, et al. Percutaneous coronary intervention versus coronary bypass graft surgery for diabetic patients with unstable angina and risk factors for adverse outcomes with bypass: outcome of diabetic patients in the AWESOME randomized trial and registry. *J Am Coll Cardiol.* 2002;40:1555–1566.
110. Abizaid A, Costa MA, Centemero M, et al. Clinical and economic impact of diabetes mellitus on percutaneous and surgical treatment of multivessel coronary disease patients: insights from the Arterial Revascularization Therapy Study (ARTS) trial. *Circulation.* 200;104:533–538.
111. Legrand VM, Serruys PW, Unger F, et al. Three-year outcome after coronary stenting versus bypass surgery for the treatment of multivessel disease. *Circulation.* 2004;109: 1114–1120.
112. Dibra A, Kastrati A, Mehili J, et al. Paclitaxel-eluting or sirolimus-eluting stents to prevent restenosis in diabetic patients. *N Engl J Med.* 2005;353:663–670.
113. King SB 3rd. Is surgery preferred for the diabetic with multivessel disease? Surgery is preferred for the diabetic with multivessel disease. *Circulation.* 2005;112:1500–1507.
114. Flaherty JD, Davidson CL. Diabetes and coronary revascularization. *JAMA.* 2005;293: 1501–1508.
115. Nesto RW. Correlation between cardiovascular disease and diabetes mellitus: current concepts. *Am J Med.* 2004;116(suppl 5A):11S-22S.
116. Creager MA, Lüscher TF, Cosentino F, et al. Diabetes and vascular disease: pathophysiology, clinical consequences, and medical therapy: part I. *Circulation.* 2003;108:1527–1532.
117. Lüscher TF, Creager MA. Diabetes and vascular disease: pathophysiology, clinical consequences, and medical therapy: part II. *Circulation.* 2003;108:1655–1661.
118. National Kidney Foundation—K/DOQL. Clinical practice guidelines for chronic kidney disease evaluation, classification and stratification. *Am J Kidney Dis.* 2002;39:S1–266.
119. Reusser L, Osborn L, White H, et al. Increased morbidity after coronary angioplasty in patients on chronic hemodialysis. *Am J Cardiol.* 1994;73:965–967.
120. Naidu SS, Selzer F, Jacobs A, et al. Renal insufficiency is an independent predictor of mortality after percutaneous coronary interventions. *Am J Cardiol.* 2003;92:1160–1164.
121. Anderson R, O'Brien M, Ma Whinney S, et al. Renal failure predisposes patients to adverse outcome after coronary artery bypass surgery. *Kidney Int.* 1999;55:1057–1062.
122. Rinehart AL, Herzog CA, Collins AJ, et al. A comparison of coronary angioplasty and coronary artery bypass grafting outcomes in chronic dialysis patients. *Am J Kidney Dis.* 1995;25:281–290.
123. Rubenstein MH, Harrell LC, Sheynberg BV, et al. Are patients with renal failure good candidates for percutaneous coronary revascularization in the new device era? *Circulation.* 2000;102:2966–2972.
124. Erentug V, Akinci E, Kirali K, et al. Complete off-pump coronary revascularization in patients with dialysis-dependent renal disease. *Tex Heart Inst J.* 2004;31:153–156.
125. Rihal CS, Textor SC, Grill DE, et al. Incidence and prognostic importance of acute renal failure after percutaneous coronary intervention. *Circulation.* 2002;105:2259–2264.
126. National Kidney Foundation. Clinical Practice Guidelines for Cardiovascular Disease in Dialysis Patients available at: http://www.kidney.org/professionals/KDOQI/guidelines_cvd/index.htm. Accessed June 7, 2006.
127. Gleeson TG, O'Dwyer J, Bulugahapitiya S, et al. Contrast-induced nephropathy. *Br J Cardiol.* 2004;11:53–61.
128. Kolonko A, Wiecek A. Contrast-associated nephropathy—old clinical problem, and new therapeutic perspectives. *Nephrol Dial Transplant.* 1998;13:803–806.
129. Marenzi G, Marana I, Lauri G, et al. The prevention of radiocontrast agent-induced nephropathy by hemofiltration. *N Engl J Med.* 2003;349:1333–1340.
130. Cockcroft DW, Gault MH. Prediction of creatinine clearance from serum creatinine. *Nephron.* 1976;16:31–41.
131. National Kidney Foundation. Clinical Practice Guidelines for Chronic Kidney Disease: Evaluation, Classification, and Stratification available at: http://www.kidney.org/professionals/KDOQI/guidelines_ckd/toc.htm. Accessed June 7, 2006.
132. Mintz GS, Pichard AD, Popma JJ, et al. Determinants and correlates of target lesion calcium in coronary artery disease: a clinical, angiographic and intravascular ultrasound study. *J Am Coll Cardiol.* 1997;29:268–274.
133. Schwarz U, Buzello M, Ritz E, et al. Morphology of coronary atherosclerotic lesions in patients with end-stage renal failure. *Nephrol Dial Transplant.* 2000;15:218–223.
134. Acland JD. The interpretation of the serum protein-bound iodine: a review. *J Clin Pathol.* 1971;24:187–218.
135. Polikar R, Burger AG, Scherrer U, et al. The thyroid and the heart. *Circulation.* 1993;87: 1435–1441.
136. Klein I, Ojamaa K Thyroid hormone and the cardiovascular system. *N Engl J Med.* 2001;344:501–509.
137. Siddiqui NH Contrast medium reactions, recognition and treatment. Available at: www.emedicine.com/radio/topic864.htm. Accessed June12, 2005.
138. Bettmann MA, Heeren T, Greenfield A, et al. Adverse events with radiographic contrast agents: results of the SCVIR Contrast Agent Registry. *Radiology.* 1997;203:611–620.
139. Bush WH, Swanson DP. Acute reactions to intravascular contrast media: types, risk factors, recognition, and specific treatment. *Am J Radiol.* 1991;157:1153–1161.
140. Morcos SK, Thomsen HS. Adverse reactions to iodinated contrast media. *Eur Radiol.* 2001;11:1267–1275.
141. Morcos WH. Acute serious and fatal reactions to contrast media: our current understanding. *Br J Radiol.* 2005;78:686–693.
142. Mock MB, Holmes DR Jr., Vliestra RE, et al. Percutaneous transluminal coronary angioplasty (PTCA) in the elderly patient: experience in the National Heart, Lung and Blood Institute PTCA Registry. *Am J Cardiol.* 1984;53:89C-91C.
143. Kelsey SF, Miller DP, Holubkov R, et al. Results of percutaneous transluminal coronary angioplasty in patients greater or equal to 65 years of age (from the 1985 to 1986 National Heart, Lung and Blood Institute's Coronary Angioplasty Registry). *Am J Cardiol.* 1990;66:1033–1038.
144. Graham MM, Ghali WA, Faris PD, et al. Survival after coronary revascularization in the elderly. *Circulation.* 2002;105:2378.
145. Guagliumi G. Stone GW, Cox DA, et al. Outcome in elderly patients undergoing primary coronary intervention for acute myocardial infarction: results from the controlled abciximab and device investigation to lower late angioplasty complications (CADILLAC) trial. *Circulation.* 2004;110:1598–1604.
146. Holmes DR Jr., White HD, Pieper KS, et al. Effect of age on outcome with primary angioplasty versus thrombolysis. *J Am Coll Cardiol.* 1999;33:412–419.
147. Cohen HA, Williams DO, Holmes DR Jr., et al. Impact of age on procedural and 1-year outcome in percutaneous transluminal coronary angioplasty: A report from the NHLBI dynamic registry. *Am Heart J.* 2003;146:513–519.
148. Lanzer P, Zuehlke H, Jehle P, et al. Cardiovascular multimorbidity, emerging coalescence of the integrated panvascular approach. *Z Kardiol.* 2004;93:259–265.
149. Lanzer P, Weser R, Prettin C. Carotid-artery stenting in a high-risk patient population: single centre, single operator results. *Clin Res Cardiol.* 2006;95:4–12.
150. Ryan TJ, Faxon DP, Gunnar RM, et al. Guidelines for percutaneous transluminal angioplasty. A report of the American College of Cardiology/American Heart Association Task Force on Assessment of Diagnostic and Therapeutic Cardiovascular Procedures (Subcommittee on Percutaneous Transluminal Coronary Angioplasty). *Circulation.* 1988;78:486–502.

151. Ellis SG, Vandormael MG, Cowley MJ, et al. Coronary morphologic and clinical determinants of procedural outcome with angioplasty for multivessel coronary disease. Implications for patient selection. *Circulation.* 1990;82:1193–1202.
152. Myler RK, Shaw C, Stertzer SH, et al. Lesion morphology and coronary angioplasty: current experience and analysis. *J Am Coll Cardiol.* 1992;19:1641–1652.
153. Tan K, Sulke N, Taub N, et al. Clinical and lesion morphological determinants of coronary angioplasty success and complications: current experience. *J Am Coll Cardiol.* 1995;25:855–865.
154. Krone RJ, Laskey WK, Johnson C, et al. for the Registry Committee of the Society for Cardiac Angiography and Interventions. A simplified lesion classification for predicting success and complications of coronary angioplasty. *Am J Cardiol.* 2000;85:1179–1184.
155. Mabin TA, Holmes DR Jr., Smith HC, et al. Intracoronary thrombus: role in coronary occlusion complicating percutaneous transluminal coronary angioplasty. *J Am Coll Cardiol.* 1985;5:198–202.
156. Reeder GC, Bryant SC, Suman VJ, et al. Intracoronary thrombus: still a risk factor for PTCA failure? *Cathet Cardiovasc Diagn.* 1995;34:191–195.
157. Khan MM, Ellis SG, Aguirre FV, et al. Does intracoronary thrombus influence the outcome of high risk percutaneous transluminal coronary angioplasty? Clinical and angiographic outcomes in a large multicenter trial. *J Am Coll Cardiol.* 1998;31:31–36.
158. Topol EJ, Yadav JS. Recognition of the importance of embolization in atherosclerotic vascular disease. *Circulation.* 2000;101:570–580.
159. White CJ, Ramee SR, Collins TJ, et al. Coronary thrombi increase PTCA risk: angioscopy as a clinical tool. *Circulation.* 1996;93:253–258.
160. den Heijer P, Foley DP, Escaned J, et al. Angioscopic versus angiographic detection of intimal dissection and intracoronary thrombus. *J Am Coll Cardiol.* 1994;24:649–654.
161. Tierstein PC, Schatz RA, DeNardo SJ, et al. Angioscopic versus angiographic detection of thrombus during coronary interventional procedures. *Am J Cardiol.* 1995;75: 1083–1087.
162. Stary HC. Natural history of calcium deposits in atherosclerosis progression and regression. *Z Kardiol.* 2000;89(suppl 2):II28-II35.
163. Epple M, Lanzer P. How much interdisciplinarity is required to understand vascular calcifications? Formulation of four basic principles of vascular calcification. *Z Kardiol.* 2001;90 (Suppl 3):III2-III5.
164. Mintz GS, Popma JJ, Pichard AD, et al. Patterns of calcification in coronary artery disease: a statistical analysis of intravascular ultrasound and coronary angiography in 1155 lesions. *Circulation.* 1995,91:1959–1965.
165. Kamm K-F, Onnasch DGW. X-ray angiography. In: Lanzer P, Lipton M, eds. *Diagnostics of Vascular Diseases: Principles of Technology.* Berlin: Springer Verlag, 1997:63–98.
166. Burke AP, Taylor A, Farb A, et al. Coronary calcification: insights from sudden coronary death victims. *Z Kardiol.* 2000;89(suppl 2):II49-II53.
167. Huang H, Virmani R, Younis H, et al. The impact of calcification on the biomechanical stability of atherosclerotic plaques. *Circulation.* 2001;103:1051–1056.
168. Ellis SG, Gallison L, Grines CL, et al. Incidence and predictors of early recurrent ischemia after successful percutaneous transluminal coronary angioplasty for acute myocardial infarction. *Am J Cardiol.* 1989;63:263–268.
169. Myler RK, Schaw RE, Stertzer SH, et al. Lesion morphology and coronary angioplasty: current experience and analysis. *J Am Coll Cardiol.* 1992;19:1641–1652.
170. Fitzgerald PJ, Ports TA, Yock PG. Contribution of localized calcium deposits to dissection after angioplasty. An observational study using intravascular ultrasound. *Circulation.* 1992;86:64–70.
171. Fourrier JL, Stankowiak C, Lablanche JM, et al. Histopathology after rotational angioplasty of peripheral arteries in human beings. *J Am Coll Cardiol.* 1988;11:109A.
172. Mintz GS, Potkin BN, Keren G, et al. Intravascular ultrasound evaluation of the effect of rotational atherectomy in obstructive atherosclerotic coronary artery disease. *Circulation.* 1992;86:1383–1393.
173. Lafont A, Topol EJ, eds. *Arterial Remodelling: A Critical Factor in Restenosis.* New York: Springer, 1997.
174. Mintz GS, Popma JJ, Pichard AD, et al. Limitations of angiography in the assessment of plaque distribution in coronary artery disease a systematic study of target lesion eccentricity in 1446 lesions. *Circulation.* 1996;93:924–931.
175. Tuzcu EM, DeFranco AC, Goormastic M, et al. Dichotomous pattern of coronary atherosclerosis 1 to 9 years after transplantation: insights from systematic intravascular ultrasound imaging. *J Am Coll Cardiol.* 1996;27:839–846.
176. Nissen SE, Yock P. Intravascular ultrasound novel pathophysiological insights and current clinical applications. *Circulation.* 2001;103:604–616.
177. Topol EJ, Leya F, Pinkerton CA, et al. A comparison of atherectomy with coronary angioplasty in patients with coronary artery disease. *N Engl J Med.* 1993;329:221–227.
178. Adelman AG, Cohen EA, Kimball BP, et al. A comparison of directional atherectomy with balloon angioplasty for lesions of the left anterior descending artery. *N Engl J Med.* 1993;329:228–233.
179. Simonton CA, Leon MB, Baim DS, et al. 'Optimal' directional coronary atherectomy: final results of the Optimal Atherectomy Restenosis Study (OARS). *Circulation.* 1998;97:332–339.
180. Seldinger SI. Catheter replacement of the needle in percutaneous arteriography. *Acta Radiol [Diagn] (Stockh).* 1953;39:368–376.
181. Sones FM. Cine coronary arteriography. *Mod Conc Cardiovasc Dis.* 1962;31:735–738.
182. Judkins MP. Selective coronary arteriography. Part I: A percutaneous transfemoral technic. *Radiology.* 1967;89:815–824.
183. Amplatz K, Formanek G, Stanger P, et al. Mechanics of selective coronary artery catheterization via femoral approach. *Radiology.* 1967;89:1040–1047.
184. Grüntzig A, Senning A, Siegenthaler WE. Nonoperative dilatation of coronary-artery stenosis. *N Engl J Med.* 1979;301:61–68.
185. Saffitz JE, Rose TE, Oaks JB, et al. Coronary artery rupture during angioplasty. *Am J Cardiol.* 1983;51:902–906.
186. Roubin GS, Douglas JS Jr., King SB, et al. Influence of balloon size on initial success, acute complications, and restenosis after percutaneous transluminal angioplasty: a prospective randomized study. *Circulation.* 1988;78:557–565.
187. Nichols AB, Smith R, Berke AD, et al. Importance of balloon size in coronary angioplasty. *J Am Coll Cardiol.* 1989;13:1094–1100.
188. Rensing BJ, Hermans WRM, Deckers JP, et al. Lumen narrowing after percutaneous transluminal coronary balloon angioplasty follows a near Gaussian distribution: a quantitative angiographic study of 1,445 successfully dilated lesions. *J Am Coll Cardiol.* 1992;19:939–945.
189. Beatt KV, Serruys PW, Luijten HE, et al. Restenosis after coronary angioplasty: the paradox of increased lumen diameter and restenosis. *J Am Coll Cardiol.* 1992;19:258–266.
190. Kuntz RE, Gibson CM, Nobuyoshi M, et al. Generalized model of restenosis after conventional balloon angioplasty, stenting and directional atherectomy. *J Am Coll Cardiol.* 1993;21:15–25.
191. Fischman DL, Leon MB, Baim DS, et al. for the Stent Restenosis Study Investigators. A randomized comparison of coronary-stent placement and balloon angioplasty in the treatment of coronary artery disease. *N Engl J Med.* 1994;331:496–501.
192. Serruys PW de Jaegere P, Kiemeneij F, et al. for the BENETEST Study Group. A comparison of balloon-expandable-stent implantation with balloon angioplasty in patients with coronary artery disease. *N Engl J Med.* 1994;331:489–495.
193. Haase KK, Athanasiadis A, Marholdt H, et al. Acute and 1-year follow-up results after vessel size adopted PTCA using intracoronary ultrasound. *Eur Heart J.* 1998;19:263–272.
194. Stone GW, Hodgson JM, St Goar FG, et al. Improved procedural results of coronary angioplasty with intravascular ultrasound-guided balloon sizing: the CLOUT pilot trial. *Circulation.* 1997;95:2044–2052.
195. de Jaegere P, Mudra H, Figulla H, et al. Intravascular ultrasound-guided optimized stent deployment. Immediate and six months clinical and angiographic results form the Multicentric Ultrasound Stenting in Coronaries Study (MUSIC Study). *Eur Heart J.* 1998;19:1214–1223.
196. Frey AW, Hodgson JM, Müller C, et al. Ultrasound-guided strategy for provisional stenting with focal balloon combination catheter: results from the randomized strategy for intracoronary ultrasound-guided PTCA and stenting (SIPS) trial. *Circulation.* 2000;102:2497–2502.
197. Fitzgerald PJ, Oshima A, Hayase M, et al. Final results of the Can Routine Ultrasound Influence Stent Expansion (CRUISE). *Circulation.* 2000;102:523–530.
198. Mudra H, di Mario C, de Jaegere P, et al. Randomized comparison of coronary stent implantation under ultrasound or angiographic guidance to reduce stent restenosis (OPTICUS Study). *Circulation.* 2001;104:1343–1352.
199. Sones FM. Cine coronary arteriography. *Mod Conc Cardiovasc Dis.* 1962;31:735–738.
200. Judkins MP. Selective coronary arteriography. Part I: A percutaneous transfemoral technic. *Radiology.* 1967;89:815–824.
201. Campeau L. Percutaneous radial artery approach for coronary angiography. *Cathet Cardiovasc Diagn.* 1989;16:3–7.
202. Kiemenij F, Laarman GJ. Percutaneous transradial artery approach for coronary stent implantation. *Cathet Cardiovasc Diagn.* 1993;30:173–178.
203. Kiemenij F, Laarman GJ, Odekerken D, et al. A randomized comparison of percutaneous transluminal angioplasty by radial, brachial and femoral approaches: the access study. *J Am Coll Cardiol.* 1997;29:1269–1275.
204. Johnson LW, Esenta P, Giambartolomei A, et al. Peripheral vascular complications of coronary angioplasty by the femoral and brachial techniques. *Cathet Cardiovasc Diagn.* 1994;31:165–172.
205. Safian RD, Freed M. Coronary intervention: preparation, equipment and technique. In: Freed M, Grines C, Safian RD, eds. *The New Manual of Interventional Cardiology.* Birmingham: Physician's Press, 1997:1–63.
206. Yakubov SJ, George BS. Brachial and radial approach to coronary intervention. In: Freed M, Grines C, Safian RD, eds. *The New Manual of Interventional Cardiology.* Birmingham: Physician's Press, 1997:65–73.
207. Serruys PW, Colombo A, Leon MB, et al., eds. *Coronary Lesions: A Pragmatic Approach.* London: Marin Dunitz, 2002.
208. Lincoff AM, ed. *Platelet Glycoprotein IIb/IIIa Inhibitors in Cardiovascular Disease.* Totowa, NJ: Humana Press, 2003.
209. Serruys PW, Strauss BH, Beatt KJ, et al. Angiographic follow-up after placement of a self-expanding coronary artery stent. *N Engl J Med.* 1991;324:13–17.
210. Roubin GS, Cannon AD, Agrawal SK, et al. Intracoronary stenting for acute and threatened closure complicating PTCA. *Circulation.* 1992;85:916–927.
211. Eeckhout W, Wijns W, Meier B, et al. Indications for intracoronary stent placement: the European view. *Eur Heart J.* 1999;20:1014–1019.
212. Anderson HV, Carabello BA. Provisional versus routine stenting. Routine stenting is here to stay. *Eur Heart J.* 2000;102:2910–2914.
213. Rodriquez A, Ayala F, Bernardi V, et al. Optimal coronary balloon angioplasty with provisional stenting versus primary stent (OCBAS): immediate and long term results. *J Am Coll Cardiol.* 1998:32.1351–1357.
214. Bech GJ, Pijls NH, de Bruyne B, et al. Usefulness of fractional flow reserve to predict clinical outcome after balloon angioplasty. *Circulation.* 1999;99:883–888.
215. Serruys PW, de Bruyne B, Carlier S, et al. Randomized comparison of primary stenting and provisional balloon angioplasty guided by flow velocity measurement. *Circulation.* 2000;102:2930–2937.
216. Colombo A, Hall P, Nakamura S, et al. Intracoronary stenting without anticoagulation accomplished with intravascular ultrasound guidance. *Circulation.* 1995;91:1676–1688.
217. Nakamura S, Hall P, Gaglione A el al. High pressure assisted coronary stent implantation accomplished without intravascular ultrasound guidance and subsequent anticoagulation. *J Am Coll Cardiol.* 1997;29:21–27.
218. de Jaegere P, Mudra H, Figulla H, et al. Intravascular ultrasound-guided optimized stent deployment. Immediate and six months clinical and angiographic results form the Multicentric Ultrasound Stenting in Coronaries Study (MUSIC Study). *Eur Heart J.* 1998;19:1214–1223.
219. Dirschinger J, Kastrati A, Neumann F-J, et al. Influence of balloon pressure during stent placement in native coronary arteries on early and late angiographic and clinical outcome: a randomized evaluation of high-pressure inflation. *Circulation.* 1999;100:918–923.
220. Mudra H, di Mario C, de Jaegere P, et al. Randomized comparison of coronary stent implantation under ultrasound or angiographic guidance to reduce stent restenosis (OPTICUS Study). *Circulation.* 2001;104:1343–1352.

221. Berry E, Kelly S, Hutton J, et al. Intravascular ultrasound-guided interventions in coronary artery disease: a systematic literature review, with decision-analytic modelling, of outcomes and cost-effectiveness. Health Technology Assessment NHS R&D HTA Programme. 'Available at: www.hta.nhsweb.nhs.uk/fullmono/mon435.pdf. Accessed December 15, 2005.
222. Figulla HR, Mudra H, Reifart N, et al. Direct coronary stenting without predilatation: a new therapeutic approach with a special balloon catheter design. *Cathet Cardiovasc Diagn.* 1998;43:245–252.
223. Herz I, Assali A, Solodoky A, et al. Coronary stenting without predilatation (SWOP): applicable technique in everyday practice. *Cathet Cardiovasc Intervent.* 2000;49:384–388.
224. Martinez-Elbal L, Ruiz-Nodar JM, Zueco J, et al. for the DISCO investigators. Direct coronary stenting versus stenting with balloon pre-dilatation: immediate and follow-up results of a multicentre, prospective, randomized study. The DISCO trial. *Eur Heart J.* 2002;23:633–640.
225. Brito FS Jr., Caixeta AM, Perin MA, et al. on behalf of the DIRECT Study Investigators. Comparison of direct stenting versus stenting with predilatation for the treatment of selected coronary narrowings. *Am J Cardiol.* 2002;89:115–120.
226. Antoniucci D, Valenti R, Migliorini A, et al. Direct infarct artery stenting without predilation and no-reflow in patients with acute myocardial infarction. *Am Heart J.* 2001;142:684–690.
227. Vecchia LL, Vincenzi P, Favero L, et al. Frequency and determinants of direct stenting in routine percutaneous coronary interventions: data on 835 consecutive procedures in a single center. *Ital Heart J.* 2004;5.749–754.
228. Bull BS, Huse WM, Bauer FS, et al. Heparin therapy during extracorporeal circulation. The use of dose-response curve to individualize heparin and protamin dosage. *J Thorac Cardiovasc Surg.* 1975;69:685–689.
229. Rath B, Bennett DH. Monitoring the effect of heparin by measurement of activated clotting time during and after percutaneous transluminal coronary angioplasty. *Br Heart J.* 1990;63:18–21.
230. Dougherty KG, Gaos CM, Bush HS, et al. Activated clotting times and activated partial thromboplastin times in patients undergoing coronary angioplasty who receive bolus doses of heparin. *Cathet Cardiovasc Diagn.* 1992;26:260–263.
231. Fergusson JJ, Dougherty KG, Gaos CM, et al. Relation between procedural ACT and outcome after PTCA. *J Am Coll Cardiol.* 1994;23:1061–1065.
232. O'Donnell M, Turpie AGG. Low-molecular-weight heparin in acute coronary syndromes. *Heart Drug.* 2004;4:111–118.
233. de Areneza DP, Flather MD, Shibata MC, et al. Systematic review of hirudin in acute coronary syndromes and percutaneous coronary interventions. *Curr Intervent Cardiol Rep.* 2001;3:156–162.
234. Mahaffey KW, Cohen M, Garg J, et al. High-risk patients with acute coronary syndromes treated with low-molecular-weight of unfractionated heparin. *JAMA.* 2005;294:2594–2600.
235. Popma JJ, Berger P, Ohman EM, et al. Antithrombotic therapy during percutaneous coronary intervention. The Seventh ACCP Conference on Antithrombotic and Thrombolytic Therapy. *Chest.* 2004;126:576S-599S.
236. Willerson JT, Campbell WB, Winniford MD, et al. Conversion from chronic to acute coronary artery disease: speculation regarding mechanisms. *J Allergy Clin Immunol.* 1984;54:1349–1354.
237. Harker LA. Role of platelets and thrombosis in mechanisms of acute occlusion and restenosis after angioplasty. *Am J Cardiol.* 1987;60(suppl):20B-28B.
238. Topol EJ. Toward a new frontier in myocardial reperfusion therapy: emerging platelet prominence. *Circulation.* 1998;97:211–218.
239. Craven LL. Experiences with aspirin (acetylsalicylic acid) in the non-specific prophylaxis of coronary thrombosis. *Miss Val Med J.* 1953;75:38–44.
240. Ross R, Glomset JA. The pathogenesis of atherosclerosis, part I and II. *N Engl J Med.* 1976;295:369–377, 420–425.
241. Davies MK, Thomas AC. Plaque fissuring: the cause of acute myocardial infarction, sudden ischemic death, and crescendo angina. *Br Heart J.* 1985;53:363–373.
242. Falk E Why do plaques rupture? *Circulation.* 1992;86(suppl III):III30-III42.
243. Virmani R, Kolodgie RD, Burke AP, et al. Lessons from sudden coronary death: a comprehensive morphological classification scheme for atherosclerotic lesions. *Arterioscler Thromb Vasc Biol.* 2000;20:1262–1275.
244. Awtry EH, Loscalzo J. Aspirin. *Circulation.* 2000;101:1206–1218.
245. Gawaz M, Neumann F-J, Ott I, et al. Platelet activation and coronary stent implantation. *Circulation.* 1996;94:279–285.
246. Quinn MJ, Fitzgerald DJ. Ticlopidine and clopidogrel. *Circulation.* 1999;100:1667–1672.
247. Mason PJ, Jacobs AK, Freedman JE. Aspirin, resistance and antithrombotic disease. *J Am Coll Cardiol.* 2005;46:986–993.
248. Wiviott SD, Antman EM. Clopidogrel resistance. A new chapter in a fast-moving story. *Circulation.* 2004;109:3064–3067.
249. Burzotta F, Romagnoli E, Trani C, et al. Intracoronary administration of abciximab acutely increases flow through culprit vessels of patients with acute coronary syndromes undergoing percutaneous coronary intervention. *Circulation.* 2003;108:e138.
250. Lee S-W, Park S-W, Hong M-K, et al. Triple versus dual antiplatelet therapy after coronary stenting. *J Am Coll Cardiol.* 2005;46:1833–1837.
251. Levy JH. *Anaphylactic Reactions in Anaesthesia and Intensive Care.* New York: Butterworth-Heinemann, 1992.
252. Gammie JS, Zenati M, Kormos RL, et al. Abciximab and excessive bleeding in patients undergoing emergency cardiac operations. *Ann Thorac Surg.* 1998;65.465–469
253. Lemmer JH, Metzdorff MT, Krause AH, et al. Emergency coronary artery bypass surgery in abciximab treated patients. Ann Thorac Surg. 2000;69:90–95.
254. Koreny M, Riedmüller E, Nikfardjam M, et al. Arterial puncture closing devices compared with standard manual compression after cardiac catheterization systematic review and meta-analysis. *JAMA.* 2004;291:350–357.
255. Slaboom T, Kiemeneij F, Laarman GJ, et al. Outpatient coronary angioplasty: feasible and safe. *Cathet Cardiovasc Intervent.* 2005;64:421–427.
256. Black AJR, Anderson HV, Ellis SG. *Complications of Coronary Angioplasty.* New York: Marcel Dekker, 1991.
257. Shook TL, Sun GW, Burstein S, et al. Comparison of percutaneous transluminal coronary angioplasty outcome and hospital costs for low-volume and high-volume operators. *Am J Cardiol.* 1996;77(5):331–336.
258. Ellis SG, Weintraub W, Holmes D, et al. Relation of operator volume and experience to procedural outcome of percutaneous coronary revascularization at hospitals with high interventional volumes. *Circulation.* 1997;95:2479–2486.
259. Harjai KJ, Berman AD, Grines CL, et al. Impact of interventionalist volume, experience, and board certification on coronary angioplasty outcomes in the era of stenting. *Am J Cardiol.* 2004;94:421–426.
260. Abdelmeguid AE, Topol EJ. The myth of the myocardial "infarctlet" during percutaneous coronary revascularization procedures. *Circulation.* 1996;94:3369–3375.
261. Abdelmeguid AE, Topol EJ, Whitlow PL, et al. Significance of mild transient release of creatine kinase-MB fraction after percutaneous coronary interventions. *Circulation.* 1996;94:1528–1536.
262. Ellis SG, Chew D, Chan A, et al. Death following creatine kinase-MB elevation after coronary intervention: identification of an early risk period: importance of creatine kinase-MB level, completeness of revascularization, ventricular function, and probable benefit of statin therapy. *Circulation.* 2002;106:1205–1211.
263. Kini A, Marmur JD, Kini S. Creatine kinase-MB elevation after coronary intervention correlates with diffuse atherosclerosis, and low-to-medium elevation has a benign clinical course: implications for the early discharge after coronary intervention. *J Am Coll Cardiol.* 1999;34:663–671.
264. Fink MP, Abraham E, Vincent J-L, et al., eds. *Textbook of Critical Care.* 5th ed. Philadelphia: WB Saunders, 2005.
265. Vlodaver Z, Edwards JE. Pathology of coronary atherosclerosis. *Prog Cardiovasc Dis.* 1971;14:256–274.
266. Waller BF. The eccentric coronary atherosclerotic plaque: morphologic observations and clinical relevance. *Clin Cardiol.* 1989;12:14–20.
267. Mintz GS, Popma JJ, Pichard AD, et al. Limitations of angiography in the assessment of plaque distribution in coronary artery disease. *Circulation.* 1996;93:924–931.
268. Myler RK, Shaw RE, Stertzer SH, et al. Lesion morphology and coronary angioplasty: current experience and analysis. *J Am Coll Cardiol.* 1992;19:1641–1652.
269. Ellis SG, Vandormael MG, Cowley MJ, et al. Coronary morphologic and clinical determinants of procedural outcome with angioplasty for multivessel coronary disease: implications for patient selection. *Circulation.* 1990;82:1193–1202.
270. Uretsky BF, Denys BG, Counihan PC, et al Angioscopic evaluation of incompletely obstructing coronary intraluminal filling defects: comparison to angiography. *Cathet Cardiovasc Diagn.* 1994;33(4):323–329.
271. Waxman S, Sassower MA, Mittelman MA, et al. Angioscopic predictors of early adverse outcome after coronary angioplasty in patients with unstable angina and non-q-wave myocardial infarction. *Circulation.* 1996;93:2106–2113.
272. Waller BF. "Crackers, breakers, stretchers, drillers, scrapers, shavers, burners, welders, and melters": the future treatment of atherosclerotic coronary artery disease. A clinical-morphological assessment. *J Am Coll Cardiol.* 1989;13:969–987.
273. Mintz GS, Pichard AD, Kent KM, et al. Axial plaque redistribution as a mechanism of percutaneous transluminal coronary angioplasty. *Am J Cardiol.* 1996;77:427–430.
274. Ahmed JM, Mintz GS, Weissman NJ, et al. Mechanism of lumen enlargement during intracoronary stent implantation: an intravascular ultrasound study. *Circulation.* 2000;102:7–10.
275. Buja LM, Willerson JT, Murphree SS. Pathobiology of arterial wall injury, atherosclerosis, and coronary angioplasty. In: Black AJR, Anderson HV, Ellis SG, eds. *Complications of Coronary Angioplasty.* New York: Marcel Dekker, 1991:11–34.
276. Leimgruber PP, Roubin GS, Anderson HV, et al. Influence of intimal dissection on restenosis after successful angioplasty. *Circulation.* 1985;72:530–535.
277. TAUSA Investigators, Ambrose JA, Almeida OD, Sharma SK, et al. Angiographic evolution of intracoronary thrombus and dissection following percutaneous transluminal coronary angioplasty (The Thrombolysis and Angioplasty in Unstable Angina [TAUSA] trial). *Am J Cardiol.* 1997;79:559–563.
278. Peters JRG, Kok WEM, Di Carlo C, et al. Prediction of restenosis after coronary balloon angioplasty: results of PICTURE (Post-IntraCoronary Treatment Ultrasound Result Evaluation), a prospective multicenter Intracoronary ultrasound imaging study. *Circulation.* 1997;95:2254–2261.
279. Sheris SJ, Canos MR, Weissman NJ. Natural history of intravascular ultrasound-detected edge dissections from coronary stent deployment. *Am Heart J.* 2000;139:59–63.
280. Sharma SK, Israel DH, Kamean JL, et al. Clinical, angiographic, and procedural determinants of major and minor coronary dissection during angioplasty. *Am Heart J.* 1993;126:39–47.
281. Hermans WR, Rensing BJ, Foley DP, et al. Therapeutic dissection after successful coronary balloon angioplasty: no influence on restenosis or on clinical outcome in 693 patients. The MERCATOR Study Group. *J Am Coll Cardiol.* 1992;20:767–780.
282. Lincoff AM, Popma JJ, Ellis SG, et al. Abrupt vessel closure complicating coronary angioplasty: clinical, angiographic and therapeutic profile. *J Am Coll Cardiol.* 1992;19:926–935.
283. Koul AK, Hollander G, Moskovits N, et al. Coronary artery dissections during pregnancy and the postpartum period: two case report and review. *Cathet Cardiovasc Intervent.* 2001;52:88–94.
284. Cowley MJ, Dorros G, Kelseay SF, et al. Acute coronary events associated with percutaneous transluminal coronary angioplasty. *Am J Cardiol.* 1984;53:12C.
285. Mintz GS, Nissen SE, Anderson WD, et al. American College of Cardiology Clinical Expert Consensus Document on standards for acquisition, measurement and reporting on intravascular ultrasound studies (IVUS). *J Am Coll Cardiol.* 2001;37:1480–1492.
286. Almeda FQ, Barkatullah S, Kavinsky CJ. Spontaneous coronary artery dissection. *Clin Cardiol.* 2004;27:377–380.

287. Bulkey BH, Roberts WE. Dissecting aneurysm (hematoma) limited to coronary artery. A clinicopathologic study of six patients. *Am J Med.* 1973;55:747–756.
288. Sage MD, Koelmeyer TD, Smeeton WM. Fatal postpartum coronary artery dissection. A light—and electron—microscope study. *Am J Forens Med Pathol.* 1986;7:107–111.
289. Gunning MG, Williams IL, Jewitt DE, et al. Coronary artery perforation during percutaneous intervention: incidence and outcome. *Heart.* 2002;88:495–498.
290. Ellis SG, Ajluni S, Arnold SZ, et al. Increased coronary perforation in the new device era. Incidence, classification, management, and outcome. *Circulation.* 1994;90:2725–2302.
291. Ajluni SC, Glazier S, Blankenship L, et al. Perforations after percutaneous coronary interventions: clinical, angiographic, and therapeutic observations. *Cathet Cardiovasc Diagn.* 1994;32:206–223.
292. Gruberg L, Pinnow E, Flood R, et al. Incidence, management, and outcome of coronary artery perforation during percutaneous coronary intervention. *Am J Cardiol.* 2000;86: 680–682.
293. Stankovic G, Orlic D, Corvaja N, et al. Incidence, predictors, in-hospital, and late outcomes of coronary artery perforations. *Am J Cardiol.* 2004;93(2):213–216.
294. Witzke CF, Martin-Herrero F, Clarke SC, et al. The Changing Pattern of Coronary Perforation During Percutaneous Coronary Intervention in the New Device Era. *J Invasive Cardiol.* 2004;16:297–301.
295. Dippel EJ, Kereiakes DJ, Tramuta DA, et al. Coronary perforation during percutaneous coronary intervention in the era of abciximab platelet glycoprotein IIb/IIIa blockade: an algorithm for percutaneous management. *Cathet Cardiovasc Intervent.* 2001;52: 279–286.
296. Rogers JH, Lasala JM. Coronary artery dissection and perforation complicating percutaneous coronary intervention. *J Invasive Cardiol.* 2004;16:493–499.
297. Kloner RA, Jennings RB. Consequences of brief ischemia: stunning, preconditioning, and their clinical implications. Part 1. *Circulation.* 2001;104:2981–2989.
298. Kloner RA, Jennings RB. Consequences of brief ischemia: stunning, preconditioning, and their clinical implications. Part 2. *Circulation.* 2001;104.3158–167.
299. Kloner RA, Bolli R, Marban E, et al. Medical and cellular implications of stunning, hibernation and preconditioning. *Circulation.* 1998;97:1848–1867.
300. Ellis SG, Roubin GS, King SB III, et al. Angiographic and clinical predictors of acute closure after native vessel coronary angioplasty. *Circulation.* 1988;77:372–379.
301. Balcon R, Beyar R, Chierchia S, et al. Recommendations on stent manufacture, implantation and utilization. *Eur Heart J.* 1997;18:1536–1547.
302. Wöhrle J, Grebe OC, Nusser T, et al. Reduction of major adverse cardiac events with intracoronary compared with intravenous bolus application of abciximab in patients with acute myocardial infarction or unstable angina undergoing coronary angioplasty. *Circulation.* 2001;107: 1840–1843.
303. Kloner RA, Ganote CE, Jennings RB. The "no-reflow" phenomenon after temporary coronary occlusion in the dog. *J Clin Invest.* 1974;54:1496–1508.
304. Krug A, de Rochemont WM, Korb G. Blood supply of the myocardium after temporary coronary occlusion. *Circ Res.* 1966;19:57–62.
305. Schofer J, Montz R, Matthey D. Scintigraphic evidence of the "no-reflow" phenomenon in human beings after coronary thrombolysis. *J Am Coll Cardiol.* 1985;5:593–598.
306. Wilson RF, Laxson DD, Lesser JR, White CW. Intense microvascular constriction after angioplasty of acute thrombotic coronary artery lesions. *Lancet.* 1989;i:807–811.
307. Piana RN, Paik GY, Moscucci M, et al. Incidence and treatment of "no-reflow" after percutaneous coronary intervention. *Circulation.* 1994,89:2514–518.
308. Williams MS, Coller BS, Vaananen HJ, et al. Activation of platelets in platelet-rich plasma by rotablation is speed-dependent and can be inhibited by abciximab (c7E3 Fab; ReoPro). *Circulation.* 1998;98:742–748.
309. Rezkalla SH, Kloner RA. No-reflow phenomenon. *Circulation.* 2002;105:656–662.
310. Eeckhout E, Kern MJ. The coronary no-reflow phenomenon: a review of mechanisms and therapies. *Eur Heart J. 2001*;22:729–739.
311. Pomerantz RM, Kuntz RE, Diver DJ, et al. Intracoronary verapamil for the treatment of distal microvascular coronary artery spasm following PTCA. *Cathet Cardiovasc Diagn.* 1991;24:283–285.
312. Ishihara M, Sato H, Tateishi H, et al. Attenuation of the no-reflow phenomenon after coronary angioplasty for acute myocardial infarction with intracoronary papaverine. *Am Heart J.* 1996;132:959–963.
313. Fischell TA, Carter AJ, Foster MT, et al. Reversal of no-reflow during vein graft stenting using high velocity boluses of intracoronary adenosine. *Cathet Cardiovasc Diagn.* 1998;45.360–365.
314. Assali AR, Sdringola S, Ghani M, et al. Intracoronary adenosine administered during percutaneous intervention in acute myocardial infarction and reduction in the incidence of no-reflow phenomenon. *Cathet Cardiovasc Intervent.* 2000;51:27–31.
315. Parham WA, Bouhasin A, Ciaramita JP, et al. Coronary hyperaemic dose responses of intracoronary sodium nitroprusside. *Circulation.* 2004;109:1236–1243.
316. Rawitscher D, Levin DN, Cohen I, et al. Rapid reversal of no-reflow using abciximab after coronary device intervention. *Cathet Cardiovasc Diagn.* 1997,42:187–190.
317. Meier B, Grüntzig AR, King SB III, et al. Risk of side branch occlusion during coronary angioplasty. *Am J Cardiol.* 1984;53:10–14.
318. Boxt LM, Meyerovitz MF, Taus RH, et al. Side branch occlusion complicating percutaneous transluminal angioplasty. *Radiology.* 1986,161:681–683.
319. Arora RR, Raymond RE, Dimas AP, et al. Side branch occlusion during coronary angioplasty: incidence, angiographic characteristics, and outcome. *Cathet Cardiovasc Diagn.* 1989;18:210–212.
320. Urban P, Macaya C, Rupprecht HJ, et al. Randomized evaluation of anticoagulation versus antiplatelet therapy after coronary stent implantation in high-risk patients: multicenter aspirin and ticlodipine trial after intracoronary stenting (MATTIS). *Circulation.* 1998;98:2126–2132.
321. Colombo A, Hall P, Nakamura S, et al. Intracoronary stenting without anticoagulation accomplished with intravascular ultrasound guidance. *Circulation.* 1995;91:1676–1688.
322. Nakamura S, Hall P, Gaglione A el al. High pressure assisted coronary stent implantation accomplished without intravascular ultrasound guidance and subsequent anticoagulation. *J Am Coll Cardiol.* 1997;29:21–27.
323. Campbell R, Edelman ER. Endovascular stent design dictates experimental restenosis and thrombosis. *Circulation.* 1995;91:2995–3001.
324. Honda Y, Fitzgerald PJ. Stent thrombosis: an issue revisited in a changing world. *Circulation.* 2003;108:2–5.
325. Gurbel PA, Bliden KP, Guyer K, et al. Platelet reactivity in patients with recurrent events pos-stenting: Results of the PREPARE POST-STENTING study. *J Am Coll Cardiol.* 2005;46:1820–1826.
326. Cheneau E. Leborgne L, Mintz GS, et al. Predictors of subacute stent thrombosis: results of a systemic intravascular ultrasound study. *Circulation.* 2003;108:43–47.
327. Cutlip DE, Baim DS, Ho KK, et al. Stent thrombosis in the modern era: a pooled analysis of multicenter coronary stent clinical trials. *Circulation.* 2001;103:1967–1971.
328. Orford JL, Lennon R, Melby S, et al. Frequency and correlation of coronary stent thrombosis in the modern era: analysis of a single center registry. *J Am Coll Cardiol.* 2002;40:1567–1572.
329. Kastrati A, Koch W, Gawaz M, et al. PIA polymorphism of glycoprotein IIIa and risk of adverse events after coronary stent placement. *J Am Coll Cardiol.* 2000;36:84–89.
330. Gurbel PA, Bliden KP, Hiatt BL, et al. Clopidogrel for coronary stenting: response variability, drug resistance, and the effect of pretreatment platelet reactivity. *Circulation.* 2003;107:2908–2913.
331. Farb A, Burke AP, Kolodgie FD, et al. Pathological mechanisms of fatal late coronary thrombosis in humans. *Circulation.* 2003;108:1701–1706.
332. Wenaweser P, Rey C, Eberli FR, et al. Stent thrombosis following bare-metal stent implantation: success of emergency percutaneous coronary intervention and predictors of adverse outcome. *Eur Heart J.* 2005;26:1180–1187.
333. Moreno R, Fernandez C, Hernandez R, et al. Drug-eluting stent thrombosis. Results from a pooled analysis including 10 randomized studies. *J Am Coll Cardiol.* 2005;45:954–959.
334. Iakovou I, Schmidt T, Bonizzoni E, et al. Incidence, predictors, and outcome of thrombosis after successful implantation of drug-eluting stents. *JAMA.* 2005;293:2126–2130.
335. Kandzari DE,Mark DB. Intracoronary brachytherapy: time to sell short? *Circulation.* 2002;106(6):646–648.
336. Assali AR, Sdringola S, Ghani M, et al. Timing of coronary stent thrombosis in patients treated with prophylactic tirofiban. *J Invasive Cardiol.* 2000;12(9):460–463.
337. Chieffo A, Bonizzoni E, Orlic D, et al. Intraprocedural stent thrombosis during implantation of sirolimus-eluting stents. *Circulation.* 2004;109:2732–2736.
338. Vimani R, Guagliumi G, Farb A, et al. Localized hypersensitivity and late coronary thrombosis secondary to a sirolimus-eluting stent. Should we be cautious? *Circulation.* 2004;109:701–705.
339. Teierstein P, Reilly JP. Late stent thrombosis in brachytherapy: the role of long-term antiplatelet therapy. *J Invasive Cardiol.* 2002;14:109–114.
340. Reynolds MR, Rinaldi DE, Pinto DS, et al. Current clinical characteristics and economic impact of subacute stent thrombosis. *J Invasive Cardiol.* 2002;14:363–368.
341. Silva JA, White CJ, Ramee SR, et al. Treatment of coronary stent thrombosis with rheolytic thrombectomy: results from a multicenter experience. *Cathet Cardiovasc Intervent.* 2003;58:11–17.
342. Brummel KE, Jenny NS, Mann KG. Molecular and cellular hemostasis and fibrinolysis. In Lanzer P, Topol EJ, eds. *PanVascular Medicine: Integrated Clinical Approach.* New York: Springer-Verlag, 2002:287–318.
343. van Gestel MA, Heemskerk JWM, Slaaf DW, et al. Real-time detection of activation patterns in individual platelets during thromboembolism in vivo: differences between thrombus growth and embolus formation. *J Vasc Res.* 2002;39:534–543.
344. Keeley EC, Velez CA, O'Neill WW, et al. Long-term clinical outcome and predictors of major adverse cardiac events after percutaneous interventions on saphenous vein grafts. *J Am Coll Cardiol.* 2001;38:659–665.
345. Henrique JP, Zjilstra F, Ottervanger JP, et al. Incidence and clinical significance of distal embolization during primary angioplasty for acute myocardial infarction. *Eur Heart J.* 2002;23:1112–1117.
346. MacDonald RG, Feldman RL, Conti CR, et al. Thromboembolic complications of coronary angioplasty. *Am J Cardiol.* 1984;54:916–917.
347. Weyne AE, Heyndricks GR, Vanderckhove YR, et al. Embolization complicating coronary angioplasty in the presence of an intracoronary thrombus. *Clin Cardiol.* 1986;9:463–465.
348. Topol EJ, Leya F, Pinkerton CA, et al. for the CAVEAT-study group. A comparison of coronary angioplasty with directional atherectomy in patients with coronary artery disease. *N Engl J Med.* 1993;329:221–227.
349. Gorog DA, Foale RA, Malik I. Distal myocardial protection during percutaneous coronary intervention. *J Am Coll Cardiol.* 2005;46:1434–1445.
350. Grube E, Schofer JJ, Webb J, et al. Evaluation of a balloon occlusion and aspiration system for protection from distal embolization during stenting saphenous grafts. *Am J Cardiol.* 2002;89:941–945.
351. Baim DS, Wahr D, George B, et al. Randomized trial of a distal embolic protection device during percutaneous intervention of saphenous vein aorto-coronary bypass grafts. *Circulation.* 2002;105:1285–1290.
352. Yip HK, Wu CJ, Chang HW, et al. Effect of PercuSurge GuardWire device on the integrity of microvasculature and clinical outcomes during primary transradial coronary intervention in acute myocardial infarction. *Am J Cardiol.* 2003;92:1331–1335.
353. Stone GW, Webb J, Cox DA, et al. Distal microcirculatory protection during percutaneous coronary intervention in acute ST-segment elevation myocardial infarction. *JAMA.* 2005;293:1063–1072.
354. Garratt KN. Coronary stent retrieval: devices and techniques. In: Ellis SG, Holmes DR Jr., eds. *Strategic Approaches in Coronary Interventions.* Philadelphia: Lippincott Williams & Wilkins, 2000;441–451.
355. Fischell T. Coronary artery spasm after percutaneous transluminal coronary angioplasty: pathophysiology and clinical consequences. *Cathet Cardiovasc Diagn.* 1990;19:1–3.
356. Mohri M, Shimokawa H, Takeshita A. Coronary artery spasm: clinical aspects. In Lanzer P,

Topol EJ, eds. *PanVascular Medicine: Integrated Clinical Approach.* New York: Springer-Verlag, 2002:921–929.

357. Grewe K, Presti CF, Perez JA. Torsion of an internal mammary graft during percutaneous transluminal coronary angioplasty: a case report. *Cathet Cardiovasc Diagn.* 1990;19: 195–197.
358. Deligonul U, Tatineni S, Johnson R, et al. Accordion right coronary artery: an unusual complication of PTCA guidewire entrapment. *Cathet Cardiovasc Diagn.* 1991;23:111–113.
359. Rauh RA, Ninneman RW, Joseph D, et al. Accordion effect in tortuous right coronary arteries during percutaneous transluminal coronary angioplasty. *Cathet Cardiovasc Diagn.* 1991;23:107–110.
360. Ziada KM, Roffi M, Crowe TD, et al. Adventitial hematoma triggering coronary spasm during percutaneous coronary intervention. *J Invasive Cardiol.* 2001;13:464–466.
361. Wong A, Cheng A, Chan C, et al. Cardiogenic shock caused by severe coronary artery spasm immediately after coronary stenting. *Tex Heart J.* 2005;32.78–80.
362. Rashid H, Marshall RJ, Diver DJ, et al. Spontaneous and diffuse coronary artery spasm unresponsive to conventional intracoronary pharmacological therapy: a case report. *Cathet Cardiovasc Intervent.* 2000;49:188–191.
363. Kahn JK, Hartzler GO. The spectrum of symptomatic coronary air embolism during balloon angioplasty: causes, consequences, and management. *Am Heart J.* 1990;119: 1374–1377.
364. Bruschke AVG, Proudfit WI, Sones FM. Progress study of 590 consecutive nonsurgical cases of coronary artery disease followed 5–9 years. *Circulation.* 1973;47:147–153.
365. Lim JS, Proudfit WI, Sones FM. Left main coronary arterial obstruction: Long term follow up of 141 nonsurgical cases. *Am J Cardiol.* 1975;36: 131–135.
366. Conley MJ, Ely RL, Kisslo J, et al. The prognostic spectrum of left main stenosis. *Circulation.* 1978;57:947–952.
367. Takaro T, Peduzzi P, Detre KM, et al. Survival in subgroups of patients with left main coronary artery disease. Veterans Administration Cooperative Study of Surgery for Coronary Arterial Occlusive Disease. *Circulation.* 1982;66:14–22.
368. Yusuf S, Zucker D, Peduzzi P, et al. Effect of coronary artery bypass graft surgery on survival: overview of 10-year results from randomised trials by the Coronary Artery Bypass Graft Surgery Trialists Collaboration. *Lancet.* 1994;344:563–570.
369. Eagle KA, Guyton RA, Davidoff R, et al. ACC/AHA 2004 guideline update for coronary artery bypass graft surgery: summary article: a report of the American College of Cardiology/American Heart Association Task Force on Practice Guidelines (Committee to update the 1999 guidelines for coronary artery bypass graft surgery). *Circulation.* 2004;110:1168–1176.
370. Bentivoglio LG, VanRaden MJ, Kelsey SF, et al. Percutaneous transluminal coronary angioplasty (PTCA) in patients with relative contraindications: Results of the National Heart, Lung and Blood Institute PTCA registry. *Am J Cardiol.* 1984;53: 82C-88C.
371. Stertzer SH, Myler RK, Insel H, et al. Percutaneous transluminal coronary angioplasty in left main stem coronary stenosis: a five-year appraisal. *Int J Cardiol.* 1985;9:149–159.
372. Hartzler GO, Rutherford BD, McConahay DR, et al. 'High-risk' percutaneous transluminal coronary angioplasty. *Am J Cardiol.* 1988;62(suppl):33G-37G.
373. O'Keefe JH Jr., Hartzler GO, Rutherford BD, et al. Left main coronary angioplasty: early and late results of 127 acute and elective procedures. *Am J Cardiol.* 1989;64:144–147.
374. Marso SP, Steg G, Plokker T, Holmes D, et al. Catheter-based reperfusion of unprotected left main stenosis during an acute myocardial infarction: the ULTIMA experience. *Am J Cardiol.* 1999;83:1513–1517.
375. Tan WA, Tamai H, Park S-J, et al. for the ULTIMA investigators. Long-Term Clinical Outcomes after unprotected left main trunk percutaneous revascularization in 279 patients *Circulation.* 2001;104:1609–1614.
376. Sperker W, Gyongyosi M, Kiss K, et al. Short and long term results of emergency and elective percutaneous interventions on left main coronary artery stenoses. *Cathet Cadiovasc Intervent.* 2002;56:22–29.
377. Neri R, Migliorini A, Moschi G, et al. Percutaneous reperfusion of left main coronary disease complicated by acute myocardial infarction. *Cathet Cadiovasc Intervent.* 2002;56:31–34.
378. Park S-J, Lee CW, Kim Y-H, et al. Technical feasibility, safety, and clinical outcome of stenting of unprotected left main coronary artery bifurcation narrowing. *Am J Cardiol.* 2002;90:374–378.
379. Ellis SG, Tamai H, Nobuyoshi M, et al. Contemporary percutaneous treatment of unprotected left main coronary stenoses. Initial results from a multicenter registry analysis 1994–1996. *Circulation.* 1997;96:3867–3872.
380. Park S-J, Kom Y-H, Lee B-K, et al. Sirolimus-eluting stent implantation for unprotected left main coronary artery stenosis. *J Am Coll Cardiol.* 2005;45:351–356.
381. Chieffo A, Stankovic G, Bonizzoni E, et al. Early and mit-term results of drug- eluting stent implantation in unprotected left main. *Circulation.* 2005;111:791–795.
382. Isner JM, Kishel J, Kent KM, et al. Accuracy of angiographic determination of left main coronary arterial narrowing. Angiographic-histologic correlative analysis in 28 patients. *Circulation.* 1981;63:1056–1064.
383. Cameron A, Kemp HG Jr., Fisher LD, et al. Left main coronary artery stenosis: angiographic determination. *Circulation.* 1983;68:484–489.
384. Fassa A-A, Wagatsuma K, Higano ST, et al. Intravascular ultrasound-guided treatment for angiographically indeterminate left main coronary artery disease: a long term follow-up study. *J Am Coll Cardiol.* 2005,45.204–211.
385. Valgimigli AP, Van Mieghem CA, Rodriquez-Granillo GA, et al. Comparison of early outcome of percutaneous coronary intervention for unprotected left main coronary artery disease in the drug-eluting stent era with versus without intravascular ultrasonic guidance. *Am J Cardiol.* 2005;95:644–647.
386. Park SJ, Hong M, Lee CW, et al. Elective stenting of unprotected left main coronary artery stenosis. Effect of debulking before stenting and intravascular ultrasound guidance. *J Am Coll Cardiol.* 2001;38:1054–1060.
387. Janzen J, Lanzer P, Rothenberger-Janzen K, et al. Variable extension of the transitional zone in the medial structure of the carotid artery tripod. *VASA.* 2001;30:101–107.
388. Topol EJ, Ellis SG, Fishman J, et al. Multicenter study of percutaneous transluminal angioplasty for right coronary artery ostial stenosis. *J Am Coll Cardiol.* 1987;9:1214–1218.
389. Tank KH, Sulke N, Taub N, et al. Percutaneous coronary angioplasty of aorto ostial, non-aorta ostial, and branch ostial stenoses: acute and long-term outcome. *Eur Heart J.* 1995;16:631–639.
390. Sabri MN, Cowley MJ, DiSciascio G, et al. Immediate results of interventional devices for coronary ostial narrowing with angina pectoris. *Am J Cardiol.* 1994;73:122–125.
391. Rocha-Singh K, Morris N, Wong SC, et al. Coronary stenting for treatment of ostial stenoses of native coronary arteries or aortocoronary saphenous venous grafts. Am J Cardiol 1995;75:26–9.
392. Iakovou I, Ge L, Michev I, et al. Clinical and angiographic outcome after sirolimus-eluting stent implantation in aorto-ostial lesions. *J Am Coll Cardiol.* 2004;44:967–971.
393. Umeda H, Iwase M, Kanda H, et al. Promising efficacy of primary gradual and prolonged balloon angioplasty in small coronary arteries: a randomized comparison with cutting balloon angioplasty and conventional balloon angioplasty. *Am Heart J.* 2004;147:E4.
394. Mauri L, Bonan R, Weiner BH, et al. Cutting balloon angioplasty for the prevention of restenosis: results of Cutting Balloon Global Randomized Trial. *Am J Cardiol.* 2002;90:1079–1083.
395. Mauri L, Bonan R, Weiner BH, et al. Cutting balloon angioplasty for the prevention of restenosis: results of Cutting Balloon Global Randomized Trial. *Am J Cardiol.* 2002;90:1079–1083.
396. Albiero R, Silber S, De Mario C, et al. Cutting balloon versus conventional balloon angioplasty for the treatment of in-stent restenosis: results of restenosis cutting balloon evaluation trial (RESCUT). *J Am Coll Cardiol.* 2004;43:943–949.
397. Schettler G, Nerem RM, Schmid-Schönbein H, et al., eds. *Fluid Dynamics as a Localizing Factor for Atherosclerosis.* Berlin: Springer Verlag, 1983.
398. Fry DL. Acute vascular endothelial changes associated with increased blood velocity gradients. *Circ Res.* 1968;22:165–197.
399. Caro CG, Fitz-Gerald JM, Schroter RC. Atheroma and arterial wall shear: servation, correlation and proposal of a shear dependent mass transfer mechanism for atherogenesis. *Proc R Soc Lond B Biol Sci.* 1971;177:109–159.
400. Asakura T, Karino T. Flow patterns and spatial distribution of atherosclerotic lesions in human coronary arteries. *Circ Res.* 1990;66:1045–1066.
401. Younis HF, Kaazempur-Mofrad MR, Chan RC, et al. Hemodynamics and wall mechanics in human carotid bifurcation and its consequences for atherogenesis: investigation of inter-individual variation. *Biomech Model Mechanobiol.* 2004;3:17–32.
402. Irace C, Cortese C, Fiaschi E, et al. Wall shear stress is associated with intima-media thickness and carotid atherosclerosis in subjects at low coronary heart disease risk. *Stroke.* 2004;35:464–468.
403. Lefevre T, Louvard Y, Morice M-C, et al. Stenting of bifurcation lesions: a rational approach. *J Intervent Cardiol.* 2001;14:573–586.
404. Pompa J, Bashore T. Qualitative and quantitative angiography—bifurcation lesions. In: Topol E, ed. *Textbook of Interventional Cardiology.* Philadelphia: WB Sounders, 1994: 1055–1058.
405. Koller P, Safian RD. Bifurcation stenosis. In: Freed M, Grinces C, Safian RD, eds. *The New Manual of Interventional Cardiology.* Birmingham, MI: Physicians Press, 1996:229–243.
406. Spokojny AM, Sanborn TM. The bifurcation lesion. In Ellis SG, Holmes DR Jr., eds. *Strategic Approaches in Coronary Intervention.* Baltimore: Williams & Wilkins, 1996:288.
407. George BS, Myler RK, Stertzer SH, et al. Balloon angioplasty of coronary bifurcation lesions: the kissing balloon technique. *Cathet Cardiovasc Diagn.* 1986;12:124–138.
408. Renkin J, Wijns W, Hanet C, et al. Angioplasty of bifurcation stenoses. *Cathet Cardiovasc Diagn.*;22:167–173.
409. Weinstein JS, Baim DS, Sipperly ME, et al. Salvage of branch vessels during bifurcation lesion angioplasty: acute and long-term follow-up. *Cathet Cardiovasc Diagn.* 1991;22:1–6.
410. Aliabadi D, Tilli FV, Bowers TR, et al. Incidence and angiographic predictors of side-branch occlusion following high-pressure intracoronary stenting. *Am J Cardiol.* 1997;80:994–997.
411. Al Suwaidi J, Berger PB, Rihal CS, et al. Immediate and long-term outcome of intracoronary stent implantation for true bifurcation lesions. *J Am Coll Cardiol.* 2000;35:929–936.
412. Brueck M, Scheinert D, Flachskampf FA, et al. Sequential vs. kissing balloon angioplasty for stenting of bifurcation coronary lesions. *Cathet Cardiovasc Intervent.* 2002;55:61–66.
413. Garot P, Lefevre T, Savage M, et al. Nine-month outcome of patients treated by percutaneous coronary interventions for bifurcation lesions in the recent era. A report from the Prevention of Restenosis with Tranislat and Its Outcomes (PRESTO) Trial. *J Am Coll Cardiol.* 2005;46:606–612.
414. Richter Y, Groothuis A, Seifert P, et al. Dynamic flow alterations dictate leucocyte adhesion and response to endovascular interventions. *J Clin Invest.* 2004;113:1607–1614.
415. Alexander RW. Getting stents to go with the flow. *J Clin Invest.* 2004;113:1532–1534.
416. Yamashita T, Nishida T, Adamian MG, et al. Bifurcation lesions†: two stents versus one stent—immediate and follow-up results. *J Am Coll Cardiol.* 2000;35:1145–1151.
417. Schampaert E, Fort S, Adelman AG, et al. The V-stent: a novel technique for bifurcation stenting. *Cathet Cardiovasc Diagn.* 1993;39:320–326.
418. Sharma SK, Choudhury A, Lee J, et al. Simultaneous kissing stents (SKS) technique for treating bifurcation lesions in medium-to-large size coronary arteries. *Am J Cardiol.* 2004;94:913–917.
419. Colombo A, Stankovic G, Orlic D, et al. Modified T-stenting technique with crushing for bifurcation lesions: immediate results and 30-day outcome. *Cathet Cardiovasc Intervent.* 2003;60:145–151.
420. Teierstein PS. Kissing Palmaz-Schatz stents for coronary bifurcation stenosis. *Cathet Cardiovasc Diagn.* 1996;37:307–310.
421. Fort S, Lazzam C, Schwartz L. Coronary "Y" stenting: a technique for angioplasty of bifurcation stenoses. *Can J Cardiol.* 1996;12:678–682.
422. Baim DS. Is bifurcation stenting the answer? *Cathet Cardiovasc Diagn.* 1996;37:314–316.
423. Chevalier B, Glatt B, Royer T, et al. Placement of coronary stents in bifurcation lesions by the "culotte" technique. *Am J Cardiol.* 1998;82:943–949.
424. Colombo A, Moses JW, Morice MC, et al. Randomized study to evacuate sirolimus-eluting stents implanted at coronary bifurcation lesions. *Circulation.* 2004;109:1244–1249.
425. Lefevre T, Ormiston J, Guagliumi G, et al. The Frontier stent registry: safety and feasibil-

ity of a novel dedicated stent for the treatment of bifurcation coronary artery lesions. *J Am Coll Cardiol.* 2005;46:592–598.
426. Simonton CA III. The bifurcation lesion. B. The role of coronary atherectomy. In Ellis SG, Holmes DR Jr., eds. Philadelphia: Lippincott Williams & Wilkins, Strategic Approaches in Coronary Intervention, 2ed. 2000:229–232.
427. Stankovic G, Colombo A, Bersin R, et al. Comparison of directional coronary atherectomy an stenting versus stenting alone for the treatment of de novo and restenotic coronary artery narrowing. *Am J Cardiol* .2004;93.953–958.
428. Reimers B, Colombo A. The bifurcation lesion. A. The role of stents. In Ellis SG, Holmes DR Jr., eds. Philadelphia: Lippincott Williams & Wilkins, Strategic Approaches in Coronary Intervention, 2ed.2000:211–229.
429. Iakovou I, Ge L, Colombo A. Contemporary stent treatment of coronary bifurcations. *J Am Coll Cardiol.* 2005;46:1446–1455.
430. Favaloro RG. Saphenous vein graft in the surgical treatment of coronary artery disease: operative technique. *J Thorac Cardiovasc Surg.* 1969;58:178–185.
431. Garrett HE, Dennis EW, DeBakey ME. Aortocoronary bypass with saphenous vein graft: seven-year follow-up. *JAMA.* 1973;223:792–794.
432. Aranki S, Aroesty JM. Long-term outcome after coronary artery bypass graft surgery. Available at: www.patients.uptodate.com. Accessed December 22, 2005)
433. Motwani JG, Topol EJ. Aortocoronary saphenous vein graft disease: pathogenesis, predisposition, and prevention. *Circulation.* 1998;97:916–931.
434. Loop FD, Lytle BW, Cosgrove DM, et al. Influence of the internal-mammary-artery graft on 10-year survival and other cardiac event. *N Engl J Med.* 1986;314:1–6.
435. Goldman S, Zadina K, Moritz T, et al. Long-term patency of saphenous vein and left internal mammary artery grafts after coronary artery bypass surgery: results from a Department of Veterans Affairs Cooperative Study. *J Am Coll Cardiol.* 2004;44:2149.
436. Domanski MJ, Borkowf CB, Campeau L, et al. Prognostic factors for atherosclerosis progression in saphenous vein grafts: the Postcoronary Artery Bypass Graft (Post-CABG) trial. Post-CABG Trial Investigators. *J Am Coll Cardiol.* 2000;36:1877–1883.
437. Sanz G, Pajaron A, Alegria E, et al. Prevention of early aortocoronary bypass occlusion by low dose aspirin and dipyridamole. Grupo Espanol para el Seguimiento del Injerto Coronario (GESIC) *Circulation.* 1990;82:769–773.
438. Bhatt DL, Chew DP, Hirsch AT, et al. Superiority of clopidogrel versus aspirin in patients with prior cardiac surgery. *Circulation.* 2001;103:363–368.
439. MRC/BHF Heart Protection Study of cholesterol lowering with simvastatin in 20,536 high-risk individuals: a randomised placebo-controlled trial. *Lancet.* 2002;360:7–12.
440. Kjoller-Hansen L, Steffensen R, Grande P. The Angiotensin-converting Enzyme Inhibition Post Revascularization Study (APRES). *J Am Coll Cardiol.* 2000;35:881–888.
441. Chen L, Theroux P, Lesperance J, et al. Angiographic features of vein grafts versus ungrafted coronary arteries in patients with unstable angina and previous bypass surgery *J Am Coll Cardiol.* 1996 28: 1493–1499.
442. Loop FD, Lytle BW, Cosgrove DM, et al. Reoperation for coronary atherosclerosis: changing practice in 2509 consecutive patients. *Ann Surg.* 1990;212:378–386.
443. de Feyeter PJ, van Suylen RJ, de Jaegere PP, et al. Balloon angioplasty for the treatment of lesions in saphenous vein grafts. *J Am Coll Cardiol.* 1993;21:1539–1549.
444. Savage MP, Douglas JS, Fischman DL, et al. for the Saphenous Vein De Novo Trial Investigators. Stent placement compared with balloon angioplasty for obstructed coronary bypass grafts. *N Engl J Med.* 1997;337:740–747.
445. Roffi M, Mukherjee D, Chew DP, et al. Lack of benefit from intravenous platelet glycoprotein IIb/IIIa receptor inhibition as adjunctive treatment for percutaneous interventions of aortocoronary bypass grafts. A pooled analysis of five randomized clinical trials. *Circulation.* 2002;106:3063–3067.
446. ChoussatR, BlackAJ, Bossi I, et al. Long-term clinical outcome after endoluminal reconstruction of diffusely degenerated saphenous vein grafts with less-shortening Wallstents. *J Am Coll Cardiol.* 2000;36:387–394.
447. Gruberg L, Hong MK, Mehran R, et al. In-hospital and long-term results of stent deployment compared with balloon angioplasty for treatment of narrowing at the saphenous vein graft distal anastomosis site. *Am J Cardiol.* 1999;84:1381–1386.
448. Sdringola S, Assali AR, Ghani M, et al. Risk assessment of slow- and no-reflow phenomenon in aorto coronary vein graft percutaneous intervention. *Cathet Cardiovasc Intervent.* 2001;54:318–324.
449. Popma JJ, Holper EE, Kuntz RE. Distal protection devices during percutaneous saphenous vein graft intervention: has a new standard of care been established? *Curr Intervent Cardiol Rep.* 2001;3:275–278.
450. Lefkovits J, Holmes DR, Califf R, et al. Predictors and sequelae of distal embolization during saphenous vein graft intervention from the CAVEAT-II trial. *Circulation.* 1995;92:734–740.
451. Hong M, Mehran R, Dangas G. Creatine-kinase-MB enzyme elevation following successful saphenous vein graft intervention is associated with late mortality. *Circulation.* 1999;100:2400–2405.
452. MautnerSL, Mautner GC, Hunsbarger SA, et al. Comparison of composition of atherosclerotic plaques in saphenous veins used as aortocoronary bypass conduits with plaques in native coronary artery in the same men. *Am J Cardiol.* 1992;70:1380–1385.
453. Holmes DR Jr., Topol EJ, Califf RM, et al. A multicenter, randomized trial of coronary angioplasty versus directional atherectomy for patients with saphenous vein bypass graft lesions. *Circulation.* 1995;91:1966–1974.
454. Bittl JA, Sanborn TA, Yardley DE, et al. Predictors of outcome of percutaneous excimer laser coronary angioplasty of saphenous vein bypass graft lesions. *Am J Cardiol.* 1994;74:144–148.
455. Singh M, Rosenschein U, Kalon KL, et al. Treatment of saphenous vein grafts with ultrasound thrombolysis: a randomized study. *Circulation.* 2003;107:2331–2336.
456. Stone GW, Cox DA, Low R, et al. for the X-tract Investigators. Safety and efficacy of a novel device for treatment of thrombotic and atherosclerotic lesions in native coronary arteries and saphenous vein grafts: results from the multicenter X-sizer for treatment of thrombus and atherosclerosis in coronary applications trial (X-TRACT) study. *Cathet Cardiovasc Intervent.* 2003;58:419–427.
457. Baim DS, Wahr D, George B, et al. Saphenous vein graft Angioplasty Free of Emboli Randomized (SAFER) Trial Investigators. Randomized trial of a distal embolic protection device during percutaneous intervention of saphenous vein aorto-coronary bypass grafts. *Circulation.* 2002;105:1285–1290.
458. Stone GW, Rogers C, Hermiller J, et al. Randomized comparison of distal protection with a filter-based catheter and a balloon occlusion and aspiration system during percutaneous intervention of diseased saphenous vein aorto-coronary bypass grafts. *Circulation.* 2003;108:548–553.
459. Ge L, Iakovou I, Sangiorgi GM, et al. Treatment of saphenous vein graft lesions with drug-eluting stents. Immediate and midterm outcome. *J Am Coll Cardiol.* 2005;45:989–994.
460. Vineberg AM. Development of an anastomosis between the coronary vessels and a transplanted internal mammary artery. *Can Med Assoc J.* 1946;55:117–119.
461. Kolesov VI. Mammary artery-coronary artery anastomosis as method of treatment for angina pectoris. *J Thorac Cardiovasc Surg.* 1967;54:535–544.
462. Garrett HE, Dennis EW, DeBakey ME. Aortocoronary bypass with saphenous vein graft. Seven-year follow-up. *JAMA.* 1973;223:792–794.
463. Favaloro RG. Saphenous vein autograft replacement of severe segmental coronary artery occlusion: operative technique. *Ann Thorac Surg.* 1968;5:334–339.
464. Favaloro RG. Landmarks in the development of coronary artery bypass surgery. *Circulation.* 1998;98:466–478.
465. Loop FD. Internal-thoracic-artery grafts: biologically better coronary arteries. *N Engl J Med.* 1996;334:263–265.
466. Cameron A, Davis KB, Green G, et al. Coronary bypass surgery with internal thoracic artery grafts: effects on survival over a 15-year period. *N Engl J Med.* 1996;334:216–219.
467. Goldman S, Zadina K, Moritz T, et al. Long-term patency of saphenous vein and left internal mammary artery grafts after coronary artery bypass surgery: results from a Department of Veterans Affairs Cooperative Study. J Am Coll Cardiol. 2004;44:2149.
468. Ura M, Sakata R, Nakayama Y, et al. Long-term patency rate of right internal thoracic artery bypass via the transverse sinus. *Circulation.* 1998;98:2043–2048.
469. Carpentier A, Guermonprez JL, Deloche A, et al. The aorta-to-coronary radial artery bypass graft. A technique avoiding pathological changes in grafts. *Ann Thorac Surg.* 1973;16:111–121.
470. Conklin LD, Ferguson ER, Reardon MJ. The technical aspects of radial artery harvesting. *Tex Heart Inst J.* 2001;28(2):129–131.
471. Acar C, Jebara VA, Porthogese M, et al. Revival of the radial artery for coronary artery bypass grafting. *Ann Thorac Surg.* 1992;54:652–660.
472. Manasse E, Sperti G, Suma H, et al. Use of the radial artery for myocardial revascularization. *Ann Thorac Surg.* 1996;62:1076–1083.
473. Zacharias A, Habib RH, Schwann TA, et al. Improved survival with radial artery versus vein conduits in coronary bypass surgery with left internal thoracic artery to left anterior descending artery grafting. *Circulation.* 2004;109:1489–1496.
474. Weinschelbaum EE, Macchia A, Caramutti VM, et al. Myocardial revascularization with radial and mammary arteries: initial and mid-term results. *Ann Thorac Surg.* 2000;70:1378–1383.
475. Iaco AL, Teodori G, Di Giammarco G, et al. Radial artery for myocardial revascularization: long-term clinical and angiographic results. *Ann Thorac Surg.* 2001;72:464–469.
476. Khot UN, Friedman DT, Pettersson G, et al. Radial artery bypass grafts have an increased occurrence of angiographically severe stenosis and occlusion compared with left internal mammary arteries and saphenous vein grafts. *Circulation.* 2004;109:2086–2091.
477. Desai ND, Cohen EA, Naylor CD, et al. A randomized comparison of radial-artery and saphenous-vein coronary bypass grafts. *N Engl J Med.* 2004;351:2302–2309.
478. Nottin R, Grinda JM, Anidjar S, et al. Coronary-coronary bypass graft: an arterial conduit-sparing procedure. *J Thorac Cardiovasc Surg.* 1996;112:1223–1230.
479. Barner HB. New arterial conduits for coronary bypass surgery. *Semin Thorac Cardiovasc Surg.* 1994;6:78–80.
480. Grandjean GJ, Boonstra PW, den Heyer P, et al. Arterial revascularization with the right gastroepiploic artery and internal mammary arteries in 300 patients. *J Thorac Cardiovasc Surg.* 1994;107:1309–1315.
481. Dietl CA, Benoit CH, Gilbert CL, et al. Which is the graft of choice for the right coronary and posterior descending arteries? Comparison of the right internal mammary and the right gastroepiploic artery. *Circulation.* 1995;92(suppl II):II-92-II-97.
482. Bonchek LI, Ullyot DJ. Minimally invasive coronary bypass: a dissenting opinion. *Circulation.* 1998;98:495–497.
483. Kereiakes DJ, George B, Sterzter SH, et al. Percutaneous angioplasty of left internal mammary artery grafts. *Am J Cardiol.* 1985;55:1215–1216.
484. Pinkerton CA, Slack JD, Orr CM, et al. Percutaneous transluminal angioplasty involving the internal mammary artery bypass grafts: a femoral approach. *Cathet Cardiovasc Diagn.* 1987;13:414–418.
485. Shimshack TM, Giorgi LV, Johnson WL, et al. Applications of PTCA to the internal mammary artery graft. *J Am Coll Cardiol.* 1988;12:1205–1214.
486. Hearne SE, Davidson CJ, Zidar JP, et al. Internal mammary artery graft angioplasty: acute and long-term outcome. *Cathet Cardiovasc Diagn.* 1998;44:153–156.
487. Sharma AK, McGlynn S, Apple S, et al. Clinical outcome following stent implantation in internal mammary artery grafts. *Cathet Cardiovasc Intervent.* 2003;59:436–441.
488. Osborn L, Vernon S, Reynolds B, et al. Screening for subclavian artery stenosis in patients who are candidates for coronary bypass surgery. *Cathet Cardiovasc Intervent.* 2002;66: 162–165.
489. Boston DR, Malouf A, Barry WH. Management of intracoronary thrombosis complicating percutaneous transluminal coronary angioplasty. *Clin Cardiol.* 1996;19:536–542.
490. Blankenship JC. Right coronary artery pseudo-transection due to mechanical straightening during coronary angioplasty. *Cathet Cardiovasc Diagn.* 1995;36:43–45.
491. Sharma S, Makkar RM. Percutaneous intervention on the LIMA: tackling the tortuosity. *J Invasive Cardiol.* 2003;15:359–362.
492. Jacq L, Lancelin B, Brenot P, et al. Percutaneous transluminal angioplasty of ostial lesions of internal mammary artery grafts. *Cathet Cardiovasc Intervent.* 2001;52:368–372.
493. Christofferson RD, Lehmann KG, Martin GV, et al. Effect of chronic total coronary occlu-

sion on treatment strategy. *Am J Cardiol.* 2005;95:1088–1091
494. Suero JA, Marso SP, Jones PG, et al. Procedural outcomes and long-term survival among patients undergoing percutaneous coronary intervention of a chronic total occlusion in native coronary arteries: a 20-year experience. *J Am Coll Cardiol.* 2001;38:409–414.
495. Hoye A, van Domburg RT, Sonnenschein K, et al. Percutaneous coronary intervention for chronic total occlusions: the Thoraxcenter experience 1992–2002. *Eur Heart J.* 2005;26:2630–2636.
496. Kim CB, Braunwald E. Potential benefits of late reperfusion of infarcted myocardium. The open artery hypothesis. *Circulation.* 1993;88:2426–2436.
497. Topol EJ, Califf RM, Vandormael M, et al. A randomized trial of late reperfusion therapy for acute myocardial infarction. *Circulation.* 1992;85:2090–2099.
498. Dzavik V, Beanlands DS, Davies RF, et al. Effects of late percutaneous transluminal coronary angioplasty of an occluded infarct-related coronary artery on left ventricular function in patients with a recent (<6 weeks)Q-wave myocardial infarction (Total Occlusion post-Myocardial Infarction Intervention Study[TOMIIS])—a pilot study. *Am J Cardiol.* 1994;73:856–861.
499. Sadanandan S, Buller C, Menon V, et al. The late open artery hypothesis—a decade later. *Am Heart J.* 2001;142:411–421.
500. Heyndrickx GR, Serruys PW, van de Brand M, et al. Transluminal angioplasty after mechanical recanalization in patients with chronic occlusion of coronary artery. *Circulation.* 1982;66:II-5A.
501. Maiello L, Colombo A, Almagor Y, et al. Coronary stenting with balloon-expandable stent after the recanalization of chronic total occlusions. *Cathet Cardiovasc Diagn.* 1993;28: 293–296.
502. Simes PA, Golf S, Myreng Y, et al. Stenting in Chronic Coronary Occlusion (SICCO): a randomized, controlled trial of adding stent implantation after successful angioplasty. *J Am Coll Cardiol.* 1996;28:1444–1451.
503. Mori M, Kurogane H, Hayashi T, et al. Comparison of results of intracoronary implantation of Palmaz-Schatz stent with conventional balloon angioplasty in chronic total coronary artery occlusion. *Am J Cardiol.* 1996;78:958–959.
504. Rubartelli P, Niccoli L, Verna E, et al. Stent implantation versus balloon angioplasty in chronic coronary occlusions: results from GISSOC trial. *J Am Coll Cardiol.* 1998;32:90–96.
505. Lotan C, Rozenman Y, Hendler A, et al. Stents in total occlusion for restenosis prevention: the multicentre randomized STOP study. *Eur Heart J.* 2000;21:1960–1966.
506. Hoher M, Wohrle M, Grebe OC, et al. A randomized trial of elective stenting after balloon recanalization of chronic total occlusions. *J Am Coll Cardiol.* 1999,34:722–729.
507. Sievert H, Rohde S, Utech A, et al. Stent or angioplasty after recanalization of chronic coronary occlusions? (The SARECCO trial). *Am J Cardiol.* 1999;84:386–390.
508. Buller CE, Dzavik V, Carere RG, et al. Primary stenting versus balloon angioplasty in occluded coronary arteries: the Total Occlusion Study of Canada (TOSCA). *Circulation.* 1999;100:236–242.
509. Hoher M, Wohrle J, Grebe OC, et al. A randomized trial of elective stenting after balloon recanalization of chronic total occlusions. *J Am Coll Cardiol.* 1999;34:722–729.
510. Werner GS, Bahrmann P, Mutschke O, et al. Determinants of target vessel failure in chronic total coronary occlusions after stent implantation: the influence of collateral function and coronary hemodynamics. *J Am Coll Cardiol.* 2003;42:219–225.
511. Werner GS, Krack A, Schwarz G, et al. Prevention of lesion recurrence in chronic total coronary occlusions by paclitaxel-eluting stents. *J Am Coll Cardiol.* 2004;44:2301–2306.
512. Ge L, Iakovou I, Cosgrave J, et al. Immediate and long-term outcomes of sirolimus-eluting stent implantation for chronic total occlusions. *Eur Heart J.* 2005;26:1056–1062.
513. Werner GS, Emig U, Mutschke O. Regression of collateral function after recanalization of chronic total coronary occlusions: a serial assessment by intracoronary pressure and Doppler recordings. *Circulation.* 2003;108:2877–2827.
514. Serruys PW, Umans V, Heyndrickx GR, et al. Elective PTCA of totally occluded coronary arteries not associated with acute myocardial infarction: short-term und long-term results. *Eur Heart J.* 1985;6:2–12.
515. Maiello L, Colombo A, Gianrossi R, et al. Coronary angioplasty of chronic occlusions: factors predictive of procedural success. *Am Heart J.* 1992;124:581–584.
516. Meier B. "Occlusion angioplasty". light at the end of the tunnel or dead end? *Circulation.* 1992;85:1214–1216.
517. Stewart JT, Denne L, Bowker TJ, et al. Percutaneous transluminal coronary angioplasty in chronic coronary artery occlusion. *J Am Coll Cardiol.* 1993;21:1371–1376.
518. Dzavik V. Restenosis and reocclusion after recanalization of an occluded coronary artery: is there a light at the end of the tunnel? *Curr Intervent Cardiol Rep.* 2001;3:311–317.
519. Suzuki T, Hosokawa H, Yokoya K, et al. Time-dependent morphological characteristics in angiographic chronic total coronary occlusions. *Am J Cardiol.* 2001;88:167–169.
520. Kobayashi Y, De Gregorio J, Kobayashi N, et al. Stented segment length as an independent predictor of restenosis. *J Am Coll Cardiol.* 1999;34:651.
521. Colombo A, Mikhail GW, Michev I, et al. Treating chronic total occlusions using subintimal tracking and reentry: The STAR technique. *Cathet Cardiovasc Intervent.* 2005;407–411.
522. Segev A, Strauss BH. Novel approaches for the treatment of chronic total coronary occlusions. *J Intervent Cardiol.* 2004;17:411–416.
523. Schwartz SM, deBlois D, O'Brien ER. The intima. Soil for atherosclerosis and restenosis. *Circ Res.* 1995;77:445–465.
524. Nikol S, Huehns TY, Hofling B. Molecular biology and post-angioplasty restenosis. *Atherosclerosis.* 1996;123:17–31.
525. Agema WRP, Jukema JW, Pimstone WN, et al. Genetic aspects of restenosis after percutaneous coronary interventions: towards more tailored therapy. *Eur Heart J.* 2001;22:2058–2074.
526. Mintz GS, Popma JJ, Pichard AD, et al. Arterial remodelling after coronary angioplasty. *Circulation.* 1996,94:35–43.
527. Tierstein PS, Massullo V, Jani S, et al. Three-year clinical and angiographic follow-up after intracoronary radiation: results of a randomized clinical trial. *Circulation.* 2000;101:360–365.
528. Nissen SE, Gurley JC, Grines CL, et al. Intravascular ultrasound assessment of lumen size and wall morphology in normal subjects and patients with coronary artery disease. *Circulation.* 1991;84:1087–1099.
529. Bruining N, Sabate N, de Feyter PJ, et al. Quantitative measurements of in-stent restenosis: a comparison between quantitative coronary ultrasound and quantitative coronary angiography. *Cathet Cardiovasc Intervent.* 1999;48:133–142.
530. Kereiakes DJ, Kuntz RE, Mauri L, et al. Surrogates, substudies, and real clinical end-points in trials of drug-eluting stents. *J Am Coll Cardiol.* 2005;45:1206–1212.
531. Casterella PJ, Teirstein PS. Prevention of coronary restenosis. *Cardiol Rev.* 1999;7:219–231.
532. Gilbert J, Raboud J, Zinman B. Meta-analysis of the effect of diabetes on restenosis rates among patients receiving coronary angioplasty stenting. *Diabetes Care.* 2004;27:990–1012.
533. Kastrati A, Dirschinger J, Boekstegers P, et al. Influence of stent design on 1-year outcome after coronary stent placement: a randomized comparison of five stent types in 1, 147 unselected patients. *Cathet Cardiovasc Intervent.* 2000;50:290–297.
534. Radke PW, Kaiser A, Frost C, et al. Outcome after treatment of coronary in-stent restenosis: results from a systematic review using meta-analysis techniques. *Eur Heart J.* 2003;24:266–273.
535. Levin T, Cutlip D, Baim DS. Intracoronary stent restenosis. Available at: http://patients.uptodate.com/topic.asp?file=chd/55508. Accessed November 8, 2005.
536. Kastrati A. Mehili J, Dirschinger J, et al. Intracoronary stenting and angiographic results: strut thickness effect on restenosis outcome. *Circulation.* 2001;103:2816–2821.
537. Leon MB, Tierstein PS, Moses JW, et al. Localized intracoronary gamma-radiation therapy to inhibit the recurrence restenosis after stenting. *N Engl J Med.* 2001;344:250–256.
538. Popma JF, Suntharalingam M, Lansky A, et al. Randomized trial of 90Sr/90Y γ-radiation versus placebo control for treatment of in-stent restenosis. *Circulation.* 2002;106: 1090–1096.
539. Waksman R, Raizner AE, Yeung AC, et al. Use of localised intracoronary beta radiation in treatment of in-stent restenosis: the INHIBIT randomised controlled trial. *Lancet.* 2002;359: 551–557.
540. Waksman R, Weinberger J. Coronary brachytherapy in the drug-eluting stent era. Don't bury it alive. *Circulation.* 2003;108:386–388.
541. Babapulle MN, Joseph L, Belisle P, et al. A hierarchical Bayesian meta-analysis of randomised clinical trials of drug-eluting stents. *Lancet.* 2004;364:583–589.
542. Costa MA, Simon DI. Molecular basis of restenosis and drug-eluting stents. *Circulation.* 2005;111:2257–2263.
543. Moses JW, Leon MB, Popma JJ, et al. Sirolimus-eluting stents versus standard stents in patients with stenosis in a native coronary artery. *N Engl J Med.* 2003;349:1315–1319.
544. Schofer J, Schluter M, Gershlick AH, et al. Sirolimus-eluting stents for treatment of patients with long atherosclerotic lesions in small coronary arteries: double-blind, randomised controlled trial (E-SIRIUS). *Lancet.* 2003;362:1093–1097.
545. Stone GW, Ellis SG, Cox DA, et al. A polymer-based, paclitaxel-eluting stent in patients with coronary artery disease. *N Engl J Med.* 2004;350:221–226.
546. Mauri L, Orav EJ, O'Malley AJ, et al. Relationship of late loss in lumen diameter to coronary restenosis in sirolimus-eluting stents. *Circulation.* 2005;111:321–328.
547. Mauri L, Orav EJ, Kuntz RE. Late loss in lumen diameter and binary restenosis for drug-eluting stent comparison. *Circulation.* 2005;111:3435–3442.
548. Sousa JE, Costa MA, Abizaid A, et al. Four-year angiographic and intravascular ultrasound follow-up of patients treated with sirolimus-eluting stents. *Circulation.* 2005;111: 2326–2332.
549. Grube E, Silber S, Hauptmann KE, et al. Two-year-plus follow-up of a paclitaxel-eluting stent in de novo coronary narrowings (TAXUS I). *Am J Cardiol.* 2005;96:79.
550. Carrozza JP Jr. Sirolimus-eluting stents: does a great stent still need a good interventionalist? *J Am Coll Cardiol.* 2004;43:1116–1121.
551. Lemos PA, Saia F, Ligthart JM, et al. Coronary restenosis after sirolimus-eluting stent implantation: morphological description and mechanistic analysis from a consecutive series of cases. *Circulation.* 2003;108:257–262.
552. Fujii K, Mintz GS, Kobayashi Y, et al. Contribution of stent underexpansion to recurrence after sirolimus-eluting stent implantation for in-stent restenosis. *Circulation.* 2004;109:1085–1090.
553. Lemos PA, Hoye A, Goedhart D, et al. Clinical, angiographic, and procedural predictors of angiographic restenosis after sirolimus-eluting stent implantation in complex patients: an evaluation from the Rapamycin-Eluting Stent Evaluated At Rotterdam Cardiology Hospital (RESEARCH) study. *Circulation.* 2004;109:1366–1371.
554. Ong AT, Serruys PW, Aoki J, et al. The unrestricted use of paclitaxel- versus sirolimus-eluting stents for coronary artery disease in an unselected population: one-year results of the Taxus-Stent Evaluated at Rotterdam Cardiology Hospital (T-SEARCH) registry. *J Am Coll Cardiol.* 2005;45:1135–1141.
555. Windecker S, Remondino A, Eberli FR, et al. Sirolimus-eluting and paclitaxel-eluting stents for coronary revascularization. *N Engl J Med.* 2005;353:653–659.
556. Dibra A, Kastrati A, Mehilli J, et al. Paclitaxel-eluting or sirolimus-eluting stents to prevent restenosis in diabetic patients. *N Engl J Med.* 2005;353:663–671.
557. Kastrati A, Dibra A, Eberle S, et al. Sirolimus-eluting stents vs paclitaxel-eluting stents in patients with coronary artery disease: meta-analysis of randomized trials. *JAMA.* 2005;294:819–826.
558. Pache J, Dibra A, Mehili J, et al. Drug-eluting stents compared with thin-strut bare stents for the reduction of restenosis: a prospective, randomized trial. *Eur Heart J.* 2005;26:1262–1268.
559. Sirolimus: mechanism of action. Available at: www.rxlist.com/cgi/generic2/sirolimus_cp.htm. Accessed December 26, 2005.
560. Cordis, Johnson and Johnson. Instruction for Use Cypher TM Sirolimus-eluting coronary stent on raptor over-the-wire delivery system and Cypher TM Sirolimus-eluting coronary stent on raptorrail rapid exchange delivery system available at: http://www.fda.gov/cdrh/PDF2/p020026c.pdf. Accessed June 7, 2006.
561. Morice MC, Serruys PW, Sousa JE, et al. A randomized comparison of a sirolimus-eluting stent with a standard stent for coronary revascularization. *N Engl J Med.* 2002;346:1773–1780.
562. Albumin bound paclitaxel: mechanism of action. Available at: www.rxlist.com/cgi/generic3/abraxane_cp.htm. Accessed December 26, 2005.
563. Taxus Express Coronary Stent System. Summary of safety and effectiveness data. Available

at: www.fda.gov/cdrh/pdf3/P030025b.pdf. Accessed December 26, 2005.
564. Grube E, Silber S, Hauptmann KE, et al. Six- and twelve-month results from a randomized, double-blind trial on a slow-release paclitaxel-eluting stent for de novo coronary lesions. *Circulation.* 2003;107:38–42.
565. The ERASER Investigators Acute platelet inhibition with abciximab does not reduce In-stent restenosis (ERASER study). *Circulation.* 1999;100:799–806.
566. Wilensky RL, Tanguay JF, Ito S, et al. Heparin infusion prior to stenting (HIPS) trial: final results of a prospective, randomized, controlled trial evaluating the effects of local vascular delivery on intimal hyperplasia. *Am Heart J.* 2000;139:1061–1067.
567. Ellis SG, Roubin GS, Wilentz J, et al. Effect of 18- to 24-hour heparin administration for prevention of restenosis after complicated coronary angioplasty. *Am Heart J.* 1989;117:777–783.
568. Serruys PW, Herrman JP, Simon R, et al. A comparison of hirudin with heparin in the prevention of restenosis after coronary angioplasty. Helvetica Investigators. *N Engl J Med.* 1995;333:757–762.
569. Faxon DP, Spiro TE, Minor S, et al. Low molecular weight heparin in prevention of restenosis after angioplasty. Results of Enoxaparin Restenosis (ERA) Trial. *Circulation.* 1994;90:908–913.
570. Gimple LW, Herrmann HC, Winniford M, et al. Usefulness of subcutaneous low molecular weight heparin (ardeparin) for reduction of restenosis after percutaneous transluminal coronary angioplasty. *Am J Cardiol.* 1999;83:1524–1560.
571. Ten Berg JM, KelderJC, Suttorp MJ, et al. A randomized trial assessing the effect of coumarins started before coronary angioplasty on restenosis: Results of the 6-month angiographic substudy of the Balloon Angioplasty and Anticoagulation Study (BAAS). *Am Heart J.* 2003;145:58–63.
572. Pepine CJ, Hirshfeld JW, Macdonald RG, et al. A controlled trial of corticosteroids to prevent restenosis after coronary angioplasty. M-HEART Group. *Circulation.* 1990;81:1753–1758.
573. Lee CW, Chae JK, Lim HY, et al. Prospective randomized trial of corticosteroids for the prevention of restenosis after intracoronary stent implantation. *Am Heart J.* 1999;138:60–66.
574. Hausleiter J, Kastrati A, Mehilli J, et al. Randomized, double-blind, placebo-controlled trial of oral sirolimus for restenosis prevention in patients with in-stent restenosis: the Oral Sirolimus to Inhibit Recurrent In-stent Stenosis (OSIRIS), trial. *Circulation.* 2004;110:790–795.
575. Waksman R, Ajani AE, Pichard AD, et al. Oral rapamycin to inhibit restenosis after stenting of de novo coronary lesions: the Oral Rapamune to Inhibit Restenosis (ORBIT) study. *J Am Coll Cardiol.* 2004;44:1386–1392.
576. Serruys PW, de Feyter P, Macaya C, et al. Fluvastatin for prevention of cardiac events following successful first percutaneous coronary intervention: a randomized controlled trial. *JAMA.* 2002;287:3215–3220.
577. Lange H, Suryapranata H, De Luca G, et al. Folate therapy and in-stent restenosis after coronary stenting. *N Engl J Med.* 2004;350:2673–2677.
578. Does the new angiotensin converting enzyme inhibitor cilazapril prevent restenosis after percutaneous transluminal coronary angioplasty? Results of the MERCATOR study: a multicenter, randomized, double-blind placebo-controlled trial. Multicenter European Research Trial with Cilazapril after Angioplasty to Prevent Transluminal Coronary Obstruction and Restenosis (MERCATOR) Study Group. *Circulation.* 1992;86:100–110.
579. Desmet W, Vrolix M, De Scheerder I, et al. Angiotensin-converting enzyme inhibition with fosinopril sodium in the prevention of restenosis after coronary angioplasty. *Circulation.* 1994;89:385–392.
580. Serruys PW, Foley DP, Hofling B, et al. Carvedilol for prevention of restenosis after directional coronary atherectomy: final results of the European Carvedilol Atherectomy Restenosis (EUROCARE) trial. *Circulation.* 2000;101:1512–1518.
581. Serruys PW, Foley DP, Pieper M, et al. The TRAPIST Study. A multicentre randomized placebo controlled clinical trial of trapidil for prevention of restenosis after coronary stenting, measured by 3-D intravascular ultrasound. *Eur Heart J.* 2001;22:1938–1947.
582. Holmes DR Jr., Savage M, LaBlanche JM, et al. Results of Prevention of REStenosis with Tranilast and its Outcomes (PRESTO) trial. *Circulation.* 2002;106:1243–1250.
583. Daida H, Kuwabara Y, Yokoi H, et al. Effect of probucol on repeat revascularization rate after percutaneous transluminal coronary angioplasty (from the Probucol Angioplasty Restenosis Trial [PART]). *Am J Cardiol.* 2000;86:550–558.
584. Douglas JS, Holmes DR Jr., Kereiakes DJ, et al. Coronary stent restenosis in patients treated with cilostazol. *Circulation.* 2005;112:2826–2832.
585. Kutryk MJ, Foley DP, van den Brand M, et al. Local intracoronary administration of antisense oligonucleotide against c-myc for the prevention of in-stent restenosis. Results of the randomized Investigation by the Thoraxcenter of Antisense DNA using Local delivery and IVUS after Coronary Stenting (ITALICS) trial. *J Am Coll Cardiol.* 2002;39:281–287.
586. Arampatzis CA, Lemos PA, Tanabe K, et al. Effectiveness of sirolimus-eluting stent for treatment of left main coronary artery disease. *Am J Cardiol.* 2003;92:327–342.
587. Sawhney N, Moses JW, Leon MB, et al. Treatment of left anterior descending coronary artery disease with sirolimus-eluting stents. *Circulation.* 2004;110:374–380.
588. Dangas G, Ellis SG, Shlofmitz R, et al. Outcomes of paclitaxel-eluting stent implantation in patients with stenosis of the left anterior descending coronary artery. *J Am Coll Cardiol.* 2005;45:1186–1191.
589. Seung KB, Kim YH, Park DW, et al. Effectiveness of sirolimus-eluting stent implantation for the treatment of ostial left anterior descending artery stenosis with intravascular ultrasound guidance. *J Am Coll Cardiol.* 2005;46:787–792.
590. Ardissino D, Cavallini C, Bramucci E, et al. Sirolimus-eluting vs uncoated stents for prevention of restenosis in small coronary arteries: a randomized trial. *JAMA.* 2004;292:2727–2734.
591. Schofer J, Schluter M, Gershlick AH, et al. Sirolimus-eluting stents for treatment of patients with long atherosclerotic lesions in small coronary arteries: double-blind, randomised controlled trial (E-SIRIUS). *Lancet.* 2003;362:1093–1098.
592. Lemos PA, Hoye A, Goedhart D, et al. Clinical, angiographic, and procedural predictors of angiographic restenosis after sirolimus-eluting stent implantation in complex patients: an evaluation from the Rapamycin-Eluting Stent Evaluated At Rotterdam Cardiology Hospital (RESEARCH) study. *Circulation.* 2004;109:1366–1370.
593. Moussa I, Leon MB, Baim DS, et al. Impact of sirolimus-eluting stents on outcome in diabetic patients: a SIRIUS (SIRolImUS-coated) Bx Velocity balloon-expandable stent in the treatment of patients with de novo coronary artery lesions) substudy. *Circulation.* 2004;109:2273–2278.
594. Hermiller JB, Raizner A, Cannon L, et al. Outcomes with the polymer-based paclitaxel-eluting TAXUS stent in patients with diabetes mellitus: the TAXUS-IV trial. J Am Coll Cardiol. 2005;45:1172–1179.
595. Dibra A, Kastrati A, Mehili J, et al. Paclitaxel- eluting or sirolimus eluting stents to prevent restenosis in diabetic patients. *N Engl J Med.* 2005;353:663–670.
596. Stone GW, Ellis SG, Cox DA, et al. A polymer-based paclitaxel-eluting stent in patients with complex coronary artery disease: a randomized trial. *JAMA.* 2005;294:1215–1223.
597. Wessely R, Kastrati A, Schömig A. Development of late restenosis in patients receiving a polymer coated sirolimus-eluting stent subsequently to appropriate 6-month angiographic follow-up. *Ann Intern Med.* 2005;143:392–394.
598. Virmani R, Guagliumi G, Farb A, et al. Localized hypersensitivity and late coronary thrombosis secondary to a sirolimus-eluting stent: should we be cautious? *Circulation.* 2004;109: 701–705.
599. McFadden EP, Stabile E, Regar E, et al. Late thrombosis in drug-eluting coronary stents after discontinuation of antiplatelet therapy. *Lancet.* 2004;364:1519–1521.
600. Wong SC, Hong MK, Ellis SG, et al. Influence of stent length to lesion length ratio on angiographic and clinical outcomes after implantation of bare metal and drug-eluting stents (the TAXUS-IV study). *Am J Cardiol.* 2005;95:1043–1048.
601. Mauri L, O'Malley AJ, Popma JJ, et al. Comparison of thrombosis and restenosis risk from stent length of sirolimus-eluting stents versus bare metal stents. *Am J Cardiol.* 2005;95:1140–1147.
602. Neumann F-J, Desmet W, Grube E, et al. Effectiveness and safety of sirolimus-eluting stents in the treatment of restenosis after coronary stent placement. *Circulation.* 2005,111: 2107–2111.
603. Moliterno DJ. Healing Achilles—sirolimus versus paclitaxel. *N Engl J Med.* 2005;353: 724–727.
604. Mehran R, Dangas G, Abizaid AS, et al. Angiographic patterns of in-stent restenosis: classification and implications for long-term outcome. *Circulation.* 1999, 100: 1872–1879.
605. Daoud AS, Florentin RA, Goodale F. Diffuse coronary arteriosclerosis versus isolated plaque in the etiology of myocardial infarction. *Am J Cardiol.* 1964;14:69–74.
606. Fuster V, Moreno PR, Fayad ZA, et al. Atherothrombosis and high-risk plaque: Part I: evolving concepts. *J Am Coll Cardiol.* 2005;46:937–954.
607. Gibson CM, Kirtane AJ, Murphy SA, et al. Distance from the coronary ostium to the culprit lesion in acute ST-elevation myocardial infarction and its implications regarding the potential prevention of proximal plaque rupture. *J Thromb Thrombol.* 2003;15:189–193.
608. Wang JC, Normand S-L T, Mauri L, et al. Coronary artery spatial distribution of acute myocardial infarction occlusions. *Circulation.* 2004;110:278–284.
609. Grottum P, Swindland A, Walloe L. Localization of atherosclerotic lesions in the bifurcation of the left main coronary artery. *Atherosclerosis.* 1983;47:55–62.
610. Sabbah HN, Khaja F, Brymer JF, et al. Blood velocity in the right coronary artery in relation to the distribution of atherosclerotic lesions. *Am J Cardiol.* 1984;53:1008–1012.
611. Asakura T, Karino T. Flow pattern and spatial distribution of atherosclerotic lesions in human coronary arteries. *Circ Res.* 1990;66:1045–1066.
612. Tsutsui H, Yamagashi M, Uematsu M, et al. Intravascular ultrasound evaluation of plaque distribution at curved coronary segments. *Am J Cardiol.* 1998;81:977–981.
613. Rioufol G, Finet G, Ginon I, et al. Multiple atherosclerotic plaque rupture in acute coronary syndrome. A three vessel intravascular ultrasound study. *Circulation.* 2002;106: 804–808.
614. Glaser R, Selzer F, Faxon DP, et al. Clinical progression of incidental, asymptomatic lesions discovered during culprit vessel coronary intervention. *Circulation.* 2005;111:143–149.
615. Gould KL. Methods for pressure-flow analysis and arteriography. In: Gould KL, ed. *Coronary Artery Stenosis and Reversing Atherosclerosis.* London: Arnold, 1999:31–53.
616. Ellis SG, Vandormael MG, Cowley MJ, et al. Coronary morphologic and clinical determinants of procedural outcome with angioplasty for multivessel coronary diseasa *Circulation.* 1990;82:1193–1202.
617. Stevens T, Kahn JK, McCallister BD, et al. Safety and efficacy of percutaneous transluminal coronary angioplasty in patients with left ventricular dysfunction. *Am J Cardiol.* 1991;68:313–318.
618. Bell MR, Bailey KR, Reeder GS, et al. Percutaneous transluminal angioplasty in patients with multivessel coronary disease: how important is complete revascularization for cardiac event-free survival? *J Am Coll Cardiol.* 1990;16:553–539.
619. Botas J, Stadius ML, Bourassa MG, et al. Angiographic correlates of lesion relevance and suitability for percutaneous coronary angioplasty and coronary artery bypass grafting in the Bypass Angioplasty Revascularization Investigation study (BARI). *Am J Cardiol.* 1996;77:805–814.
620. Zimarino M, Calafiore AM, De Caterina R. Complete myocardial revascularization: between myth and reality. *Eur Heart J.* 2005;26:1824–1830.
621. Jones EL, Craver J, Guyton RA, et al. Importance of complete revascularisation in performance of the coronary bypass operation. *Am J Cardiol.* 1983;51:7–13.
622. Lawrie GM, Morris GC Jr., Silvers A, et al. The influence of residual disease after coronary bypass on the 5-year survival rate of 1274 men with coronary artery disease. *Circulation.* 1982;66:717–724.
623. Holmes DR Jr., Reeder GS, Vliestra RE. Role of percutaneous transluminal coronary angioplasty in patients with multivessel disease. *Am J Cardiol.* 1988;61:94–101.
624. Vandormael MG, Chaitman BR, Ischinger T, et al. Immediate and short-term benefit of multilesion coronary angioplasty: influence of degree of revascularization. *J Am Coll Cardiol.* 1985;6:983–988.
625. Mabin TA, Holmes DR Jr., Smith HC, et al. Follow-up clinical results in patients undergoing percutaneous transluminal coronary angioplasty. *Circulation.* 1985,71:94–98.
626. Bourassa MG, Holubkov R, Yeh W, et al. Strategy of complete revascularisation in patients

with multivessel coronary artery disease (a report from the 1985–1986 NHLBI PTCA Registry). *Am J Cardiol.* 1992;70:174–185.

627. Hasdai D, Berger PB, Bell MR, et al. The changing face of coronary interventional practice: The Mayo Clinic Experience. *Arch Intern Med.* 1997;157:677–684.
628. Faxon DP, Ghalili K, Jacob AK. The degree of revascularisation and outcome after multivessel coronary angioplasty. *Am Heart J.* 1997;123:854–860.
629. Hill R, Bagust A, Bakhai A, et al. Coronary artery stents: a rapid systematic review and economic evaluation. Available at: www.ncctha.org/execsumm/summ835.htm. Accessed November 11, 2005.
630. Patil CV, Nikolsky E, Boulos M, et al. Multivessel coronary artery disease†: current revascularization strategies. *Eur Heart J.* 2000;22:1183–1197.
631. Serruys PW for the ARTS-II Investigators. ARTS-II: Arterial Revascularization Therapies Study Part II of the sirolimus-eluting stent in the treatment of patients with multivessel de novo coronary artery lesions. Late Breaking Trial. Presented at the American College of Cardiology, 54th Annual Meeting, Orlando, Florida, March 2005.
632. Riess FC, Schofer J, Kremer P, et al. Beating heart operations including hybrid revascularization: initial experiences. *Ann Thorac Surg.* 1998;66:1076–1081.
633. Hartzler GO, Rutherford BD, McConnahay DR, et al. Percutaneous transluminal coronary angioplasty with and without thrombolytic therapy for treatment of acute myocardial infarction. *Am Heart J.* 1983;106:965–973.
634. Hartzler GO, Rutherford BD, McConnahay DR, et al. Percutaneous transluminal coronary angioplasty: application for acute myocardial infarction. *Am J Cardiol.* 1984;53:117C-121C.
635. Grines CL, Browne KF, Marco J, et al. A comparison of immediate angioplasty with thrombolytic therapy for acute myocardial infarction. *N Engl J Med.* 1993;328:673–679.
636. Stone W, Grines CL, Browne KF, et al. Predictors of in-hospital and 6-month outcome after acute myocardial infarction in the reperfusion-era: the Primary Angioplasty in Myocardial Infarction (PAMI) trial. *J Am Coll Cardiol.* 1995;25:370–377.

Tim C. Rehders
Hüseyin Ince
Stephan Kische
Christoph A. Nienaber

第9章

胸主动脉

主动脉夹层的血管内治疗

急性主动脉夹层是一种少见但非常具有潜在危险的疾病。在美国其发病率约为2.9/100 000人每年，每年发病7000例以上。如果不治疗，早期死亡率可高达每小时1%，因此及时恰当的治疗可明显改善存活率。因而在急性主动脉夹层患者的处置中及时发现并迅速进行诊断性检查至关重要。Stanford A 型 (De Bakey Ⅰ型和Ⅱ型，见图9.1)主动脉夹层的传统治疗包括升主动脉夹层段完全或部分切除的外科血管重建术。因此除了在发生胸腹扩展(De Bakey Ⅰ型)和周围缺血性并发症而行升主动脉远端修复术前为缓解灌注不良外，A型主动脉夹层无血管内介入治疗的临床指征。相反，对于B型夹层，血管覆膜支架治疗的目的在于重建胸主动脉降段，通过采用涤纶覆膜支架封堵1个或多个近端裂口，从而促使假腔内血栓形成[1–4]。与此同时，塌陷真腔的重建也会使分支血流得到重建(图9.2)。灌注不良综合征的各种症状可以经血管内治疗而改善。包括主动脉真腔静态或动态(由于内膜内陷)塌陷(所谓的“假狭窄”，图9.3)、一个或多个重要分支静态或动态闭塞(图9.4)或由于近端裂口开放所致的假性动脉瘤不断扩大。

尽管胸主动脉夹层的手术修复可使90%的外周脉搏短缺迅速得到纠正，但这种方法对合并肠系膜及肾动脉缺血的患者效果不好。肾动脉缺血患者的死亡率为50%~70%，肠系膜缺血患者的死亡率则高达87%[5–7]。在伴急性外周血管缺血性并发症的患者中，手术死亡率与伴肠系膜缺血者相似，院内死亡率达89%[8–11]。外科修复术的手术死亡率为21%~61%，这使得经皮介入治疗得到推广，而且通过血管内球囊对主动脉膜夹层的修复术可治疗肠系膜缺血，这一概念在这种灌注不良并发症病例中作为龛影指征已被讨论[10–12]。

由于在Stanford B 型(De Bakey Ⅲ型)夹层的开放手术后出现脊柱动脉闭塞引起截瘫的风险高达18%[11, 12]，所以其介入治疗及血管覆膜支架置入术也逐渐发展起来。随着技术水平的不断提高，许多病例在各专业医疗中心通过接受血管内覆膜支架置入得到了成功治疗，血管覆膜支架不仅可以覆盖降主动脉处的入口，还可以用于主动脉弓。新近的研究表明，近端破口的闭合对于重建主动脉壁及减小主动脉直径是非常必要的。入口的闭合可导致假腔内压力降低、假腔内血栓形成(图9.5)及主动脉整体的重构[2, 3, 12]。在不久的将来，联合外科和介入治疗将进一步发展，甚至会用于近端夹层[13–15]。

目前血管内主动脉修复的指征

经皮修复术和血管覆膜支架置入术在主动脉夹层治疗中的明确地位尚未完全确定。但介入治疗在主动脉分支动脉静态和动态闭塞的治疗中具有一定的作用。分支动脉静态闭塞可通过在受累侧分支开口处置入血管内支架来解决。而分支动脉动态闭塞可通过在动脉真腔内置入支架来解决，同时是否附加球囊术或分支支架置入术视情况而定。在典型的主动脉夹层中，成功的修复

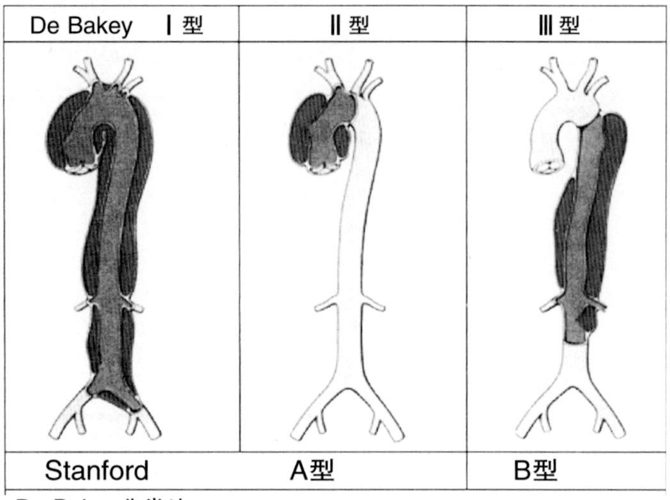

De Bakey　Ⅰ型	Ⅱ型	Ⅲ型
Stanford	A型	B型

De Bakey分类法

Ⅰ型　起源于升主动脉，但夹层至少扩展至主动脉弓，常达主动脉弓以远

Ⅱ型　起源于升主动脉，但夹层仅局限于升主动脉

Ⅲ型　起源于降主动脉，夹层向主动脉远端扩展，极少数亦可向近端逆行扩展到主动脉弓及升主动脉

Stanford 分类法

A 型　累及升主动脉的所有夹层，无论起源何处

B 型　未累及升主动脉的所有夹层

图9.1　胸主动脉夹层的常用分类方法：Stanford 分类法和De Bakey分类法。

术不会改变真腔压力[16]。有时，将裸支架由真腔置入到分支可将活瓣固定在稳定的位置[17]。在慢性动脉夹层中，对已形成纤维组织的夹层膜行修复术可能会导致真假腔之间连接的塌陷，必须置入支架以保证修复术的开通。修复术很少用于从假腔再造一个出口回到真腔，其目的在于阻止假腔内血栓形成和维持完全由假腔供血或由真假腔的分支共同供血，但其缺乏临床获益的证据。相反，修复术可能增加远期动脉破裂的风险，因为较大的撕裂入口会增加流入假腔的血流，为假腔动脉瘤扩张提供了条件。此外，还有假腔栓子脱落导致外周血栓的风险[17, 18]。

解决假腔不断扩大使动脉瘤扩张的最有效方法是用专门的人造血管覆膜支架封闭近端破裂入口。如果无远端破口，其治疗结果最为理想，但这并不是治疗的前提条件。修复术和(或)开口部裸支架的协同治疗有助于改善分支动脉的血流。主动脉真腔头部对主要腹部分支的压迫会导致远端灌注不良(亦称“假狭窄”)，可以通过置入血管覆膜支架扩大受压真腔从而改善主动脉远端血流来纠正[2, 3, 10, 12]。随着假腔内血栓的形成及动脉夹层的修复，最好的结果是假腔内压力的降低及假腔的缩小(图9.2)，甚至一些逆行性A型夹层也可获得这样的效果[14]。与以往的复杂B型夹层手术适应证相似，如夹层导致的剧烈疼痛、假腔直径迅速扩大、大量血液聚集可能预

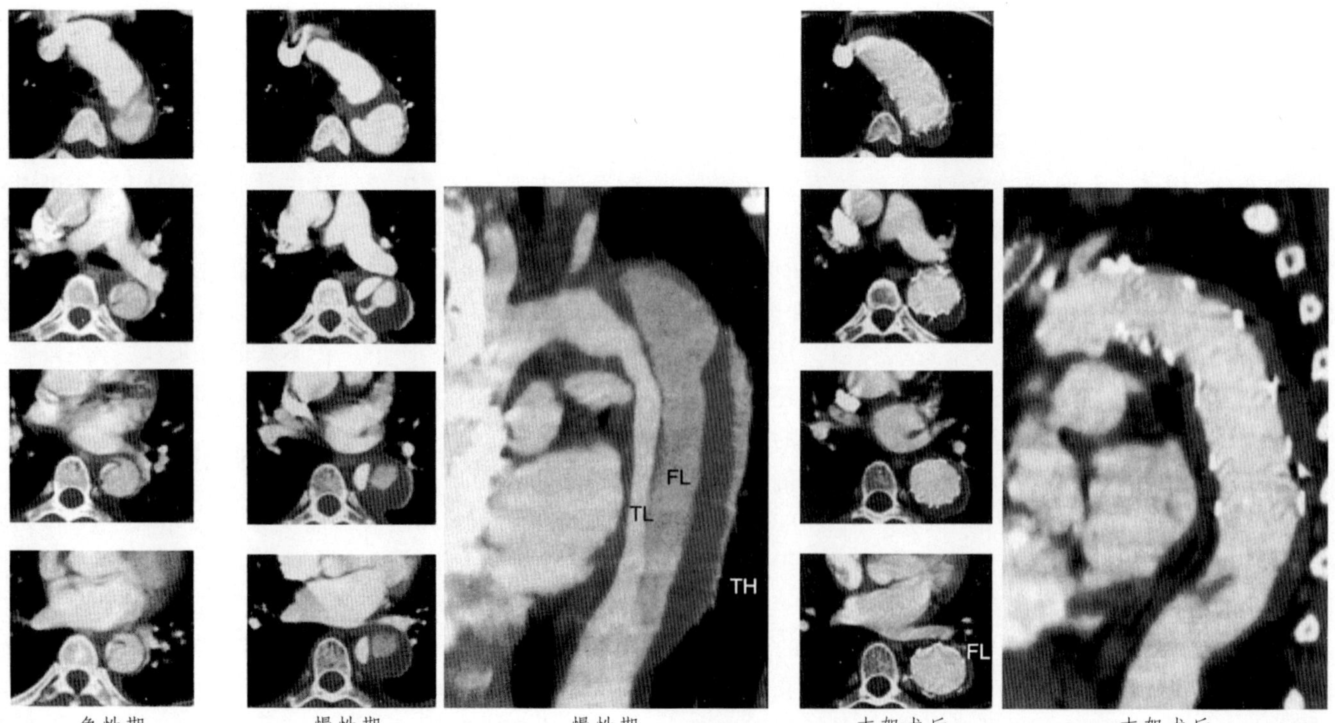

图9.2　一位48岁男性患者有B型主动脉夹层，注意急性期真腔(TL)动态闭塞。在置入血管覆膜支架封闭胸主动脉近端夹层入口后，随时间推移胸主动脉的整个真腔得以重建，伴夹层的主动脉壁完全“愈合”及完全血栓化的假腔(FL)缩小。其他缩略语：Th，血栓。

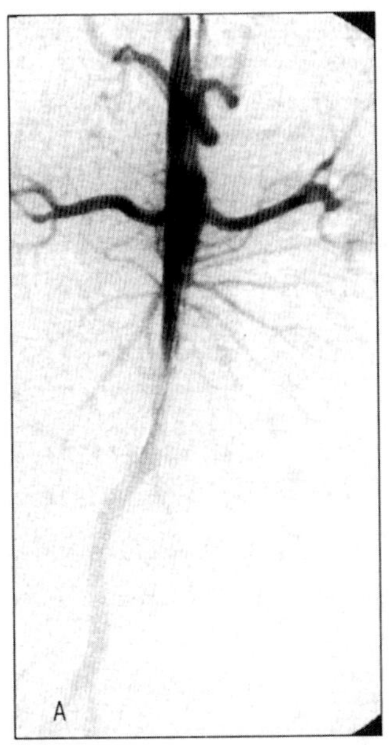

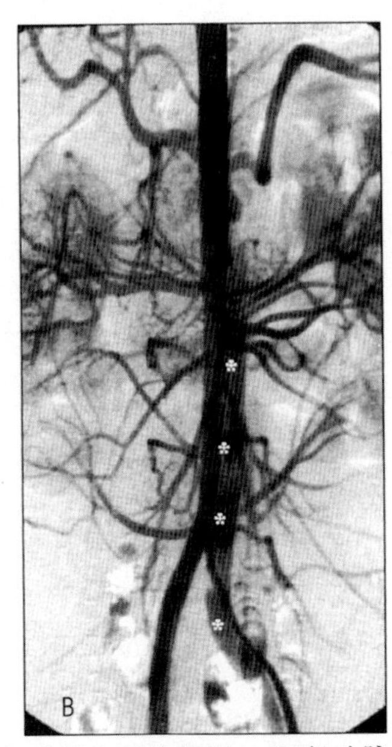

图9.3 胸–腹主动脉B型夹层的数字减影血管造影图。(A)肾动脉远端真腔的动态闭塞导致肠系膜和双下肢灌注不良。(B)在随访中(降主动脉近端置入血管覆膜支架后3个月)发现真腔由于主动脉重构而增宽，患者无症状。但腹主动脉内的假腔(白色星号处)未完全血栓化。

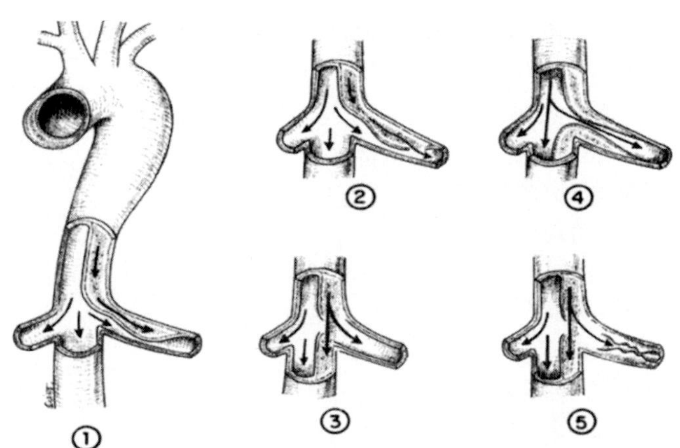

图9.4 主动脉夹层时，其分支静态和动态闭塞的可能类型。

示着血管破裂及远端灌注不良综合征等，这些都是急诊血管覆膜支架置入的适应证[15, 17–19]。而且，迟发并发症如主动脉重要分支灌注不良也证明血管内血管覆膜支架置入(或修复术)是改善远端真腔血流的首选方法。考虑到外科手术修复结果并不优于介入治疗，甚至在无并发症的病例中也是如此，因此仅在上述努力不成功时才考虑外科手术治疗。在一些先进的血管治疗中心，对复杂病例进行腔内介入治疗正在取代外科手术治疗[1–3, 17–20]。表 9.1 汇总了不同的治疗选择。

主动脉内血管覆膜支架置入的技术

主动脉内血管覆膜支架主要用于纠正向主动脉重要分支供血的真腔头部的压力并改善远端血流。而且，应该通过封闭近端的交通减小假腔内的压力，使血流直接流向真腔，并且促进假腔内血栓形成，在血栓纤维化形成后导致主动脉壁重构。由于血管覆膜支架置入将穿过腹腔起始部、肠系膜上动脉及肾动脉，因此不建议经验不足的医生采用这项技术。

根据血管造影、经食道超声(用于检测小的入口)、对比剂增强螺旋CT扫描（急诊情况下不稳定患者的最佳检查方法)、磁共振血管造影(安装起搏器和置入式除颤器的患者禁用）或血管内超声等技术的测量结果，应使用定做的血管覆膜支架覆盖夹层动脉和主要破口约20cm(甚至更长)。最好在采用数字血管造影技术的导管室内完成操作，同时患者需要全麻。股动脉为最常用的穿刺部位，通常可以使用24F的支架系统。应用Seldinger技术，在X线透视或食道超声指引下，将一根260cm的硬导丝通过猪尾导管(软导丝操控)置入真腔。对于腹主动脉有多个入口的复杂病例，可应用两根猪尾导管的“拥抱技术”(图9.6)。一根猪尾导管通过左侧肱动脉进入主动脉真腔，钩住经股动脉进入腹主动脉真腔的另一根猪尾导管，并将其拉升至主动脉弓。该操作确保了硬导丝被放置在准确位置，对准确置入血管覆膜支架非常关键。通过硬导丝小心地推进血管覆膜支架，放置支架时，应用硝普钠将收缩压维持在50~60mmHg以下，从而防止支架移位[21]。置入后用球囊短暂扩张可以使支架进一步贴壁，但只有在胸主动脉交通近端封闭不完全时才可进行上述操作。多普勒超声和X线透视有助于

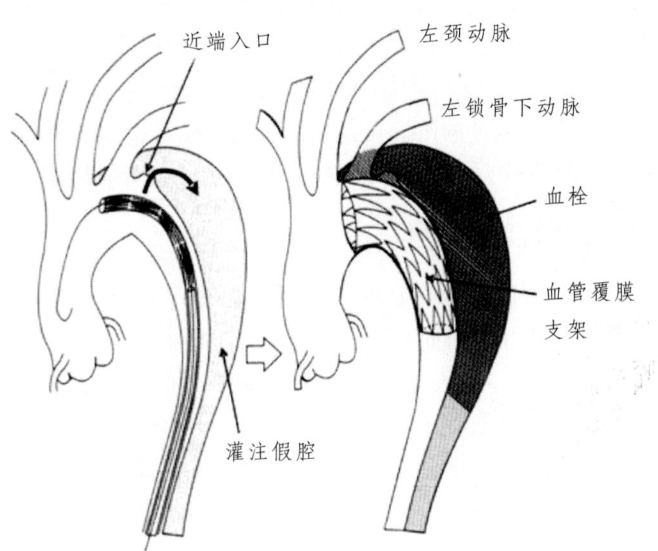

图9.5 夹层主动脉介入重建示意图，通过封堵近端入口，缩小假腔并促使假腔内血栓形成。

表9.1 主动脉夹层外科治疗、药物治疗及介入治疗的适应证

- **外科治疗**
  - 急性A型动脉夹层
  - 急性B型动脉夹层伴下列情况：
    - 逆向扩展至升主动脉
    - 马方综合征合并夹层
    - 血管破裂或即将破裂(以前为典型适应证)
    - 重要器官受累不断加重
- **药物治疗**
  - 慢性无并发症的B型夹层
  - 稳定的孤立的主动脉弓夹层
  - 稳定的B型夹层(慢性,发病时间≥2周)
- 介入治疗
  - 血管覆膜支架用于封闭假腔的入口及扩大受压的真腔
    - 有并发症(不稳定)的B型夹层
    - 灌注不良综合征[主动脉近端置入血管覆膜支架和(或)远端修复术/分支动脉支架置入]
    - 稳定的B型夹层(研究中)
- 血管覆膜支架用于排除胸主动脉瘤(≥5.5cm)
- 血管覆膜支架用于覆盖即将穿孔的动脉壁溃疡（特别是深的浸润性溃疡）
- 血管覆膜支架用于重建外伤性胸主动脉损伤
- 血管覆膜支架用于已破裂或即将破裂的主动脉的急诊治疗

记录即刻结果或开始辅助操作。对胸主动脉瘤及溃疡而言,导丝和器械很容易通过,但同样需要超声及X线透视提供精确的影像指导。左锁骨下动脉(LSA)开口部和B型夹层破口在解剖位置上十分接近，因此在对邻近LSA的病变进行血管内修复时不得不完全覆盖LSA开口部。根据研究结果,就安全性而言,预防性的手术操作不是必要的,但当血管内介入治疗出现难以耐受的缺血性症状和体征时,可将其作为一种选择方法[22]。但是,在LSA闭塞之前,要特别注意潜在的主动脉上的变异(如起源于主动脉弓的lusorian动脉，一个不完整的椎基底系统或椎动脉)和在介入影像检查之前的病理学检查。

选择性介入治疗

由于在主动脉侧支使用裸支架及有时采用修复术，主动脉夹层闭塞的血管中有90%以上(92%~100%)受压血流可以恢复。30天平均死亡率为10%(0%~25%),很少需要再次血管重建手术[23]。大多数患者在平均1年的随访期内无任何症状。介入治疗相关性死亡主要与以下情况有关:不可逆转的缺血并发症、夹层进展及胸主动脉其他重建手术[1-3, 17, 20]。在修复术和侧支支架置入术后,真腔与假腔不可预期的血流动力学改变可引发一些潜在问题。这些变化可以导致以前血供良好动脉的丢失或以前存活侧支的丢失。

近期研究表明,B型夹层经皮血管覆膜支架置入治疗在安全性和疗效方面要优于外科手术。多个血管覆膜支架置入有可能导致截瘫,但这非常少见,特别是当支架的长度不超过16cm时。短期随访的结果很好,1年生存率>90%。破口被修复,主动脉内径随假腔内血栓的完全形成一般也会缩小。这表明支架置入可促进夹层的愈合,有时是整个主动脉包括腹主动脉部分的愈合(图9.2)。但是,偶尔会观察到假腔的迟发再灌注,这就需要MR或CT的跟踪随访。一般在介入术后3个月和12个月行影像学检查,然后每年检查一次。在随访过程中可发现,一些患者开始被忽略的破口需要再次置入支架。

急诊介入治疗

最近,Shimono等报道了急性B型主动脉夹层血管内治疗的病例选择标准[24]。就我们的观点,考虑急诊血管覆膜支架置入时应具备下列标准：

1. 胸主动脉降段至少有1个开放的破口。
2. 降主动脉的主要破口位于第10胸椎近端水平。
3. 支架落脚处无严重的扩张(直径>38mm)和(或)严重的动脉粥样硬化改变。
4. 无严重的主动脉反流。
5. 无冠状动脉或主动脉弓分支的缺血。
6. 股动脉及髂动脉具备足够的直径和质量(无扭曲

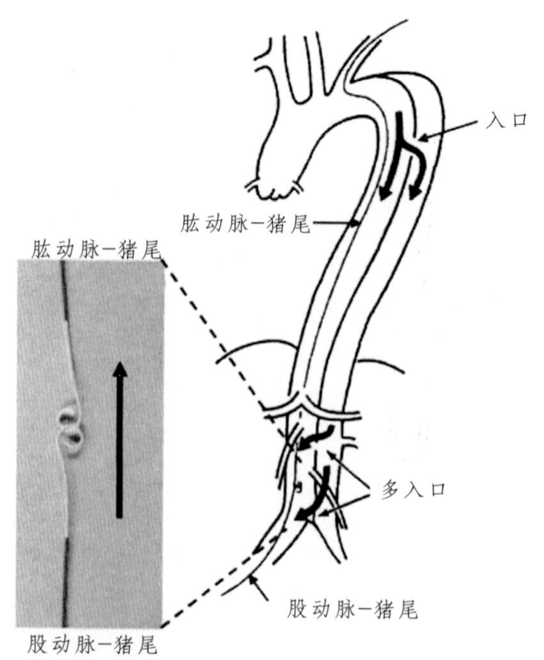

图9.6 “猪尾导管拥抱技术”确保血管覆膜支架置入前导丝位于真腔。

或明显狭窄),允许通过至少22F的导管(血管直径≥7.5mm)。

有关急诊置入血管覆膜支架的病例报道很少。近期我们报道了11例急诊血管内主动脉夹层修复的急诊病例,并与病史相似而接受传统治疗的病例进行比较。所有患者均为急性B型主动脉夹层并伴有血液丢失进入主动脉周围空间。所有手术均顺利完成,无围术期死亡、早期内瘘和夹层动脉二次重建。整个随访平均时间为15±6个月,支架组无死亡病例,而传统治疗组出现4例死亡。而且,与以往的择期血管内介入治疗一样,急诊主动脉夹层血管覆膜支架置入术的外周及神经系统并发症并未增加[18]。

尽管因手术后主动脉夹层接受血管覆膜支架治疗的患者的结果似乎优于二次手术介入患者[25],但还未能证明血管内修复对即将破裂或主动脉旁漏的治疗效果。

胸主动脉真性动脉瘤的血管内治疗

概述

与肾下腹主动脉瘤相比,胸主动脉瘤(TAA)较为少见,占退行性动脉瘤的2%~5%。但我们必须认识到来自大学转诊中心人群数据的内在偏差,仅有一小部分数据来源于尸检的人群研究或调查。在人群研究中报道的胸主动脉瘤的发生率为每年每10万人中有5.9%~10.4%。胸主动脉瘤可以累及一个或多个主动脉段(主动脉根部、升主动脉、主动脉弓或降主动脉),并据此进行分类。60%的胸主动脉瘤累及主动脉根部和(或)升主动脉,40%累及降主动脉,10%累及主动脉弓,另外10%为胸腹联合型动脉瘤(累及不止1段)。不同部位的胸主动脉瘤其病因学、自然病史和治疗方案均不同[26]。

胸主动脉瘤的自然病史不好确定。一是因为动脉瘤的病因及位置对其生长速度及出现夹层或破裂倾向的影响。二是由于现代影像技术的发展,实际上很少会让已知的动脉瘤继续生长直到破裂,因为当动脉瘤增大至有破裂风险时通常会进行手术治疗。如果患者有大动脉瘤而未接受手术治疗,他们通常年龄较大或有严重的并发症,因而增加了死亡率,但与主动脉瘤无关。

Davies等[27]的前瞻性研究发现,胸主动脉瘤的平均增长速度为每年0.1cm。而且其增长速度在降主动脉中要快于升主动脉,夹层型快于非夹层型,马方综合征快于非马方综合征。胸主动脉瘤最初的大小是其生长速度的重要预测因子。但是,即使明确了动脉瘤的初始大小,其生长速度仍然存在变化[28],因而要准确预测某个动脉瘤的生长速度是很困难的。Davies等[27]对动脉瘤的大小和出现夹层或破裂风险的关系进行研究发现,直径小于5cm的动脉瘤年风险率为2%,直径5~5.9cm的动脉瘤为3%,直径大于6cm的为7%。因此,当胸主动脉瘤直径达到6cm时,其风险指数增加。

修复降主动脉瘤的一种改良方法是经腔置入血管内覆膜支架(图9.7)。这项技术的优点为微创、术后并发症少和死亡率低。Ellozy等[29]最近报道了84例降主动脉瘤患者接受血管内覆膜支架治疗的情况。原发技术成功率达90%,动脉瘤消除的成功率达82%。但是,与技术操作及器械相关的并发症发生率为38%,包括不能到达近端者(8%)、不能到达远端者(6%)、机械装置失败(3%)、围术期死亡(6%)及迟发动脉瘤破裂(6%)。令人鼓舞的是,仅有3%合并永久性神经系统并发症。另外,我们研究中心的一项预试验表明,缩窄复杂手术修复后出现晚期动脉瘤的患者也可以采用血管内覆膜支架置入进行治疗[30]。与外科修复治疗相比,血管内覆膜支架在围术期有较低的致残率及死亡率,但要想使其成为适用于所有动脉瘤的常规治疗还需要技术的更新及器械的小型化。目前,介入治疗最好还是用于主动脉解剖理想或不适合手术的患者。

患者选择标准

适合血管内治疗的胸主动脉瘤患者应具有近端或远端相对正常的动脉,适于封闭固定。这些部位常被称为“接触点/落脚点”或“主动脉颈”,且应有在>15mm的范围内无主动脉壁粥样硬化或血栓。必须对入路血管的大小和弯曲度进行评估,保证血管覆膜支架系统能够通过。必须对患者的肾功能进行评估,如果不正常,应采取措施预防对比剂诱导的肾病的发生。

不适合血管内主动脉修复(EVAR)的动脉瘤的特点为:严重的血管成角或迂曲、主动脉壁有易碎的粥样斑块或血栓(有栓塞风险)和主动脉瘤累及升主动脉及主动脉弓。术后瘫痪的风险在弥漫性胸主动脉瘤或动脉瘤累及胸主动脉及肾下主动脉需使用实验性分支装置的患者中将会增加。对于降主动脉近段接近动脉弓的动脉瘤,血管覆膜支架的置入更加困难。血管覆膜支架的近端落脚点不得不覆盖左锁骨下动脉开口部。为使患者的死亡率降至最低,患者的选择至关重要,不要选择主动脉弓畸形(即左侧椎动脉起源于主动脉弓)或进行过左内乳动脉冠状动脉旁路移植术的患者[22]。通过采取适当

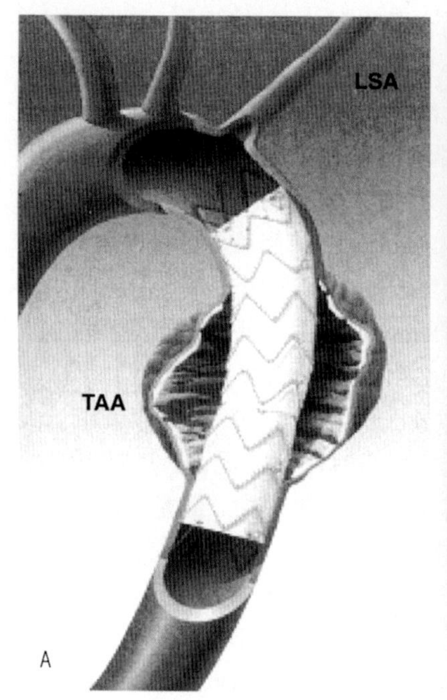

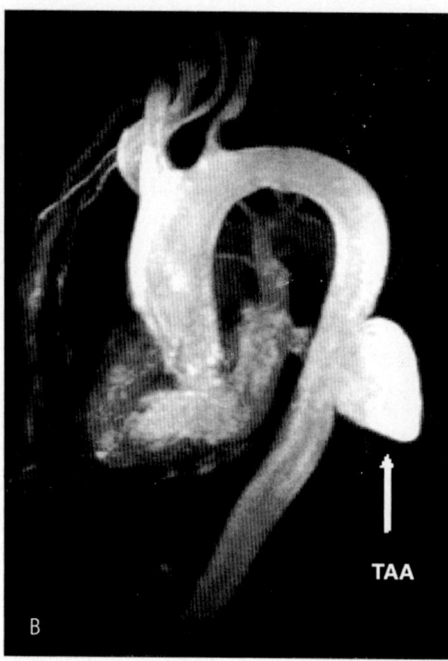

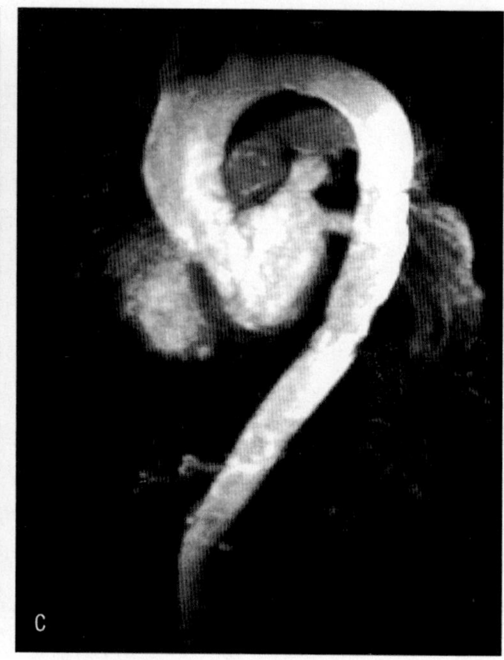

图9.7 (A)降主动脉胸段真性动脉瘤血管覆膜支架置入示意图。(B)MR血管造影显示一个囊性主动脉瘤。(C)血管覆膜支架置入后MR血管造影。可见动脉瘤完全血栓化,而且无任何内瘘表现。LSA:左锁骨下动脉;TAA:真性主动脉瘤。

的预防措施,大多数患者都可以进行覆膜支架置入治疗,而且随后还可以选择性地进行血管外科治疗(如果需要)。极少情况下,主动脉弓内血管覆膜支架置入前需要特殊的外科技术[如左颈动脉和(或)头臂干动脉手术转位]。

术前动脉瘤的测量

通过CT/MR扫描和其他影像学技术得到的胸主动脉的主要特征包括:胸主动脉瘤形状和大小(直径和长度)、动脉壁的情况(粥样斑块、钙化及血栓)以及血管的成角和迂曲情况。介入前的重要测量指标包括TAA的长度和最大直径以及近端、远端落脚处的长度与直径。直径的测量应在与动脉纵轴垂直的水平面上进行。有一个选择是测量血管外壁以保证支架尺寸稍大一些,利于防止Ⅰ型内瘘。内瘘与血管内覆膜支架有关,被定义为在血管覆膜支架腔外,但在经血管覆膜支架治疗的动脉瘤囊内或相邻血管段有持续的血流。内瘘说明没有将动脉瘤与循环完全隔绝,可以自行消除。但是持续内瘘的部分患者会出现晚期动脉瘤破裂。

内瘘可根据出现的时间进行分类。在围术期(<30天)发现的内瘘称为"原发性内瘘",之后发现的则称为"继发性内瘘"。根据流入动脉瘤囊的血流路径可进一步分类:

Ⅰ型:由于血管覆膜支架近端(Ⅰa)或远端(Ⅰb)落脚点没有完全封闭所致持续的支架周围血流通道。

Ⅱ型:血流通过主动脉分支进入动脉瘤囊。

Ⅲ型:由组件连接不好(Ⅲa)或人造纤维血管撕裂或支架的不完整所致(Ⅲb)。Ⅲb型可进一步分为小漏(<2mm)或大漏(>2mm)。

Ⅳ型:Ⅳ型内瘘是由于血流通过完整但多孔的人造血管纤维层流入所导致,常见于支架置入后的30天内。但该命名不适用于在术后30天后发现的纤维膜相关性内瘘。

如果在影像学检查中发现内瘘,但不能确定其准确来源,则被归类为不明来源的内瘘。内瘘可以采用下述方法处理:①观察(尤其是Ⅱ型和Ⅳ型);②进一步血管内治疗[如球囊扩张和(或)血管覆膜支架再次置入,尤其是Ⅰ型和Ⅲ型];③手术治疗(如果进一步的血管内治疗不能将动脉瘤与循环完全隔绝,导致TAA直径变大)。

目前已经发现,从CT/MR扫描上测量到的主动脉直径一般要比经主动脉造影测量的主动脉直径大10%~30%。部分是由于CT/MR扫描测量的是血管外膜,而主动脉造影测量的是血管腔的直径。另外,CT/MR扫描使主动脉被斜着多层横切,导致血管变成了卵圆形,有两个不同的直径,其中较小的直径是真实值。应用计算机程序计算主动脉中线,并给出一个主动脉切面,以消除误差。这些直径测量方法的计算需要3D重建的帮助,成角或不规则区域能够显示得更清晰,能够实现血管覆膜支架置入区域的真实检测。术者要在CT /MR工作站直接参与完成正确的解剖学测量,这一点非常重要。对主动脉造影而言,磁共振显像和螺旋CT检查价值相当。前面已经阐述过这两种检查的禁忌证。

装置的型号

胸主动脉内支架置入术与腹主动脉内支架置入术有显著的区别,从最低的肾动脉至髂动脉分叉处为腹主动脉。对于胸主动脉而言,治疗目的是要彻底清除动脉瘤,而不必完全覆盖从主动脉弓至腹腔干的整个主动脉。一般认为,血管内覆膜支架置入装置末端直径应大于相应血管近端和远端落脚处血管的直径,但应该大多少目前还未达成一致意见。商品装置的使用说明上通常建议要超出约10%。一些临床试验报道,胸主动脉血管内覆膜支架装置要超出20%~30%[31, 32],这样可使封堵的效果更好。但少数病例会出现由于装置过大而导致的近端夹层[33-35]。而且,影像学研究也证实,随着Gianturco支架尺寸的增大,血管覆膜支架的内折现象增多。使支架边缘形成皱褶,导致内瘘或内张力。这就可以理解为什么在血管内修复治疗后即使没有明显的内瘘,TAA仍可以继续扩大,这种扩大可以导致动脉瘤破裂。这种现象目前被称为“内张力”,可将其定义为血管内治疗后主动脉瘤囊持续或重新出现压力增高。目前,“内张力”仍然是个有争议的概念,其准确定义、合理使用及目前的适用性仍存在不同意见。

置入后,球囊具有更多的皱折,尺寸也更小。一些装置上的牵引钩和倒钩可使皱折不均匀分布[36]。另外,如果动脉瘤的颈部长于支架支撑轨,那么支架的V型末端能够达到完全的封闭。但如果动脉瘤颈部比较短,那么就会形成从上部到动脉瘤囊的直接联通。随着主动脉钙化的不断加重,与顺从性较好的血管相比,尺寸过大会使Gianturco支架内折加重[36]。尺寸过小的支架会导致即刻封闭不全,而且随着颈部的延展也可能使支架封闭丧失。通常建议落脚区域的最小长度为15mm,在某些病例中长度可达30~40mm。使用Cook胸主动脉装置的临床实践表明,落脚区域小于20mm时并发症的发生率较高。其他装置也报道了类似的结果[37]。

装置的长度还取决于测量成角血管长度时是沿着最长的曲线测量还是沿着最短的曲线测量。当两个血管覆膜支架需要采用重叠或“套叠”技术时,在直的血管段重叠部分最小为30mm,在成角或弯曲的血管段重叠部分至少要达到50mm以上。有这样一种趋势,由于血流动力学的影响会使支架朝向主动脉瘤较长曲线方向移动,这就可能造成支架移位或游走。这种现象是大动脉瘤囊内的特殊问题。

成人型主动脉缩窄的血管内治疗

概述

主动脉缩窄可见于8%的充血性心力衰竭患者,而且伴有的冠状动脉疾病和脑血管病发生率较高,如不治疗,其预期寿命只有50岁左右[38-40]。手术修复以前曾经是标准治疗,而经手术修复的主动脉缩窄被认为是一种已根治的良性情况。但是,即使不考虑已知的术中死亡率,很多青少年患者很早就会出现并发症和死亡,即使接受了成功的外科手术,他们的平均寿命也仅有38岁。再缩窄、晚期动脉瘤形成、潜在破裂以及早期进展性的血管疾病都可以引发晚期术后问题。再缩窄的发生率为5%~50%,在年轻患者中切除缩窄和端对端修补是主要的方法[41-43],而接受了任何类型补片修补的成年患者常出现假性动脉瘤晚期形成,并可能伴发难治性高血压[43-46]。

针对外科手术存在的这些缺点,经导管治疗简单(不伴其他严重的心内疾病)或显著缩窄的介入技术逐渐发展起来,最初采用单纯球囊血管成形术[47-51]。显著缩窄的定义为在血管造影中无论是否伴有缩窄近端收缩期高血压,跨缩窄部位都有超过20mmHg的压力阶差。

另一种定义为存在近端高血压伴超声心动图或血管造影中有主动脉缩窄(狭窄程度>50%)的证据。要想持续消除经缩窄处的压力阶差就必须破坏血管内膜和中膜[52]。在球囊扩张后出现回缩现象的病例中有5%~20%会出现动脉瘤形成,偶尔会发生灾难性的完全或包裹性破裂[53]。然而,其远期效果与手术治疗相似[47, 54-56]。

最近,血管内支架已被用来治疗缩窄[57-66],以克服主动脉壁弹性回缩的特性。一项近期的详细报道也强调使用支架,尤其是对于单纯球囊血管成形术不能完全消除压力阶差的离散型缩窄[63]。已发表的文献提供了足够的证据,支架可以通过将辐射力分散到更大的区域而减少对血管壁的损伤,控制小的夹层,并且避免动脉瘤的形成[67]。已报道的结果总体良好,在临床成功率方面包括95%以上的病例跨病变压差消除,没有明显的再狭窄率,没有死亡病例。但有少数病例需要急诊外科手术治疗。另外,尽管中短期的疗效显著,但在儿童和青少年患者中置入支架的长期结果还不确定。在年轻患者中置入支架可能会干扰其主动脉的正常生长和发育。最近，有文献报道了首次成功应用新型球囊膨胀铂支架治疗年轻人的主动脉缩窄[68]。这种新型支架可提供相同的动脉壁支撑力而不会导致血管破裂，同时在动脉生长的过程中只要没有明显的支架变短，可以根据需要对这种支架进行延迟后扩张。如果这些初步的结果被证实，那么血管内修复可能会取代开放性手术修复，成为治疗儿童主动脉缩窄的有效方法，这种微创介入治疗的缺点是需要间断性地进行后扩张以适应动脉的生长。早期血管内治疗的潜力已经显示它不仅能避免高血压的晚期并发症，而且还能避免手术并发症和再次手术[30, 63, 69]。不过，目前对于管状缩窄和主动脉弓发育不全而言，外科手术治疗还是首选治疗方法。

患者的选择

未经治疗缩窄的不利病史表明除了极轻微的缩窄外，所有的缩窄都应接受手术或血管内介入治疗。患者常伴有严重的高血压，而且药物治疗无效。介入治疗对中度缩窄患者的效果和适用范围尚不明确，只在以前的有关外科治疗的文章中涉及过。这样的患者常有明显的静息时高血压或仅有运动时高血压。多普勒评估修补部位时常会发现一个高的峰速率，但舒张末峰很小甚至没有。然而，尽管外周血压相对正常，但其中一部分患者会出现持续性的左室肥厚。动态血压监测有助于鉴别高血压的真实发生率和每日血压变异性的丧失，两者都是高血压晚期并发症的重要阴性预测因子。因此，必须认识到目前对外周血压测量的依赖大大限制了现在的临床工作[70]。另外，Mahadevan等人近期研究发现，支架术后病情明显改善的年轻患者中心收缩波形明显增强[71]。这些研究似乎证实了O'Rourke的理论[72]，即动脉缩窄引发的高血压比其他类型的高血压危害更大。

实施血管内治疗前都要对每一位患者的缩窄部位进行详细的解剖学和生理学评估。而且，必须排除心内畸形和异常。依据我们的经验，标准的临床工作程序包括体格检查、测量四肢血压、动态血压监测、运动试验、详细的超声心动图检查和包括钆增强的血管造影的心脏磁共振检查。三维图像重建可帮助术者认清狭窄部位的排列、弯曲和准确的形态学及其与周围血管的局部解剖关系和周围结构等（图9.8）。另外，还要准确测量缩窄近端和远端主动脉的直径。严重的缩窄和峡部发育不全并不是血管内治疗的禁忌。但是，对于50岁以上伴有主动脉钙化的患者，支架置入在技术上可能比较困难，尤其是主动脉极度弯曲的患者。闭塞近端靠近锁骨下动脉并不妨碍支架置入，支架的近端可以放置到主动脉弓横段以内。但带膜支架不能覆盖左锁骨下动脉的开口。尽管在主动脉瘤的血管内治疗中支架经常会覆盖锁骨下动脉开口[22]，但这与缩窄患者正相反，因为置入支架没有影响侧支血管的出现。

实施步骤、危险性以及潜在并发症

同所有的介入治疗一样，经验丰富的术者通过周密的计划和细心的操作可以减少并发症的发生。手术过程中通常需要两条动脉入路：一条经右侧桡动脉或肱动脉放置6F鞘管，输送猪尾导管至主动脉弓；另一条经股动脉放置介入装置。通常采用LAO 45°投照（无头尾成角），精确测量跨缩窄处的压力阶差并完成主动脉造影。缩窄前后的主动脉解剖结构需要仔细检查，使用血管数字减影技术精确测量主动脉弓后方尺寸。如果有可能，我们更喜欢直接置入自膨胀支架，然后在支架内用球囊扩张。球囊仅需低压力逐渐扩张膨胀（4~6bar）。相应的残余狭窄需要更大的球囊扩张以减少压力阶差。最后，应该记录血管成形术后的压力阶差和最终的主动脉血管

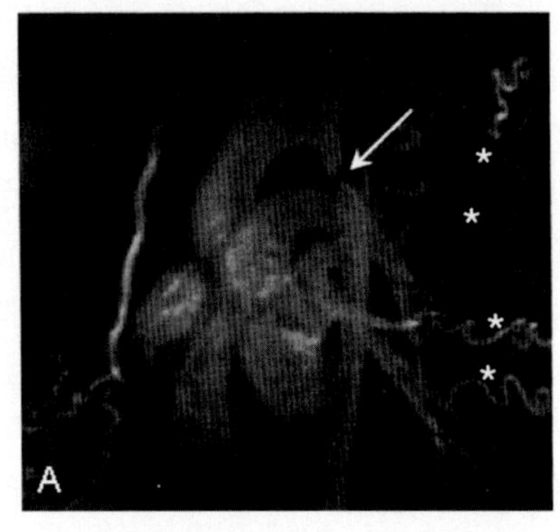

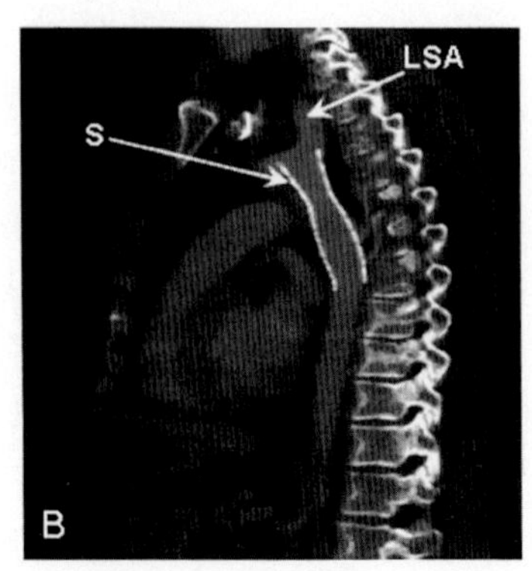

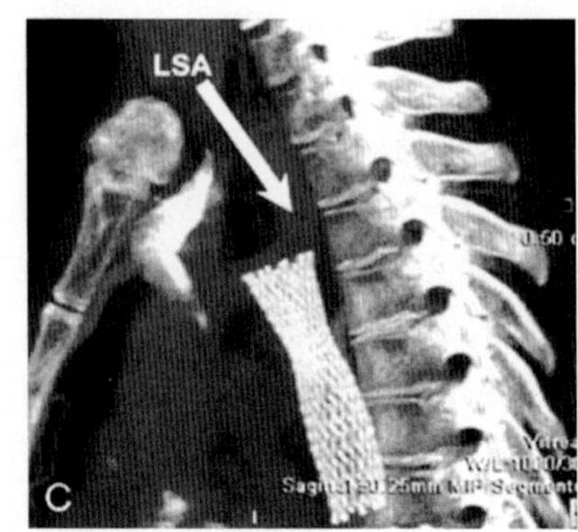

图9.8 （A）一例男性患者的介入前MRA（最大密度投影）显示严重的主动脉缩窄（箭头）和许多大的侧支血管（星号标记）。（B）介入治疗后矢状面CT血管造影显示动脉腔直径明显增加，无主动脉夹层。（C）介入治疗后CT血管造影（最大密度投影）显示置入支架的放大影像。C：主动脉缩窄；LAS：左锁骨下动脉；S：支架。

造影图像。

介入治疗最重要的并发症是主动脉壁急性破裂或广泛的夹层(小面积夹层是不可避免的)。虽然早先一系列的文章未报道过死亡病例,但一个经验丰富的治疗中心最近报道了1例因主动脉破裂导致死亡的病例[73]。另外,还有文献报道了2例操作过程中死亡的病例[71],同时还有1例主动脉破裂患者通过立即置入血管覆膜支架成功获救。有趣的是,在所有这些病例中,支架的后扩张似乎促使了主动脉的破裂和相关结果。患者的年龄似乎也是导致严重并发症的一个重要危险因素,尤其是伴有主动脉钙化时。应该避免使用过大的球囊,我们的经验是不要试着撑开支架的两端以使其完全顶住主动脉壁,因为这样就常常需要用一个较大的球囊。目前还不清楚支架近端和远端不完全贴壁会产生什么样的长期结果。球囊可膨胀的带膜支架的发展可以减少手术带来的并发症,尽管这很复杂并且需要较大尺寸的鞘。一些数据表明,反复扩张支架对年轻患者很有效果[50],但其对老年患者的安全性还不清楚。其他并发症包括支架移位,尤其是在中度缩窄并且没有侧支形成的患者中。在控制性低血压的情况下通过使用硬导丝并快速释放支架可以减少此类并发症。这些患者应避免使用带膜支架,如果使用可能会使重要的内脏分支血管闭塞。使用闭合装置可使股动脉的并发症逐渐减少,即使是肝素化的患者也可以做到立即止血。

发生严重并发症的可能性提示我们,血管内介入治疗应该在拥有先进设备且术者丰富经验的大的治疗中心进行。当发生主动脉破裂或夹层时,在胸外科进行手术准备的同时,立即置入合适的涤纶血管覆膜支架是有效的。

长期结果

现已报道了超过300例经置入支架治疗的主动脉缩窄病例[57–60, 62, 63, 74–78]。这些研究均报道了较高的手术成功率,静息压力阶差几乎完全消除,高血压控制得到了改善。与外科治疗一样,一定比例的患者仍需要服用抗高血压药物。实际比例取决于治疗效果是依据自我症状的改善还是要求达到某一目标血压。我们的经验是:依据患者的年龄设定血压正常值,而不是使用来源于原发性老年性高血压的血压达标标准。尽管支架术后能很有效地降低血压,但大部分患者仍需口服降压药物。有关主动脉缩窄介入治疗长期结果的资料非常少。Marshall等人[59]报道了在轻度残留缩窄或再发主动脉缩窄患者置入支架后左室舒张末压降低。然而,这项研究只报道了一小部分病例,需要观察更多的病例以了解这种改变对预后有无益处。

近期一项动物实验重点评估了不同治疗策略对主动脉缩窄的血流动力学影响的重要性,以及简单测量外周血压的局限性。Morita等人[79]用6只狗做实验,将主动脉弓于左锁骨下动脉以远处结扎,并用非顺从性涤纶人造血管在升主动脉与降主动脉间建立旁路,观察其效果。心输出量和平均动脉压没有改变,收缩压升高约25%,但阻抗增加255%,表明系统后负荷显著增加。有趣的是,在人造血管内置入一种空气腔以增加其顺应性后,几乎完全改善了原有的阻抗增加。这些数据均在强调评估修复治疗的整体血流动力学特性及其对相关血管功能异常的影响的必要性。这一点对于因缩窄而接受血管内支架置入的老年患者尤为重要,因为在循环中使用硬支架可能会对血流动力学带来不利影响,可能会抵消微创治疗带来的短期获益。Pihkala等人[80]以健康动物为实验对象,通过研究发现硬支架对血管阻抗没有负面影响,但这不能说明在主动脉缩窄患者中也是如此。影响治疗长期效果的其他因素还包括所用支架的长度、残余支架腰部的长度、主动脉弓和峡部发育不全、侧支和全身血管功能异常。

主动脉瘤的血管内治疗

虽然再狭窄不是一个主要问题,但由血管损伤导致的动脉瘤却可以发生在支架置入部位。近期的一项研究报道[60]其发生率高达17%,不过根据我们目前的经验其发生率要低得多。这些动脉瘤通常非常小且不会进展。单纯依靠放射检查或者超声心动图检查不能检出所有的动脉瘤。我们常规在置入支架6周后行对比剂增强CT检查,9个月后再次行血管造影检查和磁共振检查。主动脉缩窄手术修复后会形成大的主动脉瘤,尤其是在利用涤纶补片进行血管成形术修复后更易出现。出现动脉瘤的患者预后较差,往往需要再次介入治疗。我们以及其他一些医生已经在应用血管覆膜支架治疗主动脉瘤方面取得了一些成绩[30, 81]。这些自膨胀装置可以迅速释放,但需要使用大的导入鞘管(可达24F),因而要采用手术切口。尽管采用血管内治疗可以避免复杂的胸部外科手术,但血管覆膜支架置入的长期效果尚不可知,并且年轻患者需要一种更有效、更长久(50年甚至更长时间)的血管覆膜支架。这些都是亟待解决的问题。

参考文献

1. Ince H, Nienaber CA. The concept of interventional therapy in acute aortic syndrome. J Card Surg. 2002;17:135–142.
2. Nienaber CA, Fattori R, Lund G, et al. Nonsurgical reconstruction of thoracic aortic dissection by stent-graft placement. *N Engl J Med.* 1999;340:1539–1545.
3. Dake MD, Kato N, Mitchell RS, et al. Endovascular stent-graft placement for the treatment of acute aortic dissection. *N Engl J Med.* 1999;340:1546–1552.
4. Walkers PJ, Miller DC. Aneurysmal and ischemic complications of type B (type III) aortic dissections. *Semin Vasc Surg.* 1992;5:198–214.
5. Bossone E, Rampoldi V, Nienaber CA, et al. Usefulness of pulse deficit to predict in-hospital complications and mortality in patients with acute type A aortic dissection. *Am J Cardiol.* 2002;89:851–855.
6. Cambria RP, Brewster DC, Gertler J, et al. Vascular complications associated with spontaneous aortic dissection. *J Vasc Surg.* 1988;7:199–209.
7. Laas J, Heinemann M, Schaefers HJ, et al. Management of thoracoabdominal malperfusion in aortic dissection. *Circulation.* 1991;84:20–24.
8. Miller DC. The continuing dilemma concerning medical versus surgical management of patients with acute type B dissections. *Semin Thorac Cardiovasc Surg.* 1993;5:33–46.
9. Miller DC, Mitchell RS, Oyer PE, et al. Independent determinants of operative mortality for patients with aortic dissections. *Circulation.* 1984;70:153–164.
10. Elefteriades JA, Hartleroad J, Gusberg RJ, et al. Long-term experience with descending aortic dissection: the complication-specific approach. *Ann Thorac Surg.* 1992;53:11–20.
11. Walker PJ, Dake MD, Mitchell RS, et al. The use of endovascular techniques for the treatment of complications of aortic dissection. *J Vasc Surg.* 1993;18:1042–1051.
12. Fann JI, Sarris GE, Mitchell RS, et al. Treatment of patients with aortic dissection presenting with peripheral vascular complications. *Ann Surg.* 1990;212:705–713.
13. Yano H, Ishimaru S, Kawaguchi S, et al. Endovascular stent-grafting of the descending thoracic aorta after arch repair in acute type A dissection. *Ann Thorac Surg.* 2002;73:288–291.
14. Kato N, Shimono T, Hirano T, et al. Transluminal placement of endovascular stent-grafts for the treatment of type A aortic dissection with an entry tear in the descending thoracic aorta. *J Vasc Surg.* 2001;34:1023–1028.
15. Iannelli G, Piscione F, Di Tommaso L, et al. Thoracic aortic emergencies: impact of endovascular surgery. *Ann Thorac Surg.* 2004;77:591–596.
16. Saito S, Arai H, Kim K, et al. Percutaneous fenestration of dissecting intima with a transseptal needle. A new therapeutic technique for visceral ischemia complicating acute aortic dissection. *Cathet Cardiovasc Diagn.* 1992, 26:130–135.
17. Nienaber CA, Ince H, Petzsch M, et al. Endovascular treatment of thoracic aortic dissection and its variants. *Acta Chir Belg.* 2002;102:292–298.
18. Nienaber CA, Ince H, Weber F, et al. Emergency stent-graft placement in thoracic aortic dissection and evolving rupture. *J Card Surg.* 2003;18:464–470.
19. Beregi JP, Haulon S, Otal P, et al. Endovascular treatment of acute complications associated with aortic dissection: midterm results from a multicenter study. *J Endovasc Ther.* 2003;10:486–493.
20. Bortone AS, Schena S, D'Agostino D, et al. Immediate versus delayed endovascular treatment of post-traumatic aortic pseudoaneurysms and type B dissections: retrospective analysis and premises to the upcoming European trial. *Circulation.* 2002;106:234–240.
21. Knobelsdorff G, Hoppner RM, Tonner PH, et al. Induced arterial hypotension for interventional thoracic aortic stent-graft placement: impact on intracranial haemodynamics and cognitive function. *Eur J Anaesthesiol.* 2003;20:134–140.
22. Rehders TC, Petzsch M, Ince H, et al. Intentional occlusion of the left subclavian artery during endovascular stent-graft implantation in the thoracic aorta: risk and relevance. *J Endovasc Ther.* 2004;11:659–666.
23. Slonim SM, Nyman U, Semba CP, et al. Aortic dissection: percutaneous management of ischemic complications with endovascular stents and balloon fenestration. *J Vasc Surg.* 1996;23:241–251.
24. Shimono T, Kato N, Yasuda F, et al. Transluminal stent-graft placement for the treatments of acute onset and chronic aortic dissections. *Circulation.* 2002;106:241–247.
25. Pansini S, Gagliardotto PV, Pompei E, et al. Early and late risk factors in surgical treatment of acute type A aortic dissection. *Ann Thorac Surg.* 1998;66:779–784.
26. Isselbacher EM. Thoracic and abdominal aortic aneurysms. *Circulation.* 2005;111:816–828.
27. Davies RR, Goldstein LJ, Coady MA, et al. Yearly rupture or dissection rates for thoracic aortic aneurysms: simple prediction based on size. *Ann Thorac Surg.* 2002;73:17–28.
28. Dapunt OE, Galla JD, Sadeghi AM, et al. The natural history of thoracic aortic aneurysms. *J Thorac Cardiovasc Surg.* 1994;107:1323–1332.
29. Ellozy SH, Carroccio A, Minor M, et al. Challenges of endovascular tube graft repair of thoracic aortic aneurysm: midterm follow-up and lessons learned. *J Vasc Surg.* 2003;38:676–683.
30. Ince H, Petzsch M, Rehders T, et al. Percutaneous endovascular repair of aneurysm after previous coarctation surgery. *Circulation.* 2003;108:2967–2970.
31. Bergeron P, De Chaumaray T, Gay J, et al. Endovascular treatment of thoracic aneurysms. *J Cardiovasc Surg.* 2003;44:349–361.
32. Wyers MC, Fillinger MF, Schermerhorn ML, et al. Endovascular repair of abdominal aortic aneurysm without preoperative arteriography. *J Vasc Surg.* 2003;38:730–738.
33. Mohan IV, Laheij RJ, Harris PL, et al. Risk factors for endoleak and the evidence for stent-graft oversizing in patients undergoing endovascular aneurysm repair. *Eur J Vasc Endovasc Surg.* 2001;21:344–349.
34. Sternbergh W 3rd, Money SR, Greenberg RK, et al. Influence of endograft oversizing on device migration, endoleak, aneurysm shrinkage, and aortic neck dilation: results from the Zenith Multicentre Trial. *J Vasc Surg.* 2004;39:20–26.
35. Conners MS 3rd, Sternbergh WC 3rd, Carter G, et al. Endograft migration one to four years after endovascular abdominal aortic repair with the AneuRx device: a cautionary note. *J Vasc Surg.* 2002;36:476–484.
36. Schurink GW, Aarts NJ, van Baalen JM, et al. Stent attachment site-related endoleakage after stent graft treatment; an in vitro study of the effects of graft size, stent type, and atherosclerotic wall changes. *J Vasc Surg.* 1999;30:658–667.
37. Dake MD, Miller DC, Mitchell RS, et al. The "first generation" of endovascular stent-grafts for patients with aneurysms of the descending thoracic aorta. *J Thorac Cardiovasc Surg.* 1998;116:689–704.
38. Campbell M. Natural history of coarctation of the aorta. *Br Heart J.* 1970;32:633–640.
39. Fyler DC, Buckley LP, Hellenbrand WE, et al. Report of the New England regional infant cardiac program. *Pediatrics.* 1980;65:432–436.
40. Cohen M, Fuster V, Steele PM, et al. Coarctation of the aorta. Long-term follow-up and prediction of outcome after surgical correction. *Circulation.* 1989;80:840–845.
41. Mendelsohn AM, Lloyd TR, Crowley DC, et al. Late follow-up of balloon angioplasty in children with a native coarctation of the aorta. *Am J Cardiol.* 1994;74:696–700.
42. Presbitero P, Demarie D, Villani M, et al. Long term results (15–30 years) of surgical repair of aortic coarctation. *Br Heart J.* 1987;57:462–467.
43. Bouchart F, Dubar A, Tabley A, et al. Coarctation of the aorta in adults: surgical results and long-term follow-up. *Ann Thorac Surg.* 2000;70:1483–1488.
44. Aris A, Subirana MT, Ferres P, et al. Repair of aortic coarctation in patients more than 50 years of age. *Ann Thorac Surg.* 2000;70:1483–1488.
45. Hehrlein FW, Mulch J, Rautenburg HW, et al. Incidence and pathogenesis of late aneurysms after patch graft aortoplasty for coarctation. *J Thorac Cardiovasc Surg.* 1986;92:226–230.
46. Brouwer RM, Erasmus ME, Ebels T, et al. Influence of age on survival, late hypertension, and recoarctation in elective aortic coarctation in elective aortic coarctation repair. Including long-term results after elective aortic coarctation repair with a follow-up from 25 to 44 years. *J Thorac Cardiovasc Surg.* 1994;108:525–531.
47. Ovaert C, Benson LN, Nykanen D, et al. Acute and follow-up intravascular ultrasound findings after balloon dilation of coarctation of the aorta. *Pediatr Cardiol.* 1998;19:27–44.
48. Mendelsohn AM, Lloyd TR, Crowley DC, et al. Late follow-up of balloon angioplasty in children with a native coarctation of the aorta. *Am J Cardiol.* 1994;74:696–700.
49. Rao PS, Galal O, Smith PA, et al. Five- to nine-year follow-up results of balloon angioplasty of native aortic coarctation in infants and children. *J Am Coll Cardiol.* 1996;27:462–470.
50. Fletcher SE, Nihill MR, Grifka RG, et al. Balloon angioplasty of native coarctation of the aorta: midterm follow-up and prognostic factors. *J Am Coll Cardiol.* 1995;25:730–734.
51. Hijazi ZM, Fahey JT, Kleinman CS, et al. Balloon angioplasty for recurrent coarctation of aortic. Immediate and long term results. *Circulation.* 1991;84:1150–1156.
52. Sohn S, Rothman A, Shiota T, et al. Acute and follow-up intravascular ultrasound findings after balloon dilation of coarctation of the aorta. *Circulation.* 1994;90:340–347.
53. Kodolitsch YV, Aydin MA, Koschyk DH, et al. Predictors of aneurysm of formation after surgical correction of aortic coarctation. *J Am Coll Cardiol.* 2002;39:617–624.
54. Wells WJ, Prendergast TW, Berdjis F, et al. Repair of coarctation of the aorta in adults. *Ann Thorac Surg.* 1996;61:1168–1171.
55. Aydogan U, Dindar A, Gurgan L, et al. Late development of dissecting aneurysm following balloon angioplasty of native aortic coarctation. *Cathet Cardiovasc Diagn.* 1995;36:226–229.
56. Ovaert C, McCrindle BW, Nykanen D, et al. Balloon angioplasty of native coarctation: clinical outcomes and predictors of success. *J Am Coll Cardiol.* 2000;35:988–996.
57. Bulbul ZR, Bruckheimer E, Love JC, et al. Implantation of balloon-expandable stents for coarctation of the aorta: implantation data and short-term results. *Cathet Cardiovasc Diagn.* 1996;39:36–42.
58. Thanopoulos BD, Hadjinikolaou L, Konstadopoulou GN, et al. Stent treatment for coarctation of the aorta: intermediate term follow-up and technical considerations. *Heart.* 2000;84:65–70.
59. Marshall AC, Perry SB, Keane JF, et al. Early results and medium-term follow-up of stent implantation for mild residual or recurrent aortic coarctation. *Am Heart J.* 2000;139:1054–1060.
60. Harrison DA, McLaughlin PR, Lazzam C, et al. Endovascular stents in the management of coarctation of the aorta in the adolescent and adult: one year follow-up. *Heart.* 2001;85:561–566.
61. Mullen MJ. Coarctation of the aorta in adults: do we need surgeons? *Heart.* 2003;89:3–5.
62. Duke C, Qureshi SA. Aortic coarctation and recoarctation: to stent or not to stent? *J Intervent Cardiol.* 2001;14:283–298.
63. Zabal C, Attie F, Rosas M, et al. The adult patient with native coarctation of the aorta: balloon angioplasty or primary stenting? *Heart.* 2003;89:77–83.
64. Macdonald S, Thomas SM, Cleveland TJ, et al. Angioplasty or stenting in adult coarctation of the aorta? A retrospective single center analysis over a decade. *Cardiovasc Intervent Radiol.* 2003;26:357–364.
65. Johnston TA, Grifka RG, Jones TK. Endovascular stents for treatment of coarctation of the aorta: acute results and follow-up experience. *Cathet Cardiovasc Intervent.* 2004;62:499–505.
66. Pedra CAC, Fontes VF, Esteves CA, et al. Stenting vs. balloon angioplasty for discrete unoperated coarctation of the aorta in adolescents and adults. *Cathet Cardiovasc Intervent.* 2005;64:495–506.
67. Diethrich EB, Heuser RR, Cardenas JR, et al. Endovascular techniques in adult aortic coarctation: the use of stents for native and recurrent coarctation repair. *J Endovasc Surg.* 1995;2:183–188.
68. Haas NA, Lewin MAG, Knirsch W, et al. Initial experience using the NuMED Cheatham Platinum (CP) Stent for interventional treatment of coarctation of the aorta in children and adolescents. *Z Kardiol.* 2005;94:113–120.
69. Therrien J, Thorne SA, Wright A, et al. Repaired coarctation: a "cost-effective" approach to identify complications in adults. *J Am Coll Cardiol.* 2000;35:997–1002.
70. Swan L, Ashrafian H, Gatzoulis MA. Repair of coarctation: a higher goal? *Lancet.* 2002;359:977–978.
71. Mahadevan V, Mullen MJ. Endovascular management of aortic coarctation. *Int J Cardiol.* 2004;97(suppl 1):75–78.
72. Specific disease. In: O'Rourke MF, Nichols WW, eds. *McDonald's Blood Flow in Arteries: Theoretical, Experimental and Clinical Principles.* 4th ed. London: Edward Arnold, 1998:405–414.

73. Varma C, Benson LN, Butany J, et al. Aortic dissection after stent dilatation for coarctation of the aorta: a case report and literature review. *Cathet Cardiovasc Intervent.* 2003;59:528–535.
74. Ebeid MR, Prieto LR, Latson LA. Use of balloon-expandable stents for coarctation of the aorta: initial results and intermediate-term follow-up. *J Am Coll Cardiol.* 1997;30:1847–1852.
75. Suarez DL, Pan M, Romero M, et al. Immediate and follow-up findings after stent treatment for severe coarctation of aorta. *Am J Cardiol.* 1999;83:400–406.
76. Cheatham JP. Stenting of coarctation of the aorta. *Cathet Cardiovasc Intervent.* 2001;54: 112–125.
77. Hamdan MA, Maheshwari S, Fahey JT, et al. Endovascular stents for coarctation of the aorta: initial results and intermediate-term follow-up. *J Am Coll Cardiol.* 2001,38:1518–1523.
78. Ledesma M, Alva C, Gomez FD, et al. Results of stenting for aortic coarctation. *Am J Cardiol.* 2001;88:460–462.
79. Morita S, Kuboyama I, Asou T, et al. The effect of extraanatomic bypass on aortic input impedance studied in open chest dogs. Should the vascular prosthesis be compliant to unload the left ventricle? *J Thorac Cardiovasc Surg.* 1991;102:774–783.
80. Pihkala J, Thyagarajan GK, Taylor GP, et al. The effect of implantation of aortic stents on compliance and blood flow. An experimental study in pigs. *Cardiol Young.* 2001;11:173–181.
81. Bell RE, Taylor PR, Aukett M, et al. Endoluminal repair of aneurysms associated with coarctation. *Ann Thorac Surg.* 2003;75:530–533.

Martin Köcher
Petr Utíkal

第10章

腹主动脉瘤

肾动脉水平之下的腹主动脉瘤(AAA)在60岁以上人群的发病率为1%~6%,并且还在不断增高[1, 2]。如果不给予适当的治疗,AAA可以致命。在确诊后的1年内,50%的AAA患者会发生破裂,5年内的破裂率会上升至90%[3]。

尽管因动脉瘤破裂接受急诊手术患者的死亡率高达70%,但多数研究表明择期手术治疗患者的死亡率在5%以内[4–9]。因此,对已确诊的AAA患者主要集中在择期治疗上。择期手术治疗AAA的目的是通过切除循环通路中的动脉瘤而预防破裂。

AAA的标准治疗方法是开腹手术修补。摘除腹主动脉瘤体并用人工血管替换主动脉,这项技术策略产生于20世纪50年代并已被应用到临床实践中[10, 11]。

然而,开腹手术的死亡率为19%,并发症发生率达40%,因此,它并不是外科高危患者最好的选择[12, 13]。实际上,由于某些患者存在并发症,择期手术甚至可能是禁忌证。

1991年,Parodi等人[14]开创了血管内动脉瘤修复术(EVAR),这项技术现已成为开腹手术的一项可靠的替代治疗方法。

临床特点

腹主动脉瘤的病因学及流行病学

最近已经有人回顾了正常的髂上、肾上和肾下的主动脉尺寸[15]。与相应的同年龄和性别的健康人群相比,肾动脉以下腹主动脉的直径扩张50%(或者1.5倍) 以上者定义为AAA[16]。

AAA在60岁以上的老年人中发病率为1%~6%[1, 2],发病率每年增加约0.15%。因为老龄化人口的增加和超声筛查的普及,其发病率可能还会增长[17]。AAA患病的男女之比为4~5:1。

根据病理学形态表现,AAA被认为是一种真性动脉瘤。因为瘤体由动脉壁的全层构成,几乎都呈梭状。人们通常认为,直径小于5 cm的动脉瘤为小动脉瘤,直径大于6.5 cm的动脉瘤为大动脉瘤[15]。

AAA的最常见病因是动脉粥样硬化后的扩张型(95%)。少见病因包括感染或炎症,或者与结缔组织病变有关[18]。AAA的形成过程是多因素的。除了动脉粥样硬化的各种危险因素外,遗传特性、自身免疫和血流动力学等因素也在其形成过程中起到一定的作用[18]。高血压患者和外周动脉粥样硬化疾病患者的AAA发病率约是正常人的1.5倍[19, 20]。现已发现,吸烟者AAA发病率明显增高(8倍)[21]。AAA常见的组织病理学表现是主动脉壁内的炎症反应,炎症导致细胞间基质(尤其是弹力蛋白)的破坏和胶原的重塑,最终导致主动脉壁的弹性和硬度下降[15]。

腹主动脉瘤的临床表现

75%的AAA患者平时无症状或表现出瘤体急性破裂[22]。有临床症状患者所表现的症状可能是非特异性的;

腹部或背部疼痛可能就是不稳定的或穿透性动脉瘤的症状。目前,绝大多数的动脉瘤是在由于其他原因检查时发现的[如超声检查(USG)、计算机体层成像(CT)或磁共振(MR)成像]。根据临床表现,动脉瘤可以分为无症状型、有症状破裂型和有症状不破裂型三种[15]。

AAA患者的预后不佳。在55岁以上男性死亡原因中,AAA位于第10位。动脉瘤破裂是最严重的并发症,如不及时治疗,通常会致命。总的说来,在18~70岁猝死的人群中,4.2%男性和1.2%女性的死亡与AAA的破裂有关[23]。人们一般认为,在AAA确诊后的1年内,约有1/2的病例发生破裂,5年内的破裂率上升至90%。据报道,从确诊到动脉瘤不治疗而破裂的平均间隔为16个月。AAA破裂的风险与其大小有关,其中AAA的横径是破裂最有力的预测因素。小动脉瘤 (<5 cm) 每年破裂的风险为6%,而直径为7 cm的动脉瘤为23%,直径大于10 cm的动脉瘤则为60%[24]。其他作者的研究表明,直径小于4 cm动脉瘤每年破裂风险几乎为0, 直径在4~4.9 cm、5~5.9 cm、6~6.9 cm、7~7.9 cm和8 cm以上的动脉瘤的年破裂风险逐步升高,分别为0.5%~5%、3%~15%、10%~20%、20%~40%和30%~50%[25-27]。

然而,AAA的大小与其破裂风险之间并不总是线性关系。既使一个小动脉瘤也可能发生破裂[28, 29]。而且,80%的动脉瘤发生扩张。其中,20%的瘤体每年扩张0.5 cm以上,瘤体的快速增长也增加了破裂的风险[30]。其他破裂风险还包括吸烟[31, 32]、高血压[32]、阳性家族史[33, 34]、慢性阻塞性肺病[32, 35]、女性(女性患者的破裂风险是男性患者的3倍)[32]和囊状动脉瘤[36, 37]。

AAA患者被纳入所谓的"血管外科疾病"组,其中绝大多数患者的手术风险高。手术危险因素包括:肌酐大于1.8 mg/dL、充血性心力衰竭、心电图(ECG)显示心肌缺血、肺功能障碍、年龄和女性[38]。此外,75%的AAA患者至少有两种严重的并发症,包括外周动脉病变,通常伴有全身性血管病变,累及冠状动脉、肾动脉和脑循环。80%的患者可能有冠状动脉病变,大多数是患有呼吸系统疾病的吸烟者、高血压病和糖尿病患者。这些严重的并发症大大限制了AAA手术治疗,并在患者围术期的发病和死亡中起重要作用[3, 38]。

腹主动脉瘤的治疗策略

外科治疗

标准的外科治疗技术是切除瘤体,并用缝合在主动脉上的人造血管取代病变的血管段。这种侵入性手术由于开腹(剖腹术)和肾动脉以下的腹主动脉暂时夹闭可能引发血流动力学紊乱[40]。

AAA手术治疗的效果主要取决于急诊手术与择期手术以及患者存在的并发症。据报道,AAA破裂患者实施急诊手术的死亡率为23%~70%。相比之下,目前AAA择期手术的死亡率约为2%~8%[4-9, 16, 41]。AAA外科修补术伴有相当多的并发症,包括心脏疾病(10%~12%)、肺病(5%~10%)、肾病(5%~7%);这些数字表明应选择手术风险低的AAA患者行择期手术。手术风险高的患者,死亡率和心肺并发症会相当高,分别为19%和40%[12, 13]。为改善AAA患者择期手术的早期疗效,选择标准应更加严格。在EVAR出现之前,这意味着许多患者不适于择期治疗[42]。

血管内治疗

目前,人们认为EVAR是AAA患者开腹治疗的一种重要替代方法[43]。EVAR的原理是通过从动脉腔内引入一个覆膜支架桥接于瘤的两端来把动脉瘤从循环通路中离断。折叠状态的带膜支架借助导丝传送系统从股动脉经盆腔血管进入主动脉。在主动脉内,带膜支架定位于瘤体上下两端不扩张的部分,如果可能的话,尽量位于正常的主动脉和髂动脉内释放。近端锚点是所谓的"动脉瘤的颈部"。与开腹手术相比,血管内手术不仅创伤小而且更符合血液动力学,因为不必要一过性夹闭肾下主动脉。Volodos和Parodi在20世纪80年代末到90年代初分别开展了一系列实验研究后,才将覆膜支架修补应用到AAA临床实践中[14, 44, 45]。

腹主动脉瘤的形态学

为了保证覆膜支架能安全置入,准确地定位、锚定和释放,EVAR的基本要求是要有合适的AAA患者和髂动脉形态。但是,应该注意到的是EVAR的形态标准随时间推移、技术和方法改进而不断变化。AAA和髂内动脉的形态学评估基于肾动脉下动脉瘤和髂内动脉各主要因素参数的测量和图像(图10.1)。在计划行EVAR时,腹主动脉最关键的部分是在肾动脉分叉后和动脉腔起点之间——所谓的动脉瘤的近端颈部。这一部位的直径、长度和形状以及有无钙化和血栓都用于决定患者的病理解剖底物是否可行EVAR。动脉瘤的近端颈部的病理解剖学特点对于带膜支架置入后的长期效果和稳定性都非常重要。此外,应对动脉瘤囊和分叉部位进行测量来确定瘤囊的直径和长度, 并评估确定囊内有无血

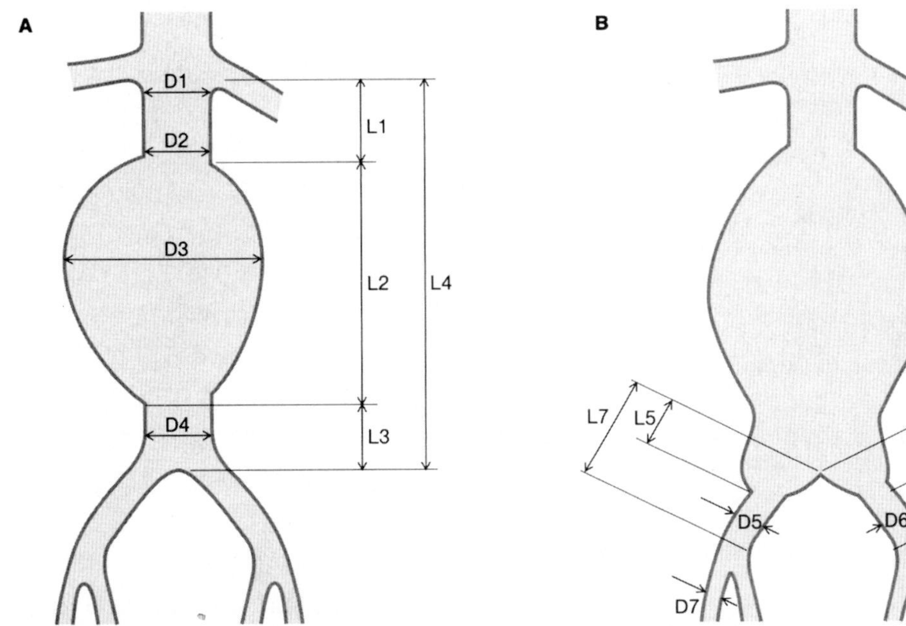

图10.1 肾下腹主动脉瘤和髂血管系统的选定参数测量方法的示意图。(A,B)D1:主动脉直径(近端瘤颈)恰好位于远端肾动脉开口流出的正下方;D2:主动脉直径(近端瘤颈)恰好位于动脉瘤的正上方;D3:动脉瘤直径;D4:位于瘤体之下的主动脉直径(相对而言为远端瘤颈);D5:瘤体右下方"正常部位"髂总动脉(CIA)的直径;D6:瘤体左下方"正常部位"髂总动脉(CIA)的直径;D7:左髂外动脉(EIA)的直径;D8:右髂外动脉(EIA)的直径;L1:近端瘤颈的长度;L2:动脉瘤囊的长度;L3:动脉瘤远端瘤颈的长度(相对而言);L4:肾下主动脉总长;L5:动脉瘤累及的右髂总动脉(CIA)的长度;L6:动脉瘤累及的左髂总动脉(CIA)的长度;L7:右髂总动脉(CIA)的长度;L8:左髂总动脉(CIA)的长度。

栓。同样重要的参数是动脉瘤的纵轴和瘤颈的纵轴之间的夹角,该夹角应小于60°。远端瘤颈,即主动脉瘤体以下的正常部位,决定带膜支架的类型。在没有远端瘤颈的AAA中,分叉部位的直径决定是否有足够的空间可供分叉型的带膜支架的两个分支通过,对给定部位恰好合适。假如动脉瘤延长至分叉部位远端,髂动脉的受累情况还应进行检查。进一步检查包括由动脉瘤囊上发出的开放血管的(如腰动脉、肠系膜下动脉、副肾动脉、髂内动脉)现状和数量。根据检查后的数字结果,这些血管有可能变成与临床上相关的逆向血流流入瘤囊的来源,从而对治疗效果产生不良影响[46]。髂动脉评估要考虑尺寸(长度和直径),形状(扭曲度),和动脉壁的质量(狭窄程度、开放性、溃疡状况、钙化状态、附壁血栓)。总之,决定EVAR技术上可行性的最关键的参数包括近段瘤颈的长度和肾下腹主动脉轴向偏斜的程度。在标准操作中,也就是说不考虑新型的和实验性的技术(如孔状带膜支架、分叉型带膜支架)或者血管内手术相结合等方案,近端瘤颈的最小长度应为15 mm,同时肾下腹主动脉轴向偏斜角度要小于60°。

目前,通过CT血管造影(CTA)可明确动脉瘤囊的形态学,并对所有与EVAR相关的参数进行测量。尽管小于3 mm的常规动态薄层CT扫描已够用,但多平面重建的多排螺旋CT扫描更好[47]。直径测量必须与动脉纵轴成直角。考虑到带膜支架在动脉瘤内的可能路径,应测量纵向长度,以便排除可能的不精确(度)[48]。AAA介入术前评估可采用腹主动脉数字减影血管造影术(DSA),将校准导管放置于适当部位来测定动脉瘤和髂动脉的长度,这样可为不同的患者选择最适宜的带膜支架(表10.1和表10.2)[47],这种方法可供选择,但不常用。DSA的优点是可以准确测定内脏器官、脊柱和盆腔的血供和血管网。

为了改进治疗决策选择,人们引入了一种基于动脉瘤大小的AAA形态学分类方法,动脉瘤大小根据上、下瘤颈是否存在以及其长度做出判断。系统化的分类可以更好地对患者进行筛选,确定相应的EVAR治疗方案,和带膜支架的特殊类型,同时还可以在解剖结构基础上对疗效进行标准的比较。目前使用的是Schumacher和EUROSTAR的形态学分类法(图10.2)[49,50]。

腹主动脉瘤血管内治疗的适应证

根据最近出版的ACC/AHA指南,肾下或肾周AAA直径大于5.5 cm患者应接受修复治疗,AAA直径在4.0~5.4 cm的患者应每6~12个月超声或CT检测一次(I类,证据水平A)。修复治疗对后一类患者(I类,证据水平 B)也会有益。AAA直径小于4.0 cm的患者建议每隔2~3年做一次超声检查[15]。

表10.1 AAA患者介入前诊断评估的目标

1. 确认AAA的存在
2. 描述AAA。需要回答以下问题：
  (1)AAA的最大直径、长度和它的腔
  (2)近端锚定区的直径、长度和角度
  (3)所有远端锚定区的直径、长度和角度
  (4)预期经过路径的直径和角度
  (5)被覆盖区域的总长度
  (6)肾动脉最底端至腹主动脉分叉的距离
  (7)肾动脉最底端至双侧髂动脉分叉的距离
  (8)主动脉分叉的直径
  (9)AAA的相对位置和尺寸（主动脉瘤的头端和末端部位及与主要分支和分叉的关系）
  (10)瘤体内血栓存在与否和血栓存在的位置
  (11)腹主动脉瘤的破裂情况或并存的腹主动脉区的病理情况(炎性腹主动脉瘤)
  (12)是否存在并存的其他(髂动脉、股动脉、内脏动脉)动脉瘤和这些动脉瘤的位置
  (13)是否并存髂股闭塞性疾病及这些疾病的位置
  (14)动脉瘤囊发出的开放的分支数量和种类
  (15)肠系膜上动脉(SMA)、肠系膜下动脉(IMA)和腹腔干的开放性及位置
  (16)锚定区的质量和预期经过路径(钙化、动脉粥样瘤)
  (17)是否存在血管畸形(副肾动脉、过早分叉、静脉异常)

Reprinted with permission from Geller SC and the members of the Society of Interventional Radiology Device Forum. Imaging guidelines for abdominal aortic aneurysm repair with endovascular grafts. *J Vasc Intervent Radiol.* 2003;14:S263–S264.

择期EVAR的适应证与开腹手术相似，都围绕着个体主动脉瘤破裂的预期风险。绝大多数腹主动脉瘤患者是老年人(65岁或以上)，他们患有多种并发症，手术风险大，有些并发症甚至是开腹修补手术的禁忌证。尤其是那些高危患者，即手术风险达到ASA III级(美国麻醉学会的分级)和ASA IV级时[51]，EVAR目前是一种可行的治疗选择。与开腹手术相比，这种方法围手术期死亡率低、并发症少，短期和中期的死亡率和并发症低于或至少不高于开腹手术[13]。

但是，不是所有的患者都有合适的髂动脉的病理解剖，因此在技术可行性基础上，EVAR对血管内AAA治疗的适应证有所限定[52]。限制因素包括：瘤体扩展到肾动脉以上，缺少相匹配近端瘤颈或其形态不合适，近端瘤颈区的大血栓，肾下腹主动脉较大的轴向偏移，以及盆腔动脉的极度扭曲、细小或狭窄。根据严格的形态学执行标准，据报道目前适合EVAR者约占AAA的30%~50%[52]。订制带膜支架可使百分比更高(40%比80%)[53]，基于AAA病理解剖学改进，进行优化设计和选择会扩大EVAR的适应证。但是，如果忽视当前EVAR适应证的形态学标准，将会增加原发技术失败、晚期并发症和继发失败的发生率。因此，对疑难AAA病理解剖患者，血管内治疗与外科手术结合会更好[54, 55]。

由于缺乏长期效果的数据，EVAR对于年轻患者、手术风险低的患者及远期预后良好的患者的适应证尚未确定，但对于手术风险高或者存在腹腔内或腹膜后严重并发症的患者以及不愿意接受腹部非血管内手术的患者，血管内治疗是一种重要的治疗选择。

另外，近期的出版物似乎表明腹主动脉瘤的急性破裂(RAAA)是EVAR的重要适应证。外科急诊手术治疗RAAA的死亡率为41%~90%，主要取决于附加的危险因素[56, 57]，而EVAR治疗RAAA死亡率则为12%~20%[58, 59]。

急诊行EVAR的优点包括：避免开腹术、血流动力学稳定、心肺负担小、失血少。缺点包括：繁琐的术前诊断、CT或导管造影以及临时订制带膜支架的限制。

禁忌证

EVAR的禁忌证是AAA形态完全不合适、动脉瘤感染和动脉瘤伴有相关结缔组织病。目前，EVAR的唯一绝对禁忌证是AAA患者急性破裂没有时间进行必要的术前诊断评估。

带膜支架

带膜支架(人造带膜支架)是金属支架与人造血管移植材料的复合体。金属支架用于血管内固定所置换的血管。支架主体可仅由血管移植材料组成，两端与金属支架连接。这样可以把移植物固定在腔内血管壁上(即“带支架的移植物”)，带膜支架还可以在其表面覆盖金属物，内侧或外侧同血管移植材料相连(即“带移植物的支架”)。

根据使用的支架架体类型，支架可以分为自膨式和球扩式两种。大部分带膜支架都是自膨式。自膨式支架的优点在于易控制，并能随时间推移模拟瘤颈形态的改变。球扩式支架优势在于可较好的固定移植材料，与“带支架的移植物”式的支架类型相似。

根据支架外部形状，支架被分为3种类型：管型(主动脉与主动脉的)、单侧髂动脉型（腹主动脉与单髂动脉)和双分叉型(腹主动脉与双髂动脉)(图10.3)。所使用的带膜支架的类型取决于动脉瘤和盆腔动脉的形态。对于合适的远端瘤颈和近端瘤颈(>15 mm)的动脉瘤，可采用管型带膜支架。从形态学的角度看，适合管型带膜支架移植术的动脉瘤相对较少，只有不足10%。缺乏

表10.2 对于考虑血管内治疗的腹主动脉瘤患者的诊断技术的建议

Ⅰ.常规的动态薄层CT扫描(<3 mm)和多平面重建的螺旋CT血管成像(CTA)
1.首先行定位扫描。这种扫描:
(1)无需口服或者静脉注射对比剂,扫描范围在横膈和股骨粗隆间
(2)螺旋CT扫描用准直为10 mm,螺距为2.0,80~100 kV,90~100 mA
(3)应用于定位腹腔干起始端和股动脉分叉水平。也可用以评估钙化和全身情况
2.然后进行CTA扫描。这种扫描:
(1)最好应让患者屏气1次或2次,螺旋扫描从腹腔干开始到股动脉分叉水平。整个扫描时间约为40~50 s
(2)应使用3 mm以下的准直,螺距为2.0,120 kV,280 mA,750 ms机架旋转速度
(3)根据估计的循环时间调整延迟时间,或按20~30 s的延迟时间,以2~5 mL/s的速度经过肘前静脉大口径(18 G)穿刺针注入低渗对比剂120~200 mL
3.然后可以用上面的扫描数据先建立包括整个扫描床经过距离(通常为33~42 cm)和集中于主动脉的小视野(18~20 cm)的序列(层厚≤2 mm)。从这些数据可以得到大多数的定量测量和质量信息。这种序列需要在有多平面重组能力的工作站上进行评估
Ⅱ.导管造影术
在20 cm以上的血管造影中推荐使用校准标记导管,每隔15 cm放一个不透光的标志物。图像应包括从腹腔干到股动脉分叉腹动脉。腹主动脉应至少从2个角度造影(相隔90°,最佳方式为后前位和侧位)。其中一个造影图像应覆盖肾动脉到髂分叉部位。骨盆(髂股)段的血管造影至少需要导管置于腹主动脉下方的3个角度(后前位、右前斜位和左前斜位)的图像。无论有减影还是没有减影的数字化成像或薄层-电影都可以。需要其他适当的角度,以确保显示分支起源

计算机体层成像血管造影(CTA)和X线血管造影可满足绝大多数患者。对含碘对比剂有禁忌的患者,可应用钆增强的磁共振血管造影(MRA),结合CT平扫或用血管内超声检查(US)替代。

Reproduced with permission from Geller SC and the members of the Society of Interventional Radiology Device Forum. Imaging guidelines for abdominal aortic aneurysm repair with endovascular grafts. *J Vasc Intervent Radiol.* 2003;14:S263–S264.

合适的远端瘤颈的动脉瘤,支架的类型取决于髂动脉的形态。最佳的方法是选择单支或者多支分叉的带膜支架,完全覆盖需血管重建的腹主动脉与髂动脉的部分以保护其功能[60]。支架送入、定位并固定,这一系列工作要求专业技术和仪器。单支带膜支架主要是由单片组成。带膜支架的对侧分支置入需要采用交叉型操作技术,此技术适用大多数病例。实际上,单片移植物的优点是操作通常不复杂,这可避免在放置移植物中出现的操作风

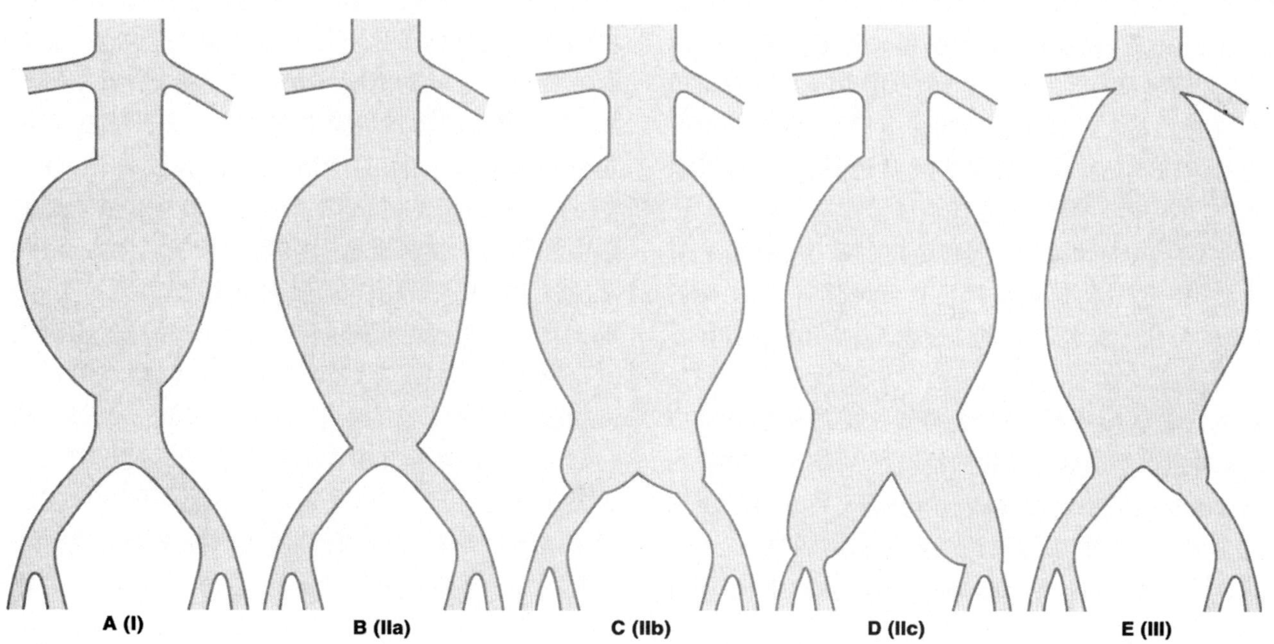

图10.2 依据EUROSTAR(和Schumacher)研究的动脉瘤分型。(A)(I)近端瘤颈和远端瘤颈都存在。(B)(IIa)瘤体扩展至分叉部位,远端瘤颈缺失。(C)(IIb)瘤体累及一侧或双侧髂总动脉的近端。(D)(IIc)瘤体累及一侧或双侧髂总动脉的近段全程。(E)(III)瘤体的近端瘤颈缺失。

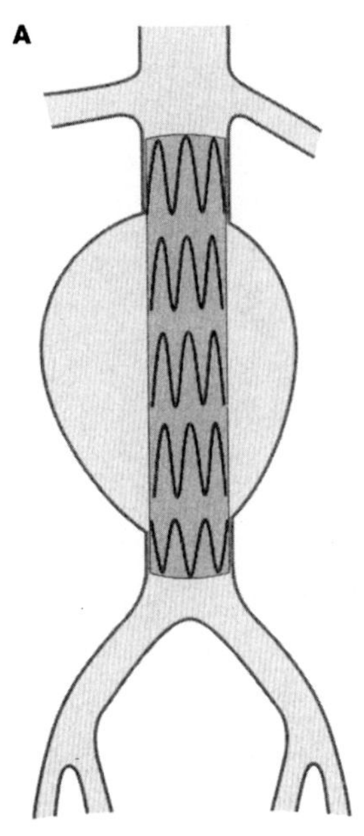

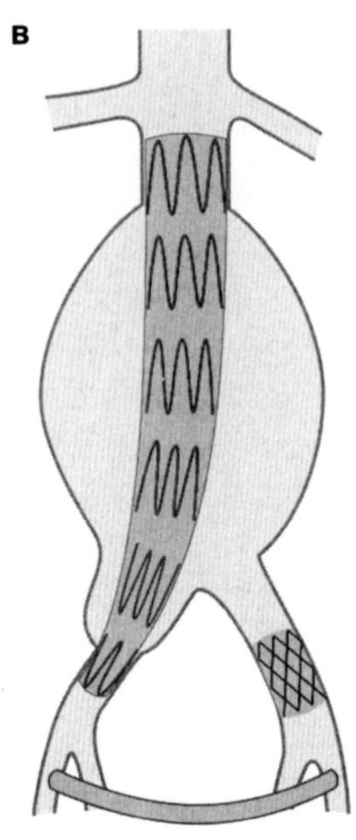

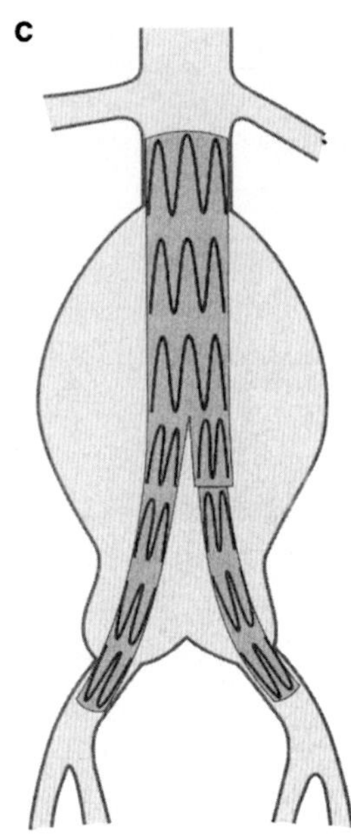

图 10.3 带膜支架的类型。(A)管型(连接主动脉与主动脉)支架。(B)单侧髂动脉型支架(腹主动脉–髂动脉),连接股–股动脉的桥或支架,显示了左侧髂总动脉的支架。(C)分叉型(连接腹主动脉与双髂动脉)支架。

险,如移位和定位不精确等。多支分叉带膜支架是至少由两片组成的复合体,即连接腔内腹主动脉与髂动脉的复合体和连接对侧髂动脉的复合体。带膜支架从两侧髂总动脉送入,如果需要,借助于附加扩张物,远程调整两侧髂动脉分支。多支分叉型带膜支架的置入比单支带膜支架的置入技术要求低,但髂动脉联结点是内瘘和瘤体持续膨胀的潜在原因。为不同的患者选择最合适的带膜支架和介入治疗策略可主要由既定的病理解剖、可用的人造支架、介入和手术医师的技术水平来决定。比如,患者为远端瘤颈缺失的AAA,其双侧髂动脉存在解剖学困难,包括血管过细、严重扭曲和钙化,这时,可把单髂单支型带膜支架置入对侧髂总动脉,并对另一肢体进行解剖外股动脉与股动脉间的交叉旁路移植,从而实现其血管重建,这不失为一种创伤性较小的治疗选择。

为使带膜支架成功、安全和稳定的贴壁,必须了解瘤体的准确形态并精确测量其尺寸,以保证带膜支架的充分释放。带膜支架的直径同主动脉和髂动脉的直径是否匹配是决定远端瘤颈和近端瘤颈密闭质量好坏的关键。对于远端瘤颈和近端瘤颈,带膜支架的最佳直径应通常大于锚定区主动脉和动脉的精确直径的15%~20%。为了增加带膜支架的稳定性,减少移动风险,可在带膜支架最接近主体的地方放置金属钩或者尾状倒钩[61]。

对于近端瘤颈过短(<15 mm)的动脉瘤,应选用近段无膜的支架。跨过肾动脉开口的近端无膜支架能够提高支架的稳定性, 即使是近端瘤颈足够长的动脉瘤,也是可行的,这样可减少移动和近端支架周围内瘘的风险[62]。

血管内操作

血管内操作在患者全麻、腰麻或局麻下进行。考虑到大多数患者严重的并发症,采取腰麻或局麻为佳。尤其是AAA破裂时行EVAR推荐局麻,因为局麻可降低急性血流动力学紊乱和腹壁弛缓的风险[63]。但是在介入手术开始时,患者必须做好准备,一旦血管内修复术失败则要接受开腹手术。首先,介入术前给予患者100 IU/kg的普通肝素和广谱抗生素。根据鞘管的种类和宽度,采取单侧或双侧股总动脉切开术将带膜支架送入。假如股动脉或者髂外动脉的宽度不允许鞘管通过,可作腹膜外切口,穿过髂总动脉将带膜支架送入。采用造影和透视确定肾动脉开口。通过0.035 英寸的超硬导丝 (Back–up Meier, Boston Scientific, Watertown, MA, USA) 把输送系统中的带膜支架送至植入位置。准确定位后,带膜支架从输送系统中释放出来。假如带膜支架为多支分叉型,那么将第二根硬的或超硬的0.035 英寸导丝由对侧的切开动脉经支架短支穿过释放的支架主体。随后,对侧支体被置入带膜支架的主干,最终完成对分叉部分的重建(图10.4)。如果支架短支逆行到主干的过程置入困难或者几乎无法完成,可以采用对同一侧的股动脉实施交叉手术或者肱动脉穿刺顺行,置入带膜支架短支。在大多数情况下,全部支架释放完成后,医生要用一大球囊反复扩展以便支架与管壁贴合。支架准确对合后,经股动脉或者肱动脉造影记录下最后的结果(图10.5)。整个过

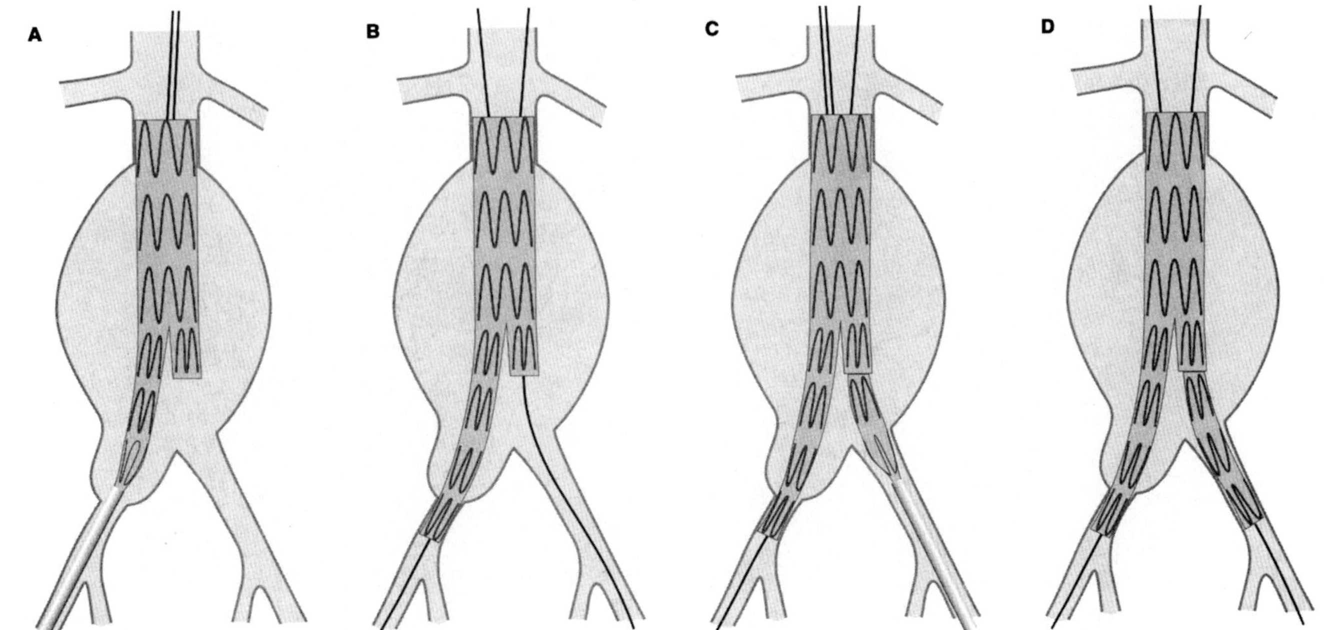

图10.4 分叉型移植物在腔内组建过程示意图。(A)腹主动脉与髂动脉部分的置入。(B)主动脉和髂动脉的短肢导管过程。(C)对侧髂动脉分支的置入。(D)最后成形的分叉型带膜支架。

程中,中间通常要进行几次血管造影来帮助定位和支架置入。手术结束时,需缝合股总动脉的切开创口。在采用主髂单支型带膜支架和对侧肢体的血管搭桥再造时,同侧动脉切开术缝合之前,结扎对侧的髂总动脉,行股动脉和股动脉间的交叉旁路术(图10.6)。

在Ⅱc类的动脉瘤,带膜支架的安全锚定要求它移入髂外动脉,并覆盖两侧或者一侧的髂内动脉开口。为了防止动脉瘤的逆行充盈,需通过结扎术或者预先栓塞法闭内合盆腔内动脉。有些病例必须使用双侧的盆腔内动脉闭合,这个手术步骤会造成肠缺血、臀部间歇性疼痛的风险升高,在男性患者中,会出现血管性勃起功能障碍。应考虑给予外科人造旁路搭于髂内血管上,其对盆腔器官和臀肌都会有裨益(图10.7)[55, 64, 65]。

为了更加简化手术过程的创伤和降低围手术期的并发症,经皮缝合穿刺点(高达22 F)或者缩小带膜支架输送系统的直径都是未来技术的关键。尽管微型带膜支架送入系统目前看来在技术上并不可行,但经皮闭合动脉切口已被证明是可行的[66, 67]。

随访

经血管内治疗术后,初期成功的主要标准是瘤体与

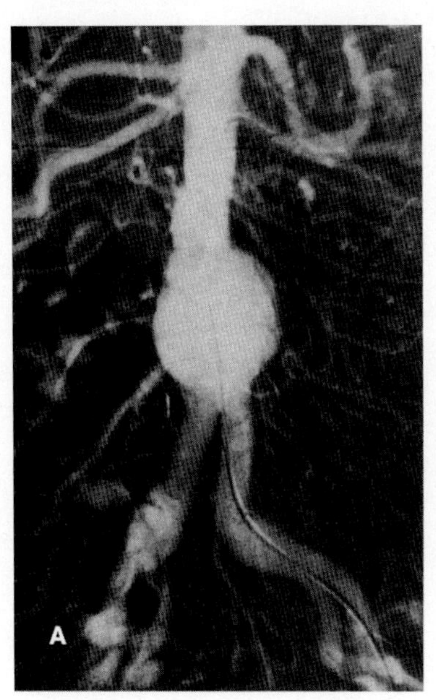

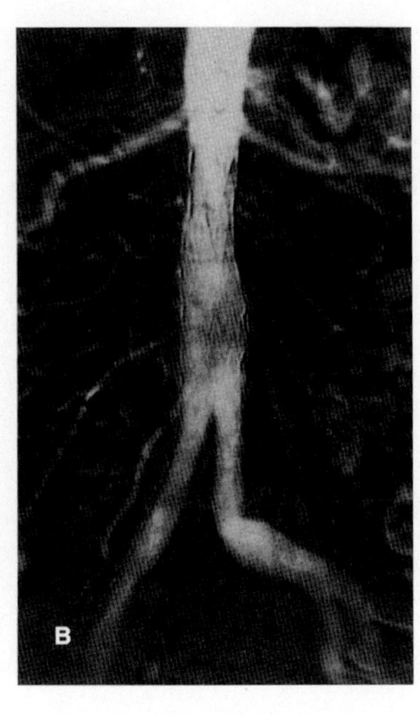

图10.5 一位67岁的男性患者肾下主动脉属Ⅱa型,适于置入分叉型带膜支架。(A)支架置入前腹主动脉和髂血管造影。(B)带膜支架移植后的动脉造影:准确定位后的支架通畅,无内瘘迹象。

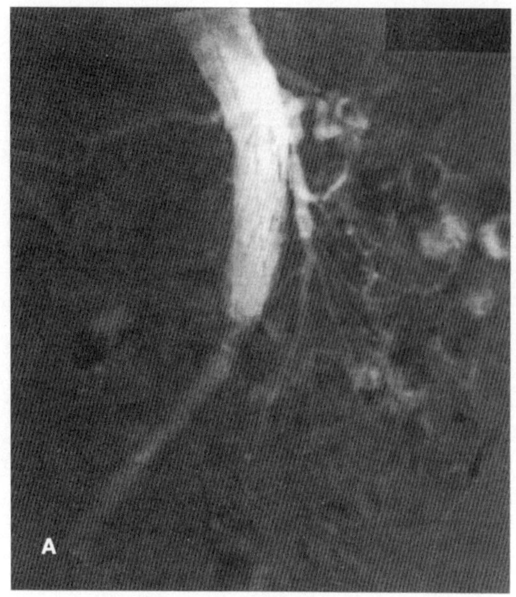

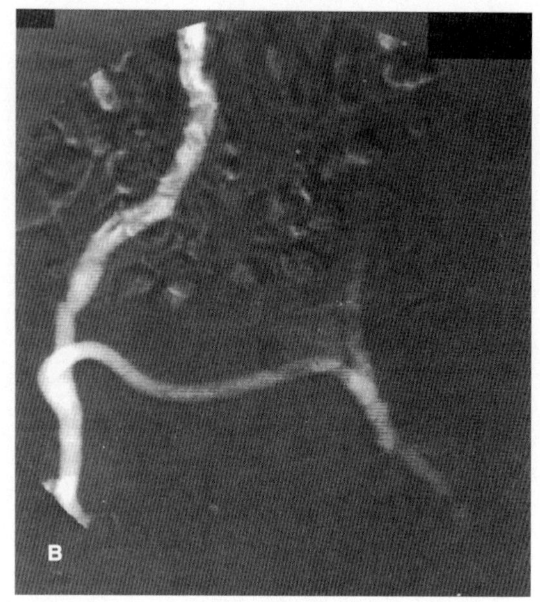

图10.6 一位74岁的男性患者肾下主动脉瘤IIa型，左侧髂血管极度扭曲和狭窄，适于主髂单支型带膜支架。(A,B)左侧髂总动脉封闭，主髂单支型带膜支架置入后的血管造影，股动脉和股动脉间的交叉旁路术。

血液循环的完全隔离；长期成功和血管内治疗结果的主要标准是瘤体与血液循环的持续隔离和瘤体的逐渐萎缩。术后随访检查的目的是获取关于支架和动脉瘤的变化信息，以便及时检测并发症和判定EVAR是否最终失败。为此目的，建议行腹平片、CTA和多普勒超声(DUS)检查。出院前，以及术后3、6和12个月分别行CT和DUS检查，此后每12个月检查1次。出院前行腹平片检查，以后每年1次。瘤体的直径，近端瘤颈的直径，内瘘的存在，带膜支架的畅通，肾上动脉水平以上固定支架时肾动脉的畅通，髂动脉的畅通，带膜支架的位置，和架体的结构都要进行检查。监测的主要指标是动脉瘤囊的最大直径和带膜支架外瘤体内的血流情况，即所谓的内瘘。

并发症

除了在采用人造血管移植物和在血管内进行的手术过程中碰到的并发症(局部入路、远隔靶点和全身系统性并发症)外，EVAR还有其特异性的并发症[68]。

表10.3中列出了临床上相关的非特异性并发症。最严重的是心肺并发症，发病率为6.9%，外科手术后的此类发病率为19.6%[12, 13, 69]。因动脉瘤手术操作引发的周围血管栓塞的发病率上升到3%[70]，EVAR术后造成的肾衰

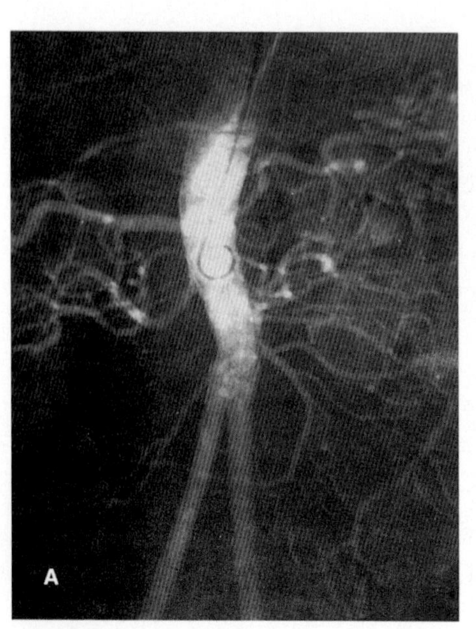

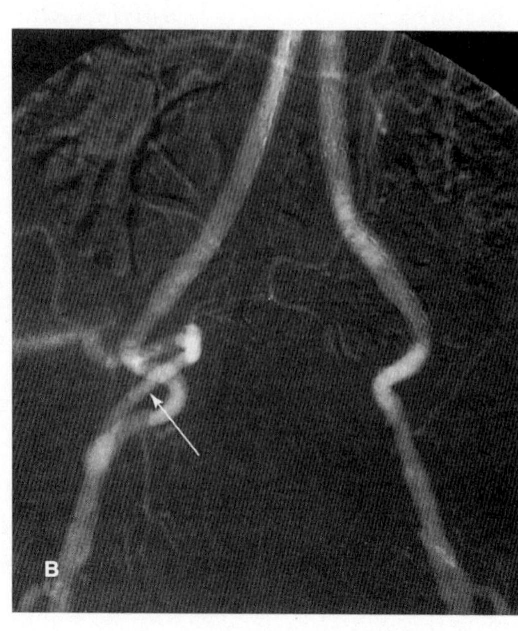

图10.7 一位73岁的男性患者肾下动脉瘤IIc型，其动脉瘤膨胀至双侧髂总动脉。患者适于分叉型带膜支架，支架经固定在双侧髂外动脉，走行于右侧髂总动脉。(A)分叉支架置入术后的血管造影。(B)双侧髂动脉支架和经右股总动脉至右髂内动脉(箭头)的搭桥示意图。

表10.3 血管内治疗腹主动脉瘤非特异性并发症

局部（手术创口）	血肿
	假性动脉瘤
	淋巴瘘
	感染
远隔器官	内脏动脉血栓栓塞
	下肢动脉血栓栓塞
全身性	心脏
	肺部
	肾脏
	脑血管事件
	深静脉血栓
	肺栓塞
	结肠缺血
	脊髓缺血
	盆腔缺血

竭发病率为2%~3%，产生肾衰竭一方面是由于使用含碘对比剂，尤其在术前患有慢性肾不全者；另一方面是由操作引发的栓塞造成。与双侧髂内动脉医源性封闭有关的并发症，包括臀部间歇性疼痛、血管性勃起功能障碍和盆腔不适，它的发病率为12%~40%[71-73]。此外，由于双侧髂内动脉闭塞，肠缺血和脊髓缺血的风险也同时增大。

与EVAR相关的特异性的并发症是那些直接跟带膜支架移植物或者输送系统相关的疾病。与腔内移植物有关的并发症包括置入定位不准、闭塞、感染、瘤囊的持续渗漏（又称内瘘）、带膜支架扭曲变形、狭窄、支架移位、支架架体和移植物损坏。最致命的EVAR特有的并发症是动脉瘤囊的破裂。另一种少见并发症称为内膨胀。EVAR术后，瘤体增大时，内膨胀便随之产生，没有任何内瘘的迹象，瘤体内压力持续增长。这种逐渐增强的压力也可能导致瘤体的破裂，据报道，此类并发症的发生率约为1.5%[68]。内膨胀的原因尚不清楚。其他少见的操作并发症包括主动脉夹层、盆腔动脉夹层或者盆腔动脉穿孔。

表10.4 根据成因和发生部位对动脉瘤内瘘进行分类

Ⅰ型：支架周围内瘘——带膜支架附着部位内瘘（“吻合口瘘”）
- Ⅰa 带膜支架近端内瘘
- Ⅰb 带膜支架远端内瘘
- Ⅰc 单支髂动脉带膜支架封堵物周围的内瘘

Ⅱ型：反流型内瘘——动脉瘤的一支反流
- Ⅱa 单一分支，只有流入道
- Ⅱb 有多条分支，存在流入道和流出道

Ⅲ型：带膜支架本身引起的内瘘
- Ⅲa 支架其中一部分松动
- Ⅲb 覆膜撕裂

Ⅳ型：术后30天以内发生的结构完整但通透性增加

原因不明型内瘘：血流可见，但来源不唯一

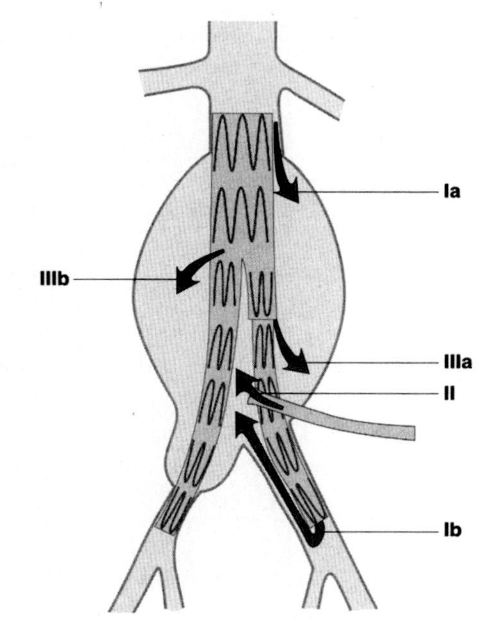

图10.8 内瘘的类型（见表10.4的说明）。

基于并发症与介入的关系，并发症可以分为早期（<30天）或者晚期（>30天）两种[74]。

最常见的特异性并发症是内瘘，其也是动脉瘤同血流循环的未完全隔离的一种指征。动脉瘤内持续血流使得瘤内压力接近系统水平，致使瘤体破裂。根据血液渗漏部位，可将内瘘分为4种（表10.4，图10.8）。原发内瘘是指在术中或者术后30天内出现的。继发内瘘是在最初成功治疗EVAR的术后30天后做出诊断。据可接受的报道，原发内瘘的发生率<10%[75, 76]。大多数内瘘是Ⅰ型或者Ⅲ型（图10.9）。继发内瘘的发生率为20%~40%[77, 78]。继发性内瘘通常为Ⅱ型（图10.10）。

一般而言，人们认为Ⅰ型和Ⅲ型内瘘最危险，因为它引发动脉瘤破裂的风险性更高[79, 80]。因此，Ⅰ型和Ⅲ型内瘘必须治疗，多数采用血管内方法。渗漏部位常被扩展段掩盖。Ⅰ型内瘘有时使用所谓的外科绷带来治疗，也就是围绕腔内置入的带膜支架从外部结扎缝合近段瘤颈[55, 81]。并发症矫正手术无法在血管内完成时，应转向开腹外科手术。

Ⅱ型内瘘中，动脉瘤破裂的风险很低[82-84]。因此，血液动力学稳定的Ⅱ型内瘘的出现通常不能看做是失败[74]。只有血流动力学明显异常时，也就是说同时出现瘤体进行性膨胀时，Ⅱ型内瘘应该给予治疗[85]。Ⅱ型内瘘的治

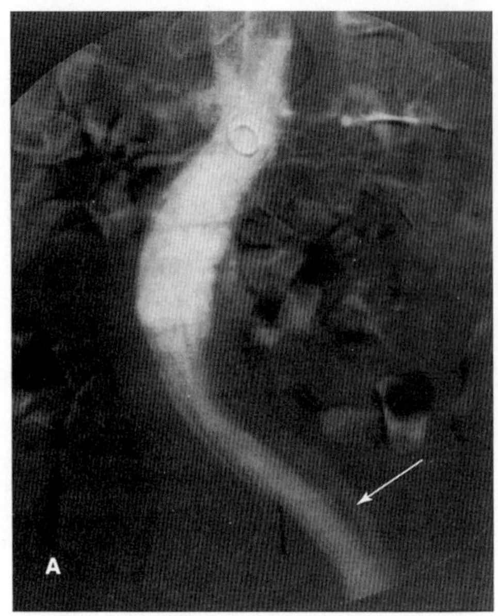

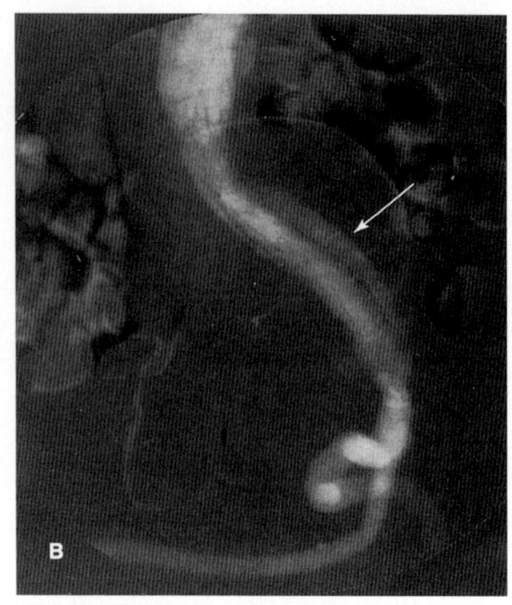

图10.9 单支型主髂带膜支架置入后。(A,B) Ⅰb型内瘘(箭头处)。

疗可通过超选栓塞灌注瘤体的分支(一般为腰动脉或者肠系膜下动脉),分支的血流方向随着带膜支架置入后压力梯度转向也发生转向。但是,超选栓塞分支对技术要求严格,在一些病例中并不可行。通过肠系膜下动脉的逆向内瘘,在腹腔镜夹住动脉开口比对动脉进行栓塞更可行。另一种治疗逆向内瘘的方法是经皮将凝血酶原注入动脉瘤内瘘部位。如果已经在血管内治疗Ⅱ型内瘘,但仍可见动脉瘤体进行性膨胀,则建议改行开腹手术。

结论及建议

据出版的文献记载,血管内治疗AAA的初期成功率为48%~93%[69, 70, 86–88];转外科治疗的发生率为0~16.5%,与外科手术相比30天死亡率为1.5%~7%[70, 86, 87, 89, 90]。ASA III和ASA IV患者接受血管内治疗后的死亡率比外科手术的死亡率要小得多[13]。根据目前发表的首次随机对照研究试验,既适合EVAR又适合开腹外科手术的患者,EVAR治疗后30天内的死亡率要低,但再手术率也较高。接下来的两年里,接受EVAR治疗患者的累计存活率初期较高,但并没有得到保持[43, 91, 92]。

与标准的外科手术治疗相比,EVAR的优点包括:围术期并发症显著降低,出血少[69, 91, 92],住院时间短,只需1~12天,患者在重症监护室的时间缩短,通常不超过2天。同时,与外科手术相比,EVAR能让患者早日恢复正

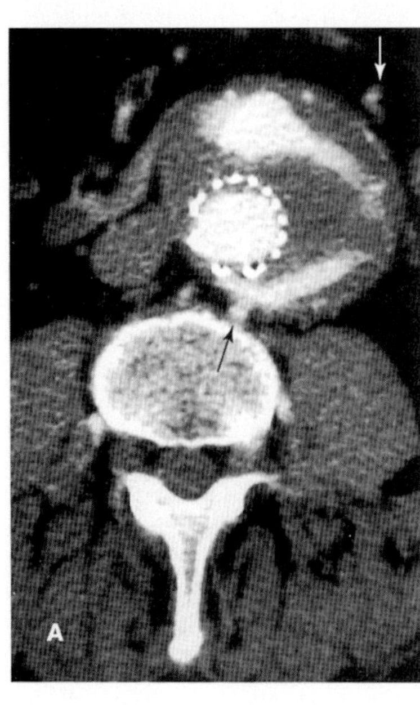

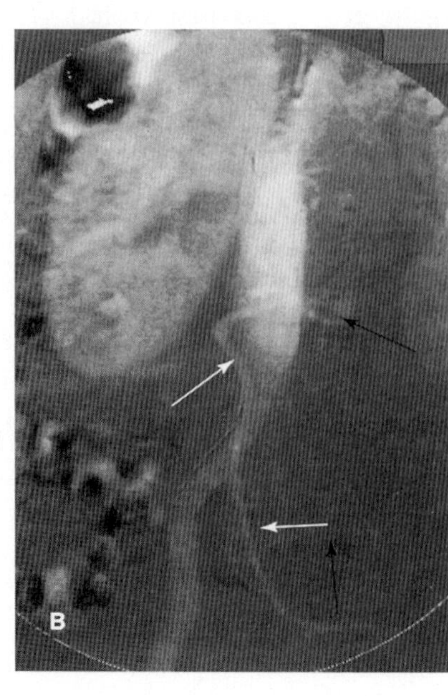

图10.10 单支型主髂带膜支架术后。(A)计算机体层成像扫描——IIb型内瘘。肠系膜下动脉(白色箭头)、腰动脉(黑色箭头)。(B)动脉造影显示肠系膜下动脉内部逆向血流(白色箭头)和动脉瘤内血流(黑色箭头)。

常生活[93]。有趣的是，尽管患者EVAR后的最初3个月生活质量较好[43, 91, 92]，但一年后却与外科手术相当[43]或更糟[91, 92]。

血管内治疗远期疗效最重要的也是唯一的标准是动脉瘤与血流循环完全且持续隔离，并且随访期间血栓性动脉瘤体不断萎缩(图10.11)。动脉瘤逐渐缩小，这与切除的瘤体囊压力下降有关[94, 95]。接受EVAR治疗患者的瘤体会缩小45%~70%[70, 96, 97]。根据Blum等人的观察，术后24个月瘤体显著萎缩[75]。

总之，尽管证据尚不充分，但EVAR为AAA患者提供了重要的治疗选择，主要是对于外科手术风险高的患者。要想为每一位患者选择最佳治疗方法，就要求介入医师和外科医师根据两种操作的优点和缺点，进行认真的风险–效益评估，并达成一致的治疗决策。考虑到将来EVAR在绝大多数AAA患者中可能取代开腹手术，提高带膜支架的使用寿命，用长期试验进行论证，改进技术(如简化置入技术并更好的控制内瘘)是必须要做的[43, 91, 92, 98]。

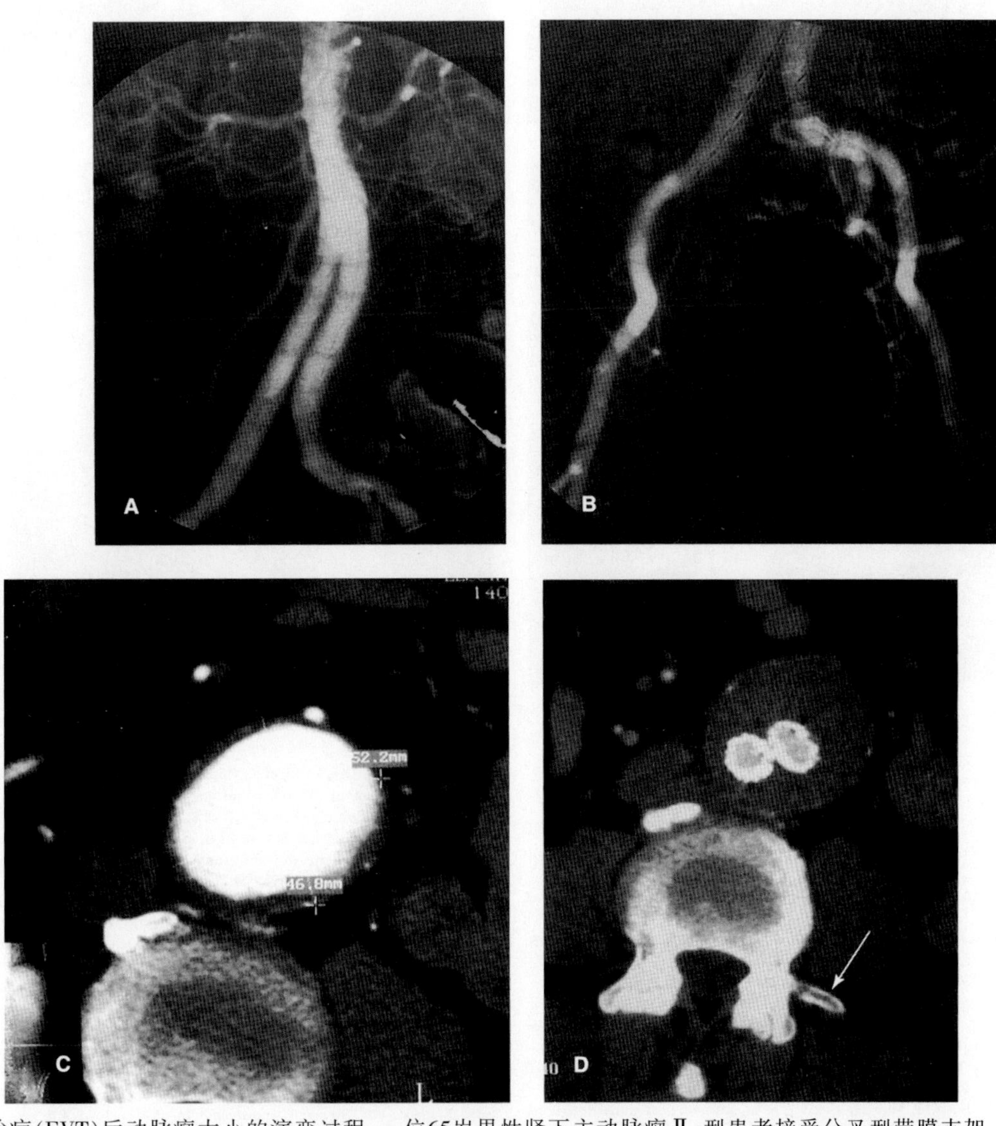

图10.11 血管内治疗(EVT)后动脉瘤大小的演变过程。一位65岁男性肾下主动脉瘤Ⅱc型患者接受分叉型带膜支架。(A,B)动脉造影显示带膜支架置入后没有出现任何的内瘘迹象。支架的右端置入髂外动脉，右髂内动脉结扎。(C)EVT术前，计算机体层成像(CT)扫描腹主动脉瘤(瘤体横断面直径为52.2 mm×46.8 mm)。(D–H)带膜支架置入后以及6、12、24和48个月内的延续随访，CT扫描同一层面(椎骨体上腹外侧骨赘严重)。(F)支架(箭头)置入1年后随着瘤体萎缩，其尺寸显著缩小。(待续)

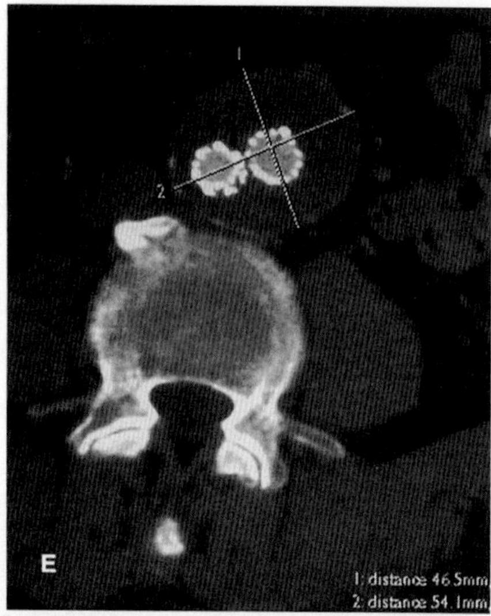

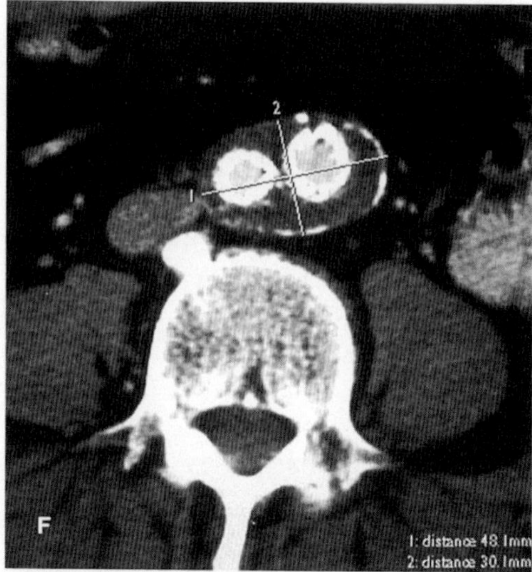

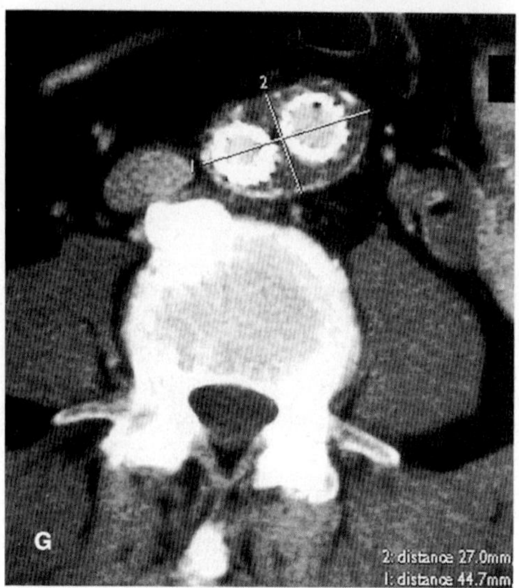

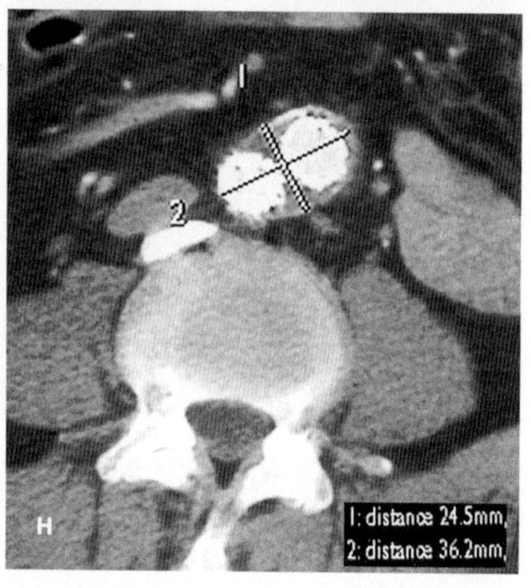

图10.11 （续上）

参考文献

1. Turk KAD. The post-mortem incidence of abdominal aortic aneurysms. *Proc R Soc Med.* 1965;58:869–870.
2. Scott RAP, Ashton HA, Kay DN. Abdominal aortic aneurysm in 4237 screened patients: prevalence, development and management over 6 years. *Br J Surg.* 1991;78:1122–1125.
3. Firt P, Hejnal J, Vanek I. *Cévní chirurgie.* Prague: Avicenum Publishing, 1991:148–159.
4. Ernst CB. Abdominal aortic aneurysm. *N Engl J Med.* 1993;328:1167–1172.
5. Walker SR, Macierewicz J, MacSweeney ST, et al. Mortality rates following endovascular repair of abdominal aortic aneurysms. *J Endovasc Surg.* 1999;6:233–238.
6. May J, White GH, Yu W, et al. Conversion from endoluminal to open repair of abdominal aortic aneurysms: a hazardous procedure. *Eur J Vasc Endovasc Surg.* 1997;14:4–11.
7. Blankensteijn JD, Lindenburg FP, Van der Graaf Y, et al. Influence of study design on reported mortality and morbidity rates after abdominal aortic aneurysm repair. *Br J Surg.* 1998;85:1624–1630.
8. Katz DJ, Stanley JC, Zelenock GB. Operative mortality rates for intact and ruptured abdominal aortic aneurysms in Michigan: an eleven-year statewide experience. *J Vasc Surg.* 1994;19:804–817.
9. Crawford ES, Saleh SA, Babb JW III, et al. Infrarenal abdominal aortic aneurysm: factors influencing survival after operation performed over 25-year period. *Ann Surg.* 1981;193: 699–709.
10. Dubost C, Allary M, Oeconomos N. Resection of an aneurysm of the abdominal aorta: reestablishment of the continuity by a preserved human arterial graft, with result of five months. *Arch Surg.* 1952;64:405–408.
11. De Bakey ME, Cooley DA, Crawford ES, et al. Clinical application of a new flexible knitted Dacron arterial substitute. *Am Surg.* 1958;24:862–869.
12. May J, White GH, Yu W, et al. Concurrent comparison of endoluminal versus open repair in the treatment of abdominal aortic aneurysms: analysis of 303 patients by life-table method. *J Vasc Surg.* 1998;27:213–221.
13. Taufelsbauer H, Prusa AM, Wolff K, et al. Endovascular stent-grafting versus open surgical operation in patients with infrarenal aortic aneurysms. A propensity score-adjusted analysis. *Circulation.* 2002;106:782–787.
14. Parodi JC, Palmaz JC, Barone HD. Transfemoral intraluminal graft implantation for abdominal aortic aneurysms. *Ann Vasc Surg.* 1991;5:491–499.
15. Hirsch AT, Haskal ZJ, Hertzer NR, et al. ACC/AHA guidelines for the management of patients with peripheral arterial disease (lower extremity, renal, mesenteric, and abdominal aortic): Executive summary. A collaborative report from the American Association for Vascular Surgery/Society for Vascular Surgery, Society for Cardiovascular Angiography and Interventions, Society for Vascular Medicine and Biology, Society of Interventional Radiology, and the ACC/AHA Task Force on Practice Guidelines (Writing Committee to develop guidelines for the management of patients with peripheral arterial disease). www.cardiosource.com/guidelines/cguidelines/pad/pad_execsumm.pdf. Accessed May 25, 2006.
16. Krupski WC. Arterial aneurysm. In: Rutherford RB ed. *Vascular Surgery.* Vol. 2. Philadelphia: W B Saunders, 1995: 1025–1069.
17. Melton LJ, Bickerstaff LK, Hollier LH, et al. Changing incidence of abdominal aortic aneurysms: a population-based study. *Am J Epidemiol.* 1984;120:379–386.
18. Treska V, Valenta J, Bilek J, et al. Aneuryzmata abdominalni aorty. *Rozhl Chir.* 1997; 76:176–180.
19. Allardice JT, Allwright GT, Wafula JMC, et al. High prevalence of abdominal aortic aneurysm in men with peripheral vascular disease: screening by ultrasonography. *Br J Surg.* 1988;75:240–242.
20. Williams IM, Winter RK, Hughes ODM, et al. Prevalence of abdominal aortic aneurysm in hypertensive population. *Ann R Coll Surg Engl.* 1996;78:501–504.
21. Lee AJ, Fowkes FGR, Carson MN, et al. Smoking, atherosclerosis and risk of abdominal aortic aneurysm. *Eur Heart J.* 1997;18:671–676.
22. Budd JS, Finch DRA, Carter PG. A study of the mortality from ruptured abdominal aortic

aneurysms in a district community. *Eur J Vasc Surg.* 1990;11:1–6.

23. Samy AK, MacBain G. Abdominal aortic aneurysms: ten years hospital population in the city of Glasgow. *Eur J Vasc Surg.* 1993;7:561–566.
24. Estes JR Jr. Abdominal aortic aneurysm: a study of one hundred and two cases. *Circulation.* 1950;2:258–264.
25. Brown LC, Powell JT. Risk factors for aneurysm rupture in patients kept under ultrasound surveillance. UK Small Aneurysm Trial Participants. *Ann Surg.* 1999;230:289–296.
26. Brewster DC, Cronenwett JL, Hallett JW Jr., et al. Joint Council of the American Association for Vascular Surgery and Society for Vascular Surgery. Guidelines for the treatment of abdominal aortic aneurysms. Report of a subcommittee of the Joint Council of the American Association for Vascular Surgery and Society for Vascular Surgery. *J Vasc Surg.* 2003;37:1106–1117.
27. Reed WW, Hallett JW, Jr., Damiano MA, et al. Learning from the last ultrasound. A population-based study of patients with abdominal aortic aneurysm. *Arch Intern Med.* 1997;157:2064–2068.
28. Geroulakos G, Nicolaides A. Infrarenal abdominal aortic aneurysms less than five centimetres in diameter. The surgeon's dilemma. *Eur J Vasc Surg.* 1992;6:616–622.
29. May J, White GH, Yu W, et al. Concurrent comparison of endoluminal repair and no treatment for small abdominal aortic aneurysms. Presented at the Annual Meeting of the International Society for Vascular Surgery, Chicago, 1996.
30. Vardulaki KA, Prevost TC, Walker NM, et al. Growth rates and risk of rupture of abdominal aortic aneurysms. *Br J Surg.*1998;85:1674–1680.
31. Strachan DP. Predictors of death from aortic aneurysm among middle-aged men: the Whitehall study. *Br J Surg.* 1991;78:401–404.
32. Brown LC, Powell JT. Risk factors for aneurysm rupture in patients kept under ultrasound surveillance. UK Small Aneurysm Trial Participants. *Ann Surg.* 1999;230:289–296.
33. Darling RC 3rd, Brewster DC, Darling RC, et al. Are familial abdominal aortic aneurysms different? *J Vasc Surg.* 1989;10:39–43.
34. Verloes A, Sakalihasan N, Koulischer L, et al. Aneurysms of the abdominal aorta: familial and genetic aspects in three hundred thirteen pedigrees. *J Vasc Surg.* 1995;21:646–655.
35. Cronenwett JL, Sargent SK, Wall MH, et al. Variables that affect the expansion rate and outcome of small abdominal aortic aneurysms. *J Vasc Surg.* 1990;11:260–268.
36. Hunter GC, Smyth SH, Aguirre ML, et al. Incidence and histologic characteristics of blebs in patients with abdominal aortic aneurysms. *J Vasc Surg.* 1996;24:93–101.
37. Faggioli GL, Stella A, Gargiulo M, et al. Morphology of small aneurysms: definition and impact on risk of rupture. *Am J Surg.* 1994;168:131–135.
38. Steyerberg EW, Kievit J, de Mol van Otterloo JC, et al. Perioperative mortality of elective abdominal aortic aneurysm surgery. A clinical prediction rule based on literature and individual patient data. *Arch Intern Med.* 1995;155:1998–2004.
39. Becquemin JP, Chemla E, Chatellier G, et al. Perioperative factors influencing the outcome of elective abdominal aorta aneurysm repair. *Eur J Vasc Endovasc Surg.* 2000;20:84–89.
40. Giulini SM, Bonardelli S, Portolani N, et al. Suprarenal aortic cross-clamping in elective abdominal aortic aneurysm surgery. *Eur J Vasc Endovasc Surg.* 2000;20:286–289.
41. Blankensteijn JD. Mortality and morbidity rates after conventional abdominal aortic aneurysm repair. *Semin Intervent Cardiol.* 2000;5:7–13.
42. Utikal P., Köcher M, Koutna J, et al. AAA elective treatment indication tactics in EVAR era. *Biomed Pap Med Fac Univ Palacky Olomouc.* 2004; 148:183–187.
43. EVAR trial participants. Endovascular aneurysm repair versus open repair in patients with abdominal aortic aneurysm (EVAR trial 1): randomized controlled trial. *Lancet.* 2005;365: 2179–2186.
44. Volodos NL, Shekhanin VE, Karpovich IP, et al. Synthetic self-fixing prosthesis for endoprosthetics of the vessels. *Vestn Khir.* 1986;11:123–124.
45. Volodos NL, Karpovich IP, Troyan VI, et al. Clinical experience of the use of self-fixing synthetic prosthesis for remote endoprosthetics of the thoracic and abdominal aorta and iliac arteries through the femoral artery and as intraoperative endoprosthesis for aorta reconstruction. *VASA.* 1991;33(suppl):93–95.
46. Fan CM, Rafferty EA, Geller SC, et al. Endovascular stent-graft in abdominal aortic aneurysms: the relationship between patent vessels that arise from the aneurysmal sac and early endoleak. *Radiology.* 2001;218:176–182.
47. Geller SC and the members of the Society of Interventional Radiology Device Forum. Imaging guidelines for abdominal aortic aneurysm repair with endovascular grafts. *J Vasc Intervent Radiol.* 2003;14:S263–264.
48. Semba PC, Razavi MK, Kee ST, et al. Applications of spiral CT in endovascular aortic interventions. *Semin Intervent Radiol.* 1998;15:179–187.
49. Schumacher H, Allenberg JR, Eckstein HH. Morphological classification of abdominal aortic aneurysm in selection of patients for endovascular grafting. *Br J Surg.* 1996; 83:949–950.
50. Harris PL, Buth J, Miahle C, et al. The need for clinical trials of endovascular abdominal aortic aneurysm stent-graft repair: The EUROSTAR project. *J Endovasc Surg.* 1997;4:72–77.
51. Herold I. Metodick_ návod k provád_ní vy_et_ení nemocn_ch p_ed opera_ními a diagnostick_mi v_kony v celkové a svodné anestezii. *Anest Neodkl Pé_e.* 1995;6:12–15.
52. Ferko A, Krajina A, Lojik M, et al. Endovaskularni lecba aneuryzmat abdominalni aorty. Morfologie aneuryzmatu jeden z rozhodujicich momentu v indikaci. *Rozhl Chir.* 1997;76: 589–593.
53. Ohki T, Veith FJ. Patient selection for endovascular repair of abdominal aortic aneurysms: changing the threshold for intervention. *Semin Vasc Surg.* 1999;12:226–234.
54. Utikal P, Köcher M, Bachleda P, et al. Lecba AAA na prelomu tisicileti—stentgrafting—role cevniho chirurga. *Prakt Flebol.* 2001;10:111–113.
55. Utikal P, Köcher M, Koutna J, et al. Combined strategy in AAA elective treatment. *Biomed Pap Med Fac Univ Palacky Olomouc.* 2005;149:159–163.
56. Noel A, Gloviczki P, Cherry KJ Jr., et al. Ruptured abdominal aortic aneurysms: the excessive mortality rate of conventional repair. *J Vasc Surg.* 2001;34:41–46.
57. Brown MJ, Sutton AJ, Bell PRF, et al. A meta analysis of 50 years of ruptured abdominal aortic aneurysm repair. *Br J Surg.* 2002;89:714–730.
58. Lee WA, Hirneise CM, Tayyarah M, et al. Impact of endovascular repair on early outcomes of ruptured abdominal aortic aneurysms. *J Vasc Surg.* 2004;40:211–215.
59. Castelli P, Carrono R, Piffaretti, et al. Ruptured abdominal aortic aneurysm: endovascular treatment. *Abdom Imaging.* 2005;30:263–269.
60. May J, White GH, Yu W, et al. Importance of graft configuration in outcome of endoluminal aortic aneurysm repair: a 5 year analysis by the life table method. *Eur J Vasc Endovasc Surg.* 1998;15:406–411.
61. Malina M. Will stents with hooks and barbs prevent stent-graft migration? In: *Endovascular Repair of Abdominal Aortic Aneurysms—Aspects on a Novel Technique.* Lund, Sweden: Studentlitteratur, 1998:121–131.
62. Marin ML, Parsons RE, Hollier LH, et al. Impact of transrenal aortic endograft placement on endovascular graft repair of abdominal aortic aneurysms. *J Vasc Surg.* 1998;28:638–646.
63. Lachat ML, Pfammatter T, Witzke HJ, et al. Endovascular repair with bifurcated stent-graft under local anesthesia to improve outcome of ruptured aortoiliac aneurysms. *Eur J Vasc Endovasc Surg.* 2002;23:528–536.
64. Köcher M, Utikal P, Buriankova E, et al. Ctyrlete zkusenosti se stentgraftem Ella v endovaskularni lecbe AAA. *Ces Radiol.* 2001;55:159–166.
65. Utikal P, Köcher M, Bachleda P, et al. Femoral - internal iliac bypass in aortoiliac aneurysms endovascular repair. *Biomed Pap Med Fac Univ Palacky Olomouc.* 2004;148:91–93.
66. Howell M, Villareal R, Krajcer Z. Percutaneous access and closure of femoral artery access sites associated with endoluminal repair of abdominal aortic aneurysms. *J Endovasc Ther.* 2001;8:68–74.
67. Köcher M, Utikal P, Koutna J, et al. Kompletni perkutanni lecba aneuryzmatu abdominalni aorty. Popis metody a prvni zkusenosti. *Ces Radiol.* 2003;57:147–151.
68. White GH, May J, Petrasek P. Specific complications of endovascular aortic repair. *Semin Intervent Cardiol.* 2000;5:35–46.
69. Zarins CK, White RA, Schwarten D, et al. AneuRx stent-graft versus open surgical repair of abdominal aortic aneurysms: multicentre prospective clinical trial. *J Vasc Surg.*1999;29: 292–308.
70. Blum U, Voshage G, Lammer J, et al. Endoluminal stent-grafts for infrarenal abdominal aortic aneurysms. *N Engl J Med.* 1997;336:13–20.
71. Razavi MK, De Groot M, Olcott C, et al. Internal iliac artery embolization in the stent-graft treatment of aortoiliac aneurysms: analysis of outcomes and complications. *J Vasc Intervent Radiol.* 2000;11:561–566.
72. Schoder M, Zaunbauer L, Holzenbein T, et al. Internal iliac artery embolization before endovascular repair of abdominal aortic aneurysm: frequency, efficacy, and clinical results. *AJR Am J Roentgenol.* 2001;177:599–605.
73. Yano OJ, Morrisey N, Eisen L, et al. Intentional internal iliac artery occlusion to facilitate endovascular repair of aortoiliac aneurysm. *J Vasc Surg.* 2001;34:204–211.
74. Chaikoff EL, Blankenstein JD, Harris, et al. Reporting standards for endovascular aortic aneurysm repair. *J Vasc Surg.* 2002;35:1048–1060.
75. Blum U, Langer M, Spillner G, et al. Abdominal aortic aneurysms: preliminary technical and clinical results with transfemoral placement of endovascular self-expanding stent-grafts. *Radiology.* 1996;198:25–31.
76. Parent FN, Meier GH, Godziachvili V, et al. The incidence and natural history of type I and type II endoleak: a 5-year follow-up assessment with color duplex ultrasound scan. *J Vasc Surg.* 2002;35:474–481.
77. White GH, Yu W, May J, et al. Endoleak as a complication of endoluminal grafting of abdominal aortic aneurysms: classification, incidence, diagnosis, and management. *J Endovasc Surg.* 1997;4:152–168.
78. Raithel D, Heilberger P, Ritter W, et al. Secondary endoleaks after endovascular aortic reconstruction. *J Endovasc Surg.* 1998;5:126–127.
79. Alimi YS, Chakfe N, Rivoal E, et al. Rupture of an abdominal aortic aneurysm after endovascular graft placement and aneurysm size reduction. *J Vasc Surg.* 1998;28:178–183.
80. van Marrewijk C, Buth J, Harris PL, et al. Significance of endoleaks after endovascular repair of abdominal aortic aneurysms: the EUROSTAR experience. *J Vasc Surg.* 2002;35: 461–473.
81. Utikal P, Köcher M, Bachleda P, et al. Banding in aortic stent-graft fixation in EVAR. *Biomed Pap Med Fac Univ Palacky Olomouc.* 2004;148:175–178.
82. Resch T, Ivancev K, Lindh M, et al. Persistent collateral perfusion of abdominal aortic aneurysm after endovascular repair does not lead to progressive change in aneurysm diameter. *J Vasc Surg.* 1998;28:242–249.
83. Hinchliffe RJ, Singh-Ranger R, Davidson IR, et al. Rupture of an abdominal aneurysm secondary to type II endoleak. *Eur J Vasc Endovasc Surg.* 2001;22:563–565.
84. Dattilo JB, Brewster DC, Fan CM, et al. Clinical failures of endovascular abdominal aortic aneurysm repair: incidence, causes, and management. *J Vasc Surg.* 2002;35:1137–1144.
85. Parry DJ, Kessel DO, Robertson I, et al. Type II endoleaks: predictable, preventable, and sometimes treatable? *J Vasc Surg.* 2002;36:105–110.
86. Hausegger KA, Mendel H, Tiessenhausen K, et al. Endoluminal treatment of infrarenal aortic aneurysms: clinical experience with the Talent stent-graft system. *J Vasc Intervent Radiol.* 1999;10:267–274.
87. Pfammatter T, Lachat ML, Kunzli A, et al. Short-term results of endovascular AAA repair with the Excluder bifurcated stent-graft. *J Endovasc Ther.* 2002;9:474–480.
88. Köcher M, Utikal P, Koutna J, et al. Endovascular treatment of abdominal aortic aneurysms—six years of experience with Ella Stent-graft Systém. *Eur J Radiol.* 2004;51:181–188.
89. Kato N, Dake MD, Semba CP, et al. Treatment of aortoiliacal aneurysms with use of single-piece tapered stent-grafts. *J Vasc Intervent Radiol.* 1998;9:41–49.
90. Hill BB, Wolf YG, Lee WA, et al. Open versus endovascular AAA repair in patients who are morphological candidates for endovascular treatment. *J Endovasc Ther.* 2002;9:255–261.
91. Prinssen M, Verhoeven ELG, Buth J, et al. A randomized trial comparing conventional and endovascular repair of abdominal aortic aneurysm. *N Engl J Med.* 2004;351:1607–1618.
92. Blankensteijn JD, de Jong SECA, Prinssen M, et al. Two-year outcomes after conventional or endovascular repair of abdominal aortic aneurysms. *N Engl J Med.* 2005; 352:2398–2405.
93. Utikal P, Köcher M, Bachleda P, et al. Trilete zkusenosti se stentgraftingem AAA ve FN UP v Olomouci. *Prakt Flebol.* 2000;9:175–179.
94. Rhee RY, Eskandari MK, Zajko AB, et al. Long-term fate of the aneurysmal sac after endo-

luminal exclusion of abdominal aortic aneurysma. *J Vasc Surg.* 2000;32:689–696.
95. Dias NV, Ivancev K, Malina M, et al. Intra-aneurysm sac pressure measurements after endovascular aneurysm repair: differences between shrinking, unchanged and expanding aneurysms with and without endoleaks. *J Vasc Surg.* 2004;39:1229–1235.
96. Matsumura JS, Pearce WH, McCarthy WJ, et al. Reduction in aortic aneurysm size: early results after endovascular graft placement. *J Vasc Surg.* 1997;25:113–123.
97. Ricco JB, Letort M, Magnan PE, et al. Endovascular repair of abdominal aortic aneurysm: one-year results of the French AneuRx trial. *Ann Vasc Surg.* 2002;16:685–692.
98. Lederle FA. Endovascular repair of abdominal aortic aneurysm-round two. *N Engl J Med.* 2005;352:2443–2445.

Peter Lanzer
Ralf Weser

第11章

肾动脉

肾动脉疾病

肾动脉疾病是一种可以直接或间接影响到肾脏大血管和小血管的广泛的全身性和局部性疾病。肾动脉疾病最常见的原因是动脉粥样硬化,其次是纤维肌性发育不良。少见的原因包括脉管炎,如Takayasu动脉炎、动静脉畸形、动脉瘤、肾静脉疾病、由肾囊肿或肿瘤引起的外在性血管压迫或损伤、肾血管放射性损伤、神经纤维瘤病、腹膜后纤维化、血栓栓塞性疾病、创伤及许多肾实质疾病。有时,如糖尿病和高血压等多种疾病可同时影响肾实质和肾血管[1,2]。

肾动脉狭窄

肾动脉狭窄(RAS)是引起肾血管性高血压(RVH)、高血压性肾病(HTN)、缺血性肾病(IN)和肾功能不全[包括终末期肾病(ESRD)]的一个常见病因[3]。

RAS和高血压可同时发生[4,5],此时会出现肾血管性高血压和肾素-血管紧张素-醛固酮系统(RAAS)的激活[6],认识到这一点是理解肾血管疾病和高血压之间病生理相关性的重要一步。RAS所引起的肾灌注减少、自主调节毛细血管前微动脉的血管扩张(由球管反射及直接的肌源性反应介导,随即伴有肾素释放诱发RAAS系统活化)、血管紧张素Ⅱ释放导致后微动脉收缩、跨小球压力升高以及RAAS激活的全身反应,这已被认为是调节肾灌注和保留肾小球滤过及肾血管性高血压发展的重要病理原则。因此,持续的高血压可以诱发肾血管结构性改变,导致恶性循环,最终导致高血压性肾病[7]。然而,RAS的严重程度与血压升高的程度不呈线性关系[8],故高血压性肾病的特定因子有待区分。

RAS也可以导致肾小球性慢性肾缺血,如果持续存在,可导致进展性的间质纤维化及与IN相关的肾小球及肾内血管性肾硬化[9]。然而,RAS的严重程度和IN的关系尚不明确。根据严重缺血的定义,RAS超过横截面积的70%~80%(或超过直径的45%~56%)被认为具有血液动力学意义[10]。除了引起肾小球性慢性肾缺血,动脉硬化性RAS(ARAS)也是动脉栓塞的一个潜在原因,可引起局限性肾缺血和微小梗死,这在IN患者的组织学中已有记载[11]。然而,与RAS相关的血栓栓塞在IN的病原学上仍不明了。

RAS还可以导致慢性肾功能不全,如肾衰竭(肾小球滤过率GFR 5~25 mL/min)和ESRD(GFR<5 mL/min)[9,12]。慢性肾功能不全表现为全身性多种失调的病理过程,包括高血压、糖尿病、间质性肾炎、肾小球肾炎、急性肾小管坏死、免疫相关性疾病和肾小管病。这些疾病与RAS的特殊关系还需探究。

有趣的是,在ESRD的特定患者中,系统性肾活检显示高血压缺血诱发的肾病是最常见的原因(12.9%),其次为糖尿病(10.4%)、IgA肾病(9.1%)及膜性肾病(8.5%)[13]。

大部分病例中,RAS是由于肾动脉粥样硬化(可达

90%)及肾动脉肌纤维营养不良(可达10%)引起的。

动脉粥样硬化性肾动脉狭窄

动脉粥样硬化性肾动脉狭窄(ARAS)是一种系统性动脉粥样硬化的常见表现[14],然而,ARAS的实际发病率及流行情况尚不明确。新近的研究表明,在65岁以上的人群,ARAS的发病率为6.8%[15],在患有其他血管动脉粥样硬化疾病的患者中发病率更高[16]。

尽管ARAS与系统性高血压、HTN、IN及慢性肾功能不全包括ESRD之间的病因学联系相似,然而对于个体患者而言,真正的病因学间的联系仍需深入研究。例如,众所周知,RAS可能与高血压有关。事实上,早期的一项研究显示RAS患者中仅有50%有高血压[17]。同样,RAS的严重程度与肾功能不全的程度似乎也没有确切关系[18]。ARAS的易变性可能与动脉粥样硬化病变的生物学特性不同有关,如栓子活性、生物学和力学的稳定性及其他因素。此外,肾脏血液供应的解剖学变异(见下文)及特殊的肾脏血液动力学可以减轻肾功能的损伤,包括:

①高血流速度:肾血流量约为1.0~1.2 L/min,约为静止状态下心输出量的20%,使得肾脏成为体内每克组织血流量最高的器官(约每100 g组织400 mL/min,而肝脏为每100 g组织20 mL/min)。

②低氧耗量:例如,氧输出量约为每100 g组织84.0 mL/min,而氧耗量则为每100 g组织6.8 mL/min,这相当于氧耗量率为8.1%。

③高氧需求:约为每100 g组织11.9 mL/min,仅次于心脏对氧气的需求。

④高肾小球毛细血管压:与身体其他毛细血管床相比为60:13 mmHg。

⑤精确的自身调节[19]。

⑥静息状态近似最大血流量提示外周血管扩张已接近最大值:与骨骼肌约20倍的血流储备相比,肾血流储备约为2倍(见第2章)。

因此,ARAS的严重程度可能受许多其他因素的影响,这些因素协同作用并参与终末器官损伤的发病机制。故血栓栓塞与持续性高胆固醇血症之间的病因学协同作用最近成为研究的热点[20]。

ARAS通常累及动脉的近1/3,常包括主肾动脉(可见于约75%的病例中)。大约30%的病例双侧肾动脉均狭窄。严重的病例动脉远段也可能出现狭窄。主动脉对动脉粥样硬化易感性的原因仍不明确,可能与弹性主动脉和肌性肾动脉之间的过渡部位的组织学构造差异导致的力学特性改变有关[21]。ARAS进展速度是当前争论的焦点。一项应用二维肾动脉狭窄程度分类系统进行的研究显示,累计进展率从正常至<60%者在第1、2、3年分别为0%、0%和8%,而>60%者则分别为30%、44%和48%[22]。最近也有类似进展速率的报道。进展的风险因素包括一侧肾动脉狭窄、收缩压升高和糖尿病[23]。ARAS的进展似乎与肾组织的进行性丢失有关[24]。

肌纤维发育不良

1938年,肌纤维发育不良(FMD)作为一种不明原因的血管性疾病被首次提出[25],它常累及肾动脉(约60%~75%为单侧,35%为双侧)和颈动脉(25%~30%)。但是,任何动脉甚至静脉都可能受累。肌纤维发育不良常见于女性(男女比例1:3),发病年龄以25~50岁之间多见。典型的临床表现为高血压、血栓栓塞和出血。根据其病变部位不同,可分为中膜、中外膜、内膜和外膜疾病类型[26,27]。

根据血管造影表现通常将其分为三型:

①1型血管造影表现为"串珠样",可见于约80%的患者,多为中膜型肌纤维发育不良。这种类型是狭窄段与扩张段交替出现,呈典型的串珠状改变,多数见于肾动脉中心远段。扩张部分的血管直径大于正常血管直径。鉴别诊断包括动脉粥样硬化性疾病、动脉炎和血管痉挛。

②2型血管造影的表现为"弥漫性",可见于约10%的患者,最常累及内膜,也可累及中外膜部位。表现为较长的管状狭窄。鉴别诊断包括动脉炎、先天性发育不良、外力挤压、血管痉挛及继发于近段或远段狭窄的血流减少。

③3型血管造影表现为"孤立性",可见于约5%的患者,多为内膜型肌纤维发育不良。表现为局部的同心性病变很难在影像学上与动脉粥样硬化或假性动脉瘤鉴别。

肾动脉狭窄的诊断

RAS提示性临床表现包括:

①突然发作或突然加重的严重顽固性高血压[28];

②血清肌酐迅速升高,特别是在使用血管紧张素转换酶(ACE)抑制剂后(由于废除了出球小动脉的代偿性收缩作用)[29];

③高血压伴小肾脏;

④肾脏的大小不等;

⑤伴有严重动脉粥样硬化患者的高血压[30];

⑥再发性突发肺水肿[31]。

此外,低钠血症也很常见[32]。但大多数RAS患者临床表现不显著。

根据最新的ACC/AHA指南[16]，下列患者需进行RAS的诊断性评估，在30岁以前出现高血压的患者，在55岁以后出现严重高血压的患者（均为Ⅰ类，证据水平B），有加速发展的高血压、药物难控制的高血压和恶性高血压的患者（Ⅰ类，证据水平C），表现为氮质血症或出现与应用ACE抑制剂有关的进行性肾功能不全、无法解释的肾萎缩或两侧肾脏大小相差>1.5 cm和最后发展为不明原因的突发性肺水肿的患者（均为Ⅰ类，证据水平B）。Ⅱa类证据水平B的指征包括无法解释的肾衰竭，Ⅱb类证据水平B、C的患者表现为血管造影发现多血管病变的冠状动脉疾病或外周动脉疾病，尤其是伴有无法解释的充血性心力衰竭或顽固性心绞痛。

RAS的无创性检查包括二维超声、磁共振及CT血管造影（都是ACC/AHAⅠ类证据水平B）[16]。如果是高度可疑或无创性检查未得到肯定结论，则推荐选择性动脉数字减影血管造影术（DSA）来确立诊断（ACC/AHAⅠ类证据水平B）。尽管无创性检查方法在不断发展，但DSA仍是诊断RAS的金标准，相关技术可提供诊断分级，并明确血管重建的入路（见参考文献33）。卡托普利肾图，即在同位素扫描前给予25~50 mg卡托普利口服，通常用^{99m}Tc-DTPA作为示踪剂，可以诊断血管紧张素Ⅱ依赖性肾病。此种病例应用卡托普利后会出现肾小球滤过率下降（灌注减少>40%），同侧肾脏吸收峰延迟及对侧肾脏代偿性灌注增加[34, 35]。然而，由于其敏感性及特异性较低，卡托普利肾扫描现已基本不用。同样，在基线和卡托普利激发后测定血浆肾素活性[36]，以及由同侧肾脏刺激肾素产生，而受对侧肾脏抑制[37]的单侧选择性肾静脉肾素测定也已很少应用。

在围介入术期，DSA是唯一可靠的评价病变及介入进展情况的方法。

对于围介入术期RAS者，DSA可以明确病变部位的严重程度和形态学改变及同侧肾血流供应情况。肾动脉及其分支解剖、血管变异的X线解剖、同侧肾侧支循环[38, 39]以及诊断性肾动脉造影的原则在文献中都有大量研究[40]。

RAS的影像学评价包括腹主动脉造影检查和必要时行选择性肾动脉造影，都需在屏气下进行（浅吸气）。首先将猪尾导管头端置于预计肾动脉发出水平或其上方（第一、二腰椎水平，右侧较左侧高）。然后，应用高压注射器进行一次长时间的造影检查，至少覆盖对比剂通过动脉肾实质及静脉的过程。对肾动脉的起源、数量、大小、病因及肾动脉分支情况进行评估。通常肾动脉主干、一级分支、叶间动脉和弓形动脉都能够显影。但小叶间动脉和微动脉很难显影。在肾实质期，皮质动脉、肾小球、肾皮质及整个肾的影像在一个短的序列里呈现，对比剂完全清除大约需要20秒或更长时间。静脉期与肾实质期部分重叠，始于肾动脉内注入对比剂后3秒，至8秒时达到高峰。由于血管结构的互相重叠，肾内静脉的结构几乎不能够被区分，仅有部分肾外静脉能被评估[40]。图11.1为肾动脉分支变异模式图。图11.2为肾动脉的主要侧支循环路径。

患者在DSA主动脉造影中显示肾动脉解剖不明确时，需使用预塑形导管行单侧选择性动脉造影。由于动脉开口部比较脆弱，一定要小心操作避免损伤，可反复

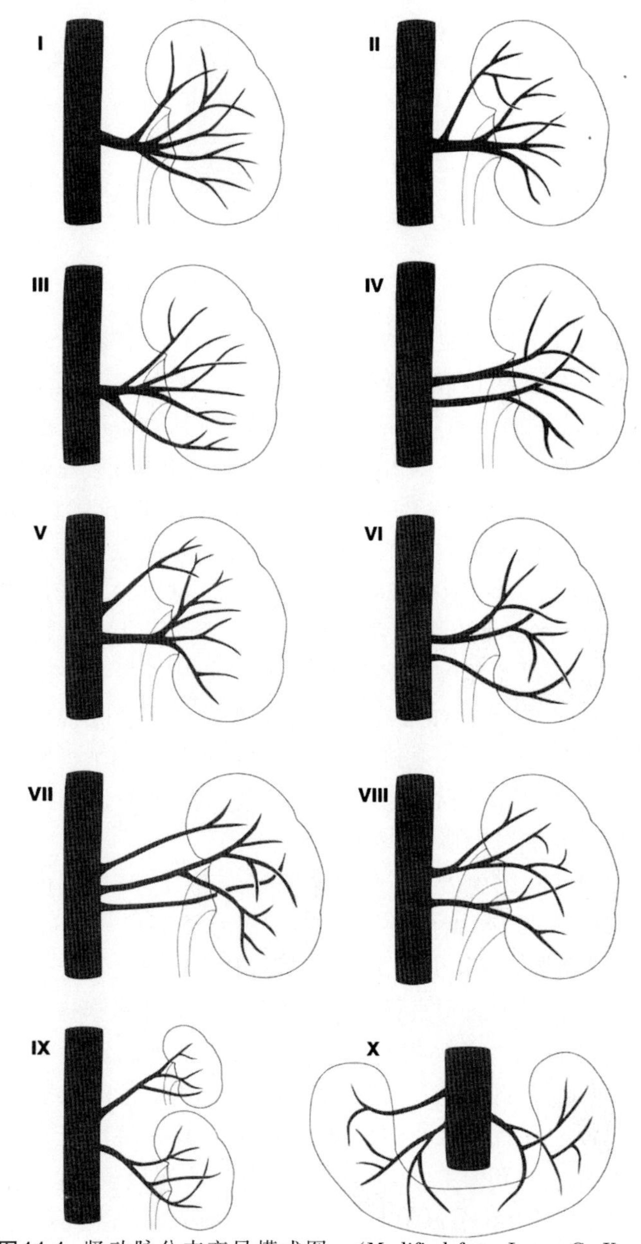

图11.1　肾动脉分支变异模式图。（Modified from Lusza G. *X-ray Anatomy of the Vascular System*. Philadelphia:JB Lippincott,1964: 227–231.）

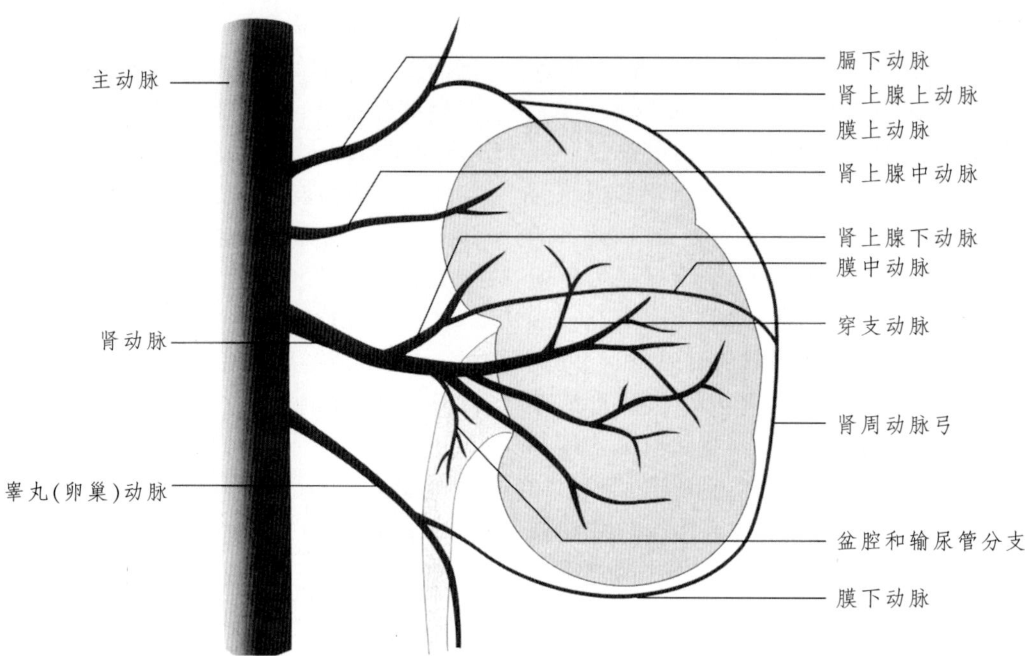

图11.2 肾动脉的肾内和肾外侧支循环。(Modified from Lusza G. *X-ray Anatomy of the Vascular System*.Philadelphia:JB Lippincott,1964: 227-231.)

轻推对比剂以定位肾动脉开口部。由于存在肾动脉起源变异及腹主动脉直径变异,对不同的患者需要采用不同的角度来观察开口部轮廓及与邻近腹主动脉不重叠的肾动脉近段情况。以大量的CT测量值为基础,对左侧肾动脉推荐前后位(AP)和左前斜位(LAO)20°投影(86%的患者获得成功),对右侧肾动脉推荐采用左前斜20°、40°及前后位投影(93%~95%的患者获得成功)。采用左前斜20°投影可以最大范围地显示双侧肾动脉开口部。偏离最适投照角度±10%可能会使肾动脉近段投影缩距约5 mm,因此这样可能会使开口部隐藏至最大视角以外。以这个数据为基础,前后位、左前斜20°、40°投影相结合在大多数个体中(92%)能够获得足够的造影图像来显示双侧肾动脉开口[41]。

对于RAS患者,应当记录靶病变部位、严重程度及形态学特点。通常应分清开口部狭窄(距开口≤5 mm)、非开口部狭窄(距开口>5 mm)、分支狭窄和血管造影显示小于和至少达到直径50%的血管病变。肾动脉狭窄程度可以通过边界检测或以密度检测为基础的定量公式来计算,如:(1-狭窄部位的管腔直径/狭窄远端未受累处的肾动脉管腔直径的比率)×100来计算。狭窄至少要达到直径的50%才可引起血流动力学的明显改变 。另外,应当报道狭窄部最小腔直径(MLD),以毫米计算[42]。

在患者伴有血管造影诊断不明确或临界性病变(50%~70%的直径狭窄)时应当测量病变部位两端的动脉压。但是,如果不使用压力导丝,进行有创检测时就需要用导引导丝及弯曲的导管来通过病变部位,就会存在血管损伤的风险。因此,只在选择性病例及小心操作的情况下才采用这种有创的测压方式。一些学者认为,在没有任何证据的情况下,腹主动脉与远端肾动脉之间的收缩压差≥20 mmHg会引起血液动力学改变。而另一些学者认为,在基础状态下,收缩压差≥10 mmHg或血管扩张状态下收缩压差≥20 mmHg会引起血液动力学改变[43]。以上这些以及其他的一些阈值被认为是临界性病变血管重建术的指征。跨病变压力阶差的测量应使用0.0014英寸的压力导丝。然而,在当前的临床工作中,用两个填充液体的导管的头端分别置于开口部和病变远端进行测量仍最为常见。其准确性接近于真实值,其精确性即测量结果的可复制性要受到一些因素的影响,如导丝尾部位置的同轴性、导管腔直径、导管口的位置(末端开口导管测量的腔内压要高,这是因为将其他动力转换成了压力)以及导管的材料[43]。要获得准确数据,应采用标准且仔细的测量方法。

目前对于RAS病变的形态学特征尚无系统评估,因此如有血栓形成则必会提高远端栓塞的风险。另外,其他病变特征如溃疡也值得研究。除了肾动脉之外,评价肾动脉出口及相邻的腹主动脉壁的情况也很重要。还要注意肾动脉发出的角度、钙化情况及是否有粥样斑块。

由于肾血管病患者发生对比剂肾病(CIN)的风险很高,因此要严格按照明确的剂量标准使用碘对比剂。对比剂肾病可以定义为血清肌酐从基础水平≥2.0 mg/dL

(176 μmol/L)升高0.5 mg/dL(44 μmol/L)以上，或注入对比剂48小时内从其基线水平提升1.0 mg/dL(88 μmol/L)以上[44,45]；然而，在文献中还有其他的定义方法。

近期推荐的关于防止对比剂肾病的措施如下：

①仔细评价风险-效益比，尤其是伴有肾功能不全的患者。

②避免血容量不足，在操作前后通过静脉输注盐水的方式达到充分的水化作用(注意：心力衰竭患者要特别小心)。

③应用低渗或等渗的非离子型对比剂（低渗透性对比剂，LOCM）。

④尽可能少地应用碘离子对比剂。

⑤避免使用肾毒性药物。

⑥在血管造影当天及血管造影后第一天应口服抗氧化剂，N-乙酰半胱氨酸(600 mg，每天两次)[46-47]。

应用其他药物如利尿剂、钙离子拮抗剂及茶碱类药物是否有益还存在争议，常规不推荐应用上述药物。为了减少对比剂用量，膈下应用二氧化碳可能有助于诊断，但围介入术期的应用经验有限[48]。推荐 RAS患者行有创性血管造影的指征的总结见表11.1[49]。推荐RAS患者行传统血管重建术的指征见表11.2[50]。表11.3总结了关于肾功能临床成功的预测因子。表11.4为外科RAS血管重建术的建议指征。

肾动脉狭窄的血管重建术

表11.1　推荐有创X线血管造影评估肾动脉狭窄的指征；介入放射学会标准

存在肾血管性高血压、缺血性肾病或心脏失调综合征的临床体征且至少符合以下之一项：

1. 非侵入性血管影像学检查提示肾动脉狭窄超过50%
2. 非侵入性血管影像学检查显示血液动力学进展明显的肾动脉狭窄
3. 由于技术原因而致非侵入性血管影像学检查图像可疑或不能获得图像
4. 30岁以下的患者出现高血压
5. 肾动脉纤维肌性发育不良的病因怀疑是肾动脉狭窄
6. 60岁或60岁以上的患者近期发现高血压
7. 当用药物(尤其是应用ACE抑制剂或血管紧张素Ⅱ受体拮抗剂)治疗已控制高血压时，有肾实质变小或肾功能损害

注意：肾血管造影适应证阈值为95%。

Reproduced with permission from Martin LC,Rundback JH,Sacks D, et al.Quality improvement guidelines for angiography,angioplasty,and stent placement in the diagnosis and treatment of renalartery stenosis in adults. *J Vasc Intervent Radiol*.2003;14:S297-S310.

表11.2　基于传统方法的肾动脉狭窄(RAS)重建术的推荐指征

RAS特点	指征
双侧	不考虑肾功能，双侧血管重建术
单侧功能肾	不考虑肾功能，血管重建术
同侧	
肾功能正常	对严重RAS(≥80%)患者预防其肾功能不全 对RAS 50%~80%及卡托普利增强肾造影阳性患者预防其肾功能不全
肾功能受损	对血清肌酐>4mg/dL但近期有肾静脉血栓形成可能或RAS≥80%或RAS50%~80%及卡托普利增强肾造影阳性患者，恢复其肾功能或使肾功能不全处于稳定状态
临床特征	
突发性肺水肿，ESRD，与应用ACE抑制剂及血管紧张素受体拮抗剂有关的可逆性氮质血症等	双侧或单侧血管重建术

ESRD：终末期肾病；ACE：血管紧张素转换酶。Based on Spinowitz BS, Rodriquez J. Renal artery stenosis. Available at:www.emedicine.com/med/topic2001.htm. Accessed December 27,2005.

表11.3　与肾功能有关的临床成功的潜在预测因子

血管造影中侧支循环和肾脏造影
- 肾脏长度>9cm
- 单侧选择性肾静脉检测中肾素分泌的偏侧性
- 单侧分解功能研究中尿的鉴别浓度
- 组织活检中肾单位的变化

Modified from Spinowitz BS, Rodriquez J. Renal artery stenosis. Available at: www.emedicine.com/med/topic2001.htm. Accessed December 27,2005.

RAS的外科治疗始于1973年[51]，目前主要有三种不同的外科血管重建方式，分别为主肾动脉旁路术、动脉内膜血栓切除术和再移植术[52]。

尽管报道中关于RAS血管重建术的近远期疗效比较令人满意[53]，但随着血管内治疗的出现，单纯的RAS手术治疗已迅速减少。

Grüntizig等于1978年首次报道了肾动脉造影[54]。在早期研究中[55,56]，报道的FMD患者手术成功率为73%~100%，非开口部的ARAS手术成功率为75%~100%。FMD患者相应的药物治愈率及改善率分别为25%~63%和13%~63%。而在非开口部的ARAS分别为7%~47%和

表11.4 外科肾动脉狭窄(RAS)修补术推荐的确定及选择性指征

存在腹主动脉瘤
• 同侧肾动脉瘤
• 肾动脉闭塞(溶栓失败)
• 肾动脉破裂
• 继发于肾动脉迂曲的RAS(选择性)
• 外周多发部位狭窄(选择性)
• 支架血管内成形术失败

Modified from Spinowitz BS, Rodriquez J. Renal artery stenosis. Available at: www.emedicine.com/med/topic2001.htm. Accessed December 27,2005.

31%~60%[57,58]。自从20世纪90年代早期引入支架支撑肾动脉血管成形术以来[59],介入治疗的安全性显著提高,手术指征也扩大到了包括开口部病变[60]。例如,在Blum等的报道中[60],手术成功率(定义为血管造影显示残留狭窄<50%,跨狭窄段压力阶差<20 mmHg)在所有治疗病变中达到96%(71/74)。经过5年随访发现,平均动脉压得到持续改善,未发现明显血清肌酐变化。在报道的非对照性研究中,总的成功率(高血压治愈或改善)为65%~80%,支架置入后再狭窄率为11%~17%。另有报道可以改善或稳定血清肌酐浓度[58]。表11.5至11.8提供了RAS治疗中采用支架支撑肾动脉血管成形术的相关结果[61]。

血管内设备的显著改进使得介入手术的血管内器械更为小巧,0.0014英寸导丝替代了0.035英寸的导丝,大的外周膨胀式球囊导管被小的快速交换球囊所取代,支架输送系统采用了远端保护装置[62]。

所有这些使得RAS血管重建术成为一种简单、安全的类似于冠状动脉介入术的手术。因此,RAS的介入治疗被定义为应用小的导管鞘(一般为6F,以减少创伤)、更易于就位和指向的预塑形导引导管、0.014英寸冠状动脉导丝、小的膨胀式球囊导管和(或)能够使介入操作更顺畅的支架快速交换系统。

肾动脉狭窄的支架血管成形术:类冠状动脉介入的方法

应用类冠状动脉介入的方法,进行肾动脉支架血管成形术使RAS介入治疗大为简便,因为在病变部位行血管成形术之前能够充分考虑不利因素,从而大大降低操作风险。在采用标准化准则的设计严谨的对照研究中,便捷而安全地应用类似冠状动脉介入方法的RAS血管重建术是评估RAS血管内修复的临床获益的关键步骤[42,49,63]。RAS的定义见表11.9。类似冠状动脉介入的RAS血管内治疗的指征见表11.10。图11.3到11.6为冠状动脉方法的RAS介入治疗的实例。

表11.5 肾血管支架术的技术成功:早期经验

研究	研究时间	动脉数(n)	支架类型	开口病变(%)	成功定义	技术成功(%)
Rodriguez-Lopez等	1993-1996	125	Palmaz	66	无RS/分层	98
Van de Ven等	1993-1997	52	Palmaz	100	RS 50%	90
Henry等	-	104	AVE+	77	RS 20%	99
Rocha-Singh等	1993-1995	180	Palmaz	43	PG 5mmHg	98
Tuttle等	1991-1996	148	Palmaz	100	RS 30%	98
Dorros等	1990-1995	202	Palmaz	-	RS 50%	99
Rundback等	-	54	Palmaz	-	RS 30%	94
White等	1992-1994	133	Palmaz	81	RS 30%	99
Harden等	1992-1995	32	Palmaz	75	RS 10%	100
Blum等	1989-1996	74	Palmaz	100	RS 50%	100
Henry等	1990-1994	64	Palmaz	53	RS 20%	100
Iannone等	1992-1993	83	Palmaz	78	RS 30%	99
Hennequin等	1987-1991	21	Wallstent	33	-	100
Rees和Snead	1988-1992	296	Palmaz	100	RS 30%	98

Palmaz: Cordis, Miami, FL.

RS:残余狭窄;PG:压力阶差。

Reproduced with permission from Lim ST, Rosenfield K. Renal artery stent placement: indication and results. *Curr Intervent Cardiol Rep.* 2000;2:130-139.

表11.6 肾血管支架术治疗高血压的效果:早期经验

研究	例数(n)	血压(mmHg) 支架前	血压(mmHg) 最后随访	平均用药 支架前	平均用药 最后随访	血压趋势 治愈	血压趋势 好转	血压趋势 治愈或好转
Rodriguez-Lopez等	108	—	—	—	—	11	55	66
Van de Ven等	40	180/105	160/90	1.8	1.5	—	—	58
Henry等	94	—	—	—	—	20	60	80
Rocha-Singh等	140	MAP=110	MAP=98	2.9	1.9	6	50	56
Tuttle等	129	158/84	135/79	2.2	2.1	0	55	55
Dorros等	163	166/86	148/80	2.2	1.8	1	42	43
White等	100	175/98	140/73	2.6	2	—	—	—
Harden等	32	169/95	164/87	1.6	1.4	0	—	—
Blum等	68	188/105	—	2.9	—	16	62	78
Rundback等	20	179/86	143/78	2.4	1.8	0	63	63
Henry等	59	172/98	144/81	1.8	1.4	18	57	73
Iannone等	63	160/80	148/78	2.5	2.2	4	35	39
Hennequin等	21	182/107	138/78	—	—	14	86	100
Rees和Snead	263	—	—	—	—	3	58	61

MAP:平均动脉压。

Reproduced with permission from Lim ST, Rosenfield K. Renal artery stent placement: indication and results. *Curr Intervent Cardiol Rep*. 2000;2:130-139.

证据

一项前瞻性研究中涉及1996年10月至2000年10月间应用不同支架治疗的277例肾动脉开口部狭窄患者中的215例，技术成功率为100%(限定残余狭窄直径≤30%)。6例患者(2.8%)有严重的操作相关的并发症(1例肾动脉破裂需外科手术,4例由于肾栓塞或对比剂肾病从早期肾衰发展为晚期肾衰,1例股动脉闭塞需外科手术),5例(2.3%)出现临床不明显的并发症(1例降主动脉夹层伴假腔自发性血栓形成,1例导丝引起的肾动脉夹层导致分支永久性闭塞,2例支架异位需重新放置支架,1例导丝引起的动脉段穿孔渗血),另有4例假性动脉瘤(1.8%)需行二维引导下压迫治疗。报道中没有与操作有关的死亡,但有亚急性支架内血栓形成的报道。支架内再狭窄率（狭窄≥70%管腔直径）在6个月内为9.6%,12个月内为11.2%。1年后随访发现平均血清肌酐浓度明显下降,从基线的1.21 mg/dL(四分值:0.92,1.60 mg/dL)下降至1.10mg/dL(四分值:0.88,1.50 mg/dL)(p=0.047)。平均动脉压明显下降,在1年内从102±12mmHg(均数±

表11.7 肾血管支架术对肾功能的影响

研究	例数(n)	肾功能 改善%	肾功能 稳定%	肾功能 恶化%
Van de Ven等	42	12	62	26
Rocha-Singh等	150	22	70	8
Tuttle等	129	15	81	4
Dorros等	163	18	48	34
Rundback等	45	20	47	33
Harden等	32	34	38	28
加权平均值		19	62	19

Reproduced with permission from Lim ST, Rosenfield K. Renal artery stent placement: indication and results. *Curr Intervent Cardiol Rep*.2000;2:130-139.

表11.8 肾损害患者肾血管支架术的效果

研究	例数(n)	肾功能 改善%	肾功能 稳定%	肾功能 恶化%
Van de Ven等	29	17	55	28
Rocha-Singh等	71	28	59	13
Rundback等	45	20	47	33
Harden等	32	34	38	28
Blum等	20	0	100	0
Henry等	10	20	60	20
Iannone等	29	36	46	18
Dorros等	29	28	28	45
Hennequin等	6	17	50	33
Rees和Snead	124	37	37	26
加权平均值		28	48	24

Reproduced with permission from Lim ST, Rosenfield K. Renal artery stent placement: indication and results. *Curr Intervent Cardiol Rep*.2000;2:130-139.

表11.9 关于肾动脉狭窄介入治疗的诊断标准

肾动脉狭窄
肾动脉管腔狭窄达到50%或以上，以占正常肾血管管腔直径的百分比表示［即肾动脉狭窄百分比=100×(1-狭窄管腔直径/正常血管直径)］。当造影发现治疗部位存在明显血管夹层时，残余管腔应从不透明管腔的最宽处测量，包括内膜裂隙，此种情况下往往很难精确评估真腔的真实宽度
肾动脉开口处狭窄
肾动脉于主动脉开口处狭窄，通常在5mm之内，如果采用计算机体层摄影血管造影，也可延长至10mm以内
肾动脉主干狭窄
非开口处的肾动脉狭窄常发生于分支近端(即节段性动脉)
肾血管重建术的技术成功
管腔最狭窄处残余狭窄小于30%，且压力阶差恢复至小于介入选择性阈值。如果血管造影显示治疗部位存在明显血管夹层，则剩余管腔以不透明管腔最宽处计算，忽略内膜夹层部分，在这种情况下真腔的直径难以测量(注：在“冠状动脉”方式中所有夹层都是支架治疗的指征)
指标阈值
特定指标值应通过查阅文献获得(适用于指征、成功率、并发症等)

Modified from Rundback JH, Sacks D, Kent C, et al. for the American Heart Association Council on Cardiovascular Radiology , High Blood Pressure Research , Kidney in Cardiovascular disease, Cardio-Thoracic and Vascular Surgery, and Clinical Cardiology, and the Society of Interventional Radiology FDA Device Forum Committee. Guidelines for the reporting of renal artery revascularization in clinical trails. *Circulation*. 2002;106:1572-1585; and Martin LC, Rundback JH, Sacks D, et al. Quality improvement guidelines for angiography, angioplasty, and stent placement in the diagnosis and treatment of renal artery stenosis in adults. *J Vasc Intervent Radiol*. 2003;14:S297-S310.

表11.10 血液动力学显著改变的肾动脉狭窄者应用“冠状动脉”方式行血管内治疗的指征

1 高血压的控制
a 肾血管性高血压治疗的可能性
ⅰ 30岁之前出现的高血压
ⅱ 60岁以后新出现的高血压
ⅲ 由于肌纤维增生引起的狭窄
b 药物难以治疗的顽固性高血压，指至少应用三类不同药物治疗，包括利尿剂
c 高血压加速发展(即原先已经控制的高血压突然恶化)
d 恶性高血压(引起终末器官损害，如左室肥大、充血性心力衰竭、视觉或神经障碍、Ⅲ~Ⅵ级视网膜病变)
e 患者对抗高血压药物治疗难以耐受或顺从性差
2 肾脏治疗
a 不明原因的肾功能恶化
b 抗高血压药物治疗期间，监测发现肾功能下降
c 抗高血压药物治疗后(特别是ACEI类)出现肾功能损害或急性肾衰竭
d 监测发现伴血流动力学显著改变的肾动脉狭窄进展
3 心脏和冠状动脉指征
a 继发于左心室功能不全的突发性肺水肿
b 不稳定性心绞痛

注：对于伴血流动力学显著异常的肾动脉狭窄血管成形术的指征，阈值为95%。

Reproduced with permission from Martin LC, Rundback JH, Sacks D, et al. Quality improvement guidelines for angiography, angioplasty, and stent placement in the diagnosis and treatment of renal artery stenosis in adults. *J Vasc Intervent Radiol*. 2003;14:S297-S310.

标准差)降为92±10mmHg(p<0.001)[64]。图11.3为根据多元回归分析得出的血清肌酐浓度改善(左图)及平均动脉压改善(右图)的预测因子。图11.4为一项前瞻性非随机研究中1年期间收缩压、平均动脉压和舒张压及药物数量的情况[64]。

在一项前瞻性非随机研究中，1997年12月至1999年5月间23个美国医疗中心对208例肾动脉入口狭窄的患者应用Palmaz球囊膨胀支架(Cordis, Miami.Lakes, FL, USA)进行了支架血管成形术。严重病变[定义为≥70%的原发病变，动脉硬化性再狭窄，持续性峰对峰跨狭窄压力阶差≥20 mmHg，血流受限的夹层或经皮腔内肾血管成形术后(PTRA)残余狭窄≥50%]技术成功率为80.2%(残余狭窄≤50%管腔直径)。手术并发症包括主要血栓事件(1.4%)、支架内血栓形成(0.5%)、大出血(1.0%)及除出血以外的其他血管事件(2.4%)。9个月时，再狭窄(定义为狭窄≥50%管腔直径)率为17.4%。在9个月的随访中，收缩/舒张压由基线水平的168±25/82±13 mmHg(均值±标准差)降至149±24/77±12 mmHg(相对于基线p<0.001)。平均血清肌酐浓度在9个月及24个月的随访中与基线值无改变[65]。在我们的研究中，评价类冠状动脉介入方式治疗肾动脉狭窄的技术成功标准为残余狭窄≤30%，有178名患者(98.3%)达到此标准。导丝不能通过ARAS靶血管、大的硬斑块致支架不能充分扩张或残余狭窄>30%的患者各有1例。未发现心脏及大脑损害。3.9%的患者在穿刺部位发生轻微的局部并发症，4例(2.2%)腹股沟血肿，3例(1.1%)假性动脉瘤[66]。

国际心脏、肺和血液学会(NHLBI)发起了一个大型的CORAL(肾动脉粥样硬化病变的心血管结果)多中心研究对比单纯最佳药物治疗与最佳药物治疗加支架血管成形术对心血管与肾脏的复合终点情况。其中包括心

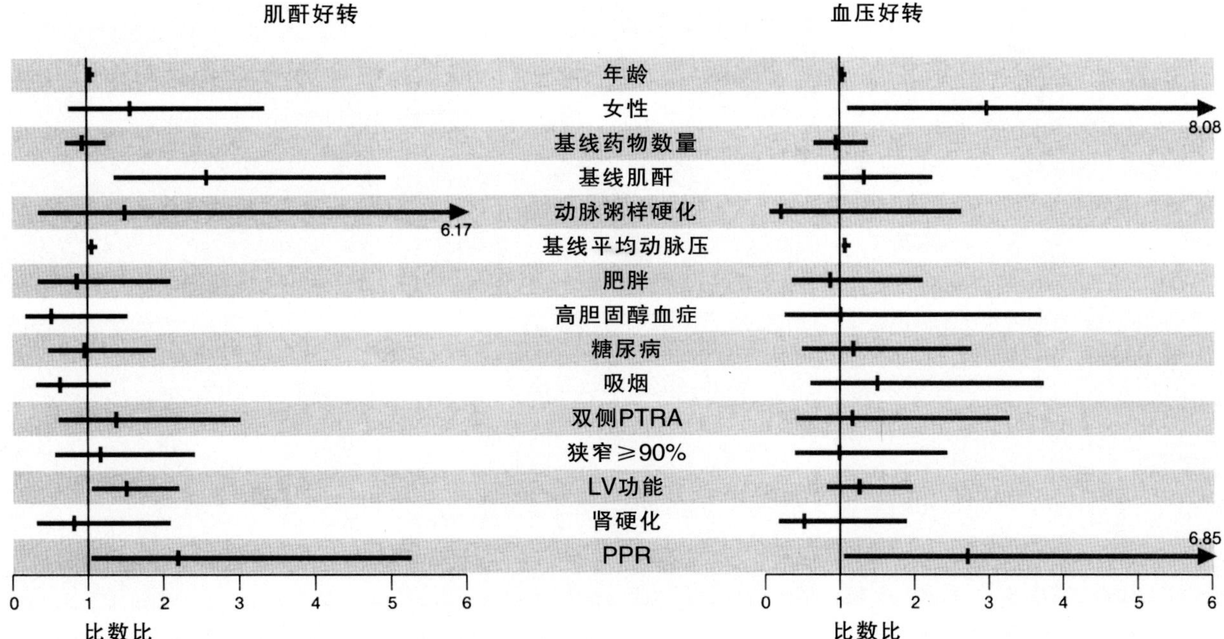

图11.3 根据多元回归分析得出的血清肌酐浓度改善(左图)及平均动脉压(右图)改善的预测因子。图中显示了比数比及95%可信区间。PTRA:经皮腔内肾血管成形术;LV:左室;PPR:实质/骨盆比率。(Redrawn from Zeller T,Frank U,Muller C,et al.Predictors of improved renal function after percutaneous stent-supported angioplasty of severe atherosclerotic ostial renal artery stenosis.*Circulation*.2003;108:2244–2249.)

源性或肾源性死亡、心肌梗死、充血性心力衰竭住院、脑卒中、血清肌酐水平成倍增长及需要肾脏替代治疗。试验结果将于2010年公布。

器械操作方法

对于大多数病例,肾动脉支架血管成形术可通过塑形导管及标准的冠状动脉介入装置来完成。常用6F系统。可根据入路的选择及肾动脉的走行来确定导管的长度及类型[经股动脉50cm长,肾双曲(RDC);经肱动脉100cm长,右Judkins导管或曲棍球杆型导管]。为了通过入口到达病变部位,可采用顶部柔软、杆部较硬的0.014英寸的冠状动脉介入导丝。为了便于操控并提高成功率,常应用5F的诊断性导管,以内镜同轴方式增强导引导丝。

传统的血管成形术不需要用0.035英寸的亲水硬导丝。由于采用细径导管技术,多数RAS者可直接采用膨胀直径4~7mm、长12~18cm的高径向力外周球囊支架。少数病例需使用人工扩张装置及远端血栓保护装置。

类冠状动脉介入的RAS血管重建术的基本过程与其他介入操作一样,包括准备阶段、主要的介入操作阶段和最后对每个个体风险获益情况进行反复评估。

准备阶段

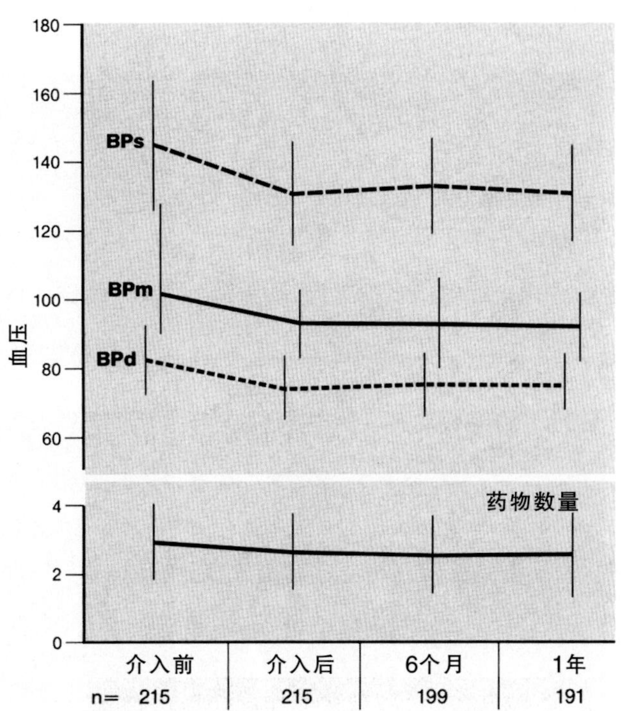

图11.4 1年期间收缩压(BPs)、平均动脉压(BPm)、舒张压(BPd)及药物数量的时间曲线。图中显示了在介入前及介入后每个比较的均值及标准差,$p<0.001$。n:患者例数。(Adapted from Zeller T, Frank U, Müller C, et al. Predictors of improved renal function after percutaneous stent-supported angioplasty of severe atherosclerotic ostial renal artery stenosis. *Circulation*. 2003;108:2244–2249.)

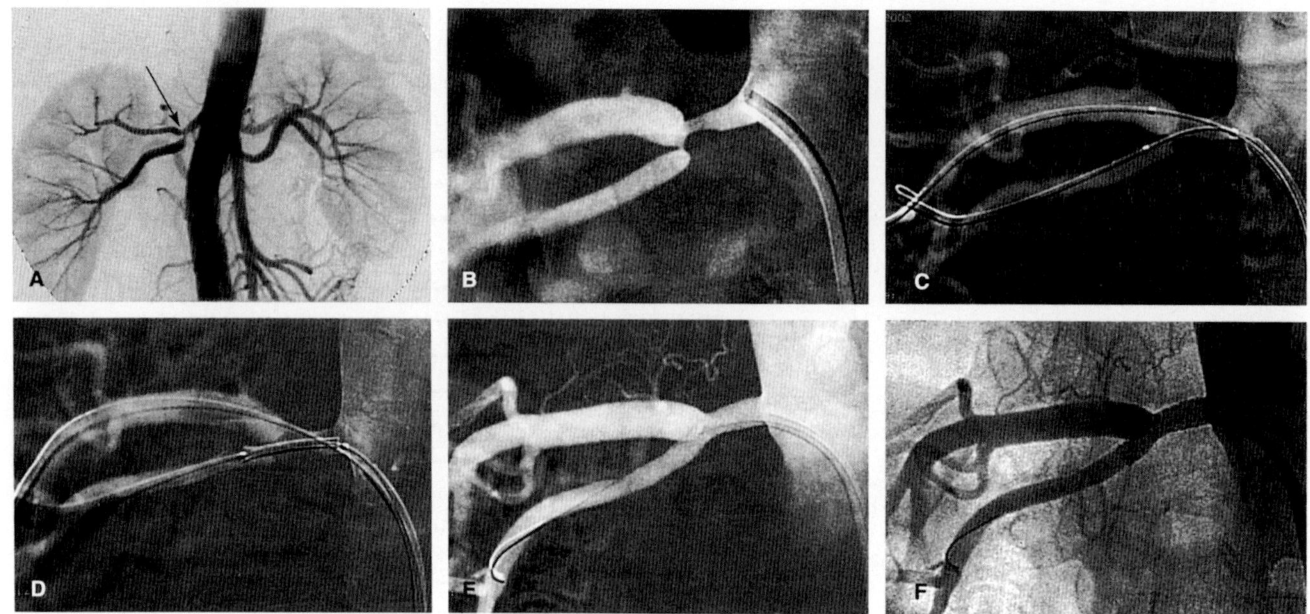

图11.5 分叉部狭窄。(A)诊断性主动脉造影。发现右肾动脉高位分叉部狭窄(箭头处)。在直接后前位投影时左肾动脉起源不是清晰可见的。(B)介入前血管造影,右肾动脉。可确定靶血管分叉部位病变处。(C)对吻球囊血管成形术,显示双导管扩张前的位置。(D)对吻球囊预扩张后置入支架(6×18mm Herculink,Guidant)。支架置入较低的分支,因为此分支存在较大斑块负荷及回缩。(E)最终结果。用一个较大球囊进行支架后开口部扩张可用于改善支撑至主动脉壁的适应证。(F)最终结果。为进一步确定开口部及其上部的分支情况,DSA罩被去除。证实支架完整及较高(主要)分支完整。

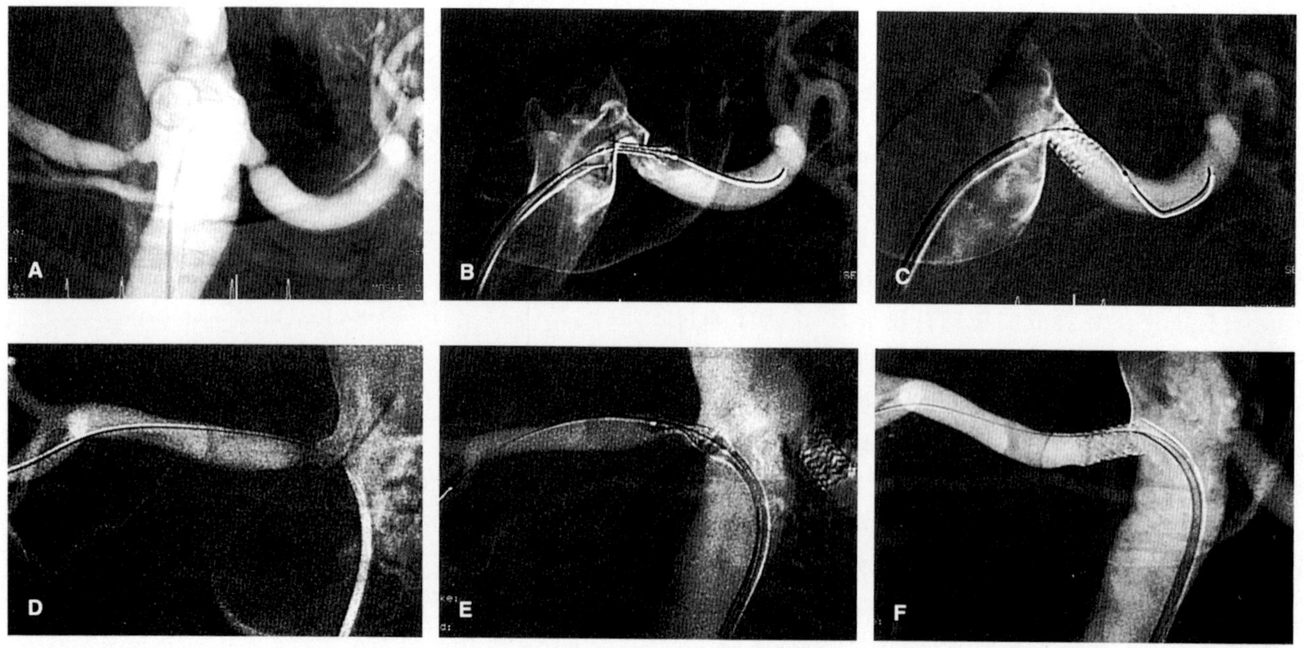

图11.6 双侧肾动脉狭窄。(A)诊断性主动脉造影。显示双侧肾动脉狭窄。(B)左肾动脉。已置入支架。直接支架置入(无预扩张)。使用部分球囊扩张置入支架(显示部分扩张球囊的近肩与远肩)。下一步(未显示)整个系统被轻轻推向颅侧以使之精确排列在肾动脉近段及将支架精确置入病变及开口部之间的传送系统之间。(C)支架置入后的左肾动脉血管造影。显示靶血管的准确病变覆盖。(D)右肾动脉。用同样材料的导引导丝经过病变。(E)右肾动脉。直接支架置入(无预扩张)。用部分球囊扩张置入支架(显示部分扩张球囊的近肩与远肩)。接着(未显示)整个系统被轻轻推向颅侧以使支架精确置入经过病变和开口部。(F)最终结果。可见对称的支撑并列及零残余狭窄。显示支架精确置入经过病变带有一个环状突出进入主动脉。

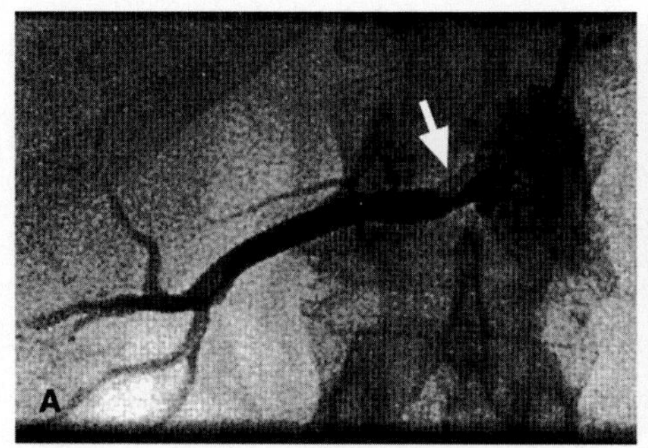

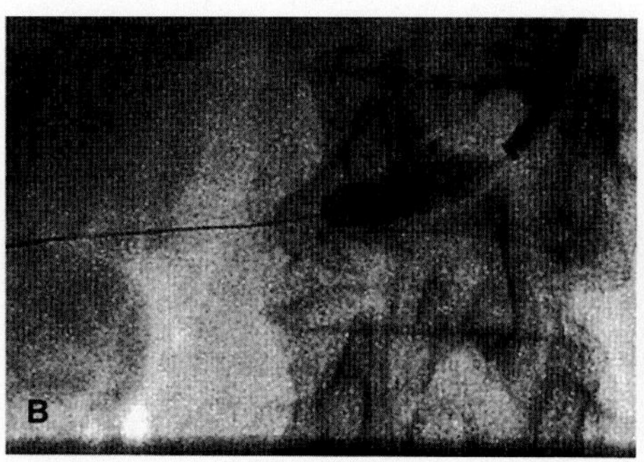

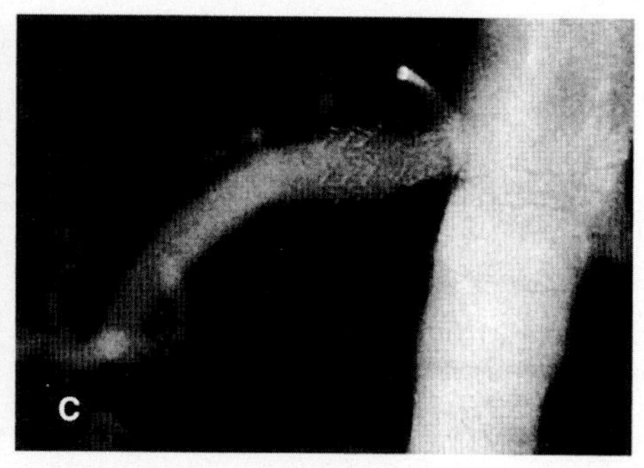

图11.7 经肱动脉入路,由于较大斑块负荷及主动脉壁病变使部分支架回缩。(A)介入前选择性血管造影,右肾动脉。开口部高度病变继发于一个大钙化斑块。(B)右肾动脉,支架置入。多次预扩张后支架在高压下置入并扩张。达到整个球囊膨胀。(C)右肾动脉,支架置入后行血管造影。显示由于主动脉壁回缩而使部分支架近段塌陷。因为大斑块负荷和缺少明显的跨病变阶差,得到功能性结果。

准备阶段始于确定血管入路,到将导引导丝顶部放于靶血管开口处为止。在RAS介入治疗的准备工作中,需考虑几个关键问题。入路的选择(股动脉或肱动脉)由术者根据病变部位的可到达性和可通过性来确定。为获得推力的最佳传导,导管末端的弯曲与肾动脉近端之间的过渡应平滑,形成一个浅弓形。操作系统型号的选择主要取决于所需的稳定性和系统的支撑力。在大多数情况下,6F的操作系统是最好的。在导丝的选择上,硬柄软头很重要。在支架及球囊导管的选择上,应考虑到肾动脉随着呼吸和操作具有高活动性、伸展性、扭曲性及狭窄后扩张等情况。

采用Seldinger经皮穿刺技术置入鞘管后,介入系统(主要包括预塑形导引导丝且通常需要一个诊断性导管来加强)要进一步推进并与靶血管开口部连接。根据出发的角度,通过推进或提拉诊断性导管,可使导管末端伸展较大或较小的范围,在肾动脉开口水平或其上轻轻固定。然后,进行血管造影并将影像存储于监控系统以便指导介入操作。

主要的介入操作阶段:穿刺、插入、重复造影

主要的介入操作由扩张并通过病变部位开始,达到效果后结束。在之前的介入性血管造影结束后,根据开口部情况将导丝头端塑形,小心地送入开口部并通过病变部位。安全通过后将导丝头端置于一个分支动脉内且在整个操作过程中保持位置不动。为避免远端损伤,导丝头端绝对不能向前移动。导引导丝内部的诊断性导管在导丝置入前或后可以移动。

必须根据血管造影情况来确定是否需要预扩张。仅在严重的或高度钙化的病变部位,特别是在同时存在导引导丝支撑固定不好的情况下,需要用2.0~3.0mm的快速交换冠状动脉球囊导管进行预扩张。在其他病例中都可直接行支架置入。支架的精确位置非常重要,特别是对于开口处的病变。支架尺寸通常与靶血管直径相同并应完全覆盖病变部位,支架两端应超过病变两端1~2mm。在开口部病变处,支架近端边缘应与主动脉壁内表面平齐或稍超出一些(约1mm)。要想精确置入支架,应稳固导引导丝,嘱患者浅呼吸,并在严格的开口部垂直位投照下完成。一旦支架到位,轻轻抬起支架传送系统,使支架与靶血管近端水平对齐后迅速扩张。高压(约14bar)支架置入后,进行DSA造影评价结果。支架后造影主要用来评价支架位置是否精确、是否张开良好(是否完全张开及附壁)、远端血管情况、肾动脉开口及腹主动脉壁情况。如果造影结果满意,可结束手术。一旦局部有回缩或张开不良,应选用稍小于支架直径的快速交换球囊进行扩张。如果需要,可采用高压或较大的球囊,其直径通常和管腔相符或是超过1mm。应避免扩张支架远端。在开口部病变处,支架近端边缘应和腹主动脉壁吻合。要想达到漏斗形,应用一个稍大球囊进行从上而下和从左至右的扩张。尽管很多病例需要应用高压球囊进行扩张使支架完全张开,但应避免过度操作引起损伤。

对于有大斑块的病变,要想达到无残余狭窄可能会冒很大的风险,这种情况下应放弃这个尝试。对于特殊病例,如果不能达到理想的解剖学效果(残余狭窄≤30%管腔直径),应采用外科手术的方式来完成。

结束阶段

结束阶段始于对最终结果的造影评价,止于拔出导管鞘。达到预期介入手术结果后结束手术,或者在少数情况下,当继续手术的风险大于预期获益时亦应结束手术。在一些病例中,可能会需要一些特殊操作,如应用不同的器械或高容量负荷。在完全撤出介入操作器械后,

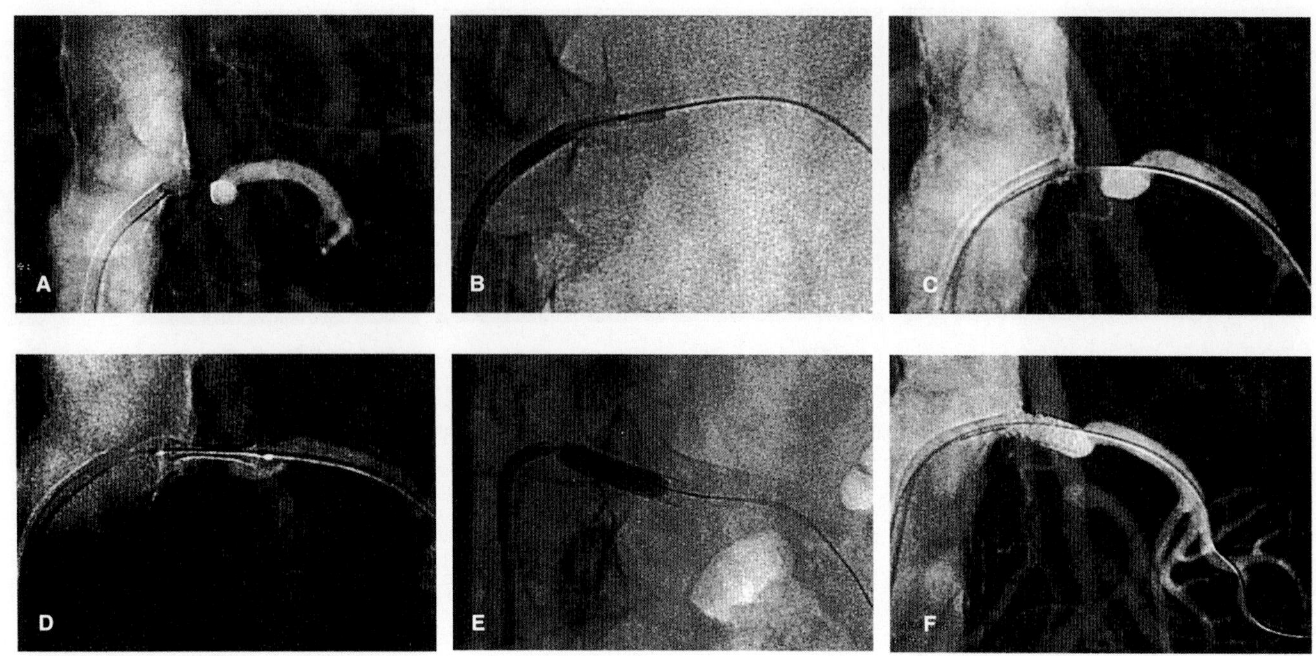

图11.8 硬病变,次全闭塞,左肾动脉。(A)介入前血管造影。注射对比剂之后,未描述靶血管的残余腔。病变后段出现扩张及细长慢流。主动脉壁高度不规则伴有大斑块。(B)扩张。0.014英寸导丝通过后,用1.5mm小外径球囊进行预扩张。(C)扩张后血管造影,界定为开口部高度病变。(D)支架置入。使用如图11.6所述的相似技术行支架置入。注意支架远端相对于被导引导丝延长的血管的位置。支架置入及导引导丝回撤后,血管通常会比原来变短,如果选择较长支架的话,就会有支架远端内皮损伤的危险。(E)扩张后。为改善支架支撑附壁,球囊部分回撤以避免远端损伤并行高压扩张。(F)最终结果。显示在支架扩张及延伸后支架的精确位置。肾动脉的原始解剖被修复,可见支架近段很小的回缩。

应进行一次选择性同侧肾脏血管造影以记录手术最终结果。然后拔出鞘管并压迫止血。

围介入术期患者的护理与随访

介入治疗时,常规实施心电图和血压监测。

介入治疗后,应监测血压和肾功能变化。术后2~4小时内经常会发生血液动力学的不稳定,静脉注射阿托品和补液治疗可以有效地纠正低血压和心动过缓。在接下来的大约两周的神经体液适应期内,必须经常调整抗高血压药物来控制血压。

监测肾功能时应检测血清肌酐,如果需要也应计算肌酐清除率。通常应在术后2~4小时内首次检测肌酐值,之后应每隔12小时检测一次,直至状态平稳。对于无并发症的病例,3次检测肾功能正常就足够了。出院后,建议4周内每周检测1次。

建议在术后2周、6周、6个月及12个月分别进行1次同侧肾脏及肾动脉的二维超声检查。通常术后12个月再次行血管造影检查。

药物辅助治疗

术前应经静脉滴注或术中经动脉推注5000~10 000U肝素。在常规介入治疗中,无需测量活化凝血时间(ACT)。然而,在复杂手术中,必须密切监测活化时间。所有患者术后都应终生应用阿司匹林(通常100 mg/d)。

并发症的治疗

应用类似冠状动脉介入的方法,并发症的发生率极低且技术成功率可达98.3%,其他学者亦有类似报道[66]。在应用小外径介入器械的其他研究中,报道的技术成功率为95%,主要并发症的发生率为6.1%[67]。

在早期的研究中,报道了大量的罕见且非常严重的并发症,包括肾动脉和肾实质穿孔、肾周和腹膜后出血、动脉栓塞、支架内血栓形成、血管闭塞、广泛的肾动脉夹层、B型主动脉夹层和急性肾功能衰竭(需要血液透析)[61, 68, 69]。表11.11为以前报道的RAS介入治疗中发生的并发症。表11.12为RAS介入治疗的并发症的发生概率。

肾动脉夹层与破裂

应用类似冠状动脉介入的方法很少发生肾动脉壁夹层及破裂。但是即使应用小外径器械,也有可能发生夹层与破裂,这往往与导丝头端操作不当或后扩张超过支架边缘有关。在这两种情况下,必须迅速进行血管造影以明确损伤情况,并立即放置支架覆盖。在一些病例

表11.11 早期研究中动脉粥样硬化性肾血管病支架治疗的并发症

系列研究	例数(n)	操作相关死亡率,n(%)	其他并发症
Rodriguez-Lopez等	108	4(4)	2例肾周血肿,1例腹膜后血肿,1例假性动脉瘤
Van de Ven等	40	0(0)	4例胆固醇栓塞,3例肾动脉损伤,3例FA动脉瘤,8例大出血
Rocha-Singh等	150	2(1.3)	2例肾穿孔,1例GI大出血,7例ARF其中2例需要透析
Tuttle等	129	0(0)	1例肾周血肿,1例急性支架内栓塞,2例动脉粥样硬化性栓塞,9例腹股沟血肿,15例ARF
Dorros等	163	1(0.6)	21例ARF,2例腹膜后血肿
Rundback等	45	2(4.4)	1例急性支架内栓塞,1例需透析
White等	100	0(0)	1例亚急性支架内栓塞,2例ARF,7例穿刺点并发症
Harden等	32	1(3)	3例大出血,3例FA假性动脉瘤
Beek等	50	0(0)	5例胆固醇栓塞,1例肾穿孔,1例股动脉假性动脉瘤,1例腹股沟血肿需输血
Blum等	75	0(0)	3例腹股沟小血肿
Henry等	59	0(0)	1例急性支架内栓塞,1例肾动脉穿孔
Iannone等	63	1(1.6)	8例ARF,2例需透析,7例肾周血肿,1例腹膜后血肿,3例肾动脉穿孔,1例FA假性动脉瘤,6例腹股沟小血肿,1例肾周栓塞
Hennequin等	21	0(0)	1例末梢栓塞,1例肾动脉穿孔,1例急性闭塞,1例ARF
总计	1035	11(1.1)	

FA:股动脉;ARF:急性肾功能衰竭;GI:胃肠道。

Reproduced with perimission from Lim ST, Rosenfield K. Renal artery stent placement: indication and results. *Curr Intervent Cardiol Rep.* 2000;2:130–139.

表11.12 肾动脉狭窄血管重建术的并发症及推荐的并发症阈值

并发症	报道发生率(%)	阈值(%)
30天死亡率	1	1
继发肾切除	<1	1
外科抢救手术	1	2
症状性栓塞	3	3
肾主动脉闭塞	2	2
肾分支动脉闭塞	2	2
需手术、输血或延长住院时间的穿刺部位血肿	5	5
急性肾衰竭	2	2
慢性肾衰竭恶化需提高护理等级	2	5

注意:已发表的个别并发症的发生率较高取决于患者的选择,而且患者数量只有几百人,这个数量要高于大多数医师单独可治疗的数量。因此,特定并发症阈值通常高于此表中特定并发症的报道发生率。还应认识到当并发症发生在少量患者中时(如早期的质量改进操作中),单一并发症可引起发生率高于特定并发症阈值。在此情况下,总操作阈值更适于使用一个质量改进的操作。总价值被大量文献证明,并得到专业小组一致支持。

Reproduced with permission from Martin LC,Rundback JH,Sacks D, et al.Quality improvement guidelines for angiography,angioplasty,and stent placement in the diagnosis and treatment of renal artery stenosis in adults. *J Vasc Intervent Radiol.*2003;14:S297–S310.

中，小的夹层及隐性破裂在血管造影中不易被发现,而到几小时后患者出现血压波动、腰痛及血液动力学不稳定时才被重视。对这些患者应立即进行肾脏超声及腹部CT扫描来确定诊断,明确出血量及主动脉壁是否完整,然后立即再次行血管造影。在造影中可发现对比剂泄漏或肾动脉壁假性动脉瘤形成，表示有活动性出血点存在。在多数病例中存在囊性出血或腹膜后血肿。如果存在远端血液外渗，常采取超选择性远端动脉栓塞治疗。介入治疗的主要目的是在没有外科手术可能的情况下止血和保护器官。预防措施包括使用软头导丝、导丝头部不要放得太远以及特别是导丝到位后避免任何前向运动。应用类冠状动脉介入方法治疗需要外科帮助的情况已经越来越少。

腹主动脉夹层和破裂

在RAS介入治疗的患者中,有75%以上存在开口部病变。根据斑块的来源可以区分肾动脉及腹主动脉开口部病变[70]。部分闭塞开口部的大的动脉粥样斑块会明显影响扩张,从而妨碍支架置入。因为有时把导管送到合适位置或操作导丝穿过开口部很困难，而且需要高压“挤碎”病变,因此,在这些患者中开口部夹层及撕裂的危险增加。对于小范围的夹层病例,可采用保守治疗方法,密切监测,第二天进行CT对比观察。多数病例中,有报道尽管主动脉夹层持续存在，CT却报告主动脉壁恢复完整[69]。

血管远端栓塞

血栓性RAS或介入治疗伴急性血栓形成可能导致自发性或医源性血栓微粒栓塞远端血管，而溃疡性RAS伴弥漫性动脉粥样硬化很可能导致自发性或医源性的胆固醇晶体或破裂的斑块碎片栓塞。根据栓子的类型(血栓或动脉粥样硬化)、大小及数量不同，可引起完全性或不完全性、节段性、多发性、周围性或弥漫性微循环栓塞。

在大多数部分或完全性血栓栓塞病例中，栓子附着于破裂的动脉粥样硬化斑块上，在一些少见的病例中，栓子附着于创伤或自发性内膜撕裂处。然而，血栓性肾动脉栓塞远远少于继发于心房颤动的左心房血栓脱落引起的肾动脉栓子，继发于心肌梗死的左心室血栓，由于心内膜炎、瓣膜炎所致脓栓，主动脉斑块产生的胆固醇斑块及栓子碎片，静脉循环栓子和较少见的肿瘤颗粒或脂肪栓子。

急性血栓栓塞或局部血栓形成闭塞肾动脉或其侧支可能导致完全或部分肾梗死。这些患者往往表现为急性发作的恶心呕吐，肋部、腰部或腹部疼痛和发热，也可能有肾外栓塞的症状[71]。但是，表现的症状是变化的，一些患者的病情是缓慢发展的，可能没有完全或不完全血栓栓塞的症状。实验室检查大多数是非特异性的，包括大面积梗死时白细胞计数升高和血浆肌酐浓度升高。也可能出现肉眼或显微镜下血尿[72]。血浆乳酸脱氢酶(LDH)突然升高不伴有血浆转氨酶升高则提示肾梗死[72]。如果怀疑肾梗死，多数患者通过腹部增强CT检查即可明确诊断[71]。若CT提示患者为肾梗死，则需应用DSA检查明确病因。患者发生完全或不完全肾动脉栓塞后很短时间内应当考虑外科治疗或经皮腔内血管成形术治疗。介入治疗时间窗通常与肾组织的耐受能力相一致(最长可达3小时)[73]。如果患者为分支动脉或较小动脉闭塞，推荐采用保守治疗如华法林与肝素抗凝治疗。

胆固醇晶体和斑块碎片栓塞多发生于老年患者，严重病例可引起急性肾功能衰竭[74, 75]。与血栓栓塞和突然的栓子脱落闭塞不同，动脉粥样斑块栓塞通常导致不完全性闭塞，伴有与慢性缺氧和异物反应所致组织增生相关的肾萎缩。前两者均伴有进行性肾功能减低[76, 77]。根据远端肾动脉栓塞的程度和严重性，患者表现为肾排泄功能突然或显著下降，伴每个新栓子形成的进行性肾功能恶化或稳定的肾功能不全。实验室检查无特异性，尿检可见细胞或管型，少数情况不可见血尿及红细胞管型(见于急性肾小球肾炎或脉管炎的病例)，蛋白尿，一过性嗜酸性粒细胞升高及低补体血症(约持续1周)。对于可疑病例，通过肾组织活检可明确诊断[78]。对于患有粥样硬化栓塞性疾病的患者，应明确栓子的来源并给予相应治疗，而对于继发性肾脏疾病则应采取保守治疗。

靶病变部位存在栓子会增加治疗的风险，主要是因为有发生远端栓塞并发症的可能。对这种病例的治疗选择有应用血栓切除装置摘除血栓，或直接支架置入盖住血栓。此外，为了防止附着的血栓生长和继发血栓，必须进行有效的抗凝治疗(活化凝血时间保持在250~300s)。对于陈旧性血栓不推荐用纤维蛋白溶解药物治疗。对介入治疗相关的原发栓子，经验性用药可以试用GpⅡb/Ⅲa受体拮抗剂。

弥漫性动脉粥样硬化伴溃疡性靶病变中易发生粥样硬化性栓塞并发症，此时应采用无创性介入治疗方法。

对于RAS介入治疗后出现进行性肾功能恶化的患者，如果没有周围肾动脉栓塞的血管造影证据，难以区分血栓栓塞或粥样瘤相关性栓塞和对比剂肾病(CIN)。尽管所有病例在介入治疗后不久即出现肾功能恶化，但如果是CIN患者且术前不存在肾功能不全，那么通常可能在3周内完全恢复。如果患者有明显的血栓性疾病，那么肾功能的恢复（或既往肾功能不全患者的肾功能稳定)会非常缓慢且通常不能完全恢复。如果患者同时存在CIN和既往肾功能不全，通过临床表现不能区分这两种疾病，必要时可行肾活检以明确诊断。

对比剂肾病(CIN)和肾衰竭恶化

应用类似冠状动脉介入方式的RAS介入治疗可能更直接，然而，由于有些患者的解剖位置复杂，可能需要延长介入操作时间，通常会增加对比剂的用量。在我们的研究中，对于无并发症的病例，应用类似冠状动脉介入方式的RAS介入治疗中对比剂的平均用量约为60mL，而复杂病例则可多达200mL。有很大一部分患者在接受RAS介入治疗前就患有肾功能不全(25%)，因此，RAS介入治疗患者的CIN问题就显得格外重要。

除了术前存在肾功能不全的患者，心力衰竭及血容量不足患者CIN的发病率也很高。此外，大剂量的对比剂会增加CIN的风险，可能是剂量依赖性的。尽管小剂量的对比剂(≤100mL)对大部分患者是安全的，但很小剂量(20~30mL)的对比剂在敏感患者中也可能引起急性肾功能衰竭(ARF)。

对比剂应用后，往往可见血浆肌酐浓度的轻度升高(~0.2mg/dL)。许多肾功能明显恶化的患者(超过基线>

50%或>1mg/dL)在注入对比剂后立即发病,但通常经过几天的治疗可以恢复。然而,对于高危患者,特别是术前存在严重肾功能损害的患者,可能需要血液透析及延长治疗时间。在这些患者中,发展为不可逆性肾功能衰竭者少见。

CIN的预防包括应用小剂量低肾毒性对比剂、避免两次造影间隔时间太短、避免低血容量、避免在围介入术期停止应用肾毒性药物、预防性扩容(静滴生理盐水)及应用乙酰半胱氨酸。有报道称,与欧乃派克(低渗性非离子型对比剂)相比,碘克沙醇(等渗性非离子型对比剂)能降低糖尿病伴肾功能不全患者的CIN发病率[79]。血液过滤及血液透析在高危患者中对CIN的预防价值尚未得到充分证实[80]。

为避免RAS介入治疗的肾脏并发症,术前与术后常规检验血清肌酐水平应成为一项治疗标准。如前所述,通常于术后2~4小时检测肌酐值,之后应每隔12小时检测一次直至恢复基础状态。在CIN高危患者及既往肾功能不全患者中,除监测血清肌酐及尿酸外,还应计算肾小球滤过率(GFR),GFR是最能反映真实肾功能的一项临床指标。肌酐清除率=(140−年龄)×公斤体重/72×血清肌酐浓度(以mg/100mL计算)[81]。

再狭窄和支架内再狭窄

在RAS介入治疗中,支架成形术已基本替代了单纯球囊扩张血管成形术。现在,绝大多数RAS介入治疗都采用无条件支架置入。与其他血管床一样, 近期研究报道,肾动脉支架内再狭窄的发生率已接近20%,但其对临床结果的影响也许并不重要[82]。肾动脉支架内再狭窄的预测因子包括血管较细(≤4 mm/4.5 mm)和吸烟等[82-84]。有趣的是,一项研究发现6%的患者出现部分支架回缩,但这似乎不能预测再狭窄[84]。早期研究报道的再狭窄发生率较高(表11.13)。

随访期间应用二维超声检查或DSA可以发现再狭窄,对接受RSA介入治疗的患者建议每年进行一次肾动脉超声检查。

与其他血管床一样,肾动脉支架内再狭窄可通过重复球囊扩张、切割球囊[85]、支架内支架置入[86]和近距离放射治疗[87]等方式进行治疗。但这些技术是否有效目前还没有一个全面的评价。在肾动脉内应用药物洗脱支架预防支架内再狭窄尚无相关报道。

再次介入治疗技术与原发病变介入治疗技术相似。一个重要的区别是最初导丝在介入治疗部位的探查。由于置入导引导丝时其头端经常会稍微嵌入主动脉壁内,副支撑置入造成连续性夹层的风险升高。为避免上述并发症,应在反复造影指示下将导引导丝头端小心地置于支架口部环以内, 随后小心地进行导丝探查非常关键。导丝是否在动脉真腔及支架内,可通过放气的小外径球

表11.13 早期研究报道的肾动脉支架术的再狭窄发生率

研究	动脉数(n)	动脉评估(初始动脉总数,%)	开口病变(%)	支架类型	评估方法	平均评估时间(月)	评估的动脉再狭窄率(%)
Van de Ven等	52	50(95)	100	Palmaz	血管造影	6	21
Rocha-Singh等	180	158(88)	43	Palmaz	血管造影	13	12
Tuttle等	148	49(33)	100	Palmaz	二维血管造影	8	14
Rundback等	54	28(52)	—	Palmaz	血管造影螺旋 CT	12	26
White等	133	80(60)	81	Palmaz	血管造影	9	19
Harden等	32	24(75)	75	Palmaz	血管造影	6	12
Blum等	74	74(100)	100	Palmaz	血管造影	24	11
Henry等	64	54(84)	53	Palmaz	血管造影	14	9
Iannone等	83	69(85)	78	Palmaz	二维多普勒	11	14
Dorros等	92	56(61)	100	Palmaz	血管造影	7	25
Hennequin等	21	20(95)	33	Wallstent	血管造影	29	20
Rees和Snead	296	150(51)	100	Palmaz	血管造影	7	33
加权平均值						10	20

Palmaz: Cordis, Miami, FL.

Wallstent: Boston Scientific Corp., Natick, MA.

血管造影准则特定的血管造影随访;二维超声成像。

Reproduced with permission from Martin LC,Rundback JH,Sacks D,et al.Quality improvement guidelines for angiography,angioplasty,and stent placement in the diagnosis and treatment of renal artery stenosis in adults. *J Vasc Intervent Radiol.*2003;14:S297-S310.

囊能否顺畅通过来证实。确认球囊位置准确后，用高压球囊进行扩张会比较安全。由于缺少系统的数据，支架内再狭窄的血管重建术可能包括所有已确定的技术（见早期夹层）。然而，大多数病例都采用再次扩张使已置入的支架重新展开。在支架未完全覆盖病变部位的病例中，可能需要置入第二枚支架。

参考文献

1. Lappin DWP, Brady HR. Renal vascular diseases. In: Lanzer P, Topol EJ, eds. *PanVascular Medicine: Integrated Clinical Management*. New York: Springer, 2002:1751–1786.
2. Baum S, ed. *Abram's Angiography*. Vol 2. 4th ed. Boston: Little, Brown and Company, 1997:1101–1351
3. Textor SC, Wilcox CS. Renal artery stenosis: a common, treatable cause of renal failure? *Ann Rev Med.* 2001;52:421–442.
4. Goldblatt H, Lynch J, Hanzal RF, et al. Studies on experimental hypertension: I: The production of persistent elevation of systolic blood pressure by means of renal ischemia. *J Exp Med.* 1934;59:347–379.
5. Goldblatt H. The renal origin of hypertension. *Physiol Rev.* 1947;27:120–162.
6. Hall JE, Guyton AC, Jackson TE, et al. Control of glomerular filtration rate by renin-angiotensin system. *Am J Physiol.* 1977;233:F366-F388.
7. Anderson WP, Kett MM, Stenvenson KM, et al. Renovascular hypertension. Structural changes in the renal vasculature. *Hypertension.* 2000;36:648–652.
8. Anderson WP, Korner P, Angus J, et al. Contribution of stenosis resistance to the rise in total peripheral resistance during experimental renal hypertension in conscious dogs. *Clin Sci.* 1981;61:663–670.
9. Textor SC. Ischemic nephropathy: Where are we now? *J Am Soc Nephrol.* 2004;15:1974–1982.
10. Textor SC, Novick A, Tarazi RC, et al. Critical perfusion pressure for renal function in patients with bilateral atherosclerotic renal vascular disease. *Ann Intern Med.* 1985;102:309–314.
11. Novick AC. Patient selection for intervention to preserve renal function in ischemic renal disease. In: Novick AC, Scoble J, Hamilton G, eds. *Renal Vascular Disease.* London: HBJ College & School Division, 1996:323–337.
12. Rose BD, Mailloux LU, Kaplan NM. Chronic kidney disease due to ischemic renovascular disease. Available at: www.patients.uptodate.com/print.asp?=true/18690. Accessed December 27, 2005.
13. Ball S, Lloyd J, Cairns T, et al. Why is there so much end-stage renal failure of undetermined cause in UK Indo-Asians? *Q J Med.* 2001;94:187–193.
14. Kalra PA, Guo H, Kausz AT, et al. Atherosclerotic renovascular disease in United States patients aged 65 years or older: risk factors, revascularization and prognosis. *Kidney Int.* 2005;86:293–297.
15. Hansen KJ, Edwards MS, Craven TE, et al. Prevalence of renovascular disease in the elderly: a population-based study. *J Vasc Surg.* 2002;36:443–451.
16. Hirsch AT, Haskal ZJ, Hertzer NR, et al. ACC/AHA guidelines for the management of patients with peripheral arterial disease (lower extremity, renal, mesenteric, and abdominal aortic): Executive summary. A collaborative report from the American Association for Vascular Surgery/Society for Vascular Surgery, Society for Cardiovascular Angiography and Interventions, Society for Vascular Medicine and Biology, Society of Interventional Radiology, and the ACC/AHA Task Force on Practice Guidelines (Writing Committee to develop guidelines for the management of patients with peripheral arterial disease). Available at: www.cardiosource.com/guidelines/cguidelines/pad/pad_execsumm.pdf. Accessed May 25, 2006.
17. Dustan HP, Humphries AW, de Wolfe VG, et al. Normal arterial pressure in patient with renal arterial stenosis, *JAMA.* 1964;187:1028.
18. Suresh M, Laboi P, Mamtora H, et al. Relationship of renal dysfunction to proximal arterial disease severity in atherosclerotic renovascular disease. *Nephrol Dial Transplant.* 2000;15:631–636.
19. Coritsidis GN. Renal blood flow-glomerular filtration rate. Available at: www.uhmc.sunysb.edu/internetmed/nephro/webpages/Part_A.htm. Accessed November 19, 2005.
20. Chade AR, Rodriguez-Procel M, Grande JP, et al. Distinct renal injury in early atherosclerosis and renovascular disease. *Circulation.* 2002;106:1165–1171.
21. Janzen J, Lanzer P, Rothenberger-Janzen K, et al. The transitional zone in the tunica media of renal arteries has a maximum length of 10 millimeters. *VASA.* 2000;29:168–172.
22. Zierler RE, Bergelin RO, Davidson RC, et al. A prospective study of disease progression in patients with atherosclerotic renal artery stenosis. *Am J Hypertens.* 1996;9:1055–1061.
23. Caps MT, Perissinotto C, Zierler RE, et al. Prospective study of atherosclerotic disease progression in the renal artery. *Circulation.* 1998;98:2866–2872.
24. Strandness ED Jr. Natural history of renal artery stenosis. *Am J Kidney Dis.* 1994;24:630–635.
25. Leadbetter WF, Burkland CE. Hypertension in unilateral renal disease. *J Urol.* 1938; 39:611–626.
26. Slovut DP, Olin JW. Fibromuscular dysplasia. *N Engl J Med.* 2004;350:1862–1871.
27. Harrison EG Jr, McCormack LJ. Pathologic classification of renal arterial disease in renovascular hypertension. *Mayo Clin Proc.* 1971;46:161–167.
28. Mann SJ, Pickering TG. Detection of renovascular hypertension. State of the art: 1992. *Ann Intern Med.* 1992;117:845–890.
29. van de Ven PJ, Beutler JJ, Kaatee R, et al. Angiotensin converting enzyme inhibitor-induced renal dysfunction in atherosclerotic renovascular disease. *Kidney Int.* 1998;53:986–992.
30. Rimmer JM, Gennari FJ. Atherosclerotic renovascular disease and progressive renal failure. *Ann Intern Med.* 1993;118:712–720.
31. Gandhi SK, Powers JC, Nomeir AM, et al. The pathogenesis of acute pulmonary edema associated with hypertension. *N Engl J Med.* 2001;344:17–22.
32. Agarwal M, Lynn KL, Richards AM, et al. Hyponatremic-hypertensive syndrome with renal ischemia: An underrecognized disorder. *Hypertension.* 1999;33:1020–1025.
33. Kaplan NM, Rose RD. Screening for renovascular hypertension. Available at: www.patients.uptodate.com/topic.asp?file=hyperten/12756. Accessed December 27, 2005.
34. Setaro JF, Saddler MC, Chen CC, et al. Simplified captopril renography in diagnosis and treatment of renal artery stenosis. *Hypertension.* 1991;18:289–306.
35. Elliott WJ, Martin WB, Murphy MB. Comparison of two noninvasive screening tests for renovascular hypertension. *Arch Intern Med.* 1993;153:755–81.
36. Wilcox CS. Use of angiotensin-converting-enzyme inhibitors for diagnosing renovascular hypertension. *Kidney Int.* 1993;44:1379–1384.
37. Derkx FH, Schalekamp MA. Renal artery stenosis and hypertension. *Lancet.* 1994;344:237–242.
38. Lusza G. *X-ray Anatomy of the Vascular System.* Philadelphia: JB Lippincott, 1964:227–231.
39. Uflacker R. *Atlas of Vascular Anatomy: An Angiographic Approach.* Philadelphia: Lippincott Williams & Wilkins, 1997.
40. Boijen E. Renal angiography: techniques and hazards; anatomic and physiologic considerations. In: Baum S, ed. *Abram's angiography.* Vol 2. 4th ed. Boston: Little, Brown and Company, 1997;1101–1131.
41. Verschuyl E-J, Kaatee R, Beek FJA, et al. Renal artery origins: best angiographic projection angles. *Radiology.* 1997;205:115–120.
42. Rundback JH, Sacks D, Kent C, et al. for the American Heart Association Council on Cardiovascular Radiology, High Blood Pressure Research, Kidney in Cardiovascular Disease, Cardio-Thoracic and Vascular Surgery, and Clinical Cardiology, and the Society of Interventional Radiology FDA Device Forum Committee. Guidelines for the reporting of renal artery revascularization in clinical trials. *Circulation.* 2002;106:1572–1585.
43. McWilliams RG, Robertson I, Smye SW, et al. Sources of error in intra-arterial pressure measurements across a stenosis. *Eur J Endovasc Surg.* 1998;15:535–540.
44. Katzberg RW. Urography into the 21st century: new contrast media, renal handling, imaging characteristics, and nephrotoxicity. *Radiology.* 1997;204 : 297–312.
45. Barrett BJ, Parfrey PS. Prevention of nephrotoxicity induced by radiocontrast agents. *N Engl J Med.* 1994;331:1449–1450.
46. Gleeson TG, Bulugahapitiya S. Contrast-induced nephropathy. *AJR Am J Roentgenol.* 2004;183(6):1673–1689.
47. Parfrey PS, Griffiths SM, Barrett BJ, et al. Contrast material-induced renal failure in patients with diabetes mellitus, renal insufficiency, or both. *N Engl J Med.* 1989;320:143–153.
48. Beese RC, Bees NR, Belli AM. Renal angiography using carbon dioxide. *Br J Radiol.* 2000;73(865):3–6.
49. Martin LC, Rundback JH, Sacks D, et al. Quality improvement guidelines for angiography, angioplasty, and stent placement in the diagnosis and treatment of renal artery stenosis in adults. *J Vasc Intervent Radiol.* 2003;14:S297-S310.
50. Spinowitz BS, Rodriquez J. Renal artery stenosis. Available at: www.emedicine.com/med/topic2001.htm. Accessed December 27, 2005.
51. Freeman N. Thromboendarterectomy for hypertension due to due to renal artery occlusion. *JAMA.* 1973;157:1077–1083.
52. Stanley JC. Renal vascular diseases: Surgical therapy. In: Lanzer P, Topol EJ, eds. *PanVascular Medicine: Integrated Clinical Approach.* New York: Springer-Verlag, 2002:1798–1808.
53. Hasen JK, Dean RH. Renovascular disease. In: Moore WS, ed. *Vascular Surgery: A Comprehensive Review.* 6th ed. Philadelphia: WB Saunders, 2002:548–569.
54. Grüntzig A, Kuhlmann U, Vetter W. Treatment of renovascular hypertension with percutaneous transluminal dilatation of a renal artery stenosis. *Lancet.* 1978;1: 801–802.
55. Schwarten DE, Yune HY, Klatte EC, et al. Clinical experience with percutaneous transluminal angioplasty (PTA) of stenotic renal arteries. *Radiology.* 1980;135:601–604.
56. Tegtmeyer CJ, Ayers CA, Wellons HA. Axillary approach to percutaneous renal artery dilatation. *Radiology.* 1980;135:775–776.
57. Trost DW, Sos TA. Renal artery angioplasty and stent placement: indications and results. In: Perler BA, Becker GJ, eds. *Vascular Intervention: A Clinical Approach.* New York: Thieme Medical Publishers;1998:575–583.
58. Kaplan NM, Rose BD. Treatment of unilateral renal artery stenosis. Available at: http://patients.uptodate.com/topic.asp?file=hyperten/16017&title=Renal+artery+Stenting. Accessed December 28, 2005.
59. Dorros G, Prince C, Mathiak L. Stenting of renal artery stenosis achieves better relief of the obstructive lesion than balloon angioplasty. *Cathet Cardiovasc Diagn.* 1993;29: 191–198.
60. Blum U, Krumme B, Flügel P, et al. Treatment of ostial renal artery stenosis with vascular endoprosthesis after unsuccessful balloon angioplasty. *N Engl J Med.* 1997;336: 459–465.
61. Lim ST, Rosenfield K. Renal artery stent placement: indications and results. *Curr Intervent Cardiol Rep.* 2000;2:130–139.
62. Henry M, Henry I, Klonaris C, et al. Renal angioplasty and stenting under protection: the way for the future? *Cathet Cardiovasc Intervent.* 2003;60:299–312.
63. Zalunardo N, Tuttle K. Atherosclerotic renal artery stenosis: current status and future directions. *Curr Opin Nephrol Hypertens.* 2004;13:613–621.
64. Zeller T, Frank U, Müller C, et al. Predictors of improved renal function after percutaneous stent-supported angioplasty of severe atherosclerotic ostial renal artery stenosis. *Circulation.* 2003;108:2244–2249.
65. Rocha-Singh K, Jaff MR, Rosenfield K for the ASPIRE-2 Investigators. Evaluation of safety and effectiveness of renal artery stenting after unsuccessful balloon angioplasty: the ASPIRE-2 Study. *J Am Coll Cardiol.* 2005;46:776–832.
66. Lanzer P, Weser R, Prettin C. Coronary-like revascularization for atherosclerotic renal artery stenosis; results in 181 consecutive patients. *Clin Res Cardiol.* 2006;95:965–972.
67. Nolan BW, Schermerhorn ML, Rowell E, et al. Outcomes of renal artery angioplasty and stenting using low-profile systems. *J Vasc Surg.* 2005;41:46–52.

68. Beek FJA, Kaatee R, Beutler JJ, et al. Complications during renal artery stent placement for atherosclerotic ostial stenosis. *Cardiovasc Intervent Radiol.* 1997;20:184–190.
69. Bloch MJ, Trost DW, Sos TA. Type B aortic dissection complicating renal artery angioplasty and stent placement. *J Vasc Intervent Radiol.* 2001;12:517–520.
70. Cicuto KP, McLean GK, Oleaga JA, et al. Renal artery stenosis: Anatomic classification for percutaneous transluminal angioplasty. *Am J Radiol.* 1981;137:599–601.
71. Hazanov N, Somin M, Attali M, et al. Acute renal embolism. Forty-four cases of renal infarction in patients with atrial fibrillation. *Medicine (Baltimore).* 2004;83:292–301.
72. Lessman RK, Johnson SR, Coburn JW, et al. Renal artery embolism: clinical features and long-term follow-up of 17 cases. *Ann Intern Med.* 1978;89:477–482.
73. Blum U, Billman P, Krause T, et al. Effect of local low-dose thrombolysis on clinical outcome in patients with acute embolic renal artery occlusion. *Radiology.* 1993;189:549–554.
74. Scolari F, Ravani P, Pola A, et al. Predictors of renal and patient outcomes in atheroembolic renal disease: a prospective study. *J Am Soc Nephrol.* 2003;14:1584–1591.
75. Haas M, Spargo BH, Wit EJ, et al. Etiologies and outcome of acute renal insufficiency in older adults: a renal biopsy study of 259 cases. *Am J Kidney Dis.* 2000;35:433–471.
76. Thadhani RI, Camargo CA Jr, Xavier RJ, et al. Atheroembolic renal failure after invasive procedures. Natural history based on 52 histologically proven cases. *Medicine (Baltimore).* 1995;74:350–356.
77. Mannesse CK, Klankestijn PJ, Man in't Veld AJ, et al. Renal failure and cholesterol crystal embolization: a report of 4 surviving cases and a review of the literature. *Clin Nephrol.* 1991;36:240–248.
78. Rose BD, Tunick PA. Clinical characteristics of renal atheroemboli. Available at: http://patients.upload.com/topic.asp?file=renldis/16306&title=Renal+atheroemboli. Accessed December 30, 2005.
79. Aspelin P, Aubry P, Fransson SG, et al. Nephrotoxic effects in high-risk patients undergoing angiography. *N Engl J Med.* 2003;348:491–499.
80. Rudnick MR, Rose BD. Radiocontrast media-induced acute renal failure. Available at: http://patients.uptodate.com/topic.asp? file=renlfail/9576 &title=Contrast+induced+renal+failure. Accessed December 30, 2005.
81. Cockcroft DW, Gault MH. Prediction of creatinine clearance from serum creatinine. *Nephron.* 1976;16:31–41.
82. Perkovic V, Thomson KR, Mitchell PJ, et al. Treatment of renovascular disease with percutaneous stent insertion: long-term outcomes. *Australas Radiol.* 2001;45:438–443.
83. Lederman RJ, Mendelsohn FO, Santos R, et al. Primary renal artery stenting: characteristics and outcomes after 363 procedures. *Am Heart J.* 2001;142:314–323.
84. Shammas NW, Kapalis MJ, Dipple EJ, et al. Clinical and Angiographic Predictors of Restenosis Following Renal Artery Stenting. *J Invasive Cardiol.* 2004;16:10–13.
85. Munnecke GJ, Engelke C, Morgan RA, et al. Cutting balloon angioplasty for renal artery in-stent restenosis. *J Vasc Intervent Radiol.* 2002;13:327–331.
86. Bax L, Mali WPTM, van de Ven PJG, et al. Repeated intervention for in-stent restenosis of the renal arteries. *J Vasc Intervent Radiol.* 2002;13:1219–1224.
87. Chrysant GS, Goldstein JA, Casserly IP, et al. Endovascular brachytherapy for treatment of bilateral renal artery in-stent restenosis. *Cathet Cardiovasc Intervent.* 2003;59:251–254.

Peter Lanzer
Ralf Weser

第 12 章

腹主动脉、髂动脉和下肢动脉

外周动脉疾病

外周动脉性疾病(PAD)对不同人群其定义也不尽相同。例如,在近期出版的 ACC/AHA 的书籍中,PAD 的定义包括隔下动脉,即腹主动脉、肾动脉、肠系膜动脉和下肢动脉[1]。本书中关于外周动脉疾病(PAD)包括腹主动脉远端、髂动脉(主髂动脉部位)和同时可被分为股腘和腘下两部分的腹股沟下动脉。上肢的动脉病变不包括在内,主要是因为几乎很少在上肢的血管床实施经皮血管重建术,如果需要,可参照其他血管介入治疗的原理。因为外周血管的近端至远端存在连续性,因此血管近端的病变总是会累及所有下游血管(流进效应)。相应的,下游血管的任何病变也会逆行累及上游的循环(径出效应)。因此,从病理生理学的角度看,远端腹主动脉至血管远端通过不同血管部分的相互作用形成一个复杂的功能体。但是,为了达到血管内治疗的目的,将外周血管床划分为不同的血管部位和供血区域是有用的,这主要是因为血管结构和形态的差异,需要采取不同的介入治疗策略。图 12.1 显示了外周动脉血管床及其血管内分区的解剖和功能的连续性。

在外周动脉疾病的患者中,多数是由于动脉粥样硬化和糖尿病血管并发症引起的[2]。其他病因(包括结节性脉管炎[3]、Winiwarter 和 Buerger 血栓闭塞性脉管炎)则相对少见。对于特殊的血管床,鉴别诊断时必须考虑到其他病因。如在腘动脉,腓肠肌、腘肌或者比目鱼肌对动脉的压迫,可能会出现压迫综合征[5, 6],还可能出现动脉瘤[7]和血管外膜囊性变(动脉受到黏液性外膜囊的压迫)[8, 9]。在所有疑似外周动脉疾病的病例中,必须考虑并排除非血管性病因引起的症状 (假性跛行), 如神经根末梢压迫、椎管狭窄、髋关节炎和其他病因[10]。

动脉粥样硬化性 PAD 可能是最为多见的不易察觉的慢性渐重性疾病之一,也是最常见的一种容易漏诊的动脉粥样硬化性心血管疾病(CVD)。所以需要使用高灵敏度(95%)和高精确度(100%)的筛查试验,也就是踝臂指数(ABI)[11]。

根据研究的人数和所采用的检测方法,在相关文献中有关 PDA 的患病率差别很大。表 12.1 提供了几项研究报告的患病率情况[12],图 12.2 和图 12.3 显示了大样本研究中的总患病率和流行情况[13]。采用 PAD(ABI 测量方法)和 CVD 诊断的客观标准,选择的患者人群(年龄>70 岁、50~69 岁的糖尿病患者和吸烟史≥10 年的患者)限定在动脉粥样硬化性冠状动脉、脑动脉和腹主动脉瘤性疾病病史者,PAD 的总发病率为 29%! 单纯 PAD 发病率为 13%,CVD 并发 PAD 的发病率为 16%。新检出的以前未发现的 PAD 占患者的 13%(其中单纯 PAD 组为 7%,而 PAD 和 CVD 并发组为 6%),提示在经选择的人群中, 还有 45%的 PAD 患者没有意识到自己已经患病!

PAD 的主要可改变危险因素包括糖尿病和吸烟(图 12.4)。患或未患 PAD 的个体心血管危险因素的发病率如表 12.2 所示[15]。PAD 的关键性预后,主要是作为

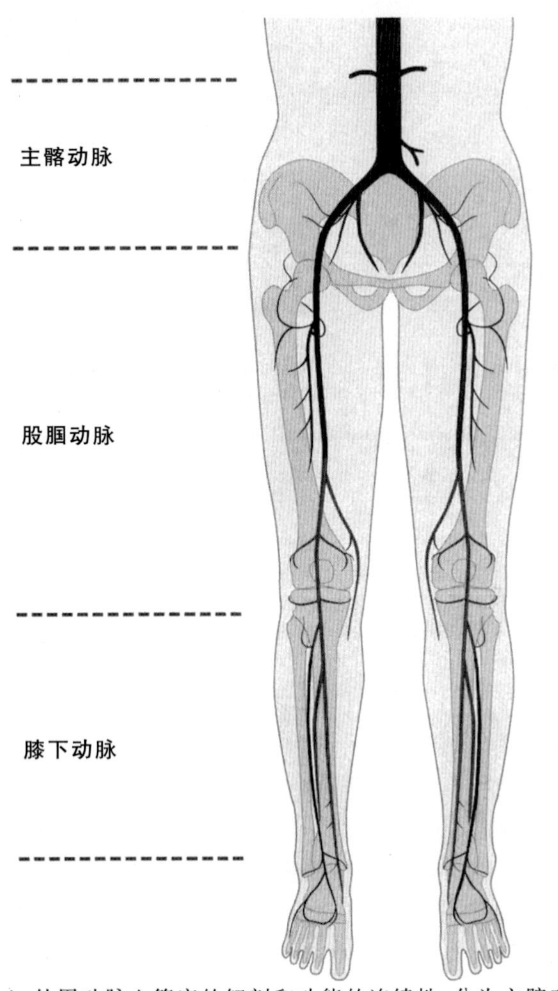

图12.1 外周动脉血管床的解剖和功能的连续性，分为主髂动脉、股腘动脉和膝下动脉。

CVD 发病与死亡的前兆，已经有可靠的证据并得到广泛认同。图 12.5 对 PAD 患者和非 PAD 患者的 10 年生存情况进行了对比。

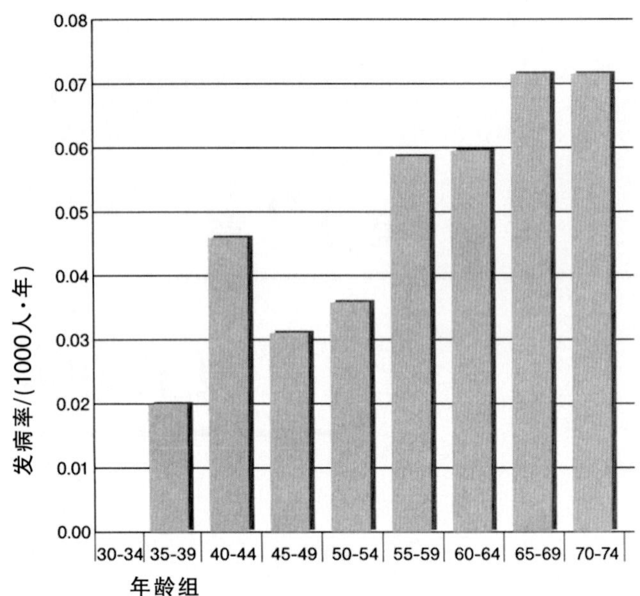

图 12.2 35~74 岁人群间歇性跛行的发病率。Redrawn from TransAtlantic Inter-Society Consensus (TASC). Management of peripheral arterial disease (PAD). *J Vasc Surg*. 2000;31 (suppl):1–296.

PAD 的临床进展速度仍然是一个存在争议的问题；早期的研究报告提示一个相当良性的病程[17,18]，患者中约 25%从跛行进展为介入治疗[13]，但是在最新的研究中，研究人员在 ABI 指数小于 0.5 的个体患者中也发现了病情的显著进展[19]。进展的危险因素似乎与那些 PAD 患者一致[13]。

根据下肢缺血的严重程度，PAD 可伴有与间歇性跛行的临床症状（臀部、髋部、大腿、腓肠和脚）或者在更晚期病例中还伴随静息痛。但是，在大多数患者中，PAD 可无症状或伴有非特异性或者非典型性症状。为强调对伴有下肢缺血危险的晚期 PAD 患者进行血管重建术的

表12.1 选择性研究中外周动脉疾病、跛行和并发心血管病变的发病率

研究	患者数	年龄（岁）	性别	外周动脉疾病的发病数	跛行发病率（%）	临床心血管疾病的发病数
Schrou和Munch	666	>60	男	16	6	–
			女	13	1	–
Meijer等人	7715	>55	男	17	2	48
			女	21	1	33
Fowkes等人	1509	55~74	男女	18	5	54
Newman等人	190	>60	男女	27	6	47
Newman等人	5084	>65	男	14		56
			女	11	2	40
Zheng等人	15 792	45~64	男	3	1	21
			女	3	1	5

在所有研究中，踝臂指数值小于0.9时考虑诊断为外周动脉疾病。横线表明该项目无数据。

Reproduced with permission from Hiatt WR. Medical treatment of peripheral arterial disease and claudication. *N Engl J Med.* 2001;344:1608–21.

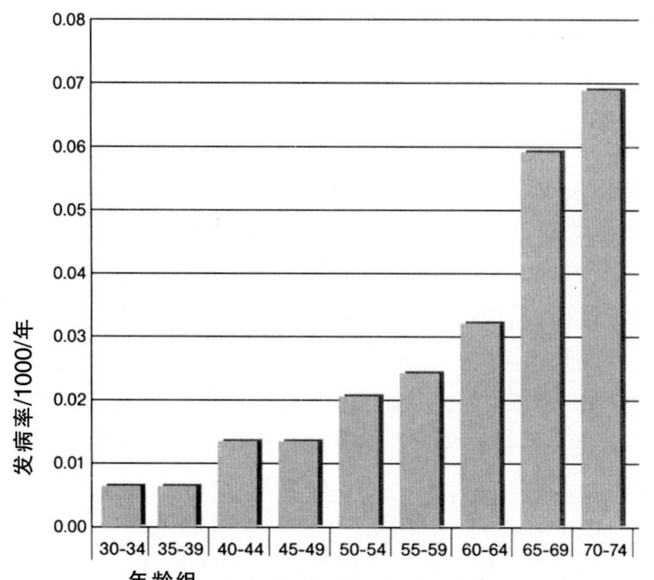

图 12.3 35 ~74 岁人群间歇性跛行的发病率。Redrawn from TransAtlantic Inter-Society Consensus (TASC). Management of peripheral arterial disease (PAD). *J Vasc Surg*. 2000;31 (suppl):1–296.

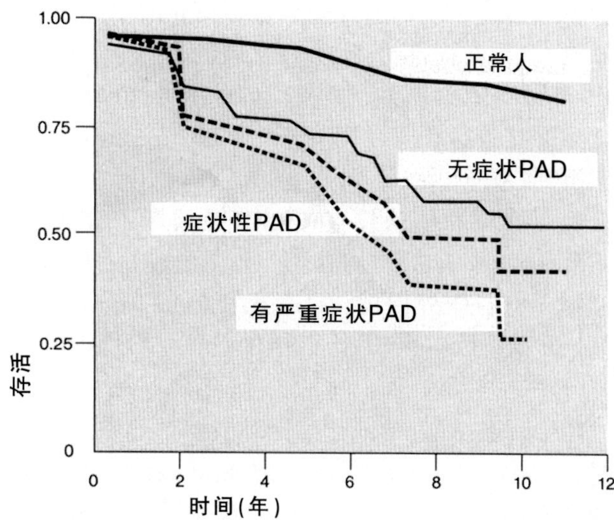

图12.5 根据来自Criqui MH, Langer RD, Fronek A 等人的研究样本,有与无外周动脉疾病(PAD)患者10年存活率对照分析。外周动脉疾病患者超过10年的死亡率。*N Engl J Med*. 1992;326:381–386. Redrawn from Belch JJ, Topol EJ, Agnelli G, et al. Critical issues in peripheral arterial disease detection and management. *Arch Intern Med*. 2003;163:884–892.

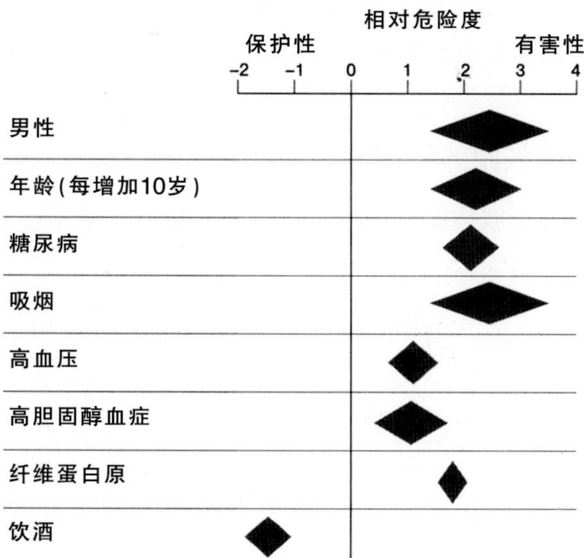

图12.4 外周动脉疾病可改变的和不可改变的主要危险因素的相对危险度序列。Redrawn from TransAtlantic Inter-Society Consensus (TASC). Management of peripheral arterial disease (PAD). *J Vasc Surg*. 2000;31 (suppl):1–296.

表 12.2 PAD患者和非PAD患者心血管疾病的危险因素

	PAD患者 (n=141) %(SE)	非 PAD患者 (n=2033) %(SE)
平均年龄(岁)	68.7(1.5)	55.7(0.4)
男性(%)	46.2(5.8)	48.2(0.8)
高血压(%)	73.6(4.7)	45.4(1.7)
高胆固醇血症(%)	60.6(4.5)	44.9(1.5)
糖尿病(%)	26.4(8.4)	10.1(1.5)
未戒烟(%)	32.8(5.5)	20.3(1.4)
高血压、高胆固醇血症、糖尿病或吸烟(%)	95.2(2.7)	75.7(1.4)
平均 BMI(kg/m²)	27.1(0.6)	28.2(0.3)
平均 GFR[mL/(min·1. 73m²)]	77.0(2.9)	89.2(0.8)
平均 CRP(mg/L)	7.4(1.1)	4.6(0.2)
几何平均 CRP(mg/L)	3.8(0.4)	2.3(0.1)
平均纤维蛋白原(mg/dL)	398.8(10.1)	353.8(3.0)
自报冠心病史(%)	24.0(4.4)	7.1(0.7)
自报中风史(%)	11.2(3.5)[a]	2.9(0.5)
自报充血性心衰史(%)	5.3(2.2)[a]	2.6(0.5)
自报任何心血管疾病史(%)	33.1(4.8)	10.2(1.0)

1999–2000 年美国 40 岁及以上成人(n=2174)。

[a]:评估的相对标准误差大于 30%。

Reproduced with permission from Selvin E, Erlinger TP. Prevalence of and Risk Facors for Peripheral Arterial disease in the United States. Results From the National Health and Nutrition Examination Survey, 1999–2000. *Circulation*. 2004;110:738–743.

重要性,人们已将急性、慢性和慢性危重的下肢缺血综合征列为一种特殊的疾病。为了对患者进行准确分类,准确完整的病史包括记录症状的性质、持续时间和一过性症状的过程都非常重要。

Fontaine 分类法以临床症状为基础进行分类[20](将

Ⅳ级调整至Ⅳa 和Ⅳb,并引入Ⅱa 和Ⅱb)[21],将腿部慢性缺血的严重程度分为 4 个不同的等级（表 12.3)。Rutherford 等人提出了一种类似的分类方法，即以临床症状和静息及运动时血压监测为基础(表 12.4),并在临床上得到应用[22-25]。

除了病史和体格检查外,ABI 是诊断 PAD 的唯一最重要的测试方法。图 12.6 显示了对 ABI 测量点的要求和结果分析。外周动脉钙化患者(ABI >1.1),足趾血压和趾/臂指数可用于鉴别 PAD 和非梗阻性动脉壁硬化[26]。

用于评估 PAD 的无创诊断性技术已经在文献中进行过综述[1, 27, 28]。外周动脉磁共振血管造影(MRA)可为靶向血管内介入治疗提供有用的路径图[29],在特殊情况下还可起到重要的补充作用[30]。但是,在围介入术期情况下,数字减影血管造影术(DSA)仍然是提供路径图并指引导管外周血管介入的唯一途径。

表 12.3 间歇性跛行,修正的Fontaine 分类

阶段	症状
Ⅰ	无症状
Ⅱ	间歇性跛行
Ⅱa	无疼痛,跛行距离大于 200 m
Ⅱb	无疼痛,跛行距离小于 200 m
Ⅲ	静息痛/夜间痛
Ⅳ	坏死/坏疽

严重下肢缺血

“严重缺血”一词最初是指需要进行成功的血管再建术才可避免截肢的缺血[31]。严重缺血最初的标准(踝部血压<40 mm Hg;有静息痛和踝部血压<60 mm Hg;有溃疡表现）在后来得到了修正,“慢性严重下肢缺血(CLI)”用于表示伴有“慢性缺血性静息痛、溃疡或因动脉栓塞引起的坏疽”的症状。而且,“严重下肢缺血一词还表明慢性病程,不同于急性下肢缺血。如果血液动力学没有明显改善，人们认为大多数病例会在 6 个月~1 年接受大型截肢术”[13]。表 12.5 总结了确诊 CLI 的客观标准。

CLI 患者典型的主诉为受累下肢静息痛,需要应用镇痛药止痛。疼痛有时会随相关情况而改善也可以因仰卧位而加剧。诊断性评估的直接目的包括明确诊断和对常见多水平 PAD 精确的解剖定位，以确定血管重建术的可行性、时间和策略。

诊断模式和临时处理方式的选择取决于很多因素，包括并发症情况、心脏和肾的功能状况以及其他因素，所选择的治疗方式必须根据每例患者的情况确定。所有病例都需要由血管专家、介入专家和血管外科医师组成的团队进行全面的风险和效益分析。

急性肢体缺血

急性肢体缺血(ALI)被定义为“肢体血流灌注突然

表 12.4 Rutherford等人的慢性下肢缺血的临床分类

等级	分类	临床描述	客观指标
0	0	无症状——无血液动力学异常	平板运动试验正常
Ⅰ	1	轻度跛行	可完成平板运动试验[a],运动后 AP 小于 50 mmHg,但与 BP 之差大于 25 mmHg
	2	中度跛行	居于分类 1 和 3 之间
	3	重度跛行	不能完成平板运动,运动后 AP 小于 50 mmHg
Ⅱ	4	缺血性静息痛	静息时 AP 小于 40 mmHg，踝部或跖部的 PVR 减弱或无脉搏;TP 小于 30 mmHg
Ⅲ	5	小的组织缺失——不能愈合的溃疡,局部坏疽伴弥散性足缺血	静息时 AP 小于 60 mmHg，踝或跖的 PVR 减弱或无脉搏;TP 小于 40 mmHg
Ⅳ	6	大的组织缺失——扩展至 TM 水平以上,足部功能不能恢复	与分类 5 相同

AP:踝部血压;BP:血压;PVR:脉搏容积记录;TP:趾部血压;TM:经跖骨。

[a]:在斜率为 12%的斜面以 2 m/h 的速度运动 5 min。

Based on Rutherford RB, Flanigan DP, Gupta SK, et al. Suggested standards for reports dealing with lower extremity ischemia. *J Vasc Surg*. 1986;4:80-94.

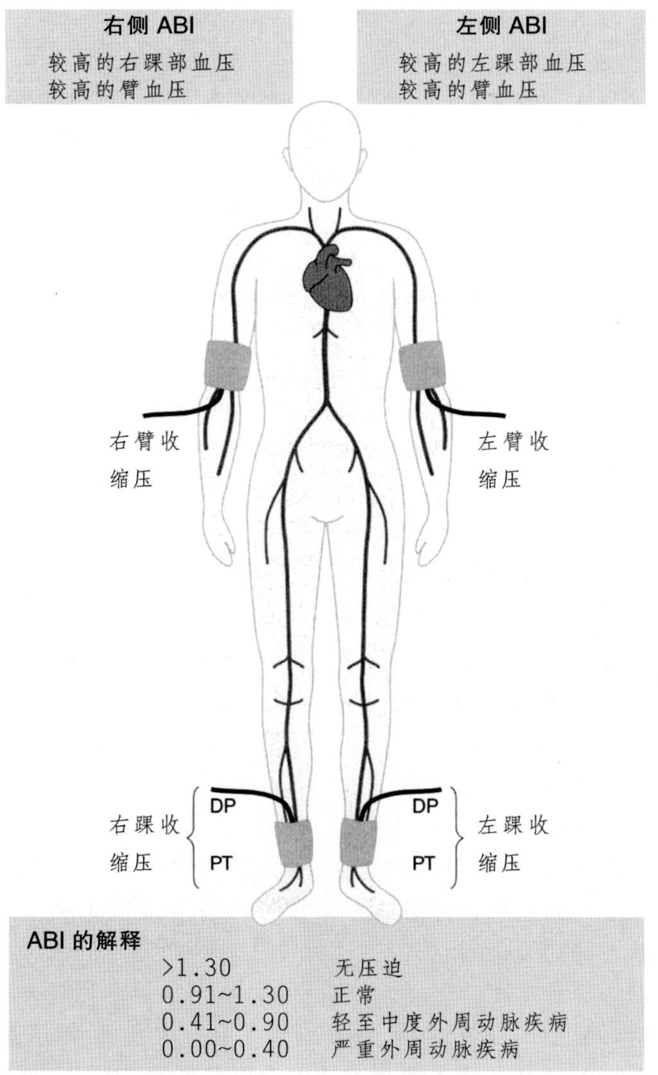

图 12.6 踝臂指数：测量点的定义和相关解释。Redrawn from Hiatt WR. Medical treatment of peripheral arterial disease and claudication. *N Engl J Med*. 2001;344:1608–1621.

降低或者恶化，对肢体存活造成潜在威胁”[13]。最近 ALI 被定义为“肢体血流灌注的任何突然降低或者恶化，威胁到肢体运动和活力，这种情况持续时间在 14 天之内”[32]。尽管 ALI 是由于急性血栓形成或者栓塞所致，常不伴严重的 PAD，而 CLI 常由严重的 PAD 失代偿所致，有时还会伴有血栓栓塞，在临床上表现为不同的病生理特征，但两者的鉴别诊断很困难。有关症状的发生时间及病程的详细病史以及针对潜在 PAD 的存在和严重程度的实验室检查通常会为鉴别诊断提供线索。制定治疗方案时，最重要的是确定受累血管床的详细解剖情况，包括流入血管和流出血管的状况及四肢缺血的严重程度、可逆性、对肢体存活的威胁以及缺血再灌注损伤的风险。但是，不同患者病程反复迁延以及周围骨骼肌对缺血的耐受程度的不同会造成对肢体活力和可逆性预后

表 12.5 大西洋学会会议(TASC)推荐的慢性严重下肢缺血的标准

推荐的客观指标	测量值
踝部血压	<50~70 mmHg 或
足趾血压	<30~50 mmHg 或
$TcPO_2$	<30~50 mmHg

$TcPO_2$：经皮氧分压。

Adapted from Trans Atlantic Inter-Society Consensus (TASC). Management of peripheral arterial disease (PAD). *J Vasc Surg*. 2000;31(suppl);1–296.

及再灌注损伤的评估困难，有时即使是经验丰富的医师也不能给出一个全面的血管性疾病的诊断方案。表 12.6 总结了 ALI 患者与缺血损害有关的一些发现。

诊断与围介入术期主髂动脉和外周动脉的动脉造影

随着无创性计算机体层摄影(CT)和磁共振(MR)外周血管造影技术的发展，定位和确诊疾病的能力不断提高[33, 34]，诊断性 X 线数字减影血管造影术(DSA)目前已限于特殊情况，它的使用常取决于个体患者无创研究的实际质量和准确性。为了确定是否需要外周动脉血管重建术及其技术上的可行性，诊断性动脉造影应提供从肾下腹主动脉至足部动脉及病变部位的完整的解剖和形态学情况。根据造影结果，如狭窄、侧支循环情况和血管畸形，特殊部位可能需要进一步检查。如果无创诊断性 CT 或者 MR 造影可提供所需的所有信息，则 X 线血管造影仅用于介入术中。如果 MR 或者 CT 造影质量欠佳或对血管的显示不完整，则行诊断性 X 线血管造影术可完善检查，并且提供可靠信息。对复杂多发 PAD 患者我们推荐其采用诊断性 X 线血管造影术，它可以对各部位进行准确评估并制定适宜的治疗计划。外周 DSA 研究可以采用对比剂(对比剂)在外周动脉内顺流同步自动编程 DSA 造影，也可以采用顺序造影手动调节的静止 DSA。在静态遮掩用于减影时[35]，成像的质量较高，同时，因为对比剂流动速度在左右腿之间常存在差异，所以大多数病例适合采用静态 DSA 外周动脉造影术。

在采用 DSA 对外周血管进行全面的诊断性评估时，患者需安静地躺在检查台上，两腿并拢，全身放松并固定，以防止活动。当建立了标准的股或者肱通道后，将一根猪尾状试管置于近端(肾上主动脉造影)或者远端(肾下主动脉造影)，随后采用预先编程的一系列造影参数，采用前后投照位对所关注的所有部位进行 DSA 造

表 12.6 急性肢体缺血(ALI)患者缺血性损害的可逆性

分类	描述	毛细血管回流	肌无力	感觉缺失	多普勒信号	
					动脉	静脉
存活	无急性威胁	完整	无	无	可见 (AP>30 mmHg)	可见
威胁	如果立即治疗可以挽救	完整,缓慢	轻微,局部	轻微,不完全	不可见	可见
不可逆	大面积的组织缺失,无论治疗与否都需截肢	缺失(呈大理石状)	严重,麻痹(僵硬)	严重,感觉缺失	不可见	不可见

AP:踝部血压。

Reproduced with permission from Rajan JK, Patel NH, Valji K, et al. Quality improvement guidelines for percutaneous management of acute limb ischemia. *J Vasc Intervent Radial*. 2005;16:585-595.

影。表 12.7 提供了标准造影方式的实例[36]。个体患者造影参数的校正可以通过局部病理解剖学和血液动力学的差异来解释。完成腹主动脉造影后为提示远端外周血管血流,猪尾状导管应重新定位于主动脉分叉部位之上,然后行外周分支血管造影。对双腿血流速度不同及复杂多发病变的患者,可能会需要进行单侧选择性或者附加节段性外周血管造影,以完全明确外周动脉的病理解剖情况。对远端病变严重的患者,可能需要通过前向细针或者小号的鞘管(3F)行附加的 DSA 检查。

为显示清楚左髂总动脉和右股总动脉分支,在适当水平采用右前斜位投照可能会有用,而附加左前斜位投照可以显示右髂总动脉和左股总动脉的分支。为了看清狭窄病变,应进行第二次投照,最好采用垂直于前后位(AP)的体位(侧位)投照。在踝部水平进行造影时,双脚应向外旋,这样可以使 3 支腘下血管更好的分开。为了提高远端流出血管的可视程度,用血压袖带包绕大腿部,膨胀后大腿出现反应性充血(收缩血压升高 20 mmHg 持续 3~5 min)或者动脉内注射血管活性剂,如钙通道阻滞剂(如地尔硫卓 5 mg),可能会有效。但是,患者对因血压袖带膨胀所致缺血疼痛的耐受性可能会限制该方式的临床应用。严重盆腔动脉栓塞或者股总动脉病变的患者,宜采用左侧肱动脉穿刺通道。

我们要想获得最佳影像并准确判读,需要具备准确的外周血管的解剖知识。图 12.7 为外周循环的临床血管解剖示意图。另外,介入医师必须了解每个患者外周动脉主要的侧支通路,并且必须了解其功能意义,从而熟知各种潜在的血管改道和血液反流现象,尤其是那些考虑行导管和(或)外科血管重建术的病例,或者那些曾

表 12.7 外周数字减影血管造影术(DSA)的标准造影方式实例

血管部位	DSA帧速(帧/s)	对比剂剂量(mL)	对比剂流速(mL/s)	附加的投照位
特殊血管床				
肾下主动脉	2	15	10	
髂总动脉	2	10	6	对侧斜位30°~45°
髂内动脉	2	6	3	同侧斜位 30°
阴部动脉	1	5	2	同侧斜位 30°
外周径流				
肾下主动脉	2	10	15	
髂动脉	2	15	10	对侧斜位 30°~45°
近端股动脉	1	15	10	同侧斜位15°~30°
远端股动脉	1	15	10	
腘动脉和近端下肢动脉	0.5~1	15	10	侧位
远端下肢动脉	0.5	20	15	侧位

Adapted from Pattynama PMT. X-ray peripheral and visceral angiography. In Lanzer P, Topol EJ, eds. *Pan Vasular Medicine: Integrated Clinical Management*. New York: Springer-Verlag, 2002;636-658.

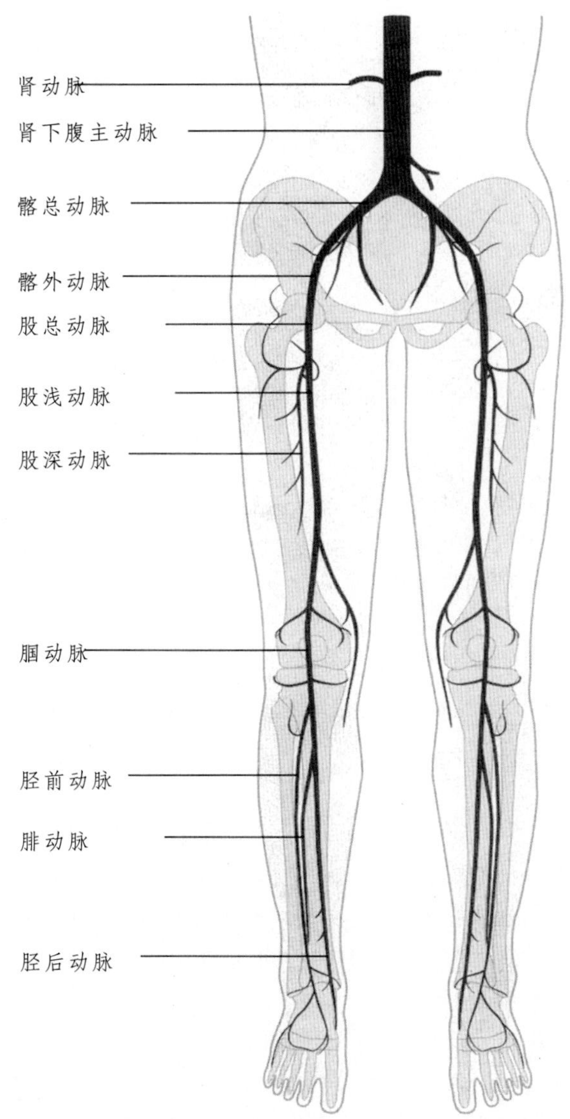

图 12.7 与外周动脉介入治疗相关的外周动脉临床解剖。

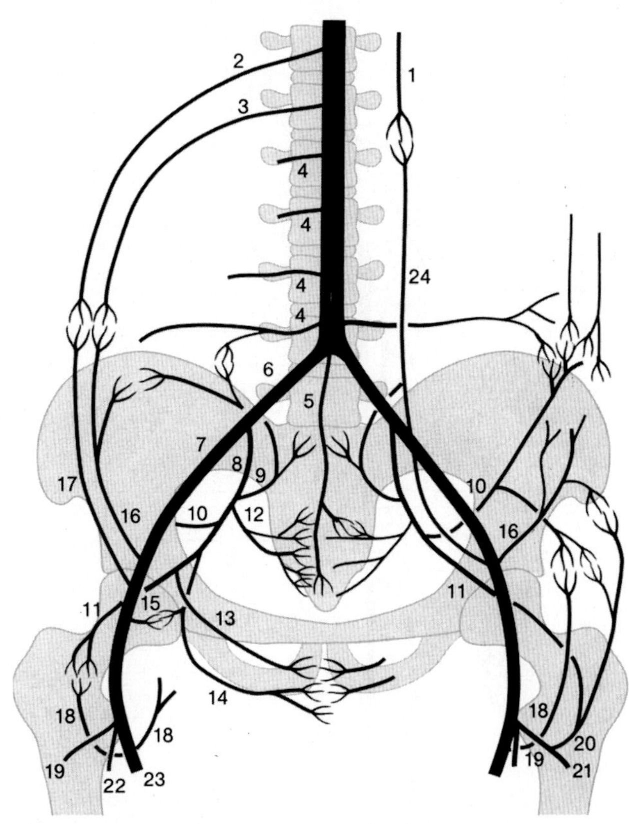

图 12.8 主髂动脉和髂股动脉段发生闭塞时主要的侧支通路。阿拉伯数字标明不同的动脉:1.上腹上动脉;2.肋间动脉;3.肋骨下动脉;4.腰动脉;5.骶中动脉;6.髂总动脉;7.髂外动脉;8.髂内动脉;9.腰髂动脉;10.臀上动脉;11.臀下动脉;12.骶侧动脉;13.闭孔肌动脉;14.阴内动脉;15.阴外动脉;16.旋髂深动脉;17.旋髂浅动脉;18.旋髂中动脉;19.旋股侧动脉;20.侧升支;21.侧降支;22.股深动脉;23.股浅动脉;24.上腹下动脉。注意不同血管桥的段间特点。Redrawn from Hallisey MJ, Meranze SG. The abnormal abdominal aorta. Arteriosclerosis and other diseases. In: Baum S, ed. *Abram's Angiography*. Vol 2. 4th ed. Boston: Little, Brown and Company, 1997:1052–1072.

经接受过外周动脉旁路手术或者介入治疗的患者。图 12.8 显示主髂动脉段和髂股动脉段发生闭塞后的主要侧支通路[37]。图 12.9 总结了股腘部位的主要侧支通路[38]。由于其作为自然侧支通路的重要性,股深动脉及其分支的解剖应给出认真描述,并将其清楚地显示出来。其由股总动脉后外侧发出,通常在腹股沟韧带下 3~4 cm,常发出内侧、外侧分支,为附近肌肉和股骨头供血,还有 4 个穿支经过背侧肌肉,是股总动脉和腘动脉的动脉间和动脉内侧支的重要来源。

腘动脉从收肌管下缘发出,延伸至胫动脉的发出处。其行程很容易被分为 3 个部分,收肌管远端和腓肠肌之间为近段(节段Ⅰ),至膝裂近段缘水平面为中段(节段Ⅱ),下行至胫前动脉发出处为远段(节段Ⅲ)(图 12.10)[39]。图 12.11 显示了腘动脉分支的变异类型。

随着采用类似冠状动脉方式的外周血管介入术治疗腘下疾病能力不断提高,还应熟知 3 条主要下肢动脉的功能性解剖,即胫前动脉、胫后动脉和腓动脉。胫前动脉穿过胫骨和腓骨之间的骨间肌膜,于小腿的伸肌之间向远端前行,在足背处成为足背动脉;从这里发出的弓状动脉,在跗跖关节处形成弓形。五支跖背动脉自弓状动脉发出,后成为延伸至足趾的趾背动脉。腘动脉的另一条末端分支,胫后动脉,下行直接至内踝,而腓动脉则下行延伸至外踝。胫前动脉的两个末端分支中较大的动脉为足底外侧动脉,在跖骨的底部形成足动脉弓,然后依次在第二、第三、第四趾形成跖足底动脉,形成正常完整的趾足底动脉。第五趾的外侧通常是由从足底外侧动

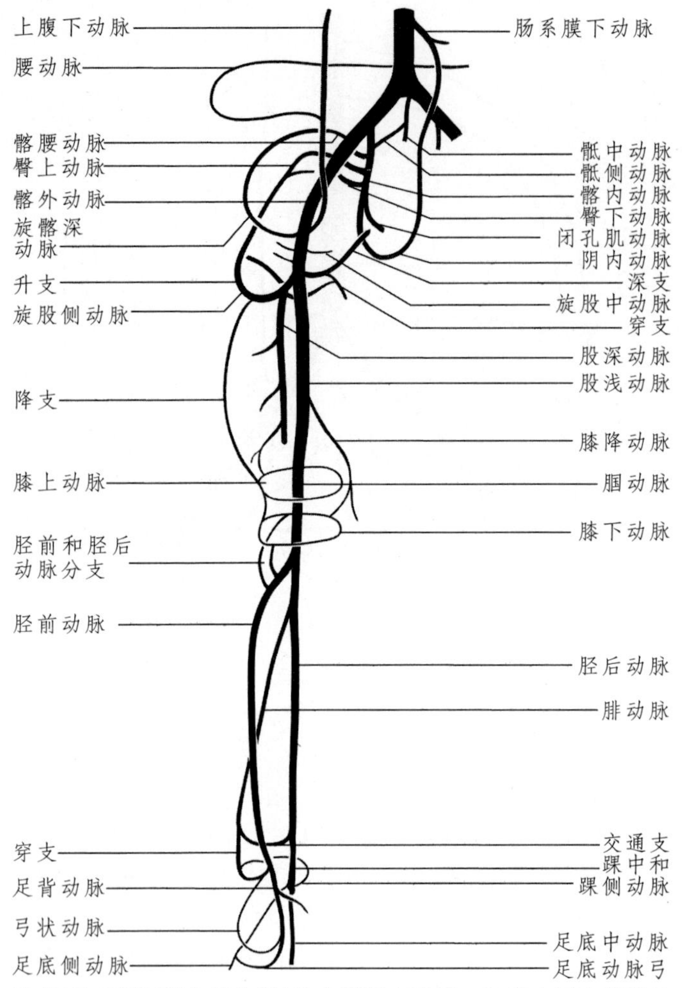

图 12.9 下肢(以右腿为例)的主要侧支通路。注意个别血管桥的节间特征。Redrawn from Lusza G. *X-ray Anatomy of the Vascular System*. Philadelphia: JB Lippincott, 1963.

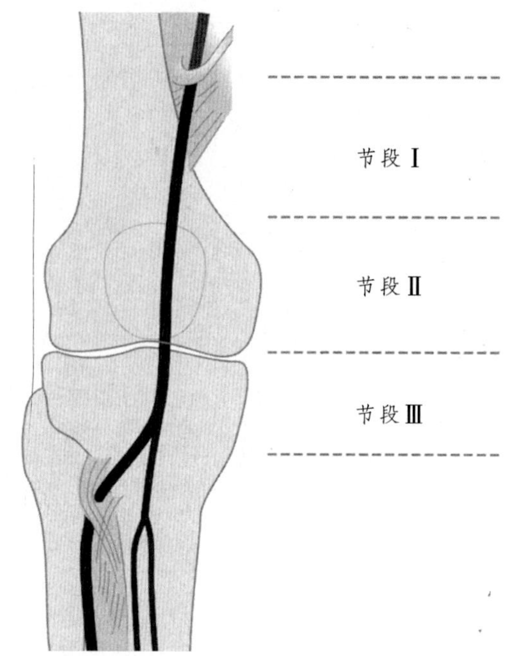

图 12.10 腘动脉分段Ⅰ至Ⅲ段。Redrawn from Diehm C, Allenberg J-R, Numura-Eckert K. *Farbatlas der Cefäβkrankheiten*. Berlin: Springer, 1999.

脉直接发出的一支动脉供血,而第一趾则多由通常较小的足底内侧动脉供血。因此,足部的动脉供血主要是由胫前动脉的弓状动脉(足背供血)和胫后动脉(足底供血)的足动脉弓来完成。但是,在胫动脉闭塞的情况下,腓动脉可能会成为足部侧支的主要供血者。图 12.12 显示了足部供血动脉的解剖示意图。

除了了解正常的血管解剖(包括最常见的血管发育异常[40]和动脉粥样硬化性外周动脉病变的病理解剖[38,41])之外,还应知道与经皮介入术有关的特殊表现。因此,对曾有动脉瘤和假性动脉瘤病史的患者,还需要动脉造影来确定其部位,包括尺寸(小型到巨大型)、形状(囊状或浆果状;梭状)和颈部情况(宽度,立体定位)。对于腿部动脉和静脉连接异常的患者,应尽力区分先天性和继发性,大多数继发性病例是由于相邻动脉和静脉同时穿透性损伤所致。动静脉瘘的血管造影确诊包括确认供血动脉和连接血管、远端静脉和动脉循环,以及桥联侧支循环。先天性动静脉畸形的动脉造影确诊必须提供完整的路径图,如果需要,可考虑相关治疗(本章中未涉及)。应了解 Winiwarter 和 Buerger 血栓闭塞性脉管炎的血管造影表现(桥联侧支呈螺旋状,同时缺乏弥散性动脉粥样硬化的典型表现)[38,41,42]。

在标准血管造影下不能确定病变或临界性病变的患者,应进行附加投照。另外,跨病变部位压力梯度测量可能会有帮助,不过文献中指出有关静息和血管扩张后收缩压和平均动脉压的压力梯度具有提示狭窄病变导

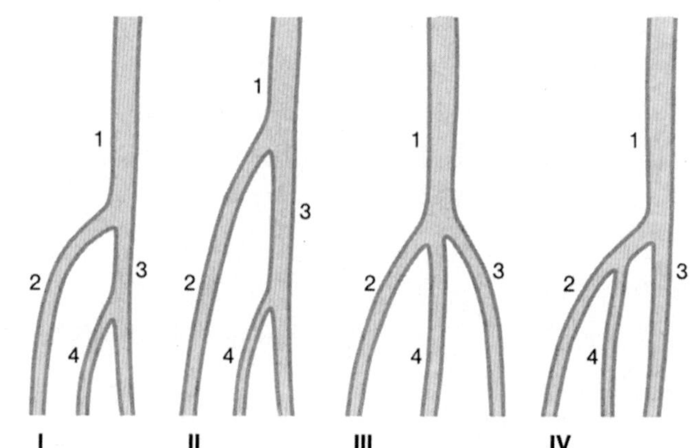

图 12.11 腘动脉分支的变异类型。Ⅰ型,正常;Ⅱ型,高位分支;Ⅲ型,三分支;Ⅳ型,腓动脉自胫前动脉发出。1.腘动脉;2.胫前动脉;3.胫后动脉;4.腓动脉。Redrawn from Lusza G. *X-ray Anatomy of the Vascular System*. Philadelphia: JB Lippincott, 1963.

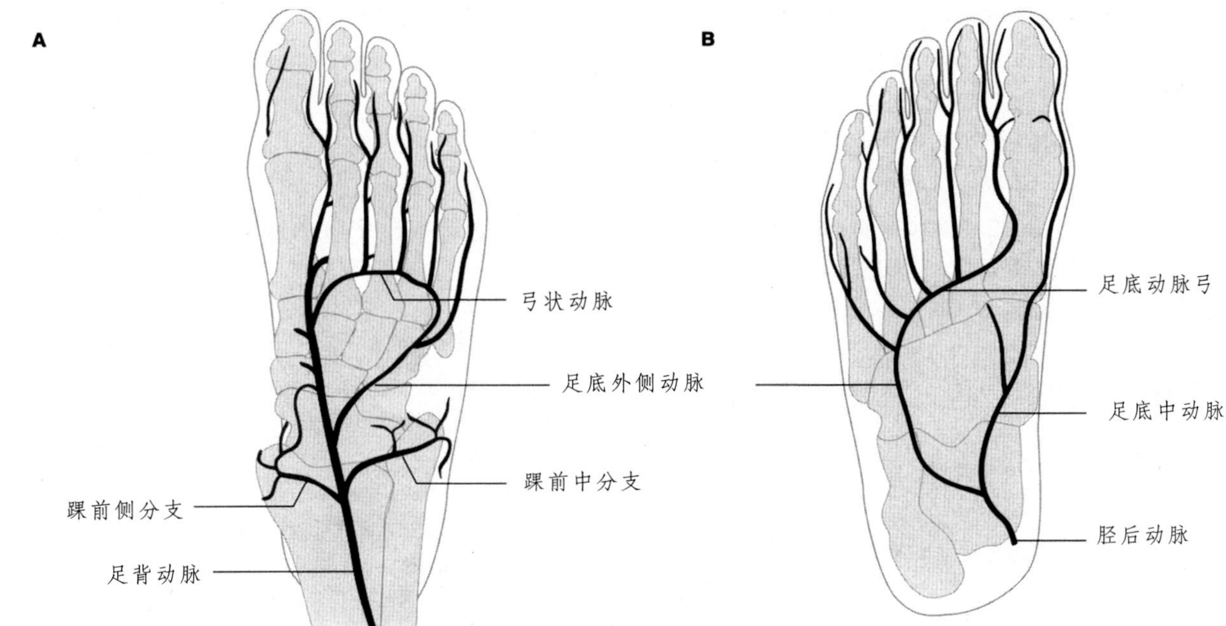

图 12.12 足部血液循环,足背观(A)及足底观(B)。

致血流动力学异常的数值有很多[43,44]。尽管通过应用血流/压力导丝技术可以完成最精确的跨病变压力梯度测量[45],但在临床工作中,大多数测量还是应用传统的液体填充检测系统。目前,人们使用各种样式的诊断性导管和鞘管开发了多种检测技术,如使用单根双孔导管自动测量,单根单孔导管回撤途中连续测量,以及通过导管头部和导引鞘进行自动测量等[43]。根据 TASC 建议,狭窄伴静息平均压力梯度大于 5~7 mmHg 或血管扩张后压力梯度超过 10~15 mmHg 应考虑血流动力学异常并提示应行血管重建术[3]。

由于既往接受血管重建手术的患者中需介入治疗的比例较高,医生还需要掌握有关主要旁路血管的知识。因此,必须弄清节间和节的移植血管走行及近端、远端解剖情况,如主髂、髂股、近端和远端的股腘、股足、腘足、足足、腋股、交叉股股和其他类型,还必须弄清其血供对下肢的功能意义。

在进行主髂动脉、股腘动脉和腘下(胫腓)动脉的手术操作时,只有动脉 DSA 和 X 线透视能够准确地指导介入治疗。

在 DSA 血管造影指导下的外周动脉介入治疗中,采用标准造影记录,包括对介入部位和远端血流进行选择性投照,从而记录基线(介入前)、即刻(介入中)和最终(介入后)结果。介入前后的血管造影图像必须包括外周分支血管的影像。操作期间,医生采用路径图和荧光

表 12.8 诊断性外周动脉造影适应证举例

主动脉造影	盆腔动脉造影	四肢动脉造影
内在异常包括:横断、夹层、动脉瘤、闭塞性疾病、主动脉炎和先天性异常	主髂动脉粥样硬化性疾病	粥样硬化性血管疾病,包括动脉瘤、栓塞、闭塞性疾病和血栓形成
选择性研究之前对主动脉及其分支的评估	胃肠道或者泌尿生殖系统出血	血管外伤
介入手术之前	外伤	血管重建术术前计划和术后评估
	原发性血管异常,包括动脉瘤、血管畸形和脉管炎	旁路移植、透析移植和造瘘的评估
	动脉闭塞性疾病引发的阳痿	其他原发性血管异常,包括血管畸形、脉管炎、压迫综合征、胸廓出口综合征等
	盆腔肿瘤	肿瘤
	介入手术之前	介入手术之前

Modified from Singh H, Cardella JF, Cole PE, et al. Quality improvement guidelines for diagnostic arteriography. *J Vasc Intervent Radiol.* 2002;13:1–6.

镜检查指导介入治疗的各个步骤。实施外周动脉介入治疗的术者必须熟悉介入术后与斑块移位、夹层和穿孔有关的急性重构导致的血管壁形态学改变的血管造影影像。荧光镜检查的全部时间和对比剂用量可以反映几个变量,包括疾病的复杂性、介入治疗的时间、技术难度水平和手术质量。表 12.8 和 12.9 提供了诊断性外周动脉造影术的适应证和相对禁忌证[46]。表 12.10 为诊断性外周动脉造影术的可能并发症范围[46]。

外周血管介入术:基本建议

俄勒冈州波特兰市俄勒冈医学院的两位放射科医师 Charles Dotter 和 Melvin Judkins 在 1964 年发表的报告中第一次提供了将血管内介入术用于股腘动脉粥样硬化性疾病的证据[47]。这些介入手术采用同轴 Teflon 扩张导管;随后采用带有笼状设计(“Korsett”)的双腔球囊导管[48],最后采用低顺应性的聚氯乙烯球囊[49]。1983 年 Dotter 将在动物实验中置入股动脉起支撑作用的线圈

表 12.9 诊断性外周动脉造影相对禁忌证举例

严重高血压
无法治愈的凝血性疾病
对含碘对比剂过敏
肾功能障碍
充血性心力衰竭
某些结缔组织病(有报道穿刺部位出现并发症)

Reproduced with permission from Singh H, Cardella JF, Cole PE, et al. Quality Improvement Guidelines for Diagnostic Arteriography. *J Vasc Intervent Radiol.* 2002;13:1–6.

表 12.10 诊断性外周动脉造影并发症的指征和阈值

指征分类	报道的发生率(%)	主要不良事件阈值(%)
穿刺部位并发症		
血肿(需要输血、外科手术或延迟出院)	0.0~0.68	0.5
闭塞	0.0~0.76	0.2
假性动脉瘤/动静脉瘘	0.04~0.2	0.2
导管引发的并发症(除外穿刺部位)		
远端栓塞	0.0~0.10	0.5
动脉夹层/ 内膜下通路	0.43	0.5
内膜下对比剂注射	0.0~0.44	0.5
主要的对比剂反应	0.0~3.58	0.5
对比剂相关的肾毒性	0.2~1.4	0.2

Reproduced with permission from Singh H, Cardella JF, Cole PE, et al. Quality improvement guidelines for diagnostic arteriography. *J Vasc Intervent Radiol*. 2002;13:1–6.

表 12.11 获得外周血管导管介入治疗资格至少要掌握的知识和技术

血管介入医师应了解以下知识:

(1)血管功能和凝血的调节机制

(2)外周动脉疾病(如肾动脉狭窄、肠系膜缺血、颅外脑血管病变、主动脉瘤病变、动脉夹层和动静脉栓塞)的病理生理学、临床表现、自然病史、评估和治疗

(3)无创血管检查,如各部位血压测量、动静脉多普勒超声检查和计算机体层成像血管造影术及磁共振血管造影术

(4)诊断性试验的准确性和局限性

(5)放射物理学、安全性和射线成像设备

(6)图像提取和演示的原理

(7)碘对比剂和非碘对比剂的优点、缺点和潜在的并发症

(8)介入治疗的优点、缺点、预期结果和并发症

(9)导管介入术的适应证、选择和禁忌证

血管介入医师应掌握以下技能:

(1)从多个部位(股动脉、腘动脉和上肢动脉,还有股静脉、上肢静脉和颈静脉)安全地建立血管通路的能力

(2)止血的能力,包括压迫和血管封堵器的应用

(3)操控导丝和导管的能力

(4)安装和置入血管成形术器械(如球囊、旋切装置、支架、远端保护装置)的能力

(5)识别和治疗手术并发症(如夹层、假性动脉瘤、栓塞、血管穿孔或者闭塞、支架内血栓形成和不良血液动力学事件)的能力

(6)实施导管溶栓治疗/血栓切除术的能力

(7)在以下部位进行血管介入术的能力,如主动脉和下肢动脉、头臂和上肢动脉、肠系膜动脉和肾动脉、中心静脉和外周静脉以及肺动脉

Reproduced with permission from Creager MA, Goldstone J, Hirschfeld JW Jr., et al. for the Writing Committee Members. ACC/ACP/SCAI/SVMB/SVS Clinical Competence Statement on vascular medicine and catheter-based peripheral vascular interventions. *J Am Coll Cardiol* 2004;44:941–957.

表 12.12 获得外周导管介入术资格所需的正规培训

心血管内科医师的培训要求

(1)培训时间[a]——12 个月

(2)诊断性冠状动脉造影[b]——300 例(初级术者 200 例)

(3)诊断性外周动脉造影——100 例(初级术者 50 例)

(4)外周介入病例[c]——50 例(初级术者 25 例)

介入放射科医师的培训要求

(1)培训时间[d]——12 个月

(2)诊断性外周动脉造影——100 例(初级术者 50 例)

(3)外周介入病例[c]——50 例(初级术者 25 例)

血管外科医师的培训要求

(1)培训时间——12 个月[e]

(2)诊断性外周动脉造影[f]——100 例(初级术者 50 例)

(3)外周介入病例[c]——50 例(初级术者 25 例)

(4)主动脉瘤支架扩张——10 例(初级术者 5 例)

此表格符合现行的住院医师培训评审委员会的要求。

[a] 完成 24 个月心血管核心培训和 8 个月心脏导管术培训后。

[b] 冠状动脉导管插入术培训应该先于介入培训完成。

[c] 完成普通放射培训之后。

[d] 病例应兼顾到不同的血管床。应包括血栓形成治疗监护病例,如下肢缺血、静脉血栓形成,采用经皮溶栓治疗或者血栓切除术。

[e] 除 12 个月血管核心外科培训以外。

[f] 要有外科开放性手术经验。

Reproduced with permission from Greager MA, Goldstone J, Hirschfeld JW Jr., et al. for the Writing Committee Members. ACC/ACP/SCAI/SVMB/SVS Clinical Competence Statement on vascular medicine and catheter-based peripheral vascular interventions. *J Am Coll Cardiol* 2004;44:941-957.

命名为“支架”[50],最初用于人类的外周支架出现于 20 世纪 80 年代中期[51]。

Andreas Grüntzig 和其他“持火把者”[52] 继承了 Charles Dotter 的开创性工作,在 20 世纪 80 年代和 90 年代早期,外周血管介入术主要由介入放射医师进行。以放射学为基础的外周介入治疗方式,通常采用大号(7~8 F)的鞘管,0.035 英寸导丝和较大外径的 over-the wire(OTW)装置。相比之下,现在的类似冠状动脉方式的外周介入术越来越多的采用小鞘管(5~6 F)、0.014 英寸导丝和小外径快速交换装置,所有这些都是整体同轴套管式的介入方法的关键器械。应用这些便捷且损伤较少的器械可以拓宽血管内治疗的适应证并将冠状动脉介入技术和类似冠状动脉介入的技术更广泛地用于非冠状动脉领域,包括肾动脉、颈动脉、股动脉和下肢动脉的介入治疗。目前,这些外周动脉介入术由放射介入医师、血管外科医师和心脏的介入医师进行操作,后者人数正在快速增多。随着血管介入技术地不断融合,新的血管(不包括冠状动脉)专业和泛血管(包括所有血管床)药物学也随之出现。由于目前该领域发展不均衡,外周介入治疗的培训、实施结果和质量保证在各专业学会有很大差别。与外周介入操作有关的问题将在后面的章节做一简要回顾。

培训要求

目前推荐标准要求包括美国心脏病学院(ACC)、美国医师协会(ACP)、心血管造影和介入学会(SCAI)、血管药物与生物学学会(SVMB)、血管外科学会(SVS)小组的联合声明[53],以及较早期介入放射学会(SIR)的指

表 12.13 获得外周血管导管介入术资格的替代途径

1.一般要求

(1)24 个月内完成需要的培训

(2)在经过正规培训具备资格的血管介入医师的带领下,完成规定的所有操作

(3)目标写作课程

(4)带教者的评价记录

(5)操作及结果的记录

(6)在住院和门诊患者血管咨询单位的工作经验

(7)在无创血管试验室的工作经验

2.获得所有部位手术资格所需的操作

(1)诊断性外周动脉造影——100 例(初级术者 50 例)

(2)外周介入病例——50 例(初级术者 25 例)

(3)每个部位不少于 20 例诊断性或 10 例介入手术病例,不包括颅外脑动脉[a]

(4)颅外脑动脉(颈动脉/椎动脉)——诊断性 30 例(初级术者 15 例)或介入术治疗 25 例(初级术者 13 例)

(5)经皮溶栓治疗/血栓切除术——5 例

3.附属部位的能力要求(至少3个部位,不包括颈动脉/椎动脉)

(1)每个部位的诊断性外周动脉造影——30 例(初级术者 15 例)

(2)每个部位的外周介入术——15 例(初级术者 8 例)

(3)基本部位必须包括主髂动脉

通过替代途径达到标准的方法仅适用于候选医师已经具备了表 12.11 中所规定的认知能力和技术能力,并且具备完成冠状动脉介入术、介入放射学或血管外科手术的能力。根据已经发表的文献完成获得资格的替代途径至少需要 5 年。

[a]:血管部位是指①主髂动脉和头臂动脉,②腹腔内脏动脉和肾动脉和③腹股沟下动脉。

Reproduced with permission from Creager MA, Goldstone J, Hirschfeld JW Jr., et al. for the Writing Committee Members. ACC/ACP/SCAI/SVMB/SVS Clinical Com petence Statement on vascular medicine and catheter-based peripheral vascular interventions. *J Am Coll Cardiol.* 2004;44:941-957.

南[54-56]。表 12.11 和表 12.13 是 ACC、ACP、SCAI、SVMB、SVS 小组对外周血管导管介入术所需资格的要求概要。为了按照小组提出的完全胜任血管介入术，首先需建立全面的血管或泛血管专业中心。目前，只有很少几个中心具备提供全面综合的血管或泛血管介入治疗培训和教育的能力。

记录和报告

在早期报告的基础上[54, 55]，人们认识到需要建立外周血管介入治疗结果的登记和报告标准，而且人们已经成功建立了进行数据对照及对照性校正水准基点的指南和建议[56, 57]。尽管登记制度中提出的有些规定现已弃用，有些过于繁琐，或需重新修订，但其核心部分不断复制足以显示出其成就，鼓励大家在适当时候采用这些标准，并在必要时加以改进。表 12.14 至表 12.18 为开放、成功、临床改善、并发症和随访期时间的规定。表 12.19 至表 12.21 为记录和报告的建议标准，而表 12.22 为 PAD 研究记录的建议表格。

适应证标准

随着人们对外周动脉性疾病发病机制认识的不断提高，以及从介入和辅助治疗所获得的经验不断增加，外周血管介入治疗的适应证标准也发生相应的改变。另外，当地的专家意见和资源的可用性也是关键因素。但从本质上讲，采用导管介入术治疗 PAD 患者的决定应该建立在与药物治疗和开放性手术相比能有更多收益的基础上。这种预期收益更多的记录应以客观证据和成功治疗所需的当地专家资源为基础，应取决于对特定患

表 12.14 外周动脉介入术血管开放的定义

开放
存在下列标准中的任意一项或多项即可诊断治疗部位没有闭合
1. 血管成像显示开放（动脉造影、多普勒超声检查或磁共振成像）
2. 适当部位的肢体压力指数改善并得以维持(即，ABI 或股臂指数必须提高 0.01 以上，而且与术后早期最大值相比降低不超过 0.15)
3. 治疗部位远端测得的脉搏容积记录保持在高于术前值 5 mm（仅对动脉不能压迫的糖尿病患者）
4. 在置入较浅的带膜支架上方两点可触及脉搏或可测得双向或三向多普勒波形
5. 术中或术后直接观察
原发性开放
血管治疗段边缘附近未经操作而出现不间断的开放。只在最初治疗的血管段的近端或远端为治疗其邻近自身血管的病变而进行操作，这种情况应除外。假如在血栓形成前进行的任何手术，都可能防止最终的失败（血栓形成后进行的任何操作以恢复开放，都不能称为原发性开放）
辅助原发性开放
在治疗血管段血栓形成前都为防止最终失败进行的任何手术操作
继发性开放
血栓形成后恢复开放状态的任何操作。应恢复血流，使其通过最初置入的人造血管覆盖支架或自身血管的治疗段，在置入人造血管覆盖支架的病例至少要通过原吻合部位的一个

ABI：踝臂指数。

Reproduced with permission from Sacks D, Marinelli DL, Martin LG, et al. Reporting standards for clinical evaluation of new peripheral arterial revascularization devices. *J Vasc Intervent Radiol*.1997;8:137–149.

表 12.15 外周动脉介入术成功的标准

技术成功	临床
在术后即刻应达到解剖学和血流动力学的成功标准	即刻改善至少 1 个临床分类
1. 解剖学：在血管腔最窄处测量的最终残余狭窄小于 30%，持续解剖的再次狭窄小于 50%	持续改善至少 1 个临床分类
2.血液动力学：ABI 或股/臂指数提高 1.0 或者高于基线，且与术后早期最大值相比降低不超过 0.15，或重建部位远端测得的脉搏容积记录保持在高于术前测量值 5 mm 之上（只限于血管未压迫的患者）	组织缺失的患者（分类 5 和6）必须至少提高 2 个分类并达到跛行水平才考虑改善

ABI：踝臂指数。

Reproduced with permission from Sacks D, Marinelli DL, Martin LG, et al. Reporting standards for clinical evaluation of new peripheral arterial revascularization devices. *J Vasc Intervent Radiol*.1997;8:137–149.

表 12.16 外周动脉介入术的临床改善标准

等级	临床描述
+3	明显改善:症状消失或者显著改善;踝臂指数升高大于 0.90
+2	中度改善:症状依然存在,但至少改善 1 个分类,踝臂指数升高超过 0.10,但仍不正常
+1	轻度改善:踝臂指数升高超过 0.10,但无分类改善或反之亦然(即,分类上移,而踝臂指数升高没有超过 0.10)
0	无变化:无分类变化,且踝臂指数变化小于0.10
−1	轻度恶化:无分类变化,但踝臂指数下降超过 0.10,或者分类下移伴踝臂指数下降不足 0.10
−2	中度恶化:恶化 1 个分类或意外的小型截肢
−3	明显恶化:恶化至少 1 个分类以上或意外的大型截肢

Reproduced with permission from Sacks D, Marinelli DL, Martin LG, et al. Reporting standards for clinical evaluation of new peripheral arterial revascularization devices. *J Vasc Intervent Radiol*.1997;8:137–149.

表 12.17 外周动脉介入术并发症的定义

次要并发症

1. 无需治疗,无不良后果,或
2. 需简单治疗,无不良后果;包括仅需夜间住院观察

主要并发症

3.需治疗,短期住院(<48 h)

4.需要系统治疗,护理等级意外提高,住院时间延长(>48 h)

5.不良后果持续存在,或

6. 导致死亡

Reproduced with permission from Sacks D, Marinelli DL, Martin LG, et al. Reporting standards for clinical evaluation of new peripheral arterial revascularization devices. *J Vasc Intervent Radiol*. 1997;8:137–149.

表 12.18 随访期时间的建议标准

随访期	观察月份
即刻	0~1 个月
短期	1~12 个月
长期	>12 个月

Reproduced with permission from Sacks D, Marinelli DL, Martin LG, et al. Reporting standards for clinical evaluation of new peripheral arterial revascularization devices. *J Vasc Intervent Radiol*.1997;8:137–149.

表 12.19 外周动脉介入术的术前记录建议

手术适应证及简要病史

体格检查的结果

实验室检查结果(包括无创检查)

危险分层,如美国麻醉医师学会分级

知情同意书,包括风险、获益和选择。对于急诊病例,这是一种急诊医疗操作

对将要实施的手术的诊断性和(或)预期治疗计划

Reproduced with permission from Omary RA, Bettmann MA, Cardella JF, et al. Quality improvement guidelines for the reporting and archiving of interventional radiology procedures. *J Vasc Intervent Radiol*. 2003;14:S293–S295.

表 12.20 急诊外周动脉介入术的注意事项

手术程序的确定和简单介绍

术者

结果

并发症

术后监护/治疗计划

Reproduced with permission from Omary RA, Bettmann MA, Cardella JF, et al. Quality improvement guidelines for the reporting and archiving of interventional radiology procedures. *J Vasc Intervent Radiol*. 2003;14:S293–S295.

者全面的风险获益分析。

确定最佳策略在"简单"病例相对容易一些,但在复杂病例可能会有困难。与其他血管床的介入治疗相似,对患者相关因素、PAD 相关因素和靶病变相关因素进行全面评估是客观判断的关键。重要的诊断标准包括

表 12.21 推荐的外周动脉介入术最终报告

方向和目标

1. 将手术信息传递至可能参与患者后续治疗的护理中心的所有成员
2. 法律目的
3. 补偿

具体报告

取决于手术操作过程

建议项目包括手术操作、日期、术者、适应证、手术/技术(即对手术过程的技术性描述)。报告信息还应包括穿刺部位(和所有尝试穿刺的部位)、指引导管型号、导管或导丝或穿刺针、血管或器官插管、技术和止血法。每处用于造影或介入的大血管插管都应详细记录。如果得到知情同意书,应在报告中注明。必要时还应注明并发症、后果/发现、结论和计划

Modified from Omary RA, Bettmann MA, Cardella JF, et al. Quality improvement guidelines for the reporting and archiving of interventional radiology procedures. *J Vasc Intervent Radiol*. 2003;14:S293–S295.

表 12.22 外周动脉介入相关临床研究的数据报告推荐的审核项目

数据	必要	重点推荐	推荐
治疗前评估			
危险因素或并发症	X		
病情严重程度的度量			
治疗部位的狭窄	X		
径流等级	X		
偏心率			X
无创指数(ABI、TBI、PVR)	X		
平板运动试验(跛行)	X		
分级平板运动试验		X	
功能状态		X	
生活质量		X	
治疗描述			
治疗后评估	X		
随访造影		X	
技术成功			
解剖			
狭窄	X		
管腔增重		X	
血液动力学			
无创(ABI、TBI、PVR)	X		
血管内压力		X	
临床成功			
改善分类	X		
功能状态		X	
生活质量		X	
平板运动试验(跛行)	X		
分级平板运动试验(跛行)		X	
解剖部位的生命表分类、血液动力学和临床数据	X		
并发症	X		
依从性		X	
费用			
粗略评估(设备、住院时间、ICU 住院天数、抢救次数)		X	
详细评估			X

ABI:踝臂指数;TBI:趾臂指数;PVR:脉搏容积记录;ICU:重症监护病房。

Modified from Sacks D, Marinelli DL, Martin LG, et al. Reporting standards for clinical evaluation of new peripheral arterial revascularization devices. *J Vasc Intervent Radiol.* 1997;8:137–149.

并发症情况,尤其是心力衰竭、肾不全和糖尿病;血管多处病变,尤其是冠状动脉和脑血管病变,以及靶 PAD 的范围和严重程度。对于考虑采用导管介入治疗的 PAD 患者,进入靶病变的路径、技术的可行性以及预期的长期结果也具有决定性意义。随着类似冠状动脉技术应用于腹股沟下动脉的快速发展,以及技术和设备的不断改进,与技术可行性相关的因素已越来越不重要,而临床结果、疗效、费用和有经验的专家是目前的决定性因素。因此,尽管 20 世纪 90 年代制定的以原发靶病变为基础的标准沿用至今,但其临床实用性和解释意义正逐渐根据当地专家水平和外周血管器械持续改进的状况而进行重新评估。标准的靶病变确诊指征总结于表 12.23[58]。不过,在主髂、股腘和腘下动脉介入临床工作中,教条式地执行这些指南似乎也是不恰当的[13, 58]。取而代之的应该是对于个体患者,有经验的术者已经学会将这种目前存在着的体系和更为综合的风险获益分析结合在一起。

表 12.23 靶病变的分类定义和建议治疗方法

1类	2类	3类	4类
病变适合单纯经皮腔内血管成形术治疗。这些病变的治疗技术成功率高，症状通常会完全消失或者压差达到正常化	病变适合经皮腔内血管成形术治疗。这些病变的治疗会使患者的症状完全消失或症状、脉搏或压差显著改善。这种类别包括对经外科旁路治疗的多层次血管疾病的病变行介入治疗	可采用经皮治疗的病变,但是由于病变范围、部位或者严重程度，与外科旁路手术相比,其初始技术成功率或长期获益较差一些。但患者的危险因素或缺乏适合的旁路材料,也可以选择经皮腔内血管成形术	弥漫性血管病变，经皮治疗的作用非常有限，因为技术成功率低或长期疗效差。对于极高危或不适合手术治疗的患者，经皮腔内血管成形术可能会有些益处

Reproduced with permission from Pentecoast MJ, Criqui MH, Dorros G, et al. Guidelines for peripheral percutaneous transluminal angioplasty of the abdominal aorta and lower extremity vessels. A statement for health professionals from a Special Writing Group of the Councils on Cardiovascular Radiology, Arteriosclesrosis, Cardio-thoracic and Vascular Surgery, Clinical Cardiology, and Epidemiology and Prevention, American Heart Association. *Circulation*. 1994;89:511–531.

实际上,在经验丰富的介入中心,越来越多的 3 类和 4 类(见表 12.23)患者正在成为导管介入治疗理所当然的候选对象。为改善治疗结果,尤其是“复杂病例”,也就是说对于复杂 PAD 患者和多种并发症患者，在介入医师和血管外科医师间达成治疗共识并制定个性化的血管重建策略是最佳方式。

为了对不同个体患者的风险和获益进行合理评估,需要明确与导管介入治疗有关的风险、获益和临床结果。在外周介入术中,与其他血管部位的介入治疗一样,可将风险分为几大类，包括局部穿刺部位的并发症、介入部位远端和近端的并发症和系统性并发症[表 12.24)[58]。系统性并发症通常称为心脏(和脑血管)事件(MAC(C)E],一般包括死亡、心肌梗死、脑血管病变和靶血管病变或者靶血管重建。不良结果可根据病情的严重程度划分,如表 12.17 所示。并发症发生率是相对数值,可随患者的选择(患者偏倚)和术者的技术(术者偏倚)而改变。我们很难确定外周血管介入术获益的客观标准;表 12.16 提供了一个结果评估的实例。其他方法还有质量校正生命/预期生命和一般健康状况调查[13]。

外周血管介入术:基本结构

血管内介入治疗的基本结构已在第 4 章以冠状动脉介入术为例做过介绍。因此,外周血管介入术可分为 3 个基本步骤,分别为初始阶段、主要介入阶段和最后阶段。

具体而言,初始阶段包括适应证,确定初始介入策略,建立血管通路,安放指引导管或鞘管建立至靶病变的通路,至完成介入手术前造影。

主要手术阶段由个体重复循环(IRC)组成,具体包括评估、介入操作和再次评估。这种 IRC 反复进行直到达到介入阶段性目标，理想的情况是手术成功率达 100%,并发症的发生率为 0。IRC 的次数既是介入手术

表 12.24 外周动脉介入术并发症发生率,数据源自早期观察

并发症	发生率(%)
穿刺部位(全部)	4.0
出血	3.4
假性动脉瘤	0.5
动静脉瘘	0.1
动脉造影部位(全部)	3.5
血栓	3.2
破裂	0.3
远端血管(全部)	2.7
夹层	0.4
栓塞	2.3
系统性(全部)	0.4
肾衰竭	0.2
心肌梗死(致命)	0.2
脑血管意外(致命)	0.55
结果	
外科修复	2.0
肢体缺损	0.2
死亡率	0.2

Reproduced with permission from Pentecoast MJ, Criqui MH, Dorros G, et al. Guidelines for peripheral percutaneous transluminal angioplasty of the abdominal aorta and lower extremity vessels. A statement for health professionals from a Special Writing Group of the Councils on Cardiovascular Radiology, Arteriosclesrosis, Cardio-thoracic and Vascular Surgery, Clinical Cardiology, and Epidemiology and Prevention, American Heart Association. *Circulation*. 1994;89:511–531.

的复杂性指数,也是介入质量的指数。一般而言,IRC次数越少,完成手术的成功率越大(理想的IRC次数是1),也意味着并发症发生率较小,手术费用较低。

在重新评估的基础上,可进入下一轮治疗或终止治疗。终止治疗包括:将所有血管腔内器械自靶血管撤出,术后最终造影,取出鞘管和止血。对于所有的外周介入术,建立动脉通路和止血为常规操作,将在下面的章节中论述。

入路

任何经皮血管介入术的第一步均为建立动脉入路。Seldinger经皮技术[59]已经成为血管内介入治疗建立血管入路的一种主要方式。可能的入路部位包括:股总动脉、肱动脉、桡动脉、腋下动脉和腘动脉;对于诊断性外周动脉造影,还包括腰部的主动脉。动脉穿刺部位的选择主要取决于穿刺的可行性,系统所需的尺寸,和靶血管的位置;对大多数外周介入,适宜的穿刺部位都在一个以上。

入路动脉的实现取决于动脉穿刺部位和邻近病变远端和近端疾病的分布情况。另外,动脉的尺寸还必须与介入治疗需要的操作系统尺寸相适应。经股动脉入路最具柔韧性,经皮介入容易通过;根据患者的体质,可以使用尺寸最高达20 F的系统。相比之下,经肱动脉和腋下动脉入路只能限制使用6~7 F的系统,桡动脉可用6 F,腘动脉可用7 F系统。

选择入路的一个重要标准是靶病变的通过性。在大多数情况下,距离靶血管部位近一些比较合适,但也不能太近。尽管穿刺部位至靶病变的距离近一些比较合适,但在冠状动脉或者头臂介入中难以达到,在其他外周介入术中可能也做不到,在这种情况下更重要的是考虑安全。对于血管路径较长且穿刺部位和靶病变之间分支较多的患者,必须确保仪器穿入血管时无损伤入路。小心操控导丝在靶病变以外通过,以及通过使用长鞘管或导引导管置于病变部位近端以建立一条工作通路可以实现这一目标。为了提供最佳的操作条件,操作通道应保持稳定,其端口应接近靶病变部位。在腹股沟下介入术中,应避免频繁直接穿刺病变部位,建议从对侧建立交叉入路方式,其不仅可以减少与止血困难有关的近端并发症风险,还可兼顾血流。在选择交叉方法之前,必须考虑髂动脉和主动脉分叉的病理解剖学,是否存在狭窄、弯曲、扩张和延长以及分支与轴向的成角。在选择经股动脉顺向入路时,在诊断性造影的基础上,同侧股总动脉的状态、长度和宽度,股动脉分叉的局部解剖位置,以及从刺入部位到靶病变的长度都应考虑在内。另外,应该考虑患者的体质情况。在存在不利因素时,如过度肥胖,应选择其他的入路方式。涉及主动脉和主动脉分叉的介入术通常需要双侧经股动脉入路,以便通过"健侧"导入较大的装置。另外,在主动脉分叉介入治疗时,也可以采用肱动脉入路,多为左侧,将较小的保护球送入。很少采用腘部逆入通路,但是由于该入路可以使器械传导较大的力,在经选择的慢性股浅总动脉完全闭塞病例和既往介入术失败时可以采用。其缺点包括止血困难,出血和静脉血栓形成的风险较高。

应牢记穿刺部位并发症是并发症的主要来源,也是造成经皮介入手术费用较高的原因。因此,精湛的动脉穿刺技术和彻底止血尤为重要。为了避免扩张器或鞘管在穿过皮肤和组织时造成动脉损伤,医生应在皮肤上做一个短的横切口,如果需要,可选用硬的扩张器对皮下通道进行预扩张,在一些不利情况下,如皮下组织瘢痕较大、血管壁过度钙化或肥胖,存在上述一种或多种情况时,可采用小外径的导入装置。为保证穿刺安全,术者必须触摸测量脉搏压力,以确定脉搏搏动的最强点,然后将动脉固定于后面的组织。穿刺针一般与皮肤表面成45°角进针,从皮肤表面直线刺入动脉部位。皮肤穿刺之后,一般从动脉壁的前端向下逆行穿刺或者向上顺行穿刺1~3 cm刺入,针头方向保持不变。如果需要尝试第二次穿刺,穿刺针应先抽出,然后调整方向再次穿刺。只能穿刺动脉的前壁。根据回流血的性质和喷射强度,可以判断出腔内穿刺针尖端的位置。有力且搏动的喷射表明穿刺针安全地位于腔内。外周病变严重的患者,尽管穿刺针位置很理想,血液回流一般也会比较弱。在这种情况下,应特别精细地操控导引导丝。具体的穿刺部位将在下文简要介绍。

股总动脉可采用顺行或者逆行法插入导管。股总动脉是髂外动脉的直向延伸,恰好位于腹股沟的韧带之下。在分成成股浅动脉支和股深动脉支之前有一段较短的股动脉干。腹股沟韧带的临床解剖有助于判定皮肤和动脉壁的最佳穿刺部位。理想的动脉壁穿刺部位应位于腹股沟远端约1 cm处。腹股沟的解剖位置和耻骨联合与髂前上嵴连线相对应。股总动脉走行于腹股沟韧带下方,两个解剖标志点的中线、股骨头上方。相应的神经位于股动脉外侧,静脉位于股动脉内侧,淋巴结在最内侧(神经、动脉、静脉、淋巴)。皮肤褶皱不是一个可靠的标志,因为我们可以发现其有很大的差异。皮肤穿刺点一般在腹股沟和股动脉交叉点以下2~3 cm。如果动脉壁穿刺部位过高(腹股沟以上或者腹股沟部位),出血的风险会增加；如果穿刺部位过低，那么可能会伤及股深动脉。双侧髂股动脉或主动脉远端病变严重的患者，可选择其他穿刺部位。应避免穿刺人工合成血管覆膜支架，尽管文献对此意见不一，但由于广泛的瘢痕组织形成造成止血困难，无法使用封堵器且穿刺还会对血管覆膜支架造成损伤。在复杂病例中，如果存在血管壁钙化则可采用 X 线透视引导动脉穿刺；极少数情况下还会用到超声引导。逆行股动脉穿刺最常用于同侧主髂动脉、同侧髂股动脉、股腘动脉及冠状动脉和肾动脉介入治疗，同时，还可由于头臂介入治疗仅在一侧进行。逆行股动脉穿刺应将患者在检查台上旋转 180°，对技术的要求更高，因为患者腹部上方的空间有限，尤其是肥胖患者。为了保证穿刺的安全，根据诊断性造影结果，确定股动脉分叉水平与解剖标志的关系，采用不透辐射的标记物紧贴患者进行标记。触摸股动脉搏动时须将指尖放在标记的分叉水平，再行股总动脉穿刺。在分叉部位以上进行动脉穿刺容易使指引导管直接进入股浅动脉(SFA)。顺行股动脉穿刺可用于同侧股动脉中段、远段，腘动脉和腘下动脉介入治疗。图 12.13A 显示腹股沟区逆向和顺向股动脉穿刺的具体解剖位置。

肱动脉是血管内介入术第二个最常采用的穿刺部位。外周介入时，优先选择左侧肱动脉入路，这样可以避免在操作器械穿过主动脉时可能出现的颅内栓塞风险，并且血管内的路径可以缩短。患者应呈仰卧位，手臂置于外展板与身体主轴成 45°~60°展开，手心向上，外旋以便充分暴露前臂和肘前窝。穿刺部位刚好在肘前窝的上端，这样可以使其刺针在动脉潜入肱二头肌和肱肌之间前刺入动脉。在这一水平，轻压动脉使其背靠肱骨头，可以防止“卷曲”现象发生。为了操控导丝从锁骨下动脉进入降主动脉，一般使用猪尾导管或远端弯曲较长的导管。肱动脉入路可用于主髂动脉和股腘动脉部位的介入术；在身材矮小的患者中，甚至可以到达腘下动脉。

与冠状动脉介入治疗相比，外周介入术中很少采用桡动脉入路。在选择桡动脉穿刺之前，应评估手部的侧支循环。为了确保桡动脉和尺动脉的开放和手部充足的侧支血供，需要进行 Allen 试验并对两支前臂动脉进行准确的多普勒检查[60]。桡动脉远端可在腕部近端桡侧茎突之上触及。因为动脉较细，只有用指尖轻触才能确定脉搏的最强点。应在茎突之上 2~3 cm 穿刺，缓慢进针，以避免穿透血管壁。血液回流一般是滴流的方式，插入导引导丝时应小心轻柔以避免夹层。图 12.13B 显示逆行肱动脉和桡动脉入路的相关解剖。

逆行经腋动脉或高位肱动脉入路很少用于经皮介入治疗。腋动脉是锁骨下动脉进入腋窝后的直接延续，止于上臂伸向大圆肌肉缘处。从解剖学上讲，腋动脉被横跨其上的胸小肌分为三段。腋动脉和静脉、神经一起被腋下鞘体包绕。患者呈仰卧位，左臂置于患者头下，偏向对侧。腋下动脉可在胸大肌下缘触及，其走向即可确定。用食指和中指指尖固定住动脉以避免其滚动，在腋下边侧部位的皮肤进行穿刺，尽可能沿侧方穿刺动脉。如采触及臂丛神经，患者会有“电击感”并抽搐；这时，必须撤针并重新定向穿刺。假如血液流入神经血管鞘，应立即手术减压以免引起长期的神经伤害[61]。因为存在神经损伤的高风险和止血困难，大多数的介入治疗中心很少采用腋动脉或高位肱动脉入路。图 12.13C 显示经腋动脉入路的相关解剖。

逆行经皮腘动脉入路也被称做 SFA 的“后门”。首先，逆行经皮股动脉入路须选用 4F 的鞘体来注入对比剂。然后，患者呈俯卧位，采用路线图技术，可看清腘动脉走行，确定穿刺部位。考虑到腘窝内的血管解剖(腘静脉位于动脉更外侧，最常见走行于动脉后部)，皮肤穿刺点一般位于腘窝中线中间 1 cm 处，大约在股腘关节上 3~4 cm 的位置，可由 X 线透视检查测定。为了避免经静脉穿刺动脉，应在股胫关节以上约 6~7 cm 处下针，针尖从中部向外侧进入动脉。图 12.13D 显示经皮腘动脉入路的解剖路径。

腰主动脉(顺行)入路在 1929 年开始采用[63]，可直接进入腹主动脉远端和外周循环；该入路方式从未用于介入治疗，由于无创 MR 或 CT 血管造影技术的广泛使用，采用该入路行外周动脉造影的意义已经大大降低。

如上所述，不推荐使用人工合成血管覆膜支架穿刺。在没有其他合适的穿刺部位时，在避免创伤的前提下，可采用最小型号的 French 器械小心地穿刺覆膜支架的前壁。在这些情况下，强烈建议介入医师要认真地进行人工止血。

止血

外周动脉介入的最后步骤是穿刺部位的闭合。为了达到完全止血的目的，可采用被动和主动两种技术。传统的止血方法是人工压迫穿刺部位 10~20 分钟（或根据需要延长时间），然后用弹性绷带持续压迫 4~6 小时，随后逐步小心地开始活动。人工压迫也可由机械装置代替，如 FemoStop 和 C-clamp。

从 20 世纪 90 年代早期起，动脉穿刺闭合装置就已经出现，它可使穿刺部位迅速愈合且患者感觉更加舒适，卧床时间缩短并可进行早期活动。这些有效的技术

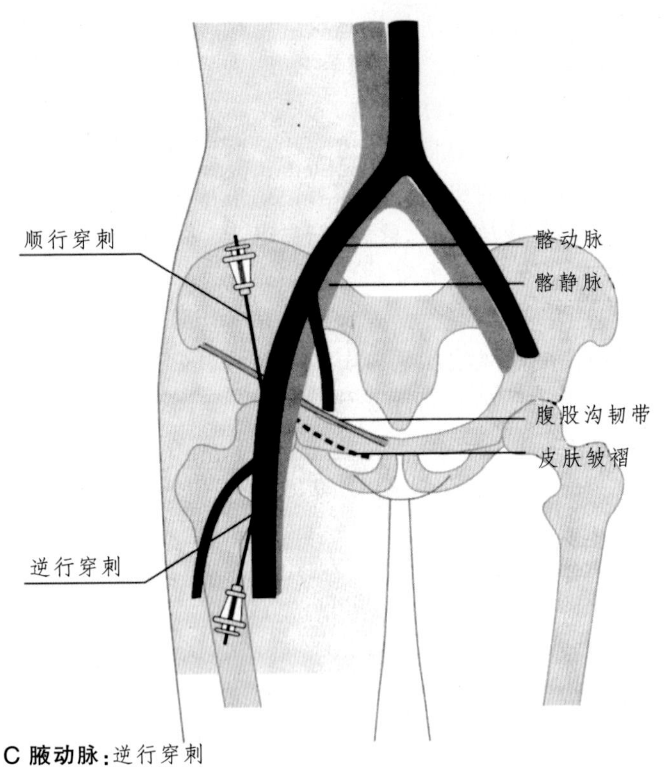

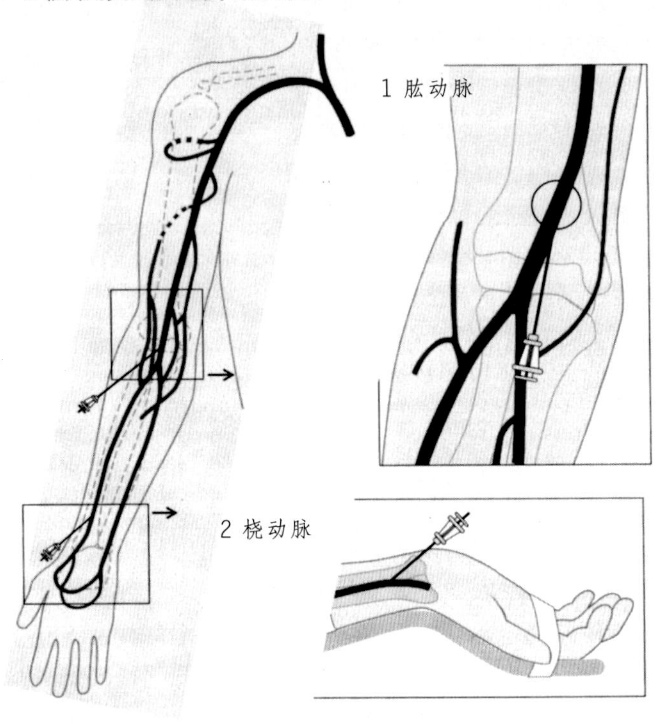

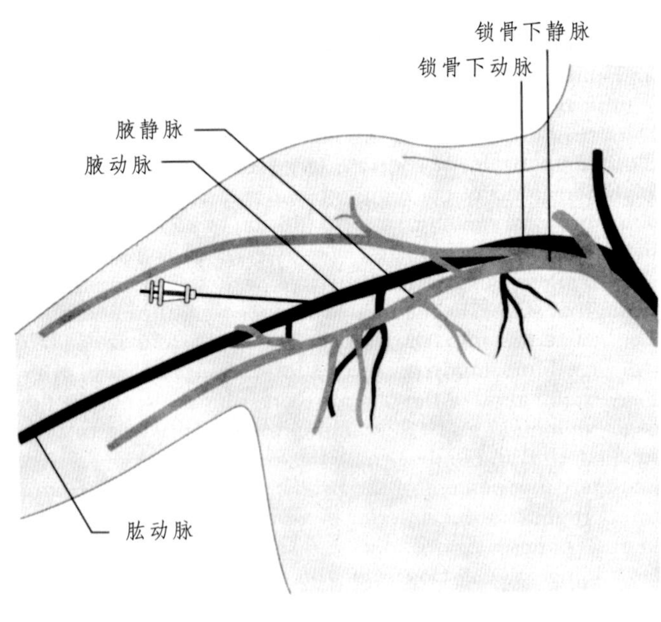

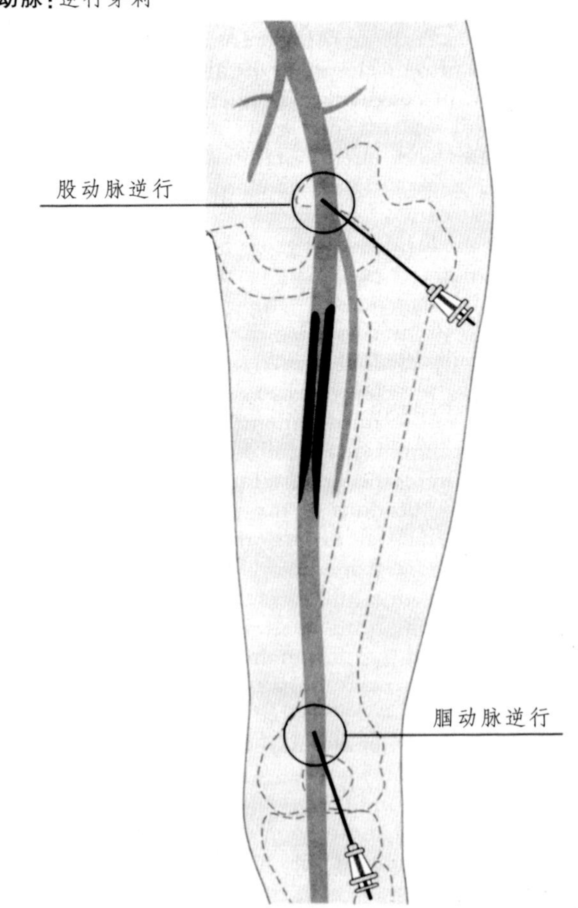

图 12.13 外周动脉介入术的穿刺部位。(A)股总动脉：逆行和顺行穿刺。(B)肱动脉和桡动脉：逆行穿刺。(C)腋动脉：逆行穿刺。(D)腘动脉：逆行穿刺。

包括胶原蛋白支持系统，如 Angio-Seal，这种装置可将动脉切开部位置于生物吸收性锚钉和胶原海绵之间，通过自紧式缝合装置将其拉在一起，从而完成机械性闭合，还有缝合装置如 Perclose，可以不依靠凝血，通过直接缝合使动脉切开部位闭合。还有其他很多新的设备，手术用的密封胶和胶水都在逐步用于临床以获得迅速有效的止血。尽管结果显示，与标准的手工止血相比，使用闭合装置可伴有腹股沟血肿、出血、动静脉瘘和假性动脉瘤发生率的轻微升高，这种效应可能与闭合装置有关[65]，但大量数据的不均一性提示应对以上结果持谨慎态度。

在临床实践中，闭合装置已经成为一种常规方法，并在大量患者中取得了明确可靠的止血效果。对于任何一种介入技术而言，使用闭合装置的最佳质量和娴熟的操作是降低并发症发生率的先决条件。

血管穿刺部位的并发症包括腹股沟血肿、动脉壁夹层；不常见的有动静脉瘘、腹膜后出血、动脉血栓性栓塞，局部或全身性感染少见。根据输血的需要和外科手术的情况可以对并发症严重程度进行分级。

防止局部血管并发症的最好方法是医生具有动脉穿刺、套管插入、鞘管插入和止血的精湛技术。这包括：

①精确的定位皮肤穿刺点，动脉壁的穿刺点应为指尖触及的脉搏最强点；

②皮肤横切口要适当；

③以适当角度直线进针，经动脉前壁中点进入血管腔；

④谨慎地将指引导丝置入血管内；

⑤鞘管直线置入，如果需要准备平滑通路，可使用扩张器扩容。

如果有可能的话，应避免穿透后壁、反复穿刺、扭动导丝和同侧血管鞘管置入。对于穿刺困难的患者，手工压迫并仔细观察穿刺部位和下肢仍然是金标准。

血管并发症的风险因素包括：

①技术差，

②瘢痕组织导致局部解剖变形，

③旁路移植术，

④下腹部和(或)大腿部肥胖(股动脉穿刺时)，

⑤血管壁钙化严重或在血管壁穿刺点存在大的斑块，

⑥动脉细，

⑦大口径操作设备，

⑧反复穿刺，

⑨存在外周血管性疾病，

⑩鞘管置于血管内的时间过长，

⑪围术期过量使用抗栓或纤溶药物。

无论采用哪一种闭合术，加强术后监护以及对穿刺部位和下肢的观察对于并发症的早期发现和及时处理都至关重要。大腿部小的软组织或肌肉内血肿并无危害且不需要任何治疗，只需要局部护理和密切观察。血肿的大小应在皮肤上画出界限以便进行对比。通过对比，腹股沟下和大腿部较大的血肿可能需要输血，局部肿胀严重的病例应进行外科治疗，以避免皮肤坏死和严重感染。

在腹股沟韧带或其上部进行股动脉穿刺导致止血不彻底，可以引起血肿扩散进入腹膜后。对于血液动力学不稳定和同侧肋腹疼痛的患者，应迅速检查穿刺部位，通过超声检查下腹部及 CT 扫描以便确诊，并确定出血范围和腹膜后器官(主动脉、下腔静脉、肾、肾上腺、胰腺及部分十二指肠、升结肠和降结肠)继发受累情况。根据 CT 扫描结果，可以采取保守治疗，包括继续密切监护、卧床休息、输血。不过对腹膜后器官受压的患者，需要行急诊修复手术。

假性动脉瘤的形成是由于穿刺入路开放或者不完全封闭，导致血液外渗所致。当其扩张受限时，出血最终会停止，并沿再循环的边界形成薄片状血栓并流入动脉。在体格检查时，发现搏动性肿块和持续性收缩-舒张期杂音(尽管舒张的因素无法获知)具有鉴别意义；多普勒检查可以显示解剖情况。治疗包括标准的人工压迫和超声引导下的颈部压迫，也可以在假性动脉瘤腔内局部注射凝血酶、胶原蛋白或其他促血栓形成药物。较大的(>2 cm)和持续扩展的动脉瘤需要外科修复[66]。

经静脉的动脉穿刺，入路可以持续存在，导致动静脉瘘形成。在出血并发症愈合过程中可能出现由于邻近静脉壁侵蚀导致的迟发性瘘。动静脉瘘可以通过原穿刺部位持续存在的血管杂音确诊。多普勒图像可以明确解剖情况，很少需要血管造影来确诊。小的动静脉瘘不需治疗，大的瘘管才需要经导管关闭或手术修复。

介入中或介入后动脉闭塞可能与急性血栓形成、远端血管栓塞或其他机械性闭塞(如夹层)有关。其导致的 ALI 需要急诊血管造影，大多需要手术修复。

主髂动脉和髂动脉介入治疗

远端腹主动脉突发闭塞很少见，多为血栓引起。急性症状包括突发疼痛、苍白、麻木和双下肢发冷，并伴有不同程度的血液动力学改变及急性循环衰竭。行急诊 CT 或肱动脉入路腹部血管造影引导下的栓子清除术可能挽救生命。

主动脉分支慢性闭塞在侧支循环充分的情况下可无症状。对于侧支循环不充足的患者，就会出现 Leriche 综合征的全部临床表现，包括跛行、下肢无力、不伴有皮肤和指甲营养改变的球形萎缩、远端无脉、持续的腿脚苍白且下肢下垂后无改变，及血管源性阳痿。在 Leriche 的早期描述中，该综合征在年轻男性中比较多见[67]。

大部分患者，腹主动脉远端和髂动脉近端粥样血栓形成表现为形态学的延续。大多数患者会出现严重 PAD 伴临床症状。腹主动脉瘤及其治疗已经在第 10 章进行了讨论。主髂动脉疾病的非动脉粥样硬化性原因很少见，包括缩窄和炎症性疾病，如大动脉炎和梅毒。肾下腹主动脉粥样硬化可以伴有任何成对或非成对内脏动脉的急性或慢性症状。也可能累及脊髓动脉，但是因为侧支丰富，一般不会发生脊髓的缺血或梗死。如果出现腹主动脉夹层或全身性血管炎同时累及几条脊髓动脉也可导致脊髓梗死。

在主髂动脉疾病患者中，血管近端孤立性疾病很少见，大部分病例伴有髂血管和下肢动脉弥漫性疾病。在各种 PAD 解剖学分布中，弥漫性主髂、股腘和下腘动脉疾病是最常见的三种类型(图 12.14)[68]。根据病变长度和复杂程度，人们将主髂动脉疾病和髂动脉疾病各分为 4 级(表 12.15 和表 12.16)。尽管主髂动脉旁路手术仍是最主要的血管重建方式[69]，但是自 20 世纪 80 年代以来，球囊血管成形术和其后的支架支撑血管成形术的临床应用越来越多地为经选择的患者提供了重要的治疗选择[70-73]。

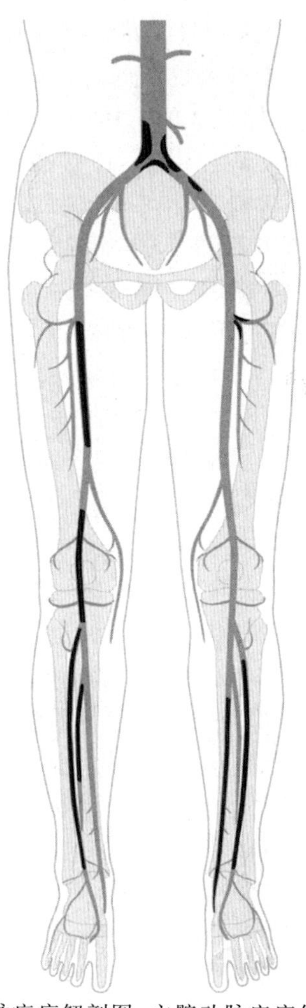

图 12.14 外周动脉疾病解剖图。主髂动脉疾病伴股腘动脉疾病和腘下动脉疾病。Redrawn from Haimovici H. Patterns of arteriosclerotic lesions of the lower extremity. *Arch Surg*. 1967;95:918–933.

主髂动脉介入治疗适应证

孤立性或并发的多发性主髂动脉及其远端血管疾病的导管介入术，外科血管重建术以及 PAD 保守治疗三者的适应证尚未很好地界定。通常，经过保守治疗失败并有持续明显症状的患者需要考虑血管重建治疗。在大部分具有外科和血管内介入设施的血管中心，患者的治疗选择主要取决于患者相关因素，如症状、并发症、手术风险、患者意愿、预期寿命和其他病变相关因素(如病变形态、靶病变的技术可行性及流入、流出和侧支血管状态)。虽然根据 TASC 建议，旁路手术是多发弥漫性疾病 D 型(相当于 Pentecoast 4 类病变，表 12.23)患者的治疗选择策略，但在实际临床工作中介于 C 型和 B 型(相当于 Pentecoast 3 类和 2 类病变，表 12.23)之间的患者，甚至是那些多发病的患者，也应考虑单纯导管血管重建术或开放手术血管内介入相结合的联合策略。因此，在有经验的血管中心，是采用单纯血管内介入还是采用血管内介入与开放外科手术相结合的治疗方案，会根据患者的需求制定。孤立性主髂动脉病变和 A 型病变(相当于 Pentecoast 1 类病变，表 12.23)的患者，笔者建议采用导管介入治疗方法。表 12.25 提供以形态学为基础的主髂动脉病变举例。

髂动脉介入治疗适应证

髂动脉病变的早期分类(表 12.26)由 Pentecoast 等人在 1994 年提出[58]。根据 1999 年 TASC 小组的建议[13]，髂动脉靶病变的详细解剖情况是个体患者选择血管重建术策略最重要的指征。人们认为 A 型病变基本适于导管介入治疗，D 型病变一般被认为是外科疾病。中间的 B 型和 C 型病变可接受个体化治疗方法（见表 12.27）。尽管 TASC 的建议为富有经验的血管中心提供了有意义的治疗决策框架，但治疗方案还是应以对患者全面的评估为基础，包括靶血管、靶病变解剖的各个方面。可获得的介入和手术专家在风险效益分析和治疗决策方面发挥着重要的作用。

仪器

主髂动脉介入治疗需用 6~7 F 系统，0.035 英寸的硬或超硬导丝，多采用亲水性导丝，变化范围最长达 20 mm 的扩张球囊导管和球囊膨胀支架。

髂动脉介入治疗一般采用 5~6 F 系统，0.35 英寸超硬导丝，多为亲水性导丝，长度可变，最长为直径 10 mm 的球囊导管和球囊膨胀支架膨胀。不需要指引导管。

主髂动脉和髂动脉介入治疗的基本要求

所有的主髂动脉和髂动脉介入治疗都需要在 DSA 指引下完成。血管造影所示靶病变的分布和形态学可以确定穿刺部位、器械选择和介入策略。

初始阶段

除髂动脉慢性单侧完全闭塞患者外，主髂动脉介入治疗需要两个穿刺部位。通常选择双侧股动脉穿刺或用单侧股动脉穿刺和肱动脉穿刺作为替代选择方法。即使是在髂动脉开放的情况下进行单侧治疗时，也有必要建立第二种入路方式，以对对侧进行保护。鞘管置入后，将猪尾导管送至腹主动脉远端，进行基线 DSA 血管造影，以便指导介入治疗，并且记录流出血管的状况。

对于髂总动脉双侧和单侧近端病变，需要两个穿刺部位，以便进行对吻球囊技术，减少主要斑块的移位和远端栓塞的风险。对于髂总动脉远端和单侧或双侧髂外动脉病变，可建立单侧的穿刺入路交叉进入对侧病变部位，或采用同侧逆行入路。鞘管置入时其导管头部应恰

表 12.25 主髂动脉病变分类

1 类
肾下腹主动脉的短段狭窄（少于 2 cm）并伴有主动脉其他部位的轻微动脉粥样硬化性疾病
2 类
肾下腹主动脉的中等长度的狭窄（2~4 cm）并伴有主动脉其他部位轻度动脉粥样硬化性疾病
3 类
（1）肾下腹主动脉的长段狭窄（>4 cm）；（2）主动脉狭窄伴动脉粥样硬化栓塞性疾病（蓝趾综合征）；或（3）肾下腹主动脉的中等长度狭窄（2~4 cm）并伴有主动脉其他部位中至重度动脉粥样硬化病变
4 类
（1）主动脉闭塞；或（2）主动脉狭窄伴腹主动脉瘤

Reproduced with permission from Pentecoast MJ, Criqui MH, Dorros G, et al. Guidelines for peripheral percutaneous transluminal angioplasty of the abdominal aorta and lower extremity vessels. A statement for health professionals from a Special Writing Group of the Councils on Cardiovascular Radiology, Arteriosclesrosis, Cardio-thoracic and Vascular Surgery, Clinical Cardiology, and Epidemiology and Prevention, American Heart Association. *Circulation*. 1994;89:511–531.

表 12.26 髂动脉病变分类

1 类
长度小于 3 cm 的向心性和无钙化的狭窄
2 类
（1）狭窄长度 3~5 cm，或（2）钙化或偏心性狭窄且长度小于 3 cm
3 类
（1）狭窄长度为 5~10 cm，或（2）闭塞长度小于 5 cm，溶栓治疗后伴有慢性症状
4 类
（1）长度大于 10 cm 的狭窄，（2）长度大于 5 cm 的闭塞，溶栓治疗后伴有慢性症状，（3）广泛的双侧主髂动脉粥样硬化性疾病，或（4）腹主动脉瘤患者出现髂动脉狭窄或其他需主动脉或髂动脉手术治疗的病变

Reproduced with permission from Pentecoast MJ, Criqui MH, Dorros G, et al. Guidelines for peripheral percutaneous transluminal angioplasty of the abdominal aorta and lower extremity vessels. A statement for health professionals from a Special Writing Group of the Councils on Cardiovascular Radiology, Arteriosclesrosis, Cardio-thoracic and Vascular Surgery, Clinical Cardiology, and Epidemiology and Prevention, American Heart Association. *Circulation*. 1994;89:511–531.

表 12.27 主髂动脉病变的TASC分类

A型	B型	C型	D型
CIA 或 EIA 狭窄<3 cm，单侧狭窄或双侧狭窄	单一狭窄，长度在 3~ 10cm，未延伸至 CFA；CIA 和(或)EIA 两处狭窄总长<5 cm，未延伸至 CFA；单侧 CIA 闭塞	CIA 和 （或)EIA 双侧 5~10 cm 狭窄，未延伸至 CFA；单侧 EIA 闭塞未延伸至 CFA；单侧 EIA 狭窄延伸至 CFA；双侧 CIA 闭塞	单侧多发弥漫性狭窄累及 CIA、EIA 和 CFA，通常狭窄>10 cm；单侧闭塞累及 CIA 和 EIA，双侧 EIA 闭塞；弥漫性疾病累及主动脉和双侧髂动脉；髂动脉狭窄伴腹主动脉瘤或其他需主动脉或髂动脉手术的病变

CIA：髂总动脉；EIA：髂外动脉；CFA：股总动脉。

Modified from TransAtlantic Inter-Society Consensus (TASC). Management of peripheral arterial disease (PAD). *J Vasc Surg.* 2000;31 (suppl) : 1–296.

好位于靶病变近端，然后介入部位和流出血管进行术前 DSA 造影。因为鞘管置入时经常需要将导丝越过靶病变，所以需要格外仔细，以免发生夹层或血管闭塞。

主要的介入治疗阶段：评估、介入、重复

主要的介入治疗过程始于将 0.35 英寸导丝头端送入血管、越过病变部位并置于远端。由于至靶病变的距离较短，主髂动脉和髂动脉的狭窄通常从足端向头端较易通过，操控及推进导丝更为方便。相比之下，主髂动脉和髂动脉闭塞经对侧或经肱动脉入路逆行再通更容易一些，这两种方式都需要导丝回环技术[74]。在所有主髂动脉和双侧髂总动脉近端和大多数髂总动脉近端介入术中，采用吻合技术使保护球囊和膨胀支架同时扩张以降低远端和近端并发症的风险（由于斑块移动和栓塞）。对于主髂动脉病变，几乎所有病例都需要无条件采用双侧支架置入重建主动脉分支。对于髂动脉病变，根据球囊扩张结果临时置入支架是比较合适的方法。当对病变进行血管成形术后出现由头向尾方向的夹层时，无论造影结果如何由于夹层的方向大多向下而且造成血管闭塞的风险很高，必须行支架置入。广泛弥漫性病变患者和伴局部大斑块的患者，大多需要支架置入。尽管条件性支架置入策略对于大多数病例而言似乎更为可取，但对于偏心性和中度严重性(50% 对 75%)病变可以考虑直接支架置入。但是，对于中度严重钙化和有大斑块的病变，笔者建议采用先行扩张以确定其扩张效果。在单纯球囊血管成形术后呈现类似支架样效果的患者(残余狭窄<30%)，也可以不置入支架。当造影结果非常满意且无远端和全身性并发症时，介入治疗过程结束。

终末阶段

主髂动脉或髂动脉的治疗结束步骤包括：将器械从体内撤出，对介入部位和流出血管进行最终血管造影，随后撤出鞘管并止血。图 12.15 至图 12.17 为主髂动脉血管导管重建术的图例。图 12.18 至图 12.20 为髂动脉导管介入治疗的实例。

术后护理和随访

大部分患者是在导管室撤出鞘管，并用一个闭合装置闭合穿刺点。当患者存在穿刺动脉严重钙化、局部感染、血栓性病变及其他局部并发症时，应禁用闭合装置，建议采用人工压迫。介入后的护理包括严密监测动脉穿刺点及其同侧肢体，早期活动，经常测量血压，直到监测满 12 小时。出院前测量踝臂指数(ABI)，在出院 3~6 个月时进行多普勒超声检查，其后进行常规随访。乙酰水杨酸 （100~300 mg/d） 和他汀类及血管紧张素转换酶(ACE)抑制剂是患者药物治疗的重要组成部分。

并发症

与穿刺部位操作有关的并发症在本章前文已经阐述。小外径的操作系统和精细的动脉穿刺及鞘管置入技术可从根本上减少局部并发症的发生率。所报道的支架血管成形术的并发症总体发生率为 0~17%(平均为 7.6%)，其中 0~17%(平均为 3.1%)需要手术治疗[75]。其他手术并发症包括大的夹层、穿孔和破裂、远端栓塞及设备相关的意外事故。操作相关性主髂动脉轴破裂是一种罕见的并发症，但具有潜在的破坏性结果。一项研究报道指出，髂动脉介入的血管破裂发生率为 0.8%；与介入相关的风险因素包括：血管钙化、完全闭塞、尺寸过大及近期的动脉内膜切除术[76]。紧急治疗包括：近端球囊填塞、置入覆膜支架及抑制抗凝。在失败的情况下（主要是因为传送或放置较大的覆膜支架通过夹层的闭塞处或原先置入支架时不成功）紧急手术修复有可能挽救生命。高达 24%的髂血管介入会并发有症状的远端栓塞[77]，平均风险率约为 4%，取决于病例选择偏差、术者技能及其他因素[78]。对慢性完全闭塞和原发性不稳定病变伴自发性栓塞进行介入治疗会使风险升高。采用逆行方式抵达病变造成远端栓塞时，通过穿刺接近远端栓塞可能会很困难，可能需要行动脉内膜切除术。然而，在大部分情况下，经皮血栓切除术就足以恢复顺行血流。确定

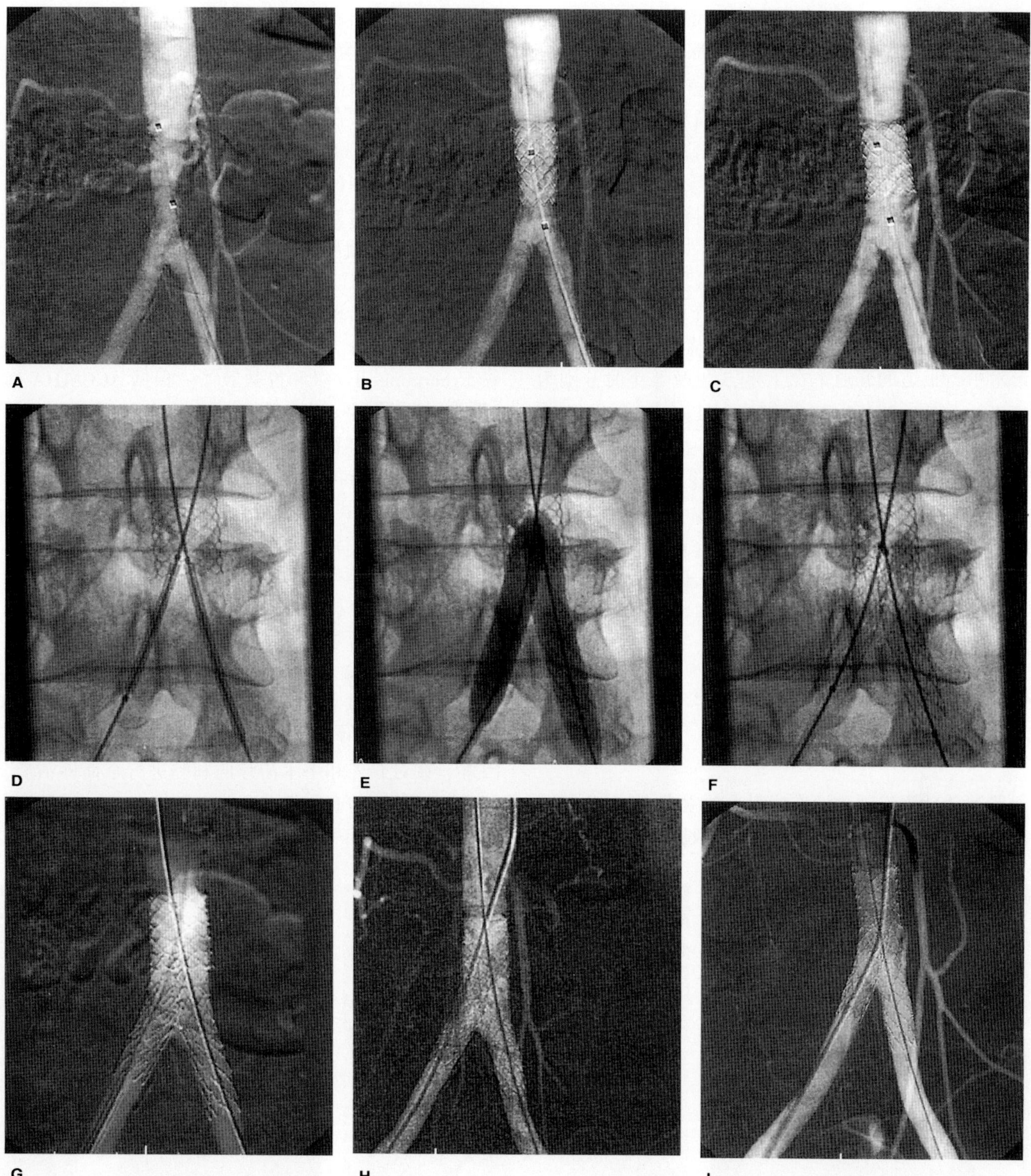

图 12.15　一位 50 岁的女性患者出现左股浅动脉亚急性闭塞(未显示)。自发性主动脉斑块夹层及主动脉分支重建。(A)腹主动脉远端呈半圆状的大型斑块,纵行自发性破裂近端延伸至髂下动脉发出处,远端延伸至左髂总动脉开口处,导致左股浅动脉栓塞性闭塞(未显示)。在直接支架置入前置入支架输送系统。(B)直接支架置入,球囊-膨胀型支架缩短,展开后未完全覆盖主动脉病变远端。支架近端出现半圆形水平斑块撕裂,累及肠系膜下动脉。(C)远端扩张后出现主动脉远端广泛夹层,累及左髂总动脉。(D)支架展开前定位。采用吻合支架置入技术,主动脉分叉处进行重建。左右两个支架均覆盖主动脉支架之上 1.5 个环。(E)双侧支架输送系统同时膨胀。(F)两个远端支架与主动脉支架结合构成了分叉处修补术样效果,自然影像。(G)血管造影对照显示重建后的主动脉分叉处和支架的近端、远端开通。(H)采用后前位投照进行最终造影,显示主动脉斑块近端覆盖效果令人满意,主动脉分叉处重建效果非常好,支架充分展开。(I)右前斜位造影显示肠系膜下动脉开通,夹层完全覆盖,且无其他斑块不稳定性发生。

最终结果时必须要有完整的血管造影资料。与支架相关的并发症包括支架移位,尤其是自膨胀支架,主要是由于尺寸不够或支架置入段血管口径差异太大,在很少情况下,会发生支架感染及继发性动脉瘤形成。与在支架移位的情况下,最好采用经皮支架取出;在某些情况下,可能需要将支架在非靶部位展开。病变覆盖不完全、放置错位及边缘夹层通常是容易纠正的技术性并发症。

长期开通

报道的髂血管成形术的可能平均开通率 2 年时为 81%,5 年时为 72%[79]。因跛行而行血管成形术的患者开通率高于为挽救肢体而行血管成形术者[80]。在支架血管成形术中,报道的开通率在 1 年、3 年及 5 年时分别为 78%~95%,53%~88%及 58%~82%。其未建立在生命表分析基础上的加权平均数分别为 86%,74%和 73%。其相应的继发开通率分别为 86%~98%,81%~94%和 78%~91%,加权平均数为 92%,87%和 85%[75]。开通率(渐低的趋势)与慢性完全闭塞与狭窄病变在再通方面的差异有关,髂总动脉和髂外动脉介入的开通率相似,介于跛行和肢体挽救介入的开通率之间[81]。

股腘动脉介入治疗:类似冠状动脉方法

股腘动脉粥样硬化性疾病很少独立存在;在大部分情况下,它是多级疾病的一部分[68, 82]。股腘动脉段对动脉粥样硬化具有明显易感性的发病机制尚不很清楚;机械性的不利环境(两个弯曲关节、收肌管、暴露在外界压力及压迫之下),腿部活动对血流动力学的干扰,休息时的低血流量都是潜在的原因。在糖尿病性及非糖尿病性患者中,股腘动脉和腘下动脉疾病同时存在时,其局部解剖分布最为典型(图 12.21)。股浅动脉(SFA),当闭塞位于股深动脉发出处远端时,可通过深部侧支与股浅动脉远端重建侧支循环,可以在较长时间内无症状,有时甚至几十年无症状。相比之下,累及腘动脉的股浅动脉远端闭塞可很快出现跛行并迅速恶化。

股腘动脉介入治疗的两个主要适应证是跛行大于等于 Fortaine Ⅱb 级和挽救肢体。根据 ACC/AHA 指南(Ⅲ类,证据水平 C)无症状 PAD 患者和应用扩血管药物跨病变压力梯度不显著的患者不宜采用预防性介入治疗[1]。跛行 Fortaine Ⅱa 级或无典型表现患者和病情进展迅速的患者,其血管重建的指征尚有争议。尤其是这些患者,需要进行全面的获益和风险分析,以综合性的介入前评估为基础,包括职业需要与危害、生活方式和体力活动水平分析,以及所有病变相关因素分析和介入医师的技能分析等。

与 PAD 保守治疗相反,导管及外科手术血管重建的指征都应依据有关 PAD 最佳治疗概念地不断发展。如髂主动脉段疾病,治疗方案取决于患者及靶血管相关因素。在对介入和手术治疗的利弊进行全面评估后,人们应选择最小的有创策略。

在靶病变相关因素中,尤其需要考虑损伤的形态

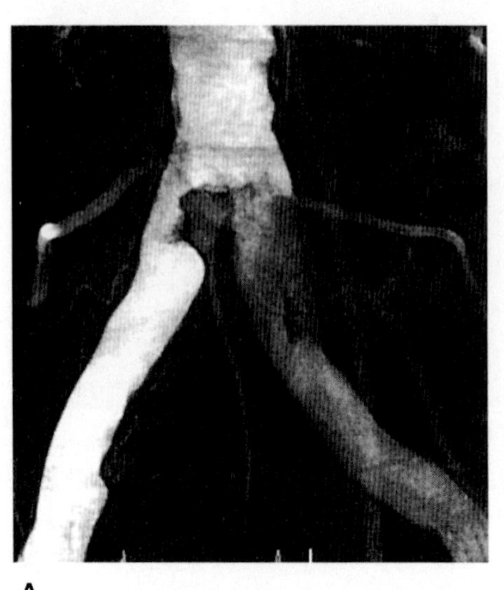
A

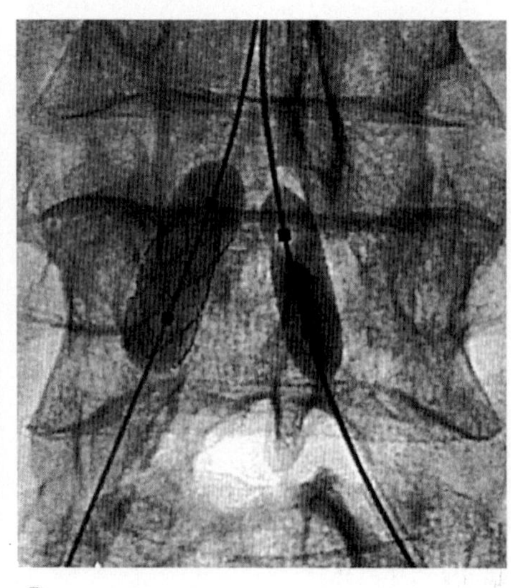
B

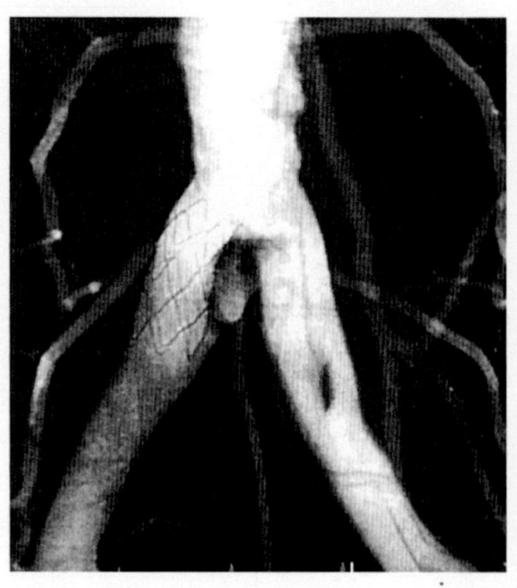
C

图 12.16 一位 65 岁男性患外周动脉疾病,表现为右侧间歇性跛行 Fontaine Ⅱb 级。主动脉分叉处及分叉部分重建的数字减影血管造影(DSA)。(A)主动脉分叉处复杂病变伴有右侧髂总动脉近端高度偏心性狭窄及临床无症状性慢性斑块夹层,累及左髂总动脉。(B)对吻球囊扩张:一个可膨胀的球囊支架输送系统放在右侧,一个较小的保护球囊放在左侧以防止斑块脱落和栓塞。(C)最终结果。右侧支架贴壁良好完全覆盖病变;左侧基本情况无改变,伴有一个稳定性慢性夹层,顺行血流良好。

学。表 12.28 和表 12.29 提供了两种可以实现的股腘病变分类。根据 TASC 建议[13]，推荐 A 类病变采用导管治疗，D 类病变采用外科手术血管重建。对于中间型的 B 类病变，可选择导管基础上的手术，对于 C 类病变，最好选择外科手术。在真正的临床实践中，靶病变的形态学是一个比较广泛的多因素概念的一部分。

经皮腔内股腘动脉血管成形术（PTA）已经具备较高的技术成功率（范围在 82%~96%），以及可接受的原发开通率，1 年、2 年和 3 年的开通率分别为 50%~86%，42%~60%和 38%~58%，和可接受的总体并发症发生率（2.5%~6.3%）[13]。在一个具有代表性的单中心研究中，长期开通率在 1、3 和 5 年时分别为 81%，61%和 58%，10 年再闭塞率呈线性增加。与再闭塞相关联的靶病变相关因素包括长的偏心病变及 PTA 后血管造影结果欠佳。患者相关性再闭塞预测因子包括 2 型糖尿病、弥漫性动脉粥样硬化性疾病和有肢体丧失的危险[83]。然而，病变

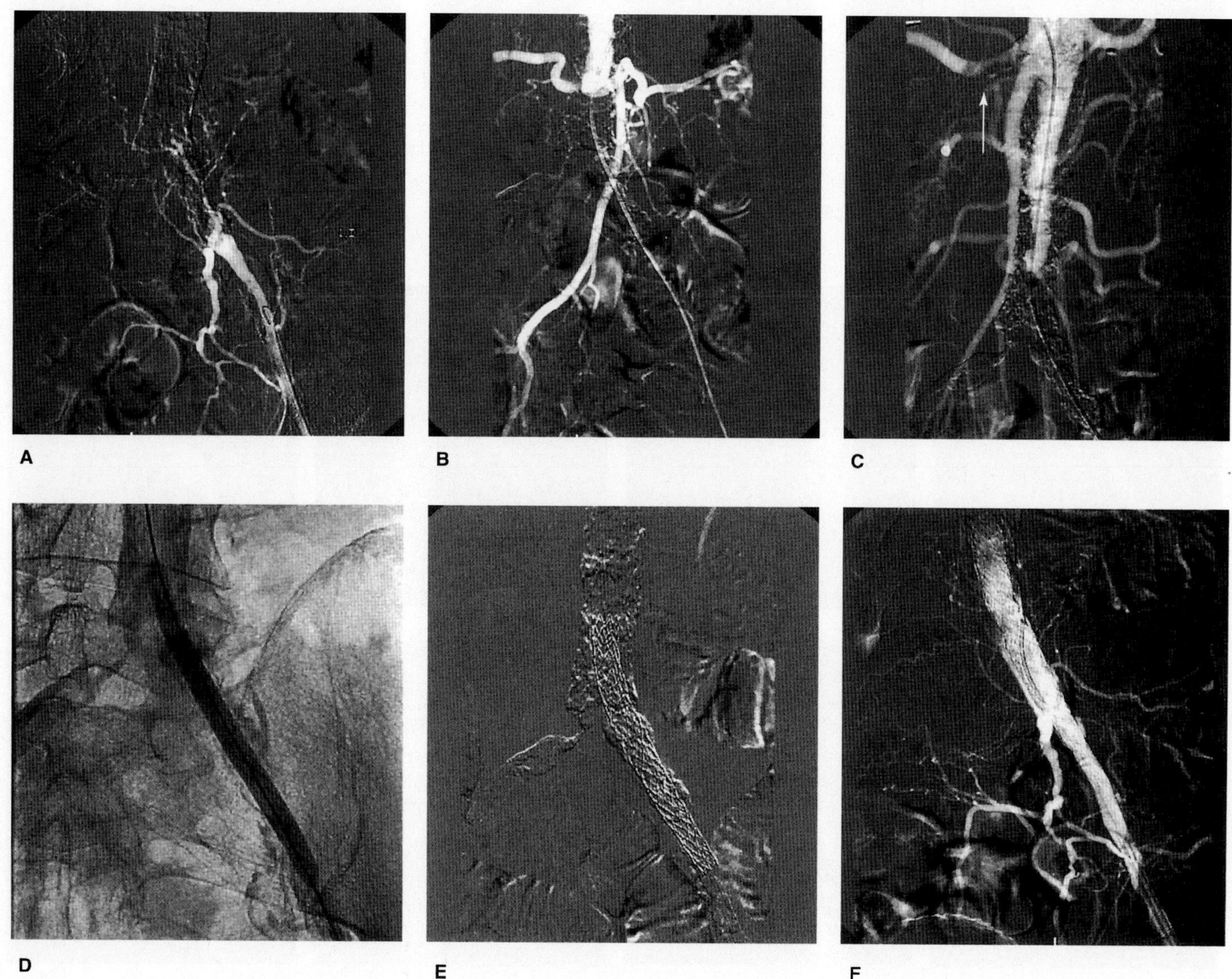

图 12.17 一位 64 岁男性患不完全 Leriche 综合征及双侧间歇性跛行 Fontaine Ⅱb 级。主动脉分叉处数字减影血管造影（DSA），主动脉远端完全闭塞，及姑息的分叉处再通。（A）显示腹主动脉远端慢性完全闭塞。腹主动脉远端及双侧髂总动脉大面积钙化和硬化，左髂外动脉开通。（B）随着亲水导引导丝再通左髂总动脉及一根 4 F 诊断性导管置入腹主动脉远端，血管造影显示主动脉远端明显狭窄，开通上至肠系膜下动脉开口，远端双侧腰动脉作为侧支循环。管腔内放置的导管可确定。（C）腹主动脉造影显示主动脉壁的完整性，主动脉残余管腔宽度的大小及经腰动脉和肠系膜下动脉的侧支循环伸展。血管造影显示侧支血管对预防介入手术期间的损伤是重要的。图中也显示了右肾动脉狭窄（箭头）。（D）置入一根长球囊扩张导管，与所谓的残余管腔多次连续扩张相当。（E）无对比剂时的 DSA 显示三枚无重叠的完全展开的支架，对称的膨胀对合并可保护支架结构。无任何局部回缩，提示支架根部稳定性非常好。（F）左主髂动脉段姑息再通和重建后有正常流出。由于大量并发症发病率的外科手术高风险，接下来要用股股交换旁路行右腿血管重建术（未显示）。

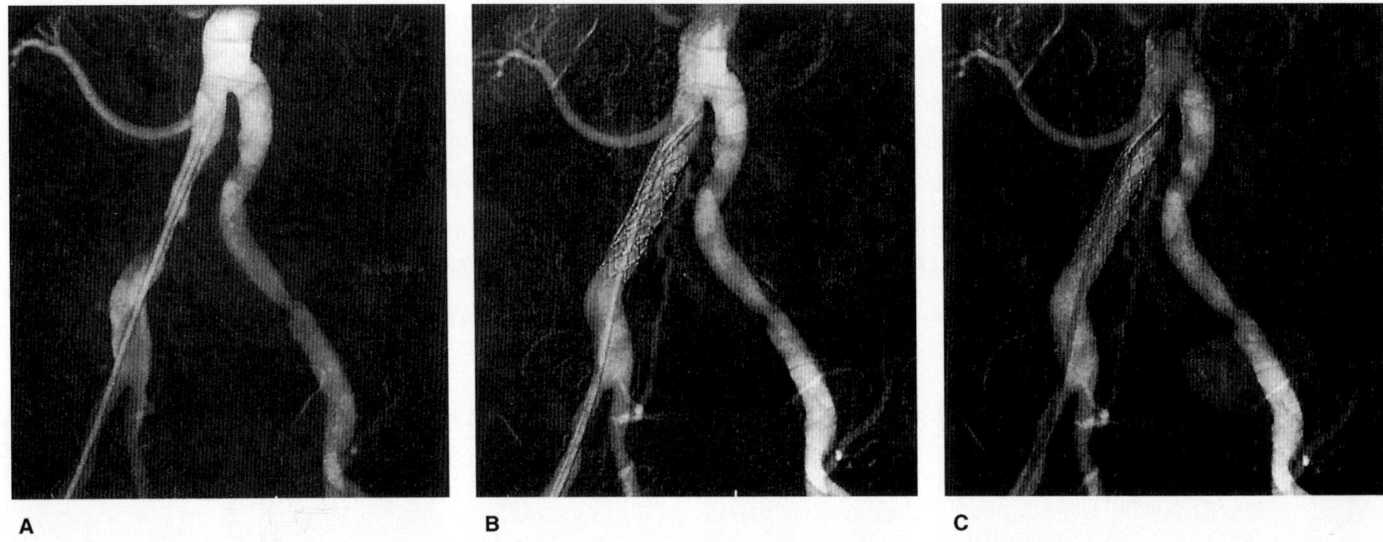

图 12.18 一位 42 岁男性患右下肢间歇性跛行 Fontaine Ⅱb 级。(A)数字减影血管造影(DSA)显示双侧髂外动脉狭窄，双侧髂内动脉完全闭塞，及一支开口于右髂总动脉的较低级的右侧副肾动脉。(B)右侧病变直接支架术后显示良好的解剖及功能结果。(C)斜位投照证实良好的解剖及功能结果，及一个完整的较低级副肾动脉。

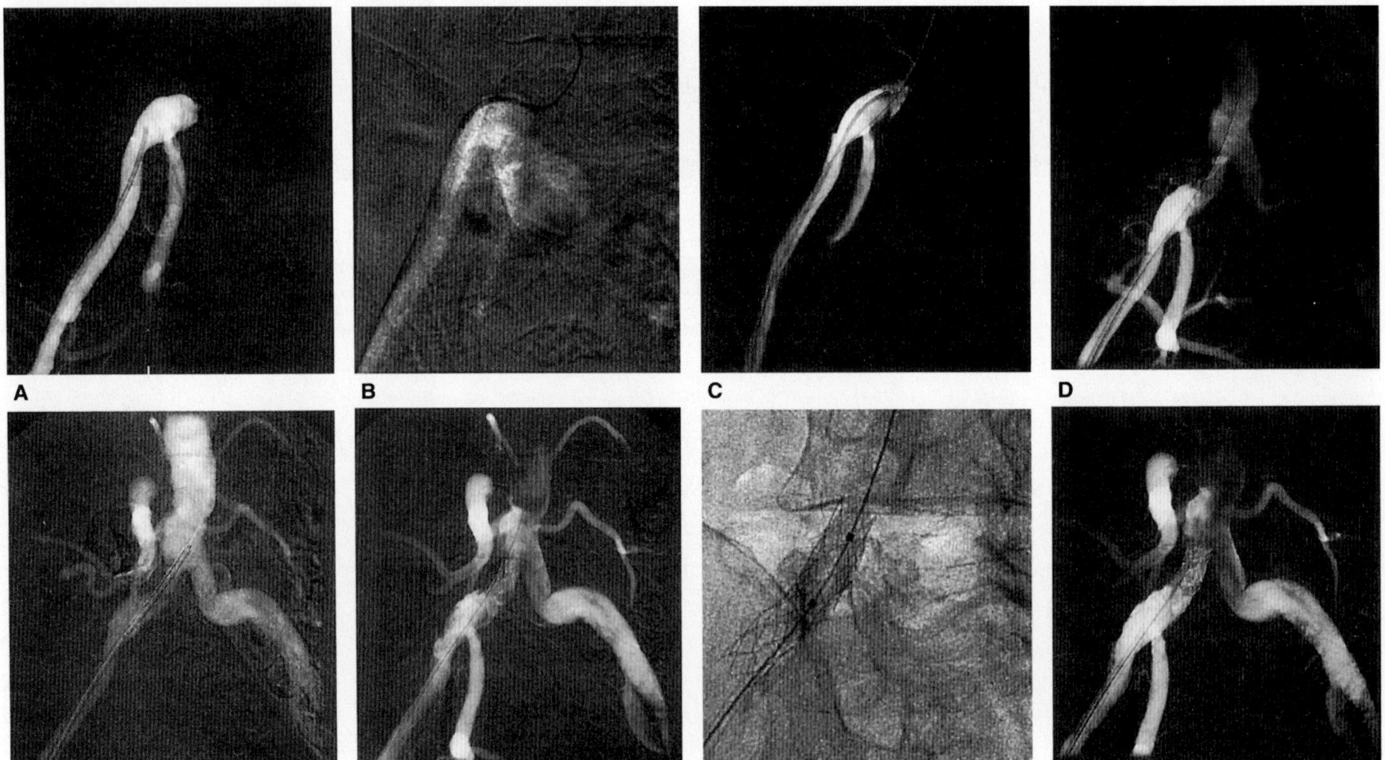

图 12.19 一位 64 岁女性患右腿间歇性跛行 Fontaine Ⅱb 级。(A)逆行选择性数字减影血管造影(DSA)显示右髂总动脉完全闭塞。(B)由于髂外动脉近端凹陷形成及扩张，逆行导引导丝再通尝试失败。(C)采用一个左侧经肱动脉入路和一根长 0.035 英寸亲水导引导丝，以一种顺行方式使髂总动脉闭塞成功再通。(D)借助环状导丝技术，用股动脉入路将肱动脉导引导丝头端撤出，交换一根股动脉导丝从股动脉入路经过一个诊断性导管。随后，行预扩张，显示一个大夹层。(E)膨胀球囊支架被越过病变置入，定位。(F)支架展开；血管造影显示在支架与髂外动脉近端狭窄后扩张的大小，及展开的支架远端部分之间显著失谐。(G)用一特大型球囊远端支架，行后扩张，可以使支架血管壁适应性得到改善。(H)最终对照血管造影显示右髂总动脉和髂外动脉完全再通。人们能对狭窄后扩张做出评价。

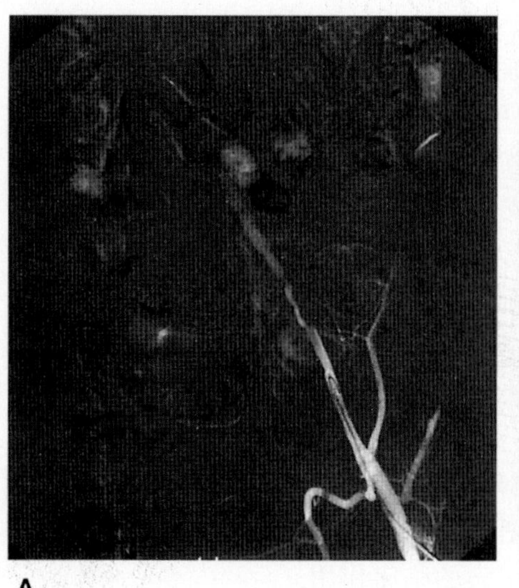

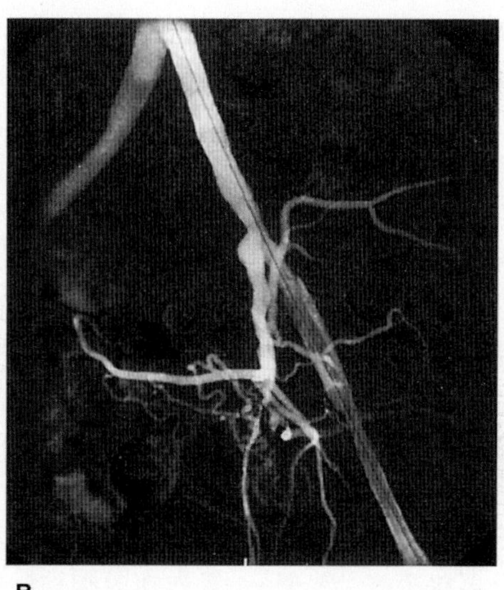

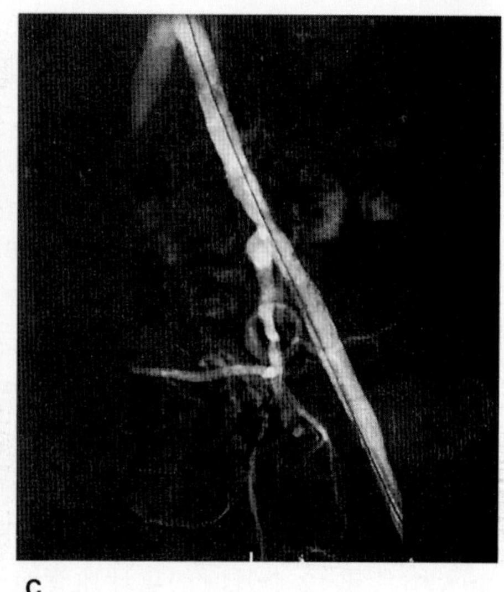

图 12.20 一位 51 岁男性患者,左腿间歇性跛行 Fontain Ⅱb 级。(A)数字减影血管造影(DSA)显示左髂外动脉不完全闭塞。(B)随后,导引导丝再通及球囊扩张,显示一个大的不完全闭塞的螺旋形夹层。(C)临时置入支架并行后扩张,显示极佳的解剖及功能结果。

的长度及闭塞的存在对结局的预测作用,并不像早期资料所显示的那么重要[84, 85]。

除了在血管成形术失败时为摆脱危险的或急性的血管闭塞以外,弥漫性、偏心性和钙化病变以及有高度回缩弹性的病变(如移植物吻合部位)都已成为支架置入的潜在对象。然而,原发支架置入的初次实施应冷静对待。尽管报道的技术成功率较高 (范围在 93%~100%), 但报道的 1 年开通率却不高 (范围在 22%~81%)[13]。在一些研究中,股腘动脉介入的令人失望的高支架内再狭窄率和支架失败率高达 80%[83, 86],已经导致了支架置入指征及策略方面的争议。

使用 Palmaz 支架,6 个月的开通率(>50%直径),在股动脉为 11%,在腘动脉为 20%。4 年原发开通率在股动脉为 65%±7.5%,腘动脉为 50%±17.7%。此外,还观察了闭塞的类型(狭窄及闭塞)、病变长度和支架数量与开通率之间的关系(表 12.30)[87]。一个具有代表性的在股腘动脉段使用自膨胀镍钛合金支架的长期结果显示于表 12.31 中[88]。从最近的试验数据来看,使用第二代自膨胀镍钛合金线圈状或网状支架比使用前几代支架的效果要好(图 12.22)[89]。然而,由于较高的费用及尚不确定的优势, 原发性支架置入的策略尚未得到人们的认可[90],在最近的 ACC/AHA 指南(Ⅲ类,证据水平 C)中还被认为是禁忌[1]。另外,最近一项关于用于 SFA 和腘动脉的三种自膨胀支架完整性研究表明:长支架和覆膜支架的轻、中、重度断裂的发生率较高(25.4%)(图 12.23),临床结果较差(再狭窄和再闭塞率较高)[91],从而支持了目前的建议,即股腘动脉段支架治疗应局限于有条件的挽

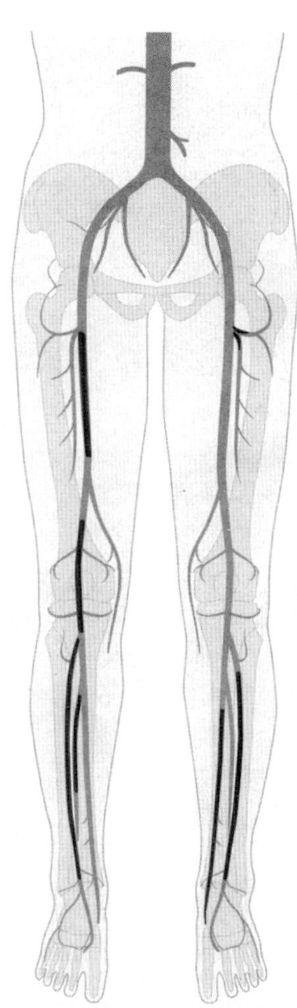

图 12.21 外周动脉疾病局部解剖图。外周股腘及腘下动脉疾病的典型分布方式。Redrawn from Haimovici H. Patterns of arteriosclerotic lesions of the lower extremity. *Arch Surg.* 1967;95:918–933.

救情况(ACC/AHA Ⅱa 类,证据水平 C)[1]。

改善股腘动脉介入的结果及降低再狭窄发生率的措施包括:使用传统支架、覆膜支架,近距离治疗,及最新的药物洗脱支架。在所有研究中使用传统支架并未降低再狭窄率[1],这使人们对股腘动脉支架置入改善预后的预期大打折扣。覆膜支架(血管覆膜支架)的使用显示出某些有希望的结果(累计原发和继发开通率 12 个月时分别为 73%和 83%,即使在长病变治疗中也是如此)[92],同时也显示出一些欠佳的结果(累计原发和继发开通率 12 个月时分别为 58%和 73%)[93]。尽管与单纯球囊血管成形术相比,覆膜支架似乎确实能降低再狭窄率,但其临床相关性尚不确定[94]。原发近距离治疗似乎能降低 6 个月和 12 个月时的累计血管造影再狭窄率[95],但这项技术尚未得到广泛应用。药物洗脱支架的初步应用经验提示,与单纯球囊血管成形术相比,其再狭窄率降低[9],但结果还需其他试验如正在进行的 Zilver 镍钛合金支架试验来证实。

总之,根据有效但不完全的证据,目前对股腘动脉疾病支架置入的推荐适应证包括:危及或已发生血管闭塞时的挽救措施,单纯球囊血管成形术后血管造影结果欠佳时有条件的置入支架。在这些情况下,最好是使用新一代镍钛合金支架。为明确支架血管成形术在股腘动脉介入中的作用,人们需要更多的资料来记录长期的临床效果和血管造影结果。与应用药物洗脱支架治疗冠状动脉疾病相比,单纯抗增殖性支架不能确保改善外周动脉疾病患者的结果。支架的结合需要具有较高的力学稳定性,使其不仅在直的血管段而且在越过腹股沟及腘部弯曲点和关节时都能保持其完整性。生物可吸收性支架可能在将来与抗增殖药物洗脱技术相结合,会加强支架置入在股腘动脉疾病的临床作用。

介入策略

采用类似冠状动脉方法已经使股腘动脉介入更为便捷。原则上,确定到达靶病变的入路时,可以经对侧股

表 12.28 股腘动脉病变分类

1 类

(1)单个狭窄长度不超过 5 cm 且不在股浅动脉开口部或腘动脉远段,或(2)单个闭塞长度不超过 3 cm 未累及股浅动脉开口部或腘动脉远段

2 类

(1)单个狭窄长度 5~10 cm,未累及腘动脉远端,(2)单个闭塞长度 3~10 cm,未累及腘动脉远段,(3)严重钙化性狭窄不超过 5 cm,(4)多发病变,每个病变长度小于 3 cm,狭窄或闭塞,或(5)单个或多个病变没有连续的胫动脉流出血管以供远端旁路手术使用

3 类

(1)单个闭塞长度 3~10 cm,累及腘动脉远端,(2)多发局限性病变,每处病变长度 3~5 cm(可能重度钙化),或(3)单个病变,狭窄或闭塞,长度超过 10 cm

4 类

(1)股总动脉和(或)股浅动脉完全闭塞,(2)腘动脉和近端三分叉处完全闭塞,或(3)严重弥漫性疾病伴有多发病变且无介入所需的正常血管段

Reproduced with permission from Pentecoast MJ, Criqui MH, Dorros G, et al. Guidelines for peripheral percutaneous transluminal angioplasty of the abdominal aorta and lower extremity vessels. A statement for health professionals from a Special Writing Group of the Councils on Cardiovascular Radiology, Arteriosclesrosis, Cardio-thoracic and Vascular Surgery, Clinical Cardiology, and Epidemiology and Prevention, American Heart Association. *Circulation*. 1994;89:511–531.

表 12.29 TASC股腘动脉病变分类

A型	B型	C型	D型
单个狭窄< 3 cm(单侧或双侧)	单个狭窄长度 3~10 cm,未累及腘动脉远端;重度钙化性狭窄长度<3 cm;多个病变,每个长度<3 cm(狭窄或闭塞);单个或多个病变,但无连续的胫动脉分支血流以改善远端手术旁路血管的血流	单个狭窄或闭塞>5 cm;多个狭窄或闭塞,每个长 3~5 cm,伴或不伴重度钙化	股总动脉或股浅动脉完全闭塞或腘动脉及近端三分叉处完全闭塞

Reproduced with permission from TransAtlantic Inter-Society Consensus (TASC). Management of peripheral arterial disease (PAD). *J Vasc Surg*. 2000;31(suppl):1–296.

表 12.30 股腘动脉支架经皮腔内血管成形术(PTA)中闭塞类型、病变长度和展开的支架数量与开通率的关系

特征	原发开通率(%)	继发开通率(%)
狭窄	80	94
闭塞	39	86
病变<3 cm	82	94
病变>3 cm	69	87
1 个支架	82	93
>1 个支架	70	91

Adapted from Henry M, Amor M, Ethevenot G, et al. Palmaz stent placement in iliac and femoropopliteal arteries: primary and secondary patency in 310 patients with 2~4 year follow-up. *Radiology*. 1995;197:167–174.

总动脉采用横跨技术,也可以经同侧股总动脉采用顺行方式，或少数情况下采用逆行经肱动脉或腘动脉入路。鞘管、导丝及导管均采用同轴电镜原理和技术。一般方法是沿 0.035 英寸导丝置入鞘管,其头端恰好在靶病变近端(经腘动脉入路时恰好在靶病变远端),从而建立到达介入点的直接入路,之后应用基于 0.014 英寸技术的冠状动脉设备来完成操作。一般来说,使用头足横跨入路至靶病变似乎可降低同侧局部或远端血管并发症,而且一旦出现并发症，可提供安全抵达外周部位的入路。鞘管的头端置于接近靶病变的位置至少部分补偿了从穿刺点到靶病变之间较长的距离。同轴套叠技术应用于横跨方式到对侧远端股浅动脉病变的原理如图 12.24 所示。

器械

股腘动脉介入时,通常使用 5~6 F(范围在 4~7 F)的介入系统。进行横跨操作时,可以使用长鞘(≥45 cm)或冠状动脉指引导管(通常使用右 Judkins 4 型),因其有高度柔韧性及最好的旋转稳定性,可与弯曲的诊断性导管(如响尾蛇)结合应用。

使用 0.035 英寸带有柔软可塑性的头端及硬柄的亲水导引导丝来完成操作及达到介入部位，而用内径 0.014 英寸带有可塑形亲水头端及硬柄的冠状动脉导丝来实施介入手术。

优选带有快速交换设计的扩张球囊导管,但因其选择限制(长度在 5~40 mm),致使很多情况下必须选用标准外周球囊扩张导管（长度在 7~100 mm)，大部分为 OTW 设计。

在挽救性支架置入时,最常使用新一代直径 4~

表 12.31 应用镍钛线圈内支架3年原发与继发开通率

位置	初期开通率(%)	继发开通率(%)
所有病变	62.1	72.4
狭窄	69.6	79.8
闭塞	49	60.4
股总动脉	87.9	93.3
股浅动脉近段 1/3	48.4	60.9
股浅动脉中段 1/3	59.9	72.7
股浅动脉远段 1/3	65.5	74.1
病变≥4 cm	79.9	86.1
狭窄	84.4	94.5
闭塞	59.2	55.4
病变≤8 cm	66.4	76.9
狭窄	69.8	80.6
闭塞	55.7	67.2
病变>8 cm	36.4	48
狭窄	66.7	66.7
闭塞	31	45.8
腘动脉,所有病变	66.1	78.6
腘动脉,狭窄	67.3	78.4
腘动脉,闭塞	62.5	81.8

Adapted from Henry M, Henry I, Klonaris C, et al. Percutaneous endovascular treatment of femoropopliteal occlusive disease. In: Heuser RR, Henry M, eds. *Textbook of Peripheral Vascular Interventions*. London: MD Martin Dunitz, 2004:243–262.

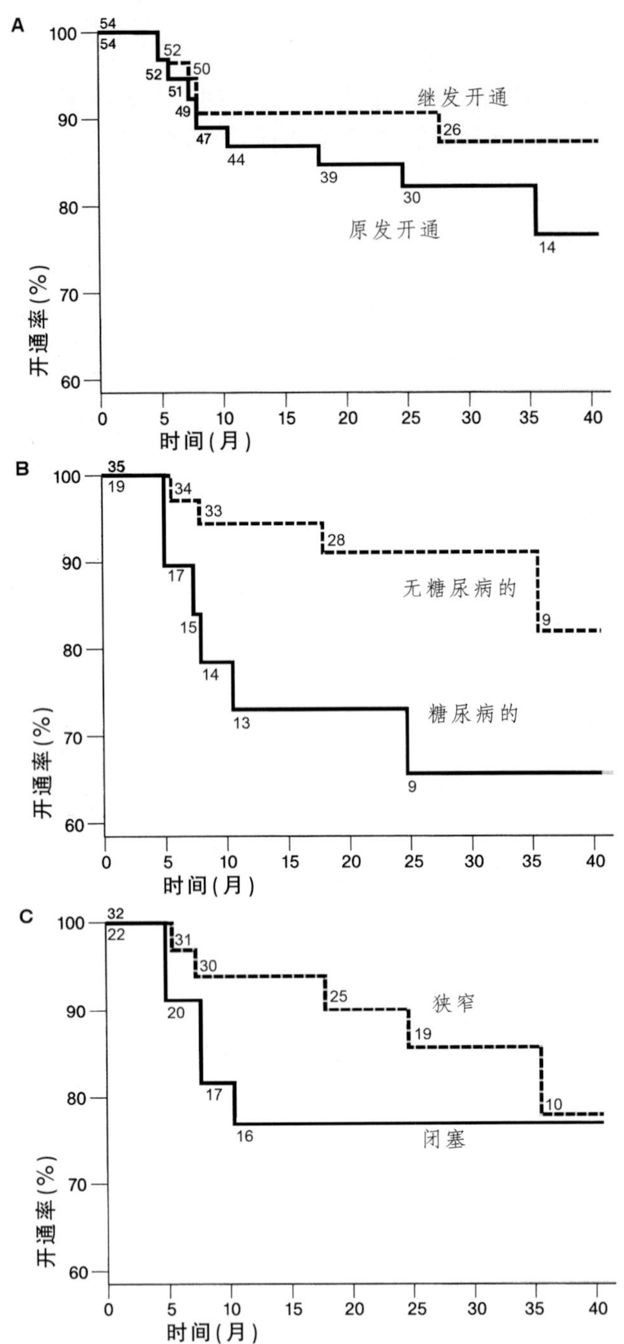

图 12.22 股腘动脉支架血管成形术结果。根据 Kaplan-Meier 方法进行的生命表分析。(A)分析显示置入支架的54 例动脉(股浅动脉和腘动脉)的开通率。实线代表原发开通;虚线代表继发开通。数字表明处于危险中的肢体数量。(B)分析显示糖尿病患者(实线)和非糖尿病患者(虚线)的开通率。数字表明处于危险中的肢体数量。随时间推移,两组开通率的差异处于显著性边缘(P=0.08)。(C)分析显示狭窄治疗(虚线)和闭塞治疗(实线)的开通率。数字表明处于危险中的肢体数量。随时间推移,两组开通率差异不显著 (P=0.70)。Redrawn from Lugmayer HF, Holzer H, Kastner M, et al. Treatment of complex arteriosclerotic lesions with nitinol stents in the superficial femoral and popliteal arteries: a midterm follow-up. *Radiology*. 2002;222:37–43.

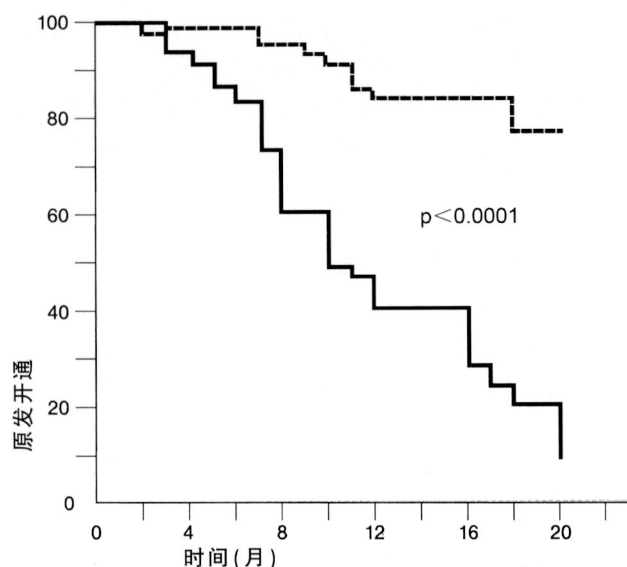

图 12.23 支架断裂和支架无断裂的原发支架开通率。虚线为支架无断裂,实线为支架断裂。Adapted from Scheinert D, Scheinert S, Sax J, et al. Prevalence and clinical impct of stent frctures after femoropopliteal stenting. *J Am Coll Cardiol*. 2005;45:312–315.

7 mm 的自膨胀镍钛合金支架。在跨越关节的血管置入支架时禁用球囊扩张支架。

股腘动脉介入的基本结构

与其他血管床一样,股腘动脉介入包括初始阶段、主要介入阶段及终末阶段。

初始阶段

在对介入部位及流入流出血管的诊断性 MR、CT 或 X 线血管造影进行评估的基础上,医生确定穿刺点及介入器械的尺寸。在 SFA 慢性完全性闭塞时,应考虑采用替代技术,如外周激发激光血管成形术(PELA)[97]和经皮介入腔外血管重建术(PIER)[98]。据报道,采用这些技术的原发操作成功率较高,甚至在长的慢性完全性闭塞时也很高(85%)[99],且肢体挽救成功率也很高(66%)[100]。动脉入路建立后,应进行介入前血管造影以便了解介入部位及流出血管情况。靶病变的影像资料最好存储在监视器以便指导介入操作。

主要介入阶段:评估、介入、重复

当鞘管或指引导管头端靠近靶病变区域时,推进 0.014 英寸或 0.035 英寸亲水导线,操控其越过靶病变。通过靶病变之后,将导线的头端置于腘动脉,行对照血管造影确定靶血管内的导丝是否安全放置。导丝头端不要越过腘动脉的第二部分,以避免远端的损伤。然后,选择与靶血管管径相匹配的扩张球囊导管,置于病变处并扩张。随后放气并撤回扩张导管,需要行对照血管造影。

根据造影结果确定是进行下一个介入阶段还是终止介入。当患者有闭塞危险或单体球囊血管成形术结果不令人满意时，一般采用与靶血管介入部位尺寸相当或稍大的(不超过10%)自膨胀支架。选择支架的长度完全覆盖住病变，并应将轴向缩短考虑在内。如果使用支架，应采用高分辨率血管造影记录整个支架的贴壁情况，并除外任何边缘损伤。常需后扩张以改善支架与血管壁的贴合。

在慢性完全性股浅动脉闭塞的患者，可以应用PIER技术使血管再通。应用此技术，将一根易操控的导

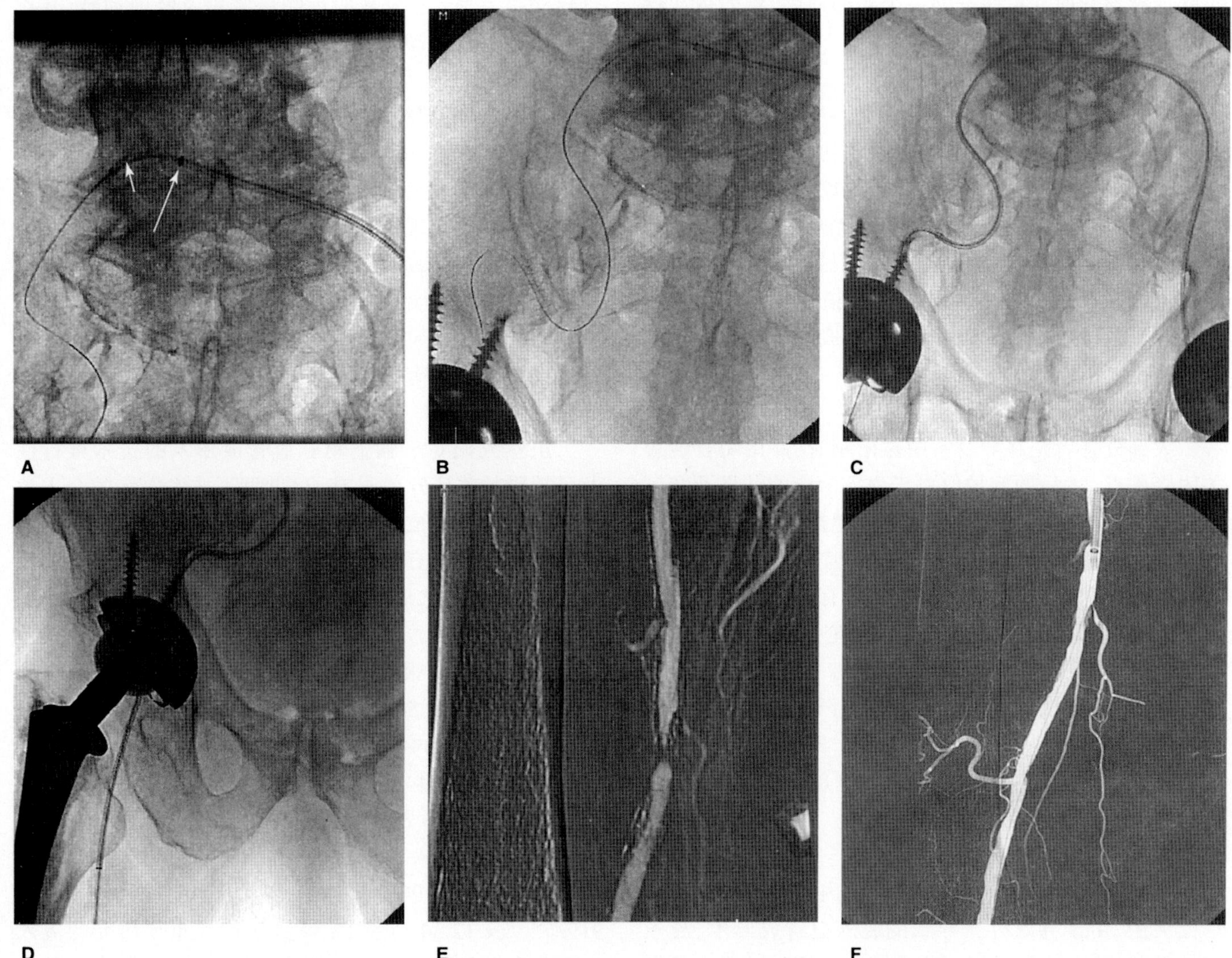

图 12.24 横跨方式与同轴套叠技术。(A)同轴系统包括0.035 英寸硬亲水导丝，预塑形诊断性导管(猪尾、牧羊钩、响尾蛇)及长的导入鞘管(多为 5~6 F，箭头)。诊断性导管沿 0.035 英寸导丝推进至主动脉分叉处，头端恰好正对对侧髂动脉开口。随后，0.035 英寸导丝进入髂动脉，诊断性导管随之进入。图像显示 0.035 英寸导丝位于股总动脉内；诊断性导管恰好通过主动脉分叉部(小箭头)，鞘管头端恰好在分叉以下，仍在同侧(大箭头)。(B)为提高牵引支撑力，0.035 英寸硬导丝进一步推进至股浅动脉。诊断性导管及鞘管头端留在原位；鞘管过度向上和横向活动提示鞘管通过主动脉分叉处的操作将会失败，需将导丝至于更远处。(C)随着 0.035 英寸导丝安全置入，诊断性导管置于对侧，连续的交替推进诊断性导管和鞘管，可以克服解剖方面的不利因素(如延长、扭曲或斑块)。诊断性导管的头端隐藏在人工右髋结构后方；鞘管头端准备移动到髂外延长线远端以外。(D)为了准备进行介入治疗，鞘管头端应置于靶病变的近端，且不限制顺向血流。在准备随后的股浅动脉介入治疗时，导入鞘管头端应置于股浅动脉近端，该例患者是在股深动脉发出水平以上。在腘下动脉介入时，鞘的头端甚至可以推进更远；为提高远端可操控性及支持力，可将一根指引导管置入导入鞘并尽可能地靠近靶病变。在这种情况下，可以用 0.014 英寸导丝及小外径冠状动脉扩张球囊导管来代替 0.035 英寸导丝介入系统。(E)显示股浅动脉远端不完全闭塞及自发性逆行螺旋夹层。(F)为改善远端控制，引导鞘的头端推进到远端接近病变，用冠状动脉系统进行扩张。图示一根 0.014 英寸导丝置于靶病变远端，扩张后结果满意，鞘的头端在远端的位置满意。

丝推进到闭塞的近端帽,然后将一个头端有角度的 5 F 诊断性导管推进至闭塞的近端,并牢固地固定在闭塞帽穿透部位。随后,在线路图影像引导下,导线的头端形成一个近端弧形,并继续前行至远端重建血管的近侧。对血管腔重开通点和腔内导丝的放置要进行两个投照位造影。一旦管腔内导丝放置位置确定,置入一个小外径扩张球囊导管前并扩张开通一个新的通路,接着依次逐步增加外径尺寸扩张。

终末阶段

当单纯球囊血管成形术后残余狭窄<30%及支架置入术后残余狭窄<20%时技术获得成功,通常可以终止手术。此外,应保持最佳的远端血流以保证长期手术获益。终止的标准在姑息性介入(侧支循环改善)及治疗性介入(血管解剖重建)是有区别的。器械撤出时应该谨慎操作,并在 X 线透视引导下进行,以避免损伤靶病变及展开的支架。图 12.25 至图 12.32 为股腘动脉介入治疗的实例。

术后护理及随访

大部分患者是在导管室中拔出鞘管,并用闭合装置关闭穿刺点。术后的监护取决于介入治疗的结果及穿刺部位的情况。在无并发症的病例及逆行动脉入路时,可以立即活动并需要 2~4 小时的术后监护。如果采用顺行的经股动脉入路,尤其在同时应用有效的抗凝药物治疗(如 GP Ⅱb/Ⅲa 受体拮抗剂)时,笔者建议逐渐活动及延长术后监护时间,最少达 12 小时。出院前,应检测 ABI。在 3 和 6 个月时进行多普勒超声检查介入部位及下游的循环情况。之后,应定期随访。乙酰水杨酸(100~300 mg/天),他汀类药物和 ACE 抑制剂是患者最主要的药物。

并发症

常见手术并发症包括:非故意的内膜下导丝穿通伴广泛夹层,由于导丝外露导致的腔外血管成形术,导丝穿透下游的血管,及远端血栓栓塞。尽管有时技术要求非常严格,但大部分并发症可以通过联合使用纤维蛋白溶解剂和经皮扩张治疗。少数情况下,尤其在仅剩下最后一个腘下动脉及危及肢体时,可能需要外科手术。股腘动脉介入的穿刺部位并发症已在前文进行了讨论(表 12.32)[101]。

长期开通

股腘动脉段介入治疗的长期开通率明显低于主髂动脉疾病。采用单纯球囊血管成形术,报道的股腘动脉病变 1 年和 3 年开通率分别是 69.8%/50.3%和 62.4%/43.1%[101]。对股腘动脉病变采用镍钛合金支架血管成形术,3 年原发开通率是 62.1%,继发开通率为 72.4%[88]。

腘下动脉介入治疗

外周血管疾病的腘下动脉病变常见于 2 型糖尿病和糖尿病性血管病患者[102]及伴有晚期的多水平外周血管疾病患者[68]。三分叉的远端最常累及胫前动脉,其次是胫后动脉及腓动脉。根据侧支循环的程度,一支、两支甚至所有三支腘下血管部分闭塞,可在较长时间内无症状,直到出现足部跛行才被发现。因此,足部跛行几乎总是与严重的糖尿病性大血管和微血管病或弥漫性多水平病变有关。在大多数 CLI 或生活受限的跛行患者中,动脉造影都可发现一支腘血管新生病变,或所有三支腘下血管多发狭窄或闭塞伴有丰富但失代偿的侧支循环。腘下动脉疾病患者通常比近端 PAD 患者年龄更大且更虚弱。此外,腘下动脉疾病通常为多灶性或弥漫性,常不同程度地累及所有三支血管。表 12.33 为腘下动脉病变的分类举例。

虽然人们对于腘下动脉血管成形术的技术可行性及可接受的临床疗效早有记载[103-107],技术熟练的介入放射学专家也可完成该项操作,但即使在今天腘下动脉介入仍然是一种具有挑战性的操作。不过,在有经验的治疗中心,类似冠状动脉方式的腘下动脉介入及其流入血管重建术已经改善了临床结果。因此,在有慢性肢体栓塞(CLI)的患者,报道的动脉狭窄和闭塞的动脉造影原发成功率分别为 84%和 61%,与原发临床成功率 63%相符,10 个月时再狭窄率分别为 32%和 52%。18 个月随访时,原发与继发开通率分别为 48%和 56%,报道的累计肢体挽救率为 80%(图 12.23)[108]。在另一项有关 CLI 腘下动脉介入治疗的研究中,狭窄和闭塞的原发技术成功率分别为 98%和 73%。随访 5 年,肢体挽救率为 91%[109]。表 12.34 至表 12.36 列出该项重要研究的流入血管状态及需要近端血管重建的情况,围术期并发症发生率,及 5 年临床结果的资料。该项研究包括了 32%的跛行和 68%的 CLI,其支架和 GP Ⅱb/ Ⅲa 受体拮抗剂支持的血管成形术的原发技术成功率为 94%;随访 1 年,45%的 CLI 患者和 37%的生活受限性跛行患者临床状态得到改善[110]。尽管这项报道令人鼓舞,腘下动脉支架置入的远期结果尚待探讨,仍需进一步的大样本研究来证实这项结果。由于晚期 PAD 缺乏有力的临床结果,而且其并发症可能引起严重的后果(包括截肢的危险)人们通常认为腘下动脉介入治疗通常仅适合于 CLI 及有截肢危险的患者。最近,在高水平的介入中心,介入治

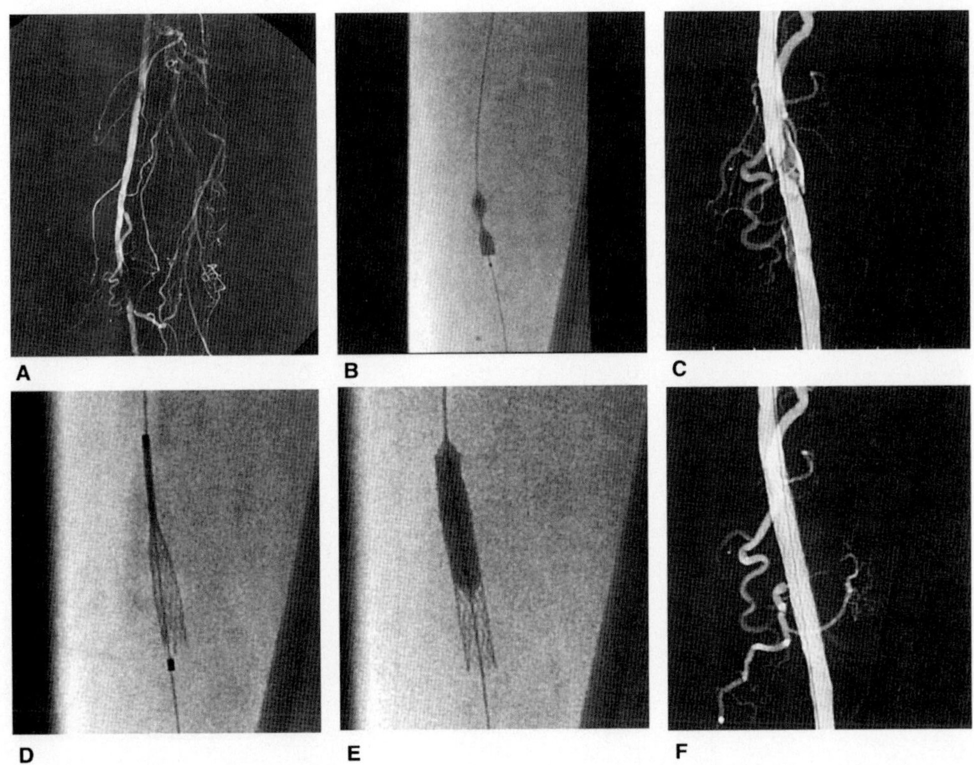

图 12.25 一位 62 岁女性患 Fontaine Ⅱb 级血管跛行。诊断性血管造影显示左侧股浅动脉远端不完全闭塞。(A)介入前血管造影显示左侧股浅动脉慢性不完全闭塞,伴有丰富的侧支循环。(B)扩张球囊低压力不完全膨胀的标记的靶病变边界线。完全开通病变需要采用高压。(C)扩张后的严重螺旋夹层,伴血管壁不稳定(放大后)。(D)局部置入一枚自膨胀镍钛合金支架。(E)近端部分支架塌陷需要进行后膨胀。(F)最终结果。

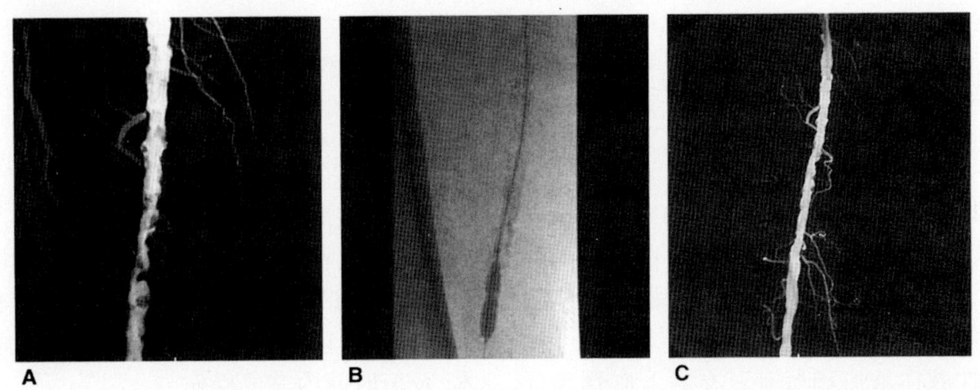

图 12.26 一位 60 岁女性右腿 Fontaine Ⅱb 级跛行。诊断性血管造影显示股浅动脉远端弥漫严重钙化性狭窄。(A)介入前血管造影显示股浅动脉远端较大的钙化斑块。(B)为避免夹层多次使用小外径球囊交错扩张。(C)最终结果显示局部斑块反冲,远端血流通过良好。

疗也用于严重生活受限的跛行患者。严重肢体缺血的高发性,多水平 PAD 常伴有的解剖复杂性,及并发症的出现使大部分考虑介入治疗患者的风险明显升高。因此,在所有患者,都必须对操作风险和潜在的短期(如溃疡愈合)及长期(如静息痛缓解,更好的离床活动)获益进行仔细权衡。

对于考虑行腘下动脉介入的患者,应确立现实的目标,选择成功希望最大及损伤最小的方法。选择介入目标的主要依据是解剖情况。因此,要将决定新建血管通路能否开通的靶病变形态和流入、流出及侧支血管的状况与可能对通常细微复杂的下肢血供造成损害的风险同时加以权衡。经验丰富的介入医师根据动脉造影的结果和临床情况来确定手术方案,总是通过可获得的手术专家做出解释。腘下动脉介入不能由没有经验的介入医师进行操作。

入选的患者,如动脉造影结果可疑,可采用介入探

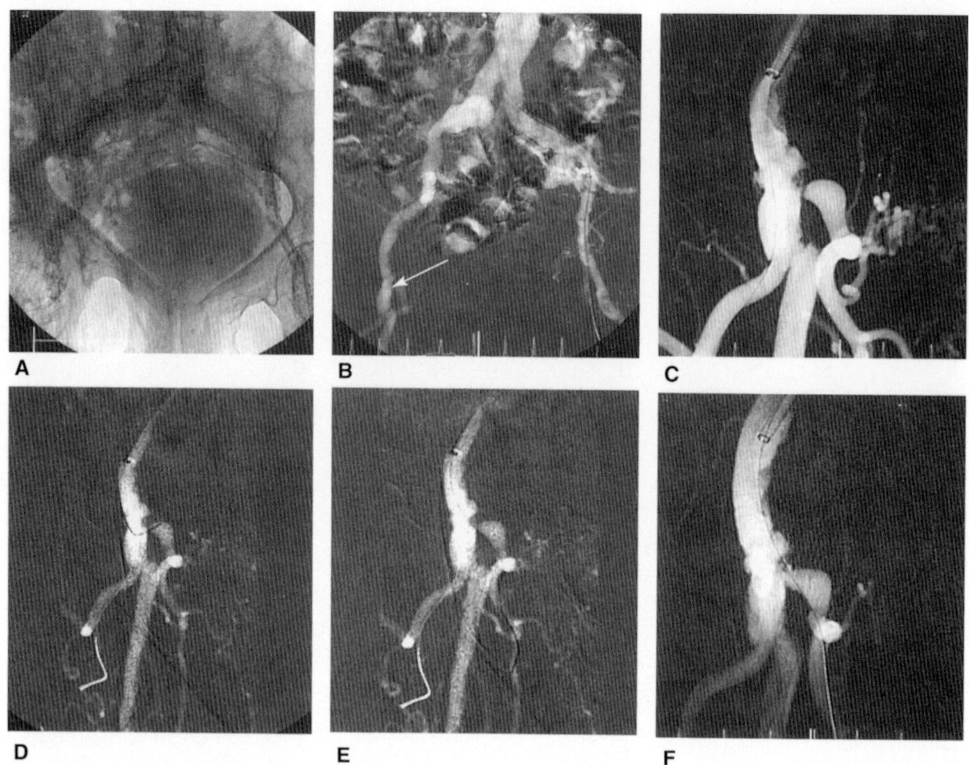

图 12.27 一位 85 岁女性患双侧外周动脉疾病，曾经接受双侧髂动脉介入治疗，仍有右腿疼痛，行姑息性血管重建。(A)最初的盆腔照片显示双侧髂总动脉及髂外动脉严重弥漫性钙化。诊断性导管置于左侧髂外动脉。(B)左前斜位数字减影动脉造影(DSA)显示双侧髂总动脉及髂外动脉延长、迂曲及部分扩张，高度弥漫性动脉硬化。左侧髂外动脉中段及右侧髂外动脉中段及远端经支架治疗的狭窄处显影不良。在右侧股浅动脉慢性完全性闭塞处，血管造影显示病变的根源是右侧股深动脉严重开口病变(箭头)。因为考虑并发症，血管状态较差及年龄较大，患者不适合手术治疗，但患者异常复杂的血管解剖情况对于横跨技术而言也是一个挑战。(C)选择适当的材料及认真进行套叠技术操作(图 12.24)可克服血管的不利条件，保证无创支架通路及介入点充分的操控性。在成功的完成横跨操作后，第一个深支的病变根源显示出来。为了获得更好的支撑力及深支保护，医生应将导丝置入第二深支。(D)用第二根导丝探查第一深支的开口病变。(E)第二根导丝成功地通过靶病变置于其远端。(F)通过对介入部位的观察证实，经过逐渐增加球囊尺寸反复扩张，人们可以接受姑息性治疗效果。

查。医生可通过对血管重要部位进行细致地导丝探查来确定适宜的治疗目标。由于存在风险，探查性腘下动脉介入操作应由善于把握合理的大胆尝试与鲁莽的危险性动作之间有细微差别的介入专家来完成。

对于严重慢性肢体缺血和所有三支腘下血管部分闭塞的患者，可考虑通过侧支达到姑息性再通。然而，在这些病例，已经微弱的下肢血供如果进一步恶化，将导致不可逆性损伤及截肢。因此，介入医师必须掌握下肢循环的详细情况及如何避免损害。血管生长因子[111]在远端 APD 治疗中的临床价值尚不明确[112]，还需安慰剂对照实验进一步证实(ACC/AHA Ⅱb 类，证据水平 C)[1]。

介入治疗的策略

腘下动脉介入治疗的策略取决于靶血管床的功能和解剖形态学及患者相关因素。应将影响功能最严重且技术可行性最佳的病变作为靶病变。

根据患者的体型，选择对侧逆向或同侧顺向股动脉入路。防止并发症的最佳途径是整个操作过程都采用小尺寸的器械以保护下肢血供，轻柔、精细、审慎的无创技术，及短时间内完成操作。

器械

腘下动脉介入一般采用 4 F 或 5 F 导入鞘，很少用 6 F 鞘，用 0.035 英寸导丝置入鞘管，用 0.014 英寸头端柔软或中等硬度的导丝和 2.5~3.5 mm 直径的快速交换系统或 OTW 冠状动脉扩张球囊导管来完成介入操作。应避免使用支架，如果需要，可以选用镍钛合金自膨胀支架，少数情况下使用铬钴合金支架，其尺寸应与靶血管相当。

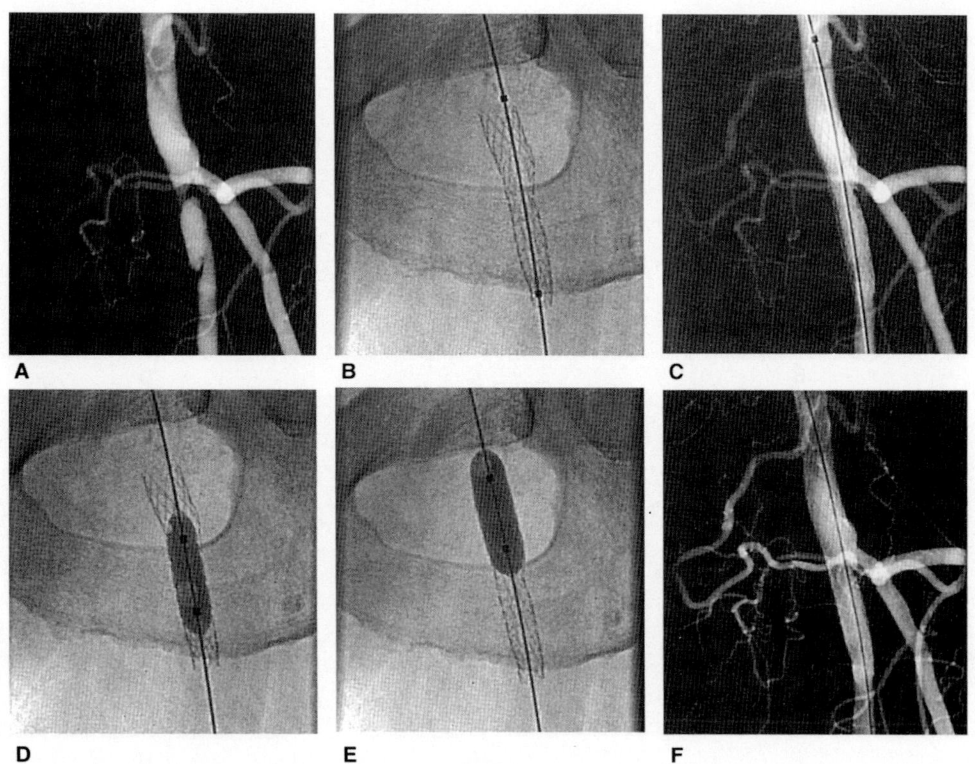

图 12.28 一位 57 岁男性，患左腿急性跛行发作 Fontaine Ⅱb 级。诊断性血管造影显示左股浅动脉开口处高度狭窄。(A)介入术前血管造影证实左股浅动脉(SFA)开口处高度复杂狭窄。(B)预扩张导致有危险性的闭塞(未显示)需支架置入。置入一枚镍钛合金自膨胀支架。(C)对照血管造影术显示不完全支架展开及较差的血管壁适应性。(D)用一个扩张球囊型号为 SFA 命名大小加放 10%行后扩张以改善远端支架血管壁的适应性。(E) 用一个扩张球囊型号为股总动脉命名大小加放 10%行后扩张以改善远端支架血管壁的适应性。(F)最终结果具有形态极佳的支架血管壁适应性。无斑块移位进入股深动脉。

腘下动脉介入的基本结构:类似冠状动脉介入方法

腘下动脉介入方法与股腘动脉介入相似,包括初始阶段、主要介入阶段及终末阶段。将普通肝素 5000 U 静脉注射达到最佳抗凝,操作过程中维持顺向血流和下肢灌注及精细的技术是避免并发症的最好方法。采用对侧入路,横跨方法,同轴套叠技术,或较少使用同侧入路顺行方法，将鞘管或指引导管头端靠近靶病变的近端,通常为腘动脉的第Ⅰ或第Ⅱ段,以便近距离进入靶病变部位并实现最好的冠状动脉器械操作。

对于伴有明显流入道疾病的患者,首先要确定近端的病变(ACC/AHA 建议 I 类,证据水平 C)[1]。在初始阶段,避免过度操作使远端栓塞的风险降到最小,严格控制导丝头端使远端夹层的风险降到最小,非常重要。在处理腘下动脉病变时,需要经一侧安全制动的肢体获得高质量的路线图影像,导丝头端探出扩张导管头部的部分应严格控制在较小范围(1~2 cm)以获得支撑,使得导丝的直头或弯头能够平滑地试探前行越过靶病变或逐步使闭塞段再通。应该尽力避免使用支架,因此延长扩张时间以“贴合”内膜瓣并保持足够的远端血流,残余狭窄≤50%直径是可以接受的结果。然而,如出现大的夹层及有闭塞危险时,支架的使用可能是唯一可行的补救措施(ACC/AHA Ⅱa 类,证据水平 C)[1]。为避免血管重建后的近端损伤及远端栓塞，应该在 X 线透视引导下沿导丝小心的推进同轴套叠系统。为了避免对靶血管近端的长时间压迫,应该鼓励大量使用闭合装置。GP Ⅱb/Ⅲa 受体拮抗剂被证明对介入治疗有辅助意义,但在其被建议常规用于腘下动脉介入之前,还需要更多的时间和前瞻性对照研究来证实，图 12.34 和图 12.35 为采用类似冠状动脉介入方法行腘下动脉介入的图例。

并发症、术后护理及随访

并发症包括远端痉挛,通常可以通过撤回器械而解决。导丝所致夹层及穿孔,可以通过延长扩张时间而非置入支架来解决。远端栓塞和局部血栓形成适合采用机械性经皮血栓切除术,常使用抽吸方法来完成。

在成功完成腘下动脉介入后，要进行血管造影,然后取出鞘及止血,最好使用闭合装置。如无并发症,建议早期活动及不超过 12 h 的监测。出院以前,检查同侧肢

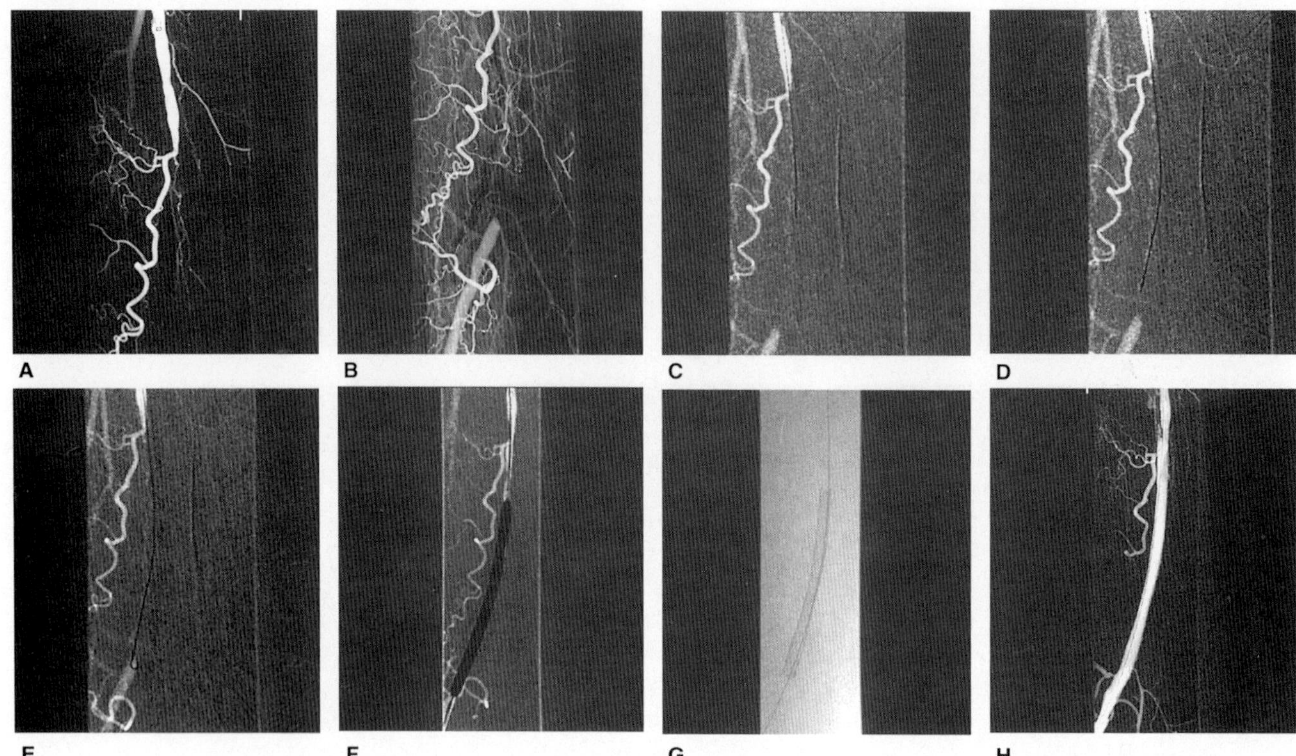

图 12.29 一位 52 岁男性患右小腿跛行 Fontaine Ⅱb 级。诊断性血管造影显示右股浅动脉一长的慢性完全闭塞。经同侧顺向入路用 5 F 鞘管行介入及外周外膜激光血管成形术(PELA)。(A)股浅动脉(SFA)近端慢性完全闭塞(CTO)。从 SFA 远端发出一支侧支血管。(B)经侧支 SFA 远端重建。(C)用路径图指引分段 PELA 再通,近段。(D)用路径图指引分段 PELA 再通,远段。(E)整个 CTO 再通;导引导丝头端达到 SFA 重建管腔。(F)一支长球囊导管和扩张通路。(G)由于 PELA 及球囊扩张后回缩血管壁不稳定,置入镍钛合金自膨胀支架。(H)支架置入后的最终结果。

体并测定 ABI。通常在 3 个月和 6 个月时行双联超声检查,根据患者的疾病情况和临床症状进一步随访。基础药物一般包括抗血小板药(常用乙酰水杨酸)、他汀类、ACE 抑制剂,如果需要还可使用控制糖尿病的药物,抗凝剂不太常用。对所有患者的严密随访是保证长期良好结果的关键。

旁路移植血管介入

用于 PAD 的手术移植血管是一种绕过闭塞的自身动脉段向缺血肢体的远端动脉供血的管道。血管移植物可以根据近端及远端吻合口的解剖或解剖外部位或移植材料进行分类。解剖学外周旁路涵盖了介于腹主动脉到足部动脉之间的任何部分。解剖外的外周旁路跨过腋股及股股血管床。常见的移植材料包括自体静脉移植物和应用较少的动脉管路(患者自身组织),同种移植物或异种移植物及人工合成移植物,后者一般采用涤纶或聚四氟乙烯制成。典型的外周血管移植并发症包括闭塞及较少见的吻合部位动脉瘤形成、远端栓塞、感染及炎性腐烂侵蚀到邻近结构(如瘘管形成)。并发症发生率取决于技术因素、解剖位置、移植材料及术者的技术。

“正在失效的移植物”一词表示由于流入受损、继发于自身疾病进展的流出不良或移植物相关问题导致开通的移植血管功能减低的状态。“移植失败”指移植血管完全闭塞[13]。移植失败的主要原因是短期内移植血管血栓形成(即术后 30 天内)。在大部分情况下,移植血管血栓形成与吻合口缺陷、扭结、外部压迫及不完全瓣膜溶解有关。其他原因包括可能存在指征判断错误(靶血管条件差、流入及流出不良或不可逆性外周组织损伤)和很少发生的高凝状态及感染。自体静脉移植中期移植失败(在 12~18 月之内)通常是由于肌内膜增生和缝线裂开及动脉瘤形成引起的晚期缺陷。长期移植失败(>18 个月)大多是由于自身疾病进展和移植物疲劳所致。报道的腹股沟动脉旁路移植术的原发和继发开通率差异很大,取决于患者的选择、远端吻合的部位、旁路材料的选择、手术技术及其他因素[113]。预防短期移植物失败的措施包括细致无误的移植物准备及专业的手术技术;中长期移植物失败的预防包括后续的移植物监测(发现正在失效的移植物)及抗血小板和抗动脉粥样硬化的治疗[13]。发现并治疗正在失效的移植物的重要性在于其与移

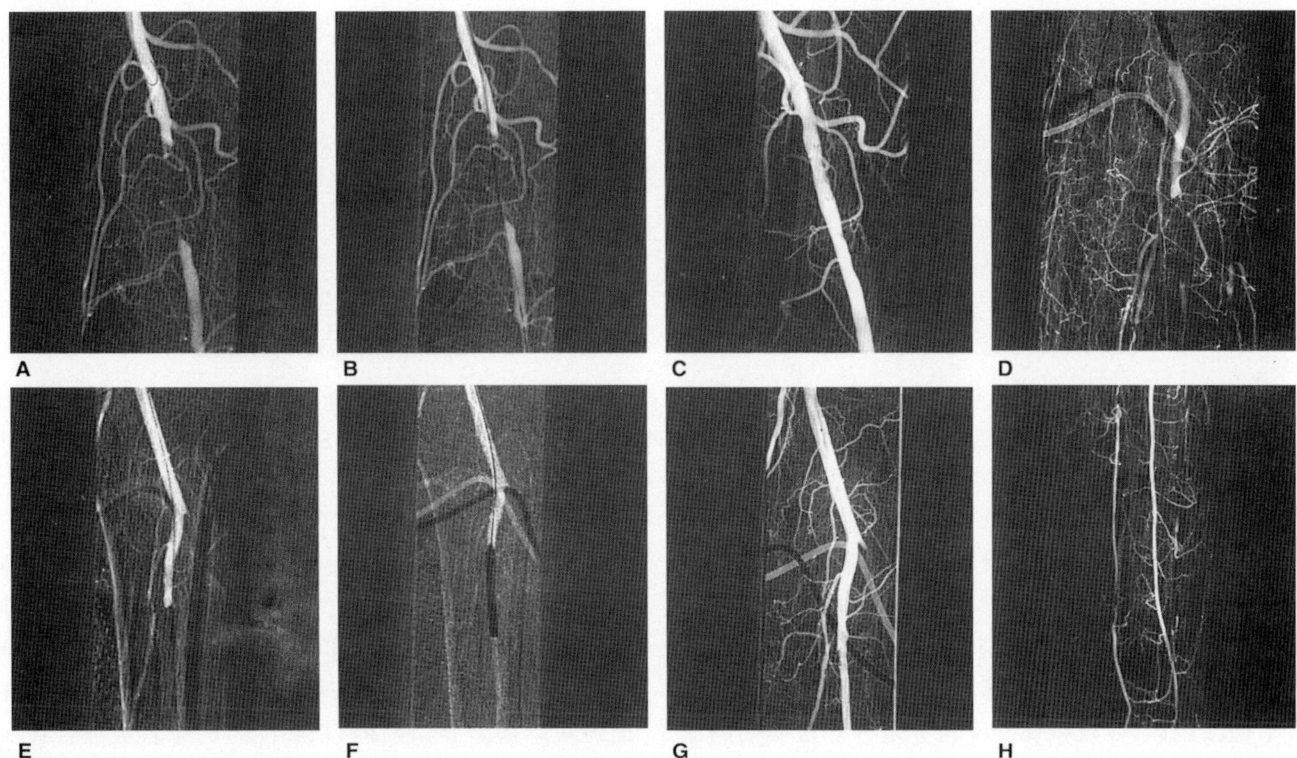

图 12.30 一位 74 岁男性患者有急进性的左下肢Fontaine Ⅱb 级间歇性跛行。诊断性血管造影显示股浅动脉(SFA)远端一处 4 cm 长的慢性完全性闭塞(CTO),双侧胫动脉部分性闭塞。(A)介入前血管造影。SFA 远端CTO,疑似另有血栓形成,在适当位置置入导丝再通。(B)导丝成功再通。(C)镍钛合金自膨胀支架置入后的血管造影。(D)流出血管造影显示左侧三分叉处完全血栓栓塞。(E)由于诊断性血管造影确定腓动脉是左足部的主要供血支,将导丝置入该血管并使用 X 型导管进行力学血栓切除术。(F)血栓切除术后扩张。(G)最终结果显示腓动脉近段完全再通。(H)腓动脉远段开通并提供侧支循环到胫后动脉远端,保证了足部的血供。还显示了胫前动脉部分充盈。

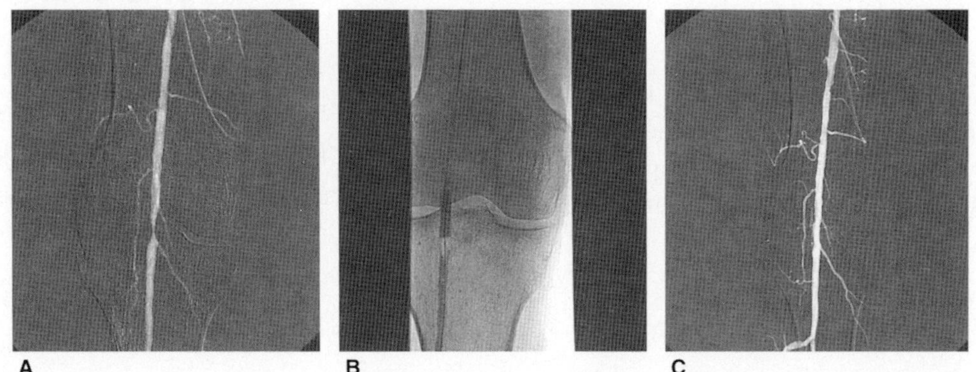

图 12.31 一位 71 岁女性患者有右下肢 Fontaine Ⅱb 级跛行。诊断性血管造影显示右侧腘动脉第Ⅱ段不完全闭塞。对侧股动脉开口处穿刺,5 F,横跨套叠技术。(A)介入前血管造影显示右侧腘动脉第Ⅱ段不完全闭塞。(B)冠状动脉 0.014 英寸软头硬柄亲水导丝穿过病变部位及快速交换,小外径冠状动脉扩张球囊被扩张。(C)最终结果显示形态学良好,远端血管即刻充盈。未使用支架。

植失败的治疗相比结果更好。ACC/AHA 有关外周移植物监测的建议是建立在证据及多专业会议基础上,目前仍在使用[1]。

对于已确诊移植物正在失效的患者,治疗选择包括重新手术[113]或血管内治疗[114]。

在表现为急性或延迟性旁路衰竭的患者,初始治疗取决于症状及检查结果。在大部分病例,建议使用外周X 线血管造影来精确确定解剖层次。根据检查结果,初始治疗可能包括外科栓子清除术、血栓切除术、旁路修补或置换以及对再灌注损伤患者行筋膜切开术[115]或血管内治疗。血管内治疗包括纤溶、机械性血栓切除及单纯或支架支持的血管成形术[114]。有限的证据似乎提示球囊血管成形术可能对短病变和 3 个月内的移植血管闭塞疗效最好。表 12.37 列出移植物病变的分类标准。我

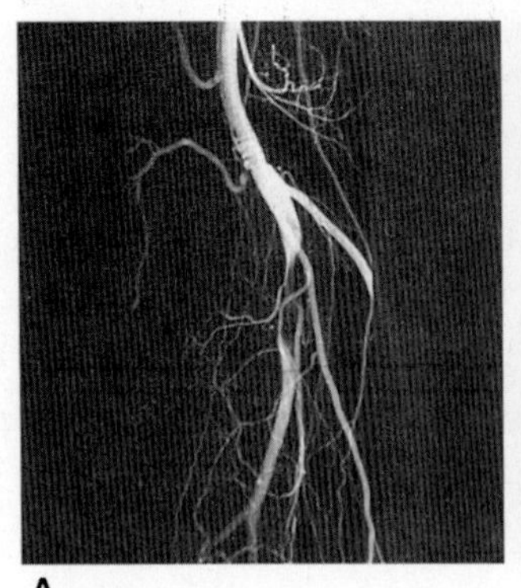
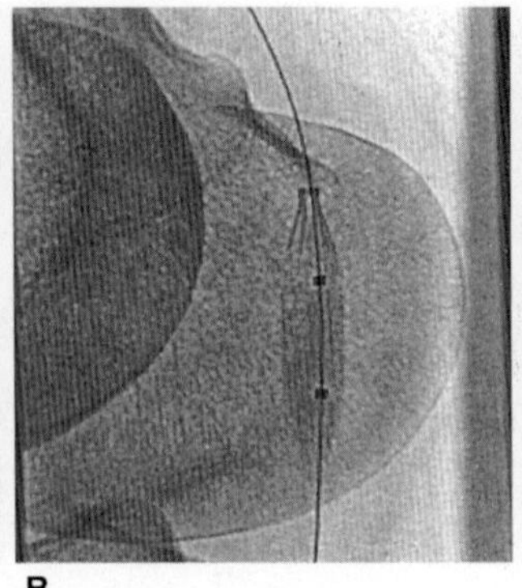
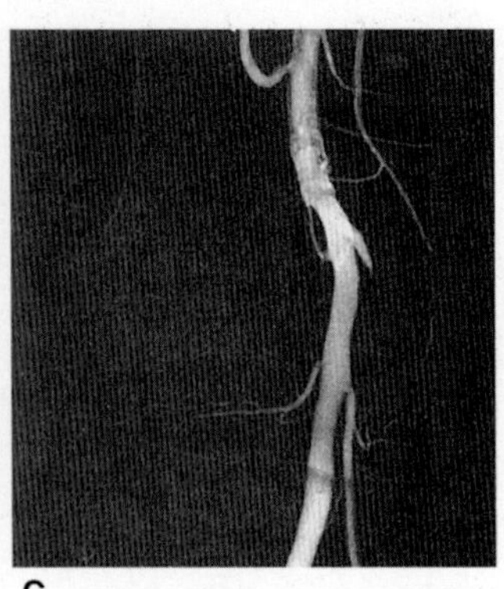

图 12.32 一位37岁男性突发右小腿 Fontaine Ⅱb 级跛行。诊断性血管造影显示腘动脉第Ⅱ段自发性夹层合并不完全闭塞。可能继发于外膜囊肿。(A)介入前血管造影明确诊断。腘动脉第Ⅱ段不完全闭塞,继发于夹层或外膜囊肿。(B)在常规单纯球囊扩张后即出现回缩,行周围切割球囊血管成形术。 最终结果显示完全再通,避免了支架的使用。

们对移植物病变置入支架的经验非常有限,不能提供循证医学的指导。表现为早期移植失败的患者,常需要手术修复。表现为原移植物刚刚闭塞的患者,初始的纤溶治疗可能是有效治疗的第一步,除非有禁忌证或需要即刻手术挽救肢体,以改善病变部位界限并确定明确的血管重建策略。如果选择血管内修复,可采用单纯球囊血管成形术及限制性使用支架。移植物病变的血管重建技术必须考虑到移植物尺寸与自身血管直径的差异,到达靶病变的途径,根据病变时间长短及移植物退化程度考虑斑块结构差异。慢性移植物闭塞的患者更适合在血管造影确定靶血管位置后采取手术修复。吻合口动脉瘤可以采用支架重建治疗或排除。同时治疗流入和流出血管对于改善长期结果非常重要。图 12.36 为旁路术后急诊介入的图例,单纯球囊血管成形术无效,需要置入支架。

表 12.32 股腘动脉介入文献报道的穿刺部位并发症发生率范围和平均百分数(未加权)(%)

血肿-出血	0.8~8.6(3.0)
血栓形成	0.6~3.8(2.0)
栓塞	0.8~10.0(2.9)
假性动脉瘤	0.4~1.5(0.9)
动静脉瘘	0.5~1.5(0.9)

Reproduced with permission from Murray RR Jr., Lutz JD. Femoropopliteal angioplasty and stents: patient selection and results. In Perler BA, Becker GJ, eds. *Vascular intervention: A Clinical Approach.* New York: Thieme Medical Publishers, 1998:169–176.

下肢动脉的急诊介入治疗

PAD 患者,在 ALI 和 CLI 时需急诊介入治疗。在三级血管治疗中心,ALI 介入治疗通常在所有外周介入治疗中所占比例小于 10%。ALI 患者表现为症状范围广,从危急生命的血液动力学改变到不易确定的外周症状。

表 12.33 腘内动脉损伤的分类

1 类
胫动脉或腓动脉孤立的局限性狭窄,长度 1 cm 或以下。
2 类
(1)胫动脉或腓动脉多个局限性狭窄,每个狭窄长度在 1 cm 或以下,(2)胫动脉三分叉处一个或两个局限性狭窄,长度 1 cm 或以下,或(3)胫动脉或腓动脉狭窄扩张伴股腘动脉旁路术
3 类
(1)胫动脉或腓动脉中等长度(1~4 cm)狭窄或中等长度(1~2 cm)闭塞,或(2)胫动脉三分叉的弥漫性狭窄
4 类
(1)胫动脉或腓动脉闭塞长度超过 2 cm,或(2)胫动脉或腓动脉弥漫性病变

Reproduced with permission from Pentecoast MJ, Criqui MH, Dorros G, et al. Guidelines for peripheral percutaneous transluminal angioplasty of the abdominal aorta and lower extremity vessels. A statement for health professionals from a Special Writing Group of the Councils on Cardiovascular Radiology, Arteriosclerosis, Cardio-thoracic and Vascular Surgery, Clinical Cardiology, and Epidemiology and Prevention, American Heart Association. *Circulation.* 1994;89:511–531.

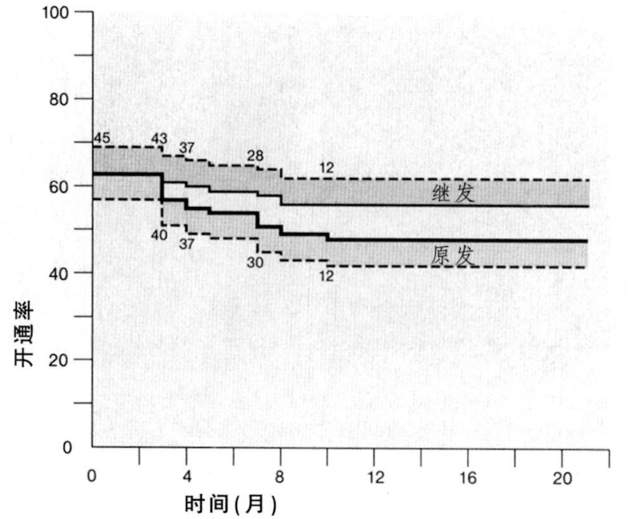

图 12.33 72 例治疗原发与继发开通率生存分析结果 (Kaplan-Meier 方法),包括初始失败者。实线为评估的开通率,虚线为评估开通率±标准误差。数字表明血管成形术后随时间推移仍参与评估的数量。Redrawn from Söder HK, Manninen HI, Jaakkola P, et al. Prospective trail of infrapopliteal artery balloon angioplasty for critical limb ischemia: Angiographic and clinical results. *J Vasc Intervent Radiol.* 2000;11:1021-1031.

尽管 CLI 代表为一种不同的病理统一体,但它的临床表现可能相似。虽然 CLI 的治疗,并不代表急症治疗,但它确实需要医疗急救。ALI 和 CLI 的有效处理需要有经验的多学科血管小组完成,并建立临床通道。

急性肢体缺血

在绝大部分患者,ALI 是由闭塞性栓塞或突发的闭塞性血栓形成引起的, 包括不常发生的自发性夹层、血管损伤或炎性改变。外周栓塞与心脏或近端动脉疾病有关,包括心房颤动伴左房血栓形成、心肌梗死或心力衰竭伴左室血栓形成、卵圆孔未闭伴下肢深静脉或全身静脉血栓形成,以及近端动脉或主动脉粥样血栓。

ALI 的临床表现主要取决于血管闭塞的解剖部位、预先存在的侧支循环情况及所属肌肉对缺血的耐受性。病变部位通常越近及既往 PAD 分级越低表现出的症状越严重。相反, 晚期 PAD 且既往已形成侧支循环的患者,症状相对较轻。此外,闭塞部位越近血液动力学损害的程度通常越严重,而局部缺血症状在更远端闭塞时往往更严重。

表 12.34 行胫腓血管成形术(TPVA)前近端病变扩张或开通的适应证

	CLI组	Ⅲ级患者	Ⅳ级患者
近端病变扩张以便形成至腘下动脉(TPV)病变的通路,n(%)			
髂股动脉	11/11(100)	11/11(100)	4/4(100)
SFA-腘动脉	322/322(100)	201/201(100)	121/121(100)
TPV(同侧)	486/529(92)	294/317(93)	192/212(91)
患者,n(%)(TVP-PTA 前无髂股或 SFA 病变扩张,肢体数=115)			
髂股动脉	0	0	0
SFA-腘动脉	0	0	0
TPV	136/152(89)	77/84(92)	59/68(87)
髂股病变,无 SFA 病变(肢体数=2)			
髂股动脉	2/2(100)	2/2(100)	0
SFA-腘动脉	0	0	0
TPV	2/2(100)	2/2(100)	0
无髂股动脉病变的 SFA-腘动脉病变(肢体数=154)			
髂股动脉	0		
SFA-腘动脉	308/308(100)	192/192(100)	116/116(100)
TPV	335/362(93)	206/222(93)	129/140(92)
髂股动脉病变伴 SFA-腘动脉病变(肢体数=13)			
髂股动脉	13/13(100)	9/9(100)	4/4(100)
SFA-腘动脉	14/14(100)	9/9(100)	5/5(100)
TPV	13/13(100)	9/9(100)	4/4(100)

PTA:经皮腔内血管成形术;CLI:严重肢体缺血;Ⅲ级和Ⅳ级:采用 Fontaine 分级;髂股动脉、髂总动脉、髂外动脉和股总动脉;SFA:股浅动脉和腘动脉;TPV(同侧):与髂股动脉或 SFA-腘动脉病变同侧的胫腓血管。

Reproduced with permission from Dorros G, Jaff MR, Dorros AM, et al. Tibioperonal (outflow lesion) angioplasty can be used as primary treatment in 235 patients with critical limb ischemia: Five-year follow-up. *Circulation.* 2001;104:2057-2062.

表 12.35 常见操作并发症

常见并发症,n(%)	CLI	Ⅲ级	Ⅳ级
院内死亡	2(0.7)	0	2(1.7)
手术相关的	1(0.4)	0	1(0.8)
急诊血管手术	3(1)	2(1)	1(0.8)
动脉穿刺部位修补	2(0.7)	2(1)	–
旁路手术	0	–	–
截肢术	1(0.4)*	–	1(0.8)
严重感染	1(0.4)	1(1)	–
腔隙综合征	1(0.4)	–	1(0.8)
急性肾衰竭	20(7.0)	5(3)	15(13)
透析	1(0.4)	1(1)	–

CLI:严重肢体缺血;Ⅲ级和Ⅳ级:根据 Fontaine 分级;在腘胫动脉支架置入失败后截肢。

Reproduced with permission from Dorros G, Jaff MR, Dorros AM, et al. Tibioperonal (outflow lesion) angioplasty can be used as primary treatment in 235 patients with critical limb ischemia: Five-year follow-up. *Circulation*. 2001;104:2057–2062.

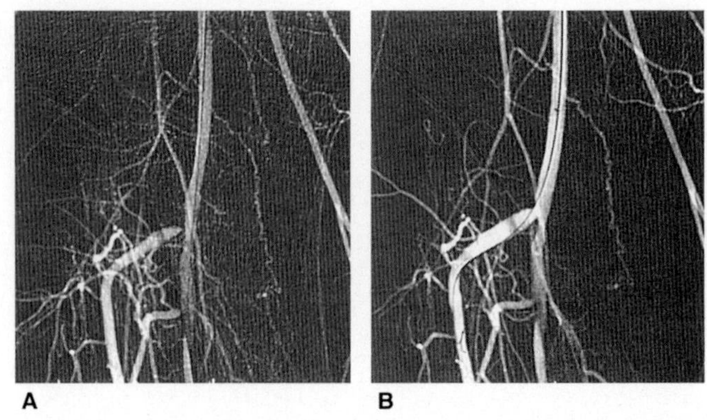

图 12.34 一位 59 岁患者患右小腿跛行 Fontaine Ⅱb 级。诊断性血管造影显示右胫前动脉开口处不完全闭塞和股浅动脉近端高度狭窄。对侧股动脉入路,5 F,交叉和套叠技术。(A)介入前血管造影右胫前动脉开口处高度线形狭窄。(B)用冠状动脉 0.014 英寸导引导丝越过病变并用带有快速交换装置的小外径冠状动脉扩张球囊扩张后的最终结果。

表 12.36 胫腓血管成形术:5年临床随访结果

	全部患者	Ⅲ级	Ⅳ级	*P*
患者 n,(%)	215	128(60%)	87(40%)	–
肢体 n,(%)	266	160(60%)	106(40%)	–
年龄(岁)	67±9(37~86)	68±8(46~83)	67±10(37~86)	NS
平均随访(月)	34±33	39±34	30±30	NS
不良事件 n,(%)				
旁路术	21(8)	4(3)	17(16)	<0.05
AKA	5(2)	1(1)	4(4)	<0.05
BKA	18(7)	5(3)	13(12)	<0.05
经跖	23(9)	1(<1)	22(21)	
存活率(%)				
1 年	90	94	75	<0.05
2 年	86	89	60	<0.05
3 年	78	79	41	<0.05
4 年	63	69	37	<0.05
5 年	56	58	33	<0.05
无事件存活	31	43	26	<0.05

Ⅲ级和Ⅳ级:根据 Fontaine 分级,旁路手术指股腘动脉或腘胫动脉;AKA:膝上截肢术;BKA:膝下截肢术;和经跖:经跖截肢术。AKA、BKA、经跖:百分比是指肢体,而非患者。

Reproduced with permission from Dorros G, Jaff MR, Dorros AM, et al. Tibioperonal (outflow lesion) angioplasty can be used as primary treatment in 235 patients with critical limb ischemia: Five-year follow-up. *Circulation*. 2001;104:2057–2062.

疑似 ALI 的患者,应通过即刻病史、生命体征评估及体检确定全身血液动力学改变的程度和下肢缺血的严重程度、存活能力、缺血损伤的可逆性及缺血再灌注损伤的风险(表 12.6)。然后,为确定诊断及解剖部位,如果可能的话,确定闭塞的性质及流入、流出道和侧支血管的状况,应行急诊血管造影。如果患者没有生命危险或截肢危险,可以考虑无创血管影像检查。

一旦确定了解剖层次,医生就可根据患者个人的临

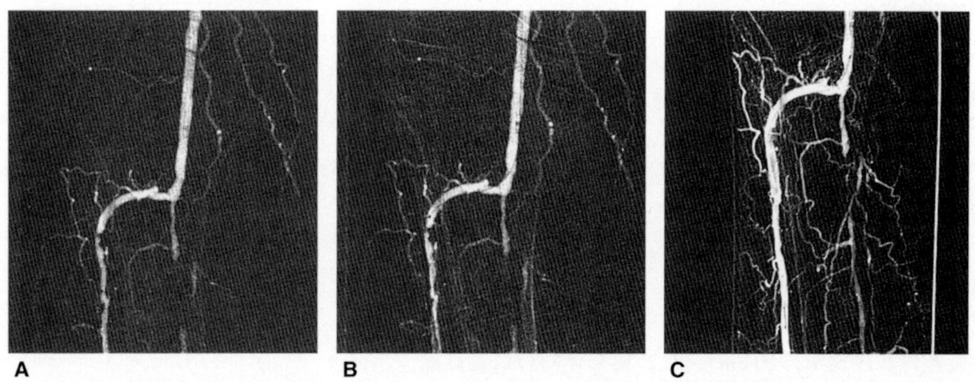

图 12.35 一位 82 岁女性,患右腿 Fontaine Ⅲ级外周动脉疾病。诊断性血管造影显示单支腘下动脉伴胫后动脉和腓动脉近端闭塞。采用对侧股动脉穿刺、5 F、横跨和套叠技术。(A)胫前动脉近端弥漫性病变及两处高度偏心性局限性狭窄。(B)用一根冠状动脉 0.014 英寸软头导丝和带有快速交换装置能够涵盖两处病变的小外径长冠状动脉扩张球囊通过病变处。(C)扩张后最终血管造影显示解剖和功能恢复良好。避免了支架的使用。

床表现制定治疗方案。对于出现急性危及生命或肢体症状的病例,通常需要直接手术修复;其他所有病例,可考虑经对侧或经另外一个替代穿刺部位进行探查性血管内介入。

根据 ACC/AHA 建议,出现 ALI 病程小于 14 天(Ⅰ类,证据水平 A)的患者适用导管溶栓。另外,ALI (Rutherford Ⅱb 级)病程大于 14 天(Ⅱb 类,证据水平 B)的患者可以考虑溶栓或血栓切除术[1]。

在临床实践中,血管内方法常包括用 0.035 英寸(主髂血管)或 0.014 英寸(腘下血管)导丝对病变根源

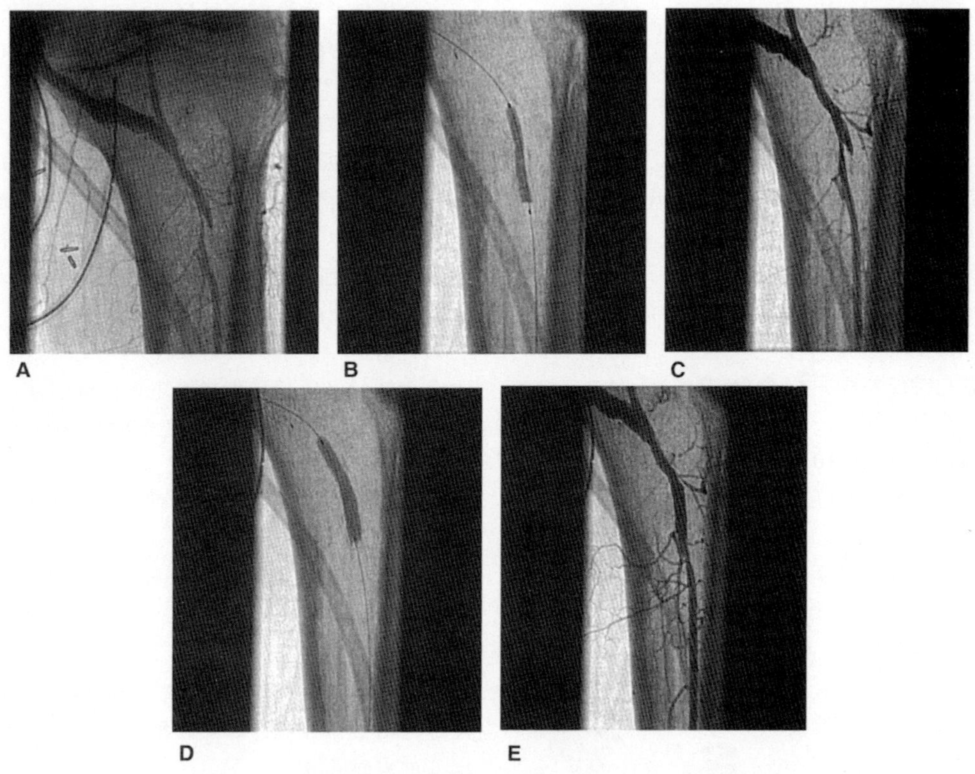

图 12.36 一位 80 岁男性,为双侧外周动脉性疾病,右侧股腘动脉(第Ⅲ段)旁路术,采用远端吻合静脉移植血管。(A)旁路术后即刻血管造影显示,腘动脉远端第Ⅲ段吻合口远端出现腓动脉不完全闭塞性夹层。(B)用一根 0.014 英寸冠状动脉导丝越过夹层,用一根小外径冠状动脉扩张球囊扩张,尝试贴合夹层。(C)撤出球囊。(D)置入一枚自膨胀镍钛合金支架后进行后扩张。(E)最终结果是夹层被完全覆盖。支架远端痉挛。

表 12.37 旁路移植血管病变的分类

1 类

单支股腘或股胫静脉旁路的远端吻合口局限性狭窄

2 类

(1)单支隐静脉股腘或股胫旁路近端吻合口局限性狭窄,(2)静脉旁路内的短段狭窄(3 cm 以下),(3)与主动脉双侧股动脉或主动脉双髂动脉旁路相关的狭窄,或(4)与修复性解剖外旁路移植物相关的狭窄

3 类

静脉旁路移植血管内中等长度的狭窄(>3 cm)

4 类

(1)静脉旁路移植血管内长段狭窄(>10 cm),或(2)狭窄伴吻合口动脉瘤

Reproduced with permission from Pentecoast MJ, Criqui MH, Dorros G, et al. Guidelines for peripheral percutaneous transluminal angioplasty of the abdominal aorta and lower extremity vessels. A statement for health professionals from a Special Writing Group of the Councils on Cardiovascular Radiology, Arteriosclesrosis, Cardio-thoracic and Vascular Surgery, Clinical Cardiology, and Epidemiology and Prevention, American Heart Association. *Circulation.* 1994;89:511–531.

进行无创性探查(导丝通过试验)[116]以评估纤溶成功的可能性;导丝成功通过闭塞部位,提示为新鲜血栓,纤溶成功的可能性增高。之后,如无禁忌证(表 12.38),对大多数患者可以使用任何确定的方法进行选择性动脉内溶栓(表 12.39),大多使用尿激酶,较少使用除链激酶以外的其他纤溶剂(表 12.40)[117],药物直接作用于病变根源,以期实现再通。外周纤溶的相关标准已经确立,如表 12.41 和表 12.42 所示[32, 118]。在溶栓禁忌证的患者,应考虑机械性血栓切除术[32]。

表 12.38 急性肢体缺血患者纤溶治疗禁忌证

绝对禁忌证	相对禁忌证
临床上急性严重缺血、颅内出血、腔隙综合征发生或加重	近 10 天内心肺复苏术
	近 10 天内大的非血管性手术或创伤
	未能控制的高血压:收缩压>180 mmHg 或舒张压>110 mmHg
	不能压迫的血管穿刺
	颅内肿瘤
	近期眼部手术
	近 3 月内神经外科手术(颅内、脊髓)
	近 3 月内颅内损伤
	近期胃肠道出血(<10 天)
	明确的脑血管事件(包括近 2 月内出现短暂性脑缺血发作)
	近期内出血或不能压迫的出血
	肝功能衰竭、尤其是伴凝血性疾病
	细菌性心内膜炎
	妊娠和产后
	糖尿病出血性视网膜病
	预期生命<1 年

Reproduced with permission from Thrombolysis in the management of lower limb peripheral arterial occlusion–a consensus document. Working party on Thrombolysis. in the Management of Limb Ischemia. *Am J Cardiol.* 1998;81:207–218.

表 12.39 急性肢体缺血动脉内药物溶栓的策略

血栓内注射

在血栓内注射,由动脉内导管将抗血栓药物注入血栓内。在血栓内把药物浓度增加到最大限度并将药物注入血栓边界纤维蛋白溶酶原区

血栓内“团注”或“推注”

术语“团注”已可以和“推注”交替使用。

这些术语表示最初血栓内注入一种浓缩的抗血栓药物, 为了达到血栓内饱和剂量,注射前用纤维蛋白溶酶原激活剂。在此操作过程中,将一根导管(末端一个孔或多个侧孔有或无导丝头端)置于血栓最远端。当沿着血栓全长注入抗血栓药物时将导管向血栓近端回撤

分段注射

分段注射必须置导管头端于血栓近端并在短时间内注入固定剂量的抗血栓药。当血栓溶解时,导管向前推进

持续注射

持续注射是以不变的速度(即稳定的流速)注射抗血栓药物

分级注射

分级注射必须间断在头几小时内给予最大剂量后逐渐停止注射

加强间断注射

加强间断注射(即脉冲式喷雾)必须用力将抗血栓药物注入血栓内使血栓成为碎片并扩大纤维蛋白溶酶原激活剂可达到的表面区域

Reproduced with permission from Thrombolysis in the management of lower limb peripheral arterial occlusion–a consensus document. Working party on Thrombolysis in the Management of Limb Ischemia. *Am J Cardiol.* 1998;81:207–218.

表 12.40 急性肢体缺血抗血栓药物治疗的剂量方案

药物	方案
分段注射	
SK	每 2、3、5~15 min 1000~3000 IU
UK	每 3~5 min 3000~4000 IU
持续注射	
SK	5000 IU/ h(偶尔在 20 min 内给予初始负荷剂量 20 000 IU 或 40 000 IU)或 10 000 IU/ h
UK	
低剂量技术	变量方案直至达 100 000 IU/ h(偶尔用可变的负荷剂量)
高剂量技术	主要分级注射(见下文)
rtPA	0.25 mg/h,0.5 mg/h,1 mg/h 或 2.5 mg/h
	0.5 mg/h
	0.5 mg/h,1 mg/h,3 mg/h 或 10 mg/h
	3 mg/h,5 mg/h 或 10 mg/h
	10 mg/h(最大 30 mg)
	0.025 mg/(kg·h)
	0.05 mg/(kg·h)
	0.05 mg/(kg·h)或 0.1 mg/(kg·h)
分级注射	
UK	4000 IU/ min 直至有顺行血流
	1000 IU/ min 直至完全溶解
矫正	4000 IU/ min 直至有顺行血流
	1000~2000 IU/ min 直至完全溶解
	4000 IU/ min 共 2 h
	上个 2 h 后,2000 IU/ min 共 2 h
	余下的时间为 1000 IU/h
	250 000 IU 后 4000 IU/ min 共 4 h
	及 2000 IU/ min 共 36 h
	4000 IU/ min 共 4 h
	2000 IU/ min 共 48 h
血栓内团注或推注	
UK	推注 120 000~250 000 IU
	根据 McNamara 方案推注 60 000 IU
	推注 250 000 IU 随后 50 000 IU/h
rtPA	3×5 mg(间隔 5~10 min)随后 0.05mg(kg·h)
	0.33 mg/mL 共 0.2 mL 每 15 s 共 15 min,以后每 30 s
加强间断(脉冲式喷雾)注射	
UK	25 000 IU/mL
	0.2 mL 每 30 s 共 20 min,以后每 60 s
	20 000 IU/cm 闭塞长度(微孔球囊导管)
	25 000 IU/10 cm 血栓随之分级注射
rtPA	0.5 mg/mL
	0.2 mL 每 30 s 共 20 min,以后每 60 s
	0.5~1 mg/cm 闭塞长度(微孔球囊导管)
术中血栓溶解	
SK	50 000~150 000 IU 缓慢团注或推注 30 min
UK	250 000~500 000 IU 团注于远端流出血管
	1000~2000 IU/min 注入远端血栓
	250 000 IU 30 min(伴流入闭塞)
	375 000 IU 30 min(伴流入闭塞)
rtPA	3×5 mg 团注 30 min

SK:链激酶;UK:人衍生的尿激酶;rtPA:重组组织纤维蛋白溶酶原激活剂。

Reproduced with permission from Patel N, Sacks D, Patel RI, et al. SIR reporting standards for the treatment of acute limb ischemia with the use of transluminal removal of arterial thrombus. *J Vasc Intervent Radiol.* 2003;(suppl):S453–S465.

表 12.41 判断临床溶栓成功的推荐分级

评分	描述
-1	缺血加重(至少增加 SVS/ISC 急性肢体缺血临床类型的一个主要或次要类型)
0	无变化(失败)
+1	缺血改善 (a)仅用溶栓方法血管重建 (1)必须截肢但在较低水平[a] (b)必须辅助外科血管重建术但在较低水平[b] (1)必须截肢但在较低水平[a] (c)必须辅助血管内血管重建术(如,血管成形术、支架术、动脉粥样硬化斑块切除术) (1)必须截肢但在较低水平[a]
全面临床成功	
全面临床成功定义为急性缺血症状缓解及在血栓去除和辅助手术后(阈值,75%),患者至少返回闭塞前的临床基线水平	
技术成功	
技术成功定义为完全或至少 95%恢复顺行血流,血栓或栓子血栓溶解(阈值,70%)	

注:a、b、c 类型不能提示成功把握的大小。

[a] 截肢水平:1.膝上;2.膝下;3.经跖骨;4.足趾。

[b] 外科血管重建术水平:1.大型:植入一条新的移植旁路,取代已有的移植旁路,或切除或修补动脉瘤。2.中型:移植修改,通路血管成形术,动脉内膜切除术,或股深动脉成形术。3.小型:血栓切除术/栓子切除术或筋膜切开术。

SVS/ ISCVS:血管外科学会/ 国际心血管外科学会。

Reproduced with permission from McNamara TO, Fischer JR. Thrombolysis of peripheral arterial and graft occlusions: improved results using high-dose urokinase. *AJR Am J Roentgenol*. 1985;144:769-775, and Wolfe JHN, Porter JM. Basic treatment for critical limb ischemia. *J Vasc Surg*. 2000;31:A1.

表 12.42 并发症发生率及推荐纤维蛋白溶解的主要和次要并发症阈值

急性肢体缺血溶栓治疗的主要并发症	报道的发生率(%)	推荐阈值(%)
药物性		
颅内出血	0~2.5	2
大出血需输血和(或)手术	1~20	10
腔隙综合征	1~10	4[a]
经溶栓治疗远端栓塞未纠正	1~5	5
机械性		
远端栓塞(机械血栓切除术/ 抽吸术)	1.8	2

[a] 根据大量研究提供的证据表格测定,除外单一研究观察并发症的发生率为 9.8%。

Reproduced with permission from McNamara TO, Fischer JR. Thrombolysis of peripheral arterial and graft occlusions: improved results using high-dose urokinase. *AJR Am J Roentgenol*. 1985;144:769-775, and Wolfe JHN, Porter JM. Basic treatment for critical limb ischemia. *J Vasc Surg*. 2000;31:A1.

对纤溶之后再通不完全的患者,根据残余狭窄的严重程度,靶血管或移植血管的状态,和患者的症状,应在当日或择期进行手术或导管基础上的力学血管重建。对有足够的顺行血流储备且靶病变形态学稳定适合血管成形术治疗的患者,常采取择期手术以避免纤溶诱导性血栓形成的并发症。介入策略与择期手术适用同一原则。即刻的术后处理措施包括患者及肢体的密切监护,包括缺血再灌注损伤的评估,特别要注意在重症监护室可能发展为急性腔隙综合征的体征。

慢性严重肢体缺血及肢体挽救

慢性严重肢体缺血(CLI)通常由多水平 PAD 伴外周组织及远端血管长期低灌注和缺血损伤所致。在 CLI 患者中,PAD 常是累及一个以上大血管区域的全身性血管综合征和多个终末器官的结构性疾病的一种表现。CLI 患者的血管解剖特征是多处闭塞和病变沿外周动脉分布,通过桥联侧支血管起到部分补偿作用。CLI 伴外周血供缓慢恶化和外周组织缺血及损伤逐渐加重的慢性病程常被一些突发事件打断,这些事件或是由 PAD 进展导致以前存在的和已经形成的侧支循环突发失代偿所致,或是由于组织损伤或感染导致外周组织对营养和氧的需要增加所致。需要患者完善的病史和检查以确定可能引起肢体缺血和失代偿的原因。仅在患者为可逆性缺血改变及血管再通希望很大时,才考虑有创诊断性操作,一般根据双向超声检查结果。

对那些接受血管造影的患者,评估肾脏和心脏功能对防止并发症和终末器官衰竭十分重要。为确定治疗策略,通常需要观察整个下肢血供,包括腹主动脉远端及盆腔动脉。血管造影的质量应该达到可以显示所有受累血管段的全部解剖和形态学特征,并可据此做出明确的诊断。为预防并发症,尤其有肾功能不全和心功能不全的患者,应该选择创伤最小的血管造影方式。为了观察全部外周血管及血管重建的靶目标的详细情况,常需将 MRI 及 X 线血管造影两种技术相结合,发挥他们共同的优点。所获取的外周血管造影图像应该易于确定可能严重的及血管段病变根源且能确定介入或手术血管重建的可行性。对于有肢体坏死危险的患者,还应根据血供情况评估预期截肢的水平。在并发其他血管床严重疾病的患者,在某些情况下,可能需要做一些其他的血管检查(如全血管诊断性造影)以确定操作风险及介入治疗的结果和策略。

在确诊 CLI 且适合行血管重建手术的患者(表 12.5),治疗策略应建立在血管专家、介入专家及外科医师的共识之上。血管重建方式的选择要依据预期风险、技术成功及中长期结果来确定。最佳治疗方案的确定标准包括要病变形态学的考虑、外周及全身血管的状态、并发症情况、既往外周血管手术情况、患者的预期寿命、活动及生活方式等级,最重要的是当地要有经验丰富的介入或外科手术专家。与其他血管治疗方案一样,对于 CLI 患者而言,介入和手术血管重建技术作为补救手段似乎更重要。在外周血管手术时,需要一个多学科专家组来处理各种临床疑难问题,包括缺血性疼痛的控制,足部护理(如治疗溃疡和坏疽)、重要并发症的治疗(特别是糖尿病、高血压、心力衰竭、肺功能不全、肾功能不全及其相关风险因素)[119]。

参考文献

1. Hirsch AT, Haskal ZJ, Hertzer NR, et al. ACC/AHA 2005 practice guidelines for the management of patients with peripheral arterial disease (lower extremity, renal, mesenteric, and abdominal aortic). A collaborative report from the American Association for Vascular Surgery/Society for Vascular Surgery, Society for Cardiovascular Angiography and Interventions, Society for Vascular Medicine and Biology, Society of Interventional Radiology, and the ACC/AHA Task Force on Practice Guidelines (Writing Committee to develop guidelines for the management of patients with peripheral arterial disease). Endorsed by the American Association of Cardiovascular and Pulmonary Rehabilitation, National Heart, Lung, and Blood Institute, Society for Vascular Nursing, TransAtlantic Inter-Society Consensus, and Vascular Diseases Foundation. Available at: http://circ.ahajournals.org/cgi/reprint/113/11/e463. Retrieved May 30, 2006.
2. Kannel WB, Skinner JJ, Schwartz MJ, et al. Intermittent claudication. Incidence in the Framingham Study. *Circulation.* 1970;41:875–883.
3. Hoffmann GS, Weygand CM, eds. *Inflammatory Diseases of Blood Vessels.* New York: Marcel Dekker Inc., 2002.
4. Buerger L. *The Circulatory Disturbances of the Extremities.* Philadelphia: WB Saunders, 1924.
5. Stuart TP. Note on a variation in the course of the popliteal artery. *J Anat Physiol.* 1879; 13:162.
6. Fowl RJ, Kempczinski RF. Popliteal artery entrapment. In: Rutherford RB, ed. *Vascular Surgery.* 5th ed. Philadelphia: WB Saunders, 2000:1087–1093.
7. Duffy St, Colgan MP, Sultan S, et al. Popliteal aneurysms: a 10-year experience. *Eur J Vasc Endovasc Surg.* 1998;16:218–222.
8. Atkins HJ, Key JA. A case of myxomatous tumor arising in the adventitia of the left external iliac artery. *Br J Surg.* 1947;34:426.
9. Jasinski RW, Masselink BA, Partridge RW, et al. Adventitial cystic disease of the popliteal artery. *Radiology.* 1987;163:153–155.
10. Davis SM. Pseudoclaudication. A review of etiology, diagnosis, and treatment. *Clin Geriatr Med.* 1985;1:373–380.
11. Belch JJ, Topol EJ, Agnelli G, et al. Critical issues in peripheral arterial disease detection and management. *Arch Intern Med.* 2003;163:884–892.
12. Hiatt WR. Medical treatment of peripheral arterial disease and claudication. *N Engl J Med.* 2001;344:1608–1621.
13. TransAtlantic Inter-Society Consensus (TASC). Management of peripheral arterial disease (PAD). *J Vasc Surg.* 2000; 31(suppl):1–296.
14. Hirsch AT, Criqui MH, Treat-Jacobson D, et al. Peripheral arterial disease detection, awareness, and treatment in primary care. *JAMA.* 2001;286:1317–1324.
15. Selvin E, Erlinger TP. Prevalence of and risk factors for peripheral arterial disease in the United States. Results from the National Health and Nutrition Examination Survey, 1999–2000. *Circulation.* 2004;110:738–743.
16. Criqui MH, Langer RD, Fronek A, et al. Mortality over a period of 10 years in patients with peripheral artery disease. *N Engl J Med.* 1992;326:381–386.
17. Boyd AM. The natural course of arteriosclerosis of the lower extremities. *Proc R Soc Med.* 1962;55:591–593.
18. Imparato Am, Kim GE, Davidson T, et al. Intermittent claudication: its natural course. *Surgery.* 1975,78:795–799.
19. McDermott MM, Liu K, Greenland P, et al. Functional decline in peripheral arterial disease. Associations with the ankle brachial index and leg symptoms. *JAMA.* 2004;292: 453–461.
20. Fontaine R, Kim M, Kieny R. Die chirurgische Behandlung der peripheren Durchblutungsstörungen. *Helv Chir Acta.* 1954:21:499–533.
21. Bollinger A. *Funktionelle Angiologie.* Stuttgart: Thieme Medical Publishers, 1979:57–84.
22. Rutherford RB, Flanigan DP, Gupta SK, et al. Suggested standards for reports dealing with lower extremity ischemia. *J Vasc Surg.* 1986;4:80–94.
23. Rutherford RB, Becker GJ. Standards for evaluating and reporting results of surgical and percutaneous therapy for peripheral arterial disease. *J Vasc Intervent Radiol.* 1991;2:169–74.
24. Rutherford RB, Baker JD, Ernst C, et al. Recommended standards for reports dealing with lower extremity ischemia: revised version. *J Vasc Surg.* 1997;26:517–38, 19–21.
25. Pentecoast MJ, Criqui MH, Dorros G, et al. Guidelines for peripheral percutaneous transluminal angioplasty of the abdominal aorta and lower extremity vessels. A statement for health professionals from a Special Writing Group of the Councils on Cardiovascular Radiology, Arteriosclerosis, Cardio-thoracic and Vascular Surgery, Clinical Cardiology, and Epidemiology and Prevention, American Heart Association. *Circulation.* 1994;89: 511–531.
26. Ramsey De, Manke DA, Sumner DS. Toe blood pressure. A valuable adjunct to ankle pressure measurement for assessing peripheral arterial disease. *J Cardiovasc Surg.* 1983;24:43–48.
27. Hiatt WR, Regensteiner J, Hirsch AT, eds. *Peripheral Arterial Disease.* Boca Raton: CRC Press, 2001.
28. Moore WS, ed. *Vascular Surgery: A Comprehensive Review.* 6th ed. Philadelphia: WB Saunders, 2002:523–569.
29. Schneider G, Prince MR, Meaney JFM, et al. *Magnetic Resonance Angiography: Techniques, Indications and Practical Applications.* New York: Springer-Verlag, 2005.
30. Meissner OA, Rieger J, Weber C, et al. Critical limb ischemia: hybrid MR angiography compared with DSA. *Radiology.* 2005;235:308–318.
31. Jamieson C. The definition of critical ischemia of a limb. Br J Surg 1982;69(Suppl):S1).

32. Rajan JK, Patel NH, Valji K, et al. Quality improvement guidelines for percutaneous management of acute limb ischemia. *J Vasc Intervent Radiol.* 2005; 16:585–595.
33. Koelemay MJW, Lijmer JG, Stoker J, et al. Magnetic resonance angiography for the evaluation of lower extremity arterial disease; a meta-analysis. *JAMA.* 2001;285:1338–1345.
34. Adriaensen M, Kock CJM, Stijnen T, et al., Peripheral arterial disease: therapeutic confidence of CT versus digital subtraction angiography and effects on additional imaging recommendations. *Radiology.* 2004;233:385–391.
35. Walsh C, Murphy D, O'Hare N. Development of a quality assurance protocol for peripheral subtraction imaging applications. *Phys Med Biol.* 2002;47:N91–N97.
36. Pattynama PMT. X-ray peripheral and visceral angiography. In: Lanzer P, Topol EJ, eds. *PanVascular Medicine: Integrated Clinical Management.* New York: Springer-Verlag, 2002: 636–58.
37. Hallisey MJ, Meranze SG. The abnormal abdominal aorta. Arteriosclerosis and other diseases. In: Baum S, ed. *Abramsi' Angiography.* Vol 2. 4th ed. Boston: Little, Brown and Company, 1997:1052–1072.
38. Lusza G. *X-ray Anatomy of the Vascular System.* Philadelphia: JB Lippincott, 1963.
39. Diehm C, Allenberg J-R, Numura-Eckert K. *Farbatlas der Gefäßkrankheiten.* Berlin: Springer, 1999.
40. Lippert H, Pabst R. *Arterial Variations in Man.* Munich: JF Bergman, 1985.
41. Uflacker R. *Atlas of Vascular Anatomy: An Angiographic Approach.* Philadelphia: Lippincott Williams & Wilkins, 1997.
42. Baum S, ed. *Abrams' Angiography.* 4th ed. Boston: Little, Brown and Company, 1997.
43. McWilliams RG, Robertson I, Smye SW, et al. Sources of error in intra-arterial pressure measurements across a stenosis. *Eur J Endovasc Surg.* 1998;15:535–540.
44. Bonn J. Percutaneous vascular intervention: value of hemodynamic measurements. *Radiology.* 1996;201:18–20.
45. De Bruyne B, Pijls HJ, Barbato E, et al. Intracoronary and intravenous adenosine 5'-triphosphate adenosine, papaverine, and contrast medium to assess fractional flow reserve in humans. *Circulation.* 2003;107:1877–1883.
46. Singh H, Cardella JF, Cole PE, et al. Quality improvement guidelines for diagnostic arteriography. *J Vasc Intervent Radiol.* 2002;13:1–6.
47. Dotter CT, Judkins MP. Transluminal treatment of arteriosclerotic obstruction. Description of a new technic and a preliminary report of its application. *Circulation.* 1964; 30:654–670.
48. Porstmann W. Ein neuer Korsett-Ballonkatheter zur transluminalen Rekanalisation nach Dotter unter besonderer Berücksichtigung von Obliterationen and den Beckenarterien. *Radiol Diagn.* 1973;14:239–244.
49. Grüntzig A, Hopff H. Perkutane Rekanalisation chronischer arterieller Verschlüsse mit einem neuen Dilatationskatheter. *Dtsch Med Wochenschr.* 1974;99:2502–2505.
50. Dotter CT, Buschmann RW, McKinney MK, et al. Transluminal expandable nitinol coil stent grafting: preliminary report. *Radiology.* 1983;147:259–260.
51. Palmaz JC, Sibbitt RR, Tio FO, et al. Expandable intraluminal vascular graft: a feasibility study. *Surgery.* 1986;99:199–205.
52. Rösch J. Historic highlights of interventional radiology. Available at: http://miit.com/PDF/MIIT%202002/Historic%20Highlights%20of%20Interventional%20Radiology.pdf. Accessed January 8, 2006.
53. Creager MA, Goldstone J, Hirschfeld JW Jr., et al. for the Writing Committee Members. ACC/ACP/SCAI/SVMB/SVS Clinical Competence Statement on vascular medicine and catheter-based peripheral vascular interventions. *J Am Coll Cardiol.* 2004;44:942–957.
54. Rutherford RB, Flanigan DP, Gupta SK, et al. Suggested standards for reports dealing with lower extremity ischemia. *J Vasc Surg.* 1986;4:80–94.
55. Rutherford RB, Becker GJ. Standards for evaluating and reporting results of surgical and percutaneous therapy for peripheral arterial disease. *J Vasc Intervent Radiol.* 1991;2: 169–174.
56. Sacks D, Marinelli DL, Martin LG, et al. Reporting standards for clinical evaluation of new peripheral arterial revascularization devices. *J Vasc Intervent Radiol.* 1997;8:137–149.
57. Omary RA, Bettmann MA, Cardella JF, et al. Quality improvement guidelines for the reporting and archiving of interventional radiology procedures. *J Vasc Intervent Radiol* .2003;14: S293–S295.
58. Pentecoast MJ, Criqui MH, Dorros G, et al. Guidelines for peripheral percutaneous transluminal angioplasty of the abdominal aorta and lower extremity vessels. A statement for health professionals from a Special Writing Group of the Councils on Cardiovascular Radiology, Arteriosclerosis, Cardio-thoracic and Vascular Surgery, Clinical Cardiology, and Epidemiology and Prevention, American Heart Association. *Circulation.* 1994;89:511–531.
59. Seldinger SI. Catheter placement of the needle in percutaneous arteriography. *Acta Radiol [Diagn] (Stockh).* 1953;39:368–376.
60. Jarvis MA, Jarvis CL, Jones PR, et al. Reliability of Allen's test in selection of patients for radial artery harvest. *Ann Thorac Surg.* 2000;70:1362–1365.
61. Lipchik EO, Sugimoto H. Percutaneous brachial artery catheterization. *Radiology.* 1986;160:842–843.
62. Trigaux J-P, Van Beers B, De Wispelaere J-F. Anatomic relationship between the popliteal artery and vein: a guide to accurate angiographic puncture. *AJR Am J Roentgenol.* 1991;157:1259–1262.
63. dos Santos R, Lamas A, Pereira-Caldas J. L'arteriographie des members de l'aorte et de ses branches abdominals. *Soc Nat Chir Bull Mem.* 1929;55:587–596.
64. Koreny M, Riedmuller E, Nikfardjam M, et al. Arterial puncture closing devices compared with standard manual compression after cardiac catheterization: systematic review and meta-analysis. *JAMA.* 2004; 291:350–357.
65. Nikolsky E, Mehran R, Halkin A, et al. Vascular complications associated with arteriotomy closure devices in patients undergoing percutaneous coronary procedures: a meta-analysis. *J Am Coll Cardiol.* 2004; 44:1200–1207.
66. Baim DS, Carozza JP. Complications of diagnostic cardiac catheterization. Available at: http://patients.uptodate.com/topic.asp?file=chd/13240. Accessed January 11, 2006.
67. Leriche R. Des obliterations arterielles hautes (obliteration de la terminaison de l'aorte) commes causes des insufficiances circulatoires des membres inferieurs. *Bull Med Soc Chir Paris.* 1923;49:1404–7.
68. Haimovici H. Patterns of arteriosclerotic lesions of the lower extremity. *Arch Surg.* 1967;95:918–933.
69. de Vries SO, Hunink MGM. Results of aortic bifurcation grafts for aortoiliac occlusive disease: a meta-analysis. *J Vasc Surg.* 1997;26:558–569.
70. Tegtmeyer CJ, Wellons HA, Thompson RN. Balloon dilatation of the abdominal aorta. *JAMA.* 1980;244:2626–2637.
71. Yakes WF, Kumpe DA, Brown SB, et al. Percutaneous transluminal aortic angioplasty: techniques and results. *Radiology.* 1989; 172: 965–970.
72. Ravimandalam K, Rao VR, Kumar S, et al. Obstruction of the infrarenal portion of the abdominal aorta: results of treatment with balloon angioplasty. *AJR Am J Roentgenol.* 1991;156:1257–1260.
73. Scheinert D, Schröder M, Balzer JO, et al. Stent-supported reconstruction of the aortoiliac bifurcation with the kissing balloon technique. *Circulation.* 1999;100(suppl II):II295–II300.
74. Gaines PA, Cumberland DC. Wire-loop technique for angioplasty of total iliac artery occlusions. *Radiology.* 1988;168:275–276.
75. Murphy TP. The role of stents in aortoiliac occlusive disease. In: Perler BA, Becker GJ, eds. *Vascular Intervention: A Clinical Approach.* New York: Thieme Medical Publishers, 1998:111–136.
76. Allaire E, Melliere D, Poussier B, et al. Iliac artery rupture during balloon dilatation: what treatment? *Ann Vasc Surg.* 2003;17:306–314.
77. Funovics MA, Lackner B, Cejna M, et al. Predictors of long-term results after treatment of iliac artery obliteration by transluminal angioplasty and stent deployment. *Cardiovasc Intervent Radiol.* 2002;5:397–402.
78. Mouanoutoa M, Maddikunta R, Allaqaband S, et al. Endovascular intervention of aortoiliac occlusive disease in high-risk patients using the kissing stents technique: long-term results. *Cathet Cardiovasc Intervent.* 2003;60:327–328.
79. Becker GJ, Katzen BJ, Dake MD. Noncoronary angioplasty. *Radiology.* 1989;170:403–412.
80. Spence RK, Freiman DB, Gatenby R, et al. Long- term results of transluminal angioplasty of the iliac and femoral arteries. *Arch Surg.* 1981;116:1377–1386.
81. Murphy TP, Webbs MS, Lambiase RE, et al. Percutaneous revascularization of complex iliac artery stenoses and occlusions using Wallstents: 3-year experience. *J Vasc Intervent Radiol.* 1996;7:21–27.
82. Rudofsky G. Peripheral arterial disease: chronic ischemic syndromes. In: Lanzer P, Topol EJ, eds. *PanVascular Medicine: Integrated Clinical Management.* New York: Springer-Verlag, 2002:1363–1422.
83. Capek P, McLean GK, Berkowitz HD. Femoropopliteal angioplasty. Factors influencing long-term success. *Circulation.* 1991;83(suppl 2):I70-I80.
84. Currie IC, Wakeley CJ, Cole SE, et al. Femoropopliteal angioplasty for severe limb ischemia. *Br J Surg.* 1994;81:191–193.
85. Murray JG, Apthorp LA, Wilkins RA. Long-segment (≥10 cm) femoropopliteal angioplasty: improved technical success and long-term patency. *Radiology.* 1995;195:158–162.
86. Gray BH, Sullivan TM, Childs MB, et al. High incidence of restenosis/reocclusion of stents in the percutaneous treatment of long- segment superficial femoral artery disease after suboptimal angioplasty. *J Vasc Surg.* 1997;25:74–83.
87. Henry M, Amor M, Ethevenot G, et al. Palmaz stent placement in iliac and femoropopliteal arteries: primary and secondary patency in 310 patients with 2–4 year follow-up. *Radiology.* 1995;197:167–174.
88. Henry M, Henry I, Klonaris C, et al. Percutaneous endovascular treatment of femoropopliteal occlusive disease. In: Heuser RR, Henry M, eds. *Textbook of Peripheral Vascular Interventions.* London: MD Martin Dunitz, 2004:243–262.
89. Lugmayer HF, Holzer H, Kastner M, et al. Treatment of complex arteriosclerotic lesions with nitinol stents in the superficial femoral and popliteal arteries: a midterm follow-up. *Radiology.* 2002;222:37–43.
90. Greenberg B, Rosenfield K, Garcia LA, et al. In-hospital costs of self-expanding nitinol stent implantation versus balloon angioplasty in the femoropopliteal artery (the VascuCoil Trial). *J Vasc Intervent Radiol.* 2004;15:1065–1069.
91. Scheinert D, Scheinert S, Sax J, et al. Prevalence and clinical impact of stent fractures after femoropopliteal stenting. *J Am Coll Cardiol.* 2005;45:312-315.
92. Bauermeister G. Endovascular stent-grafting in the treatment of superficial femory artery occlusive disease. *J Endovasc Ther.* 2001;8:315–320.
93. Bray PJ, Robson WJ, Bray AE. Percutaneous treatment of long superficial femoral artery occlusive disease: efficacy of the Hemobahn stent-graft. *J Endovasc Ther.* 2003; 10:619–628.
94. Saxon RR, Coffmann JM, Gooding JM, et al. Long-term results of ePTFE stent-graft versus angioplasty in the femoropopliteal artery: single center experience from a prospective, randomized trial. *J Vasc Intervent Radiol.* 2003;14:303–311.
95. Minar E, Pokrajac B, Maca T, et al. Endovascular brachytherapy for prophylaxis of restenosis after femoropopliteal angioplasty. Results of a prospective randomized study. *Circulation.* 2000;102:2694–2699.
96. Duda SH, Pusich B, Richter G, et al. Sirolimus- eluting stents fort he treatment of obstructive superficial femoral artery disease: six month results. *Circulation.* 2002;106:1505–1509.
97. Litvack F, Grundfest WS, Segalowitz J, et al. Interventional cardiovascular therapy by laser and thermal angioplasty. *Circulation.* 1990;81:1099–1116.
98. Bolia A, Miles KA, Brennan J, et al. Percutaneous transluminal angioplasty of occlusions of the femoral and popliteal arteries by subintimal dissection. *Cardiovasc Intervent Radiol.* 1990;13:357–363.
99. Scheinert D, Biamino G. Femoropopliteal occlusions: experience with peripheral excimer laser angioplasty. *Curr Intervent Cardiol Rep.* 2001;3:130–138.
100. Spinosa DJ, Leung DA, Matsumoto AK, et al. Percutaneous intentional extraluminal recanalization in patients with chronic limb ischemia. *Radiology.* 2004;232:499–507.
101. Murray RR Jr., Lutz JD. Femoropopliteal angioplasty and stents: patient selection and results. In: Perler BA, Becker GJ, eds. *Vascular Intervention: A Clinical Approach.* New York: Thieme Medical Publishers, 1998:169–176.
102. Lanzer P. Topographic distribution of peripheral arteriopathy in non-diabetics and type 2

diabetics. Z Kardiol 90:99–102, 2001-04-22.
103. Greenfield A. Femoral, popliteal and tibial arteries: percutaneous transluminal angioplasty. *AJR Am J Roentgenol.* 1980;135:927–935.
104. Schwarten DE, Cutcliff WB. Arterial occlusive disease below the knee: treatment with percutaneous transluminal angioplasty performed with low-profile catheters and steerable guide wires. *Radiology.* 1988;169:71–74.
105. Bakal CW, Sprayregen S, Scheinbaum K, et al. Percutaneous transluminal angioplasty of the infrapopliteal arteries: results in 53 patients. *AJR Am J Roentgenol.* 1990;154:171–174.
106. Brown KT, Schoenberg NY, Moore ED, et al. Percutaneous transluminal angioplasty of infrapopliteal vessels: preliminary results and technical considerations. *Radiology.* 1988;169:75–78.
107. Schwarten DE. Clinical and anatomical considerations for nonoperative therapy in tibial disease and the results of angioplasty. *Circulation.* 1991;83:186–190.
108. Söder HK, Manninen HI, Jaakkola P, et al. Prospective trial of infrapopliteal artery balloon angioplasty for critical limb ischemia: angiographic and clinical results. *J Vasc Intervent Radiol.* 2000;11:1021–1031.
109. Dorros G, Jaff MR, Dorros AM, et al. Tibioperonal (outflow lesion) angioplasty can be used as primary treatment in 235 patients with critical limb ischemia: five-year follow-up. *Circulation.* 2001;104:2057–2062.
110. Feiring AJ, Wesolowski AA, Lade S. Primary stent-supported angioplasty for treatment of below-knee critical limb ischemia and severe claudication. *J Am Coll Cardiol.* 2004;44:2307–2314.
111. Folkman J. Therapeutic angiogenesis in ischemic limbs. *Circulation.* 1998;97:1108–1110.
112. Annex BH. Therapeutic angiogenesis for PAD. *Endovasc Today.* 2004; suppl (October):17–19.
113. Hunter GC, Westerband A. Noninfectious complications in vascular surgery. In: Moore WS, ed. *Vascular Surgery: A Comprehensive Review.* 6th ed. Philadelphia: WB Saunders, 2002:751–782.
114. Krajcer Z, Levy M. Endovascular treatment for lower extremity bypass failure. In: Heuser RR, Henry M, eds. *Textbook of Peripheral Vascular Interventions.* London: MD Martin Dunitz, 2004:269–276.
115. Angle N, Quinones-Baldrich WJ. Acute arterial and graft occlusion. In: Moore WS, ed. *Vascular Surgery: A Comprehensive Review.* 6th ed. Philadelphia: WB Saunders, 2002:697–718.
116. McNamara TO, Fischer JR. Thrombolysis of peripheral arterial and graft occlusions: improved results using high-dose urokinase. *AJR Am J Roentgenol.* 1985;144:769–775.
117. Thrombolysis in the management of lower limb peripheral arterial occlusion—a consensus document. Working Party on Thrombolysis in the Management of Limb Ischemia. *Am J Cardiol.* 1998;81:207–218.
118. Patel N, Sacks D, Patel RI, et al. SIR reporting standards for the treatment of acute limb ischemia with the use of transluminal removal of arterial thrombus. *J Vasc Intervent Radiol.* 2003;(suppl):S453-S465.
119. Wolfe JHN, Porter JM. Basic treatment for critical limb ischemia. *J Vasc Surg.* 2000;31:A1. Available at: http://www.lava.med.br/mestrado/vascular/2003/Artigos_16_Otacilio_Figueiredo/D_4_Treatment_of_critical_limb_ischemia.htm. Accessed January 17, 2006.

Dierk Vorwerk

第13章

血液透析通路

对介入放射专家来说,采用经皮穿刺技术建立血液透析通路变得越来越重要。越来越多的肾功能不全患者进行透析治疗,其中大多数患者选择血液透析。在西方国家,每百万人口大约有150~200名患者采用血液透析治疗。

维持血管通路畅通一直以来都是与延长患者生命息息相关的问题[1]。例如,有功能的长期血管通路数量约为15%[1]。血液透析通路初级开放期较低:初级开放期为1年的,动静脉内瘘约占65%,聚四氟乙烯(PTFE)移植内瘘占50%;初级开放期为2年和4年的,动静脉内瘘降至60%和45%,聚四氟乙烯(PTFE)移植内瘘降至43%和10%[2]。

在欧洲,血管通路首选连接桡动脉和前臂静脉的动静脉内瘘。造瘘时优先选择位于前臂远端和肘部区域的自体静脉,甚至在更新瘘管时也是如此。利用人造血管植入的PTFE-移植内瘘,如Gore-Tex人造血管,主要用于血管情况复杂和无可利用的血管时。相比之下,在美国,更多的把PTFE-移植内瘘作为首选,绝大多数患者都在采用这种方式。

穿刺部位的选取、适应证和介入技术均依赖于瘘的性质和部位、病变部位以及阻塞性质。一般来说,存在狭窄和血栓时,瘘管种类和阻塞部位将决定所用的技术类型。

本章的目的在于介绍不同类型的瘘管出现问题时应采取的各种经皮介入治疗技术,没有涉及外科手术。不过值得一提的是,对照研究在外科手术和经皮介入治疗之间,在短期或长期预后方面并没有显著性差异。

瘘管问题的诊断

在行介入治疗瘘管之前,全面诊断对区分瘘管闭塞的位置和性质是非常必要的。触诊肱动脉、桡动脉和静脉瘘管有无淤滞可为静脉的状况以及是否存在有狭窄或血栓提供重要信息[3]。

人们利用各种超声方法可对瘘管进行高质量、无创的形态学诊断和较小范围的功能性诊断。实时超声和彩色编码双重超声在检查血栓方面优于血管造影,可用于检测瘘管血栓形成和血块大小[4]。

但是,血管造影对实际介入治疗计划至关重要。血管造影要尽可能包括供血动脉和回流至上腔静脉的静脉,以排除多发性病变。

经肱动脉细针穿刺造影

经肱动脉造影(图13.1 A和B)为所有从肱动脉末梢到肘部或肱动脉任意分支的所有瘘管连接提供了最佳入路。它几乎可用于所有动静脉内瘘和部分PTFE移植内瘘。在局部麻醉下,采用Seldinger技术,在肘部肱二头肌肌腱膜下肱动脉的必经之处,用有塑料套管的22号细针逆行穿刺。为达到一个安全的位置,塑料套管最好插入到动脉内Luer接头以远。有时需要0.018英寸的导丝协助。这个组合针用无菌胶布固定,并与一个可注射对比剂的带锁延长管相通(比如,泵管路,德国Melsungen的贝朗公司的产品)。接下来,采用逆行数字减影血管造影术，将稀释的对比剂手推注入，可使瘘管的整个路径和很长一段肱动脉显影。一般来说，一次造影只需 20~40 mL 对比剂(盐水与对比剂之比为 1:1)。

整个过程操作简单，并发症很少发生，可在门诊完成。如接下来打算介入治疗，为监测介入效果，可保留动脉入路。介入之前的穿刺操作要格外小心，不能穿刺紧邻贵要静脉的动脉，因为它们常常挨得很近，一不小心就会损伤附近的静脉通路。

经股动脉造影

经股动脉穿刺，通过锁骨下动脉行选择性肱动脉造影术只在特殊病例中采用，包括近端动脉极度狭窄而不能行逆行肱动脉造影或者双重超声检查的病例，还有准备行血管成形术的病例。一般来说，不应在门诊进行经股动脉造影。

瘘管成像

直接在瘘管静脉部位进行诊断性穿刺可用于和肱动脉吻合的 PTFE 移植内瘘以及肘关节以上或上臂任意类型的 PTFE 移植内瘘(图 13.1 C 和 D)。使用细针穿刺法，最好按血流方向在 PTFE 移植内瘘植入袢或静脉穿刺，这样，穿刺入口还可用于介入治疗。然后，再压迫静脉回流使用逆行充溢血管造影，对瘘管动脉部分进行造影。穿刺不应离动脉吻合口太远，以保证瘘管动脉部高质量的造影，同时还可避免并发症。

但是在考虑后续介入治疗的病例中，穿刺部位不应离介入治疗部位太近，以确保鞘和血管内器械的放置。

PTFE 移植内瘘并发血栓的患者不应行诊断性血管造影，因为瘘管从动脉至静脉吻合部位经常完全闭塞。

对于自体型上臂瘘管最好在靠近吻合部位的静脉行顺行造影，那里可触摸到脉搏。如果需要，入口可扩大并用于后续介入治疗。在这种病例中，肱动脉上应避免行任何穿刺。

其他成像技术

尽管其他的成像技术(如 MR 和 CT)也可监控瘘管情况，但它们既繁琐，费用又昂贵，在实际的临床实践中不能广泛应用。对于穿刺有困难的病例，超声检查可提供帮助。

入路

瘘管的类型和位置决定了哪种入路合适。

自体前臂瘘管

一般来说，动静脉内瘘需选择静脉通道。给患者绑上止血带后穿刺动静脉瘘的静脉。粗大静脉采用大口径插管和常规 0.035 英寸导丝。细小且触摸困难的静脉，推荐使用 22 号针和 0.018 英寸导丝进行穿刺。穿刺成功之后，沿导丝送入 16 号的塑料管至瘘管静脉，边小心旋转边向前推进。造影可以确定导丝没有打结扭曲以防止导丝断裂。一旦塑料管在腔内的正确位置固定，导丝和细针应用 0.035 英寸代替，最好使用亲水涂层的导

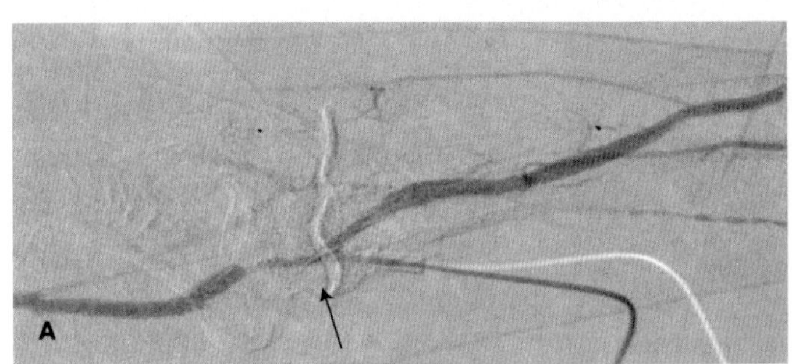

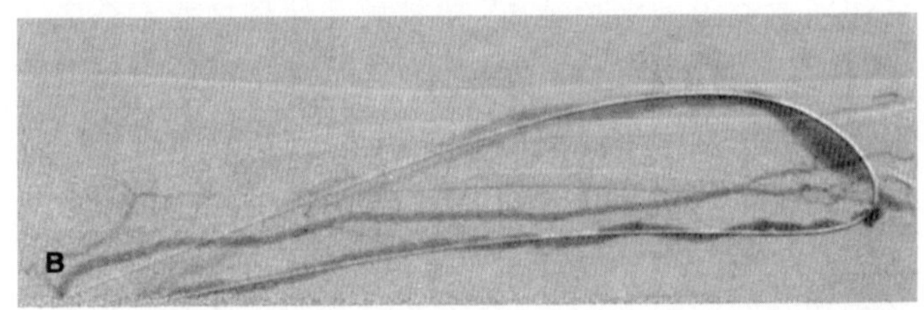

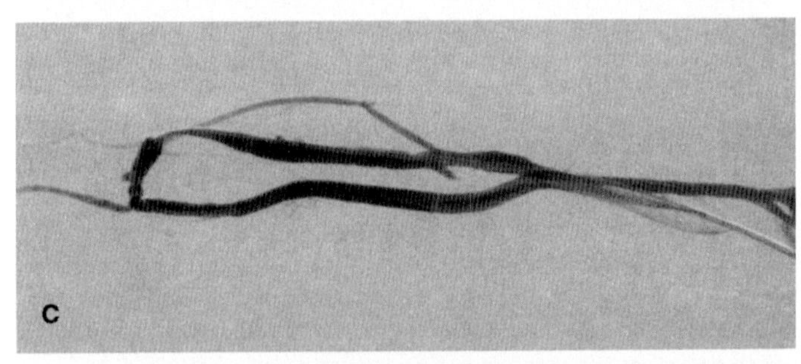

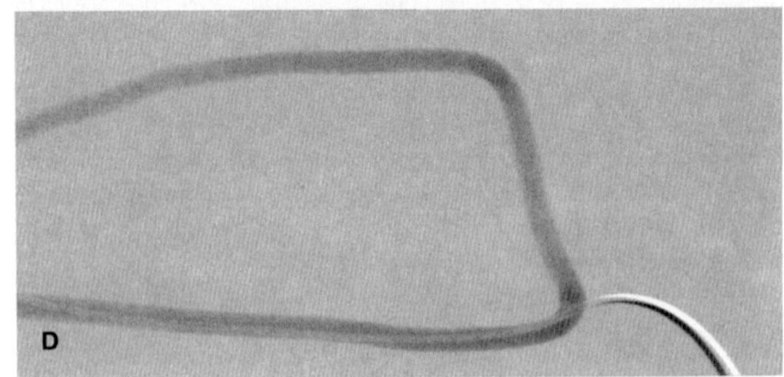

图 13.1 经肱动脉细针穿刺造影。(A)肘部的逆行细针穿刺(箭头处)。(B)供血动脉成像，有狭窄的吻合部位和引流静脉。(C)静脉导管置于供血动脉的瘘管造影图。(D)植入袢的导管头部穿刺的瘘管造影图。导管深入动脉支进行造影显示透析通路下游。

丝。在吻合口附近病变(如远端静脉损伤),吻合口狭窄和远端动脉狭窄应采用逆行静脉穿刺。

假如术者从静脉通道中不能成功穿过吻合狭窄部位,那么对于这种特殊病例,可能会采用经肱动脉穿刺。在这些病例中,在肘关节高位顺行穿刺肱动脉,仔细地把 4 F 导管送入瘘管的动脉,这个动脉一般是桡动脉。用扩张导管加强导丝支撑力探测狭窄部位。一旦导丝头端穿过狭窄部位,则可用从静脉插入的套圈器固定并引出静脉入口。为了减少动脉的损伤,最好采用静脉入路。

对于引流静脉近端部位的狭窄,可在外周静脉穿刺点顺行穿刺瘘管静脉。如果近端狭窄部位无法穿刺,或无法通过外周穿刺点穿过,或者穿刺被并发症(如夹层或穿孔)阻止,可选择第二个静脉通道行逆行穿刺逐渐接近靶病变。

自体上臂瘘管

靠近吻合部位的病变,可在病变部位最近端逆行穿刺头臂静脉,比如,在靶病变的下游部位穿刺。假如病变部位紧挨主干(距吻合口更近),那么紧挨吻合口穿刺头臂静脉。对于上臂瘘管的血栓建议采用双通道,这样,应首先采用逆行穿刺血栓静脉,以便完成部分的血栓切除,再顺行穿刺第二条通道完成剩余血栓的切除。

穿刺同侧颈内静脉逆行到靶病变是一个可供选择的头臂静脉入路。

移植内瘘

对于 PTFE 移植内瘘,血管袢的穿刺部位取决于狭窄是在吻合的动脉(逆行)部分,还是静脉部分,或者在上臂引流静脉中。按照前述的微穿刺技术在做诊断性穿刺时,医生通常可以对其行扩张术并用于介入治疗。

在瘘袢上,分流弓的顶部是穿刺的有利位点。导管置入扩张器后,导丝可送入并直达瘘管的动脉部分或静脉部分,使其能够从一个穿刺点到达瘘管的两端。

对于直型移植内瘘,穿刺入口应在移植体本身,最好沿血流方向进针。在各类瘘管中,双点穿刺通常是必要的,尤其是要做血栓切除术时,如果血栓延伸至吻合口的动脉部分时则更加必要。

中心静脉

头静脉和锁骨下静脉近端的病变优先采用前臂的瘘管静脉入路。在极少数情况下,当使用大球囊或支架时,可选择经股静脉通道以避免瘘管静脉受到损伤。值得注意的是,10 F 的导管能够安全地插入手臂静脉。有时股和肱静脉同时插管,可保证中心静脉的支架置入稳固。在关键部位,导丝穿过肱静脉和股静脉形成一个环路,为经静脉部位提供支撑力,并尽可能的防止支架内栓塞进入肺循环,支架穿过导丝环置入到特定的部位。

动脉狭窄

对于瘘管动脉支的近端病变,可逆行穿刺肱动脉或者在上臂人造瘘管病例中采用逆行穿刺静脉。如果肱动脉搏动弱,先使用袖珍式多普勒确定狭窄部位后,可采用微穿刺技术。只有肱动脉近端的狭窄需要扩张时才采用经股动脉入路。

瘘管狭窄

瘘管狭窄是继发瘘管血栓的常见原因,应及时诊断并处理。其表现为血液透析时静脉对抗压力增加,再循环增加,止血时间延长,如果狭窄位于吻合口附近,由于抽吸或者动脉血流不足可造成静脉塌陷。

尽管瘘管狭窄可发生于静脉的任何部位,但动静脉内瘘的狭窄更易于发生在靠近动静脉吻合口部位和穿刺段血管,而 PTFE 移植内瘘常位于邻近静脉吻合口处。

球囊扩张(图 13.2)是常用的治疗方法。选用 5 F 的小外径导管,可顺利通过。对于桡动脉传入支可选用 0.035 英寸亲水导丝与导管结合。6 F 鞘通常可满足要求。

逆行穿刺到达靶病变,先置入导管送亲水导丝经过病变部位,然后送入扩张球囊导管。导丝应通过动静脉吻合口深入到动脉。这项技术的应用,可对远端动脉病变(图 13.3)、吻合口狭窄和远端静脉狭窄进行扩张。据笔者自己的经验,使用一般球囊系统就足够了,特殊的短柄球囊系统并没有特别的优势。

需要注意的是静脉瘘管常有极度狭窄,可耐高压达 15 巴以上。在这种情况下,需要采用平均爆破压为 20 巴的高压球囊或者切割球囊。

其他特殊类型的有弹性狭窄可限制球囊扩张的效果,包括塌陷性狭窄,即扩张之后迅速塌陷。此外,血流量增加会导致静脉扩张和伸长,最终造成扭结性狭窄,尤其是在静脉瓣近端。尽管这些狭窄可被充分扩张,但球囊放气后会迅速恢复原状。单纯的经皮腔内血管成形术(PTA)几乎很难起效;因此,上臂瘘管内放置支架可能对解决这种问题有帮助。中心静脉扩张需要直径为 12~16 mm 的大球囊。

在介入术中,静脉给予 2500~5000 U 肝素。介入术后最迟第二天要进行血液透析。在透析中,要求完全肝

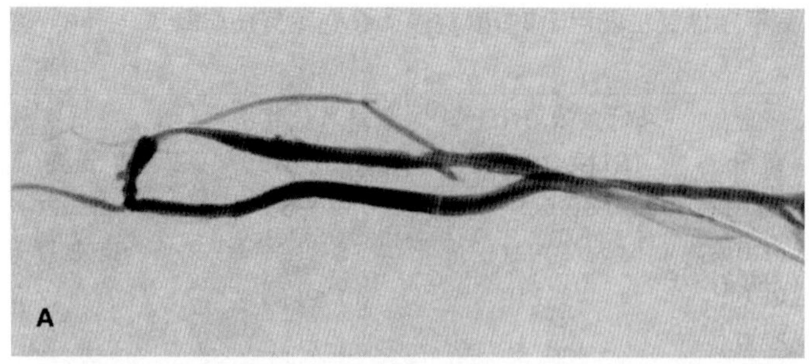

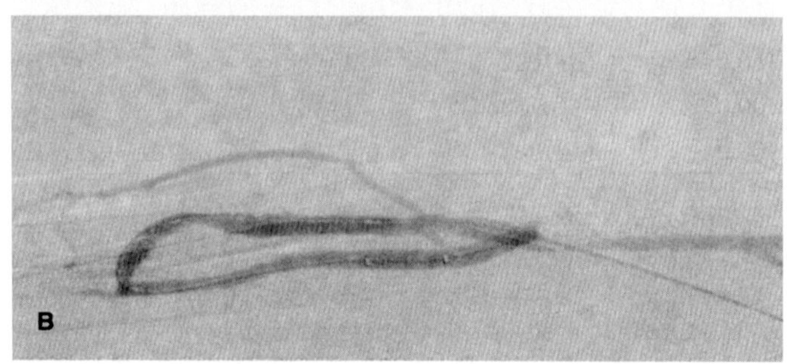

图 13.2 自体前臂瘘静脉分流狭窄。(A)吻合口狭窄和近段 1 cm 多处的另一狭窄。经静脉入路。(B)球囊扩张后,病变开通及血流改善。

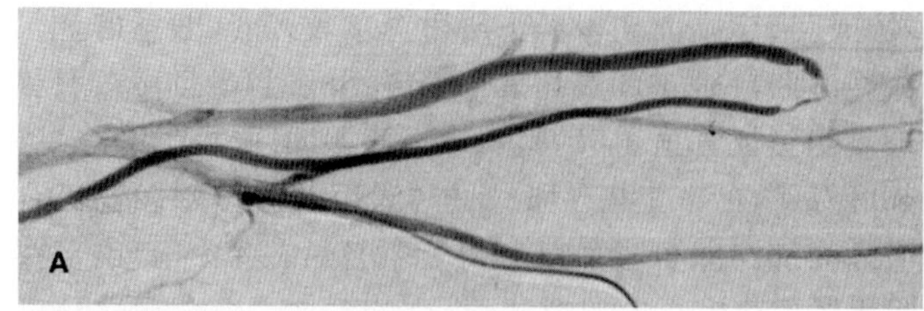

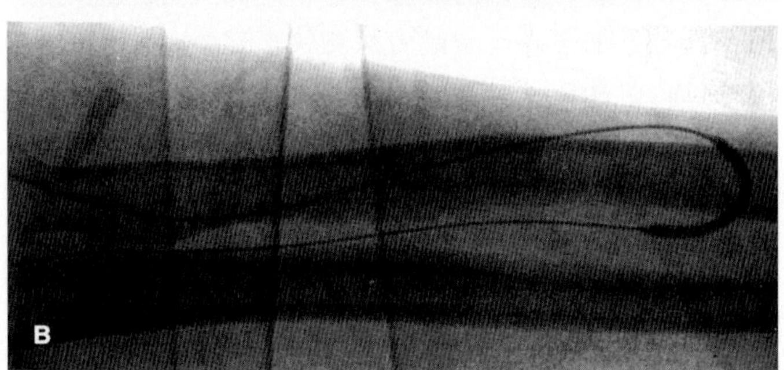

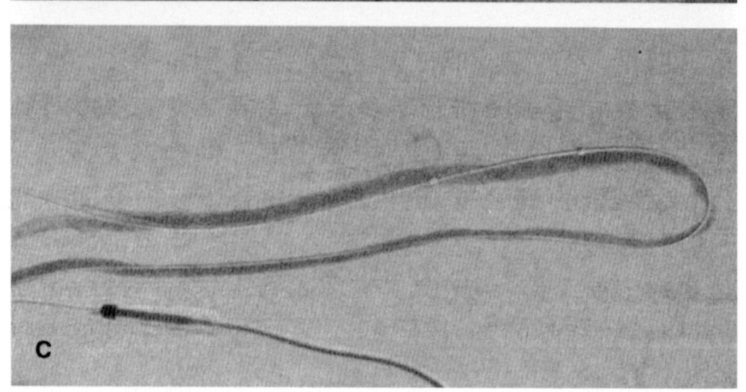

图 13.3 自体瘘管内吻合部位动脉狭窄。(A)吻合部位狭窄。(B)动脉内和穿吻合部位的 PTA 球囊。(C)PTA 后,宽度足够,没有夹层。

素化,但不要求抗凝治疗。

瘘管狭窄介入适应证

对于直径狭窄率超过 40%~50%的血液透析通路狭窄者,建议经皮介入治疗。Sullivan 和他的同事们在报告中指出,狭窄大于直径的 40%即可使血流压力显著降低[5,6],这说明中度狭窄即有血流动力学意义。因此,从血流动力学的角度看,低外周阻力的存在对区分不同等级的狭窄有显著意义。

狭窄的类型、长度和部位不能提示狭窄是否适用球囊扩张。除中心静脉狭窄和供应前臂动脉的长动脉病变外,一般不单独使用球囊扩张术。

支架可能不是动脉长病变的适应证,但可用于中心静脉狭窄。假如外科不能缩短瘘管和再移植的时间,那么,不管预后如何,可试行球囊扩张。有趣的是,Beathard 等人不认同 PTA 在长病变(>6 cm)或者 PTFE 移植内瘘狭窄中的局限性[7]。

所以,在大多数情况下,只有在球囊扩张术中才能确定出不适合扩张术的狭窄。

球囊扩张术的效果

在大多数情况下,单纯性球囊成形术的效果在技术上是令人满意的。大量的序列研究报道显示成功率在 82%~94%,并发症的发生率则在 2%~6%[7-10]。相比之下,远期效果则不令人信服。据 Gmelin 和 Karnel[10]报道,随时间推移开放期明显下降,从 6 个月的 75%降到 2 年后的 34%。Glanz 等[9]报道了类似的结果。Beathard 等根据生命表格法计算得出的初期开放率结果也不令人满意。尽管如此,我们仍不能拒绝采用 PTA,因为没有更合适的治疗选择,并且外科修补术的长期效果也不理想。

虽然在笔者医院的患者采用瘘管修补的是病情相对复杂的患者,但总的来说,术后 1 年的初期开放率为 80%,2 年为 70%[8]。这项结果与 Keller 等人[2]的结果一致,后者发现 1 年后开放率为 70%,2 年后为 60%,由此可见,包括具有功能良好的瘘管的患者在内,二次外科手术是标准的治疗程序。由此得出结论,介入治疗即使对复杂的血液透析通路,也能改善总的瘘管开放期,并延长了瘘管的使用寿命。

并发症

采用球囊扩张治疗血液透析通路并发症相对较少[8-10]。主要的并发症是静脉破裂(图 13.4),发生率为 2%,如果在大血管中破裂,可能会伴随广泛的外渗。除了动脉化血流,这类破裂很少会导致肩部或者上臂血肿,而且通常能自行吸收。治疗包括用原球囊导管在破裂部位用球囊封闭上游血流，球囊需要充气扩张几分钟。偶尔需要支架，可能会放置在上臂区域。

假如前臂静脉发生破裂，那么它通常会伴有疼痛性血肿。前臂较小静脉破裂产生的压力最终致使瘘管闭塞。因此要仔细监测，必要时，还要肝素化。

极少数病例，静脉破裂会导致静脉假性动脉瘤。可能会产生严重造成血流减慢的夹层，这可能需要支架置入。如果长时间的 PTA 和(或)支架置入术后，破裂问题没有解决，可以选择目前市场提供的带膜支架。

其他方法

作为球囊扩张的替代疗法，可行定向经皮腔内斑块旋切术。原来的旋切术材料，比如 Simpson 导管[11]，无法在市场上买到。在定向经皮腔内斑块旋切术系统治疗血液透析通路方面，尚无可利用的数据供人们参考。

金属支架的使用变得越来越重要，甚至在血液透析通路狭窄和闭塞中也是如此。金属支架可用于复杂的中心静脉狭窄，这些情况须分别描述。

瘘管血栓形成

血液透析通路血栓是最常见的并发症，发病率为治疗病例的 40%~80%[12]。血栓通常发生在支架部位，是一种典型的晚期并发症。动静脉内瘘术后早期一般不会出现血栓，晚期可发生。置入型瘘管血栓常涉及整个置入物，而自体瘘管的血栓大小不固定，主要取决于血栓形成的时间和静脉侧支循环过程，常常只涉及较短的一段血管。引流静脉和供给通道的狭窄是血栓发展的诱因。血栓的形成易于出现在凝血功能紊乱、低血压和促红细胞生成素治疗的患者中[12]。

这里有几种治疗瘘管血栓的方法。

放射介入和外科血栓切除术相结合

用 Fogarty 球囊行外科血栓切除术，同时行血管造影很难确定同时存在的多发狭窄。此类狭窄是瘘管闭塞的常见根源。Smith 等人[13, 14]建议针对人造瘘管采用经皮血栓切除术和外科血栓切除术相结合的治疗方法。

采用这种治疗方法时，在外科切开瘘管后，先实施 Fogarty 血栓切除术。随后，通过血管造影术再配合传统技术，对靶病变摘除伴随血栓或者进行扩张，利用扩张术使狭窄部位变宽。

球囊扩张术的应用可以针对性地挤碎附在血管壁上的血栓，在动脉吻合近段病变中经常采用，已经证明

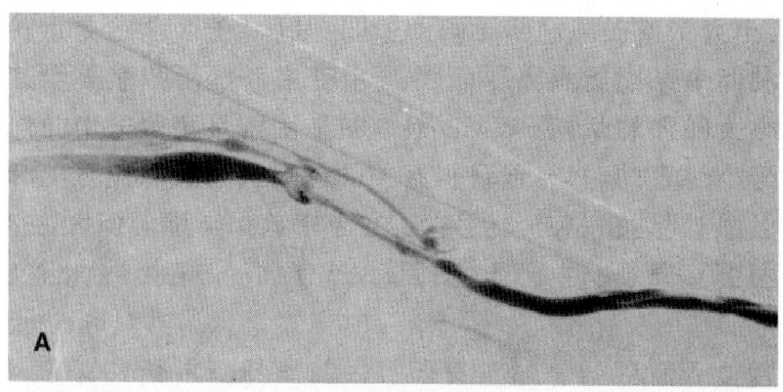

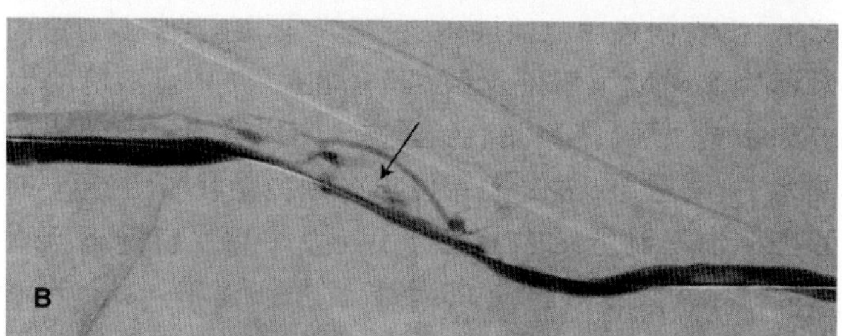

图 13.4 静脉破裂。(A)黏附血栓的严重静脉狭窄。(B)PTA 术后，血栓消失，但是静脉呈现出环形破裂(箭头)，需要长时间球囊扩张，结果(未显示)令人满意。

是此项联合治疗方案的附加优点。从逻辑上讲，这一优势得益于造影，所以操作要在造影室进行；应特别加以注意的就是必须坚持无菌操作。

球囊扩张

球囊扩张瘘管血栓性闭塞一般并不是禁忌证。它的意义取决于局部情况。

不是所有的血栓性闭塞都伴随大块血栓。根据观察，一种特殊形态的活塞状血栓很小，往往闭塞吻合部位近端。只要小心通过闭塞段，PTA 导管就能送到远端。扩张后，血流马上恢复。但是，PTA 导管应把头端放在动脉部位，这样扩张后血栓就不会再回到动脉。

此外，尽管长的高度狭窄可伴有继发血栓，但这样的血栓通常很小。在这些病例中，PTA 也是恢复血流的唯一方法。

介入部位的触诊和超声检查能为确诊完全性复杂血栓病变和预测手术成功提供线索。对于大面积的腔内血栓肿块的病例，单纯球囊扩张术不再适合，因为球囊扩张本身常常会引发动脉内、静脉内和肺内栓塞。

溶栓治疗

溶栓治疗是外科血栓切除术的一项经皮替代治疗，尤其是对于动静脉内瘘。对于纤维蛋白溶解，可选用尿激酶和重组纤溶酶原激活剂(rtPA)，在少数情况下也可采用链激酶，所有这些用法曾在血液透析通路中讨论

过。rtPA 的总剂量不超过 20 mg。溶栓同时应采用肝素化。因为实践证明全身性的经动脉溶解术在治疗瘘管血栓上并不成功,因此对于溶栓治疗技术有三种选择方案。

(1)经皮穿刺后直接注射药物到血栓。使用超声引导,细针穿刺后将溶栓剂注射入血栓内,临床观察瘘管情况。所需剂量少(rtPA 约为 2 mg),此技术适用于血栓数量少的患者。

(2)根据 Davis 等人[15]的研究,经皮穿刺后的血栓治疗,采用导管和导丝,行导管内溶栓和机械除栓治疗。静脉段逆行穿刺后,用造影导管通过闭塞段。通过导管,注入纤维蛋白溶解剂 15 万 IU 或更高浓度(尿激酶含量为 2.5 万 IU/L)。也可采用球囊扩张术或导管使血栓破裂后,静点纤维蛋白溶解剂(采用束带法)。Davis 等人介绍一种方法用于人造瘘管,将两根导管从相反的方向置入瘘内,然后将高浓度纤维蛋白溶解剂同时在瘘管的两个分支注射。随后,以 2000 IU/min(浓度为 4000 IU/mL)的速度注入尿激酶,总剂量为 15 万~25 万 IU。直到动脉血流恢复,尿激酶总量需要 30 万~50 万 IU。

(3)据 Valji 等人[17]的报道,可使用脉冲喷射溶液浸润溶解。常规穿刺之后,采用一种特殊的带许多侧孔的脉冲导管,在高压下将溶栓剂弥漫洒至大范围区域。采用这项技术,两根导管可以从相反方向引入,如同 Davis 等人[15]所描述的那样。剂量为 15 万 IU 的尿激酶(浓度为 2.5 万 IU/mL),每分钟两次脉冲,在 15~20 分钟内注入。随后,持续脉冲,每分钟 1 次,总剂量为 30 万 IU。

机械性血栓清除

作为溶栓治疗的替代方法,人们研制了许多机械取栓方法。它们包括:

(1)血栓抽吸术;

(2)使用旋转、超声和震动进行力学加速抽吸;

(3)切除设备包括 Fogarty 球囊、微网篮式套取器或者网篮;

(4)流体动力学血栓切除术方法。

技术上而言,最简单经济的方法是血栓抽吸术,作为溶栓治疗的附加步骤,这种方法用于血液透析通路的治疗[17]。Turmel-Rodrigues 已把这项技术广泛用于血液透析通路治疗中[18]。这种血栓抽吸术要用 8 F 的带尖指引导管,即使在弯曲的静脉中,它也能清除大块的血栓。

各种机械导管系统已经用于实验和一些临床环境,它可使血栓溶解,不论之后是否抽吸出血栓物质。这些方法包括 Amplatz 血栓切除导管和 Arrow-Trerotola 经皮血栓消融装置。第一种方法不能使用导丝,要求采用 7 F 的导管;第二种方法要通过 0.025 英寸导丝和 7 F 导管送入血管;这包括一个依靠电池系统带动旋转的镍钛合金篮。

流变血栓清除术是清除新生血栓的一种方法,并且已经应用于血液透析术中。在一定压力下,通过在窄腔内注射盐水,在导管头端周围形成湍流带。借助于压力梯度,液体迅速流向大腔血管(Venturi 效应),浸解和清除周边的血栓。

在血液透析通路中有 3 种不同的 6 ~7 F 的导管系统, 分别叫做 Cordis Hydrolyser 系统、Boston Scientific Oasis 系统和 Possis Angiojet 系统。这三个系统都有很好的技术效果。一项随机研究表明 Oasis 系统治疗人造瘘管效果较好[19]。

根据笔者的经验, 选取 50 多位采用流变血栓清除术的患者,在动静脉内瘘和人造瘘管中都取得较好的效果,对静脉内或者动脉内的血栓没有特别的危险[20]。

动静脉内瘘的具体技术细节

对动静脉内瘘,入路和过程取决于血栓的位置。最佳入路是靠近主干。动脉栓塞不常见。假如血栓在静脉瘤内形成,那么可以通过借助外部人工压迫使血栓移至切除导管,这样,尽管直径过大会损害到治疗效果,但可以将瘤内的血栓彻底清除。

上臂瘘管的具体技术细节

对上臂瘘管(图 13.5),医生应注意血栓常延伸至吻合口,所以只能行逆行穿刺才能安全到达血栓部位。因为在切除血栓过程中,部分血栓会通过动脉,所以增加了血栓清除术的风险,要注意适应证的选择。虽然如此,假如发现动脉栓塞,可使用逆行穿刺通过抽吸法清除血栓相对容易。

人造瘘管袢的具体技术细节

对人造瘘管袢,应先做静脉血栓清除术,以清除狭窄流出道中的血栓。之后,探测瘘管的动脉部分,同时将导丝送入肱动脉。血栓清除术在导丝的配合下完成。一般来讲,在动脉吻合部位的血栓附着很牢固,为了防止早期血栓再形成,必须切除。

我们一定要不惜任何代价,一定不要把对比剂注入瘘管袢中,因为假如流出道不通畅,那么产生的压力能导致动脉回流,继而血栓进入肱动脉。因为吻合部位常是锐角,经皮血栓吸除技术要求高,有时达不到。在这种病例中,应采用外科血栓清除术。

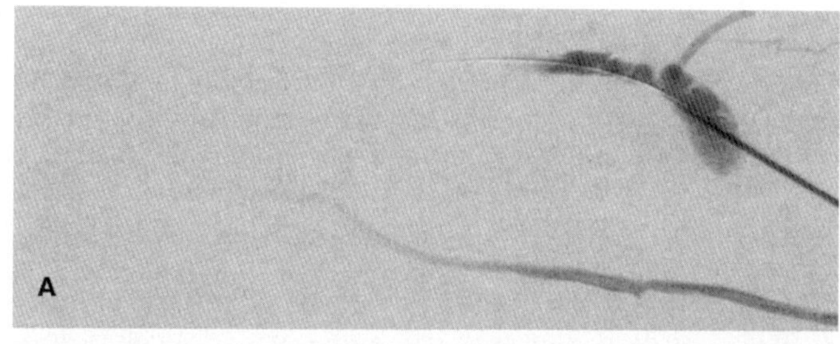

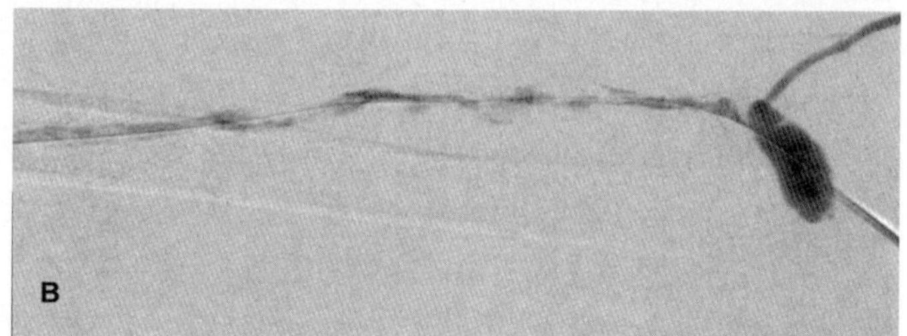

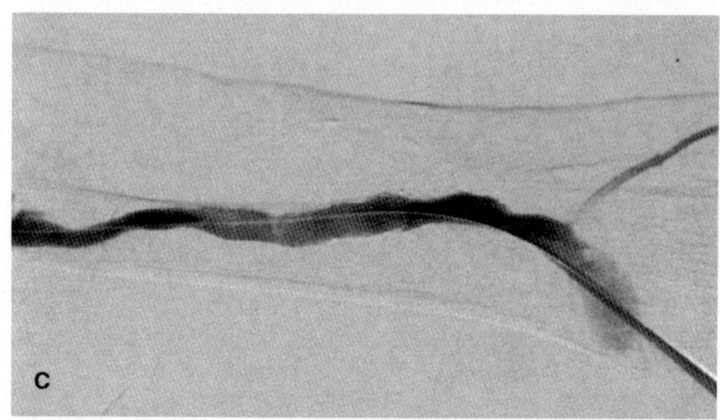

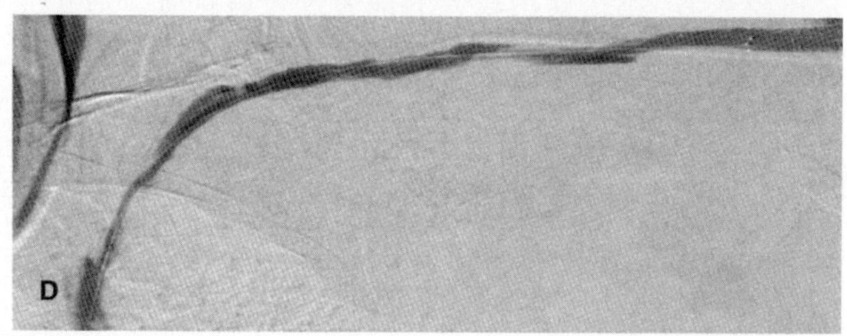

图 13.5 上臂自体瘘管和血栓。(A)由于血栓和(B)长节段狭窄造成的上部头静脉近端的完全闭塞。(C)进行机械血栓清除术,支架和 PTA 后,引流静脉(D)近端血管再通。

并发症

除了 PTA 中的常见并发症，动脉栓塞是可能出现的并发症。治疗取决于瘘管类型和局部解剖(见上文所述),但是如果可能的话应采用经皮穿刺治疗;血栓抽吸具有非常重要的意义。

血栓切除术中,栓子可能移位到肺循环,但通常无临床表现。然而,也有临床上有症状的肺栓塞,但文献中对与此相关的疑似栓塞并未提及。因为采用血液透析患者常有瘘管血栓或者再发血栓,所以应细心护理以防止大块血栓形成,并挤向肺动脉。

慢性静脉闭塞

瘘管引流静脉栓塞在早期偶尔无临床表现,尤其是侧支循环明显时。这种类型的闭塞常表现为瘘管血流延迟,血液透析时静脉压力增大,和透析后出血时间延长。

即使慢性静脉闭塞也有尝试再通的可能。根据笔者的经验,联合使用带有一根直导丝和可移动磁芯的引导导管可进入闭塞段。如果要再通的节段较长,可采用超滑导丝或者带有亲水涂层的导管也能达到目的,用这种方法有助于通过严重狭窄或者萎缩的血管节段。接下来可于静脉狭窄部位行球囊扩张,必要时可于特别僵硬的狭窄处置入支架。

根据经验，慢性周围栓塞的再通术成功率为 80%。尽管再闭塞率较狭窄和新近发生的血栓闭塞高,但因为整个过程,即使静脉壁穿孔,也几乎没有副作用,所以建议尝试。

中心静脉慢性闭塞的经皮再通术非常重要。这种治疗没有单纯的外科手术作为替代疗法,由于静脉严重淤血,患者痛苦大,常有肢体象皮样肿胀。经皮再通术技术上的成功率很高,根据笔者的经验成功率为 80%~90%。为了确保成功,手术最终应置入支架。

血液透析通路的支架置入

复杂血液透析通路的外科手术和经皮修补术的预后基本相同。报告中的技术成功率为 80%~90%[7, 9]。但是,采用简单的球囊扩张术不能完全治疗特殊类型的病变[7]。而且,血液透析通路中的球囊扩张术远期预后很有限。在最初的 6 个月中,大多数患者会复发[7, 9]。对于再闭塞间隔较短的中心静脉狭窄更是如此[7, 9]。

血液透析通路中使用支架有以下两个依据:

(1)在特别严重的存在并发症病例中可提高技术效果;

(2)提高长期血管开放率。

到目前为止,已经在血液透析通路和引流静脉中采用了多种不同类型的支架。Wallstent, Gianturco-Rösch 和 Palmaz 支架主要用于中心静脉,而 Strecker 支架用于外周静脉[21]。临床上还采用自膨式镍钛合金支架。

支架置入技术

内支架置入在血液透析通路的引流静脉部位尤其适用,该部位不是透析穿刺部位。因为支架内重复性穿刺创伤尚不清楚,置入不应在自体瘘管(动静脉内瘘)穿刺部位,或者如果无法避免,应在离其最远的部位进行。据我们观察,这种病例在 60 例患者中有 5 例(9%)。同样的原因,PTFE 移植内瘘中也不适宜置入术。由于前臂动脉直径小,在支配动脉内放置支架尤应慎重,应严格限制在特定的病例中。

根据静脉支架所要求的特点,置入方式可以分为外周和中心支架置入两种。

对外周静脉来说,手臂和浅表静脉的活动特点要求支架必须有足够的柔韧度,可以配合手臂活动,如果可能的话,还要能耐受关节的弯曲和伸张。此外,支架还要能够承受压力。因为静脉的路径通常较曲折,所以支架送入系统要有柔韧度,而且不超过 7 ~8 F。前臂静脉的外周静脉直径通常为 5~6 mm，上臂静脉的直径为 7~8 mm。在扩张的瘘管静脉中,上臂支架的直径可达 12 mm。

对于狭窄和闭塞的中心静脉,支架的直径至关重要,应越大越好。在这一部位，我们选用直径为 14~16 mm 的支架。

入路

因支架直径和类型的原因，置入的导管系统应为 7 ~10 F 为宜。当选择入路的时候,要考虑这个问题。在贵要静脉和头静脉置入支架时，应选择肱动脉入路,因大多数支架体从股动脉入路不能到达置入部位。假如旁路直径足够大，在锁骨下静脉和头臂静脉置入支架,应选肱动脉入路,因为要置入大腔支架,最好选 9 F 导管。

可能发生的并发症

置入术后的急性并发症不常见。在我们自己的患者中,急性支架内血栓发病率为所有病例的 6%,但是再次介入几乎可完全治愈所有的病例。引起该并发症的可能病因是流出道不充分和凝血问题。有一种并发症应引起注意:支架置入后即刻或者在早期移位。在系列观察中,我们发现有一例患者的支架松动后进入锁骨下静脉,但是没有造成系统性的栓塞。然而,Grey 等人报道采用 Palmaz 支架的 12 例患者中有 2 例(16.7%)移位,造成系统栓塞[22]。

支架置入术

置入术中为避免移位现象应把支架几何构架和技术问题考虑在内。假如选择短支架,而且支架不能够被精确地置入非常僵硬的狭窄病变中间部位,狭窄部位可能会将支架挤出所置部位,之后支架的长端部位会因移位而失效。假如支架向中心移位,那么可能会引发中心性栓塞。

如果支架的设计可以调节长度，如 Wallstent 或者自膨式镍钛合金支架,应把侧支静脉考虑进去,尽量置入支架的最长段,借助于静脉壁和支架的重叠使其稳定性更高。如果不这样治疗,那么第一个支架可能有滑落到周围方向的危险,因此第二个支架在第一个支架的近端置入,二者部分重叠,可增加局部稳定性。

由支架连接的侧支静脉通常是开放性的。大静脉,比如颈静脉,不应通过支架连接,以避免颈静脉穿刺术和颈静脉导管的并发症。

应注意的是置入自膨式镍钛合金支架后,中心静脉狭窄可能会增大,尤其对于严重狭窄更是如此,因为支架置入时要被强力拉伸。假如狭窄因支架压力沿着自身路径扩大,那么内支架会在腔内膨胀,在采用 Wallstents 支架的病例中,支架同时也会变短。结果是狭窄部位会因局部再次暴露而引发再狭窄。在闭塞治疗中也会出现同样的情况。但是局部溶栓会有作用。正因为如此,自膨式镍钛合金支架是这些部位较好的选择。

如果所选择的支架直径较小,可能同样会导致直接移位。

支架置入后,要用较大的球囊进行后扩张。后扩张应仔细进行,以避免二次移位或因球囊的不完全回缩造成支架损坏。

Quinn 等人报道 1 例在采用 Gianturco 支架外周置入后引起了永久性周围神经损伤[23]。我们还没有这方面并发症的报道。

适应证

从技术的角度来看，如果单纯 PTA 效果不能令人满意,那么引流瘘管静脉狭窄和栓塞这类特殊病例中必须采用支架置入。以下病例尤其适用这种方法。

①中心静脉狭窄或闭塞;
②具有弹性,并再塌陷的狭窄;
③在瓣区静脉中逐步变宽伸展的弯曲狭窄;
④瘘管血流的重塑;
⑤PTA 或者血栓切除术的并发症,比如夹层或者穿孔。

支架置入的确可使无法维持的血液透析通路保持功能。因为尚无资料证实支架的可穿刺性,所以要强调穿刺部位不能进行支架置入。假如无法避免穿刺部位的置入，那么置入应将不再使用的部位作为穿刺部位,而且支架要保持最短的长度。因此一个可能的适应证是,假如静脉狭窄,那么在狭窄前的血管瘤被切除之前要放置支架对狭窄部位进行支撑。

血管内修复后再狭窄可再次行经皮介入治疗,球囊扩张是最好的,尤其对于中心静脉分流。对于外周静脉,因内径较小,可行内膜切除术,充分去除移位内膜。

结果

在所有提供的支架类型中,血液透析通路最常被采用的是 Wallstent 支架,同时,在中心静脉中经常采用该支架和 Rösch Z 支架及 Palmaz 支架。

我们所观察的 60 位患者中,支架成功率为 90%[24],与文献的报道一致。因为适应证主要限制那些单独球囊扩张效果差,同时放弃瘘管是唯一选择的病例,术后效果令人满意。

但是,患者主要的长期结果与期望值不一致[23-25]。我们自己的患者在手术 6 个月后, 累计初期开放率为 56%,1 年之后为 48%,2 年之后为 20%。这同 Beathard 所做的单纯球囊扩张术结果几乎一致[7]。Beathard 通过随机对照研究还发现支架置入瘘管流出道与单纯扩张相比,开放率没有差别[25]。研究结果表明采用支架置入后的再狭窄率没有下降。

但是,中心静脉病变是个特例,采用球囊扩张术后的中心静脉病变开放率低于外周静脉[7]。在此类病例中,可通过支架置入来提高开放率从而适合全身血液透析患者的要求[26]。在中心静脉内会出现极明显的内膜增生。因此,此治疗方法可能会导致再狭窄,少数情况下也可能导致支架内血栓,所以可通过多次 PTA 来治疗。外科修复术繁琐且难度较大, 支架置入相对来说较为重要,且有价值。

总的来说,恢复性介入术(球囊扩张、动脉旋切术、支架置入、血栓切除术)一般可用于修复瘘管病变,因此即使瘘管初期开放率低,采用包括整个恢复性介入术的方法,就会使瘘管的整体功能大大提高。这里所说的整体功能是指瘘管可用于血液透析的时间,不管在此期间是否做过介入治疗。

我们观察, 累计整体功能完好率 2 年后为 69%,3 年后为 64%。对于中心静脉狭窄来说会更好,2~3 年后的累计整体功能完好率为 91%[26]。

支架置入

到目前为止,支架移植物在血液透析通路功能不良中所起的作用较小。它们主要用于保护不能闭合的破裂部位,少数情况下也用于除外静脉瘤。

但是, 假如采用支架移植物可使再狭窄率降低,那么它的重要性就会发生改变。PTFE(ePTFE)覆膜支架的使用首先证明了这一点,其进一步的发展还有待考察。

随访治疗

随访治疗主要包括确保穿刺部位的正常止血。在经常进行穿刺的疤痕部位,小的皮下荷包缝合较为有效[27]。然而,这种方法会导致皮下血肿的出现,只能在没有新的瘘管问题需要治疗时才能使用。

不需要特殊的药物随访治疗,因为瘘管的良好血流是预防急性再狭窄的最佳方法。

小结

经皮穿刺技术为血液透析中所有可能出现的并发症提供了切入点,并不只限于单纯的狭窄。在技术、远期预后和并发症可与外科治疗相媲美。但在新的吻合、动脉长病变和动脉瘤方面,其适应证受到限制。瘘管感染可保守治疗或者行外科治疗,这取决于局部所见。

参考文献

1. Bell D, Rosenthal J. Arteriovenosus graft life in chronic hemodialysis. A need for prolongation. *Arch Surg.* 1988;123:1169–1172.
2. Keller F, Loewe H, Bauknecht K, et al. Kumulative Funktionsraten von orthotopen Dialysefisteln und Interponaten. *Dtsch Med Wochenschr.* 1988;113:332–336.
3. Beathard GA. Physical examination of AV grafts. *Semin Dialys.* 1992;5:74.
4. Nonnast-Daniel B, Martin R, Lindert O, et al. Colour doppler ultrasound assessment of arteriovenous haemodialysis fistula. *Lancet.* 1992;339:142–145.
5. Sullivan K, Besarab A, Dorell S, et al. The relationship between dialysis graft pressure and stenosis. *Invest Radiol.* 1992;27:352–355.
6. Sullivan K, Besarab A, Bonn J, et al. Haemodynamics of failing dialysis grafts. *Radiology.* 1993;186:867–872.
7. Beathard G. Percutaneous transvenous angioplasty in the treatment of vascular access stenosis. *Kidney Int.* 1992;42:1390–1397.
8. Bohndorf K, Gladziwa U, Kistler D, et al. Rekanalisation von stenosierten oder verschlossenen Hämodialyseshunts. *Fortschr Röntgenstr.* 1993;158:525–531.
9. Glanz S, Gordon D, Butt K, et al. The role of percutaneous angioplasty in the management of chronic hemodialysis fistulas. *Ann Surg.* 1987;206:777–781.
10. Gmelin E, Karnel F. Radiologische Rekanalisation von Venen Gefäßprothesen und Arterien bei insuffizienten Dialysefisteln. *Fortschr Röntgenstr.* 1990;153:432–437.
11. Gray R, Dolmatch B, Buick M. Directional atherectomy treatment for hemodialysis access early results. *J Vasc Intervent Radiol.* 1992;3:497–503.
12. Windus D. Permanent vascular access: a nephrologist's view. Am J Kidney Dis. 1993;21:457–471.
13. Kistler D, Bohndorf K, Günther RW. Kombiniertes chirurgisch-radiologiches Vorgehen beim Verschluss eines Hämodialyseshunts. *Chirurg.* 1990;61:84–86.
14. Smith T, Hunter D, Darca M, et al. Thrombosed synthetic hemodialysis access fistulas. The success of combined thrombectomy and angioplasty: technical note. *AJR Am J Roentgenol.* 1986;147:161–163.
15. Davis G, Dowd C, Bookstein J, et al. Thrombosed dialysis grafts. Efficacy of intrathrombic deposition of concentrated urokinase clot maceration and angioplasty. *AJR Am J Roentgenol.* 1987;149:177–181.
16. Poulain F, Raynaud A, Bourquelet P, et al. Local thrombolysis and thromboaspiration in the treatment of acutely thrombosed arteriovenous hemodialysis fistulas. *Cardiovasc Intervent Radiol.* 1991;14:98–101.
17. Valji K, Bookstein J, Roberts A, et al. Pharmacomechanical thrombolysis and angioplasty in the management of clotted hemodialysis grafts: early and late clinical results. *Radiology.* 1991;178:243–248.
18. Turmel-Rodrigues L, Pengloan J, Rodrigue H, et al. Treatment of failed native arteriovenous fistulae for hemodialysis by interventional radiology. *Kidney Int.* 2000;57(3):1124–1140.

19. Barth KH, Gosnell MR, Palestrant AM, et al. Hydrodynamic thrombectomy system versus pulse-spray thrombolysis for thrombosed hemodialysis grafts: a multicenter prospective randomized comparison. *Radiology.* 2000;217(3):678–684.
20. Vorwerk D, Sohn M, Schürmann K, et al. Hydrodynamic thrombectomy of hemodialysis fistulas. First clinical results. *J Vasc Intervent Radiol.* 1994;5:818-821.
21. Bosnjakovic P, Ivkovic T, Ilic M, et al. Strecker stent in stenotic hemodialysis Brescia-Cimino arteriovenous fistulas. *Cardiovasc Intervent Radiol.* 1992;15:217–220.
22. Gray R, Dolmatch B, Horton K. Metallic stents for hemodialysis access. RSNA 1992 Chicago Paper 195. *Radiology.* 1992;185P:134.
23. Quinn S, Schuman E, Hall L, et al. Venous stenoses in patients who undergo hemodialysis treatment with self-expandable endovascular stents. *Radiology.* 1992;183:499–504.
24. Vorwerk D, Günther RW, Bohndorf K, et al. Follow-up results after stent placement in failing arteriovenous shunts a three-year experiment. *Cardiovasc Intervent Radiol.* 1991;14:285–289.
25. Beathard GA. The use of the Gianturco intravascular stent in stenotic hemodialysis fistulas. *ASAIO Trans.* 1991;37:M 234–235.
26. Haage P, Vorwerk D, Wildberger JE, et al. Percutaneous treatment of thrombosed primary arteriovenous hemodialysis access fistulae. *Kidney Int.* 2000;57(3):1169–1175.
27. Vorwerk D, Konner K, Schurmann K, et al. A simple trick to facilitate bleeding control after percutaneous hemodialysis fistula and graft interventions. *Cardiovasc Intervent Radiol.* 1997;20(2):159–160.

Zubin Irani
John A. Kaufman

第 14 章

静脉疾病

影像指导下对静脉系统行介入治疗所涉及的解剖部位范围很大。本章主要讨论解决这些问题的具体方法。先介绍所有介入术的总则,再具体讨论局部血管病变和介入过程。另外还包括置入正常静脉系统的各种辅助治疗器械。

病理学

静脉疾病可源于外源性压迫。如为良性压迫综合征和静脉内膜增生等慢性疾病,继续发展则会进一步损伤血管腔,最终将并发血栓形成而致闭塞。在本书其他相关章节已对其病因和症状有所表述。用于中心静脉的导管本身会令血管腔变窄,导管周围血栓形成使狭窄加重。另外,血液高凝状态时正常血管也会形成血栓。

腔内狭窄会阻碍静脉回流,而且在某一时刻机体会通过发展侧支循环途径来帮助静脉血回流,甚至当主支静脉因血栓闭塞时侧支可完全担负回流任务。血栓延伸到侧支会阻碍静脉回流,同时,急性静脉高压会引发水肿,如果不加以治疗,脑水肿将会致命并可引起肝肾器官功能障碍。同时可见四肢肿胀。这种静脉高压持续存在,会引发静脉曲张和皮肤溃疡,尤其是在下肢部位。这些表现反映了病变严重性和病情发作迅速以及侧支循环的状况。

临床表现

询问患者存在的症状。无论原先影像显示多么异常,无症状性患者都不会感觉到病情缓解。患者常会感到肿胀和静脉引流部位异常的疼痛。急性发作的症状提示血栓形成引起闭塞。如果正在记录肢体周径的话,应寻找肢体水肿。这可以用来作为症状改善的客观指标。还要经常测量动脉脉搏。留意其他引发肿胀的原因,如淋巴水肿和心力衰竭,应寻找皮肤病变如静脉曲张和明显的侧支循环、脱色和溃疡。这样做的目的是获得临床数据,做出诊断并制定治疗计划。

影像学表现

超声检查

超声检查(图 14.1)显示的正常静脉是完全可以压瘪的。多普勒超声检查显示远心端加压时呼吸发生变化,近心端血流量增大。这两者表明静脉下游(近心端)无闭塞。深静脉血栓(DVT)的主要表现是超声探测到静脉内血栓(图 14.2),急性血栓表现为有回声、等回声或者低回声。然而,这一征象不总出现。有血栓的静脉管腔不能被完全压瘪,从这一点就可以诊断急性血栓,尤其是当在探头加压时动脉管腔发生塌陷而静脉没有变化时。多普勒检查时的其他表现包括呼吸的变化消失以及血流量无增大。在无任何局部静脉异常时,表明探测的下游闭塞。

CT 扫描

CT 增强扫描可显示受累静脉内狭窄或对比剂减少

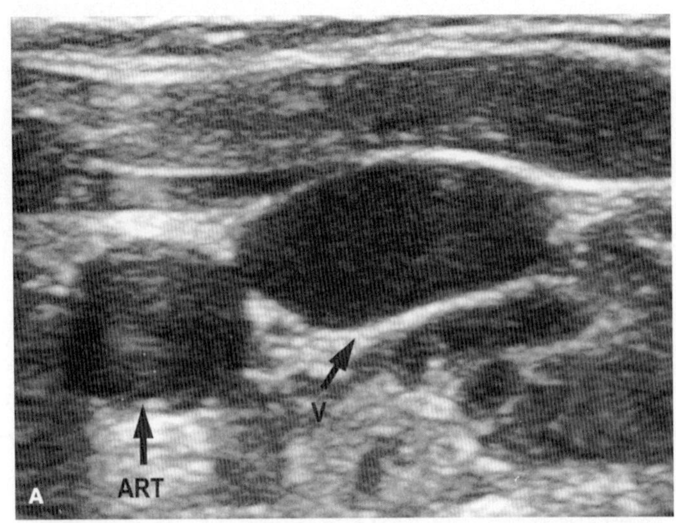

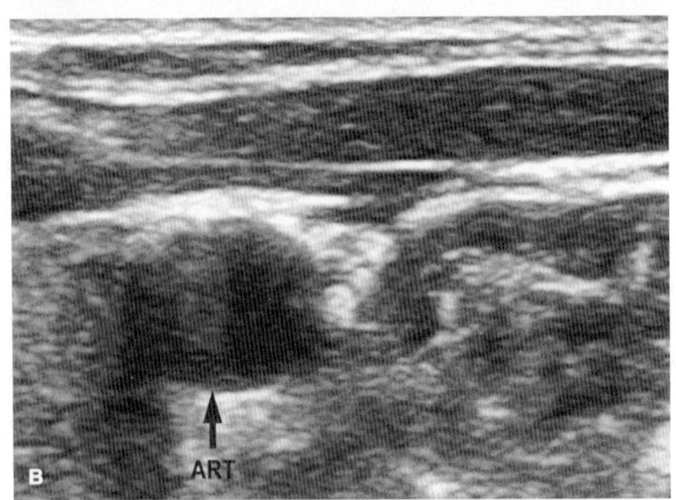

图 14.1 正常静脉加压的效果。(A)静脉未加压时(V)。(B)静脉加压时。注意正常静脉是如何消失的。ART:动脉。

(图 14.3)。充盈缺损提示血栓形成。CT 扫描还可提供病变周围组织的影像,显示出受压静脉周围病变是良性还是恶性。

静脉造影

闭塞会引起对比剂柱完全中断,狭窄会引起对比剂柱变窄。典型的外源性压迫在狭窄部位会产生光滑边缘,血管壁内病变可能会引起狭窄部位边缘不规则。急性血栓常显示管腔内光滑的充盈缺损有时呈半月形。随着血块回缩,可以发现"铁轨征"(图 14.4),这表明在栓塞血块和血管壁间有对比剂填充。随着血栓病变的慢性化,静脉壁呈不规则狭窄,同时可见侧支循环。而在疾病急性发作时,机体没有机会开放侧支通道。在本书的相关章节会谈及这一问题。

治疗

治疗方法包括药物治疗(如抗凝治疗)和外科手术治疗 (如静脉搭桥、血栓切除术和影像指导的介入治疗),后文将进行讨论。治疗之前应有治疗计划。影像指导的介入治疗步骤包括静脉入路和诊断性静脉造影。一旦决定采用介入治疗,应给予肝素(5000 U 注射),将导丝通过病变处。从该点置入鞘管,而后进行血管成形术或支架置入术,如果给予溶栓治疗,应通过导丝送入灌注系统。以下为具体的操作过程。

静脉入路(穿刺)

所有的治疗都要从进入血管系统开始。入路选择可通过体表/解剖标志或者影像指导,通常是超声检查(图

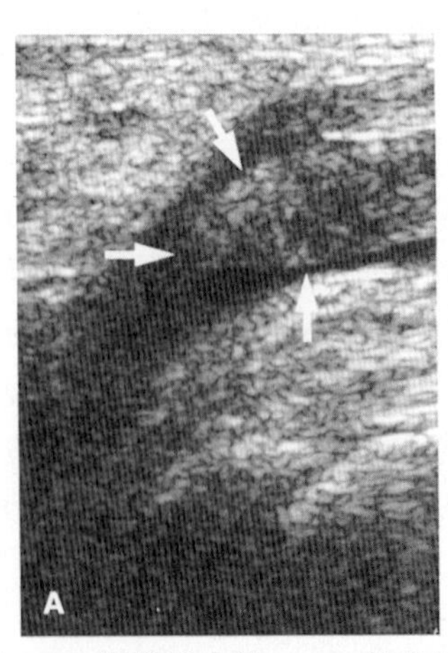

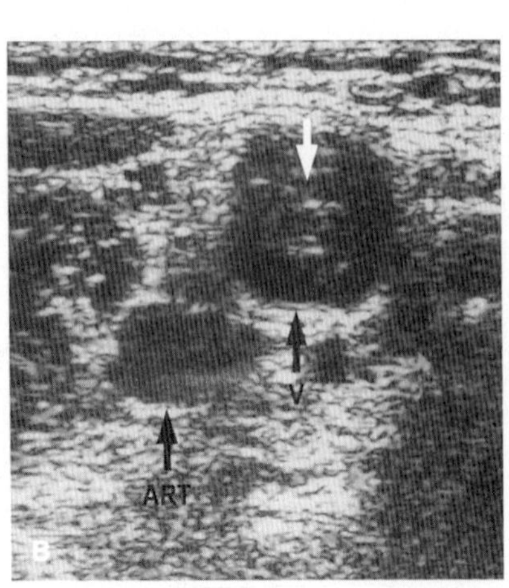

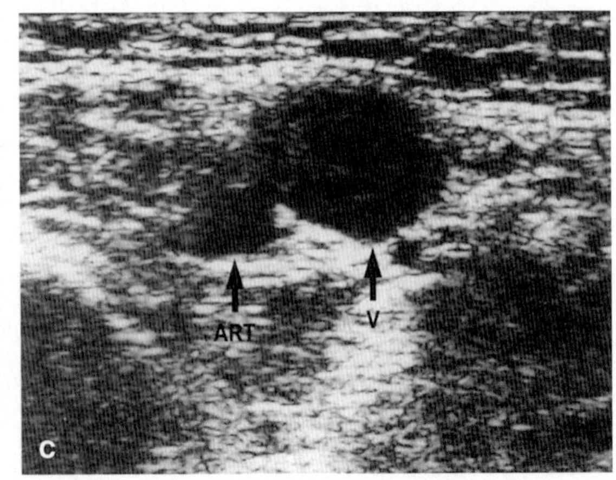

图 14.2 深静脉血栓(DVT)超声检查。(A)股总静脉内血栓回声(箭头)的灰阶长轴图像。(B)对未加压的静脉进行横断面成像显示静脉(V)内血凝块回声(白色箭头)。(C)加压静脉横断面成像。注意在动脉(ART)直径减小时静脉(V)仍未消失。请将图 14.2 与图 14.1 进行比较。

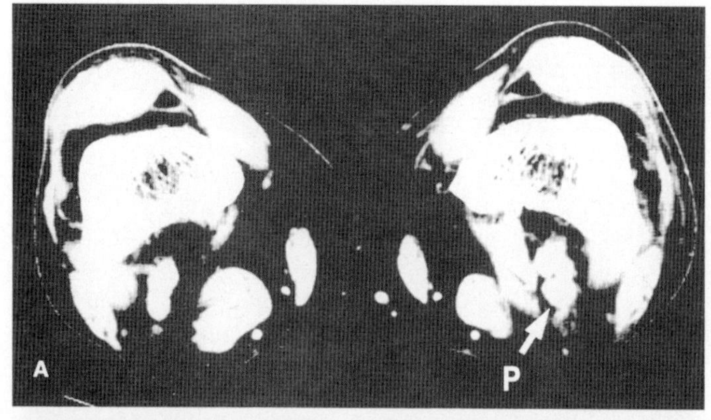

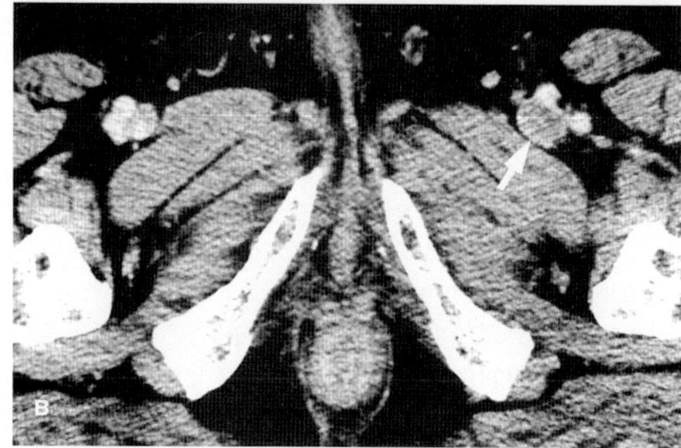

图 14.3 静脉血栓 CT 图像。(A)腘静脉(P)。(B)股总静脉(箭头)。两例均可见静脉扩张,中心有低密度急性血栓影,周围对比剂边界明亮清晰。

14.5,表 14.1)。采用超声探查静脉入路,寻找低回声血管腔能被压瘪的静脉,同时在腔内有多普勒血流信号,见说明静脉通畅。有回声而无法压瘪的静脉,若无多普勒血流,则说明静脉闭塞。可以尝试从闭塞静脉穿刺,如不成功,换另一个位置。不管怎样,在皮肤切开进针前要对入路区域进行消毒和局麻。

在进入静脉时可用微创穿刺针(21G)或大号针,进针后送入导丝(表 14.2)。微创穿刺包内有一根 0.018 英寸导丝,经穿刺针送入导丝,换下穿刺针,沿导丝置入鞘管,鞘管有 3F 内鞘或 4F 或 5F 的外鞘。外鞘可以通过 0.035 英寸导丝或者 0.038 英寸导丝,随后根据需要(图 14.6)可更换更大直径的鞘或者导管。对闭塞处可采用同样的方法。一旦确定针尖在真腔内,导丝可被送入并通过闭塞部位直到通畅的远端。

增强试验

如果静脉塌陷,患者可行 Valsalva 试验或者将患者置于其他正确的位置以帮助血管扩张,以更好地看清静脉。如颈静脉穿刺,可采用 Trendelenburg(头低脚高位)体位,如股静脉穿刺,位置相反。

并发症

典型的并发症(表 14.3)常与针尖不小心损伤邻近结构有关,也与穿刺时影像指导差或无影像指导有关。

静脉造影

静脉造影可用于解剖学和病理学定位,是影像引导下诊断过程的起点。预期的穿刺部位一般为感兴趣部位的上游部位。要记住对于异常病变的穿刺部位可能不止

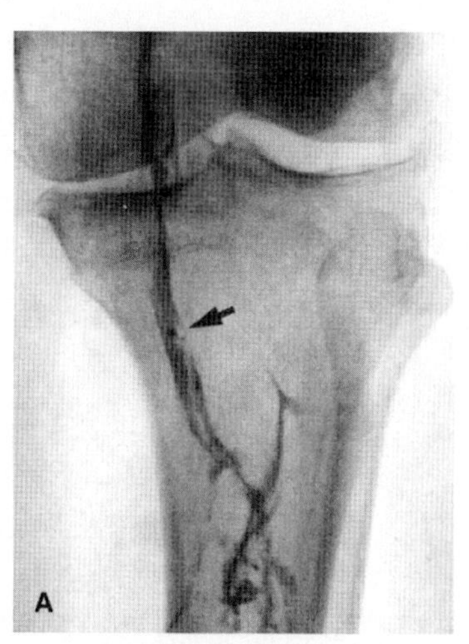

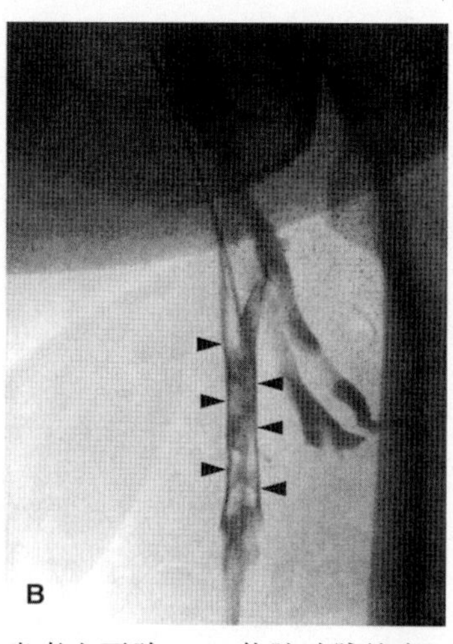

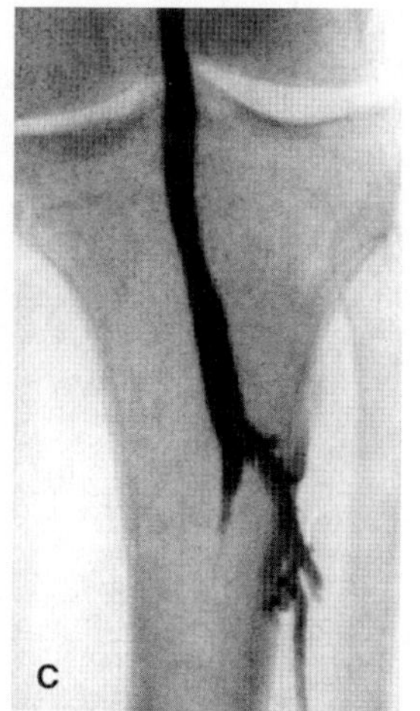

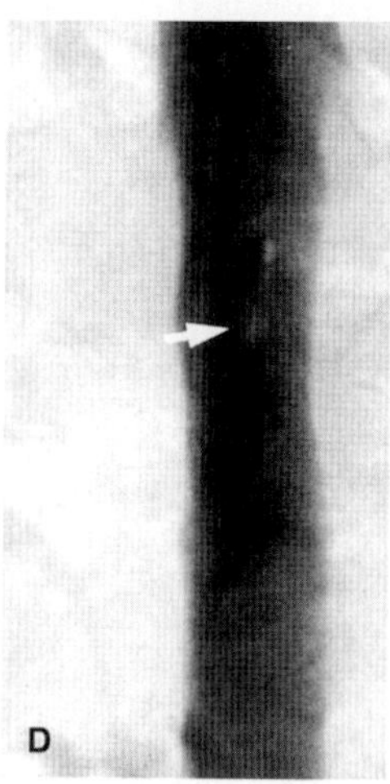

图 14.4 深静脉血栓(DVT)的溶栓治疗。患者左下肢 DVT 伴肺动脉栓塞。经颈静脉入路置入滤器,通过滤波器进行溶栓治疗。(A)送入腘静脉导管的不透射线的头端(箭头)。(B)股静脉造影显示典型的血块"铁轨征"(三角箭头),这表明血栓中央充盈缺损。(C)采用溶解治疗后 48 小时行静脉造影显示腘静脉充盈良好(与 A 对比)。(D)置入可回收滤器时静脉造影显示捕获的小血块在滤器内(箭头)。没有突发事件就可将滤器撤走。

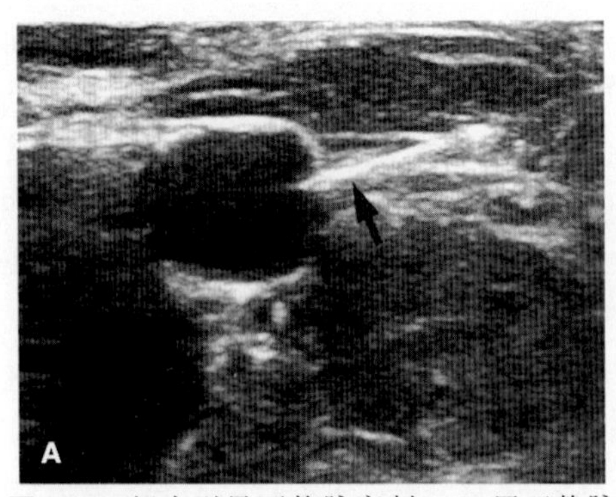

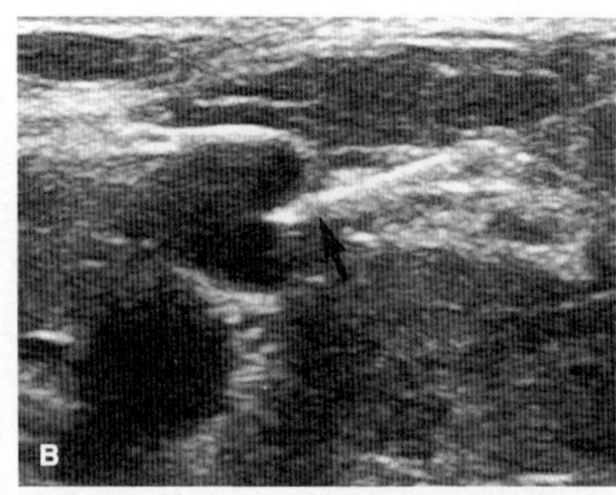

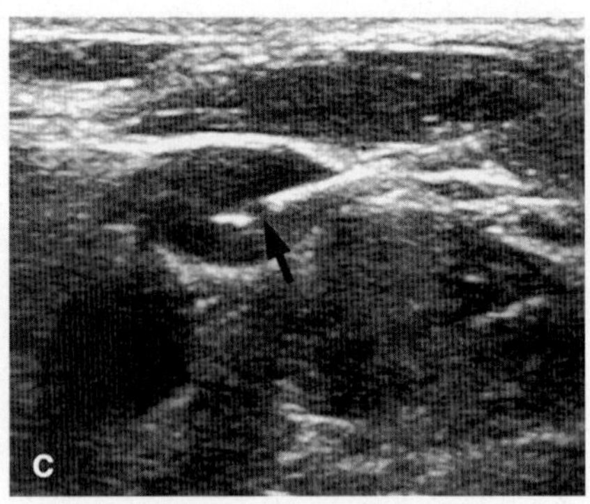

图 14.5 超声引导下静脉穿刺。(A)置于静脉壁附近的发生回波的针头(箭头)。(B)随着针头的推进,静脉壁变为帐篷形状(箭头)。(C)在静脉腔内可见发生回波的针头(箭头)。这时,通过穿刺针送入导丝。

表 14.1 超声引导下静脉穿刺的步骤(入路)

1.用超声检查计划的静脉入路
- 如果不能通过血栓/闭塞静脉,可考虑其他穿刺部位

2.静脉穿刺准备和铺巾

3.确定静脉入路的皮肤进入点
- 麻醉并切开皮肤,使切口大得足以通过工具并钝性分离软组织

4.超声监测下穿刺静脉
- 用注射器回吸有血液,说明进入静脉
- 采用 Valsalve 试验可能会使血管扩张,利于穿刺

5.经穿刺针将导引导丝送入静脉
- 需要时排除故障(表 14.2)

表 14.2 导丝通过静脉困难时的解决方法

(A)导丝不易通过

(透视下见导丝卷曲)

1.两层血管壁穿刺(针尖穿透后壁,后壁成斜角)。超声可能会显示这一特点。
- 将导丝回撤入针管。将针管回送入静脉腔。再将导丝更深推入。

2.呈"帐篷形"的前壁。超声也可能会显示出这一特点(凹形前壁呈斜角)。
- 将针刺入血管腔内并推入导丝

3.腔内局部倾斜。这将会造成血液回流。
- 将针从边缘部位推入,并再次推进导丝

(B)推入导丝一段距离后受阻

(透视可见路径异常)

1.导丝进入分支血管内(透视检查显示导丝路径异常)
- 在透视下,拉回导丝,同时重新调整方向。

2.出现未预测到的狭窄/闭塞(透视检查显示导丝成环或者进入异常路径)
- 沿导丝送入鞘或者导管,进行静脉造影以确定其解剖和病理学情况

一处。静脉造影的量化分析应谨慎地判断病变静脉的长度、狭窄部位前和后的正常静脉的直径。如计划采用介入术,造影时,在可视范围内用一根测量用猪尾导管或者不透射线的直尺作为图像参考进行量化分析。如今,随着成像软件包的出现,可直接进行测量。但要注意侧支通道的填充。轻度狭窄时用测压法(见后面章节)可进一步描述异常部位血液动力学的严重程度。在不适合应用碘对比剂的病例中,可用钆剂和二氧化碳替代。

上肢静脉

表 14.4 中列出了适应证。上肢静脉造影一般采用数字减影血管造影(DSA)技术,采用 18~20 号针头或者静脉留置针在手背的表浅静脉、头静脉或其分支进行穿刺,将对比剂手工注入静脉系统。假如经头静脉穿刺注射不能显示所有的上臂静脉,那么可以在肘上方应用止血带,使血流从头静脉转向进入贵要静脉或更深的静脉通道。为了更好地显影,注射对比剂后可再给予 20mL 生理盐水冲刷。如果要看中心段静脉(腋静脉、锁骨下静脉、无名静脉),可在超声引导下穿刺肘前静脉、肱静脉和贵要静脉等。如果影像质量不佳,可将导管送入目标部位附近进行高压注射。18G 的静脉输液管可以通过 0.035 英寸的导引导丝,通过它交换一个直头或猪尾状的诊断导管,送达观察区域。为避免对比剂由腋下-锁骨下静脉流向头臂静脉,可举起上肢多次静脉造影以显示没有机械性狭窄。

上腔静脉

上腔静脉(SVC)与其无名分支最好采用 DSA 技术进行观察,在超声监视下穿刺贵要静脉或者肱静脉,送 5F 多孔导管至腋下或者锁骨下静脉进行高压注射。图像要包含整个胸腔和纵隔,包括侧支循环在内。如果 SVC 闭塞,可通过股静脉将导管从右房送到 SVC 的闭塞处,再到闭塞的下方进行造影。

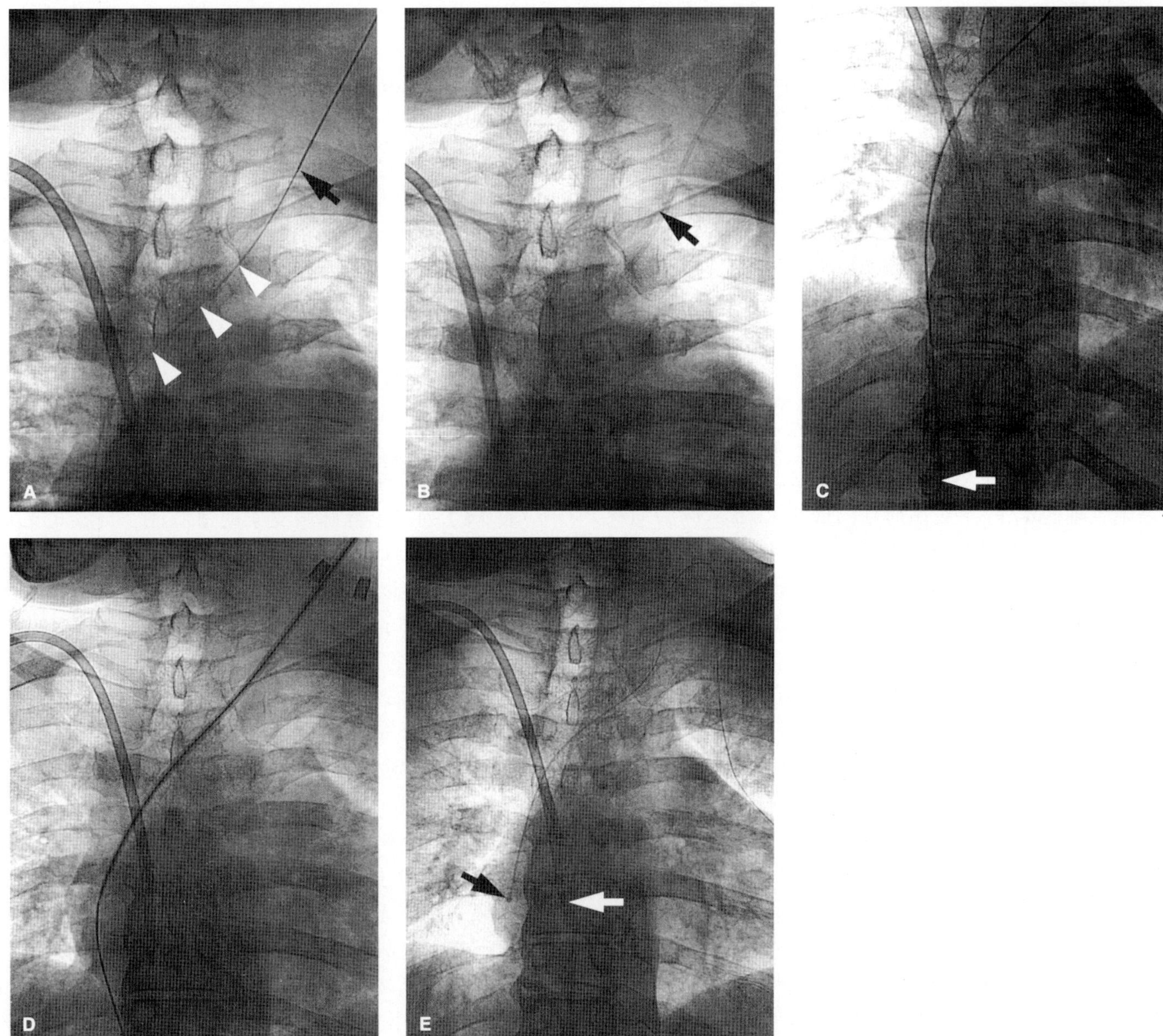

图 14.6 左锁骨下静脉中心置管的步骤。(A)静脉穿刺后,经穿刺针(箭头)送入一 0.018 英寸微导丝(箭头)。(B)用鞘(箭头)代替导丝并撤出微导丝。(C)0.035 英寸"J"型导引导丝经鞘送入下腔静脉(IVC)(箭头)。(D)用去皮鞘代替原来的鞘管,送入导管至中心静脉。(E)注意导管头端(箭头)在高位右房。

下肢静脉

适应证列于表 14.5 中。下肢静脉造影需要采用数字造影技术,选用 19~23G 的针在足背或大拇指背面的浅表静脉穿刺,手工将对比剂注入静脉。在倾斜的 X 线

表 14.3 入路并发症

- 血肿
- 气胸、血胸
- 动脉穿刺(如颈动脉)
- 神经损伤(如臂丛神经)

表 14.4 手臂或者中心静脉造影的适应证

用于评估:
- 可能出现血液透析造瘘的解剖
- 放置中心静脉导管或者起搏器前的解剖结构
- 怀疑上肢浅静脉/深静脉存在血栓
- 怀疑 SVC(上腔静脉)狭窄/闭塞
- 怀疑腋-锁骨下静脉狭窄/闭塞(例如,Paget-Schrötter 综合征)
- 怀疑血液透析内瘘功能不良
- 怀疑中心静脉导管相关的狭窄/闭塞

表 14.5 下肢上行静脉造影的适应证

用于评估：
• 怀疑存在 DVT(对于未采用超声检查的患者)
• 怀疑存在 DVT(临床高度怀疑而超声检查阴性的患者)
• 肿瘤包绕
• 静脉畸形

操作台上,患者取半直立姿势(呈 45°~60°)。为避免造影时肌肉的压迫（尤其是腘静脉），为了使小腿的充盈良好,被造影的腿部应呈非负重状态,并且未被造影的腿部应放于 10~20cm 高的盒体之上。患者的踝和膝盖上方应用止血带,目的在于提高深静脉充盈,同时注意不要给予任何压迫。按照要求(表 14.6),造影应沿着对比剂的流向进行，在注射入 100~150mL 稀释后的对比剂(一半生理盐水,一半对比剂)后通过穿孔器从深层到浅层推入，最终上升到整个腿部的造影（上行性静脉造影)。调整操作台的倾斜度,保证对比剂流动顺利。通过团注生理盐水来改善大腿和盆腔静脉的充盈,同时足部要保持弯曲状态。

关于静脉通路,热压足部可使塌陷静脉突出,在治疗开始之前要用橡皮带扎住 30~60 分钟,一侧足部抬高几个小时会有助于减轻肿胀。超声检查可用于复杂病例,但很少在外科切除术中采用。

下腔静脉和髂静脉

下腔静脉(IVC)最适合采用 DSA 造影技术,所采用的导管要为多侧孔导管，颈静脉或者股静脉穿刺后,将导管插入 IVC 进行高压注射。髂总和髂外静脉的造影最好采用直接注射,导管通过同侧股静脉置入髂外静脉的最下方。如果要想获得两侧的影像,如前文所提到的,两侧股静脉要同时穿刺导管插入，同时采用 DSA 高压注射。

并发症

并发症包括治疗过程中所遇到的问题,如与穿刺入路和对比剂反应有关的并发症,包括在下肢静脉造影中的软组织对比剂外渗。

表 14.6 下肢上行静脉造影图像

解剖部位	投照角度
小腿	AP 和 LAT
膝盖	AP 和 LAT
大腿	AP 和 LAO 或者 RAO
盆腔	AP

确保重叠,以免漏掉部分静脉段的影像。

AP:前后位;LAT:侧位;LAO:左前倾斜位;RAO:右前倾斜位。

测压法

可测量任一狭窄部位两端的压力以获得压力阶差,3 mmHg 以下的压力阶差视为正常。压力阶差 5 mmHg 以上视为有意义,对于有症状的患者意味着要采用介入治疗。压力传感器与带侧孔的导管相连,先将导管放入病变部位的一端,并将压力指数记录下来。然后再将它放置于病变部位的另一端，同时也将压力指数做记录。或者也可同时读数,同时读数需要将导管与鞘内的转换器连接,鞘与直径大于导管 1F 的转换器连接,导管放于病变的一端,鞘放于病变的另一端,这样才可同时读出数据。

静脉内支架

表 14.7 列出了静脉内支架的适应证。自膨式支架要比正常的血管大 15%~20%，是静脉系统中理想的选择。直径 14mm 以上(静脉血管直径不大于 12mm)的支架,可用直径 7F 的鞘送入。假如需要采用更大直径的支架,那么需选用更大直径的鞘。此时要考虑到选用更大直径的静脉，如颈静脉或者股静脉。支架的选择见表 14.8。一般来讲,适当加大尺寸无重大后果。

穿过病变部位

从理论上讲,在狭窄部位虽然有狭窄,但依然存在腔体。假如该腔体足够大,则可允许采用头端呈“J”型的导丝通过,“J” 型可保护导丝头端不至于刺入血管壁和穿孔。假如腔体无法通过 J 型导丝,则应采用头部成角的导丝。亲水涂层或者非亲水涂层的导丝均可。鉴于 J 型导丝具有的上述优点,如果导引导丝头部可以适应 J 型,则应尽量采用。在狭窄严重的部位可采用此类导丝并配合带角度的导管效果更好。

因为有闭塞,所以要仔细进行静脉造影术,因为任何一个突点都可能成为导丝通过的起点。尽管非亲水涂层的导丝也可在刺入时使用,但作者更倾向于采用亲水性涂层并且头端有角度的导丝。导丝没有足够的硬度,单独使用不能通过病变,所以应配合导管给导丝以支撑帮助其通过病变。对于有些病例,需要术者的耐心和坚持,利用导丝的扭动装置,反复地旋转和推送。有时开始推入导丝相对容易，但它可能在被推进一段距离后发生卷曲。如果这类情况发生,应将导管推送于导丝头端,看借助导管的辅助支撑后导丝是否能推进。这一动作需要反复进行,直到导丝穿过闭塞的另一端。整个过程中,要记住静脉造影术中血管的路径。如果导丝不按照预期的途径走行,最好将导管推于导丝头端,撤出导

表 14.7 静脉支架置入术的适应证

- 与留置中心静脉导管有关的锁骨下静脉和头臂静脉狭窄
- SVC 闭塞的良性和恶性病因
- 髂股和 IVC 静脉闭塞
- Paget-Schrötter 综合征患者减压手术后出现复发性锁骨下静脉狭窄
- 血液透析术相关的静脉狭窄
- Budd-Chiari 综合征

SVC:上腔静脉;IVC:下腔静脉。

丝后手工将对比剂缓慢推入,如果导管位于腔外,则影像不规则,对比剂滞留并排空缓慢。如果碰到此种情形,将导管拉回你认为是真腔的血管内,然后再用导丝试试看。这次,将导丝从与上次不同的通道推入。当通过闭塞部位时,导丝的头端活动会受限,但是一旦其穿过闭塞部位进入血管内的开放部位,导丝的头端就能够做更自由的旋转运动了。穿过病变部位后,将导管通过闭塞进入血管另一端的开放部位。假如导管不能够轻易通过,那么试着采用亲水涂层的导管或者直径更小的导管。比如将一根 5F Berenstein 换为 4F 的滑动导管。通常情况下,推入会比较顺利。去除导丝,观察血管开放部位的血液回流,并采用静脉造影术进行确认。借助于导管穿入,可将合适的导丝推入正确部位并展开下一步的介入治疗。

假如起始工具不能够发挥作用,可换成其他导丝。试着采用更硬、直径更大的导丝(比如,0.038 英寸超硬导丝)。假如还不能成功,可用导丝的后端刺穿并进入闭塞部位。也就是急促地猛戳入病变部位。然后可用头端带角度的导丝推进。在试过不同的工具之后,如果还不能成功,那么就没有其他可能的方法了,尤其是一段时间后还没有效果。越是慢性的病变,组织越硬,因此穿过极为困难。

支架置入术

之后的治疗步骤中可采用结实的导丝("工作"导丝)。作者倾向于采用非亲水涂层的金属丝,比如 Storq,因为亲水涂层的导丝表面光滑,更容易滑位甚至无法穿过病变部位。正确地放入导丝后,鞘体要置于离病变部位较近的地方,在把鞘体推入之前要对其路径进行静脉造影。因为狭窄的存在,鞘体通常要借助于扩张鞘推入。但是,由于严重狭窄或闭塞,鞘体可能很不容易通过,在这种情况下,需采用预扩张血管成形术。这样可使血管的腔体扩大,足以使鞘体通过。通常使用直径为 3~5mm 的球囊,分别与 9F~15F 的导管配合,可完成这一步骤。

表 14.8 用于静脉的自膨式支架的选择

支架名称	尺寸(直径)	输送鞘直径
SMART (Cordis)	大至 14mm	7F
Zilver 518(Cook)	大至 10mm	5F
Zilver 635(Cook)	大至 14mm	6F
Cook Z 支架	15 mm	14F
	20/25/30 mm	16F
	35 mm	16F
	40 mm	18F

之后,在对其路径造影的配合下,将支架通过鞘管置入,可确保整个病变部位得以覆盖和治疗。如果病变部位还需要采用更多的支架,支架也可以重叠。扩张后,支架借助于大小相当于正常血管直径的球囊贴于血管壁上,然后进行静脉造影。仔细研究图像以确认病变部位是否得到治疗,即病变部位口径为正常的 50%以上,侧支充盈减少。假如预先进行测压取数,还应获取随访的数据。可用大球囊后扩张支架使直径增大。同时,应注意观察治疗部位血栓所导致的充盈缺损。这也是本章以下所要谈及的内容。

并发症

穿刺部位出血可通过长时间按压来控制。关于静脉破裂将在下面的章节中谈及。在治疗中,导丝要保持穿过病变部位,因为这样才可让一枚覆膜支架比较容易地穿过并且封闭破裂部位。其步骤与支架置入术相似,只是要求鞘的尺寸更大。如果介入治疗部位有血栓存在,这种新出现的血凝块可采用直接性的脉冲喷射溶栓治疗,同时辅助血管成形术软化清理血凝块。

支架过小会悬浮于静脉内。自膨式支架不能采用直径较大的球囊,假如导丝穿过支架,则需要一个更大直径的支架置入悬浮支架内,以确保支架的稳定。假如支架移向中心静脉或栓塞,那么把支架压扁后可通过比传送鞘大 2F~5F 的鞘拉出。采用标准的异物取出方法,用一个或者更多的圈套器从不同的角度抓取支架。在这个过程中最主要的是始终保持导丝在血管内。

术后护理

患者应服用抗血小板制剂 6~8 周。如果溶栓后置入支架,也建议口服抗凝药,像治疗其他任何深静脉血栓一样。

血管成形术

与支架置入术的步骤基本相同,不同点在于球囊扩张之前应将血管球囊准确定位(图 14.7)。在膨胀之前还要确定球囊不在鞘体之内。如在鞘体内膨胀则不会起到扩张狭窄血管的作用。球囊的直径应与血管的直径相匹配,如无效,直径可加大 1~2mm。假如球囊扩张后狭窄仍大于 50%,提示病变部位的弹性回缩,这是长期通畅率低的提示,需要采用支架置入术。

并发症

在静脉造影后确诊的静脉破裂(图 14.8)可见对比剂外溢,可在该部位通过延长球囊膨胀时间(至少 2 分钟)来治疗。如果静脉造影显示对比剂继续外渗的话,需反复操作上述过程。或者也可在外溢部位置入覆膜支架,步骤与其他支架置入相同。在选择支架的尺寸时,要确定支架直径大于血管直径至少 2mm,这样才能确保破裂部位的良好封闭。

静脉溶栓治疗

溶栓治疗的适应证在表 14.9 中已经列出。要确保没有溶栓禁忌证(见表 14.10)。溶栓治疗最适于发生 14 天以内的血栓。其目的在于使血流重新流畅,机械性的血栓切除术可在溶栓治疗之前优先采用。手术前的血液检测包括 PT、PTT、纤维蛋白原水平、红细胞压积和血小板计数。

穿过病变部位

采用的步骤跟其他治疗的程序相似(参见静脉支架术部分),需要静脉穿刺和造影来确定其解剖或者病理情况。如前所述,穿刺需在路径图帮助下穿过病变。通常情况下,导丝很容易就可穿过急性血栓。

溶栓治疗

采用静脉造影确定需治疗静脉的长度。将灌注系统穿过病变部位以便使整个病变部位都浸溶在溶栓剂之中。灌注系统可以只包括一根带有多侧孔的导管,或者是同轴方式的多导管系统(两或三根)以便在尺寸较长的血栓中浸润(图 14.9)。这种方法比采用将导管重叠置入治疗尺寸较小的病变部位同时采用静脉造影术直到全部血栓得到治疗的方法更好。一旦到达位置,要采用脉冲喷雾技术进行血栓内穿透。这需要将溶栓剂(表 14.11)用短小、急促的脉冲直接推入血栓之内。每一剂都装在一个小型的注射器内(1~3mL),同时每隔 30 秒将约 0.1mL 的溶栓剂推入血栓之内。该方法的优点是药物直接被推入血栓的边缘部位,同时,从理论上来讲脉冲会引起血栓内表皮面积增大,所以溶栓治疗也会加大接触表面积。灌注系统(表 14.12)可被固定在患者身上以保持血栓内灌注系统的稳定状态。以推荐速度进行灌注。同时给予 2500 U 肝素,然后以每小时 500U 的剂量继续泵入,这样可阻止血栓进一步形成。目标 PTT 为正常值的 1.5 倍或 2 倍。如果肢体正在进行治疗,要抬高

表 14.9 溶栓治疗的适应证

- 无溶栓禁忌证,及
- 急性 DVT(症状出现 14 天以内)

表 14.10 一些溶栓治疗的禁忌证

进行性或者近期出血
- 活动性内脏出血
- 近期胃肠道出血

促发出血风险
- 近期内脑卒中(6 个月内)
- 近期进行包括活检在内的外科大手术(14 天内)
- 已知的凝血病
- 近期外伤

出血会是灾难性的情况
- 颅内肿瘤
- 妊娠

已知对溶栓剂过敏

无法控制的严重高血压(舒张压>110mmHg)

细菌性心内膜炎

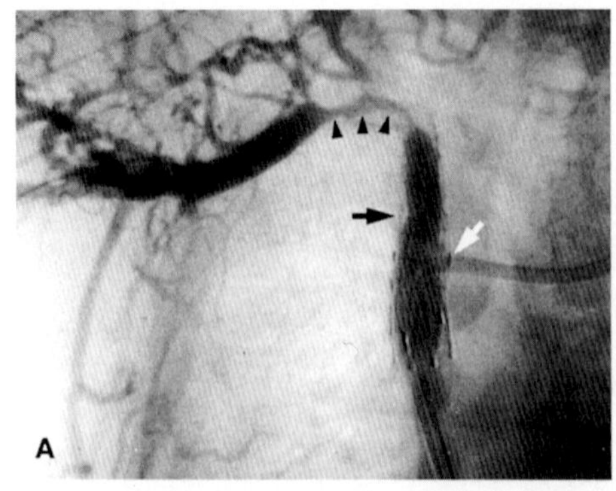

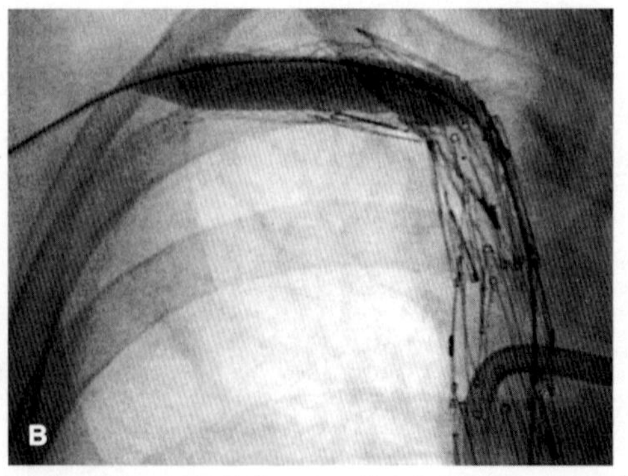

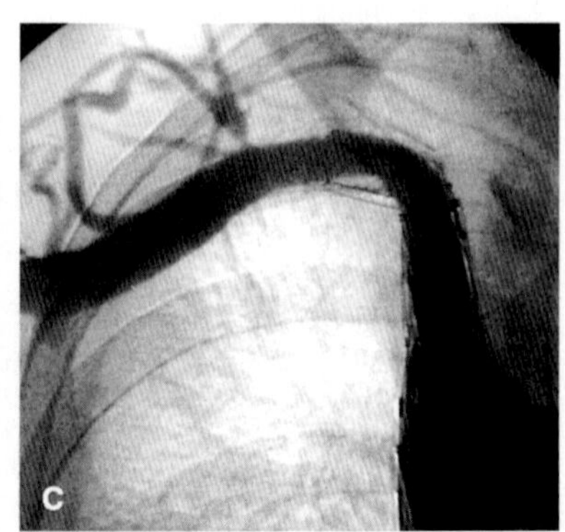

图 14.7 (A)采用支架置入术的静脉狭窄患者。用透析导管(白色箭头)通过其小间隙将 Z 支架(箭头)置入静脉的更近心端。静脉造影显示锁骨下静脉支架内再狭窄(三角箭头)伴大量侧支充盈。(B)单纯血管成形术后行静脉造影。(C)显示效果改善,侧支通路充盈减少。

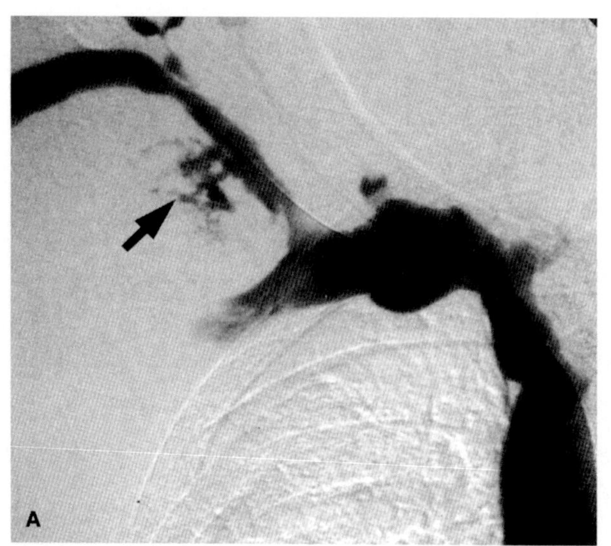

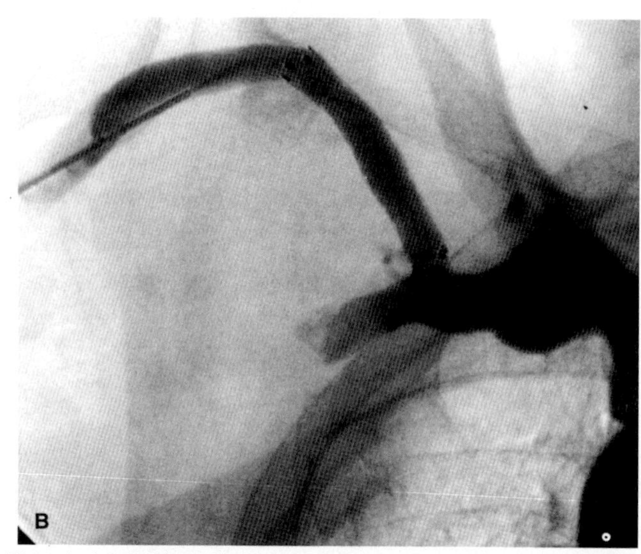

图 14.8 血管成形术的并发症。(A)血管成形术后静脉破裂,静脉造影显示对比剂外溢(箭头)进入软组织。(B)覆膜支架置入破裂部位,静脉造影显示无对比剂外溢现象。

至心脏水平以利于血液回流。

患者应住院或者在重症监护室,这样可以更密切的监控并发症。避免静脉穿刺和肌肉注射。

随访

灌注系统每 6~12 个小时推注一次对比剂,以评价治疗效果。血栓的清除达到一定标准(90%的血栓被清除)、出现并发症或者静脉造影显示无任何改变时,均应停止溶栓治疗。这是一个临界点,也就是指继续溶栓治疗会增加出血并发症且并无明显溶栓作用。溶栓很少持续 72 小时。通常,48 小时就停止。

在任何检查中,均可采用一些机械操作来减少血块,进一步改善药物去除血栓的效果。机械祛栓疗法能将血栓浸软,并将血块从血管内移走。市场上有各种各样的此类器材。球囊可在血栓内扩张,挤碎血块,同时将球囊回拉也可带出部分血栓。球囊的直径不能大于血管

表 14.11 一些药剂及建议使用剂量

溶栓剂	半衰期	使用的剂量范围[括号内为负荷剂量]
瑞替普酶	15min	0.5~1.0 U/h[2~5 U]
rt-PA	5min	0.5~1.0 mg/h[5~10 mg]

表 14.12 可采用的灌注系统

1.带有侧孔的单导管(3F 或 5F)
- 侧孔的不同尺寸面积可以覆盖不同长度的病变部位。选择最佳长度的该种导管

2.采用多导管的同轴系统
- 5F 灌注导管带有同轴 3F 灌注导管
- 三轴系统导管(外鞘为 5F 或 6F,内配有同轴 5F 灌注导管和 3F 灌注导管),使用此种系统可促进溶栓剂的流动
- 在各个导管内,总剂量要分开装

无论采用哪种类型的导管,患者都必须处于严密的监护之中,这样才能早期检测到并发症并立即采取相应的治疗措施。

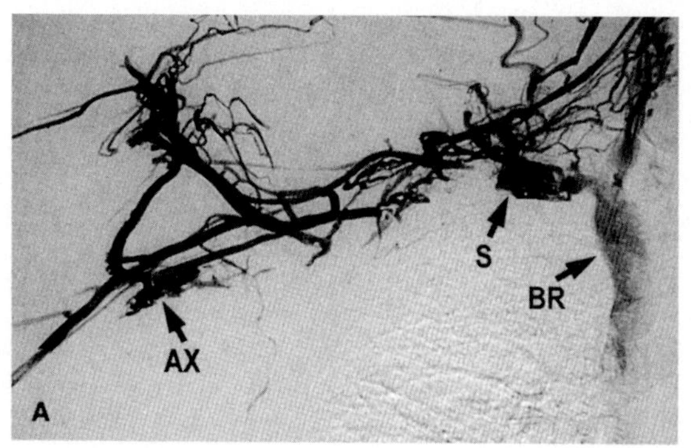

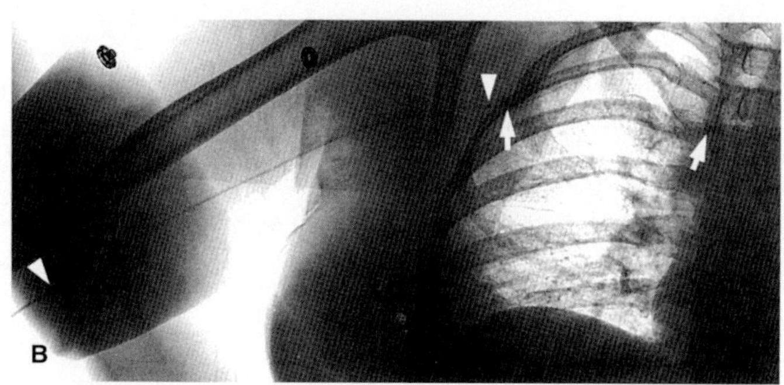

图 14.9 (A)静脉造影显示上肢静脉血栓形成。可见腋静脉段(AX)和锁骨下静脉(S)。注意颈部静脉从侧支引流使对比剂进入头臂静脉(BR)。(B)较长的静脉血栓需采用共轴装置和外部 5F 内部 3F 的灌注导管,以便使整个血栓区域注入溶栓剂。3F 导管的灌注系统(箭头),5F 导管的灌注系统(三角箭头)。

的直径。为此,沿导丝将灌注系统交换出来,然后将鞘置入,使球囊通过。假如鞘直径比灌注系统的直径大,灌注系统可从鞘内通过,否则穿刺部位血肿会加重。通过鞘进行通路造影可以确定导管球囊的位置。也可选用普通导管。假如猪尾状导管可以利用,那么它可在血凝块中有力的转动。血栓在猪尾管的旋转下可能会裂成很多小块。导丝可以送至猪尾管头端,给予强支撑并取得最好的效果。

假如在溶栓治疗中发现有肺动脉栓塞,作者建议将临时静脉滤器置入IVC(下腔静脉)以便下肢溶栓,或者置入SVC(上腔静脉)以便上肢溶栓。如果溶栓后潜在病变露出,那么要确定下一步治疗方法,如外科手术、血管成形术或者支架置入。

溶栓过程中要测量纤维蛋白原水平,若降至基线水平的50%以下,或者小于100 mg/dL,就存在出血危险。而且溶栓剂量要减小,通常要减半,直到纤维蛋白原水平回升至100 mg/dL以上。在作者的医院内没有采用过这一方法。

溶栓药物的选择取决于操作者或者医院。有一两种药剂就足够了。溶栓后采用维生素K拮抗剂抗凝,以辅助DVT治疗。需要强调的是,如果溶栓后要置入支架,换一个新的穿刺点将使感染的机会降到最小。

结果

早期结果显示经静脉全身溶栓治疗(链激酶)治疗DVT的效果要好于经静脉全身抗凝治疗(肝素)[1]。导管引导下血栓内部溶栓的效果比静脉溶栓好[2,3]。并且用药剂量小,并发症也少。尽管大多数的报道都采用尿激酶,但一些关于其他药物的报道表明在预后和溶栓效果方面没有区别[4-7]。清除50%以上血块的成功率为79%~100%[4-8]。在本章髂静脉和股静脉疾病小节的“结果”部分会谈到具体预后效果。

并发症

主要的并发症包括出血和栓塞,在静脉系统中,此种并发症将导致肺栓塞(PE)。髂股静脉溶栓患者,如果没有放置下腔静脉滤器,肺栓塞发生率约1%,而置入了下腔静脉滤器的患者则未见PE报道[4,8]。出血并发症(6%~25%)最常发生于穿刺点,其次是腹膜后[4,5,8,9]。Kasirajian等人[10]报道溶栓之前先采用机械除栓以减小血栓负荷,所用溶栓剂量少,出血并发症少。缩短灌注时间和减少溶栓剂剂量可降低并发症的比率[11,12]。

腋-锁骨下(上肢)静脉疾病

描述

腋-锁骨下静脉疾病的原因列于表14.13。患者主诉同侧上肢疼痛和肿胀,另外还有女性患者的乳房肿胀。要注意患者中心静脉置管、恶性肿瘤、放疗、血透内瘘和高凝状态等病史。源于上肢DVT的PE不常见。如果缺乏局部血栓形成的原因,应寻找促凝状态原因。Paget-von Schrötter综合征的典型表现为青年患者腋-锁骨下血栓并累及整个上肢(表14.14)。

影像学表现

超声检查

超声检查可用于确诊疑似DVT。

CT扫描

如果胸廓出口压迫综合征或与导管相关并发症的临床表现不典型,那么应进行CT扫描。颈胸部增强CT有助于判断闭塞水平和侧支循环。同时,为寻找病因提供线索,如颈肋、外生骨疣、肌肉肥厚或者软组织肿块可能提示恶性病变。

静脉造影

胸廓出口压迫综合征时静脉走行于锁骨后和第一根肋骨之上,静脉造影可发现不规则的狭窄或闭塞。重要的侧支列于表14.15,侧支的出现提示潜在的慢性疾病(图14.10)。

治疗过程

大多数病例是中心静脉留置导管造成的。导管本身使血管腔变窄,导管周围血栓形成进一步使管腔缩小。

表14.13 腋和锁骨下静脉狭窄/闭塞的病因

血管外
- 肌肉骨骼结构(例如,Paget-Schrötter)
- 肿瘤(包括淋巴结肿大)

血管壁内(内膜增生/变厚)
- 与导管相关(导线,起搏器电极)
- 血透内瘘的引流静脉
- 放射性改变

血管腔内(血栓形成)
- 以上原因都有
- 全身高凝状态(V lidin因子,C、S蛋白质和抗凝血酶Ⅲ的缺乏、恶性肿瘤)

表 14.14 Paget-Schrötter 综合征的特点

也称为胸廓出口综合征(静脉形式)和锁骨下静脉血栓形成
第 1 肋和锁骨下肌腱/胸锁韧带间的腋-锁骨下静脉压迫综合征(但也可位于肩峰下间隙或胸小肌下)
- 因肩部运动引起慢性内膜损伤而导致内膜增生,血管腔内狭窄,血流黏滞,最终形成血栓和闭塞。

临床表现
- 男性发病率为女性的 2 倍以上
- 年龄 20~40 岁
- 右侧比左侧更易受累
- 约占上肢血栓的 5%

然后引起内膜增生,加速管腔变窄。一旦达到一个临界点,血流就会减少,血栓形成,造成血管闭塞。导管穿过腋-锁骨下静脉使头端 (导管的功能部分) 置于管腔更大、更接近中心的静脉,如 SVC(上腔静脉)或者高位右房。假如导管功能正常,它应保持在原位给予肝素和维生素 K 拮抗剂进行抗凝治疗, 目的在于使国际标准化比率(INR)达到 2~3,以防止血栓蔓延进入侧支,这对于患者来讲是非常关键的。这种治疗方法也可防止 PE。假如存在抗凝治疗的禁忌证,那么要将导管移走。一旦导管被移走,血管腔内血液就可流通,大多数患者移走导管可以见效。假如还有其他的入路,可重新置管继续治疗。对于少数手臂持续肿胀的病例,应尝试采用血栓切除术。对于来自上肢的肺动脉栓塞,可将 SVC 滤器置入不能采取抗凝治疗的患者体内。还要记住,狭窄有可能跟过去的导管置入有关,这样的患者采用血管成形术效果更持久[13]。

Paget-Schrötter 综合征(图 14.11 和图 14.12)的治疗目的是采用溶栓治疗以修复血管腔并切除 DVT,这是明确治疗的前奏,即外科血管减压术。支架置入并不推荐使用,因为外部压力可能挤压支架从而造成支架断裂(图 14.13)。一旦患者采用减压治疗后症状和狭窄反复出现,那么应采用血管成形术或者支架置入。

动静脉瘘(AVF)患者血流快,这有助于使治疗后的静脉部位保持通畅。如果没有 AVF,因这些血管里血液流动相对缓慢,所以支架置入的长期通畅率不高。但是,患者有限制性预后,如恶性肿瘤,应采用支架置入姑息性疗法。

考虑到有源于上肢的 PE,应采用 SVC 滤器,建议采用选择性滤器(见后面章节)。

表 14.15 上肢静脉狭窄/闭塞后的重要侧支通路

腋-锁骨下病变
肩周肌肉/浅表静脉
- 这些通过颈静脉、头臂静脉或者奇静脉引流至 SVC(上腔静脉)

头臂静脉病变
- 同侧颈静脉进入头部和颈部通路最终进入对侧颈静脉和头臂静脉

腋-锁骨下静脉的溶栓治疗

作者推荐的入路是同侧上臂静脉系统,也可选择股静脉、对侧颈内静脉或上肢静脉。如果 DVT 延伸至腋下和上臂静脉, 建议取路肱静脉或者贵要静脉的开放部位,这样会使整个闭塞部位得到治疗,使血液重新进入腋-锁骨下静脉。行上肢静脉造影,作为路径图。亲水涂层的导丝可相对容易地穿过急性 DVT。穿过后,将适当长度的溶栓导管置入整个血栓内, 进行脉冲溶栓治疗。通过静脉造影确定灌注系统的准确位置。当溶栓治疗有反应时,应采用短灌注系统治疗血管的病变部位。静脉造影复查时, 可以采用机械除栓治疗 (见静脉溶栓治疗)。一旦静脉造影图像和临床表现改善(腋-锁骨下静脉血流恢复),溶栓治疗要随之停止,并做出针对基础病因的治疗计划。

腋-锁骨下静脉支架置入术

支架直径要求在 7~14mm。因为臂静脉的内径较小,如果采用大于 7F 的鞘体,那么不要采用手臂入路。在这种情况下,作者倾向于股静脉入路,将所需器械推入腋-锁骨下静脉。要确定鞘体和支架送入系统的长度足够,以确保达到血管的病变部位。假如不行,那么可以选择同侧或对侧颈内静脉入路(图 14.14)。但这也不理想,因为必须通过很大的角度才能进入锁骨下静脉。即使患者只采用血管成形术, 同样的疗法也要多做考虑。具体步骤在血管入路的章节中有所论述。假如支架置入会覆盖颈内静脉开口,作者倾向于采用 Cook Z 支

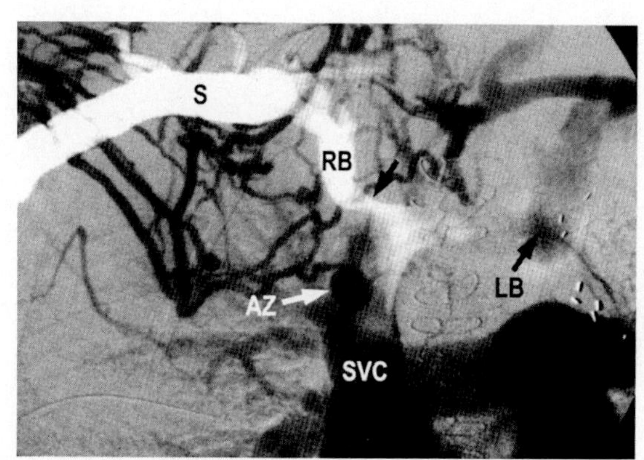

图 14.10 中心静脉病变的侧支通路。这是一幅晚期图像。侧支循环通过中线引流入对侧头臂(LB)静脉并经奇静脉(AZ)进入上腔静脉(SVC)。侧支将血液回流入右头臂静脉(RB)的狭窄部位(黑色箭头)。S:锁骨下静脉。

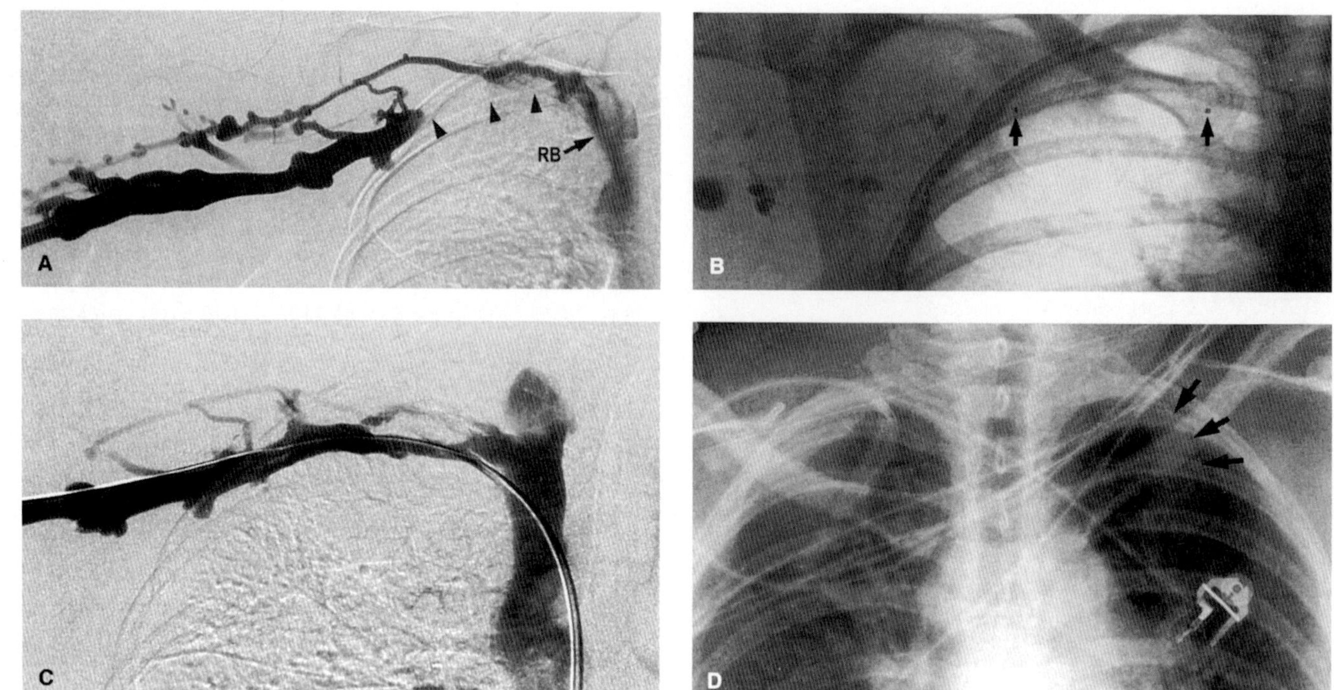

图 14.11 右锁骨下静脉 Paget-Schrötter 综合征。(A)同侧上臂入路静脉造影显示锁骨下静脉闭塞(三角箭头),对比剂通过侧支填充右头臂静脉(RB)。(B)箭头显示用于溶栓治疗的不透 X 线的 5F 灌注导管灌注两端的长度。(C)溶解疗法 38 小时后,管腔中度通畅,临床症状和静脉造影表现改善。(D)几天后右侧的第一肋被切除(箭头,与左边的第一肋对照)。

架(Cook Inc., Bloomington, IN),此支架网眼大,可允许导管经颈内静脉通过支架(图 14.7),而保护血管入路。如果需要更大的鞘体,需采用股静脉入路。即使已经从上臂入路跨过病变,也要转换成股静脉入路,正如在 SVC 支架置入中讨论的那样(图 14.15)。这样可以避免两次通过病变部位,并且手臂通路可进行路径图静脉造影。

在如中心静脉置管等良性病因造成的狭窄中,应尝试血管成形术[13]。如弹性回缩大于 50%,就意味着狭窄和血栓会复发。如果不存在高速血流(如血液透析内瘘),支架常常引发血栓。只有在血管成形术反复失败或存在明显弹性回缩的情况下才置入支架,这在前面的章节中曾经提到过。

结果

影像引导下的溶栓治疗、外科解压和随访中的血管

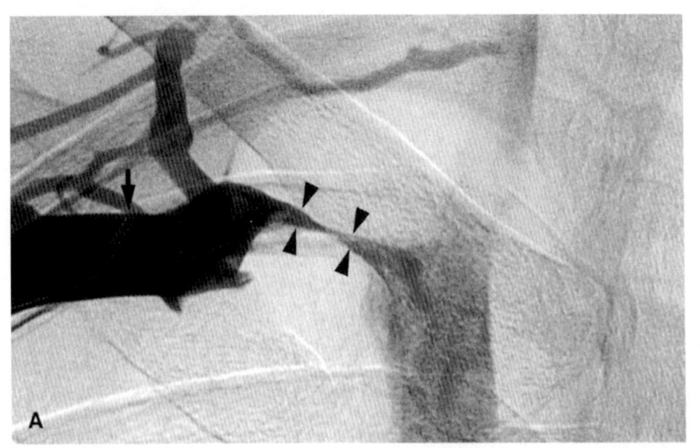

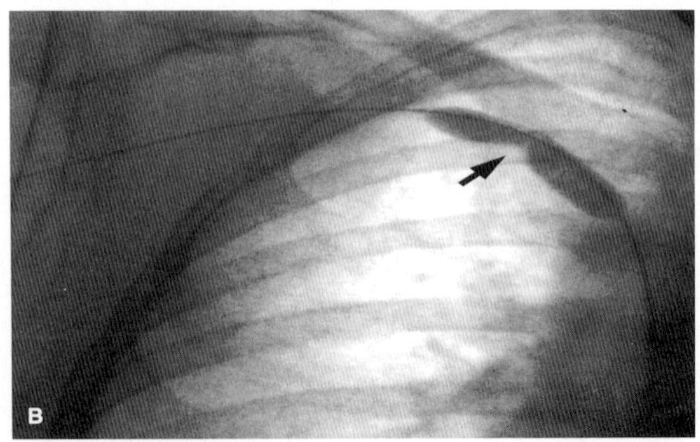

图 14.12 (A)导管置于狭窄近端(箭头)行静脉造影显示锁骨下静脉压迫综合征患者的严重狭窄(箭头)。采用溶栓治疗后恢复血流,患者接受外科手术减压。(B)肋骨切除术后进行静脉血管成形术。注意静脉狭窄部位的球囊腰部(箭头)。

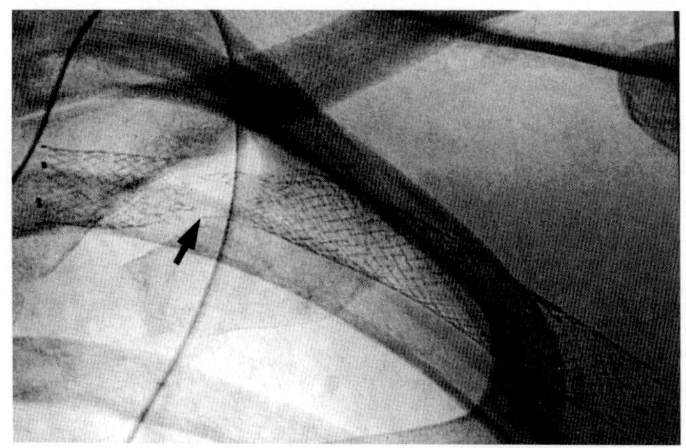

图14.13 断裂的支架。注意断裂(箭头)发生在支架与第一肋骨内侧面相交的部位。这就是对 Paget-Schrötter 综合征不建议在没有外科减压的情况下置入支架的原因。

成形术或者支架置入等综合疗法,对良性病因疾病尤其是 Paget-Schrötter 综合征的长期效果较好[15]。对于其他病因所致闭塞,采用溶栓治疗或者口服抗凝剂治疗,同时配合血管重建术和支架置入的远期效果稍好[16],支架置入一年后病变部位的再狭窄率接近 45%[17]。

上腔静脉病变

症状

病因已列于表 14.16。SVC 综合征患者,其引流区(头颈和上肢)会有水肿。如果不加治疗,喉部和脑部的严重水肿可致命。患者常主诉头疼、面部肿胀和视力障碍。奇静脉是最重要的侧支,奇静脉下 SVC 的病变耐受性相对较好。

影像学表现

超声

超声检查不能直接探测 SVC 的影像。假如颈静脉和腋静脉在多普勒超声检查时显示静脉通道随呼吸变

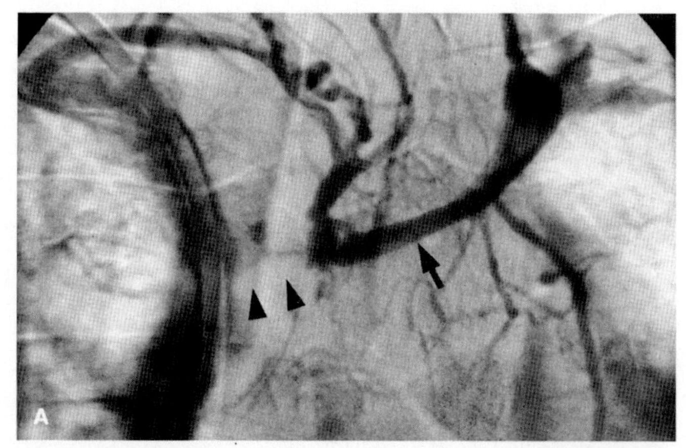

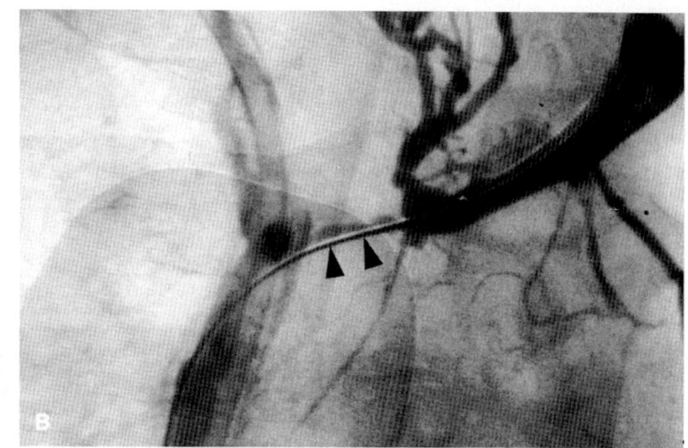

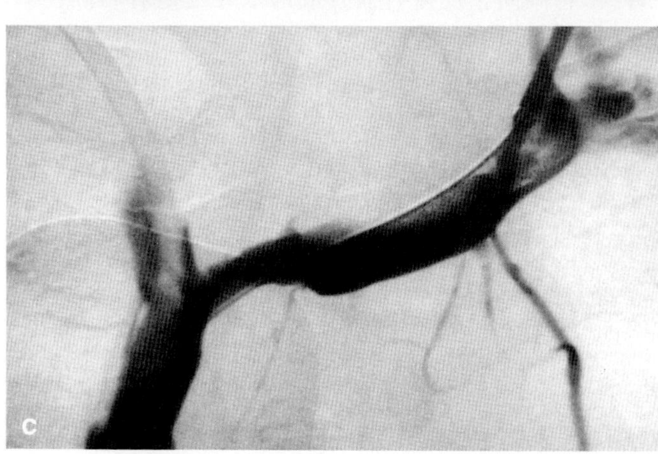

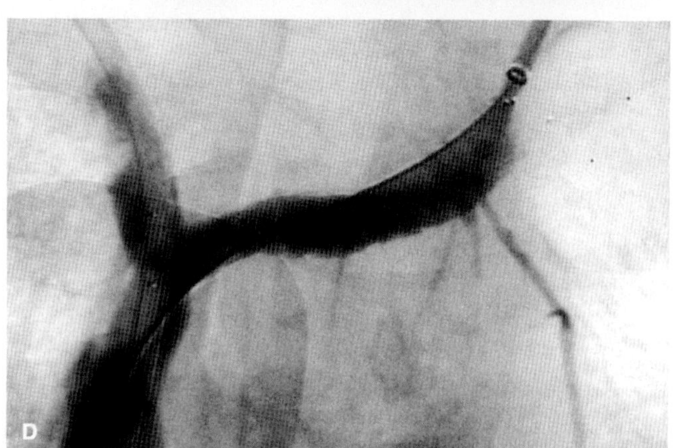

图 14.14 左头臂静脉闭塞后的重建。右颈内静脉(IJ)有溶栓导管。左颈内静脉(IJ)已形成通路。(A)通过微穿刺进行诊断性静脉造影显示头臂静脉(箭头)闭塞(三角箭头)和中线侧支血流进入对侧锁骨下静脉。(B)导引导丝(三角箭头)和成角导管穿过闭塞部位。在这里可以选择转入股通路。该病例中,我们还是采用颈内静脉入路。(C)静脉血管成形术后随访通过鞘管进行静脉造影。(D)置入一枚直径为 14mm 的支架,血管成形效果较好。

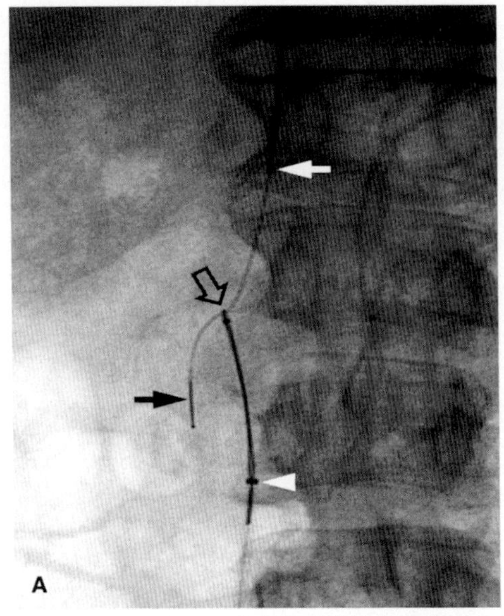

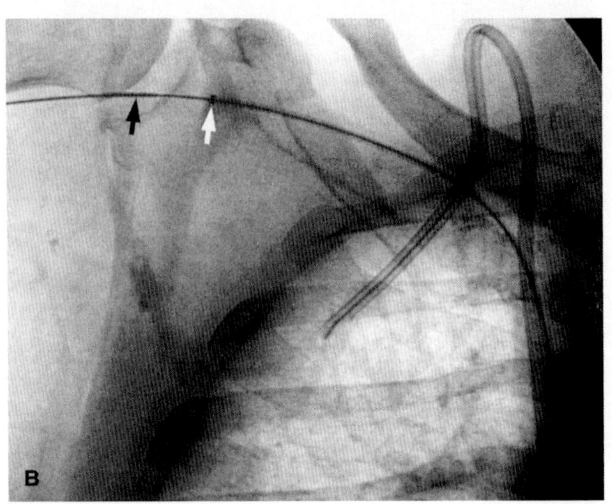

图 14.15 为了完成介入,在导丝通过病变后改换上肢静脉入路为股静脉入路。(A)从上肢置入造影导管(白色箭头)并交换长导丝(黑色箭头)到下腔静脉,套住导丝(空心箭头)并从股静脉鞘管拉出(三角箭头)。(B)导丝的两端在患者体外,当输送器推入到锁骨下静脉时,钢丝被拉直。黑色箭头:锁骨下静脉导管;白色箭头:锁骨下静脉内的鞘管头端。

表 14.16 SVC综合征的病因(狭窄/闭塞)

管腔外(上腔静脉受到压迫)

- 恶性
  - 胸部肿瘤(肺癌、淋巴瘤、肉瘤、转移瘤)
  - 放射治疗后
  - 纵隔 (原发性纤维化纵隔炎)
  - 血管(主动脉瘤,头臂动脉瘤)
  - 感染(结核,组织胞浆菌病)

管腔内

- 损伤后内膜增厚
  - 导管
  - 外伤

SVC:上腔静脉。

化并且血流量增大,那么提示 SVC 通畅。

CT扫描

对于疑似 SVC 综合征的病例,CT 扫描会显示伴随侧支充盈的 SVC 充盈缺损。可见邻近部位软组织肿块的压迫,其在恶性病因疾病中最为典型,可涉及纵隔。也可见中心静脉导管。

静脉造影

中心静脉造影可在病变早期采用。作者倾向于从双侧上肢通路进行造影。重要的侧支列于表 14.17 中。已证实 SVC 有闭塞或狭窄,侧支引流入病变下的 SVC(如果病变在奇静脉之上)或入 IVC(如果病变在奇静脉之下)。病变部位可延伸至头臂静脉。经中心静脉导管注射进行造影没有意义,尤其是导管的头端在病变部位之外的时候。

治疗[18-22]

体外放射治疗是胸部恶性肿瘤 (常为支气管肺癌) 引起的 SVC 综合征的首选疗法。但是,症状缓解一般需要 2~4 周,且复发率为 10%~32%。支架可在 72 小时内使症状得到缓解。此类患者的平均生存期为 7 个月。此外,溶栓治疗一般没有时间进行,尤其是症状严重的患者,因为该治疗需要 24~48 小时。

良性病变治疗有优势。对于复发或者顽固性病变应尝试血管成形术和支架置入术。对于良性病变的年轻患者,作者倾向于反复行血管成形术并延期对顽固性病变部位进行支架置入。

假如中心静脉导管是管腔狭窄的原因,那么单独抗凝就足够了。这样可以防止血栓延伸和潜在的肺栓塞。如存在抗凝的禁忌证,那么有必要撤出导管或重新置入

表 14.17 上腔静脉狭窄/闭塞后的重要侧支

奇静脉上方病变

- 上肋间支进入奇静脉/半奇静脉系统。左头臂静脉成为此路径的一部分。

奇静脉下方病变

- 奇静脉/半奇静脉系统经腰静脉进入髂静脉/IVC。

SVC 完全受累

- 胸壁表浅静脉,胸内静脉和胸侧静脉进入髂静脉/IVC。

SVC:上腔静脉;IVC:下腔静脉。

导管。对于大多数患者将导管撤出效果好，对于少数出现手臂肿胀的患者，溶栓治疗可能会有用（参见 SVC 溶栓治疗的章节）。如果需要置入支架，那么可将患者的中心静脉导管撤出，置入支架，然后再将导管通过支架重新定位置入。

SVC 治疗的关键在于奇静脉以下的 SVC 被心外膜包围，在这一部位发生穿孔可引起心包填塞。而且，支架突入右心房可能会引发心律失常。

上腔静脉支架置入术

参考静脉支架章节。这里有几点针对上腔静脉支架的技术。支架的直径一般为 15~25mm。作者所选择的支架为 Cook Z 支架，注意其所需的鞘管大小（表 14.8）。可采用颈静脉入路进行介入治疗，上腔静脉下端病变最好上行进入，如颈静脉入路。手臂入路通常不适合介入治疗，因为所需的鞘直径大，更适合从较大的颈静脉或者股静脉置入（表 14.16）。如果选用非 Cook Z 支架，使 14mm 的支架能通过 6F 或 7F 鞘，从上肢行介入治疗也是可行的。如果股静脉途径更方便的话，可以改颈静脉途径为股静脉途径。这一步骤需要一根长交换导丝，如果术者用常规导丝通过了病变，那么可以沿该导丝将导管推送至下腔静脉以便交换长导丝。当长导丝通过上腔静脉到下腔静脉后，固定导丝头端。这时穿刺股总静脉，置入鞘管。将长导丝从股静脉鞘管拉出体外，沿长导丝推送导管通过病变，退出长导丝，从股静脉送入一根新导丝通过导管到达锁骨下静脉。最好用一根稍硬的导丝，比如 Storq 导丝（Cordis Corp., Miami, FL）。移走导管，推送鞘管直到病变外。此时，术者可以送入支架并释放支架。如果选用股静脉通路，一定要确定鞘足够长，可以到达上腔静脉。对于一般平均身高的患者，一根 60cm 长的鞘就足够了。

需要强调的一点是，如支架需要覆盖任何侧支或者分支的开口（如左支气管静脉），那么要选用网眼较大的支架，比如 Cook Z 支架（Cook Inc., Bloomington, IN）。将来需要的话，大网眼的支架可以允许导管通过。如果病变位置贴近心房，要尽量减小支架伸入心房的量，且支架直径要大 2~5mm，以免支架向心房内移位。在支架置入过程中的心律失常可给予相应的治疗。

上腔静脉的溶栓治疗

治疗步骤与其他溶栓治疗相同（参见静脉溶栓治疗章节）。入路可为臂静脉也可为颈静脉。但是，如果功能性中心静脉导管已经置入上腔静脉，那么可以经其进行溶栓灌注。经导管行静脉造影可确定闭塞的上源，这一步骤可能需要将导管的头端拉至闭塞部位的上方。这一操作本身会恢复上腔静脉的血流。假如导管闭塞，应将导管部分拉回，但仍留在静脉内（填塞穿刺部位）另外选用新的入路进行溶栓治疗。步骤同其他溶栓治疗。

结果[21, 22]

从技术上来讲，支架置入术成功率较高（大于 95%）。支架置入失败的原因是无法通过闭塞部位。对于恶性病变造成的闭塞而言，据报道 3 个月内初始开通率为 85%~100%，二次开通率为 93%~100%。对于良性病因造成的栓塞，在 12 个月内的开通率为 77%~91%，17 个月为 85%。

髂静脉和股（下肢）静脉疾病

表现

髂股疾病的病因列于表 14.18 中。患者主诉同侧下肢疼痛、肿胀。急性情况下，如果肢体肿胀很严重，小腿的动脉供血会受损，动脉痉挛或组织肿胀都会引起病变部位之上的腔隙压力增高。这就是股青肿：严重肿胀、疼痛、肢体发绀无脉搏。坏疽的风险较高，一些患者要进行截肢。需紧急行外科手术，进行筋膜切开以减压。

长期存在的髂股静脉疾病不仅表现为疼痛和肿胀，而且会导致长期静脉高压，包括静脉曲张、皮肤色素沉着和溃疡。

May-Thurner 综合征表现为年轻女性患者的左腿

表 14.18 髂股静脉狭窄/闭塞的部分病因

管壁外压迫（邻近结构病理变化）
• 血管（髂动脉瘤，May-Thurner 综合征）
• 淋巴结肿大（肿瘤）
• 子宫（怀孕，肿瘤）
• 消化道/泌尿生殖系统（肿瘤）
• 腹膜后间隙（腹膜后纤维化，肉瘤）
管壁内（内膜增厚/损伤）
• 慢性 DVT 改变（最常见）
• 放射治疗改变
• 创伤
管腔内（血栓形成/DVT）
• 上述原因叠加
• 全身高凝状态

DVT：深静脉血栓。

DVT。其特点列于表 14.19 中。双侧髂股 DVT 应考虑 IVC 或腹膜后病因(参见 IVC 疾病的章节)。

影像学表现

超声

超声检查(US)可用于寻找可疑 DVT。但它对盆腔静脉和 IVC 的检测能力有限。双侧的 DVT 要寻找中心静脉问题,尤其是 IVC。下肢静脉血流量减少、消失或缺乏呼吸变化都表明中心静脉出现问题。

CT扫描

静脉增强 CT 不仅可显示静脉腔的状况,而且还可显示周围软组织的情况,同时还可显示软组织恶性肿块、动脉瘤压迫和器官巨大症。假如下肢超声检查未显示 DVT 或显示双侧 DVT,要进行 CT 扫描。

静脉造影

如果超声检查(表 14.5)不能做出诊断,那么应进行上行小腿静脉造影(图 14.17)。而其他静脉造影术,作为介入治疗的一部分,可经颈静脉或腘静脉通路进行。重要的侧支循环列于表 14.20 中。静脉造影的结果可能会显示 DVT 的闭塞情况。一旦闭塞被清除,那么髂股静脉的狭窄或网状及局灶多刺状可能会在腔内显现。DVT 的表现已在前面章节论述。

治疗[23–28]

与单纯抗凝治疗相比,急性 DVT 采用导管式溶栓治疗可能会有更好的开通率和较低的静脉瓣功能不全率,可提高生活质量。只要腹股沟下的引流静脉是开通的,髂静脉支架开通率是很高的。这可使血流更好地流入支架,以帮助其开通(与外科手术中动静脉造瘘相似)。

假如采用溶栓治疗急性 DVT,采用支架置入术治疗髂静脉狭窄,髂静脉压迫综合征患者的预后效果较好。

作者并不推荐于腹股沟韧带下静脉内置入支架,还

表 14.19 May-Thurner综合征特点

也称为 Cockett 综合征,即髂静脉压迫综合征

在右髂总动脉和脊柱之间的左髂总静脉压迫

- 内膜损伤呈网状和多刺状导致静脉狭窄/闭塞

临床表现

- 女性发病率为男性的 3 倍
- 年龄 20~40 岁
- 患者左下肢 DVT 而其他方面都正常

静脉造影表现

- 三相静脉造影表现
- 无症状性压迫(无侧支和压力阶差)
- 内膜缺损(网状、多刺状)常无症状
- 血栓形成

治疗

- DVT 溶栓后采用自膨式支架效果较好

DVT:深静脉血栓。

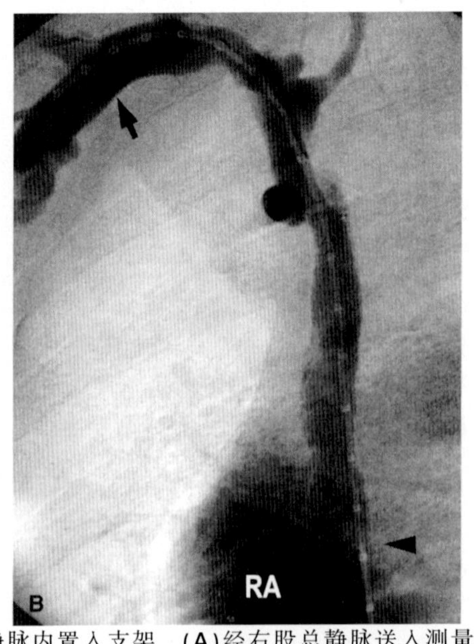

图 14.16 导管引起的上腔静脉(SVC)狭窄表现为面部肿胀,上腔静脉内置入支架。(A)经右股总静脉送入测量用猪尾状导管通过 SVC 狭窄进入右锁骨下静脉行左前斜位诊断性静脉造影。注意侧支包括内乳静脉(黑色箭头)和奇静脉(白色箭头)填充。接近右心房的 SVC(空心箭头)狭窄(三角箭头)位置较低。(B)支架置入术后,较短范围内延伸至右心房(三角箭头),SVC 血流通畅,侧支通路无明显充盈。RA:右心房;箭头:锁骨下静脉。

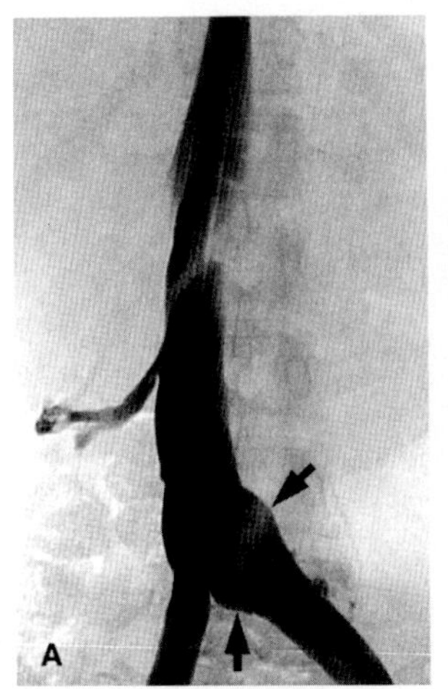

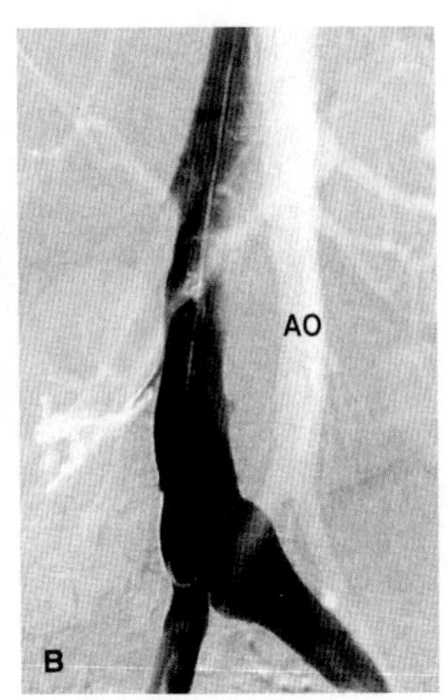

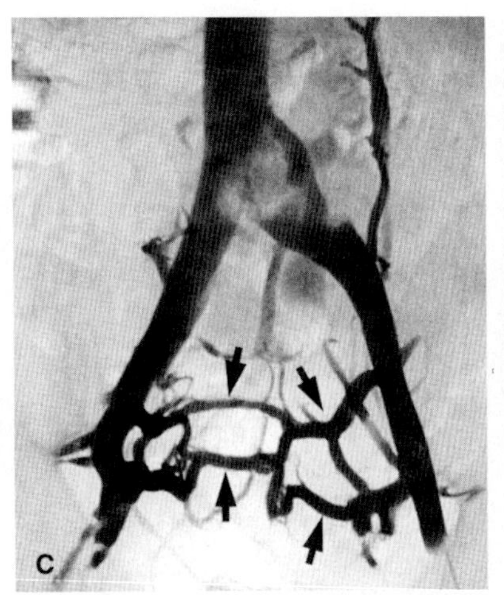

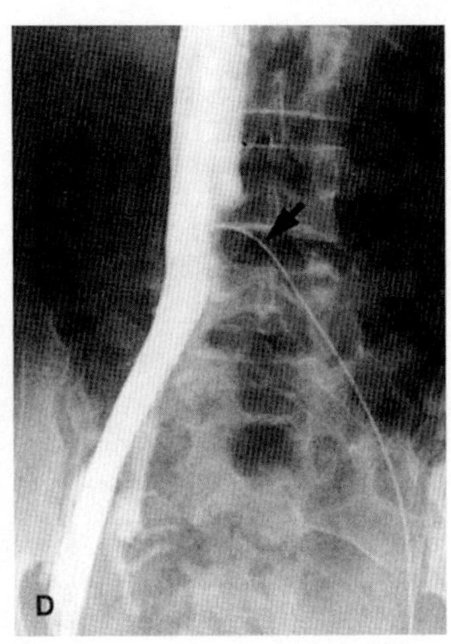

图 14.17 May-Thurner 综合征的静脉造影。(A,B)经右颈内静脉入路行腔静脉造影,直至主动脉 AO 显影。在(A)中注意穿过髂总静脉的透明带(箭头),再蒙片(B)显示跨过髂静脉之上的右髂总动脉。(C)另一病例显示左髂总静脉压迫伴左髂外静脉注射导致盆腔侧支(箭头)充盈。(D)注意导管(箭头)置入后的上部,对右髂静脉造影未见侧支。采用测压法显示无明显的压力阶差横跨左髂总静脉。

表 14.20 髂股静脉狭窄/闭塞的主要侧支

腰升静脉/椎静脉丛
• 经奇静脉系统/半奇静脉系统进入 SVC
经盆腔通路
• 穿过侧支中线进入对侧的髂系统静脉
腹壁静脉
• 进入腋静脉和锁骨下静脉

SVC:上腔静脉。

有血流不理想的部位,比如无股静脉血流,因为该处支架内血栓机会更大。在此类病例中,采用强力抗凝治疗联合抗血小板和维生素 K 拮抗剂是唯一的治疗方法。

髂股静脉溶栓治疗

其目的是如果不能再低的话,至少清除血栓至腘静脉以下。假如腘静脉可作为通路,那么便是溶栓治疗的最低部位。溶栓治疗的步骤已经在前面章节中谈及。这里主要讨论髂股溶栓疗法的要点。入路选择包括颈静脉、对侧股静脉和同侧腘静脉。假如要放置滤器,那么应选择颈静脉(图 14.4)。否则溶栓以选腘静脉入路为好,因为此通路是顺向,将导管和导丝推入时不用同静脉瓣“斗争”。假如采用颈通路,要注意所选工具的长度要能到达腘静脉。研究静脉造影图像以确定血栓上界。这可以指导确定所需灌注系统的长度。单支的有侧孔的灌注导管的长度展开 20mm 就足够了。为了延伸至更长的距离,需要采用同轴系统。为了治疗整个血栓,要将灌注系统穿过整个血栓部位。随访中的静脉造影应按静脉溶栓相关章节的方法进行。采用机械除栓法可减少血栓负荷且便于溶栓(参见前面章节)。在治疗过程中,假如肺动脉栓塞加重,表现为心动过速和血氧饱和度下降,应准备插入临时的 IVC 滤器(参见关于腔静脉过滤装置的章节)。成功溶栓治疗后可见血栓覆盖的潜在病变,例如狭窄,置入支架可使管腔直径恢复。

髂股静脉支架置入

支架的直径在 8~16mm 之间。参见静脉支架章节。这里提出一些技术要点(图 14.18)。假如支架在溶栓后置入, 作者倾向于采用新的入路以降低感染的风险,因为溶栓入路要持续 36~48 小时,表面有细菌定植,尤其是在 ICU(重症监护室)的患者。可给予覆盖皮肤表面微生物的抗生素,假如必须要采用相同的通路,那么应换用新鞘。

在其他情况下,作者倾向于选择颈静脉入路,因其能较好地通过病变部位,尤其是闭塞部位。一定要确保工具,包括鞘和支架送入系统的长度足够,可以到达静脉的病变部位。

结果[23-28]

抗血小板剂与口服的抗凝剂配合服用 3~6 个月。髂股静脉支架置入的预后显示,直接开通率为 50%~85%,继发开通率为 90%~100%。如果不存在恶性病变,采用支架置入右髂静脉狭窄部位可得到很高的开通率(也就是说,支架比单独血管成形术更有效)。如果股静脉血流良好,那么可采用髂静脉支架。支架的再次闭塞不常见。对于 DVT 溶栓, 髂股 DVT 和股腘 DVT 一年内的开通率分别为 64%和 47%[27]。如果有潜在病变且已置入支架,这一比率还会升高。大多数此类病例都源于髂静脉压迫综合征(如 May-Thurner 综合征)。

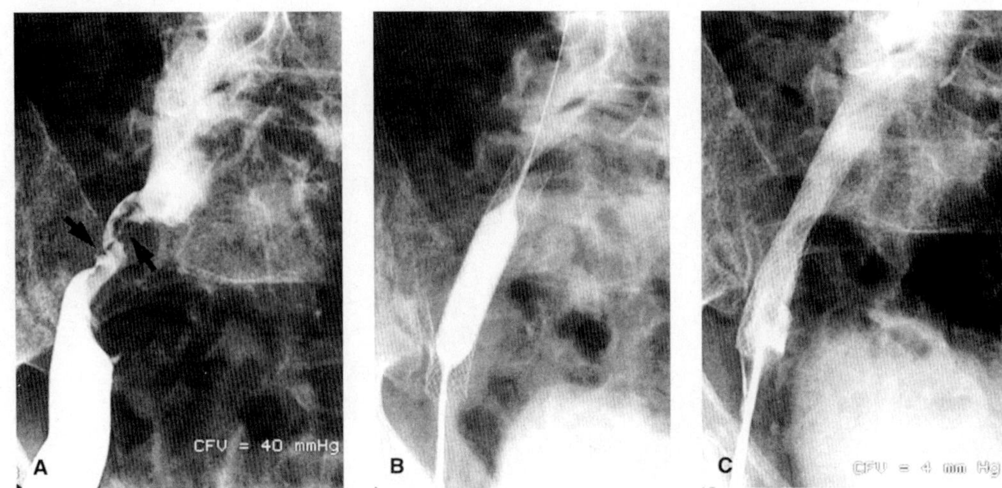

图 14.18 膀胱癌患者伴发急性右腿肿胀。(A)右股静脉诊断性造影显示严重狭窄伴不规则表面(箭头)与肿瘤累及静脉相符合。(B)支架置入该段静脉,注意要使用球囊血管成形术来帮助血管膨胀并且将支架贴靠于血管壁。(C)随访静脉造影显示狭窄消失,接受治疗的静脉血管血液流畅。同时,治疗后右外髂静脉的压力从40 mmHg 降至 4 mmHg。

下腔静脉疾病

表现

病因列于表 14.21 中。IVC 综合征引发严重的双侧下肢疼痛、肿胀和男性阴囊水肿。如果 IVC 的肝内部分受到影响会出现腹水。在长期疾病中会出现疼痛和肿胀,并伴有慢性静脉高压,包括静脉曲张、皮肤色素沉着和溃疡。

影像学表现

超声

超声显示双侧下肢 DVT。

CT扫描

静脉增强 CT 显示狭窄或闭塞。IVC 在血管外病变中呈现塌陷状态,在血管内病变中会扩张。另外,也可出现周围软组织异常如恶性肿块、器官巨大症或发现腹主动脉瘤。正常口径 IVC 的血栓表现为充盈缺损,并可延至髂股静脉。假如出现血栓,要区分肿瘤栓塞和单纯血栓,前者可显示对比增强效应,可找到源头,比如肾部的肾细胞癌。这一点很重要,因为肿瘤栓塞不适于进行支架置入。回顾 CT 扫描,并研究肾静脉与血栓的关系。做出计划,假如治疗狭窄部位需要用支架覆盖肾静脉口可采用 Cook Z 支架(Cook Inc. Bloomington, IN)。

静脉造影术

重要的侧支列于表 14.22(图 14.19)。诊断性导管置于 IVC 异常部位稍下端。假如灌注部位远离病变,侧支循环良好,对比剂会通过侧支流走,IVC 本身不显影。显示 IVC 闭塞或狭窄的同时应寻找侧支充盈。

表 14.21 IVC闭塞的病因(大多数在肾下部位)

管腔内
- 血栓形成(局部因素或全身疾病)
  - 肿瘤扩散 (直接入侵,血管腔内延伸)
  - 髂股血栓的延伸
  - IVC 滤器
  - 留置线(导管)
  - 高凝状态
  - 其他(外伤,特发性)

管壁内
  - 内膜呈网状
  - 管壁增厚伴降解的血栓

管壁外压迫
  - 肝脏(肝大,肝脏肿块)
  - 血管(腹主动脉瘤,右肾动脉,右髂总动脉)
  - 脊柱病因(骨刺,肿瘤)
  - 子宫(妊娠期)
  - 腹膜后疾病(肉瘤,血肿,腹膜后纤维化)
  - 腹水

IVC:下腔静脉。

治疗

支架的长期效果良好[29, 30],可用于治疗有症状的静脉狭窄和压迫的患者。假如患者 IVC 的肝内部分受到影响,要考虑是否需要肝移植,在 IVC 肝内部分的支架会带来移植技术上的不良后果。应该在治疗前与肝移植外科医师讨论。

IVC支架置入术

参阅静脉内支架置入章节。这里再提出一些技术要点。采用股静脉入路,可用超声引导,或假如可以触及股动脉搏动,可以于搏动内侧穿刺,因为股总静脉在股总动脉的内侧。

对于 IVC,典型的支架直径为 15~30mm。常采用 Cook Z 支架(Cook Inc., Bloomington IN),因为其他的自膨式支架尺寸不够大(图 14.20)。在长期慢性病患者中,由于多侧支形成,因此很难确定 IVC 的位置。对于此类病例,需要寻找一个"突起"作为探查的开始。或者从医师认为可能是 IVC 的位置开始,穿过后将鞘送入,进行系列扩张,先从小直径球囊开始,比如 6~8mm 的球囊。每次直径增加 1~2mm,如果阻力很大表明此通路并非真正的 IVC,应将鞘和导丝拉回,再穿不同的位置。假如病变部位涉及 IVC 附近的髂总静脉,应将支架置入双侧髂总静脉的汇合处,并将支架延伸进入 IVC 的下方。这就要求采用双侧股静脉通路。

IVC溶栓治疗

可参考前面章节中关于静脉溶栓和髂股静脉溶栓治疗的内容。对于股青肿的患者来说,IVC 的溶栓治疗适用于 14 天内的急性 DVT。血栓通常会延伸至髂股静脉,在这种情况下,髂股静脉溶栓的灌注系统可延伸至 IVC。

假如血栓仅限于股静脉之上的部位,双侧股总静脉入路均可采用,假如血栓延伸至髂静脉内,那么可采用同侧股总静脉通路。成功溶栓后若存在狭窄,可置入支架。如果双侧股静脉都已用来进行溶栓,那么作者倾向于采用颈静脉入路来置入支架。

表 14.22 IVC狭窄/闭塞的主要侧支循环

腰升静脉丛/椎静脉丛

- 血流经奇静脉/半奇静脉系统进入 SVC

腹壁静脉

- 来自盆腔静脉/髂静脉的血流进入这些静脉(腹壁下静脉,旋髂静脉,腹壁浅静脉)及经胸内静脉和胸外侧静脉进入锁骨下静脉和腋静脉

肠系膜下静脉(IMV)

- 经痔丛进入 IMV,再进入门静脉系统。这是体静脉到门静脉的通路

IVC:下腔静脉;SVC:上腔静脉。

如果需要放置 IVC 滤器,且由于血栓的存在而无法在肾下 IVC 放置滤器,那么可以在肾上 IVC 放置滤器。

结果[29, 30]

IVC 支架整体效果不错,19 个月内初次开通率为 80%,主要辅助开通率可上升至 87%。

腔静脉滤器

滤器是一种血管腔内的装置,可用于捕捉血栓,阻止肺栓塞(PE)。因为这些装置不牵涉身体的止血机制,所以不会促进溶栓治疗或阻止新的血栓形成。假如血栓已经在体内形成,那么应制止血栓的蔓延并且防止栓塞。因此,在血栓栓塞疾病中,抗凝仍是一线治疗。

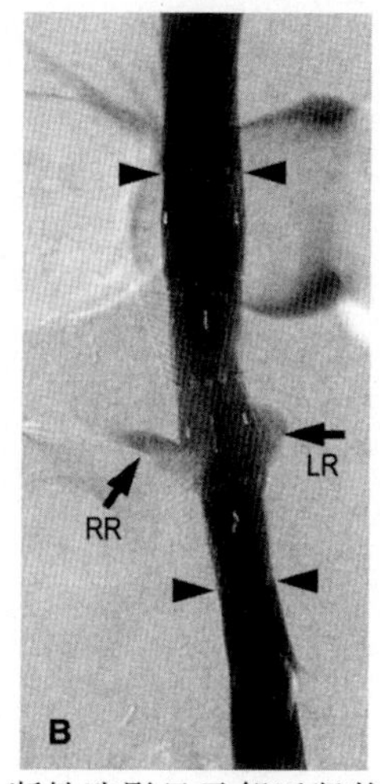

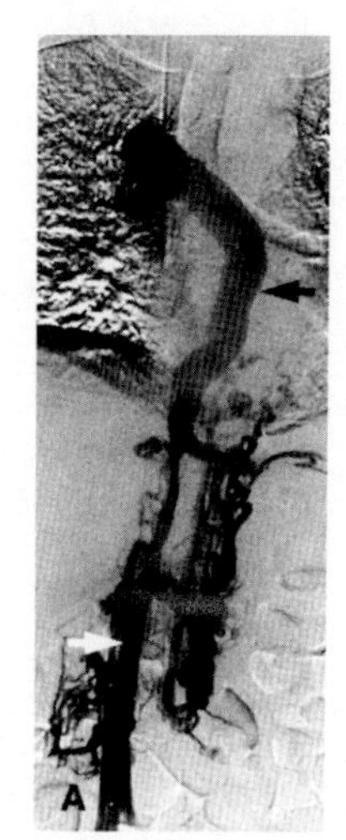

图 14.19 IVC 支架。(A)右股静脉诊断性造影显示邻近肾静脉的 IVC 严重狭窄。(B)左肾静脉开口(LR)和右肾静脉开口(RR)置入 Z 支架覆盖(三角箭头,支架的上部和下部)。支架网眼较大,不会使肾静脉回流减少。Z 支架上隐约可见肝颈静脉门体分流器的投影。

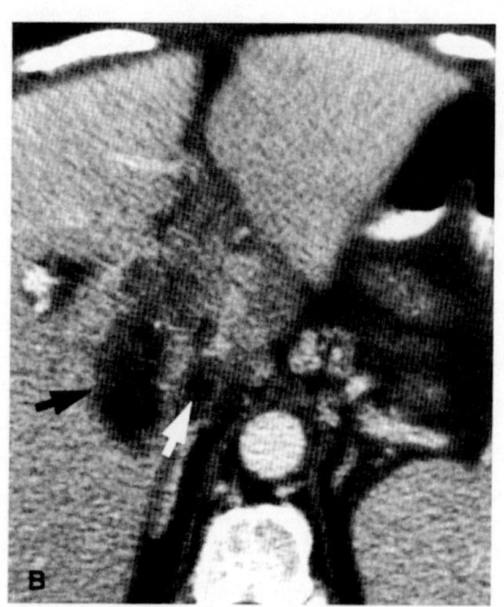

图 14.20 IVC 闭塞处的侧支。(A)静脉造影显示 IVC(白色箭头)在肾上(肝内)部位闭塞,并伴有奇静脉(箭头)途径 SVC 回流入心脏。(B)CT 造影显示肝内尾状叶肿瘤(箭头),从而引发闭塞。注意较小的 IVC(白色箭头)具有渐细的血管腔,提示为长期存在的血栓。

装置

滤器(表 14.23)可分为永久性、选择性或临时性。永久性滤器的设计使其不可被回收或再次置入。能被回收或再次置入的滤器包括选择性滤器和临时性滤器。选择性滤器并不一定要被回收,可留于原位作为永久性滤器使用。从定义上讲,临时性滤器一定要回收。临时性滤器的好处在于想回收时就可回收,回收时可通过系于其上的绳从皮肤插入点处退出或埋于皮下。

永久性滤器和下腔静脉内滤器置入术

适应证

在血栓栓塞症的治疗中,当无法进行抗凝治疗时可采用滤器。这时会出现两种患者:一种血栓事件已经发生,表现为 DVT 或 PE,另一种血栓很可能会发生。表 14.24 总结了适应证。治疗的主要目的是防止致命性 PE。可选择的装置包括 VenaTech (B. Braun Med Inc. Bethlehem, PA)、TrapEase (Cordis Corp., Miami FL)和 Bird's Nest (Cook Inc., Bloomington, IN)滤器。假如因为医疗因素或患者的原因(比如无法依从等)无法进行长期的抗凝治疗,通常会采用这些滤器。

禁忌证

对于 IVC 滤器置入,禁忌证并不常见,主要包括达到 IVC 的入路失败和 IVC 内没有足够的空间置入滤器,比如 IVC 内完全血栓化。进行性败血症患者不应进行滤器置入。

围术期检查和计划

回顾临床资料确定使用何种滤器(参见后面有关滤器的章节),对患者进行检查以确定可采用的入路。入路和滤器要求相匹配。任何可得到的影像都要仔细回顾,如腹部的 CT 扫描可以得到 IVC 解剖变异的信息。病态肥胖患者体重超出了透视检查床的体重限制,可采用血管内超声(IVUS)引导置入。

手术中的细节

手术目的是把滤器置于尽可能接近肾静脉的肾下 IVC,以减少滤器上方的无效腔,避免闭塞发生。因此,需要行 IVC 静脉造影确定 IVC 解剖。

入路 除了恢复性滤器(Bard, Tempe, AZ)必须经股静脉通路进行置入外,其他所有滤器都可通过股静脉入路或颈静脉入路置入。另外,TrapEase (Cordis Corp., Miami, FL)和 Simon Nitinol(Bard Tempe, AZ)滤器可通过锁骨下静脉和肘前静脉置入,部分原因在于 nitinol 的灵活配置。在前面的章节中已经谈过入路技术。要记住直接经腰静脉通路至 IVC 是可以采取的 (见后面章节)。

下腔静脉造影 采用 DSA (数字减影血管造影)技术,注射参数为每秒 15~25mL,注射 2 秒,屏住呼吸在 AP 投照位每秒进行 4~6 次成像。影像应包括髂总静脉

表 14.23 一些IVC滤器

滤器类型	滤器特点				
	置入路径	IVC 允许的最大直径(mm)	输送系统尺寸[OD(F)]	回收前最长置入时间	回收路径
永久性滤器					
Bird's Nest[C]	Fem /IJ	40	13.8	NA	NA
Trap Ease[J]	Fem /IJ	30	8.5	NA	NA
Vena Tech LP[N]	Fem /IJ	28(欧洲 35)	9	NA	NA
Vena Tech LGM[N]	Fem /IJ	28	12.9	NA	NA
12F Greenfield[S]	Fem /IJ	28	15	NA	NA
选择性(可回收性)滤器					
Gunther Tulip[C]	Fem /IJ	30	10	NS	IJ
OptEase[J]	Fem /IJ	30	8.5	NS	Fem
Recovery[B]	Fem	28	9	NS	IJ(带有挽回锥)

Fem:股静脉;IJ:颈内静脉;OD:外径;NA:不适用;NS:FDA 没有特殊注明。

C:Cook, Inc., Bloomington, IN.

B:C.R. Bard, Murray Hill, NJ.

J:Cordis Endovascular, Johnson & Johnson, Warren, NJ.

S:Boston Scientific, Natick, MA..

N:Braun Medical, Inc., Bethlehem, PA.

表 14.24 IVCF适应证

(A)DVT 和(或)PE 确诊患者
无法采用抗凝治疗(典型适应证)
1. 采用抗凝治疗时出现并发症(如胃肠道出血)
2. 抗凝治疗失败(如 DVT 蔓延,PE 复发,患者不依从)
3. 抗凝治疗出现禁忌证(如药物过敏反应)
联合应用(相对适应证)
1. 心肺储备减少(任何一点 PE 都不能忍受)
2. 血栓负荷极大(可能造成大块、致命性肺栓塞)
(B) DVT 和(或)PE 未确诊患者(预防性适应证)
DVT 或 PE 形成的风险高,同时不能采用抗凝治疗(这种情况中的预防)

DVT:下肢深静脉血栓;PE:肺动脉栓塞。

和肾静脉。作者倾向于使用 5F 的猪尾状导管,将其置入 IVC 的最下方髂静脉汇合的上方。采用含碘对比剂,如果有禁忌证,可用钆螯合物,每秒 15~20mL 推注 2 秒,或将 30~50mL 的二氧化碳手工推入注射。

其目的是要确定 IVC 的尺寸和是否开通,以及 IVC 和肾静脉的解剖。表 14.25 列出了可见的解剖变异。

滤器置入 从肾静脉到下腔静脉的非乳浊状血流在下腔静脉对比剂中表现为 X 线可透过的流状物 (图 14.21)。有些对比剂流入肾静脉,这让分辨它们变得很容易。要注意肾静脉的血流和一些固定的参考性标志,如明显的椎间盘层面或脊柱锥体。位置确定之后,用导丝换下猪尾状导管,在透视下将鞘管推入所确定的位置之下。将滤器推入至鞘管头端。随时进行调整,使滤器置入预期的位置,然后释放滤器(遵照厂家说明)。将送入装置从鞘管撤出,采用同样的注射方法和成像参数进行下腔静脉造影,并记录置入位置。或者也可以获取光点扫描图像。

表 14.25 列出了可选择的滤器置入术和其适用的各种情况(图 14.22 和图 14.23)。

结果

Decousus[31, 32]显示,与单纯抗凝相比,滤器确实降低了 PE。该研究采用了永久性滤器,滤器不会增加血栓后综合征的发病率(参见表 14.26)。

并发症[33, 34]

不完全开放的滤器通常对治疗血栓没有效果,而且还会导致血栓。滤器的腿部呈串状或交叉状。行腔静脉造影能得到更好地显现。可让患者咳嗽,如果无效,可以用带角度的导管轻轻摆正滤器。假如仍无效,就要考虑移动滤器,将第二个滤器置入第一个滤器之上。假如第一个滤器经股静脉通路置入,那么第二个滤器可采用颈静脉通路。

滤器输送鞘可发生纠结, 尤其是当通路扭曲时,如从左颈静脉通路或左髂静脉通路进入时。如果发现鞘管纠结,不要继续推进,那样会引发穿孔并将滤器挤出鞘管。试着将鞘管和滤器一起向前推进,这样鞘体打结的部分便可被推入血管笔直的部位,同时,重新开始释放滤器。假如这一过程失败,那么试着将鞘体和滤器作为整体拉出。假如发生新的打结现象,应将整体系统拉回皮肤入路处,尽可能地将空的鞘管留在血管。将鞘管切

表 14.25 各种情况下的滤器置入方法

情况描述	可采用的方法
IVC 内血栓	1.肾上滤器(假如肾下 IVC 无空间)或 2.血块上方、肾下置入滤器
双 IVC	1.每一侧 IVC 中都放入肾下滤器,或 2.肾上滤器
副 IVC(从髂静脉水平至肾静脉的小 IVC 形成静脉环)	1.在主要的 IVC 内置入滤器,同时用弹簧圈栓塞副IVC
左肾周静脉 (从正常肾静脉经脐进入下腔静脉的肾下部分 IVC 的下方形成一个静脉环)	1.如果肾周静脉开通有足够的空间在 IVC 下方置入滤器,或 2.肾上滤器
回流至大动脉的肾静脉(单支左肾静脉直接回流入 IVC 下方)	1.如有足够空间,肾静脉口下方可置入肾下 IVC 滤器,或 2.每侧髂静脉置入滤器
Mega-Cava(IVC 直径>28mm)	1.将一个“鸟巢”式滤器置入肾下 IVC,或 2.每一侧的髂总静脉置入一个滤器
孕妇需要 SVC 滤器(切记)	1.肾上滤器 • 滤器的头端远离 RA • 如果可能,将滤器的腿部置入奇静脉以上 • 避免采用“鸟巢”式滤器(部分结构可能会脱垂进入 RA)

IVC:下腔静脉;RA:右心房。

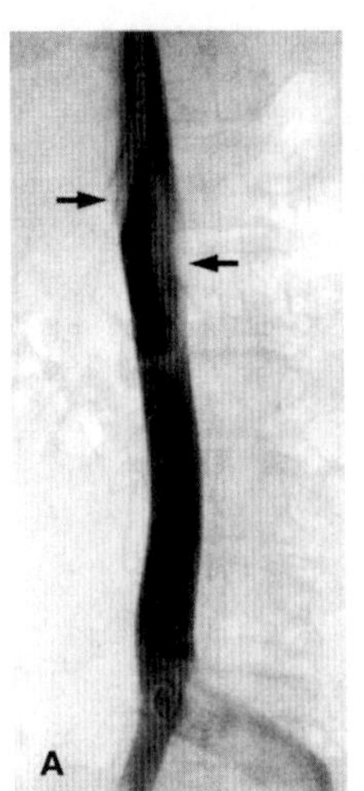

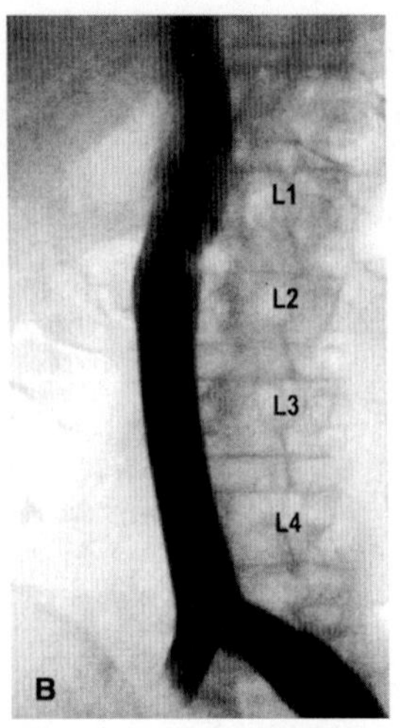

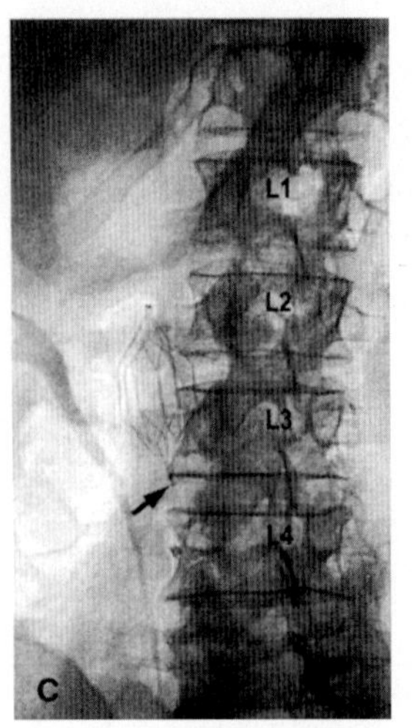

图 14.21 下腔静脉(IVC)滤器置入。(A)经右颈内静脉通路行 IVC 静脉造影。导管位于髂总静脉汇合处。从肾静脉回流的非乳浊状血流在下腔静脉影像中表现为透明带(箭头)。(B)滤器置入前经左股静脉(右股静脉有血栓)造影显示从肾静脉回流的非乳浊状血流与柱状对比剂混合,导致 IVC 对比剂密度的改变。注意这种现象发生在 L2 锥体的上缘。这一骨性特征可用于引导安装肾下 IVC 滤器(L2 部位上缘的下端)。(C)此病例中置入了一个 OptEase 滤器。注意滤器下端的小钩(箭头),这是为从股静脉通路回收滤器准备的。

断,这样可将滤器回收,并将导丝推进鞘管,然后更换新的设计更为灵活的滤器, 比如 Simon nitinol (Bard, Tempe, AZ)滤器。最后,换用新的入路。

导引导丝头端[35, 36]的"J"型部位可能在放置滤器的时候发生圈套,比如 Greenfield,或者在送入 IVC 时也可能发生。如果回撤导丝有阻力则提示打圈。此时不要大力回拉,否则情况更糟。沿导丝送入导管,到达打圈位置,同时将导丝和导管作为一个整体向前推进,使滤器将导丝放开。导丝可通过导管被移出,这样"J"型部位可受到导管的保护,远离滤器。注意这样的操作可能会引发滤器移位。

滤器失败(新发或复发性 PE;记住滤器的目的是阻止 PE)、滤器移位、滤器断裂和滤器闭塞(记住滤器要能够捕捉到血凝块)都可能发生。在滤器失败病例中,PE 可能会源于下肢或上肢, 可能是由于滤器部分开口、置入位置不佳、移位或断裂造成的。要记住对任何血栓栓塞性疾病的治疗主要都是抗凝,在没有禁忌证的情况下推荐采用。假如无法进行抗凝治疗,要使用第二个滤器,

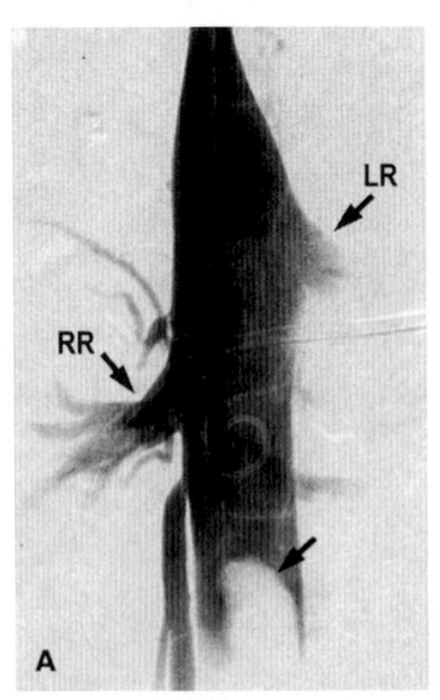

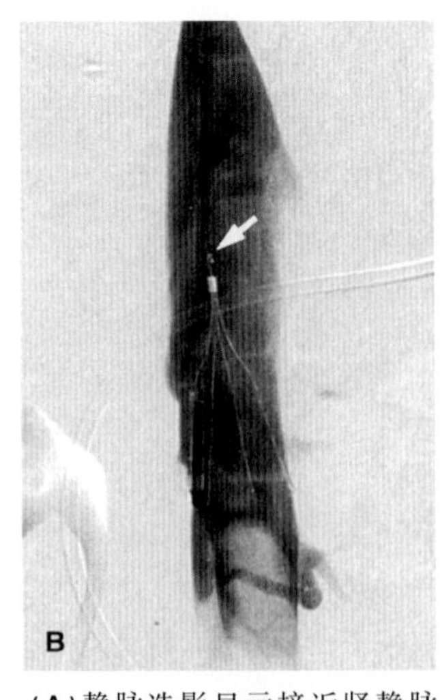

图 14.22 下腔静脉(IVC)内血栓。(A)静脉造影显示接近肾静脉(LR:左肾静脉;RR:右肾静脉)部位的 IVC 内血栓呈大舌状(箭头)。(B)在肾下 IVC 内有充足空间,将滤器置于肾静脉下方的血凝块之上。在此处放置了一个 tulip 滤器。注意用于以后回收的滤器上方的钩(箭头)。

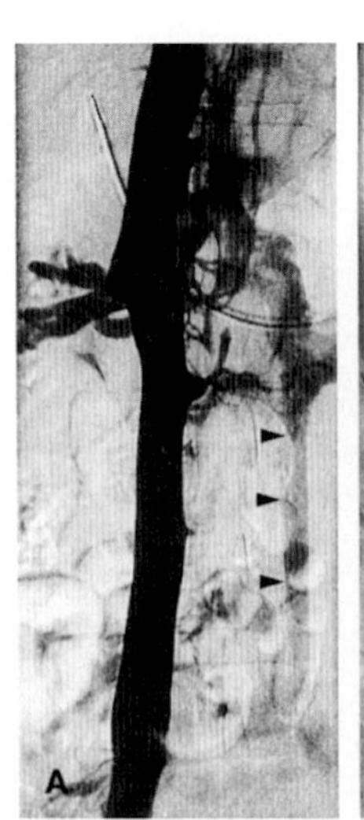

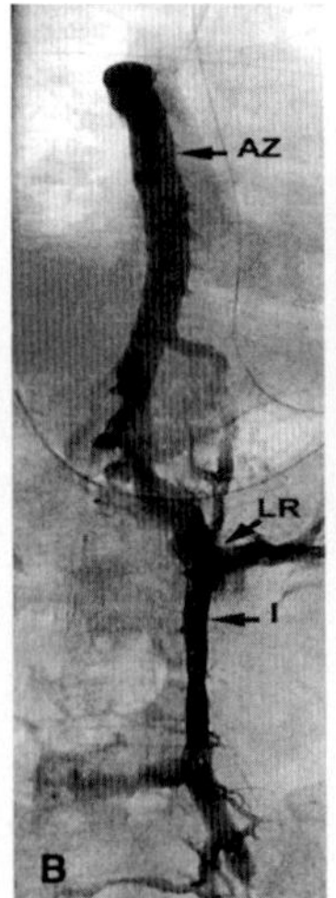

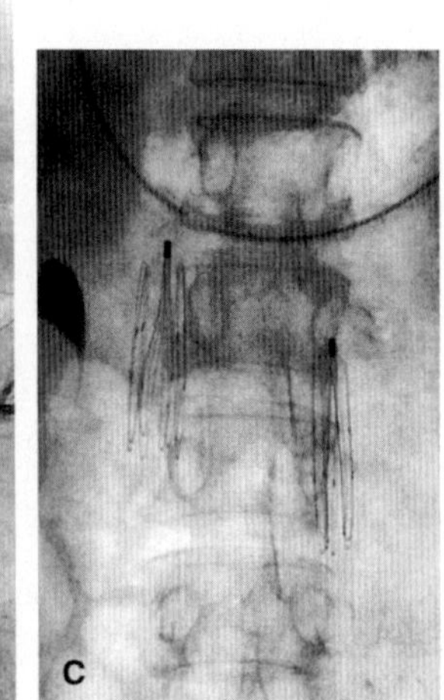

图 14.23 双下腔静脉(IVC)。(A)经右股静脉通路的造影显示左侧结构有些充盈(三角箭头)。取道左股静脉行静脉造影。(B)显示左侧 IVC(I)延伸进入奇静脉 AZ。IVC 滤器被置入肾静脉下的每侧 IVC 内。(C)在这种病例中,需要采用 VenaTech 滤器。LR:左肾下静脉。

表 14.26 IVC滤器置入的结果

结果	概率
成功置入	99%
滤器置入后 PE(滤器失败)	5%
IVC 闭塞(血栓形成)	5%
通路部位血栓形成	2%

IVC:下腔静脉;PE:肺动脉栓塞。

如果在滤器中出现凝块或滤器下方没有空间,可置于第一个滤器之上。如果上肢出现症状,可在 SVC 置入一个功能正常的滤器,或如果下肢出现症状可在 IVC 置入第二个滤器(新的 DVT,或 DVT 病症加剧)。假如不能判断来源,考虑源于下肢,可置入第二个 IVC 滤器。滤器移位可能会下移进入髂静脉,或上移进入 RA 或 PA。无症状的滤器闭塞不需要进一步治疗。但是,如无禁忌证,应进行抗凝治疗,如有抗凝禁忌证,机械除栓可恢复血流。假如血栓延伸至滤器之上,则需要在肾下或肾上 IVC 内置入第二个滤器。滤器断裂若影响其功能也需要第二个滤器。滤器刺入或移位进入软组织只有引发症状时才需要进行外科手术回收。表 14.27 对这一步骤和方法进行了总结。

临时性下腔静脉滤器(可回收滤器)

临时性 IVC 滤器包括置入 IVC 滤器 (选择性的和临时性的)和随后回收所采用的装置。可回收 IVC 滤器作为一项远期的治疗血栓栓塞性疾病的选择,已经被用于临时性 IVC 过滤术。

适应证

可回收滤器置入术 当进行抗凝治疗时,需使用可回收 IVC 滤器(IVCF),尽管这在目前还不可能,但在不久的将来会实现,不过 IVC 滤器当前主要还是用于预防 PE。这一治疗策略可让患者短期受益,并可避免长期的后遗症。暂时性的治疗间期应与不采用抗凝的时间保持一致。

与之前一样,患者分为有 DVT/PE 或无 DVT / PE 两种类型。对于没有 DVT/PE 症状,但风险高且不能进行抗凝治疗的患者,这些滤器是进行预防的理想选择。因为是短期应用,此 IVC 滤器可辅助抗凝治疗风险极高的患者。此类“相关”适应证已经在表 14.24 中列出。选择性滤器亦可用于“典型”适应证,尤其是当这些滤器被留于原位置,可作为永久性滤器使用时。实际上,选择性滤器的使用一直是一个有争议的话题[37, 38]。

可回收滤器的回收 当患者采用临时性滤器,或由于抗凝治疗可以进行或患者血栓风险不高而不再需要 IVC 滤器时,可将 IVCF 回收。现在还没有特定的标准。表 14.28 列出了一些情况,总结了 IVCF 回收时适用的临床背景,同时还反映了我们的机构采用的规范。如果是没有 DVT/PE 症状的患者,应采用抗凝的预防剂量。对于这些患者,作者对其腿部进行了超声检查,以寻找 DVT。如果 DVT 存在,那么滤器回收应延迟,直到患者接受充足的抗凝剂量治疗。

选择性滤器的回收时间是应考虑的另一个原因。滤器在体内停留的时间越长,嵌入血管壁就越深,使血管内皮长入滤器。假如要回收,对于选择性滤器来讲是关键步骤。滤器的再定位可用于延长 IVC 过滤时间,因为把滤器回收在鞘内,在 IVC 内不同部位再置入可减少血管内皮生长。FDA 对滤器的置入和回收时间没有限定。从临床上讲,适宜的置入时间应建立在操作者的建议、实践经验和相关文献的基础上。

本文中,我们建议采用 Tulip 和 OptEase 滤器,在置入后 4 周内回收,可恢复滤器在 3 个月内回收。文献中也有留置时间更长的特例报道[39]。回收 IVCF 的时间(和标准)问题还要进一步研究。

表 14.27 并发症和治疗方法

并发症	治疗选择
滤器闭塞(无症状患者中不采用介入术)	• 药物溶栓治疗/ 抗凝治疗 • 机械除栓(尤其是有 AC 禁忌证时),使血流恢复 • 肾上 IVC 滤器
滤器向下方移位进入髂静脉	• 在 IVC 上方置入第二个滤器
滤器向上方移位进入 RA / PA	• 如果可能,尝试进行经皮滤器回收/重新置入,或 • 进行心脏外科手术回收
滤器失败	• 如果有足够空间,将第二个滤器置于第一个滤器下面,或 • 置入肾上 IVC 滤器,或 • 置入 SVC 滤器(如果源于上肢)

AC:抗凝治疗;IVC:下腔静脉;RA:右心房;PA:肺动脉。

表 14.28 DVT/PE治疗方法和IVCF回收

滤器置入的适应证	临床表现	IVCF 回收
+DVT/PE	TAC	是
+DVT/PE	S/P 溶解/血栓切除术和 TAC	是
+DVT/PE	TAC 并发症/失败	否
无 DVT/PE	高风险状态的解决和无新发 DVT	是
无 DVT/PE	当持续高风险并且无新发 DVT 时采用 PAC	是
无 DVT/PE	新发 DVT(US 显示)	否(除非 TAC)

DVT:深静脉血栓;PE:肺栓塞;IVCF:下腔静脉滤器;TAC:治疗性抗凝(预防性抗凝对已知 DVT 或 PE 患者不充分);PAC:预防性抗凝;US:超声检查。

术前操作和计划

根据报道或滤器造影选定所用的滤器类型,确保滤器是可回收型,决定入路。一定要确定入路是可用的(表 14.23)。同时,查阅临床资料以确定 IVCF 回收的标准(表 14.28)。知情同意谈话中,应告知患者可能不能回收滤器。同时进行超声检查,确定患者没有新的 DVT,也没有 PE(参见前面的章节)。

术中细节

假如没有可查阅的滤器置入影像资料,采用透视检查腹部确定滤器为回收型。然后准备适当的入路。

入路 为滤器置入准备适当的入路(表 14.23,在前面关于血管入路中提到过)。

IVC 静脉造影 在前面关于静脉造影的内容中已经提到过 IVC 静脉造影,这里再讲些技术要点。如果采用颈静脉通路,作者倾向于将头端成角的导丝穿过滤器进入 IVC 的下部,并将 5F 的猪尾状导管送入,通过滤器进入 IVC 下部,最终进入滤器下端。导管正好要置于滤器下方,以便进行腔静脉造影。注意滤器内是否存在血栓(图 14.24),如果有血栓,评估其与滤器大小的关系。寻找任何 IVC 对比剂外的滤器突出。同时,尽量找出滤器倾斜的方向(在发生倾斜的前提下),这可能需要斜位造影。尽管对于指导滤器回收没有严格的标准,但是作者认为,假如血栓体积占滤器的 25%以下,滤器的钩或者鼻部没有置入血管壁,那么即使发生倾斜,也应当回收滤器。鉴于滤器突出,作者认为在回收时要小心,避免 IVC 受到损伤。要记住可选择性滤器可以留于原位,发挥永久性滤器的作用,并不是绝对要回收。

TULIP (COOK INC., BLOOMINGTON, IN)滤器回收 诊断性导管被一根成角的导丝换出,换上一根 10F 的鞘管,把导管送于滤器钩之上约 3~5cm 的部位。送入圈套器抓住钩,如果滤器倾斜,那么要用成角的导管。当钩住圈套后,将鞘向前推进,让滤器回收(滤器并没有被拉进鞘体)。一旦滤器回收,要经鞘管造影,以查看是否存在狭窄或者渗漏(图 14.25)。

OPTEASE (CODIS ENDOVASCULAR, JOHNSON AND JOHNSON, WARREN, NJ) 滤器回收 造影导管被一根成角的导丝换出,换上一根 10 F 的鞘管,把导管送于滤器圈套之上约 3~5cm 的部位。送入圈套器抓住钩,如果滤器倾斜,那么要用成角的导管。当钩住圈套后,将鞘向前推进,直达钩处,同时将滤器拉进鞘体。一旦滤器回收,要经鞘管造影,以查看是否存在狭窄或者渗漏。

可恢复滤器回收 (C.R. BARD, MURRAY HILL, NJ) 它有一套自己的回收工具,最关键的部分是回收装置(锥),即带有聚氨酯膜的锥形抓捕装置。这也是一套依靠导丝的系统。通过一根成角的导丝用一根自带的鞘管将造影导管换下。将鞘体置入滤器鼻部(这种滤器不带钩)以上 3~5cm 的部位。将回收锥推过导丝之上。鞘管让锥体保持受限状态。锥体推出鞘管后打开,罩在滤器鼻部。钩住滤器,将鞘管推过锥体,锥体和滤器被拉进鞘管得以回收。随后经鞘管行腔内造影。

结果[40-44]

表 14.29 总结了采用选择性滤器的一些已有经验和数据。尽管这些滤器被置入的目的是为了回收,但不是所有的滤器都能被回收,因为患者不能达到回收标准,或者因为查出血栓或渗入 IVC 壁,这就阻止了回收术的进行。目前尚无此类滤器特征性的远期数据,亦无滤器回收后 PE 复发率或此类滤器被用做永久性滤器后相关参数如 PE 和腔内闭塞率等数据的报道。目前亦

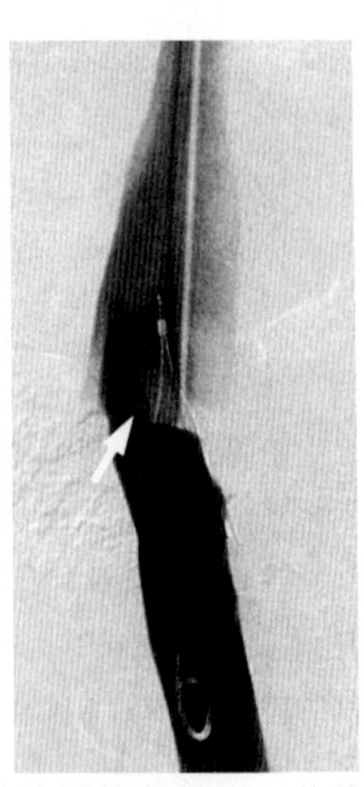

图 14.24 置入可回收滤器的患者。IVC 静脉造影显示滤器内出现血块(箭头)。此滤器没有回收,被留于原位,作为永久性滤器。

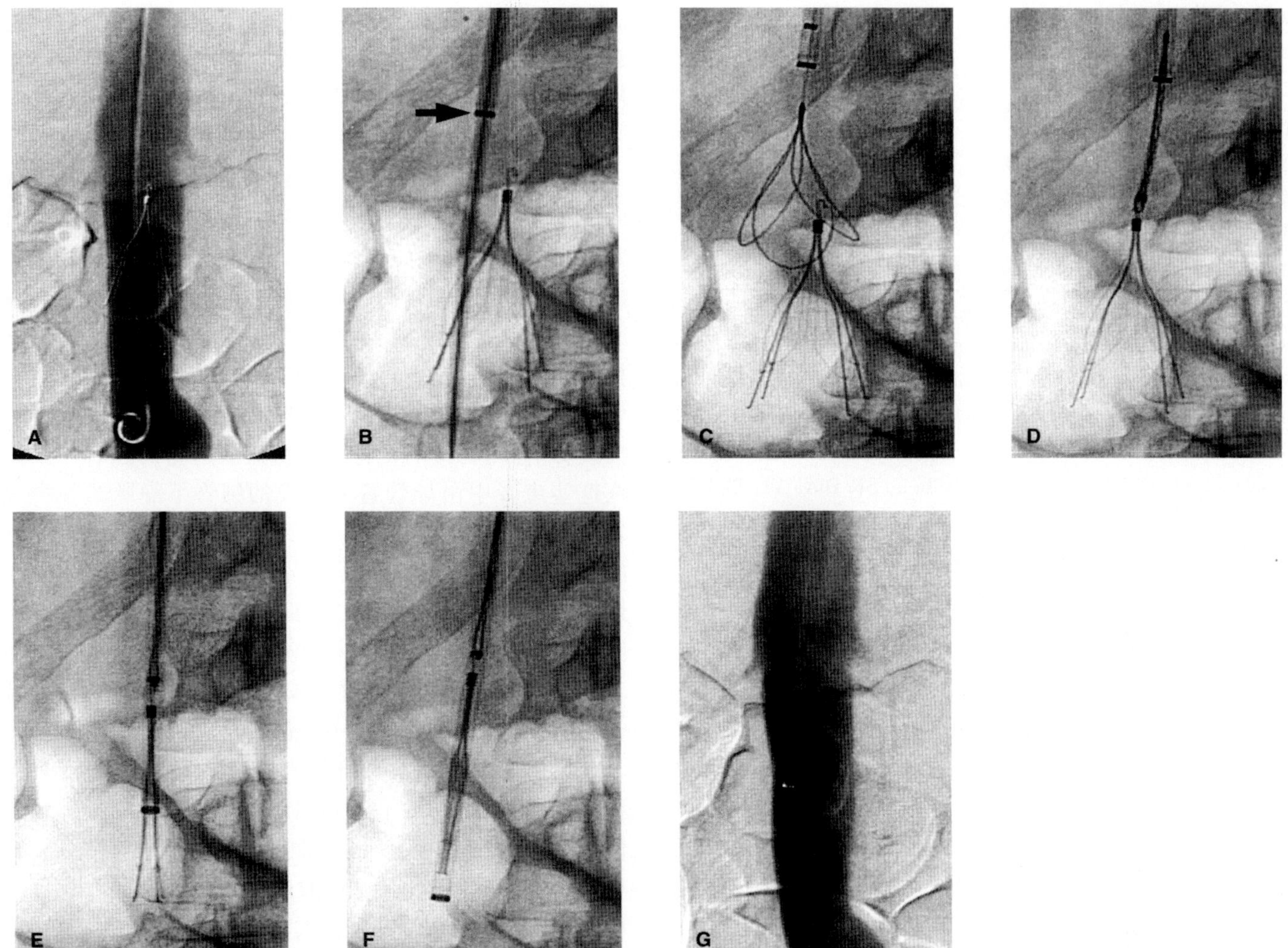

图 14.25 Tulip 滤器回收过程。(A)经右颈内静脉行下腔静脉(IVC)造影。注意猪尾状导管通过滤器,置于滤器下方。(B)10F 鞘的不透射线的头端(箭头)置于滤器的钩之上。(C)将抓取器置于钩上,抓住它。(D)将鞘体沿着整条滤器推进使之塌陷。(E)同时将其与静脉壁分离。(F)一旦滤器全部入鞘,将其拉出体外。(G)经鞘腔内造影显示 IVC 无狭窄或者对比剂外溢现象。在此特殊病例中,患者会对含碘的对比剂过敏,对比剂一般采用钆。

无法得到因滤器回收相关的 IVC 损伤需进行介入治疗的数据。随着新型滤器的设计以及研究结果的出现,临时性滤器将在血栓栓塞性疾病的治疗中重新确定其作用。

中心静脉通路装置

长期(>3 周)的静脉通路装置包括管线(TL)和端口。影像指导下置入此类装置相对便宜且安全[45-47]。

适应证

与小的外周静脉相比,中心静脉置管对于需要血浆置换和频繁或长期输液有帮助。静脉体积大,血流快,可耐受那些易使外周静脉造成血栓的毒性药物。同时,外周静脉通路至少要每隔一周换用一次新的入路,这对于长期的静脉通路并不是最理想的。表 14.30 列出了一些适应证。TL 可用于血容量交换和经常或持续的灌注。端口可间歇使用,比如间歇输液或者采血,这要一直延续好几个月。端口完全置于皮下,既美观又相对不需太多维护。

禁忌证

禁忌证通常包括经装置感染的高风险,如穿刺部位的进行性败血症/菌血症或蜂窝组织炎/ 皮炎。

装置选择

对于血液透析和血浆置换,导管要允许高流量血流通过(每分钟 400~450mL),同时要采用大口径(13.5F 或更大)的双腔导管。一般情况下,导管要有带侧孔的卷曲

表 14.29 选择性滤器的经验数据

参数	选择性滤器		
	Tulip[a]	OptEase[b]	Recovery[c]
置入成功	100%	100%	100%
候选回收	69%~83%	78%	75%
尝试性回收	76%~84%	21/21	24/24
回收成功	76%~98%	100%	100%
最长置入时间	475 天(39)	48 天	161 天

[a]:Kaufman JA, Nutting CW, Smouse HR, et al. Gunther Tulip Filter retrievability multicenter study: final report [Abstrat no. 54]. Presented at the 29th annual scientific meeting of Society of Interventional Radiology, March 2004, Phoenix, AZ; Given MF, et al. Retrievable Gunther Tulip filter: experience in 41 patients. *Radioligy (RSNA suppl)* 2002;225(p):642; and Millward SF, Oliva VL, Bell SD, et al. Gunther Tulip retrievable vena caval filter; results from the registry of the Canadian Interventional Radiology Association. *J Vasc Intervent Radiol*. 2001;12:1053-1058.

[b]:Oliva VL, Soulez G, Szatmari F, et al. The Cordis Jonas permanent/ retrievable vena cava filter retrieval time extension study [Abstrat No. 55]. Presented at the 29th annual scientific meeting of Society of Interventional Radiology, March 2004, Phoenix, AZ.

[c]:Asch M. Initial experience in humans with a new retrivable IVC filter. *Radiology*. 2002;225:835-844.

头端,这样可允许通过更大的血流。对于用做抽血、药物治疗、胃肠外营养的留置导管不要求高流量血流,所需口径更小,通常配合 12F 或者更小的导管。端口也有很多选择,主要分为单腔或者双腔(室),稍低或者正常的尺寸。端口的硅橡胶膜的设计适合 20~22G 的无眼穿刺针,可支持 2000~3000 次穿刺。表 14.31 列出了这些装置的特征。

装置置入

入路[48-51]

常用的入路(表 14.32)包括颈内静脉和颈外静脉,还有锁骨下静脉。如果侧支循环与中心静脉相通,可经侧支穿刺。作者倾向于采用颈内静脉而非锁骨下静脉,因为其直径大且血流量高。单侧的颈静脉狭窄或闭塞相对较好耐受,因为头部和颈部的侧支丰富。可能的例外是颅骨切开术患者,因为导管置入本身会引发管腔损伤,并提高颅内静脉的压力,结果造成颅内出血。对于这一部分患者可能会采用锁骨下静脉入路。

表 14.30 一些中心静脉入路适应证的临床情况

- 血液透析
- 化疗
- 骨髓移植计划
- 完全胃肠外营养
- 血浆提取法,白细胞提取法
- 采血

任何病例均可使用超声引导进行静脉穿刺。对于颈内静脉,选择斜角肌头部或者后方等位置较低的入路可避免穿透肌肉。假如采用 IVC 通路,超声引导可能无法进行,这时可使用透视引导。在将导管、导丝或者圈套经股静脉送入 IVC 之后,在 L3 水平进行 IVC 穿刺(图 14.26)。采用足够长的穿刺针进入 IVC。

肾功能衰竭的患者,尤其要注意保护上肢静脉,包括锁骨下静脉,特别是将要进行血液透析的患者。因为在这些患者中由导管置入引发的锁骨下静脉的狭窄或者闭塞会限制血液透析的选择。有意识地通过血栓化的静脉(如颈内静脉)可能会有必要。导管头端在 RA 高处,才可不影响其他静脉,保证导管功能。

管线

创建通路并调整导管的长度,确保导管套囊和头端到达所要求的部位,这是中心静脉置管的基本步骤。

建立管路 建立管路是指创建一条通路使带有套囊的导管通过。在皮下脂肪内的管路从静脉切开部位延伸至皮肤切口。对于颈静脉通路或者锁骨下静脉通路,典型的管路位于上前胸壁,股静脉管路在大腿内或者下腹壁,IVC 管路在侧腹壁。大多数医疗工具中包括管路装置,该装置为一根长金属或者塑料制成的杆,一端为钝性头,另一端为用于导管置入的锯齿形尖头。钝性头从管路一端推入,从另一端拉出,随后可使导管从管路中通过。由于所置入的导管类型不同,所以管路可从皮肤切口至静脉切口部位,或者与之相反,后者被称为"背向管路"。长度要求包括套囊距皮肤切口至少 2cm 长,从而减少感染率[52],通常需要至少 5cm 的管路。在最后的导管长度测量中,这一长度也要计算入内。

导管长度的决定因素 导管头端和套囊的位置决

表 14.31 各种中央静脉入路装置的特征

管线	
材料	有机硅或者聚氨酯
尺寸	3F~14.5F
管腔	1~3
头端	交错的或者有缝隙的,有裂瓣的或无裂瓣的
套囊	用或不用银浸渍
端口	
室(腔/贮器)	单室或者双室
外径	标准或较低

表 14.32 置管的各入路选择

- 颈内静脉(左方右上部,褶皱少的部位)
- 颈外静脉
- 锁骨下静脉
- 直接进入中心静脉的大侧支
- 股静脉
- IVC(经腰静脉或经肝静脉通路)

定所需导管的长度。静脉段从静脉切口延伸至导管头端所在位置(通常延至高位 RA),通过将导丝头端置入所要求的部位, 在静脉切口处弯曲或夹住导丝来进行测量。鞘管一般用来输送导丝,鞘体长度在这一距离中要减去不计。然后选择套囊部位和皮肤切口。治疗策略取决于导管的类型,最终可得到总长度。

没有长度设计的导管要重新计算导管的长度。为了确定所需的长度,要对静脉段进行测量,同时要把至少 5 cm 长的管路考虑在内,从而确定所需导管从"头端至套囊"的长度。科学规划管路的长度使套囊距皮肤切口至少 2 cm。为了得到这一数据,计算从导管的头端到静脉切口的导丝长度,这样才可确定管路的长度和皮肤切口部位。

管线实际长度一般要大于所需的长度,但多余部分要去掉。在确定通路并测量了静脉相关数据后,要按合适标准的长度对导管头端进行剪裁, 然后选择套囊,从而指导皮肤切口的位置。将导管从皮肤切口处穿过通路,到达静脉切口,并将套囊准确置入。测量过的静脉长度要计算入导管长度之内,在中心静脉系统内,置入术前要对导管进行剪裁使其可恰当地置入预期部位。尾部被剪裁的留置导管头端有瓣,可阻止血液回流进入导管头端,头端首先置入静脉系统的预期部位。导管的剩余部分置于患者皮下以确定皮肤切口,这样套囊至少会离皮肤切口 2 cm 之远。在进行皮肤切口之后, 可准备管路,留置导管取道静脉切口部位,直达皮肤切口("背向管路")。这样,导管的后端可被切除,同时可贴于导管的枢纽。

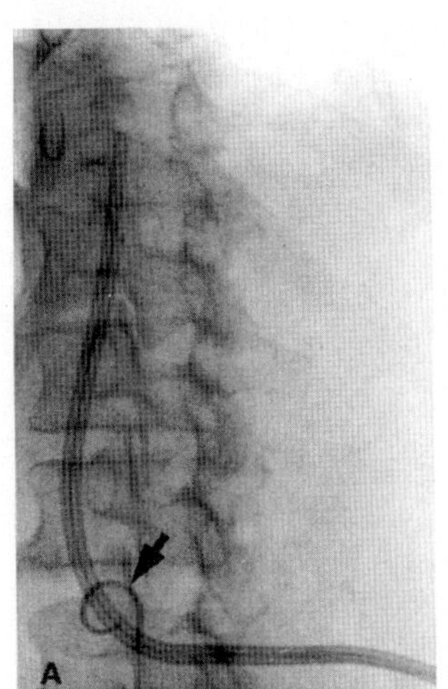

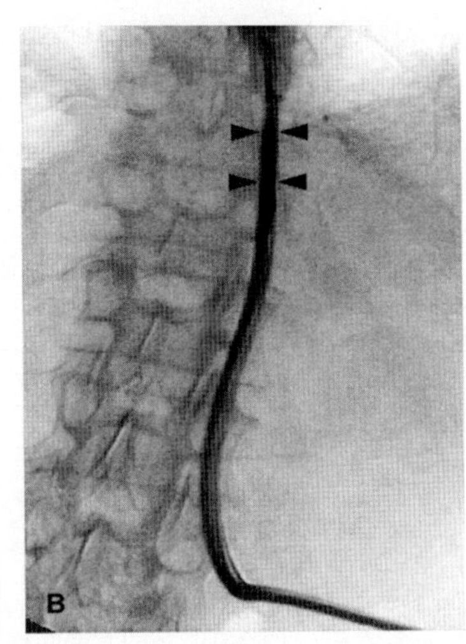

图 14.26 (A)经腰静脉血液透析导管置入。注意置于 IVC 的猪尾状导管(箭头)是 X 线透视检查指导 IVC 通路的目标。(B)3 年之后,患者的导管功能衰退。导管检查显示呈管状狭窄(三角箭头),血管腔没有导管自身宽大,表明导管周围的纤维蛋白鞘延伸至右心房。用导丝更换鞘管,行血管成形术。

表 14.33、14.34 和 14.35 描述了不同装置置入的步骤并提供了一些技术要点。一定要确定皮肤静脉穿刺部位(静脉切口)足够宽大,可允许撕开的鞘通过。对软组织进行彻底的钝性分离,这样就没有纤维残留使导管扭结。当进行皮肤切口时,要避开乳腺组织、腋下和浅静脉。通路回转时用力要小,这样导管才不会打结。通路中管线上的套囊应至少距皮肤手术切口 2cm,当通过皮下通路的管路装置时,要确定管路头端远离肋骨。如果从颈静脉通路进入,导管的头端应在右心房之上,这会减少导管的移位。股静脉通路导管头端置入肾下 IVC,而经腰静脉或者经肝静脉管线有自己的头端路径,从 IVC-RA 结合部进入 RA。

置入后,所有的管线要冲洗固定。假如采用缝线,要确保缝线不会使导管打结。

端口

表 14.36 和表 14.37 列出了端口置入的步骤。开始前要静脉给予一定剂量的覆盖皮肤微生物的抗生素。在进行锚定缝合时,要穿过深筋膜。这有助于使端口稳定。囊袋在两层之间闭合,带有间断性可吸收性缝合的表皮下层,比如 3-O vicryl。间断缝合皮肤,或者用 4-O 缝合法进行表皮下缝合。

术后护理

目的是防止感染,并保持导管开放及功能正常。使用导管采用无菌技术。表 14.38 列出了此过程中采用的维护规范。

并发症

一些并发症(表 14.39)已经列出。主要是感染和导管功能异常。

感染[53–56]

大多数为与管线皮肤切口部位相关的感染(切口周围 2cm 以内),一般来讲,需要采用抗生素治疗并进行局部伤口护理。管路本身感染(切口周围 2cm 以上)抗

表 14.33 管路导管置入术(切除尾部达到所需长度)

静脉通路(表 14.1)

- 将 0.035 英寸的导丝置入静脉系统

将引导鞘置入静脉系统并进行扩张

- 引导鞘和扩张器一般在工具箱中

将导管置入静脉系统

- 头端置入预期部位(如高位右房)

建立通路

- 测量并且确定所需管路的长度 (通过将导管置于胸部且选择合适的长度完成,这样套囊可存入管路中)
- 麻醉通路/长度(从静脉切口至皮下手术切口部位),同时在出口部位进行皮肤切口
- 为患者选择合适的出口部位

将导管拉出管路

- 采用管路装置(一般都放在工具箱中),将导管从静脉切口处经管路拉出皮肤切口

切除导管尾部

- 将导管切除,得到适宜的/可控制的长度

连接枢纽,固定装置

生素治疗效果差,在 75%的病例中必须回收导管。与导管相关的败血症表现为发烧和菌血症,需要在导管和周围部位取血进行培养。如果导管部位出现 10 倍的菌落总数,那么诊断成立。要使用抗生素和回收装置。感染性血栓静脉炎尤其需要抗生素和导管回收。

端口感染的处理方法相同。此外,与囊袋相关的感

表 14.34 管路导管置入术(切除导管头端部位以达到所需长度)

静脉通路(适用于任何病例)

建立管路

- 将导管放于患者胸部,并确定套囊的位置
- 套囊位置下 2cm 做皮肤切口
- 从皮肤切口至静脉切口进行通路麻醉

将导管拉过管路

- 采用管路装置(一般在手术包内),将导管从皮肤切口拉向静脉切口
- 预期部位套囊的位置离皮肤切口 2cm

测量静脉长度

- 目标是导管头端在高位右房
- 采用导引导丝(穿过鞘管送导丝头端至预期部位,并且在鞘管的枢纽处夹住导丝。将导丝拉出,并测量从导丝尖部至枢纽的长度,减去鞘的长度。从静脉切口处开始,将这一长度计入导管长度,并按照此长度来剪切导管头端)

将导管置入中心静脉系统

- 这一步骤需采用引导鞘(一般在手术包内)。有可能还需要在放鞘前扩张通路

冲管、固定

表 14.35 固定长度的管路导管

静脉通路(适用于任何病例)

测量预期静脉内长度

- 目的是将导管头端置入高位 RA
- 采用导丝(将导丝的头端置入,通常需要穿过鞘体置入预期部位,并且在鞘体枢纽处夹住导丝。将导丝拉出,并测量从头端至夹住部位的长度,鞘的长度不计)

建立适当长度的管路

- 为患者选择预期的套囊位置 (理想的位置是锁骨下一段距离)。测量从此通路至静脉切口的长度,同时将其计入静脉长度(即"从头端到套囊"的长度)。寻找符合这一长度的导管(注意:全长不能长于"从头端到套囊"的长度。)
- 从导管总长减去静脉长度,可确定所需管路的长度
- 选择皮肤切口,麻醉通路和行皮肤切开

将导管拉过管路

- 采用管路装置(一般在工具箱内),将导管从皮肤切口拉出,拉向静脉切口,并将套囊置入所选择的部位

将导管置入中心静脉系统

- 采用引导鞘(一般在工具箱内)。可能在放鞘前需要扩张通路

冲管、固定

染更需要注意。任何高烧、败血症、波动性脓肿或者带有渗出物的创口裂开都需要进行端口回收,将囊袋的脓液引出。然后对管腔进行治疗,在静脉给予抗生素的基础上用纱布闭合囊袋,每天更换。随着管腔呈颗粒状并且治愈,纱布包扎也需要持续几天,直至完全康复。无囊袋感染的与导管相关的败血症 80%可以采用抗生素治疗,但是除非端口被回收,不然复发率会较高。假如手术切口出现红斑,需使用抗生素。假如 72 小时内仍有渗出,端口应被回收。

导管功能异常

表 14.36 胸部端口置入

静脉通路(适用于其他任何病例)

建立皮下囊袋

- 选择适合患者的位置
- 麻醉囊袋部位
- 囊袋之上的皮肤切口要做得够大,可容纳端口
- 采用钝性分离,建立皮下的囊袋空间,使空间足够大可容纳端口
- 将囊袋内的 3-O vicryl 锚定缝线穿过深筋膜

建立管路

- 麻醉静脉切口的管路连接囊袋

测量所需导管的长度(表 10.37)

将端口/导管入患者体内,固定、冲洗端口

用皮下层和皮层缝合器闭合囊袋

表 14.37 导管测量的推荐方法

1.首先将导管置入静脉内
- 将导管头端置于预期部位(高位右房)
- 通路导管背向静脉切开点至囊袋
- 将囊袋部位的导管剪切到理想的长度,与端口相连,并且将端口置入锚定缝合部位之上的囊袋部位

2.先将导管同端口相连
- 端口置于囊袋之内
- 管路导管与静脉穿刺部位相连
- 测量预期静脉内的长度(导丝与表 14.5 的相同)
- 剪切到适合长度并且将导管置于静脉之内

3.首先将导丝置入带头端的中心静脉内的预期部位
- 将“后部管路”导丝引向囊袋(比如,采用 Hawkins 针)
- 测量所需的导丝长度并且剪切导管,使其符合这一长度
- 从静脉切口处回撤导丝从管路后部拉出 (保持静脉通路),同时将引导鞘置入静脉系统之内
- 将导管与端口相连,并将端口置入囊袋
- 管路导管从静脉切口进入,并且将导管置入静脉系统

表 14.38 导管维护

导管类型	冲洗标准 (肝素溶液的毫升量)	用法
管线(无瓣型)	成人:5mL,10U/mL 儿童:3mL,10U/mL	每天一次,抽血前后和药物治疗前后进行
管线(有瓣型)	5ml,NS	每周一次,抽血前后和药物治疗前后进行
管线(透析/提取法)	肝素 1000U/mL,导管上每一个标记采用全剂量	每次治疗前
端口	成人:5 mL,100U/mL 儿童:3 mL,100U/mL	每月一次,在抽血前后和药物治疗前后进行

NS:生理盐水。

表 14.39 中心静脉导管的并发症

术中
- 与通路相关(表 14.3)
- 心包积血
- 心律失常
- 气栓
- 导管打结/移位

术后
- 感染(导管头端,通路或者囊袋,皮肤手术切口,脓毒性血栓性静脉炎)
- 导管功能障碍(血栓形成,打结,渗漏,断裂,头端偏移)
- 静脉闭塞

导管功能异常源于导管闭塞,一般指管内血栓形成[57]。导管内溶栓效果好(表 14.40)[58]。典型的纤维蛋白鞘可以冲洗,但是不能通过导管回抽。经导管静脉造影对比剂成像不佳,导管周围的管腔间隙可能会造成充盈(图 14.26)。有时充盈会回流至静脉切口。治疗选择包括对此类纤维蛋白鞘进行血管成形术,主要是通过导丝将静脉通路导管换成一个鞘,然后置入球囊导管进行血管成形术。同时,将紧贴导管轴的圈套沿导管轴向下拉,也可回收鞘管。这需要采用股静脉通路,将圈套经鞘管置入。假如没有其他异常出现,比如导管打结、导管头端移位或静脉狭窄,那么导管可通过导丝被另一新的导管换下。

中心静脉内导管周围血栓的形成 (图 14.27),30%的病例有症状[59]。可出现于任何时候。表 14.41 列出了这一病症的风险因素,在前面章节中提到过腋-锁骨下静脉的治疗方法。值得注意的是,导管回收无益于中心静脉远期开通(即使患者无症状)。

导管的头端可随时移位入另一静脉部位,这可在放射线照片中偶然发现,或者也有可能发生导管功能不良。将生理盐水用力注入导管或者导管圈套部位,然后将其从不需要的部位拉出。如果问题在于导管的长度不佳,这就需要进行定位,通常要重新更换装置。

急性(围治疗期)并发症

如果穿刺部位持续出血,应寻找并纠正凝血障碍,同时进行局部压迫。在管路中可置入凝胶或者局部应用凝血酶。端口囊袋部位的出血需要打开囊袋,并配合灼烧术或者结扎出血血管来进行止血。

气胸的处理应根据其自身体件进行。每隔 4~6 小时行胸部 X 线摄影以评估肺的状态。张力性气胸表现为体积增加、呼吸急促、血氧饱和度降低和大气胸,应进行

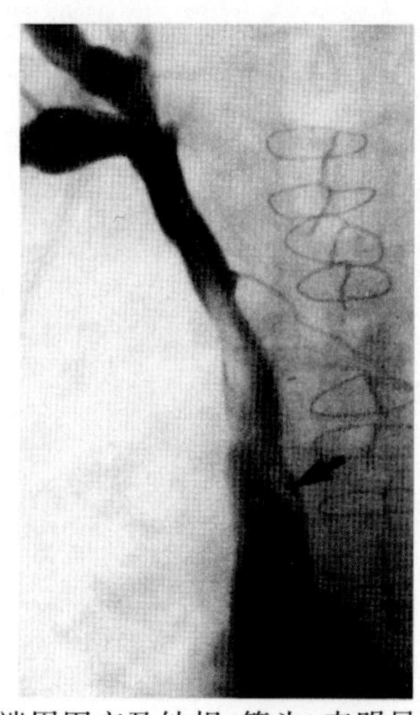

图 14.27 导管头端周围充盈缺损(箭头)表明导管周围血栓形成。

表 14.40 导管血栓形成的治疗

预防
- 小剂量华法林(Coumadin),1mg/d
- 溶栓注射 UK(尿激酶)5000U(导管每周一次,端口每月一次)

确定的导管功能障碍
- 我们推荐导管注射 tPA,1mg/h,共注射 4 小时
- 如果是双腔管,注射剂量应该分开,每一管腔为 0.5 mg/h

如果导管功能障碍持续存在,那么应行导管静脉造影寻找其他原因,如导管打结,鞘管内纤维蛋白闭塞

Adapted from Lowell JA, Bothe A. Central venous catheter related thrombosis. *Surgical Oncol Clin N Am.* 1995;4:479–491, and Bern MM, Lokich JJ, Wallach ST, et al. Very low doses of warfarin can prevent thrombosis in central venous catheters: a randomized prospective trail. *Ann Intern Med.* 1990;112:423–428.

胸腔置管引流。

将导管置入静脉系统时,患者呈垂头仰卧位,并做 Valsava 动作,此种方法是预防气体栓塞的最佳措施。中心静脉系统内的空气可起到栓塞物的作用,并且引起心肺疾病的发作。导管置入过程中的吮吸声可能是此病症发生的初期线索,同时对心脏和肺动脉进行透视检查可以看见"气泡"。让患者左侧卧,这样气体将聚集在右心耳。将 5F~7F 的猪尾状导管置入空气囊袋(表 14.42),经导管尽可能多地将空气吸出。

假如一开始在小针入路穿刺中刺穿了动脉,应将针拔出并进行压迫直至出血停止。但是,如果直到最后才发现,同时导管已经存在于动脉系统之中,可将导管留于原位,对患者进行肝素化,请外科会诊。覆膜支架对锁骨下动脉的穿孔可能有用。

心律失常一般是由于导丝头端刺激心肌组织造成的。在此类病例中,一旦发生就应将导丝拉出心脏。因此,如有可能,最好将导丝头端置入 IVC 之内或者 SVC 之内。如果不能逆转心律失常,可根据其特点进行治疗。

早期(30天内)并发症

败血症、导管周围血栓形成、导管渗漏和导管头端移位在本章的其他部分已经讨论论过。

晚期(30天后)并发症

表 14.41 中心静脉血栓形成的危险因素

- 左侧导管置入
- 锁骨下静脉置入
- 多个导管
- 导管头端位于 SVC 的上部
- 高凝状态

SVC:上腔静脉。

表 14.42 处理头端气体栓塞

1.患者翻身,右侧在上卧位(保持空气在右心房内)
2.将导管/鞘置入右心房,并且用力回抽

导管断裂或者栓塞可采用针对回收异物的标准技术进行治疗。需要治疗工具箱来修复导管渗漏部位,但是假如此法不成功,可能需要通过导丝将其换出。作者倾向于将直径为 0.038 英寸的亲水导丝置入血管腔内,同时采用钝性剥离法将套囊从软组织中取下,原导管被一根新导管替下,这需要两根导丝。

对于端口,假如囊袋比端口大,可能会发生移位或者贮器层倒置,导管端口分离和隔膜失败都会导致外渗。在此类病例中,需要回收端口。参见下面的章节。

装置回收

大多数管线可在床边回收(表 14.43)。在套囊部位,如果导管在管路中的位置过高,那么导管通常会发生断裂。可对导管加压以减少气体栓塞和出血,在套囊上进行裁剪,取下套囊并将导管的残余部分回收。对于端口回收,如果有可能,可通过置入端口手术切口进行,采用端口置入,注意松解锚定缝合线。

表 14.43 装置回收

管线
- 切口部位的无菌处理,局麻通路至套囊的出口部位
- 将套囊从周围组织中分离取下
- 将导管拉出患者体外,这可能需要患者用力配合

端口
- 切口部位的无菌处理,对切口和套囊进行局麻
- 将切口打开,且将端口从组织中取下,移至端口颈部,找到导管并将其夹住
- 切割端口附近的包膜,并使端口与囊袋分离;如有必要,要切开锚定缝合线
- 将端口拉出并黏附于导管之上,确保止血顺利
- 置入端口后可将各层缝合

参考文献

1. Dotter CT, Rosch J, Seaman AJ. Selective clot lysis with low dose streptokinase. *Radiology.* 1974;111:31–37.
2. Comerota AJ, Aldridge SC, Cohen G, et al. Thrombolytic therapy for deep venous thrombosis: a clinical review. *Can J Surg.* 1992;26:630–637.
3. Comerota AJ, Aldridge SC, Cohen G, et al. A strategy of aggressive regional therapy for acute iliofemoral venous thrombectomy or catheter directed therapy. *J Vasc Surg.* 1994;20:244–254.
4. Grossman C, McPherson S. Safety and efficacy of catheter directed thrombolysis for iliofemoral venous thrombosis. *AJR Am J Roentgenol.* 1999;172:667–672.
5. Ouriel K, Katzen B, Mewissen MW, et al. Reteplase in the treatment of acute arterial and

venous occlusion: a pilot study. *J Vasc Intervent Radiol.* 2000;11:849–854.
6. Casteneda F, Swischuk JC, Brady TM, et al. Initial results using reteplase for acute deep venous thrombosis [abstract no. 198]. Presented at the 26th annual scientific meeting of SCVIR, March 2001, San Antonio, TX.
7. Chang R, Cannon RO, Chen CC, et al. Daily catheter directed single dosing of t-PA in treatment of acute deep venous thrombosis of the lower extremity. *J Vasc Intervent Radiol.* 2001;12:247–252.
8. Mewissen MW, Seabrook GR, Meissner MH, et al. Catheter directed thrombolysis for the lower extremity deep venous thrombosis: report of a national multicenter registry. *Radiology.* 1999;211:39–49.
9. Sembe CP, Dake DD. Catheter directed venous thrombolysis. *Semin Intervent Radiol.* 1994;11:388–395.
10. Kasirajian K, Gray B, Ouriel K. Percutaneous angio-jet thrombectomy in the management of extremity deep venous thrombosis. *J Vasc Intervent Radiol.* 2001;12:179–185.
11. Valji K. Evolving strategies for thrombolytic therapy of peripheral vascular occlusion. *J Vasc Intervent Radiol.* 2001;12:179–185.
12. Horne MK 3rd, Mayo DJ, Cannon RO, et al. Intraclot recombinant tissue plasminogen activator in the treatment of deep venous thrombosis of lower and upper extremities. *Am J Med.* 2000;108:251–255.
13. Lakin PC. Venous thrombolysis and stenting. In: Baum S, Pentecost MJ, eds. *Abram's Angiography.* Vol 3. Boston: Little, Brown and Company, 1997:1046–1058.
14. Sheeran SR, Hallisey MJ, Murphy TP, et al. Local thrombolytic treatment as part of a multidisciplinary approach to acute subclavian vein thrombosis (Paget-Schroetter syndrome). *J Vasc Intervent Radiol.* 1997;8:253–260.
15. Kreienberg PB, Chang BB, Darling RC, et al. Long term results in patients treated with thrombolysis, thoracic inlet decompression, and subclavian vein stenting for Paget-Schroetter syndrome. *J Vasc Surg.* 2001;33:S100–S105.
16. Beygui RE, Olcott C, Dalman RL. Subclavian vein thrombosis: outcome analysis based on etiology and modality of treatment. Ann Vasc Surg 1997;11:247–255.
17. Kaufman J, Lee M. Upper extremity, neck and central thoracic veins. In: *The Requisites: Vascular and Interventional Radiology.* St. Louis, MO:Mosby, 2004:163–193.
18. Escalante CP. Causes and management of superior vena cava syndrome. *Oncology.* 1993;7: 61–68.
19. Ostler PJ. Superior vena cava obstruction: a modern management strategy. *Clin Oncol.* 1997;9:83–89.
20. Perez CA, Presant CA, Van Amburg AL. Management of superior vena cava syndrome. *Semin Oncol.* 1978;5:123–134.
21. Nicholson AA, Ettles DF, Arnold A, et al. Treatment of malignant SVC obstruction: metal stent or radiation therapy. *J Vasc Intervent Radiol.* 1997;8:781–788.
22. Kee ST, Kinoshita L, Razavi MK, et al. SCV syndrome: treatment with catheter directed thrombolysis and endovascular stent placement. *Radiology.* 1998;206:187–193.
23. Nazarian GK, Bjarnason H, Dietz, Jr., CA, et al. Iliofemoral venous stenosis: effectiveness of treatment with metallic endovascular stents. *Radiology.* 1996;200:193–199.
24. Semba CP, Dake MD. Iliofemoral deep venous thrombosis: aggressive therapy with catheter directed thrombolysis. *Radiology.* 1994;191:487–494.
25. Patel Nilesh H, Stookey Kenneth R, Ketcham Douglas B, et al. Endovascular management of acute extensive iliofemoral deep venous thrombosis caused by May-Thurner syndrome. *J Vasc Intervent Radiol.* 2000;11:1297–1302.
26. O'Sullivan GJ, Semba CP, Bittner CA, et al. Endovascular management of iliac vein compression (May-Thurner syndrome). *J Vasc Intervent Radiol.* 2000;11:823–836.
27. Mewissen MW, Seabrook GR, Meissner MH, et al. Catheter directed thrombolysis for the lower extremity deep venous thrombosis: report of a national multicenter registry. *Radiology.* 1999;211:39–49.
28. Grossman C, McPherson S. Safety and efficacy of catheter directed thrombolysis for iliofemoral venous thrombosis. *AJR Am J Roentgenol.* 1999;172:667–672.
29. Razavi MK, Hansch EC, Kee ST, et al. Chronically occluded inferior vena cav: endovascular treatment. *Radiology.* 2000;214:133–138.
30. Petersen BD, Uchida BT. Long-term results of treatment of benign central venous obstructions unrelated to dialysis with expandable Z stents. *J Vasc Intervent Radiol.* 1999;10:757–766.
31. Decousus H, Leizorovicz A, Parent F, et al. The Prévention du Risque d'Embolie Pulmonaire par Interruption Cave Study Group. A clinical trial of vena cava filters in prevention of PE in patients with proximal DVT. *N Eng J Med.* 1998;338:409–415.
32. The PREPIC Study Group. Eight-year follow-up of patients with permanent vena cava filters in the prevention of pulmonary embolism The PREPIC (Prevention du risqué d'embolie pulmonaire par interruption cave) Randomised study. *Circulation.* 2005;112:416–422.
33. Athanasoulis C, Kaufman J, Halpern E, et al. Inferior vena cava filters: review of a 26 year single center clinical experience. *Radiology.* 2000;216:54–66.
34. Ray CJ, Kaufman J. Complications of Inferior vena cava filters. *Abdom Imaging.* 1996;21: 368–374.
35. Kaufman J, Thomas J, Geller S, et al. Guidewire entrapment by inferior vena cava filters: in vitro evaluation. *Radiology.* 1996;198:71–76.
36. Stavropoulos SW, Itkin M, Trerotola SO. In vitro study of guidewire entrapment in currently available inferior vena cava filters. *J Vasc Intervent Radiol.* 2003;14:905–910.
37. Millward S. Buy time! Temporary filters. Plenary session presentation at the 29th annual scientific meeting of Society of Interventional Radiology, March 2004, Phoenix, AZ.
38. Ivanovic V, Bjarnason H, Johnson CM, et al. Retrievable IVC filter placement: indications and outcomes [Abstract no. 59]. Presented at the 29th annual scientific meeting of Society of Interventional Radiology, March 2004, Phoenix, AZ.
39. Kachura J. Inferior vena cava filter retrieval after 475 days [letter]. *J Vasc Intervent Radiol.* 2005;16:1156–1158.
40. Kaufman JA, Nutting CW, Smouse HR, et al. Gunther Tulip Filter retrievability multicenter study: final report [Abstract no. 54]. Presented at the 29th annual scientific meeting of Society of Interventional Radiology, March 2004, Phoenix, AZ.
41. Given MF, Lyon SM, Foster A, et al. Retrievable Gunther Tulip Filter: experience in 41 patients. *Radiology (RSNA suppl)* 2002;225(p):642.
42. Millward SF, Oliva VL, Bell SD, et al. Gunther Tulip retrievable vena caval filter: results from the registry of the Canadian Interventional Radiology Association. *J Vasc Intervent Radiol.* 2001;12:1053–1058.
43. Oliva VL, Soulez G, Szatmari F, et al. The Cordis Jonas permanent/retrievable vena cava filter retrieval time extension study [Abstract No. 55]. Presented at the 29th annual scientific meeting of Society of Interventional Radiology, March 2004, Phoenix, AZ.
44. Asch M. Initial experience in humans with a new retrievable IVC filter. *Radiology.* 2002;225:835–844.
45. Ahmad I, Ray CE. Radiologic placement of venous access ports. *Semin Intervent Radiol.* 1998;15:259–272.
46. McBride KD, Fischer R, Warnock N, et al. A comparative analysis of radiological and surgical placement of central venous catheters. *Cardiovasc Intervent Radiol.* 1997;20:17–22.
47. Noh HM, Kaufman J, Fan CM, et al. Radiological approach to central venous catheters: cost analysis. *Semin Intervent Radiol.* 1998;15:335–340.
48. Andrews JC. Percutaneous placement of a Hickman catheter with use of an intercostals vein for access. *J Vasc Intervent Radiol.* 1994;5:859–861.
49. Bertoglio S, Di Somma C, Meszaros P, et al. Long term femoral vein central venous access in cancer patients. *Eur J Surg Oncol.* 1996;22:162–165.
50. Kaufman JA, Greenfield AL, Fitzpatrick GF. Transhepatic cannulation of the inferior vena cava. *J Vasc Intervent Radiol.* 1991;2:331–334.
51. Lund GB, Treotola SO, Scheel PJ. Percutaneous translumbar inferior vena cava cannulation for hemodialysis. *Am J Kidney Dis.* 1995;25:732–737.
52. Hayward SR, Ledgerwood AM, Lucas CE. The fate of 100 prolonged venous access devices. *Am Surg.* 1990;56:515–519.
53. Mauro MA. Delayed complications of venous access. *J Vasc Intervent Radiol.* 1998;1(3):158–167.
54. Owens CA, Yaghimai B, Warner D. Complications of central venous catheterizations. *Semin Intervent Radiol.* 1998;15:341–355.
55. Dickinson GM, Bisno AL. Infections associated with indwelling devices: concepts of pathogenesis: infections associated with intravascular devices. *Antimicrob Agents Chemother.* 1989;33:597–601.
56. Early TF, Gregory RT, Wheeler JR, et al. Increased infection rates in double lumen versus single lumen Hickman catheters in cancer patients. *South Med J.* 1990;83:34–36.
57. Hoch JR. Management of the complications of long term venous access. *Semin Vasc Surg.* 1997;10:135–143.
58. Lawson M, Bottino JC, Hurtubise MR, et al. The use of urokinase to restore the patency of occluded central venous access catheters. *Am J Intraven Ther Clin Nutr.* 1992;5:29–32.
59. Lowell JA, Bothe A. Central venous catheter related thrombosis. *Surgical Oncol Clin N Am.* 1995;4:479–491.
60. Bern MM, Lokich JJ, Wallach ST, et al. Very low doses of warfarin can prevent thrombosis in central venous catheters: a randomized prospective trial. *Ann Intern Med.* 1990; 112: 423–428.

Haresh G. Mehta
Stephan Windecker
Bernhard Meier

第 15 章

异 物

自从首例血管内导管术由 Werner Forssmann[1]在自己身上完成后，导管技术得到迅速改进。为了提高通过性和扭转力，导管的内径一直在减小。这样导致出现扭结、泄露和栓塞。在过去，造成栓塞的异物主要有导管碎片、导丝或者滤器。血管内支架、弹簧圈、起搏电极或闭合装置是治疗设备的一部分，也是困扰血管介入治疗专家的问题之一。尽管静脉栓塞仍然多于动脉栓塞，但动脉栓塞的发生率越来越高。

与腔内装置的移位和破裂相关的并发症，虽然少见，但会引起严重并发症，需要尽量取出。外科手术取出异物会有手术和麻醉的风险。经皮血管内操作可回避这些风险且通常较为安全。据报道，首次经皮回收血管内栓塞异物是在 40 年之前[2]。此后，技术逐渐成熟，直至发展到现在的阶段[3-8]。

基于导管技术的迅猛发展，意料不到的并发症可能会产生，没有思想准备会使风险加大；因此，回收技术是介入治疗医生在培训时的重要组成部分。每个栓塞物都不同，这要求介入治疗的回收技术不断的调整和改进。本章对血管内异物回收进行了全面的总结。

所有的异物都需要取出吗

根据异物在循环系统中的位置，他们可被粗略地分为如下几类。

静脉系统中的异物：

①中央静脉，

②外周静脉，

③特殊部位(右心房和右心室、肺动脉及其分支)。

动脉系统中的异物：

①主动脉，

②冠状动脉，

③脑动脉，

④外周动脉。

因其特点和在每个病例中所涉及的风险，回收技术已经个体化。异物的部位和尺寸是回收中必须考虑的主要因素之一。

栓塞并发症(表 15.1)可在栓塞后即刻或数月后出现，主要包括：心律失常，穿孔，血凝块，和感染(败血症、感染性心内膜炎)。据报道，异物的细菌感染在 48 小时内上升至 50%；但是，因菌血症引起的感染性并发症很少见[9]。致命的并发症有大血管受到损伤(大静脉撕裂或者破裂)，主动脉或心脏穿孔引起的心包积血，心脏瓣膜的撕裂或者损坏，重要器官如脑、心脏或大血管栓塞，急性心肌梗死，或者死亡，但这些致命的并发症很少见[10, 11]。但是，有些研究报道死亡率高达 24%和 60%[12, 13]。

大多数异物需要取出(表 15.2)。只有少数异物留存体内的风险不大于取出过程的风险[11]。

比如，遗落在外周循环中的异物，如不引起感染、血栓形成或栓塞可留在原位。如果使用现有的所有方法也不能检测到栓塞的异物，就只好放弃检测。这在不透 X 线的异物中多见。这种情况下是否长期抗凝取决于血栓栓塞的风险评估。不建议抗感染治疗，因为这项治疗无

表 15.1 异物栓塞的并发症

次要并发症
疼痛
心律失常
外周血管血栓形成
栓塞部位感染
主要或致命并发症
不稳定心律失常
大血管破裂
心脏穿孔
心脏压塞
肢端或冠状动脉缺血
重要脏器或结构栓塞
败血症和心内膜炎

效。持续性疼痛是低风险异物取出的指征。

位于心脏内的导管节段、装置、导丝、瓣膜片等需尽早取出,以避免血栓形成、穿孔、心律失常、心内膜炎、远端缺血等风险。掉落在冠状动脉内的支架也要尽可能取出。大血管中的异物也要尽可能取出,因为异物移行或大血管栓塞会引发致命性后果。引起肺栓塞或动脉栓塞的异物也需取出。

经皮取出异物是一项安全简单的操作,现已不需外科手术[14]。经皮回收的并发症包括损伤血管壁(撕裂、破裂及偶尔穿孔)以及心脏瓣膜和心腔的穿孔与撕裂(所导致心包积血)。血凝块和气栓很少发生。有些病例,如左主干内掉落的支架、间隔封堵器、Greenfield 滤器或者子弹伤等需要急诊外科手术。

异物栓塞的来源

异物栓塞最常见的原因是医源性并发症(表 15.3)。非医源性原因是指由子弹伤和有意或无意的针刺伤造成的少数病例。最初,由于静脉置管引起的异物主要在右心循环,随着造影和导管技术的进步,动脉栓塞成了主要的危害[7]。

表 15.2 取出异物的指征

相对(低风险状态)指征
疼痛
血栓形成
起搏器和 ICD 电极缠绕
绝对(高风险状态)指征
主动感染、败血症或心内膜炎
穿孔或心律失常风险大
栓塞到重要器官(心、脑)风险大
异物进入心腔或大血管

留置导管(比如 Hickman 导管),常用来长期给予抗生素、抗凝、化疗、营养药物,特别是癌症患者。它常和监测导管一起用于重症护理患者。因此这些导管成了异物栓塞的主要来源。其他常见的从血管系统收回的项目包括导丝、导管段、错位或移位的支架、弹簧圈和静脉滤器[15-23]。这些节段常常有不可预测的移位,需介入医师紧急处理这些问题。移位的节段常位于远处分叉,或嵌于小血管。许多因素决定它们的路径和位置。入路,患者位置,异物长度、形状、大小、僵硬度以及血管血流类型和路径,还有瓣膜存在与否,开口与异物大小的关系都起一定的作用。静脉异物通常位于上腔静脉、右心室或者肺动脉。置入锁骨下或者颈静脉的长节段导管,当导管的一端依然留在静脉内时, 一般会在右心室遇到障碍。相比之下,短节段导管则常常移位至肺动脉的外围。动脉异物可能会引发痉挛、血管血栓性闭塞或梗塞。在冠状动脉循环中,异物通常向下移位。但是,如果尝试回收导丝、球囊导管头端或者没有正确置入的支架,异物可能会逆行移位至外周血管。存在心内分流时,静脉异物可能变成动脉异物,反之亦然[24]。对于这种情况要注意,因为这会影响回收的方式,同时甚至可能包括异常部位的修复。

随着起搏适应证的扩展和更新型装置的使用,如置入型心律转复除颤器(ICD),双心室起搏器和经皮人工瓣膜,与装置相关的问题(感染、移位、断裂等)对于介入治

表 15.3 医源性血管内异物类型

1.器械碎片
(1)诊断导管
(2)球囊导管
(3)Swan-Ganz 热稀释导管
(4)瓣膜成形术球囊
(5)主动脉反搏球囊泵
(6)导丝(或导丝的覆膜导线)
(7)引入鞘
(8)起搏电极
(9)穿刺针
2.支架
3.人工瓣膜
4.瓣膜及瓣环
5.弹簧圈
6.封堵器
7.腔静脉滤器

疗专家越来越重要,同时需要特殊的取出装置和技术[25]。

栓塞的避免

对于任何问题的优选治疗方案都应是预防。如前所述绝大多数异物栓塞都是医源性的,因此可通过关注技术的安全性、恰当选择材质以及使手术操作标准化来加以避免。

多数事故都是由于在置入过程中缺乏经验、注意力不集中、不正确的操作和不充足的诊断或材料不合适造成的[26]。焦虑的患者会有更多的并发症。这可通过给患者解释手术过程、减轻恐惧而容易避免,如患者依然烦躁,则要采用有效的镇静剂。毋庸置疑的是,医师必须经验丰富,医术高超。对于实习生,必须给予全面的指导。

1.有时未固定好导丝和导管的血管外末端会导致血管栓塞。为避免这种情况的发生,应确保导丝从导管的远端伸出,同时要强调导丝在体外位置固定的重要性。助手和护士在提醒术者注意中起着重要的作用。

2.为了减少损伤并鼓励早期活动,血管鞘和导管的口径已越来越小。同时为了治疗远端部位,如肺楔入部位,导管应有良好的弹性。过分扭转和操作导管常会造成导管打结,甚至断裂。一定要小心避免过度扭曲,如果发生过度扭曲,可在腔内使用导丝来避免这一问题。

3.采用 Seldinger 技术,将导丝通过穿刺针引入。导丝回撤时针头的锐端可能会切断导丝,导丝碎片可导致栓塞。通过保护鞘置入股静脉的间隔穿刺针会发生穿孔甚至切断鞘体,因此这种做法不仅会使静脉受损,而且会引发装置栓塞。确保在透视下操作可防止这一并发症。

4.球囊上手工卷曲的冠状动脉裸支架在 20 世纪 90 年代很常见。在将支架置入指引导管之前卷曲不当是产生异物的主要来源,对于支架的正确卷曲应引起特别的注意。当几乎都采用预装支架后,这种并发症已从根本上减少了。

5.针对 PDA(动脉导管未闭)、ASD(心房间隔缺损)或者 VSD(心室间隔缺损)的闭合装置也是异物来源。引发栓塞的原因很多,比如不恰当的置入、不正确的尺寸、患者选择不当和输送管脱落。将装置置于输送管上之后,要用螺钉或其他装置将其拧紧。将输送管推送过紧配的鞘体时,螺钉会意外松动从而引发栓塞。将装置拉出血管腔前应在透视下检查螺钉或者固定联结部位,这样能够减少潜在的致命性并发症。

6.对于小切口的操作,如置入起搏器和心脏复律除颤器,仪器的保养和清点有助于防止其意外丢失。

一旦异物栓塞,下一步就是定位并且决定回收办法。下面的章节介绍了检测、选用仪器和回收的常用方法。本章的最后一部分是关于遇到的一些特殊病例,和用于治疗的特殊调查、仪器和技术的介绍。

确定异物位置的工具

异物的精准定位非常重要,因为它指导最终的治疗策略,比如是否回收、回收的方式和装置。人造导管、血管内支架和其他装置所采用的大多数材质为不透 X 线的,可通过透视进行检测,得到满意的空间和对比分辨率。回收一般在透视指导下进行。笔者较之单平面更倾向于实施双平面透视,因为它能够同时得到正交投影,从而可以获得效果更佳的空间定位。同时它还提供移位的局部解剖定位,而不像单平面透视还需移动相机。不像单平面花费时间长,但得到的效果相当,同时,双平面透视对于回收异物无害。对比剂血管造影术通过确定邻近血管或者心室的边界,可补充遗失的信息,比如关于瘘管、心包填塞或者分流。在导管回收异物中,可以将它作为向导。

新一代支架的梁更细,不透 X 线效果差,常规透视又难以定位。肥胖患者中,这个问题更为复杂。如果支架位置不当或者栓塞,血管内超声(IVUS)会有帮助,但是还是要有一个支架的大概位置。血管内超声(IVUS)已经被用于定位脱落的人工瓣膜节段[27]。

经胸超声心动图和经食管超声心动图可在导管回收异物之前或期间提供有价值的信息。它可对射线透过性差的心腔中和附近部位(比如大静脉、肺动脉和主动脉)的异物进行定位。而且,它可以对异物上叠加的血栓进行确诊,这可能在起搏器电极或者断裂导管回收中非常重要。在检测因异物回收引发的心肌穿孔或血管穿孔导致的心包填塞时,其用途无法估量。一旦心影内检测到异物,超声心动图比常规透视图能提供更多的信息,超声心动图能够精确定位延伸至心肌组织右室流出道和冠状动脉近段等处的异物。这对制定远期的介入治疗计划会有帮助,比如在回收之前进行冠状动脉血管造影术的计划,和选择回收治疗模式(外科或者药物)。在超声心动图的辅助下,个人确实可以进行回收,减少盲目外科手术的创伤和治疗的时间。当采用超声心动图时,手术医生应意识到心包钙化、纤维化等与异物相似的情况。在这种情况下,透视对疑似部位的确定可能会很有用。

磁共振成像(MRI)、计算机断层摄影术(CT)和 3D 超声心动图可用于检测难以发现的装置。像超声心动图一样,CT 扫描和 MRI 在确定异物的部位都有独特的作用(如可检测到透视看不到的包裹着的导丝尾部)。对比剂的使用,会对静脉远端的开通情况提供更好的信息。这些高尖端的技术也存在局限性,比如小医院中没有这些设备,急诊使用有限,对移动中的目标捕获速度慢。尽管有如此多的方法可采用,但一些异物会太小,在外周循环中不透 X 线无法检测到。在无并发症的情况下,大多异物是安全的、可留于体内的。

入路

大多数的回收需经股路径完成,下腔静脉或中央静脉闭塞时偶尔还需通过上肢静脉入路。在静脉通路中,可采用双导丝技术[22]。这时将两根导丝置入同一静脉。通过一根导丝置入鞘管,另一根导丝与之平行,作为安全导丝。这可增加回收后对于通路的保护,或者如果需要将异物拉出后通过另一根导丝进行造影。也可采用双侧股入路。尤其对于导管打结或者采用同轴圈套的技术(参见后文讨论)。

异物回收装置和技术

自从首例经皮异物回收报道后,这个领域在技术和仪器上取得了相当大的进展。早期的装置包括导丝、猪尾导管等。Dotter[15]等人描述了最早可提供的回收装置只有 Curry 圈套器[28]。使用的新型装置包括导丝圈装置、回收篮、抓钳、尖部偏转导丝、挤压装置、大号鞘管或者导管和球囊导管[15, 17, 18, 22, 29–32]。每位手术人员要仔细选择所用的装置,因为每种装置都有利有弊。但圈套器是最常用的装置。对于特殊病例没有快捷的选择,装置选择和技术应根据介入治疗经验而定。

下面简要讲解一些市场上可获得的装置。

Dotter 回收篮

Dotter 回收篮(图 15.1)包括有弹性的洋葱状金属丝网眼, 它将被固定于引导鞘内且其形状随鞘体而变。此类装置有各种型号,可被置入与其尺寸相匹配的血管鞘,这首先要使异物通过它。将篮体推进,打开,并沿着异物部分拉回,网内端口宽松为宜。一旦异物被钩住,引导鞘可用于固定异物,将其挤靠于篮的远端,一起回撤拉出体外。在疑难部位捕捉异物,篮端或者导管的远端轻微打结可能会有用。

圈套导管

圈套导管(图 15.2 A 和 B)包括不透 X 射线的镍钛合金覆膜套管,在导管轴内可能会发生萎陷,并且它的形状应与输送途径中的血管腔同轴[33]。圈套器的直径从 2~7 mm(微型圈套,“微型腔”)到 5~35 mm(Amplatz 鹅颈圈套,“微型腔”),所选择的圈套器的尺寸应与异物所在的血管尺寸一致。一旦异物被圈套钩住,圈套器应沿轴闭合。微型的冠状动脉圈套器应沿导丝送至异物,同时一旦异物被钩住,应将其(导丝、圈套和异物)作为一个整体取出。大环导管要硬些,因此不需要借助导丝便可送入。导管室可选用造价低的圈套器,将导丝从中间折断,然后送入鞘,直达异物。另一种方法是将导丝送入导管头端约 10 cm。然后拉导丝的近端,通过收紧圈套可钩住异物。最后,导丝可通过一根 Judkins 冠状动脉造影导管抓取异物。导丝末端可与 Dotter 篮钩住,然后拉出。导丝的两端可通过足够长的鞘填充,最终达到异物并将其钩住。本地制造的圈套器的缺点是它们通常与血管轴开放平行。笔者倾向于采用所表述的垂直型对准镍钛合金鹅颈圈套器。这些仪器的其他优点——所表述的圈套直径和记忆形状的镍钛合金特点——可使血管附近的异物回收。而且,通过控制外部尾段,依靠异物的压迫,不同的用力可传导至镍钛合金圈套器。

回收钳

微型回收钳(图 15.3)适于回收导丝节段和支架[18]。它包括一根小型 3 F 导管系统,可通过指引导管,然后将其推至外周血管或者冠状动脉。近端连一个弹性环,可以减小创伤。环旁连一钳子,通常钳子是闭合的。体外操作将钳子打开,然后钩住异物。一旦异物被紧紧钩住,立即将整套装置回收进入指引导管。钳子还可用于输送栓塞的弹簧圈(如 PDA 和瘘管的闭合的弹簧圈),同时

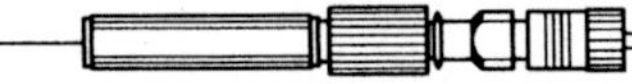
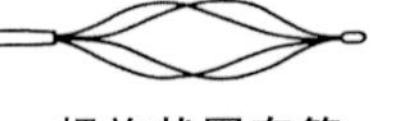

图 15.1 Dotter 血管内回收装置(courtesy of Cook Cardiology)。

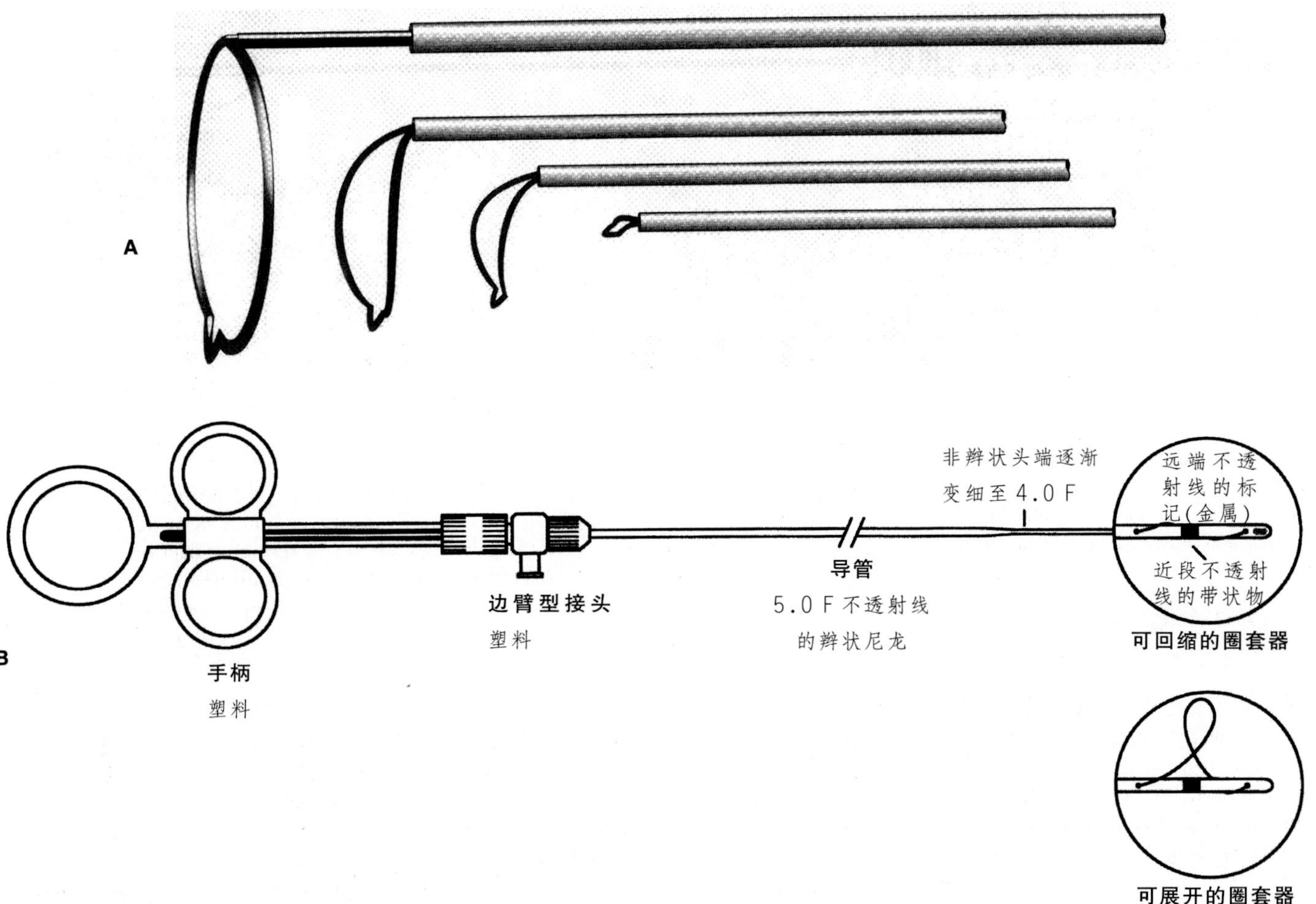

图 15.2 (A)Amplatz 鹅颈圈套器(courtesy of Microvena Corp.)。(B)Welter 回收圈套导管(courtesy of Cook Cardiology)。

可处理移位的弹簧圈。与圈套器相比,钳子比较危险,其边缘可能会钩住异物所附的血管或者心腔壁。这就需要在使用钳子时十分小心。

导管室的事故

因为我们碰到的大多数发生于静脉或者动脉循环的异物要求的取出技术基本相同,所以只有检查和取出时需要特殊方法的个例,我们才会另外说明。以下章节中的描述适用于全身血液循环。这一部分主要是处理在导管室中日常所遇到的实际问题,解决这些可能的问题的预防和治疗措施。这里并没有将所有可能的回收方法做全面的综述,而实际上,学生可以将这部分内容当做是盖楼的砌块,在介入实习过程中,用它们来帮助自已制定策略。

血管内支架

支架置入术中的支架栓塞发生率为 1%~2%[33, 34]。手工卷曲的支架在生产成本上占有明显的优势。同一球囊在支架输送前后均可扩张。但是,手工卷曲支架在输入时的支架栓塞与预装支架相比风险较高 (每一支架 1.04%比 0.27%,$p<0.01$)[11]。支架脱落的其他诱因是支撑力差的导管或者导丝、极度扭曲和大面积钙化。注意技术上的细节对避免并发症会有帮助。自行卷曲的支架必须牢固粘贴且在球囊导管上无松动。应避免球囊性支架受损,因为发生泄漏的球囊会导致支架膨胀不足和疏忽型空气栓塞症。在支架送入中,至少会遇到两处阻力:首先,在指引导管的远端“Y”型连接部位,其次是进入冠状动脉开口的导管的近段。每处阻力都造成支架从球囊导管上松动。这可通过开放“Y”型连接部位,减少支架滑动和气体栓塞症(抽吸效应)的风险来解决。导管头端的轴对准冠状动脉,通过指引导管的头端,减少摩擦和弯曲力度可辅助支架送入。指引导管的正确选择和导丝的额外支撑力也可以辅助导管顺利送入预期部位。口径越小,头部越软的导管插入冠状动脉内部越深,并且几乎没有创伤。置入大口径导管内的较小口径的导管可以

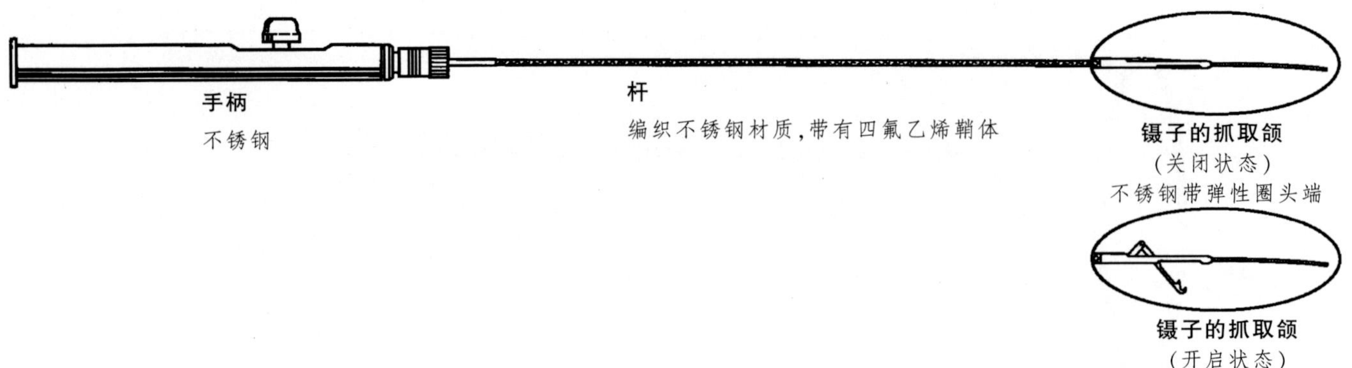

图 15.3 血管内回收钳(courtesy Cook Cardiology)。

给整个支架送入系统提供支撑。采用平行双导丝技术,通过给支架送入系统提供额外的支撑,可以降低支架脱落的危险。支架脱落在现代预装支架的应用中已经大大减少。

支架通常比较硬而难以回收。必需权衡利弊,比如血管壁永久性创伤,抵消了患者支架回收带来的益处。弹性支架,比如 Wall 支架,很容易承受在圈套器中受压、变长和经皮的取出[21, 35],但是上一代的 Palmaz Schatz 支架较硬,大多数需在无病变的部位释放[36],比如,把支架压在另一个支架与血管壁之间(见下文讨论)。

回收方法

下文描述了冠状支架置入中遇到的常见问题和解决方法(表 15.4)。

1. 主动脉极端扭曲并且冠状动脉内阻力大的患者(钙化斑块、夹层等),如尝试将支架送入预期部位会使整个送入系统错位,包括导丝、球囊、支架和可能从冠状动脉进入升主动脉或者有时进入左心室。在这种情况下,应将整个输送系统撤至主动脉弓,以免脑血管(表 15.4)栓塞。在降主动脉内,将支架球囊收回至指引导管中,防止支架脱落[37]。

2.在推进或回撤支架球囊中,未扩张的支架可从球囊导管中脱落。第一步应是将导丝尽量远的推至冠状动脉的远端,确保进入冠状动脉并且穿过脱落支架。然后,换最小外径球囊置入支架,将球囊沿导丝小心地推进穿过未膨胀的支架 (表 15.4)。一旦球囊成功的通过支架,接下来有三种选择:一是在目前部位扩张支架,再用合适的球囊扩张,达到支架的合适大小。以在意外的部位置入支架为代价,确保不会再发生血栓。另一种方法是将小外径球囊送入支架远端然后扩张。这可防止支架的远端栓塞,在球囊杆近端至扩张球囊上自由浮动。将球囊、指引导管和导丝一起拉出,并回收。应避免将球囊或者支架拉入指引导管。这种方法的优点是内皮细胞剥脱和冠状动脉穿孔的风险降低。小球囊可以放入支架中央,并以小于 1 巴的压力扩张。这会导致支架的两侧因无张开而发生轻微的“狗骨”效应。在大部分病例,支架以这种方式回收,进入指引导管,可被再次使用并被置入预期部位。第三种治疗方法是将支架内的 1.5 mm 球囊部分扩张,并且将它们作为一个整体推入预期部位释放支架。这是最困难的方法。支架回收一旦失败,沿导丝送入另一支架,并且将没有膨胀的支架沿血管壁挤压,不要影响冠状动脉血流。

3. 支架回收的另一种方法包括将第二根导丝送入冠状动脉系统。第二根导丝应通过支架撑杆进行,避免中央管腔[38]。然后,两根导丝借助单一的普通加扭器相互扭曲。扭曲的导丝可以抓住栓塞的支架使支架从冠状动脉拉出,而不发生倾斜。

4. 最后的这种方法是用专门设计的冠状动脉微型圈套器(微型圈套器 2~7 mm)(图 15.4 A 和 B)[33],它在支架回收中使用最多,同时是导管室中不可缺少的工具。该装置呈闭合状态,有可伸缩的各种尺寸的镍钛合金圈套器。第二根导丝头端置入栓塞支架的远端。交换导管通过第二根导丝送入,微型圈套器沿交换导管送入。将交换导管收回可以形状记忆镍钛合金保留其预先确定的环路与血管轴相一致。将环路小心的通过外部旋转器进行操作,可允许环路滑入导丝和支架的周围。整体装置包括圈套器导管、导丝和支架可从冠状动脉树中回收。有时,圈套器固定支架的一角,因为支架是无法折叠的,它们通过经皮路径拉出是非常困难的;在这种情况下,要采用同轴的圈套器技术。这在有关导管断裂章节中已经进行详细地介绍。

支架也用于外周动脉、肾动脉和颈动脉中。在静脉循环中也会采用类似支架的技术,比如腔静脉滤器,或者治疗腔静脉血栓或者狭窄的支架,尤其是在受到辐射的患者中。另外还有更多的适应证,如先天性心脏病(如

表 15.4 回收支架的非外科方法

将输送系统连同指引导管一并撤出
采用最小外径球囊导管：
(1)在支架脱落部位置入支架
(2)撤回附于球囊杆上的支架
(3)通过部分扩张的球囊将支架送入预期部位
(4)通过另外一枚支架挤压没有膨胀的支架
双导丝撤回技术
采用微型圈套器和钳子

周围肺动脉狭窄、缩窄)和大量的心外适应证(肝胆疾病)。回收原理和工具与所有血管床病变的治疗相同。

导丝断裂

冠状动脉导丝由三部分组成：①一个锥形钢核，②一根紧密缠绕于钢核外的铂丝(或带)，③连接核芯导管头部与导丝远端的支撑带。嵌入慢性完全闭塞部位内的导丝会断裂或者当尝试用力扭动或者将其拉出时缠绕丝松解。因为导丝是有涂层的带状结构，导丝断裂的长度明显不同。在一些情况下，导丝可以延伸于整个主动脉，并且有时很难甚至不可能取出。

导丝断裂发生率约为 0.2%[24]。取出导丝与否和它的型号、长度和部位有关。嵌入慢性完全闭塞部位或者冠状动脉树远端的短小导丝可以留在原位。相比之下，延伸至主动脉的长段导丝、会向远处移行的导丝或者在近段冠状动脉有血栓并发症风险的导丝，都应取出。栓塞覆膜材料感染一般是取出的指征，但是，一般覆膜很薄，不易被透视发现，所以经皮取出是不可能的。在此类病例中，可能需要进行外科治疗。

回收方法

栓塞的导丝节段可通过以下方法进行处理。

1.如果早期发现冠状动脉导丝无法弯曲，不要再继续操作导丝。相反，使导引导管与冠脉口在一条直线上，轻轻推送球囊至导丝头端。再把导引导管、球囊导管、破裂导丝一起撤出体外。

2.延伸进入主动脉根部的严重断裂导丝，可以沿猪尾或者 Amplatz 型导管缠绕在一起，然后再进行回收。

3. 冠状动脉微型圈套器适于冠状动脉分支中的导丝节段。

任何导丝的回收操作都十分费力，尤其是冠状动脉导丝很滑，难以抓取，同时，它们往往也无法弯曲或者成圈。再次栓塞或断裂的风险很大。他们也可置入血管壁或者被内皮包裹。这种病例中，它们最好被留在原部位，因为回收的风险可能会大于回收的受益。有一例随访

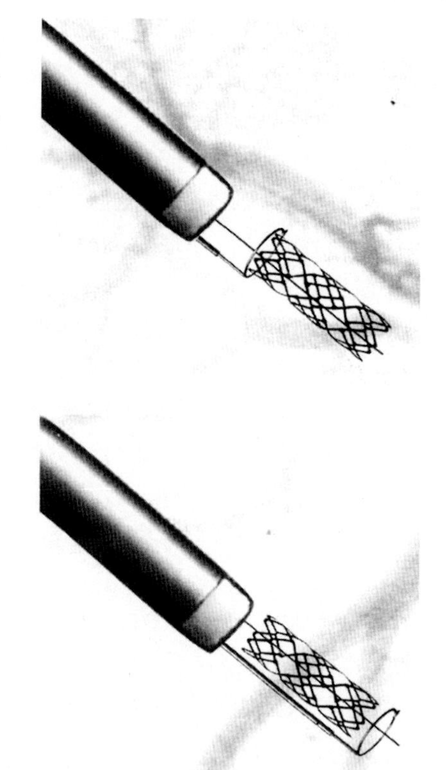

图 15.4 采用 Amplatz 鹅颈圈套器的支架回收。近段抓取技术。远端抓取技术。

14 年的病例报告显示肺动脉内滞留的导丝无并发症[39]。另一方面，也有成功将长导丝取出的病例报道[40]。总而言之，大多数的导丝节段需要取出，同时在操作时的每一步骤都需要保证安全。

血管内导管相关的问题

打结

随着中心静脉置管、血流指引导管和各种血管造影导管的使用增加，并发症(如导管的断裂和打结)也随之出现。最常见是经股或手动导管通过扭曲的血管送入 Swan-Ganz 漂浮导管时，血管过分扭曲所致[41]。小型导管以及薄软的导管易于打结和断裂。

回收方法 在打结的病例中，应首先将导管拉进大血管(如主动脉、腔静脉)，然后通过送入导丝或通过侧支将其拉直。一旦发生打结现象，导管往往会在同一部位再次打结，因此不得不更换新的导管。

扭结

装置扭结的现象很少发生，一般伴有明显的并发症。常需外科治疗取出异物。最早由 Johansson 等人[42]报道，Swan-Ganz 导管是最容易扭结的导管根源，因为它的管壁柔软，且不在透视下操作。其他引起事故的装置包括起搏电极、导丝和经过扭曲血管的小口径造影导

管。

回收方法 扭结导管通常看起来像只有一排导管环，反方向小心旋转即可解开。如果真的形成导管打结，要避免进一步拉导管，以防把结拉紧。如果不止一个打结部位，则应遵循从远端至近段逐一处理的原则。首先，用导丝对打结导管进行处理。不过在打结较紧的部位，此种方法很少奏效。第二步，可用特殊钩状的导管(比如响尾蛇导管)(图 15.5)从同侧或者对侧进入从而完成进一步的操作。此时导管常穿过[43]或钩住[44]环，用力向外拉，打开环。偶尔会采用血管成形术球囊。球囊经过打结部位，然后膨胀，跨过环上，这会让打结部位松开[45]。

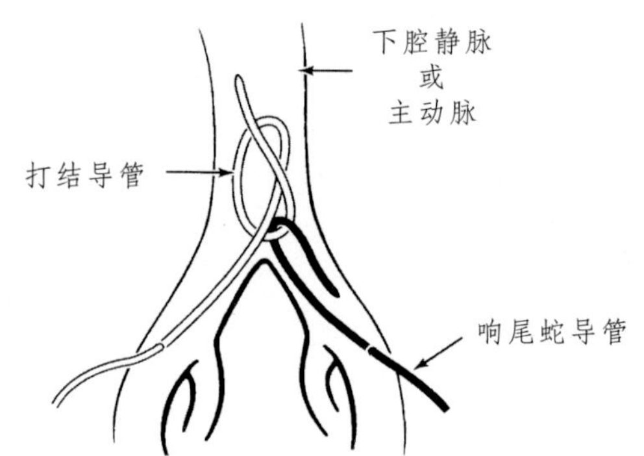

图 15.5 采用响尾蛇导管的打结部位处理。

假如导管打结不能打开，绷紧导管使结变小，这可能会使导管通过穿刺鞘拉出。偶尔需要在穿刺部位切开以避免血管壁的损伤。

锁骨下或者颈静脉导管松散的打结可通过经股通路解开。锁骨下静脉内的打结导管有出现血胸的小风险。这样的导管经股通路用导丝或抓钳进行回收。它可从腹股沟采用外科手术回收。

经皮解开扭结失败，伴有多环的大结或结已固定需外科手术切除。

因血栓形成的高风险，绝不能把扭结留在原位。

导管断裂

中心静脉置管中，导管断裂占 0.2%~1%[46, 47]。要想回收一段卡入静脉穿刺部位的断裂导管，应避免用皮介入方法来取出。局麻下的外科手术回收更容易并且更为安全。对于栓塞的导管断裂，外科治疗前，可尝试经皮回收。所用器械包括回收篮、圈套器、抓钳、钩状导管和偏转导丝。

回收方法 对于断裂的游离端，最简单的回收方法是采用圈套器(图 15.6)或者回收篮。特殊的回收篮可用于治疗儿童或成年人的小血管。

假如血管腔内导管断裂无游离端，那么医生需要采用三步策略。①经股通路送入偏转导管或导丝抓住断裂导管。②沿同一个方向持续旋转断裂段，把断裂段拉至股通路区。这项操作通常至少会使断裂的一端游离从而防止向远处栓塞。③一旦断裂端可以触及，将圈套器或者篮从对侧或者同侧路径钩住节段的尾部并将其回收。

同时，回收钳可经股通路，钩住断裂的中部然后将其回收。必须注意避免任何对于血管壁的损伤。另一种操作方法要轻轻地利用偏转导丝将断裂段下拉至穿刺部位，确保可在腹股沟部位对导管进行挤压，然后采用小型的夹子将导管断裂段钩住并且通过穿刺部位将其回收。

同轴圈套技术 套环抓取技术是回收异物中最常使用的技术，已成为常用选择方法。根据异物所在的血管直径和异物的位置调整圈套器直径的大小。同时，圈套器可采用附加导管逆入血管。但是，对于大块异物，简单的圈套器治疗技术会导致折叠或者异物成角，则需要采用大鞘来进行经皮回收。但由于鞘大，异物僵硬，可能会引发对血管壁的创伤，还会导致致命性出血，或者涉及切口部位的其他严重并发症，所以要高度谨慎，即使是经验丰富的介入治疗医师也应如此。为了最大程度的解决这些问题，应采用同轴圈套技术。

同轴圈套技术是前面所述圈套技术的改进[22,23,35,48]。该技术指借助正圆环圈套器钩住异物。将圈套器放在异物

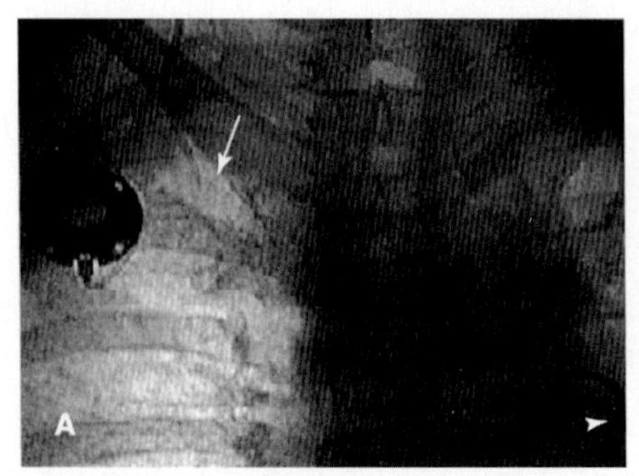

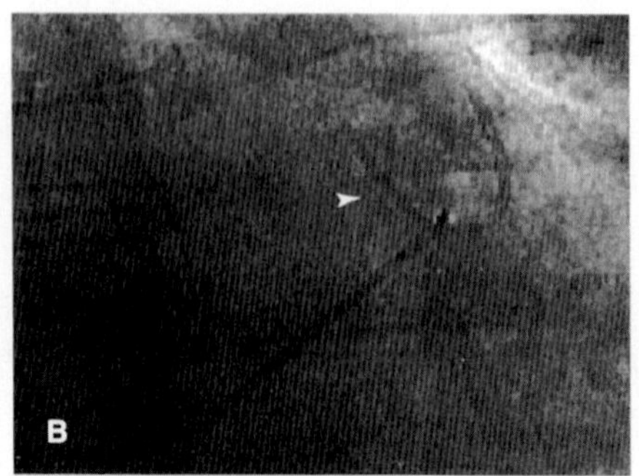

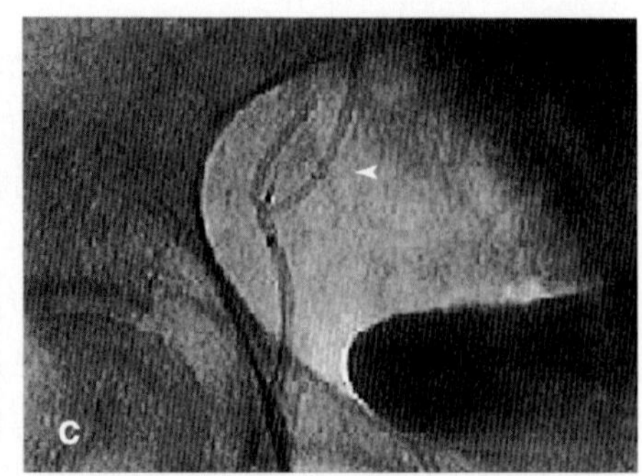

图 15.6 断裂导管圈套过程。(A)右锁骨下静脉(箭头) 内的 Hickman 导管的近端和游离漂浮的断裂导管 (箭头)。(B)圈套器在肺动脉(箭头)内抓取游离漂浮的断裂导管。(C)经皮从右股静脉(箭头)取出断裂导管。

之上，拉紧，慢慢收至大血管中（如在下腔静脉中）。圈套过程会在异物与圈套器轴向之间形成钝角（图 15.7A）。然后进行第二次穿刺，通常为对侧，送入血管造影导管和导丝。定位异物管腔，导丝穿过异物中心（图 15.7B）。血管扩张鞘沿导丝送入，把异物同轴紧紧地固定在一起，然后取出（图 15.7C）。导引导丝通过异物中心不仅可快速抓取异物，还可在很大程度上减少异物和圈套器轴间的角度。在断裂导管末端使用扩张器减少了导丝和导管之间的张角。但是，有时很难对开口较大的间隙内自由活动的异物中心腔定位（慢性滞留时中心腔常不通畅）。

用同轴圈套技术回收血管腔内异物，最小的鞘内直径应比异物和所采用的导管的外部直径的总和大。回收大异物时，为了减小输送系统的外径，笔者倾向于采用双侧通路的同轴系统。在这项技术中，一条通路是供圈套器使用，另一条通路是供血管造影导管和血管鞘体扩张器之上的导引导丝使用，还需要一根更小口径的回收鞘。这种方法可防止僵硬异物和大口径导管节段回收后遗留的创伤。

分流闭合装置

经皮装置越来越多的被用于闭合分流，比如房间隔缺损、室间隔缺损和动脉导管未闭，以及伴反常栓塞的卵圆孔未闭。装置通过室间隔或导管置入，并在确认正确部位后释放。大多数经皮闭合装置包括由不同尺寸的腰部相连的两个伞。在室间隔缺损或者卵圆孔未闭的病例中，装置在左心室释放左边的伞，接着拉紧隔膜，在右心室释放右边的伞，同时，腰部当做连接间隔缺损的连接物。根据隔膜缺损程度，用不同尺寸和抵消张力的伞被动地锁紧装置。这个手术虽小，但却可能有栓塞的风险。常见的栓塞为从左至右进入右心房、右心室或者肺动脉。但是，进入左心室的栓塞也有可能会发生。为了避免在栓塞部位形成血栓，相对较大的异物应被回收。

回收方法

通常情况下，异物可使用圈套器、钳或 Dotter 回收篮装置取出。但是，因为这些装置的尺寸较大，将这些装置弯曲进入血管腔内鞘会十分困难，将他们拉进静脉，通过皮肤而不是鞘，进行回收。拉回外周动脉的装置可能需要在最后回收时进行外科切开。

Pfammatter 等人报道一例 Amplatzer 动脉导管未闭封堵器栓塞病例[49]。经皮回收而又重新置入理想位置，实际上又未从循环系统中取出。一个 14/12 mm 的 Amplatzer 封堵器固定在输送装置上，在送入主动脉末端时螺丝松动，栓塞降主动脉（图 15.8A）。装置成角妨碍再次到达输送系统，从静脉通路送入一个 20 mm 的 Amplatz 微型圈套器抓住封堵器的腰（图 15.8B）。通过多种操作，装置与鞘同轴。穿刺对侧静脉，将一根 4 mm 的 Amplatz 微型圈套器沿 Judkins 右冠状动脉导管推入，抓取螺丝（图 15.8C）。牵拉小型 Amplatz 圈套器可将装置拉回动脉导管正确的位置（图 15.8D）。通过主动脉造影术确定位置后，医生可回收两个圈套器。

这种方法可成为栓塞治疗的另一种模式。

其他异物

其他需要进行回收的异物包括导弹式栓塞（子弹）。1979 年曾经报道过一系列病例[50]。大多数的早期报道都是关于外科回收术。Kaushik 等人[51]报道采用 Dotter 回收篮从右心房取出游离浮动的子弹栓塞。作为一种原则，游离栓塞可经皮回收，包埋的异物要进行外科回收，或者可以留于原位，据报道，滞留异物的并发症为 25%[52]。大型异物，比如膨胀的外周支架或者静脉滤器可以尽可能地拉回至穿刺点。最后经外科切除。其他的异物，如栓塞弹簧圈或者人工心脏瓣膜可以采用相同的原理进行回收。

小结

审慎的经皮异物回收术成功率约为 95%。并发症很

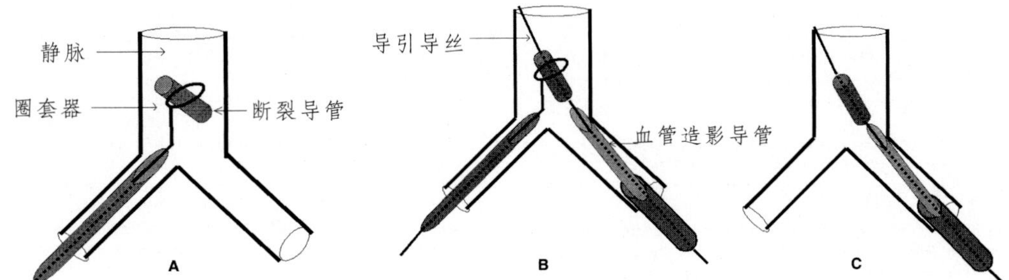

图 15.7 同轴圈套技术。（A）环状圈套器钩住断裂导管并成角。（B）使用另一根导引导丝穿过断裂的导管，它是从对侧沿血管造影导管引入，对断裂导管进行重新定位。（C）重新定位后，经皮将导管节段回收。

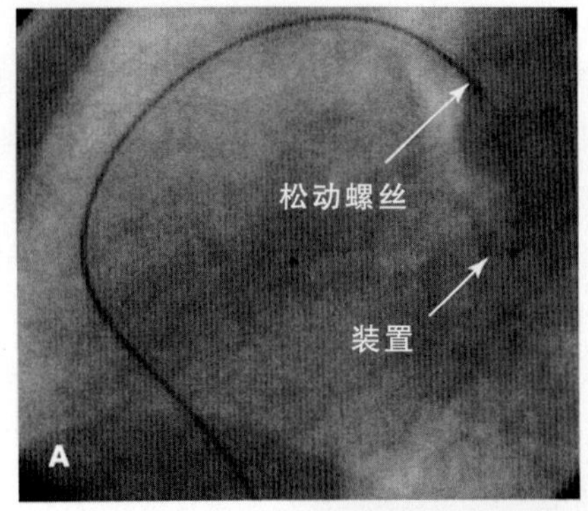

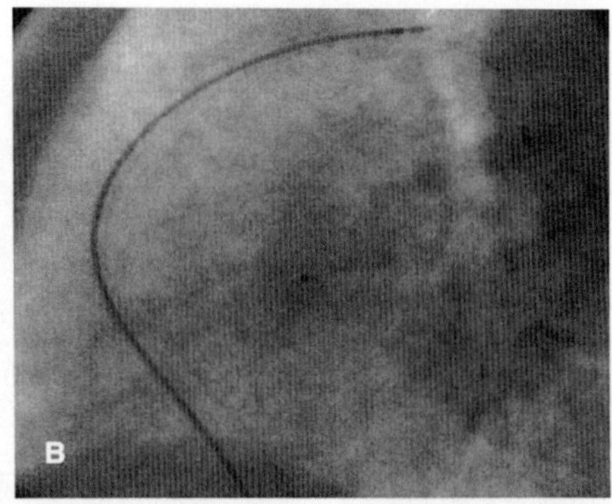

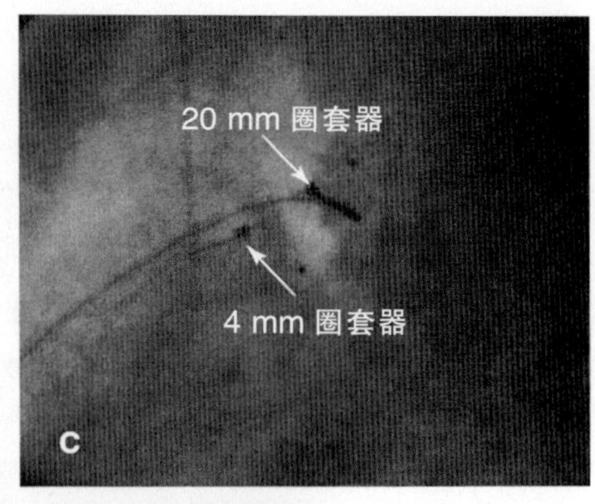

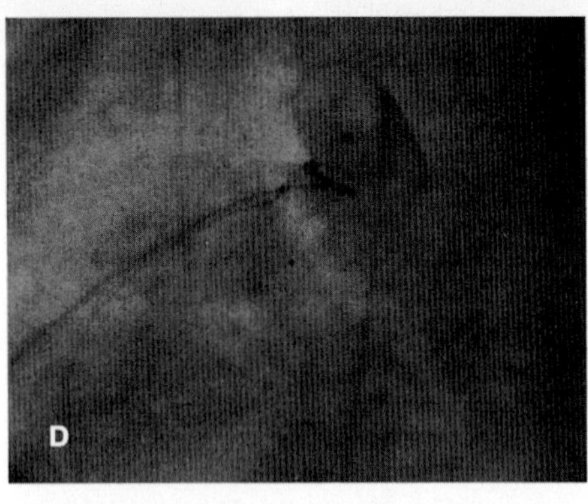

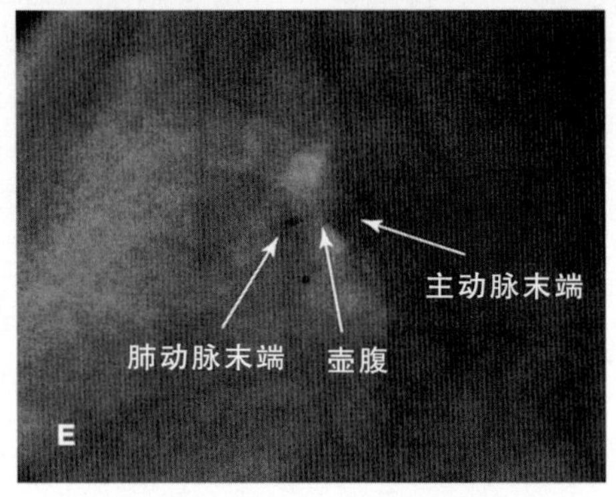

图 15.8 14/12 mm 的 Amplatzer PDA 封堵器。(A)在释放之前装置上的一个螺丝发生松动(箭头)。(B)装置遗失在降主动脉内。(C)装置的腰部被一根 20 mm 的 Amplatzer 微型圈套器套住,装置的螺丝被一根 4 mm 的 Amplztzer 圈套器套住。(D)将装置拉进壶腹。(E)装置被重新置入 PDA 并去除圈套器。将对比剂注入降主动脉从而确认 PDA 闭塞。PDA:动脉导管未闭。

少发生,包括远端栓塞、一过性心律失常和穿孔。死亡情况很少发生,转外科切开也很少见。经皮异物回收术效率高、侵袭范围小、安全、通常无创。随着装置的不断更新和更加安全的技术的出现,经皮回收术会更快、更有效、更经济。因此异物回收术的基本方法是经皮治疗。只有迫不得已时才考虑手术治疗。

耐心、虚心学习、安全技术的良好使用,是避免异物栓塞的根本途径。一旦栓塞意外发生,本章中的经验要与创造性、适应性和想象力结合起来以便安全快速地回收异物。同时要记住,每一栓塞都是特例,没有对于所有血管内异物普通适用的单一技术。

参考文献

1. Forssmann W. Die Sondierung des rechten Herzens. *Klin Wochenschr.* 1929;8:2085.
2. Thomas J, Sinclair-Smith B, Bloomfield D, et al. Non-surgical retrieval of a broken segment of steel spring guide from right atrium and inferior vena cava. *Circulation.* 1964;30:106–108.
3. Fisher RG, Ferreyro R. Evaluation of current techniques for nonsurgical removal of intravascular iatrogenic foreign bodies. *AJR Am J Roentgenol.* 1978;130:541–548.
4. Mahon T, Lawrence D Sr. Technical report: an injection technique for repositioning subclavian catheters. *Clin Radiol.* 1991;44:197–198.
5. Roizental M, Hartnell GG. The misplaced central venous catheter: a long loop technique for repositioning. *J Vasc Interv Radiol.* 1995;6:263–265.
6. Haskal Z, Leen V, Thomas-Hawkins C, et al. Transvenous removal of fibrin sheaths from tunneled hemodialysis catheter. *J Vasc Interv Radiol.* 1996;7:513–517.
7. Gabelmann A, Kramer S, Gorich J. Percutaneous retrieval of lost or misplaced intravascular objects. *AJR Am J Roentgenol.* 2001;176:1509–1513.
8. Bessoud B, de Baere, T, Kuoch, V, et al. Experience at a single institution with endovascular treatment of mechanical complications caused by implanted central venous access devices in pediatric and adult patients. *AJR Am J Roentgenol.* 2003;180:527–532.
9. Druskin MS, Siegel DD. Bacterial contamination of indwelling intravenous polyethylene catheter. *JAMA.* 1963;185:966–970.
10. Turner DD, Sommers SC. Accidental passage of a polyethylene catheter from cubital vein to right atrium: report of a fatal case. *N Engl J Med.* 1954;251:744–745.
11. Eggebrecht H, Haude M, von Birgelen C, et al. Nonsurgical retrieval of embolized coronary stents. *Cathet Cardiovasc Intervent.* 2000;51:432–440.
12. Bernhardt LC, Wegner GP, Mendenhall JT. Intravenous catheter embolization of the pulmonary artery. *Chest.* 1970;57:329–332.
13. Richardson JD, Grover FL, Trinkle JK. Intravenous catheter emboli: experience with 20 cases and collective review. *Am J Surg.* 1974;128:722–727.
14. Kadir S, Athanasoulis CA. Percutaneous retrieval of intravascular foreign bodies. In: Athanasoulis CA, Green RE, Pfister RC, et al., eds. *Interventional Radiology.* 1982:379–390.
15. Dotter CT, Roesch J, Bilbao MK. Transluminal extraction of catheter and guide fragments from the heart and great vessels: 29 collected cases. *AJR Am J Roentgenol.* 1971;111: 467–472.
16. Bloomfield DA. The nonsurgical retrieval of intracardiac foreign bodies: an international survey. *Cathet Cardiovasc Diagn.* 1978;4:1–14.
17. Uflacker R, Lima S, Melichar AC. Intravascular foreign bodies: percutaneous retrieval. *Radiology.* 1986;160:731–735.
18. Selby JB, Tegtmeyer CJ, Bittner GM. Experience with new retrieval forceps for foreign body removal in the vascular, urinary and biliary systems. *Radiology.* 1990;176:535–538.
19. Dondeliger RF, Lepontre B, Kurdziel JC. Percutaneous vascular foreign body retrieval: experience of an 11-year period. *Eur J Radiol.* 1991;12:4–10.
20. Siegel EL, Robertson EF. Percutaneous transfemoral retrieval of a free-floating titanium Greenfield filter with an Amplatz gooseneck snare. *J Vasc Intervent Radiol.* 1993;4: 565–568.
21. Cekirge S, Weiss JP, Foster RG, et al. Percutaneous retrieval of foreign bodies: experience with the nitinol gooseneck snare. *J Vasc Intervent Radiol.* 1993;4:805–810.
22. Egglin TKP, Dickey KW, Rosenblatt M, et al. Retrieval of intravascular foreign bodies: experience in 32 cases. *AJR Am J Roentgenol.* 1995;164:1259–1264.
23. Hartnell GG, Jordan SJ. Percutaneous removal of a misplaced Palmaz stent with a coaxial snare technique. *J Vasc Intervent Radiol.* 1995;6:799–801.
24. Hartzler GO, Rutherford BD, McConahay DR. Retained percutaneous transluminal coronary angioplasty equipment components and their management. *Am J Cardiol.* 1987;60:1260–1264.
25. Byrd CL. Management of implant complications. In: Ellenbogen KA, Kay GN, Wlikoff BL, eds. *Clinical Cardiac Pacing.* 2nd ed. Philadelphia: WB Saunders, 2000.
26. Vlietstra R. Retrieval of foreign bodies. In: Uretzky BF, ed. *Cardiac Catheterization.* Malden, UK: Blackwell, 1997:604–615.

27. Miller SF, McCowan TC, Eidt JF, et al. Embolization of a prosthetic mitral valve leaflet: localization with intravascular US. *J Vasc Intervent Radiol.* 1991;2:375–378.
28. Curry JL. Recovery of detached intravascular catheter or guide wire fragments. *AJR Am J Roentgenol.* 1969;105:894–896.
29. Nemcek AA Jr, Vogelzang RL. Modified use of the tip-deflecting wire in manipulation of foreign bodies. *AJR Am J Roentgenol.* 1987;149:777–779.
30. Boren SR, Dotter CT, McKinney M, et al. Percutaneous removal of ureteral stents. *Radiology.* 1984;152:230–231.
31. Park JH, Yoon DY, Han JK, et al. Retrieval of intravascular foreign bodies with the snare and catheter capture technique. *J Vasc Intervent Radiol.* 1992;3:581–582.
32. Katske FA, Celis P. Technique for removal of migrated double-J ureteral stent. *Urology.* 1991;37:579.
33. Elsner M, Pfeifer A, Kasper W. Intracoronary loss of balloon mounted stents: successful retrieval with a 2mm-Microsnare device. *Cathet Cardiovasc Diagn.* 1996;39:271–276.
34. Schatz RA, Baim DS, Leon M, et al. Clinical experience of Palmaz-Schatz coronary stent. Initial results of a multicenter study. *Circulation.* 1991;83:148–161.
35. Sanchez RB, Roberts AC, Valji K, et al. Wallstent misplacement during transjugular placement of an intrahepatic portosystemic shunt: retrieval with a loop snare. *AJR Am J Roentgenol.* 1992;159:129–130.
36. Kamalesh M, Stokes K, Burger AJ. Transoesophageal echocardiography assisted retrieval of embolized inferior vena cava stent. *Cathet Cardiovasc Diagn.* 1994;33:178–180.
37. Iyer S, Roubin GS. Nonsurgical management of retained intracoronary products following coronary interventions. In: Roubin GS, Califf RM, O'Neill WW, eds. *Interventional Cardiovascular Medicine.* New York: Churchill Livingstone, 1994.
38. Veldhuijzen FLMJ, Bonnier HJRM, Michels R, et al. Retrieval of undeployed stents from the right coronary artery: report of two cases. *Cathet Cardiovasc Diagn.* 1993;30:245–248.
39. Reynen, K. 14-year follow-up of central embolization by a guide wire. *N Engl J Med.* 1993;329(13):970–971.
40. Farrell AG, Parikh SR, Darragh RK, et al. Retrieval of "old" foreign bodies from the cardiovascular system in children. *Cathet Cardiovasc Diagn.* 1998;44:212–216.
41. Cho SR, Tisando J, Beachley MC, et al. Percutaneous unknotting of intravascular catheters and retrieval of catheter fragments. *AJR Am J Roentgenol.* 1983;141:397–402.
42. Johansson L, Malmstrom G, Ugglia LG. Intracardiac knotting of the catheter in heart catheterization. *J Thorac Surg.* 1954;27(6):605–607.
43. Chinichian A, Liebeskind A, Zingesser LH, et al. Knotting of an 8-French "headhunter catheter" and its successful removal. *Radiology.* 1972;104(2):282.
44. Thomas HA, Sievers RE. Nonsurgical reduction of arterial catheter knots. *AJR Am J Roentgenol.* 1979;132(6):1018–1019.
45. Tan C, Bristow PJ, Segal, P, et al. A technique to remove knotted pulmonary artery catheters. *Anaesth Intensive Care.* 1997;25(2):160–162.
46. Klotz HP, Schopke W, Kohler A, et al. Catheter fracture: a rare complication of totally implantable subclavian venous access devices. *J Surg Oncol.* 1996;62:222–225.
47. Kock HJ, Pietsch M, Krause U, et al. Implantable vascular access systems: experience in 1500 patients with totally implanted central venous port systems. *World J Surg.* 1998;22:12–16.
48. Cekirge S, Foster RG, Weiss JP, et al. Percutaneous removal of an embolized Wallstent during a transjugular intrahepatic portosystemic shunt procedure. *J Vasc Intervent Radiol.* 1993;4:559–560.
49. Pfammatter JP, Meier B. Successful repositioning of an Amplatzer duct occluder immediately after inadvertent embolization in the descending aorta. *Cathet Cardiovasc Intervent.* 2003;59(1):83–85.
50. Mattox, KL, Beall, AC, Jr., Ennix, CL, et al. Intravascular migratory bullets. *Am J Surg.* 1979;137(2):192–195.
51. Kaushik, VS, Mandal, AK. Non-surgical retrieval of a bullet embolus from the right heart. *Cathet Cardiovasc Intervent.* 1999;47(1):55–57.
52. Shannon FL, McCrosky BL, Moore EE, et al. Venous bullet embolism: rationale for mandatory extraction. *J Trauma.* 1987;27:1118–1122.